第 2 版

# 简明心电图学及图谱

Jianming Xindiantuxue ji Tupu

陈清启　陈纪君　编著

科学出版社
北　京

## 内 容 简 介

本书是心电图从入门到精通的桥梁书。同时融入了多维心电图、尼沙赫心电图等心电新技术的理论。全书共7部分46章，分别阐述了心电学基本理论、基本知识，心电图图形学，心律失常，动态心电图、运动心电图、食管导联心电图、起搏心电图，心脏电生理检查和电生理心电图，心电综合征、心电图与临床联系及心电图图例分析等内容。每章后附有小结，并附加二维码，用手机扫码可继续深入学习讲座及图例分析，并有复习题及实战练习等。本书可供临床医生、心电图工作者(包括基层医疗技术人员)、医学院校师生参考学习。

**图书在版编目（CIP）数据**

简明心电图学及图谱 / 陈清启, 陈纪君编著 . -- 2 版 . -- 北京 : 科学出版社, 2025.3
ISBN 978-7-03-076722-6

Ⅰ.①简… Ⅱ.①陈…②陈… Ⅲ.①心电图 Ⅳ.① R540.4

中国国家版本馆 CIP 数据核字 (2023) 第 197830 号

责任编辑：郝文娜 / 责任校对：张　娟
责任印制：赵　博 / 封面设计：吴朝洪

科 学 出 版 社 出版
北京东黄城根北街 16 号
邮政编码：100717
http://www.sciencep.com

三河市春园印刷有限公司印刷

科学出版社发行　各地新华书店经销
*

2025 年 3 月第 一 版　开本：889 × 1194　1/16
2025 年 3 月第一次印刷　印张：53 1/2
字数：1 582 000

定价：398.00 元
（如有印装质量问题，我社负责调换）

# 卷首寄语

亲爱的读者朋友们：

当您缓缓翻开这本满载智慧与温情的心电图书籍时，我们的心怀如同被春风拂过，充满了难以言喻的喜悦与深深的感激。在此，我们愿向您致以最诚挚的谢意与最美好的祝愿！您的信任与支持，犹如璀璨星辰，照亮了我们编著此书的漫漫长路，也赋予了我们无尽的灵感与动力。

心电图，这一在临床诊断中熠熠生辉的瑰宝，宛如一座横跨医生与患者心灵的桥梁。它不仅能够洞悉身体内部的疾病奥秘，如心肌梗死、心律失常等，还能为那些向往健康生活的朋友们提供科学的指引与有力的支持。在确诊疾病、评估病情、制订治疗方案的过程中，心电图始终以其独特的魅力，发挥着举足轻重的作用。然而，请您铭记于心，心电图绝非一项浅尝辄止的技术，它更是智慧与能力的璀璨结晶。它需要我们用心去聆听、去感受，用智慧去解读、去领悟。唯有真正掌握并熟练运用心电图，您才能在医学的海洋中乘风破浪，勇往直前。

我们衷心祈愿，这本书能够成为您探索心电图世界的亲密伴侣，陪伴您度过每一个学习的宝贵时光。无论您是初涉医学殿堂的莘莘学子，还是医术高超的资深专家，都能在这本书中汲取丰富的知识与深刻的启示。愿这本书如同一盏璀璨的明灯，在您的医海生涯中熠熠生辉，照亮您前行的道路。

在此，我们再次向您表达我们最真挚的感激与敬意。愿您与心电图结下不解之缘，让这份智慧与力量成为您人生旅途中的坚实后盾，陪伴您走过每一个精彩纷呈的瞬间。

祝您身体健康、心情愉悦、事业蒸蒸日上！

2024 年 12 月 12 日

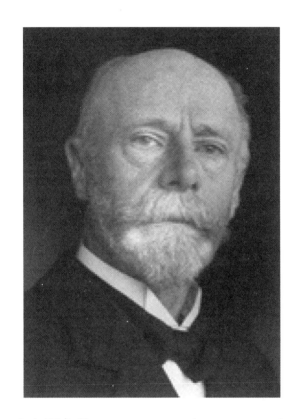

心电图之父——Einthoven（1860—1927）

纪念心电图临床应用 122 周年！

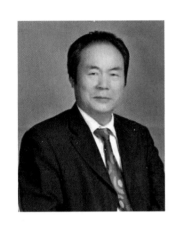 **陈清启** 山东济宁嘉祥籍。国内著名心脏病学、心电学专家及量子医学专家。毕业于上海第二军医大学。青岛大学附属医院心内科主任医师、教授、硕士研究生导师；汕头大学医学院第一附属医院客座教授，博士后流动站合作导师；中关村中美精准医学科技研究院副院长兼心电研究所所长、量子医学研究所所长、疑难病研究所所长；中关村精准医学基金会副理事长。

社会兼职：中国水利电力医学科学技术学会心电学分会主任委员；中国水利电力医学科学技术学会量子医学科学分会会长；中国水利电力医学科学技术学会全科医学分会名誉主任委员；中国水利电力医学科学技术学会心脏病学分会副主任委员；北京中西医慢病防治促进会副会长；国家级健康教育专家；青岛市卫生局及青岛市急救中心（120）首席专家顾问。

主编《心电图学》第 1 版、第 2 版、第 2 版修订版、第 3 版，《简明心电图学及图谱》第 1 版，《简明起搏心电图学及图谱》《复杂、疑难心电图分析方法与技巧》《心律失常图谱》《临床心电图快速入门》第 8、9、10 版，《小儿后天心脏病学》《急诊诊疗常规》《常见危重病抢救》《常见内科危重病抢救》《现代中医内科急症治疗》，"社区医学丛书"等著作 35 部。撰写学术论文 100 余篇；科普文章 200 余篇。获发明专利 2 项，实用新型专利 1 项。荣立三等功，获国际传统医学优秀成果奖、山东省卫生厅科技进步奖、青岛市科技成果奖及医学院教学成果一等奖等。

2013 年提出多维心电图理论，将心电图分为一维心电图、二维心电图、三维心电图、四维心电图等。多维心电图及其云平台获 2016 年创新大赛一等奖；2017 年获中国水利、电力医学科学技术学会创新奖一等奖。带领团队制定了多维心电图诊断指标、研制了多维心电检查专用床，并获专利。2017 年被评为中国活力长者楷模。

擅长利用量子诊疗技术和中西医结合技术精准诊治高血压、冠心病、心肌梗死、心律失常、心肌病、动脉硬化、心力衰竭、复杂疑难病等。擅长复杂、疑难心电图分析、多维心电图检查、分析、诊断等；同时对心脑血管病预防、调理、恶性肿瘤预防、早期诊断、康复调理及量子医学的临床应用等有较深的造诣。

# 编著者简介

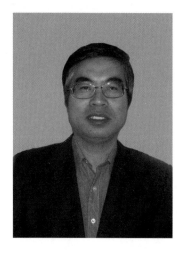

**陈纪君** 1993 年 8 月毕业于青岛医学院临床医学系；1998 年 8 月毕业于中国协和医科大学获博士学位。自 1998 年 8 月在美国 Vanderbilt（范德比尔特）大学从事博士后研究工作；一年后被选入 Johns Hopkins University School of Medicine（约翰霍布金斯大学医学院）做研究工作。2005 年被选入 National Cancer Institute, National Institute of Health（美国国立卫生研究院）做研究工作。2009 年在美国创办 Allonger 生物科技公司，同时在 Johns Hopkins University（约翰霍布金斯大学）Kennedy Krieger Institute（肯尼迪研究所）担任研究人员。后在 University of Michigan（密歇根大学）做矩阵心电图的分析研究工作。对心电图，尤其是心电图新技术——矩阵心电图有深入研究。

在读博士研究生（中国协和医科大学）期间获得北京市科学技术奖二等奖；主编参编著作有：《简明心电图学及图谱》第 1 版，《心电图学》第 1 版、第 2 版、第 2 版修订版、第 3 版，《临床心电图学快速入门》第 8、9、10 版，社区医学丛书中《社区急救》，《心律失常梯形图解及临床》等 10 余部。发表学术论文 100 余篇，其中 SCI 收录 10 余篇。空间心室除极 / 复极向力差值检测仪等项目获发明专利。

# 再版前言

自 1993 年本书第 1 版在山东科技出版社问世以来,三十载岁月如白驹过隙,心电学科在此期间经历了翻天覆地的变化。从基本理论到检查技术,从诊断标准到临床应用,每一步都凝聚着医学界同仁的不懈探索与智慧结晶。尽管我们已先后四次编撰并出版了大型心电图参考书《心电图学》,但《简明心电图学及图谱》作为心电图入门的经典之作,其影响力与重要性始终未曾减弱,读者对于再版的呼声也愈发强烈。为了满足广大心电图初学者的迫切需求,我们决定对本书进行修订并隆重推出第 2 版。

本书致力于成为心电图学习领域的桥梁,连接着初学者与精通者之间的广阔天地。在撰写过程中,我们始终坚守简明、系统、深入浅出的原则,通过图文并茂的方式,将心电图的奥秘逐一揭示。无论是医学生、住院医生、护士,还是基层医疗机构的医务人员,都能从本书中获得宝贵的指导和帮助,成为他们心电图学习道路上的良师益友。

本书与第一版相比,在编写思路、编排顺序和编写内容上均进行了全面而深入的调整与优化。紧贴临床实际,注重全面系统性、前瞻先进性、科学实用性及实效可读性的结合,力求为读者呈现一本既具有理论深度又具备实践指导意义的佳作。

全书共分为七部分,内容涵盖了心电图的基本理论和基本知识、图形学、心律失常的机制与诊断、特殊心电图检查、心电综合征与临床联系、心电图实战演习及心电图图例分析等,为读者提供了全方位、多层次的学习体验。第一部分详细阐述了心电图基本理论和基本知识,为初学者奠定了坚实的基础;第二部分深入讨论了心电图图形学,涵盖了各种心脏疾病及部分全身疾病的心电图图形改变,帮助读者更好地理解和识别心电图;第三部分系统介绍了心律失常的发生机制、分类、分析方法和各种心律失常的心电图诊断,包括常见心电现象和相关概念,使读者能够全面掌握心律失常的诊断要点;第四部分介绍了动态心电图、运动心电图、食管心电图、起搏心电图、电生理心电图等特殊心电图检查,拓宽了读者的知识面;第五部分探讨了心电综合征及心电图与临床的联系,使读者能够将心电图与临床实践紧密结合;第六部分通过入门、提高和复杂三个单元,展示了一系列有意义的心电图进行实战演习,帮助读者提升解决实际问题的能力;第七部分精选了 30 例心电图图例进行分析,旨在帮助读者巩固所学知识,提升诊断水平。为了密切心电图与临床的联系,在第七部分中,我们每展示一份异常心电图,并深入剖析了其可能的原因、电生理机制、鉴别诊断及临床处理中应注意的问题。同时,我们还指出了心电图分析中常犯的错误,并提供了相应的纠正措施,以供读者在分析心电图时参考借鉴。每章末附该章电子版心电图图谱、精炼的总结,旨在帮助读者把握重点、理清思路,起到画龙点睛的作用。此外,我们还特别设置了一些练习题和特殊讨论题,以供读者在学习中进行检验和提升。

为了方便读者深入学习，我们特别在每一章的相应位置附上了二维码。读者只需用手机轻轻一扫，即可观看本章扩展学习内容、图例分析、练习题和练习题答案等。

在本次修订中，我们在深度解析传统心电图精髓基础上，探索了多维心电图、尼沙赫心电图等前沿科技的临床应用。我们尝试将其理论和实践贯穿到各章节中，并在第六章及书末专题介绍了多维心电图和尼沙赫心电图的基本知识，旨在为读者提供更广阔的学习视野和更深入的理论支撑。

在本书的编撰过程中，我们得到了青岛大学附属医院、松山医院心内科及国内其他医院心电图室同道们的鼎力支持。他们为我们提供了大量的资料和心电图图例，使得本书内容更加丰富、实用。特别是张运彩、贾凤英、陈光人、刘力、牟延光、葛晓冬、于小林、张雪娟、周春丽、范靓靓、吕晓冰、李荣等教授，他们的辛勤付出和无私奉献为本书的顺利完成奠定了坚实基础。此外，我们还得到了辽宁医科大学附属医院的刘仁光教授、中国人民解放军总医院的范利教授和杨庭树教授、天津医科大学总医院的王志毅教授、汕头大学医学院谭学瑞教授等专家的鼓励。我的家人也给予了我极大的包容和支持。在此，我们向所有为本书付出辛勤努力的医院领导、专家和同道以及我们的家人表示衷心的感谢！

尽管我们倾注了大量的心血和精力，但由于自身学术水平和文字表达能力的限制，书中难免存在不足之处。我们恳请各位专家和同道不吝赐教，提出宝贵的批评和建议。我们将虚心接受并认真改进，以期在未来的版本中为读者呈现更加完善、更加精彩的作品。

本书可作为心电图入门的首选教材，适用于心电图初学人员、医学生、研究生及基层医院各级医生、护士、社区医务人员、急救中心和急诊科医生等在工作中参考和学习。我们坚信，本书将成为您学习心电图的得力助手，为您的职业生涯增添无限光彩。

青岛大学附属医院

**陈清启**

2024 年 12 月 12 日

# 第 1 版序

近二三十年来，心电图学的基础理论和临床实践取得重大进展，除对原有的基本原理和概念有了进一步认识外，还提出一些新的概念和学说，从而大大提高了心电图诊断的准确性和心血管病诊治水平。回顾历史，心电图检查应用于临床，迄今已近一个世纪。在诊断技术迅速发展，诊断仪器不断创新的今天，它仍不失为心血管病诊断中最简便、最常用和最重要的基本方法之一。因此，学习和掌握心电图学的有关知识，仍然是临床工作者尤其是心血管专业人员一项重要的基本功。

由济宁医学院附属医院陈清启、董殿阶教授主编的《简明心电图学及图谱》一书，参考了近年国内外有关专著和文献，并结合他们多年的临床经验和积累的心电图资料，全面、系统地阐述了心电图的基础知识、基本理论和常见心血管病的心电图诊断及鉴别诊断。对重点内容做了比较详尽的讲述，对心电图的现代概念也做了扼要介绍。全书共23章，约45万字，配以心电图图例和图表，内容丰富，简明实用，适用于心血管专科医师、内科医师、心电图技术人员和医学院校学生在学习和工作中参考。

潘景韬

于山东医科大学附属医院

1993 年 12 月

# 第 1 版前言

随着医疗卫生事业的迅速发展，心电图诊断技术日益普及。如何正确阅读心电图和熟练应用心电图诊断技术，已成为各科临床医师及有关人员的迫切要求。为此，我们查阅国内外有关文献，认真整理本院心电图资料，编写成这本《简明心电图学及图谱》。

本书共分 23 章，系统讲述了心电图基本知识、正常心电图及其伪差、心脏肥大、冠状动脉供血不足、心肌梗死、心肌炎、心包炎与心肌病、常见心脏病、药物影响与电解质紊乱、各种心律失常、心脏传导阻滞、预激综合征等心电图特征与心电图诊断知识。书末介绍了人工心脏起搏心电图、头胸导联心电图、动态心电图及希氏束心电图。内容丰富，图例真实，通俗易懂，实用性强。可供临床医师、心电图工作者、医学院校师生学习与工作中参考。

本书在编写过程中，得到了山东医科大学附属医院、济宁医学院及其附属医院、青岛医学院附属医院、济宁市卫生局等单位领导和同志们的热情支持与帮助，在此一并致谢！

由于水平所限，书中难免有疏漏与不妥之处，敬请读者批评指正。

陈清启
1993 年 5 月

# 目 录

# 第二部分　心电图图形学

# 第三部分　心律失常

## 第四部分　动态心电图、运动心电图、食管心电图、起搏心电图、心脏电生理检查和电生理心电图

# 第五部分 心电综合征、心电图与临床联系

# 第六部分 实战演习

# 第七部分　心电图图例分析

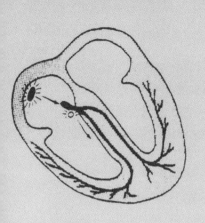

# 绪 论

## 一、心电学的发生及发展

心脏在机械性收缩前，首先产生电激动，产生生物电流，并经组织和体液传导至体表，于身体不同部位产生不同的电位变化，形成体表电位差（potential difference）。将这种变化着的电位差用心电图机记录下来，形成动态曲线（线性）及图像（平面及立体），即为心电图，又称体表心电图（body surface electrocardiogram）。

1797 年 Luigi Galvani 首次意外发现蛙的肌肉受到电刺激时能够收缩，并在雷雨中通过一个导体使雷电刺激肌肉，再次证实动物组织能够产生电流。

1842 年 Matteucci 及 1856 年 Koalliker 等将上述方法用于研究心脏的电现象。他们用神经将肌肉组织与心脏连接，发现随着心脏的跳动，连接的腓肠肌发生收缩。这是人类首次用电极来记录心脏的电活动，但是所记录的不是心脏电动势本身所产生的图形，而是心电活动所引起的肌肉收缩，是用电机械记录装置进行的间接记录。

1878 年 Sanderson 用毛细管电流测量仪记录了实验动物心肌的电流，1887 年 Waller 用表面电极记录了活体动物的心脏电流，随后应用于人体进行了心电图研究，但因心电图形扭曲，故无法应用于临床。

1901 年荷兰生物学家莱顿大学（Leiden University）教授 Einthoven（1860—1927）首次描记出比较满意的 P-QRS-T 波群，并于 1903 年发明了世界上第一台采用弦线电流计和光学记录方法制成的心电图机，描记出每个心动周期的心脏电位变化曲线，并将其命名为心电图。1904 年他又提出 Einthoven 三角概念，即 3 个标准导联（Ⅰ、Ⅱ、Ⅲ 导联）心电图，成为心电图的首创者。由于他的不朽业绩和深远影响，他被授予诺贝尔生理学或医学奖，并被后人誉为"心电图之父"。1905 年心电图正式应用于临床。

1906 年 Lewis 利用心电图开始研究期外收缩、心房扑动、心房颤动、传导阻滞，为心电图的临床应用做出了巨大贡献。1932 年 Wilson 等创立了著名的零电位中心电端理论，设计了胸（心）前导联，使心电图标准化为 12 导联，将心电图学理论应用于临床，创立了临床心电图学（Clinical Electrocardiography）。

20 世纪 40 年代以后，随着心电图的广泛应用，以及科学技术的发展，心电图在设计、结构、制造工艺上都有了许多改进和发展。弦线式电流计的心电图，在实际应用中已被淘汰，由电子管放大的干电池式和交流电式心电图机替代，先是用感光纸记录，以后发展为直接描记式，用特别的心电图纸做直接记录。直接描记式心电图机的产生很大程度上方便了操作。为了能够长时间地连续观察心电图的变化，以后又出现了利用阴极射线管制成的心电图机，使心电图成为生物电测量中一项比较成熟、应用较多的技术，并有了一套标准的方法和完整的图谱解释。

心电向量图（vectorcardiogram，VCG）和心电图一样，是记录心脏生物电的一种表现形式。一般心电图仅能记录心电的振幅及电荷的正负，不能了解其方向。VCG记录的是心脏活动各瞬间所产生的电动力在空间的方向和大小，能够更完整、更科学地解释心电图的产生，实际上Einthoven以等边三角形确定电轴时就已经应用了心电向量的概念来分析心脏的电激动过程。VCG的研究开始于20世纪20年代，1902年Mann采用将两个导联合并的方法，获得一个连续的曲线，并命名为单一平面的心电图。1913年Einthoven等开始测量额面的心电向量，再经Mann等的研究，开始了心电向量图学（vectorcardiography）。1938年Mann又用一线圈移动型的电流计将两个导联上所发生的电压描绘于一个平面，显示出一个环，然后再把这个环摄影记录，随后Wilson及Johnston等利用阴极线示波管描绘出与单一平面心电图相似的图形，将之命名为VCG，所习用的导联体系（以Crishman立方体系为代表）是根据Einthoven三角概念设计了校正导联体系（Frank导联体系为代表），使心电向量图学检查技术日趋完善。

随着电子工业的发展，全电子管、电子管晶体管、全晶体管、直描心电向量机、彩色心电向量机、连续描记心电向量机等许多代产品相继出现。在1956年，我国开展该学科的研究工作，已经能生产上述全部类型的产品，部分医疗单位在20世纪60～80年代已配置此种设备。

我国的心电图学史可追溯到魏晋医学家王叔和，他的不朽著作《脉经》被世界公认为心脏病学的鼻祖之一，因历史的原因未能继续发展。直到20世纪40年代，我国除协和医院有一台弦线型心电机进行工作及研究外，其余医学院校均无此设备，更无人讲授。中华人民共和国成立后，我国心电学事业逐渐开展，从无到有地发展起来。在这期间，董承琅、陶寿淇、黄宛、王肇勋、方圻、赵易、陈灏珠、孙瑞龙、傅世英、周金台、黄永麟、徐成斌、张文博、高德恩、潘景韬等教授以其卓越的贡献，艰苦创业，成为我国心电图学的奠基人。

20世纪70年代末，我国的心电图事业阔步前进，专业队伍不断扩大，城乡基层单位普遍配备了心电图机，心电学各个领域取得了令人瞩目的成就。1982年以赵易为主编的《心电学杂志》在浙江创刊，相继《临床心电学杂志》《江苏实用心电学杂志》问世，实现了心电学杂志系列化。1997年9月《中华心律失常学杂志》创刊，进一步推动了我国心电图学的发展。同时，经赵易教授创议，1986年中华医学会浙江分会在国内率先成立了第一个省级心电学学会，影响波及全国，1998年已有14个省（自治区、直辖市）心电学会成立。1994年9月中华医学会心电生理和起搏分会成立；1988年赵易任校长的中华心电图专修学校在杭州成立，至今已培训学员千余人。1994年，经浙江省教委批准，杭州医学高等专科学校创办了我国第一个"心电学专业"，学制三年，将心电学人才培养纳入正规高等医学教育范畴。1997年5月成立了"中国生命科学学会心电学分会"（简称中国心电学学会），这是我国心电学发展史上又一里程碑。2006年"中国生物医药技术协会心电学技术分会"成立，每2年组织一次心电学技术论坛。2015年成立了卫计委直属的"中国水利电力医学科学技术学会心电学分会"，经八大学会倡议将每年8月18日定为"中国心电活动日"，组织学术活动和纪念活动。同时，心电图继续医学教育项目也相继开展，老一代及年轻一代的心电学专家、教授都做了大量工作。心电图学专著也相继问世，进一步推动了心电学的发展。

近年来，随着科学技术的发展，心电学的新概念、新进展、新成就不断涌现，心电图检查技术得到了很大发展，同时也扩大了其应用范围，更新了检查方法。动态心电图、运动心电图、遥测心电图、起搏心电图、体表电位标测、心脏电生理检查技术等迅速发展，尤其是近年来发展迅速的侵入性和非侵入性诊疗技术，如冠状动脉造影、核素显像、超声心动图等获得的信息，进一步开阔了心电领域的视角，给予在某种情况下出现的特殊心电图以崭新的认识。2013年陈清启、于小林教授在举办心电向量图学习班的过程中，又提出多维心电图的新理论，丰富了心电图学的内容，并于2017年获全国创新大赛一等奖。心电学的研究和应用，前景辉煌，日新月异。

## 二、学习心电图的方法

学习心电图的基本方法在于掌握心电图的基础理论和基本知识，同时有良好的教与学的方法，方可达到预期的目的。作者认为，应注意以下几点。

### （一）系统学习心电图的基本理论

只有熟练掌握心脏电生理知识，才能深层次地理解心电图，并对复杂的心电图做出正确的解释和诊断。

### （二）参加心电图系统培训

心脏电生理基础理论比较复杂，难以理解，建议初学者参加有关心电图系统培训或专业学习班。系统学习本书内容（结合视频学习效果会更好）是一种非常好的捷径。

### （三）理论联系实际

心电图学实践性很强，学习时必须理论联系实际，重视实践，充分利用心电图图谱、幻灯片、心电图视频等方式进行学习。多分析临床心电图实例，在分析过程中要与书中的理论对照，以加强记忆，从而达到巩固理论的目的。

### （四）重视临床见习和实习

医学生要重视临床见习或实习，在学习中应避免"一种检查下临床结论"的办法。初学者可以采取"双向推导"的学习方法，一方面可加强记忆，另一方面使乏味的心电图学习变得生动、形象，增加学习兴趣。

### （五）进行对比学习

需要强调的是，不同的疾病可以出现相同的心电图改变，而同一种疾病在不同患者中也可能出现各种各样的心电图改变，在学习中应注意对比，包括和患者以前的心电图对比，和正常的心电图对比，和不同疾病的心电图对比，在对比中找到曲线差异，找出规律。

### （六）合理的逻辑推导和必要的强化记忆

学习心电图要强调合理的逻辑推导，但也必须牢记心电图各波段的正常值、异常心电图的特征性改变等。

### （七）重视实践，多读图片

密切结合临床，不仅要读工作中见到的图片，还要多读期刊、专著、网站中的图片，运用学到的理论知识去分析，才能逐步提高自己的阅图水平。

### （八）多向专家请教

如遇到不懂的复杂、疑难心电图片，可向心电图资深专家请教，这样才能快速提高心电图分析和阅读水平。

# 第一部分
# 心电学基本理论和基本知识

**在这一篇中您将学习:**

1. 什么是心电图?

2. 心脏的结构、心脏起搏传导系统的组成及其电生理特点。

3. 心脏的血液供应及神经支配。

4. 心脏是怎样产生电流的?

5. 心肌的电生理特性及其决定、影响因素是什么?

6. 心肌细胞静息电位、动作电位时相及离子变化特点。

7. 心电图的发生原理。

8. 心电图各波段的组成及命名原则。

9. 心电向量的基本概念、心电图与心电向量关系的新认识,如何阅读、分析正常及异常心电向量图。

10. 多维心电图的概念、产生原理、分析方法、正常值及临床应用。

11. 心电图的导联、常用标准 12 导联和不常用的导联。有关心电图导联新的认识。

12. 心电轴的概念、测定方法及心电轴偏移的临床意义。

13. 心电位的概念、心电位在心电图学中的位置及意义。

14. 心电图测量的基本方法和技术。

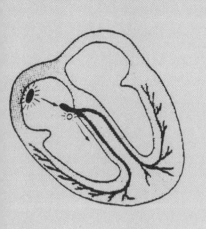

# 第一章

# 心脏解剖学

# 第一节　心脏的解剖

心电图（electrocardiogram，ECG；eletrokardiogram，EKG）是专门用来连续记录心脏电活动的图形。传统概念是心脏搏动时电变化的时间－电压二维曲线图。本章先学习心脏的解剖学知识。

## 一、心脏的位置与外形

心脏如拳头大小。心脏位于胸腔内左、右两肺之间，约 2/3 在胸腔左侧。前面与胸骨体及第 3～6 肋软骨相邻，后面与第 5～8 椎骨相接近，斜置于横膈之上。

心脏由冠状沟分为上方的心房（atrium）和下方的心室（ventricle）。心脏的右上方称心底部，左下方称心尖。心脏的前表面大部分为右心室（right ventricle）和右心房（right atrium），小部分为左心室（left ventricle）和左心房（left atrium）；膈面主要为左心室；心脏的后表面主要为左心房，小部分为右心房；心脏的右缘为右心房；左缘上方一小部分为右心房，下方是左心室（图 1-1，图 1-2）。

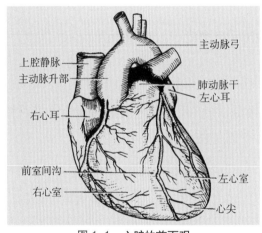

图 1-1　心脏的前面观

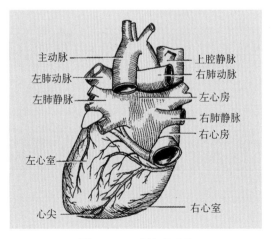

图 1-2　心脏的后面观

## 二、心脏的大体结构

### （一）右心房

右心房上、下分别连接上、下腔静脉，下腔静脉左侧为右房室口，其间有冠状静脉窦口，由房间隔将左、右心房分开。

### （二）右心室

右房室口周围绕以纤维环，将心房与心室分开。右房室口周径约 10cm。三尖瓣分为前瓣、后瓣与隔瓣，各瓣的基底部附于纤维环上，瓣尖向下连于腱索乳头肌，构成一个整体。右心室壁较薄，为 5～8mm。右心室向肺动脉方向逐渐平滑呈圆锥形，称为肺动脉圆锥或右心室漏斗部。此部下端有一横行肌嵴，称为室上嵴。室上嵴将流入道和流出道分隔开。

### （三）左心房

左心房主要在左后方，与食管前壁紧贴。有 4 个肺静脉口，每侧各 2 个。肺静脉口无瓣膜，向前下方有左房室口通入左心室。

### （四）左心室

左房室口周径约 9cm，直径 3～3.5mm。左房室口周围有纤维环，上附二尖瓣，分别称为前瓣（大瓣，前内侧瓣）和后瓣（小瓣，后外侧瓣）。前、后瓣在基底部联合在一起，左心室乳头肌通过腱索与二尖瓣相连。左心室壁最厚，为 10～15mm。

二尖瓣前瓣是血液的分流界，其左侧称为房室口，为左心室的流入道，其右侧为流出道。紧接流出道上方为主动脉瓣，有 3 个半月形瓣膜，分别称为左瓣、右瓣及后瓣，瓣与主动脉壁之间为主动脉窦（瓦氏窦）。

### （五）室间隔

室间隔分隔左、右心室，上面一小部分为纤维组织，称为膜部，其余都是肌肉组织，称为肌部。

### （六）心壁

心壁由心内膜、心肌层和心外膜（心包）3 层构成。

1. 心内膜（endocardium）　被覆于心腔内表面，为一层光滑的薄膜。心内膜与血管内膜相延续，并构成心瓣膜。心内膜深面有血管、淋巴管、神经和心脏的传导组织。

2. 心肌层　是心壁的主要组成部分。心肌层由 3 种细胞构成，即特殊分化的细胞组成传导系统、普通的心肌细胞和心肌 M 细胞。心肌 M 细胞位于心肌的中层，由 Moe 发现，其电生理特点很像浦肯野细胞和普通心肌细胞的杂交体。

3. 心包（pericardium）　有两层，即脏层和壁层。两层间有心包腔，其中有少量液体，约 25ml，起滑润作用。

# 第二节　心脏的起搏传导系统

## 一、正常的传导途径

心脏正常传导系统包括窦房结、结间束、房室结、房室束、左束支、右束支和浦肯野纤维网（图 1-3）。

### （一）窦房结

1. 窦房结的解剖　窦房结（sinoatrial node）是心脏的最高起搏点，它是由 Keith 和 Flack 于 1907 年发现的，又称 Keith 结和 Flack 结。它位于上腔静脉与右心房交界处的界沟附近，并沿界沟的长轴排列，埋在心外膜下 1～2mm 处，呈椭圆形，中央切面为底朝心房、尖指上腔静脉的等腰三角形，长约 15mm，宽约 2mm，厚约 2mm。分头、体、尾 3 部分，前部为头，中间为体，后部为尾。成人窦房结的形状、大小和位置可有变异。因心房壁很薄，仅 3mm 左右，故窦房结紧靠心内膜与心外膜之间。病变累及心内、外膜时，可影响到窦房结的功能。

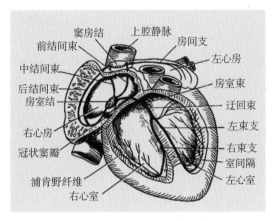

图 1-3　心脏的传导系统示意图

在电镜下窦房结可见 4 种类型的细胞：①P 细胞，为具有起搏性能的小圆形细胞，含肌纤维和线粒体很少，基本无收缩功能，但具有传导性。成群的 P 细胞位于窦房结中央，窦房结周围 P 细胞渐少，具有自动产生节律性兴奋（冲动）的能力。②过渡细胞，位于 P 细胞外周而止于心房细胞，其结构介于起搏细胞和工作心肌细胞之间，位于窦房结周边，主要起传导功能，兴奋性低，且无收缩功能。③心房工作细胞，即普通心肌纤维。④浦氏细胞，位于窦房结外周，深入心房肌和结间束。正常情况下，由 P 细胞产生激动，后三型细胞向外传递激动而达心房。

窦房结中有大量结缔组织，包括胶原纤维、弹性纤维和网状纤维。随着年龄的增长，弹性纤维不断增加，而胶原纤维仅在 40 岁以前逐年增加。大量的胶原纤维和弹性纤维交织成网状，构成窦房结的支架，这些成分无起搏和传导功能。特殊情况下窦房结区域应包括相邻的心房组织，因为在解剖方面属于心房的这些区域都具有窦房结的功能，甚至可能是发挥窦房结功能的最主要区域。

2. 窦房结神经支配　在窦房结内有丰富的自主神经系统的胆碱能和肾上腺素能纤维末梢，神经末梢与其他心肌纤维不直接接触，但在窦房结几乎每个窦房结细胞都分布有神经末梢。与房室结不同，窦房结主要受右迷走神经和右交感神经丛的控制。右迷走神经对窦房结有抑制作用，刺激右交感神经丛可使心率明显加快。自主神经系统的张力变化调节窦房结的起搏频率。窦房结的电活动又可通过其固有的频率反过来影响神经的调节。迷走神经对窦房结的调节作用反映在每次窦性心动周期上，而交感神经对窦房结的调节缓慢，通常在 20s 以后才起作用。窦房结功能障碍既可以是内源性—固有窦房结功能障碍，也可以是外源性—自主神经功能障碍。

3. 窦房结的血液供应　窦房结动脉位于窦房结中央，多为单支型，相对较粗大，约 60% 起自右冠状动脉近端，约 40% 来自左冠状动脉回旋支近端，很少由双侧冠状动脉供血（有文献报道为 3.2%）。窦房结内动脉分支丰富，血液供应相当于附近心房肌的 15 倍，不易缺血。窦房结的静脉血向上在右心房入口处引流入上腔静脉，向下直接流入右心房。其淋巴管位于窦房结组织外侧的心内膜下。

（二）结间束

在组织结构上，结间束由浦氏细胞和普通心肌细胞构成。窦房结和房室结之间的连结尚存争议。James 和 Titus 的研究提出，两者之间有了 3 条传导束。

1. 前结间束　从窦房结头部发出，向左呈弓状绕过上腔静脉和左心房前壁再分成两支，一支进入左心房，称为上房间束，即 Bachmann 束；另一支下行沿房间隔前部，在主动脉根部后方进入房室结顶部。

2. 中结间束　从窦房结尾部发出，绕过上腔静脉口后下行，沿房间隔右侧入房室结上缘，该束相当于 Wenckebach 束。

3. 后结间束　从窦房结尾部发出，绕过下腔静脉口，经冠状窦，进入房室结，该束相当于 Thorel 束。

这 3 条结间束抵达房室结时相互交织，前、中结间束的大部分和后结间束的小部分纤维进入房室结上部，后结间束的大部分和前、中结间束的小部分纤维共同经过房室结而止于房室结的下部或希氏束，后者为 James 首先提出，故又称 James 束。

（三）房室交界区

1. 房室交界区的解剖　目前，根据解剖和功能一致的原则，把结间传导束进入的房室结部分、房室结和希氏束未分叉部分称为房室交界区，这三部分分别称为房结区、结区和结希区。

房室结（atrioventricular node）位于冠状窦口、卵圆窝和三尖瓣隔瓣附着处形成的三角形区域，即在房间隔下部右侧、冠状窦开口与三尖瓣隔瓣之间。房室结呈长椭圆形，稍扁平，长5～7mm，宽2～4mm，厚1～1.5mm。

房室结细胞交织成网状，包埋于致密的结缔组织中，围绕在一条或多条动脉的周围，这些动脉是房室动脉的分支，多起源于右冠状动脉。

2. 房室交界区的功能　其功能如下。

（1）传导作用：近年来有人用微电极探测，认为在房室交界区有两条传导途径，一条是正常传导途径，即快速传导途径，不应期较长；另一条是慢传导途径，只限于传导高频激动，不应期较短。这两条传导通道可能具有不同的形态结构，也可能仅有功能不同的差别（详见第二十七章房室交界区心律概述）。

（2）对兴奋的传导起延搁作用，约为40ms。

（3）有起搏的作用。

### （四）房室束

该束于1893年由His首先描述，故又称希氏束（Bundle of His）。房室束是房室结的延伸部分，穿过中心纤维体，进入室间隔膜部的下缘，并在其中走行一段距离，于室间隔肌部上缘开始发出分支，末端延续为右束支。房室束的长度取决于室间隔膜部的大小，一般为10～20mm，其直径为2～4mm，宽约3mm，呈圆柱状、略扁平。房室束与三尖瓣、主动脉瓣及室间隔部关系密切。上述这些部分损伤易影响房室束。

### （五）房室束支

房室束在心室间隔肌部上缘分成左、右束支。

1. 左束支（left bundle branch）　由房室束分出后穿过室间隔膜部下缘，下行于肌性室间隔的左侧心内膜深处，行约15mm后即分散成3组。①左前分支：主干长约35mm，宽约3mm，在心内膜下前行，经心尖附近的肉柱抵达前乳头肌处。它连续分出无数细支形成内膜下浦肯野纤维网。该分支分布的范围主要为室间左侧面的前半部、左心室前壁和侧壁，以及前乳头肌。②左后分支：分支较近，有如左束支主干的直接延续，长约30mm，宽约6mm，在心内膜下走行，直达后乳头肌区，它沿途发出分支形成浦肯野纤维网。该支分布的范围主要为室间隔左侧面后半部、左心室后下壁及后乳头肌。③间隔支：较为细小，一般认为该支在室间隔的中下部形成纤维网，部分纤维可经过心室抵达左心室游离壁。

2. 右束支（right bundle branch）　由一组细长的纤维组成，起始于室间隔膜部的下缘，前行在室间隔右侧面的心内膜下，通过锥状乳头肌后下方，向下进入节制索（moderator band）内，至右室前乳头肌根部散成分支。全长10～20mm，直径1～3mm，因其细长，故而较易受损。

### （六）浦肯野纤维

由左、右束支分支的末梢部分再反复分支形成的终末细小纤维在心内膜下交织而成，浦肯野纤维网在心室间隔的中下部、心尖、乳头肌的基底部分布较丰富，而在心底部、动脉口周围和心室间隔上部则分布较少，所以兴奋由心尖经游离壁向上传导，心脏收缩顺序由心尖向心底部进行。

## 二、异常的传导途径

心脏除上述传导系统外，尚有下列3种传导纤维，它们在一定条件下可传导兴奋，称为旁路传导（bypass conduction）。当心脏激动沿旁路传导时可表现为心电图异常和（或）快速心律失常（图1-4）。旁路传导当前有两种分类。

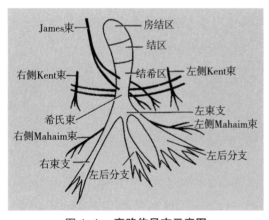

图1-4　旁路传导束示意图

## （一）习用的分类法

1. 肯氏束（Kent's bundle）　它是直接连接心房和心室的肌肉传导束，可位于右心房和右心室、左心房和左心室之间，也可位于心房和心室间隔之间，沿此束兴奋可提前到达心室的某一部分而使之先期激动，结果心电图上出现典型的预激图形，即 PR 间期缩短，QRS 综合波增宽，有 δ 波，曾简称 WPW 综合征（Wolff-Parkinson-White syndrome）。

2. 詹姆斯束（James bundle）　它实际上是后结间束纤维的部分延续，再汇合部分前结间纤维、中结间纤维组成一条旁路，绕过房室结体后进入房室结下部，或直接与房室束相连接。因此，来自窦房结的兴奋不经房室结而直接传入房室结下部的房室束，从而心电图上表现为 PR 间期缩短，QRS 综合波正常，无 δ 波，曾简称短 PR 综合征或 LGL 综合征（Lown-Ganong-Levine syndrome）。关于詹姆斯束的认识目前仍有分歧，有学者认为，詹姆斯纤维在正常心脏中普遍存在，并非 LGL 综合征患者所独有。后来心脏电生理工作者提出房室结加速传导（enhanced A-V nodal conduction）的概念，把它归为一种电生理现象。

3. 马海姆纤维（Mahaim's fiber）　因 Mahaim 于 1938 年首先报道而得名。它由房室结下部或房室束或左、右束支发出纤维，进入室间隔肌部，形成传导短路，故也称结室或束室旁路。心电图上表现为 PR 间期正常，QRS 综合波增宽，有 δ 波。

## （二）艾氏（Anderson）分类法

晚近 Anderson 和 Davies 提出的解剖法分类法如下。

1. 房室旁路　即 Kent 束。
2. 结室旁路　连接房室结的下部和室间隔的上部，多由特殊传导组织构成。
3. 束室旁路　起自希氏束，穿过中心纤维体而与心室肌连接，相当于马海姆纤维，多由特殊传导组织构成。
4. 房束旁路　由心房肌纤维组成，连接心房下部和希氏束的贯穿部或分叉部。
5. 结间旁路　起自窦房结，经心房达房室结的下部，它与房束旁路一起，相当于詹姆斯束。

6. 房室结异常　房室结发育不良，如先天性小房室结、位置异常及缺乏递减传导功能而致快速传导等。

# 三、心脏激动传导

窦房结产生的激动，通过结间束、房间束抵达心房和房室交界区。激动在结区内的传导速度骤然减慢，随后沿房室束，左、右束支，浦肯野纤维迅速下传，几乎同时到达两侧心室的心内膜，再由心内膜传导至心外膜（图 1-5）。

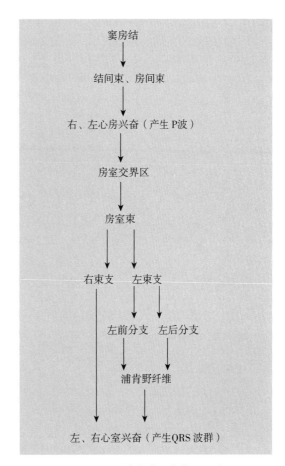

图 1-5　心脏激动正常传导顺序

激动在心脏各部分传导速度不同，在窦房结内传导的速度较慢，约 0.05m/s；房内束的传导速度较快，为 1.0 ~ 1.2m/s；房室交界部结区的传导速度最慢，仅有 0.02 ~ 0.05m/s；房室束及其左右分支的浦肯野纤维的传导速度最快，分别为 1.2 ~ 2.0m/s 及 2.0 ~ 4.0m/s。

# 第三节  心脏的神经支配

心脏受交感神经和迷走神经的直接支配。前者来自颈部上、中、下3个交感神经节和第1～5胸部交感神经节；后者来自胸部迷走神经的分支和上、下颈部神经干的3个分支。交感与迷走神经的分支相互交错，在主动脉弓的前后形成深部和浅部两个神经丛，由神经丛再分出许多细小分支，在心脏表面形成新的神经丛，由此神经丛再次分出许多分支，分布至心脏传导系统及冠状血管。交感神经分布的区域较迷走神经为广泛，除传导系统各部分外，还可到达心室肌肉组织。而迷走神经只抵达窦房结、房室结、房室束及其束支。浦肯野纤维网及心室肌内并不含有迷走神经。有学者提出，除上述交感神经和迷走神经外，还有一种特殊的神经称为加强神经，是由迷走神经颈下神经节分出，此神经与心脏的神经营养调节及心脏收缩力强弱有关。

一般而言，交感神经为心脏的促进神经，迷走神经为心脏的抑制神经。交感神经兴奋，表现为心搏加快、加强，收缩持续时间短，传导速度加快，兴奋性增加，不应期缩短及冠状动脉扩张。与此相反，迷走神经兴奋表现为心搏减弱、减慢、收缩的持续时间延长，传导速度减慢，兴奋性降低，不应期延长及冠状动脉收缩。由于左、右两侧交感及迷走神经支配的部位不同，因而对心脏的影响亦有所不同。右侧交感神经主要支配心房及心室，受刺激后可使心房率及心室率加快，其至可诱发心房颤动。左侧交感神经主要支配房室结，受刺激后可增强房室间的传导性，并可因增强房室交界区的自律性而发生交界区心律。右侧迷走神经分布在窦房结及心房肌，左侧迷走神经分布在房室结。因此，当前者接受刺激后表现为心率减慢，而后者表现为心搏减弱或心搏停止。

尽管交感神经和迷走神经在功能上相互对立，但在大脑皮质的调节作用下，整个自主神经系统是一个整体而相互制约，保持平衡。此外，心脏机械活动，除受自主神经的调节外，还经常接受来自血管（主动脉弓、颈动脉窦等）压力感受器、化学感受器（血液中氧、二氧化碳张力、电解质、pH等的变动）及内脏、皮肤、肌肉等反射机制的调节。垂体后叶素、组胺等体液的变动，又是影响心脏功能活动的另一因素。这一切又经常受大脑皮质的控制。

# 第四节  心脏的血液供给

## 一、心肌的血液供给

心脏由左、右冠状动脉供血。左冠状动脉（left coronary artery）起自左侧后主动脉窦，有两个主要分支，即左前降支（left anterior descending branch，LAD）和左回旋支（left circumflex branch，LCX）。前者往往绕过心尖，走向左心室后面而进入心肌内；后者沿室沟绕过心脏的左缘至左心室后面，与右冠状动脉相吻合。降支及回旋支在走行中分出许多分支进入左心房、左心室的大部分及右心室前壁的一小部分。右冠状动脉（right coronary artery）起自前主动脉窦（sinus of Valsalva），走行于右侧房室沟内，环行至心脏后面，分出后降支到达心尖附近。右冠状动脉在走行中分出许多分支供应右心房、右心室及左心室后上部的一小部分（图1-6）。

室间隔前部来自左冠状动脉的分支，后部来自右冠状动脉，中部常同时接受左、右两侧冠状动脉的血供。

冠状动脉的分支，越在心肌深处，其间的交通支越少。因此，当冠状动脉发生闭塞时，其深层损伤较浅层更为严重。冠状动脉的分布与走行，大体如上述，但个体间的差异较大，可分别以左或右冠状动脉占优势。

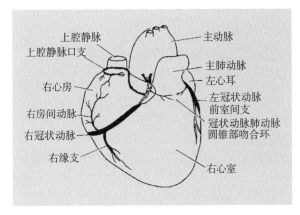

图 1-6　心脏的血液供给示意图

冠状动脉的血液循环，在心室舒张期及心室等张收缩期达最高点。当心室舒张时，由于主动脉瓣关闭，心肌松弛，冠状动脉血流迟缓，使冠状动脉内血流量增加。反之，在心室收缩期，主动脉瓣开放，心肌紧张，冠状动脉血管受压，使冠状动脉内血流量明显减少。因此，任何原因所致的舒张压降低，对冠状动脉循环血量的影响将更为直接而且重要。

心脏的静脉大部分汇集在冠状静脉窦而进入右心房。冠状窦位于心包斜窦下缘的房室沟内。

## 二、传导系统的血液供给

1. 窦房结　由窦房结动脉供血，该动脉约 60% 起自右冠状动脉的起始部，约 40% 来自左回旋支的近端。窦房结动脉的起始部分分出一小支至左心房，并承担部分右心房的血供。窦房结动脉围绕上腔静脉吻合成环，且有分支与心房动脉有较多的吻合，所以动脉硬化虽可影响窦房结功能，但因有多数吻合，故常可恢复。

2. 结间束　主要由窦房结动脉供血。位于房间隔后缘部分的结间束，系由房室结动脉、右心房动脉或左心房后动脉供血。

3. 房室交界区　有 3 个方面的供血。①房室结动脉：90% 来自右冠状动脉，10% 来自左冠状动脉回旋支。②左心房后动脉：主要供结间束的终末部。③房间隔前动脉：起于右冠状动脉或左冠状动脉回旋支，由房间隔前缘进入，向后至房室交界区。以上 3 支动脉有分支相互吻合，形成丰富的侧支循环，可保证房室结及其邻近区域有充足的血供。

4. 房室束和束支　房室束由房室结动脉和（或）左前降支的第 1 前穿隔支供血，大多数有双重血供，并有丰富的侧支循环。右束支和左前分支的上 2/3 是由前降支动脉供血，左后分支和左前分支的下 1/3 由后降支动脉供血，但前、后降支可在室间隔处彼此吻合。

## 小结

心脏位于胸腔内左、右两肺之间，约 2/3 在胸腔左侧，分为左心房、右心房、右心室、左心室。心壁由心内膜、心肌层和心外膜（心包）3 层构成。心肌层由 3 种细胞构成，即特殊分化的细胞组成传导系统、普通的心肌细胞和心肌 M 细胞。心肌 M 细胞位于心肌的中层，其电生理特点很像浦肯野细胞和普通心肌细胞的杂交体。

心脏正常起搏传导系统包括窦房结、结间束、房室结、房室束、左束支及其分支、右束支和浦肯野纤维网。右束支细长较易损伤。根据解剖和功能一致的原则，把结间传导束进入房室结部分、房室结和希氏束未分叉部分称为房室交界区，分别称为房结区、结区和结希区。房室交界区有传导兴奋、起搏和对兴奋的传导起延搁作用。

异常传导途径习用的分类为肯氏束、詹姆斯束和马氏纤维。艾氏（Anderson）分类法分为房室旁路、结室旁路、束室旁路、房束旁路、结间旁路和房室结异常。

心脏激动的传导顺序为：窦房结产生的激动，通过结间束、房间束抵达心房和房室交界区。随后沿房室束，左、右束支，浦肯野纤维迅速下传，几乎同时到达两侧心室的心内膜，再由心内膜传导至心外膜。激动的传导速度：心肌的兴奋在窦房结内传导的速度较慢，约 0.05m/s；房内束的传导速度较快，为 1.0 ～ 1.2m/s；房室交界区的结区的传导速度最慢，仅有 0.02 ～ 0.05m/s；房室束及其左右分支的浦肯野纤维的传导速度最快，分别为 1.2 ～ 2.0m/s 及 2.0 ～ 4.0m/s。

心脏受交感及迷走神经的直接支配。交感神经兴奋，表现为心搏加快、加强，收缩持续时间短，传导速度加快，兴奋性增加，不应期缩短及冠状动脉扩张。迷走神经兴奋表现为心搏减弱、减慢，收缩的持续时间延长，传导速度减慢，兴奋性降低，不应期延长及冠状动脉收缩。右侧交感神经主要支配心房及心室，左侧交感神经主要支配房室结；右侧迷走神经分布在窦房结及心房肌，左侧迷走神经分布在房室结。

心脏由左、右冠状动脉供血。左冠动脉又分为左前降支和左回旋支。左前降支主要供应左心室前壁血液，左回旋支主要供应左心室侧壁、后壁及左心室大部的血液；右冠状动脉主要供应右心房、右心室及左心室后上部的一小部分血液。

窦房结由窦房结动脉供血，该动脉约 60% 起自右冠状动脉的起始部，约 40% 来自左回旋支的近端。结间束主要由窦房结动脉供血。房室交界区由房室结动脉、左心房后动脉、房间隔前动脉供血。房室束和束支由房室结动脉和（或）左前降支的第 1 前穿隔支供血，大多数有双重血供。右束支和左前分支的上 2/3 由前降支动脉供血，左后分支和左前分支的下 1/3 由后降支动脉供血。

附 1　本章的学习重点

　　1. 心脏的起搏传导系统的组成及其特点。

　　2. 心脏激动正常传导顺序。

　　3. 心脏的血液供应。

　　4. 心脏的神经支配。

附 2　请扫二维码扩展学习

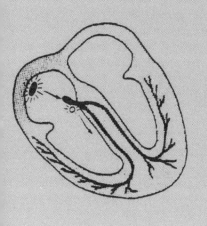

# 第二章
# 心脏电生理基础

## 第一节　心肌细胞的生物电现象

心肌细胞的生物电现象，表现为细胞膜内外两侧存在着电位差及电位差变化，称为跨膜电位（transmembrane potential），简称膜电位（membrane potential）。细胞安静时的膜电位称静息电位（resting potential），也称膜电位；细胞兴奋时产生的膜电位称动作电位（action potential），是细胞兴奋的标志。

### 一、心肌细胞生物电产生的基础

心肌细胞的生物电现象产生的基础是：①细胞膜两侧带电离子不均匀分布（表2-1）；②细胞膜在不同情况下对离子选择通透性的变化，造成选择性离子跨膜移动。而离子的跨膜移动主要受下列4种因素的控制：①细胞膜对离子的通透性；②细胞膜内外电位梯度（电位差）；③细胞膜内外离子的化学梯度（浓度差）；④钠－钾泵功能。

表2-1　心肌细胞膜内外两侧几种主要离子的浓度（参考梅奥心脏电生理学）　　　　　　　（单位：mmol/L）

| 离子 | 膜外 | 膜内 |
| --- | --- | --- |
| $K^+$ | 4 | 140 |
| $Na^+$ | 140 | 15 |
| $Cl^-$ | 120 | 30 |
| $Ca^{2+}$ | 2 | 0.000 1 |

心肌细胞膜内外离子的不均匀分布来源于细胞膜中存在着一种钠－钾泵结构（简称钠泵），其作用是分解 ATP 使之释放能量，并利用此能量将细胞内的 $Na^+$ 逆浓度转移至细胞外，同时把细胞外的 $K^+$ 逆浓度转移至细胞内，从而形成和维持细胞内高 $K^+$、细胞外高 $Na^+$ 的不均匀离子分布状态。

心肌细胞膜对离子的通透性是有选择性的，主要是由于心肌细胞膜中存在着一类贯通细胞膜的离子通道蛋白质，简称离子通道（ion channel）。离子通道有如下特性：①离子通道分别对不同的离子有选择性通透能力；②各种离子通道的开闭各需要特殊的条件；③各种离子通道具有不同的特异阻滞剂。

当带电离子经离子通道跨膜扩散时便形成离子电流。正离子从细胞外扩散至细胞内或负离子外流，称为内向离子电流（inward current）；反之正离子外流或负离子内流，称外向离子电流（outward current）。内向离子电流可使膜内电位升高，外向离子电流可使膜内电位降低。选择性离子跨膜移动可形成跨膜电位。

### 二、静息电位

膜的内外两侧存在电位差。其数值如以膜外

为零电位，则膜内电位相当于 –90mV。由于这一电位差存在于安静心肌细胞膜的两侧，故称静息电位，或称膜电位（图 2-1）。通常以膜内电位的负值来表示静息电位的值，正常心室肌细胞静息电位的值为 –90mV，是一种稳定的直流电位。

静息电位的形成原理：由于细胞膜内外 $Na^+$、$K^+$ 等离子分布的不均匀及膜对这些离子的通透性不同，正常情况下膜外 $Na^+$ 多而 $K^+$ 少，膜内 $K^+$ 多而 $Na^+$ 少。安静状态时细胞膜对 $K^+$ 的通透性高，对 $Na^+$ 的通透性很低，对有机负离子（$A^-$）的通透性最低，此时 $K^+$ 可自由地通透细胞膜而扩散，

$Na^+$ 则不易扩散，$A^-$ 几乎不通透。$K^+$ 便顺浓度差经钾通道向细胞膜外侧净扩散，而细胞膜内带负电的 $A^-$ 又不能随之扩散，因此随着 $K^+$ 的外移，就在细胞膜的两侧产生了内负外正的电位差，称浓差电势。浓差电势有抵制 $K^+$ 继续外流的作用，随着 $K^+$ 外流的增多，浓差电势继续增大，它阻止 $K^+$ 扩散的力也越大。当驱动 $K^+$ 外流的浓差电势能与阻止 $K^+$ 外流的电位差势达到平衡时（即电 – 化平衡），净的钾外流停止，膜电位保持相对稳定，此时即 $K^+$ 平衡电位，所以静息电位主要是由 $K^+$ 平衡电位组成。

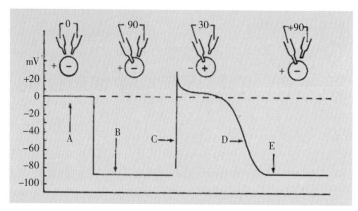

图 2-1　心肌细胞的膜电位

①两个微电极都放置在细胞外，在电极之间没有电位差别，电位线在 0 水平；②将一个微电极插入细胞内，可以记录到细胞内外的电位差别，当细胞在静止期细胞内的电位为 –90mV；③当细胞激动时，出现快速除极的上升相，与细胞外相比，细胞内的电位高达 30mV；④这一时间代表复极的终末部分，逐渐回复到静止期的膜电位水平

## 三、动作电位

动作电位是指细胞兴奋时发生的短暂而剧烈的膜电位波动过程。当静息细胞受到一次外加刺激（人工给予或由邻接细胞的兴奋所引起）而兴奋时，受刺激部位的细胞膜两侧电位发生短暂的变化，细胞膜外突然由正变负，膜内由负变正，称为除极化或反极化。稍后，膜两侧的电位又恢复到受刺激前的状态（即膜外为正，膜内为负），称为复极化。心肌细胞的动作电位分为 5 期（图 2-2）。

1. 除极化过程　又称"0"时相。当心肌细胞受到外来刺激（在体内是来自窦房结产生并下传的兴奋）作用后，心室肌细胞的膜内电位由静息状态下 –90mV 迅速上升到 30mV 左右，构成动作

电位的升支。"0"时相占时 1～2ms，幅度可达 120mV。

形成原理：在外来刺激（在体内是传导而来的兴奋）作用下，引起钠通道的部分开放，$Na^+$ 从膜外少量扩散至膜内，使膜部分除极，膜电位由静息电位（–90mV）减少至阈电位水平（–70mV 左右）时，细胞膜上的钠通道大量激活而开放。此时膜上钠通道的开放数目和开放概率都明显增加。由于细胞外的钠浓度远比细胞内高（约 20：1），而且细胞内的电位远比细胞外负，膜内外的化学浓差电势和电位差势都促使 $Na^+$ 向细胞内弥散，而此时膜对 $K^+$ 的通透性大大降低，$Na^+$ 带着正电荷从快钠通道迅速内流，形成快钠内向电流（fast sodium inward current）（$I_{Na}$），使膜内电位急剧上升，直至由负变正。这样形

成的膜内外电位差有抑制 Na⁺ 继续内流的作用。当膜内外的钠浓差电势及其所形成的电位差势两种拮抗的力量相等时，即达到了"电－化平衡（electrochemical equilibrium）"，此时，膜内电位可从安静状态时的 –90mV 上升至 +30mV，亦即瞬间内上升 120mV（即超射值）。

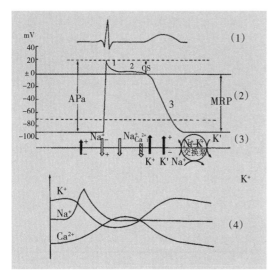

**图 2-2　心室肌细胞的动作电位曲线与细胞内外离子运动的关系**
（1）心电图；（2）动作电位曲线；（3）细胞内外离子运动；
（4）离子通透性

　　除极过程"0"时相是动作电位的主要部分，也就是"兴奋"（扩布性兴奋）。这种膜电位的急剧变化起一种"引发"作用，可以引起细胞的其他功能活动，如肌细胞的收缩、腺细胞的分泌及兴奋的传导等。

　　除极（"0"时相）主要是 Na⁺ 内流形成的，可受到膜对 Na⁺ 的通透性、膜内外 Na⁺ 的浓度差及电位差（静息电位）的影响。膜外 Na⁺ 通透性降低，膜内外 Na⁺ 浓度差或静息电位减少，均可使"0"时相除极的幅度和速度降低。其实，在"0"时相的后期还有钙电流成分在内。总的说来，钙电流是慢电流（$I_{si}$），但也有快成分。钙电流由 Ca²⁺ 携带，从钙通道内流，钙通道的开放始于"0"时相，但在"0"时相动作电位中辨认不出钙电流。

　　2. 复极过程　膜从除极状态恢复到静息电位和极化状态的过程称为复极过程，可分为 4 期。

　　（1）"1"时相（快速复极初期）：膜电位

从 +30mV 迅速下降至 0mV 左右，占时约 10ms，为早期复极相。"1"时相和"0"时相一样，膜电位的变化极为迅速，常合称为峰电位。此期形成的机制是由于快钠通道失活，同时出现一过性外向电流。过去认为这种外向电流为 Cl⁻ 内流所致，现在认为"1"时相复极的机制包括：①钠电流幅度开始下降。决定"0"时相除极的钠通道是一种快通道，是电压依从性的，其特点是迅速激活、开放，接着又迅速失活、关闭（在 15ms 以内）。当膜除极到一定程度（0mV 左右）时，钠通道就开始失活而关闭，最后终止 Na⁺ 的继续内流。②与此同时，一种以往称为瞬时性外向离子流的短暂性钾电流（transient potassium current）（$I_{to}$）被激活，使膜电位迅速复极到平台期电位水平（0 ～ –20mV）。关于 $I_{to}$ 离子成分，过去曾认为是 Cl⁻（Cl⁻ 内流），近来根据 $I_{to}$ 可被四乙基氯化铵和 4- 氨基吡啶等 K⁺ 通透性阻滞剂所阻滞的研究结果，认为 K⁺ 才是 $I_{to}$ 的主要离子成分。

　　（2）"2"时相（缓慢复极期，平台期）：此期膜电位复极缓慢，初期停留在 0mV 左右，记录图形平坦，持续时间 100 ～ 150ms。此期形成机制是由于同时存在缓慢的 Ca²⁺ 内流与 K⁺ 外流。当前述"0"时相除极达到一定程度（膜内幅度 < –55mV 后，膜的慢钙通道被激活开放，由于细胞外液的 Ca²⁺ 浓度远比细胞内高（约 10 000 ∶ 1）。而细胞内的负电位又促使 Ca²⁺ 向细胞内弥散。Ca²⁺ 带着正电荷从慢钙通道缓慢内流，形成缓慢而持久的慢内向电流（slow inward current）（$I_{Ca}$），同时也有少量 Na⁺ 通过慢通道内流（慢钠电流或称慢内向电流）（$I_{Ca}$），与之平衡的是 Cl⁻ 同时内流。这种正、负离子较活跃的流动使膜内电位保持于较高且平衡的水平。

　　"2"时相平台形成的另一重要因素是 K⁺ 外流。此期膜内外 K⁺ 的浓度差及电位差，均驱使 K⁺ 通过钾通道（$I_{k1}$、$I_{x1}$ 及 $I_{x2}$）外流，但由于细胞对 K⁺ 外流存在"内向（自动）整流的规律，即膜电位与 K⁺ 的平衡电位（–90mV）差别越大时（即膜电位的负值越小时）K⁺ 外流较少，进一步保持"2"时相平台期长达 100ms 以上。

　　（3）"3"时相（快速复极末期）：是继平台期之后的晚期快速复极时相。该期膜电位复极快速直达静息电位水平，完成复极过程，占时 $100 \sim 150ms$。此期形成的机制为：在平台期后期 $Ca^{2+}$（及小部分 $Na^+$）的慢通道失活关闭，$Ca^{2+}$ 内流停止，膜电位下降，$K^+$ 通过钾通道（$I_k$、$I_x$ 通道）外流，$I_k$ 通道的 $K^+$ 外流比较恒定且较少，而 $I_x$ 通道的 $K^+$ 外流随着其内向整流作用，即当膜电位越接近 $K^+$ 平衡电位（$-90mV$）时，就越促使 $K^+$ 外流，因而复极速度加快，直至恢复到静息膜电位水平（$-90mV$）。

（4）"4"时相（静息期或恢复期）：此期心肌细胞膜电位基本上稳定于静息电位水平，但有离子的恢复过程。离子的恢复机制为：通过肌膜上 $Na^+$–$K^+$ 泵的作用，将除极时进入细胞内的 $Na^+$ 外运，同时将复极时外流的 $K^+$ 内运。$Ca^{2+}$ 的外排机制目前尚未完全清楚，多数学者认为 $Ca^{2+}$ 逆浓度差外运是与 $Na^+$ 顺浓度的内流相偶联而进行的，形成 $Na^+$– $Ca^{2+}$ 交换。由于细胞内外的 $Na^+$ 浓度是依靠 $Na^+$–$K^+$ 泵维持的，所以 $Ca^{2+}$ 逆浓度差的外运也是由 $Na^+$– $K^+$ 泵提供能量。

# 第二节　心肌细胞分类及其电活动类型

根据心肌细胞的组织学特点、电生理特性的不同，可将其分为工作细胞（working cell）和自律细胞（autorhythmic cell）。根据心肌细胞生物电活动特征，特别是动作电位"0"时相除极速度的不同及自律性的有无，可分为快反应自律细胞、快反应非自律细胞、慢反应自律细胞和慢反应非自律细胞。另外，根据解剖、组织学特点、生理特性及功能区别等，可综合分为六大类。

## 一、根据组织学特点、电生理特性及其功能分类

1.工作细胞　包括心房肌和心室肌的肌细胞，它们含有丰富的肌原纤维，具有收缩性、舒张性、兴奋性和传导性，但无自律性。

2.自律细胞　是指组成心脏特殊传导系统的特殊分化的心肌细胞（结区例外），其中主要是 P 细胞和浦肯野细胞，具有自律性、兴奋性和传导性，但无收缩性和舒张性。

## 二、根据生物电活动类型分类

1.快反应自律细胞　包括心房传导组织，房室束，左、右束支和末梢浦肯野纤维网的自律细胞。

2.快反应非自律细胞　包括心房肌和心室肌的肌细胞。

3.慢反应自律细胞　包括窦房结自律细胞、房结区和结希区的自律细胞。

4.慢反应非自律细胞　即结区细胞。

## 三、综合分类

1.优先起搏细胞（priority pacemaker cell）　正常生理情况下，能自动产生节律性兴奋，基本上无收缩功能。很多优先起搏细胞相互连接构成了优先起搏点。此种细胞呈蜘蛛状，有多个分支，表面没有横纹，仅分布在窦房结中。

2.潜在起搏细胞（potential pacemaker cell）　这种细胞也有自律性，但节律较慢，主要生理功能是将冲动从优先起搏细胞传出，同时也有潜在的起搏作用。潜在起搏细胞分布在优先起搏细胞外围，同时也存在于窦房结以外的组织，如右心房、冠状窦、三尖瓣、房室交界区、希氏束、左右束支及浦肯野纤维等。

3.过渡型细胞（transitional cell）　这类细胞介于潜在起搏细胞和心房肌细胞之间，形态上近似心房肌细胞，但具有"4"时相自动除极的特性，只是不能诱发动作电位，故在正常生理情况下没有自律性。它的主要功能是将兴奋从窦房结传至心房。

4.心房肌细胞（atrial myocyte）　形态多样，大小不一，具有明显的纹，有收缩和舒张功能，无自律性。此外，心房内除心房肌细胞外，还存在潜在起搏细胞和过渡细胞。

5. 心室肌细胞（ventricular myocyte）　形态规则，大小相关不大，有收缩和舒张功能，无自律性。

6. 浦肯野细胞（Purkinje cell）　形态呈梭形，体积很大，仅分布于心室特殊传导系统的浦肯野纤维网中。其动作电位与心室肌细胞相似，但因出现"4"时相自动除极而具有自律性（图2-3）。

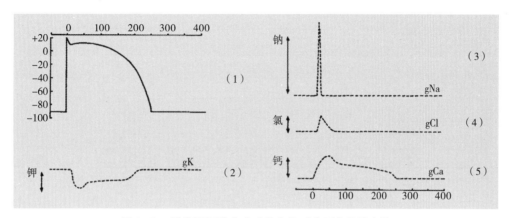

图 2-3　浦肯野细胞产生动作电位时离子电导的变化

（1）典型动作电位；（2）、（3）、（4）、（5）相应的离子电导变化，gNa 和 gCa 的增加促进内向电流，而 gK 或 gCl 的增加促进外向电流

# 第三节　心肌细胞膜上的离子通道

目前已发现心肌细胞膜上有 10 种以上的离子通道，主要有钠通道（sodium channel）、氯通道（chloride channel）、钾通道（potassium channel）、钙通道（calcium channel）、T 型钙通道（T type calcium channel）、X 通道（X channel）等。本书仅重点介绍钠通道、钾通道。详细内容请见笔者主编的《心电图学（第 3 版）》。

## 一、钠通道

分为快钠通道及慢钠通道两类，后者又称慢钙通道或慢通道。两者可分别被河豚毒素、维拉帕米所阻滞。

1. 快钠通道（fast gNa）　其激活受电压控制，故为电压依从性。当细胞受到刺激后，膜电位由 -90mV 上升至阈电位水平（-70 ～ -60mV）时，闸门完全开放，形成"0"时相快速 $Na^+$ 内流，膜电位急剧上升至 +20 ～ +30mV。

2. 慢钠通道（slow gNa）　该通道为 $Na^+$、$Ca^{2+}$ 及 $Mg^{2+}$ 金属离子的共同通道，可导致慢内向电流（$I_{si}$）。由于细胞内外 $Ca^{2+}$ 的浓度差很大，此通道主要由 $Ca^{2+}$ 所占用，故常称为慢钙通道或慢通道。是心室肌等快反应细胞形成动作电位平台期的主要离子基础。

## 二、钾通道

钾通道是广泛存在的种类最多、作用最复杂的一类通道，分为电压门控钾离子通道、配体门控钾离子通道。

1. 电压门控钾离子通道　主要有：

（1）瞬时外向钾通道（transient outward $K^+$ channel），其电流为 $I_A$ 或 $I_{to}$。

（2）延迟整流钾通道（delayed rectifier $K^+$ channel），其电流为 $I_K$［包括慢激活延迟整流钾电流（$I_{Ks}$）、快激活延迟整流钾电流（$I_{Kr}$）、超快激活延迟整流钾电流（$I_{Kur}$）］。

（3）内向整流钾通道（inward rectifier $K^+$ channel，Kir channel），其电流为 $I_{K1}$。

（4）起搏通道（pacemaker channel），其电流为 $I_f$（目前认为 $I_f$ 离子主要成分是 $Na^+$）。

2. 配体门控钾离子通道　包括：①乙酰胆碱激活的钾通道（acetylcholine-activated $K^+$ channel），其电流为 $I_{K(Ach)}$。②ATP 敏感性

钾 通 道 （ATP-sensitive K$^+$ channel），电 流 为 $I_{K(ATP)}$。

其中需要重点掌握的是瞬时外向钾通道、延迟整流钾通道。

瞬时外向钾通道（其电流为 $I_A$ 或 $I_{to}$）分布于所有心肌细胞，但其密度在不同部位有差别。特点是激活迅速、失活快，可被 4-AP 特异性阻滞。与 J 波的形成关系密切。

延迟整流钾通道（其电流为 $I_K$），心肌 $I_K$ 有 3 种成分。①慢激活延迟整流钾电流（$I_{Ks}$）：$I_{ks}$ 与 $I_{Kr}$ 为心肌细胞 AP 复极 3 期的主要离子流。$I_{ks}$ 在心脏不同部位都有表达，但在不同的心室肌细胞其密度不同，激活时间 $> 3s$。②快激活延迟整流钾电流（$I_{Kr}$）：激活时间 150ms，可被Ⅲ类抗心律失常药阻滞，使 APD 延长。③超快激活延迟整流钾电流（$I_{Kur}$）激活快（仅 50ms），该电流在调控人心房复极中起重要作用，与房性心律失常的发生有密切关系。

# 第四节　心肌细胞的电活动类型

根据心肌细胞的电活动特性，分为快反应细胞（纤维）和慢反应细胞（纤维）。

## 一、快反应细胞（纤维）与快反应电位

前已述及，心房、心室的普通肌细胞，以及结间束、房室束、房室束支和浦肯野纤维，在电生理特性上，其动作电位"0"时相的上升速度较快，上升幅度较高，因而能以每秒 0.5 ~ 5m 的速度传递激动，这些肌细胞（纤维）称为心脏的快反应细胞（纤维），其动作电位呈快速除极，称快反应电位。在正常情况下，快反应细胞有如下共同的电生理特点。

1. 静息电位较大，均在 -90 ~ -80mV。

2. 阈电位相仿，在 -70 ~ -60mV 水平。

3. 动作电位"0"时相上升速率较快，如浦肯野纤维可高达 1000V/s，且有明显的超射现象。

4. 动作电位的振幅较大，膜电位可由 -90 ~ -80mV 迅速上升至 +25 ~ +35mV。

5. 激动的传导速度快，每秒 0.5 ~ 5.0m，且易向邻近细胞传布，一般不易受阻，故传导安全度较高。

6. 兴奋性和传导性的恢复较快，在复极尚未完全结束之前即可恢复。

快反应细胞包括快电流和慢电流两个成分，其快反应电位取决于这些心肌细胞膜上存在着快钠通道。当该通道被激活时，大量的 Na$^+$ 快速流入细胞内，使细胞内电位骤然由负变正，引起动作电位"0"时相快速除极。在心肌细胞快速除极后，在膜电位恢复到 -55mV 以前，快反应细胞的另一慢通道被激活，使 Ca$^{2+}$ 缓慢内流，是形成动作电位"2"时相平台的重要因素。快反应细胞包括房间束、结间束及房室束、束支、浦肯野纤维、心房、心室肌细胞。心房、心室肌的"0"时相最大上升速度为 200 ~ 400V/s，传导速度为 50 ~ 100cm/s；房间束、结间束及房室束、束支、浦肯野纤维动作电位的"0" ~ "3"时相与心肌收缩细胞相同，但其"4"时相有舒张期除极，故有自律性。

## 二、慢反应细胞（纤维）及慢反应电位

窦房结、房室结、房室环、二尖瓣和三尖瓣的瓣叶，其动作电位"0"时相的上升速率较低，以每秒 0.01 ~ 0.1m 的速度传导激动，称为慢反应细胞（纤维），其动作电位称为慢反应电位。心肌慢反应细胞与快反应性细胞电生理特性不同（表 2-2），主要为：

1. 静息电位较低，在 -70 ~ -60mV 水平。

2. 阈电位为 -40 ~ -30mV。

3. 动作电位"0"时相上升速率较低，幅度为 40 ~ 60mV，超射不明显。

4. 动作电位的幅度较低，膜电位仅可升至 0 ~ +15mV。

5. 传导速度慢，只有 5cm/s，易发生传导阻滞，安全度较低，易导致心律失常。

表2-2 快、慢反应细胞的差别

| 电生理特性 | 快反应细胞电位 | 慢反应细胞电位 |
|---|---|---|
| 激活与失活 | 快 | 慢 |
| 主要离子活动 | $Na^+$ | $Ca^{2+}$ |
| 阻滞其活动的药剂 | 河豚毒素 | 异搏停 |
| 激活阈值 | $-70 \sim -60mV$ | 约$-40mV$ |
| 静息膜电位或最大舒张期电位 | $-90 \sim -85mV$ | $-70 \sim -50mV$ |
| 传导激动速度 | $0.5 \sim 3m/s$ | $0.01 \sim 0.1m/s$ |
| "0"时相超射 | $+15 \sim +30mV$ | $0 \sim +15mV$ |
| "0"时相最高除极化速度 | $100 \sim 1000V/s$ | $1 \sim 10V/s$ |
| 动作电位幅度 | $100 \sim 120mV$ | $40 \sim 55mV$ |
| 与心肌纤维类型关系 | 心房、心室肌及传导组织细胞、纤维 | 窦房结、房室交界区起搏细胞 |

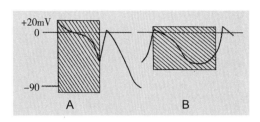

图2-4 快速反应和缓慢反应细胞兴奋性的恢复

6. 兴奋性和传导性的完全恢复很慢，要在复极结束后稍长时间方能恢复（图2-4）。

阴影区域代表除极后的不应期，从图2-4A可以看出，当细胞复极至$-60mV$时阈上刺激可激发出又一个动作电位，相反从图2-4B可以看出其不应期较图2-4A明显延长，直到已到达最大舒张期电位后很长时间，方能激发出另一个动作电位。

慢反应细胞电生理特性不同于快反应细胞的原因，是由于两者除极时相的离子活动基础不同。慢反应细胞膜上只有慢通道，其"0"时相除极化是由于缓慢的$Ca^{2+}$内流造成的。

需要指出的是，慢反应电位并不仅见于慢反应细胞，在某些病理情况下，如缺血、缺氧（包括心肌梗死）、电解质紊乱、洋地黄中毒等，快反应细胞的细胞膜功能受到影响，不能保持其正常的静息膜电位水平，当膜电位的负值仅能达到$-60mV$或以下时，快通道失活，而慢通道仍可被激活，这时原来的快反应细胞实际上变为慢反应细胞，快反应电位变为慢反应电位，因而自律性增强，传导功能降低，易发生折返现象，成为心律失常的一个重要因素。

# 第五节 心肌细胞的电生理特性

心肌细胞电生理特性包括自律性、兴奋性、传导性，现分述如下。

## 一、自律性

自律性（autorhythmicity）是指心肌自律细胞能依靠本身内在的变化而自发有节律地发生兴奋的性能，它包括自动性和节律性两个方面。

### （一）心肌细胞自律性和各自律组织的相互关系

自律组织包括窦房结、心房传导组织（结间束和房间束）、房室交界（房室结的结区除外）区和心室内传导组织（房室束，左、右束支及浦肯野纤维）。正常情况下，以窦房结的自律性最高，

每分钟能兴奋$60 \sim 100$次，向外依次逐渐降低，房室交界区每分钟兴奋$40 \sim 60$次，浦肯野纤维每分钟兴奋$20 \sim 40$次。心脏内自律性最高的组织往往决定整个心脏的兴奋节律，机制如下。

1. 抢先占领或夺获 正常情况下，潜在起搏点自律性低，在其能自发发生兴奋之前已被窦房结传来的兴奋所激动而被动兴奋。

2. 超速抑制 是指具有自律性的组织受高于其自律性的刺激频率所兴奋时，其自发的起搏活动受抑制的现象。

### （二）自律性形成的原理

自律细胞的膜电位在"4"时相内并不保持稳定状态，称为舒张电位。自律细胞在复极完达到最大舒张电位后，便自动、渐渐除极，称为"4"

时相（舒张期）自动除极。当这种缓慢的自动除极化达到阈电位时，即突然发生"0"时相除极化而形成动作电位和兴奋。"4"时相自动除极产生的原理在快反应和慢反应的自律细胞中机制不同（图2-5）。

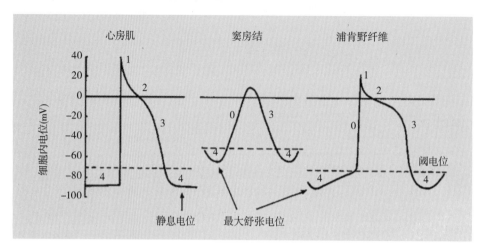

图2-5　心房肌细胞的静息电位和窦房结、浦肯野纤维的"4"时相自动除极

1. 快反应心肌自律细胞　其"4"时相自动除极化主要因钠内向起搏电流（$I_f$）逐渐增强所致，小部分由$I_K$减弱所形成，故凡能使$Na^+$内流增加或$K^+$外流减少的因素，都能使"4"时相除极加速，自律性增加。

2. 慢反应自律细胞　其自动除极是由于$I_K$的衰退和随后的慢$Ca^{2+}$内向电流（$I_{Ca}$）的增强所致，而$I_f$和内向背景电流也起一定作用。

（三）自律性高低的决定因素

主要取决于（图2-6）。

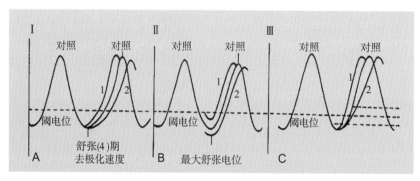

图2-6　心肌细胞自律性高低的决定因素
A. "4"时相自动除极的速度；B. 最大舒张电位水平；C. 阈电位水平

1. "4"时相（舒张期）自动除极化的速度　"4"时相自动除极越快，达到阈电位并产生动作电位的时间越短，自律性越高；反之，"4"时相自动除极速度越慢，其自律性越低。

2. 最大舒张电位水平　最大舒张电位减小（负度），则和阈电位的差距缩短，自律性增加；最大舒张电位增大，达到阈电位所需时间增加，则自律性降低。

3. 阈电位水平　阈电位升高，则舒张除极达到阈电位需要的时间延长，自律性降低；反之，自律性增加。

（四）影响正常自律性的因素

影响正常自律性的因素有自主神经及其介质、电解质及其拮抗剂、酸碱平衡、缺血、缺氧、温度、甲状腺素等。

## 二、兴奋性

兴奋是指细胞受外来刺激或由内在变化而发生的膜除极化现象。兴奋性（excitability）是指心肌细胞对适当刺激能发生兴奋，即产生动作电位的特性。刺激的作用在于使膜部分除极而达到一种临界水平——阈电位（心室肌细胞约为 -70mV）。凡能使膜达到阈电位而发生兴奋的最小刺激，称为"阈刺激"，可以作为衡量兴奋性的指标。

### （一）兴奋性的周期变化

细胞兴奋后，其兴奋性发生一系列变化，这种变化在快反应细胞是"电位依从性（potential compliance）"的，在慢反应细胞是"时间依从性（time compliance）"的。分为下列时期（图 2-7）。

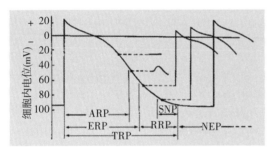

图 2-7 心肌兴奋性的成分分期

ARP. 绝对不应期；SNP. 超常期；ERP. 有效不应期；RRP. 相对不应期；TRP. 全不应期；NEP. 正常应激期

1. 绝对不应期（absolute refractory period） 指从除极开始至复极达 -55mV 左右的间期。在此期内，由于快钠通道、慢通道均处于全失活状态，任何强大的刺激也不能引起心肌的反应。

2. 有效不应期（effective refractory period） 继续复极至 -60mV 左右时，心肌对强刺激可产生反应，但只是局部反应（使膜发生局部除极），不能发生全面除极或扩布性兴奋。因此，从除极化开始至 -60mV 这一不能产生扩布性兴奋期间，称为有效不应期。此期快钠通道有少数已可再激活，但数量过少，不足以除极化达到阈电位水平而产生扩布性兴奋。

3. 相对不应期（relative refractory period） 从有效不应期完毕（-60mV）至复极化大部分完成

（约达 -80mV）期间，特别强大的刺激可以产生扩布性兴奋而引起动作电位，提示能再激活的快钠通道数量逐渐增多，但由于此时复极尚未完全，膜反应性低，故其动作电位的幅度，"0"时相除极速度，冲动在细胞内、细胞间的传导速度均小于正常，此期称为相对不应期。在此期内产生的兴奋称为期前兴奋。此期的兴奋易发生传导阻滞和兴奋折返而导致心律失常。

4. 易颤期（vulnerable period, quiver stage） 在相对不应期的前半部分，心肌复极程度、兴奋性和传导速度常有悬殊差别，处于电异步状态。在此期间如给予刺激，容易发生多处折返激动而引起颤动，故称为易颤期或易损期。心房的易损期相当于 R 波的下降支处，心室的易颤期大致在 T 波的上升支处。

5. 超常期（supernormal period） 在某些心肌细胞中，从 -80mV 到复极完毕的这段期间，兴奋性会高于该细胞动作电位的"4"时相。在这期间，给予阈下刺激也可引起心肌细胞兴奋，但其动作电位的"0"时相除极速度和幅度仍小于正常。超常期（-90 ～ -80mV），膜电位比复极完毕更接近阈电位，故引起兴奋所需的阈刺激较正常小。超常期相当于心电图中的 T 波末部的 U 波。

6. 正常应激期（normal excitability period） 复极化过程全部结束，兴奋性完全恢复正常，从这一时间起直到下一次兴奋开始，属正常应激期。

7. 全不应期（total refractory period） 有效不应期和相对不应期合称为全不应期。

一般来说，动作电位和不应期是平行的（图 2-8），且与心率有关。心率加快，不应期缩短；心率减慢，不应期随之延长。前周期越长或基础频率越慢，就越容易遇到不应期。心肌部位不同，不应期亦不同，房室结不应期最长，且很少受心率的影响。

有效不应期缩短，期前兴奋和兴奋折返发生的概率增多，易于形成心律失常。有效不应期延长，期前兴奋和兴奋折返的发生概率减少，而且期前兴奋即使发生，因其发生的膜电位增大，传导加快，可以消除传导阻滞和兴奋折返，制止心律失常的发生。因此，在动作电位时间内有效不应期相对延长有抗心律失常作用。

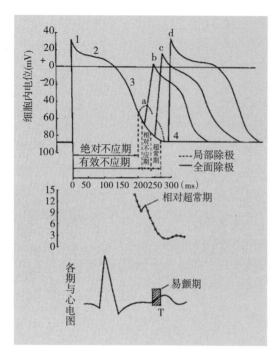

图 2-8　心肌兴奋性的周期变化

**（二）兴奋性的决定因素**

心肌细胞的兴奋性取决于静息电位水平和阈电位水平（图 2-9），以前者为多见。

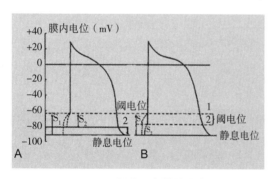

图 2-9　影响兴奋性的因素

A. 静息电位水平；B. 阈电位水平

1. 静息电位水平　在其他条件不变的情况下，静息电位越大（负值大），它和阈电位之间的差距越大，引起兴奋所需的阈刺激也增大，兴奋性降低。反之，静息电位减小，则兴奋性增加。

2. 阈电位水平　在静息电位恒定的条件下，阈电位（threshold potential）上移（负值变小），则和静息电位之间的差距增大，引起兴奋所需的阈刺激增大，故兴奋性降低；反之，阈电位下移（负值变大），其和静息电位的差距减小，兴

奋性增加。

**（三）影响兴奋性的因素**

影响兴奋性的因素有自主神经及其性质、膜反应性、血钾浓度、血钙、血钠等（参见笔者主编的《心电图学》第 3 版）。

# 三、传导性

传导性（conductivity）是指兴奋或动作电位沿细胞膜不断向外扩布的特性。心肌细胞兴奋的扩布与神经、骨骼肌细胞的兴奋传导基本相同，是由已兴奋部位的心肌细胞膜内外两侧电位暂时倒转为内正外负，而相邻心肌细胞仍处于内负外正的静息电位，这样在已兴奋区和静息区之间出现了电位差，而产生电荷移动，形成局部电流。局部电流使邻接静息区的膜除极，当除极达到阈电位水平时，便产生动作电位，这样的过程在膜上连续发生，兴奋沿细胞膜传导。心脏内的特殊传导组织和心肌组织都有传导性，但其传导速度有很大差别。

**（一）传导性的决定因素及影响因素**

传导性的决定因素及影响因素主要有被动电学特性（passive electrical property）、"0"时相除极化的幅度和速度、膜电位水平与膜反应性（membrane reactivity）、阈电位水平、心肌的形态学结构、生理性干扰、"2"时相、"3"时相持续时间、"4"时相除极速度和邻接兴奋部位心肌的兴奋性等。

1. "0"时相除极化的幅度和速度　"0"时相除极化幅度大，则兴奋部位与静息部位之间的电位差大，其所形成的局部电流亦大，兴奋传导速度加快，反之，传导速度减慢。

"0"时相除极速度快，则通过局部电流使邻近静息部位除极达阈电位而产生兴奋所需的时间短，传导速度也快，反之，则传导速度减慢。

2. 膜电位水平与膜反应性　当膜电位增大时，跨膜电梯度增大，$Na^+$ 内流和 "0" 时相除极化速度加快，兴奋的扩布传导加快，传导性升高；反之，

膜电位减小，传导性降低。

3. 阈电位水平 阈电位水平降低（负值增大），则静息电位与阈电位之间的差距缩小，局部电流引起兴奋的时间缩短，兴奋的扩布加快，传导性升高；反之，阈电位水平升高（负值减小），传导性降低。

4. 心肌的形态学结构 心肌纤维粗其横断面积大，对电流的阻力小，因而所形成的局部电流较强，兴奋传导较快；反之纤维细，其传导速度较慢。

5. 生理性干扰 当兴奋传导前方的心肌正处于有效不应期时，激动不能继续下传而形成传导中断；或兴奋虽可下传，但传导发生缓慢或发生不正常传导，此为生理性干扰。

6. "2"时相、"3"时相持续时间 如持续时间过长，膜电位持续在低水平，也会使传导发生延缓或中断（图2-10A），称为"3"时相传导阻滞。

7. "4"时相除极速度 "4"时相除极速度过快，静息膜电位迅速变得很小，影响传导性能，由此机制造成的传导阻滞，称为"4"时相传导阻滞（"4" phase block）（图2-10B）。

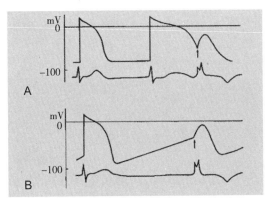

图2-10 "3"时相及"4"时相传导阻滞形成机制
A. "3"时相传导阻滞；B. "4"时相传导阻滞

8. 邻接兴奋部位心肌的兴奋性 邻接兴奋部位心肌兴奋性高，易引起兴奋，则兴奋传导速度快；反之，邻接兴奋部位心肌兴奋性低，则不易引起兴奋，兴奋传导速度就慢。

### （二）兴奋在心脏内的传导

兴奋由窦房结发出，首先经心房内的特殊传导纤维（结间束和房间束）传布到整个心房，引起心房激动。与此同时，兴奋沿结间束抵达至房室交界区，激动在结区内的传导速度骤然减慢，随后房室束、左右束支及浦肯野纤维迅速下传，几乎同时到达两侧心室的心内膜，再由心内膜传导至心外膜。

1. 心房内传导 兴奋在心房内的传导是通过心房内的特殊传导组织和一般心房肌进行的，其中以前者为重要。因为心房内特殊传导组织的传导速度快（1.7m/s），而一般心房肌的传导速度慢（0.4m/s）。兴奋从右心房向左心房扩布是通过房间束进行的。如果房间束因某种原因而发生传导阻滞，则兴奋只能通过普通的心房肌向左心房扩布，传导速度减慢，使左心房兴奋延迟，可形成P波时程延长，并形成双峰P波，即所谓二尖瓣P波。

2. 房室交界区传导 房室交界区具有起搏、传导和保护等生理功能（其中结区无起搏功能），呈慢反应电位，有效不应期很长，对心房传来的快速兴奋有部分阻断作用，因而可以防止过快的冲动进入心室。此外，由于房室交界区组织不应期时相的影响，可使不同程度提前抵达的兴奋通过房室交界区的时间（即PR间期）发生规律性变化。

## 四、影响心肌细胞电生理特性的因素

### （一）自主神经及其化学性质

1. 副交感神经（心迷走神经）的作用 当迷走神经兴奋时，其节后神经末梢释放乙酰胆碱，乙酰胆碱与心肌细胞膜上的M型胆碱能受体结合，导致心率减慢（负性变时作用），传导减慢（负性变传导性作用）等抑制效应。

2. 交感神经与儿茶酚胺的作用 支配心脏的心交感神经节前纤维起源于胸脊髓1～5节灰质侧角神经元，右侧交感神经主要支配窦房结和心房肌，左侧交感神经则主要支配房室交界区和心室肌，但也有一定程度的重叠支配。交感神经受到刺激时，心率加快（正性变时作用），传导加速（正性变传导性作用）。

### （二）电解质

以 $K^+$、$Ca^{2+}$ 和 $Na^+$ 较为重要。详细内容请参见第十九章药物影响及电解质紊乱和笔者主编的《心电图学（第 3 版）》。

1. 钾离子对心肌电生理的影响　心脏内组织以心房肌对钾最敏感，希氏 - 浦肯野系统次之，窦房结最不敏感。

（1）高血钾：高血钾对兴奋性的影响与血钾升高的程度有关。当血钾轻度升高（5 ~ 7mmol/L）时，静息电位轻度减小而和阈电位的差距缩短可使引起兴奋所需的阈刺激减小，使兴奋性升高。但当血钾浓度显著升高（> 7 ~ 9mmol/L）时，由于静息电位过小，使 $Na^+$ 内流的电梯度不足，致兴奋性降低，严重者可使钠通道完全失活，而丧失兴奋性。细胞外 $K^+$ 浓度的升高，使动作电位时间和有效不应期缩短。心电图显示为 T 波变窄而高耸和 QT 间期缩短。高血钾对快反应自律细胞的自律性有明显的降低作用，但对慢反应自律细胞（如窦房结等）的自律性影响不大。高血钾由于使静息电位降低而引起钠通道部分失活，可导致动作电位"0"时相上升的幅度和速度均降低，因而使兴奋的扩布减慢，传导性降低，而发生传导延缓或阻滞。房内传导减慢可导致 P 波增宽而幅度降低；心房肌对高钾敏感，可出现窦室传导，P 波消失。同时在有窦房传导阻滞时，也可表现为 P 波消失；房室交界区传导减慢则表现为 PR 间期延长；室内传导障碍可表现为 R 波降低、QRS 波群增宽等。

由于高血钾一方面可使传导性降低，另一方面又有缩短不应期的作用，故易引起兴奋折返而导致心律失常，严重者可引起心室颤动。血钾过高时还可因浦肯野纤维和心室肌之间的外周传导阻滞而形成心室停搏。心室颤动和心室停搏是血钾过高导致死亡的主要原因。

（2）低血钾：低血钾时心肌细胞膜对钾的通透性降低，使静息电位降低，心肌细胞兴奋性升高；使"4"时相自动除极化的速度加快，自律性升高。由于膜电位减小，因而导致动作电位"0"时相除极化速度和幅度减小，使兴奋的扩布减慢，传导性降低。反映在心电图上，可有轻度 PR 间期延长、QRS 波群增宽、U 波增大等变化。

低血钾时因心脏的兴奋性升高，复极化末期的超常期延长和异位起搏点的自律性升高，因而容易发生心律失常。同时，低血钾又可使传导减慢和有效不应期缩短而容易发生折返性心律失常。

2. 钙离子对心肌电生理特性的影响

（1）高血钙：血钙浓度升高导致阈电位上移（负值减小），从而引起兴奋所需的阈刺激增大，兴奋性降低。阈电位水平上移，使快反应自律细胞的自律性降低。高血钙促进了 $Ca^{2+}$ 内流，使慢反应自律细胞的"4"时相自动除极化速度增加，自律性升高。细胞外高钙使"0"时相除极化速度降低，再加上阈电位水平上移，而使兴奋扩布的速度减慢，故传导性降低。由于高血钙有使传导性降低和不应期缩短的作用，因此极易发生兴奋折返而引起心律失常。此外，高血钙还对毛地黄类药物引起的心律失常有加重作用。

（2）低血钙：细胞外低钙使阈电位下移（负度增大），引起兴奋所需的阈刺激减小，兴奋性增高。使"4"时相自动除极加快，再加上低钙引起的阈电位下移，故低血钙可使自律性增高。使兴奋的扩布加快，传导性升高。心电图表现为 QRS 综合波时间缩短。

3. 钠离子对心肌细胞电生理的影响　心肌对钠离子的变化并不敏感，只有当细胞外钠或血钠浓度发生非常大的变化时，才会影响心肌的电生理特性和心脏的功能，而临床上一般很少会发生大的变化。

## 小结

心肌细胞膜内、外两侧存在着电位差及电位差变化，如以膜外为零电位，则膜内电位即相当于 -90mV，称为跨膜电位，简称膜电位。膜电位产生的电生理基础是：①细胞膜对离子的通透性；②细胞膜内外的电位梯度（电位差）；③细胞膜内、外离子的化学梯度（浓度差）；④钠 - 钾泵功能。

细胞膜上存在许多离子通道，其生物学基础为不同类型的蛋白质。目前已知有 10 种以上的离子通道，主要有钠通道、氯通道、钾通道、钙通道、T 型钙通道、X 通道等。本章仅介绍钠通道、钾通道的生理特点。

静息电位是细胞安静时的膜电位。动作电位是细胞兴奋时产生的膜电位，包括除极化和复极化两个过程。动作电位分为5期，即"0"时相、"1"时相、"2"时相、"3"时相、"4"时相。"0"时相为除极，"1""2""3""4"时相为复极。

心肌细胞分为工作细胞和自律细胞。根据心肌细胞生物电活动特征分为快反应自律细胞、快反应非自律细胞、慢反应自律细胞和慢反应非自律细胞。快反应自律细胞包括心房传导组织，房室束，左、右束支和末梢浦肯野纤维网的自律细胞。快反应非自律细胞包括心房肌和心室肌的肌细胞。慢反应自律细胞包括窦房结自律细胞、房结区和结希区的自律细胞。慢反应非自律细胞即结区细胞。快反应细胞动作电位呈快速除极，称快反应电位，除极化的离子基础是 $Na^+$ 的内流。慢反应细胞动作电位"0"时相的上升速率较低，其动作电位称为慢反应电位，除极化的离子基础是 $Ca^{2+}$ 内流。快反应细胞电生理特点是：静息电位较大；阈电位在 $-70 \sim -60mV$ 水平；动作电位"0"时相上升速率较高，振幅较大，激动的传导速度快，兴奋性和传导性恢复较快。慢反应细胞电生理特点与其相反。在某些病理情况下，如缺血、缺氧（包括心肌梗死）、电解质紊乱、洋地黄中毒等，快反应细胞可变为慢反应细胞，快反应电位变为慢反应电位，成为心律失常的一个重要因素。

心肌细胞的电生理特性有自律性、兴奋性和传导性。

自律性指心肌自律细胞能依靠本身内在的变化而自发有节律地发生兴奋的性能。自律性高低的决定因素有"4"时相（舒张期）自动除极的速度、最大舒张电位水平和阈电位水平。影响因素有自主神经及其介质、电解质及其拮抗剂、酸碱平衡、缺血、缺氧、温度、甲状腺素等。

兴奋性指心肌细胞对适当刺激能发生兴奋，即产生动作电位的特性。心肌细胞兴奋后分为绝对不应期、有效不应期、相对不应期、易颤期、超常期、正常应激期。兴奋性高低的决定因素有静息电位水平和阈电位水平。影响因素有自主神经及其性质、膜反应性、血钾浓度、血钙、血钠等。

传导性是指兴奋或动作电位细胞膜不断向外扩布的特性。传导性的决定因素主要有被动电学特性，"0"时相除极化的幅度和速度，膜电位水平与膜反应性，阈电位水平，心肌的形态学结构，生理性干扰，"2"时相、"3"时相持续时间，"4"时相除极速度和邻接兴奋部位心肌的兴奋性等。

影响心肌细胞电生理特性的因素主要有自主神经及其化学性质，电解质 $K^+$、$Ca^{2+}$ 和 $Na^+$ 等。

**附1　本章的学习重点**

1. 心肌细胞膜电位产生的原理及影响因素。
2. 心肌细胞动作电位曲线变化及其与离子流的关系。
3. 心肌细胞膜上主要离子通道及其特性。
4. 心肌细胞电活动类型及其特征。
5. 心肌细胞的电生理特性：自律性、兴奋性、传导性的概念、决定因素及影响因素。

**附2　请扫二维码扩展学习**

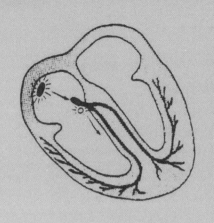

# 第三章

# 心电图发生原理

## 第一节　心肌细胞的除极和复极

### 一、心肌细胞的极化状态

当心肌细胞在静止状态时，细胞膜外面带有正电荷（用"+"符号代表），细胞膜内面带有负电荷（用"−"符号代表），互相对立，造成细胞内外的电位差（potential difference）。根据微电极测定结果，如以细胞外液的电位为 0，则心肌细胞内的电位为 − 90mV（静息电位）。此时细胞内外电荷保持稳定与平衡状态，没有电流产生，细胞周围也没有电位差，此种状态称为极化状态（polarization state）（图 3–1）。心肌细胞的极化状态与细胞内外 K⁺ 浓度差，细胞膜对 Na⁺、K⁺ 等离子具有不同的通透性及静电力的大小有关。在静息状态下，细胞内 K⁺ 约为细胞外 K⁺ 浓度的 15 倍。细胞膜内 K⁺ 便会不断地流向细胞外，这样就使较多的阳离子流到细胞外，未能外流的阴离子（主要是蛋白阴离子）则停留在细胞内，使膜内电位显著低于膜外。由于膜内带负电荷的阴离子越来越多，吸引着膜内带正电荷的 K⁺（静电力作用），逐渐使膜内 K⁺ 不能再向外转移，达到电 – 化平衡，因而使膜内负电位维持在 −90mV 的水平上，这样就形成了静息电位。为了保持细胞内、外环境恒定，不使细胞丢失过多的 K⁺ 和进去过多

的 Na⁺，本身具有一种主动转移离子的功能，称为 K⁺–Na⁺ 交换泵（K⁺–Na⁺ exchange pump）。通过 K⁺–Na⁺ 交换泵可以把 Na⁺ 从细胞内转移至细胞外，同时将 K⁺ 带进细胞内，而不受离子化学浓度差因素的影响，甚至逆化学梯度差进行离子转移，这种主动性离子转移需要一定的能量（ATP）供应。

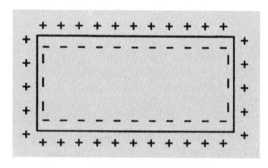

图 3–1　心肌细胞极化状态的膜电位

### 二、心肌细胞的除极、复极

#### （一）除极过程

极化状态的心肌细胞，如果某一点受到刺激，该处细胞膜通透性立即发生改变，表现为对 Na⁺ 通透性突然升高，而对 K⁺ 的通透性降低，瞬间，

有大量 Na⁺ 进入细胞内，使细胞内的电位由 –90mV 突然升高至 +20 ～ +30mV，这种由激动所产生的电位变化称为动作电位，这一过程称为除极（depolarization）。此时，除极部位和未除极部位之间便产生电位差，电流从未除极部位流向已除极的部位。已除极部位与未除极部位的交界处形成的电位差似一对电偶（galvanic couple），即电源（+）与电穴（–），未除极的部位为电源，已

除极的部位为电穴。当电源的电位逐渐下降至一定程度时，该处的细胞膜即开始除极，此时已除极的部位与它前方未除极的邻接部位相比成为新的电穴（–），尚未除极的邻接部位成为新的电源（+），如此不断扩展，直到整个心肌细胞完全除极为止。电偶的电源在前，电穴在后，除极的方向就是电偶移动的方向，此时如果探查电极面向电源，则描出向上的波（图 3-2）。

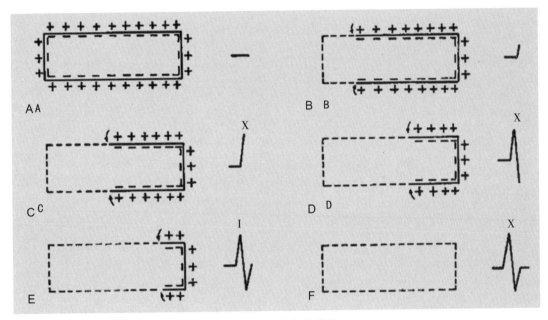

图 3-2　心肌纤维除极

（二）复极过程

心肌细胞除极之后，由于细胞的新陈代谢，使细胞膜依靠 K⁺-Na⁺ 泵的作用，将细胞内过多Na⁺ 转移到细胞外，而细胞外过多的 K⁺ 被转移到细胞内，重新调整了细胞膜对 Na⁺、K⁺ 的通透性，于是又恢复了静止时的极化状态，这个过程称为复极（repolarization）。心肌细胞在复极时，先受刺激的部位先复极。在复极过程中，已复极部位的膜表面为正电位，未复极的膜表面为负电位，膜外形成电位差，并产生电流，电流的方向是从已复极的部位，即电穴（electric hole）在前，电源（power supply）在后，其电流方向正好与除极过程相反（图 3-3）。若将膜表面的电变化连续记录下来，则可得到一个与除极方向相反、电量相等的双向波。

综上所述：①在除极过程中，膜外形成电位差而产生电流，除极的前方为正，后方为负，相当于心室除极产生的 QRS 波群；②在复极过程中，膜外形成电位差产生电流，复极的前方为负，后方为正（和除极的方向相反），相当于心室复极产生的T 波；③除极以前、复极以后（极化状态）及除极后至复极前（极化逆转），膜表面无电位差，无电流产生，描记出一条水平直线。心室极化状态在心电图上为 TQ 段，极化逆转在心电图上为 QRS 波群。心电图是在体表记录下来的心电变化曲线图，这与从细胞膜表面所测得的动作电位在原理上相似，但由于心脏是由许多细胞组成的复合体，以及心脏特殊性，故临床心电图记录的是整个心脏所产生的综合电位变化，这同从单一心肌细胞表面所测得的电位变化大不相同。

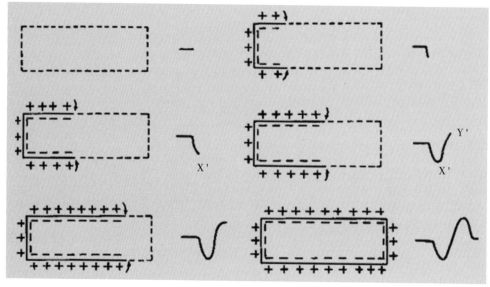

图 3-3　心肌纤维复极

# 第二节　心脏的除极与复极

心室为一不规则的 U 形器官，心脏除极时，其方向是从心内膜（endocardium）向心外膜（epicardium），即正电荷由心内膜向心外膜移动，因此面对心外膜的电极描出一向上的波，面对心内膜的电极则描出一向下的波。

传统观点认为：心脏复极和除极的方向不一致，从心外膜开始向心内膜进行，故面对心外膜的电极亦描出向上的波。因此，QRS 波的主波向上，T 波亦向上，两者是一致的（图 3-4）。对复极自心外膜开始有压力学说（pressure theory）和温度学说（temperature theory）。压力学说认为：心内膜的压力高于心外膜，压力低的心外膜易于复极。温度学说认为：心外膜里的温度高于心内膜面，温度高的心外膜面先行复极并向心内膜面进行。如左心室除极时，左心室外膜面探查电极直接反映左心室除极的电位变化，但同时又受右心室除极的影响，而使波幅降低。反之，当右心室除极时，也必然受到左心室除极的影响。

正常左心室肌肉厚度为右心室的 2.5～3.0 倍，室间隔厚度几乎和左心室壁相等，虽然左、右心室同时开始除极，但右心室除极结束先于左心室，因此，右心室外膜面表现为一个小的向上波（反映右心室壁的除极波）与一个深的向下波（反映

左心室的除极波）。在左心室外膜面的探查电极下，则呈现一个大的向上波（图 3-4）。

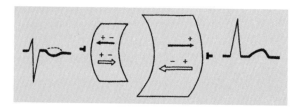

图 3-4　左、右心室外膜面的除极与复极波形

2013 年笔者和于小林教授提出空间多维心电图的观点，认为：心肌细胞的除极和复极是一个连续的生理过程，过去认为除极从心内膜开始向心外膜进行，复极从心外膜开始向心内膜进行的理论是不符合心肌电生理特性的。心脏是一个梨形空腔结构，正常情况下，心肌细胞在除极和复极过程中，左、右心房，左、右心室除极和复极电变化互相影响，形成一个按时序和空间电变化的电轨迹图，这个电轨迹图传达到体表，产生体表的电位图。将探查电极安放在体表相应位置，就可以记录出心电图。在体表任意两点安放电极描记出的心电图为一维（线性）心电图（或称时间 / 电压二维曲线图）。一维（线性）心电图表达的是人体两点之间的电位差。如Ⅰ导联表达的

是右手腕部和左手腕部之间的电位差；Ⅱ导联表达的是右手腕部和左足踝部之间的电位差；Ⅲ导联表达的是左手腕部和左足踝部之间的电位差（图3-5）。aVR导联表达的是中心电端与右手腕部之间的电位差；aVL导联表达的是中心电端与左手腕部之间的电位差；aVF导联表达的是中心电端与左足踝部之间的电位差（图3-6）；V$_1$、V$_2$、V$_3$、V$_4$、V$_5$、V$_6$、V$_7$、V$_8$、V$_9$、V$_3$R、V$_4$R、V$_5$R导联表达的是中心电端与相应部位之间的电位差（图3-7）。

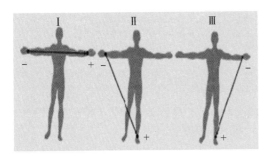

图3-5　标准肢导联电激动的表达

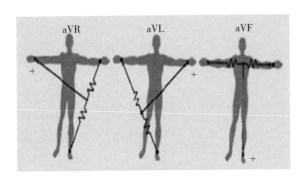

图3-6　单极肢导联电激动的表达

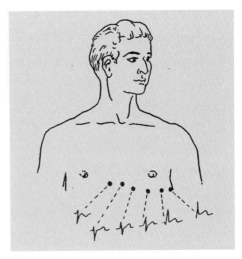

图3-7　胸导联电激动的表达

一维心电图表达的内容包括：①体表两点之间的电位差；②心脏激动、传导的时序关系。实际上是一种心脏搏动时电变化的时间－电压二维曲线图。一维心电图的观测指标主要体现在时间、振幅、形态3个方面。当电流的方向指向导联的正极时，描记出一个向上的波，反之，则描记出一个向下的波。从这个意义讲，临床上常用的单导心电图、多导心电图、同步12导联心电图、15导联心电图、18导联心电图都属于一维心电图范畴。二维心电图是平面心电图，是心脏电活动在平面上的表达。心电向量图属于二维心电图（或称为三维时间／平面心电图），但仅仅表达了心脏电活动在额面、横面、侧面的图形；三维心电图（或称四维立体空间／时域心电图）是心脏电活动在空间上的表达，它准确、真实地反映了心脏电活动的轨迹（关于二维心电图、三维心电图、四维心电图形成原理，详见第四章和第六章）。

# 第三节　电偶学说及容积导电的概念

在心电图学中，通常用电偶学说来说明心肌细胞除极和复极的情况。前已述及，电偶是由一对电源及电穴组成的。心肌细胞一端的细胞膜受到一定强度的刺激时，其极化电位减少，当达到阈电位时，该处的细胞膜发生除极化，膜外荷负电，而附近尚未除极的细胞膜外仍为荷正电，于是两处之间产生电位差，出现了电偶。尚未除极的部位成为电源，已除极的部位成为电穴。尔后，电源部位由于接受电穴部位的动作电流，其极化电位逐渐减少，当达到阈电位时，即发生除极作用，膜外荷负电而成为电穴，附近尚未除极的细胞膜为电源，按上述程序除极逐渐扩展，乃至心肌全部除极完毕。整个心肌细胞除极后，细胞外面的正电荷全部去除，电偶亦随之消失。在心肌细胞的恢复或复极过程中，首先除极的一端先复极，此时已复极的部分细胞膜外荷正电，即处于正电位成为电源，尚未复极的部分细胞膜外荷负电，即处于负电位，成为电穴，又形成电偶。电流从电源流向电穴，复极以与除极相同的方向进行，直至复极完毕。综前所述，心脏的除极和复极如一系列电偶向前移动，除极时电源在前，电穴在后，复极时电穴在前，电源在后。

如想了解临床心电图的发生，仅有电偶的观念还是不够的。因为临床心电图检查是在人体表面间接测定心肌的电激动情况，这就需要理解"容积导电"（volume conduction）概念。

在实验室里，把一个电池的正、负两极（一对电偶）放置在一大盒稀释盐水中，由于盐水是导体，必然有电流自正极流向负极，电流布满整个盐水中，这种导电方式称为容积导电，盛在容器中的导体称为容积导体。人体组织液中含有多种电解质，因此也是一个容积导体。心脏在人体内好像一个电池放在电解质溶液中，心脏相当于一个电偶，心电偶的两极相当于电池的正、负极，心脏周围以外的全身组织相当于容积导体，这样，在体内必然有电流自心电偶的正极流向负极，形成一个心电场（cardiac field），心电场在人体表面分布的电位称为体表电位（图3-8）。将电极放置在体表就能记录出心肌活动的电位变化。

各个方向传导的电位线，形成一个电场，即在容积导体中各处都有不同程度及不同方向的电流在流动，因而导体中存在着不同的电位差（图3-9）。连接电偶的正负两极为 AB 线，称为轴心线，电流的方向是从 A 到 B。通过轴心线 AB 的中心可做一个垂直平面 CD，由于 CD 向上各点与正、负两极的距离相等，放在此平面上各点的电位等于零，称为电偶电场的零电位面。零电位面把电偶的电场分为两个半区，A 侧各点是正电位，B 侧各点是负电位。在与电偶平行的直线上电位最大（正或负），而在与电偶均成各种不同角度的斜线上，电位为中间值（正或负），角度越大，电位越低。将导体中电位相同的各点连接起来可以画出无数条电位线。电池的阴阳极有如一对电偶，阳极相当于电偶的电源，阴极相当于电偶的电穴。假如电偶的电流强度固定不变，那么，导体中各处电位的大小取决于该处与电偶距离的相对位置。实验结果表明：各点电位的强度与它和电偶中心距离（$r$）的平方成反比，与角度成反比。例如下式所示：$X$、$Y$、$Z$ 三点与电偶的中心都是等距离的（即 $r$ 相等），但 $X$ 点位于 AB 线上，与轴心线构成的 $\theta$ 角是 $0^0$，$Y$ 点与 AB 线的夹角是 $30°$，$Z$ 点与 AB 线的夹角是 $60°$，各点的电位依次减弱。当 $\theta$ 角达到 $90°$ 时，也即该点已降至 CD 平面，则电位降为零。可用一简单的公式来说明容积导体中各点的电位。

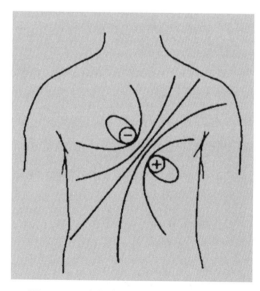

图3-8　心电场人体表面电位分布示意图

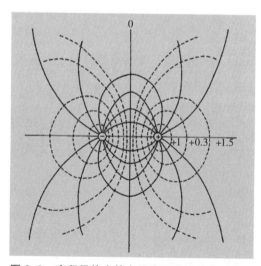

图3-9　容积导体中等电位线及电流分布示意图

在容积导体内，有无数向上下、左右、前后

$$V = \frac{E \cdot \mathrm{Cos}\theta}{r^2}$$

式中：V代表电位，E代表电偶的强度，r代表该点与电偶中的距离，θ代表该点与电偶中心段与电偶轴线的夹角角度。

公式说明：导电容积某一点的电位，与它和电偶中心距离的平方成反比，而与θ角的余弦成正比。

也有的学者用投影法来说明容积导体上各点的电位强弱，其原理和结果与计算法完全相同。

在人体中，如图3-9所示零电位面把心电场分成两半，即正电位区和负电位区，电位分布情况大致与图3-10相似。心脏激动时，心电偶的移动方向大致是从右上到左下。在激动过程中，心电偶的方向和大小都在不断发生变化，因而体表电位的分布也必然出现相应的改变。如果用导线将体表各部与心电图机连接起来，就能将体表电位变化按激动的时间顺序记录下来，所获得的曲线就是心电图。但人体的实际情况并不像实验中的容积导体那么简单，原因如下。

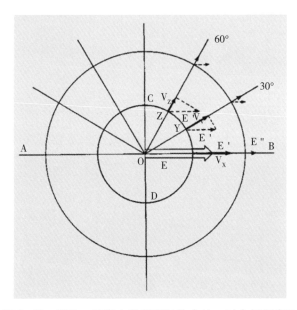

图3-10 置于一无限大的容积导体内的一对电偶所产生的电场示意图。（实线为电流线；虚线为电位线）

1. 心脏激动时产生的电偶不仅有方向及强度上的变化，而且位置也不始终处于躯体的中心。同时心室肌除极时方向变化迅速，具有多方向性，不宜用单一的电偶移动来解释。

2. 人体虽是一个导体，但各组织结构不同，导电性能也不均匀相等。

3. 皮肤电阻高，对心电记录可产生一定的影响。

由于以上种种原因，自躯体表面测得的心脏激动所产生的电位与前述公式或投影法测量的数据均有一定差别。

## 小结

心肌细胞在静止状态时，细胞膜外荷正电，膜内荷负电，称为极化状态。当心肌细胞受到刺激时，该处细胞膜对$Na^+$通透性突然升高，瞬间有大量$Na^+$进入细胞内，使细胞内的电位由-90mV突然升高至+20～+30mV，这一过程称为除极。已除极部位形成负电位，而邻近未除极部位为正电位，电流便从未除极部位流向已除极的部位。除极部位与未除极部位的交界处形成的电位差似一对电偶，即电源（＋）与电穴（－），未除极的部位为电源，已除极的部位为电穴。电流从电源流向电穴。电偶的电源在前，电穴在后，除极的方向就是电偶移动的方向，此时如果探查电极面向电源，则描出向上的波。心肌细胞除极之后，恢复静止时的极化状态，这个过程为复极。在复极过程中，已复极部位的细胞膜表面为正电位，未复极的膜表面为负电位，膜外也形成电位差，产生电流，电流的方向是从已复极的部位，流向未复极的部位，即电穴在前，电源在后，其电流方向正好与除极过程相反。

传统理论认为：心脏除极的方向是从心内膜向心外膜，复极的方向是从心外膜向心内膜，用压力学说和温度学说来解释。

2013年笔者和于小林教授提出多维心电图的理论，将心电图分为一维心电图（即线性心电图）、二维心电图（即平面心电图）、三维心电图（即空间立体心电图）、四维心电图（时域空间立体心电图）。多维心电图准确、真实地反映了心脏电活动的轨迹

心脏除极、复极过程中，左、右心房，左、右心室互相影响，正常左心室肌肉厚度为右心室的2.5～3.0倍，因此左心室的除极波对QRS波群影响较大。

在心电图学中，通常用电偶学说来说明心肌

细胞除极和复极的情况，如想了解临床心电图的发生，仅有电偶的观念是不够的，还需要理解"容积导电"的概念。人体组织液中含有多种电解质，是一个容积导体，心脏相当于一个电偶，在体内必然有电流自心电偶的正极流向负极，形成一个心电场。心电场在人体表面分布的电位称为体表电位。将电极放置在体表就能记录出心肌活动的电位变化。心脏激动时，心电偶的移动方向大致是从右上到左下。在激动过程中，心电偶的方向和大小都在不断发生变化，因而体表电位的分布也必然出现相应的改变。如果用导线将体表各部与心电图机连接起来，就能将体表电位变化按激动的时间顺序记录下来，所获得的曲线就是心电图。

附1    本章的学习重点
    1. 正常心肌细胞极化状态、除极和复极过程。
    2. 心电图产生的原理。
    3. 多维心电图的概念。
    4. 了解电偶学说及容积导电的概念。
附2    请扫二维码扩展学习

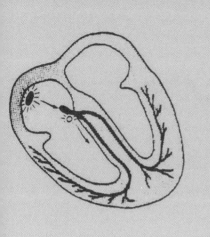

# 第四章

# 心电图各波（图）段的组成、命名及产生原理

## 第一节　心电图各波段的组成和命名

一个心动周期的电活动产生心电图上基本的波、线和图。把心肌除极和复极产生的波、线和图记录在心电图纸上，所有这些类型的线、波、图都有如下几个主要特征：①波与波之间的间期，以秒（s）的分数测量；②波或图的振幅，以毫伏（mV）测量；③波或图的形态；④图的位置；⑤各环（P环、QRS环、T环）的相互关系。

### 一、一维心电图各波段的组成和命名

一维心电图（1DECG），包括常规12导联、15导联、18导联心电图等，食管导联心电图，正交导联心电图等，其各波段的组成和命名原则相同。典型一维心电图由下述各波段组成，命名原则如下（图4-1）。

1.P波　为左、右心房的除极波。起点表示右心房开始除极，终点代表两个心房除极完毕。P波的前半部代表右心房除极，后半部代表左心房除极（图4-2）。P波可呈现各种形态，如正向、负向、正负双向、负正双向，低平、切迹、高尖、双峰等（图4-3）。

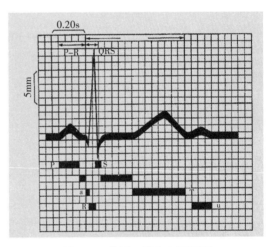

**图4-1　典型一维心电图图释**

水平轴测量时间，1个小格代表0.04s，1个大格含5个小格，为0.2s；垂直轴测量电压，1个小方格代表0.1mV，1个大格代表0.5mV

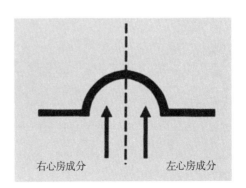

**图4-2　P波与心房除极的关系**

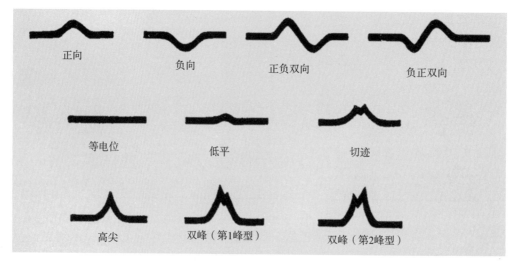

图 4-3　P 波各种形态示意图

2. PR 段　是 P 波后的一段平线，代表激动在房室交界区、房室束及部分分支内传导。其中含有心房复极（Ta 波）的成分，因电力微弱而反映不明显，故心电图常呈一平直线。

3. PR 间期　指 P 波起点到 QRS 波群起点之间的间期，它代表从心房肌开始除极到心室肌开始除极的时间（图 4-4）。

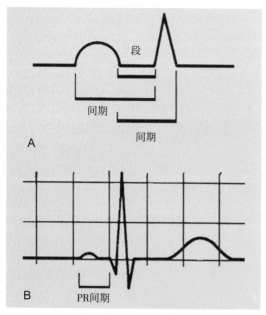

图 4-4　PR 间期示意图
A. 表示间期与段的区别；B. 表示 PR 间期

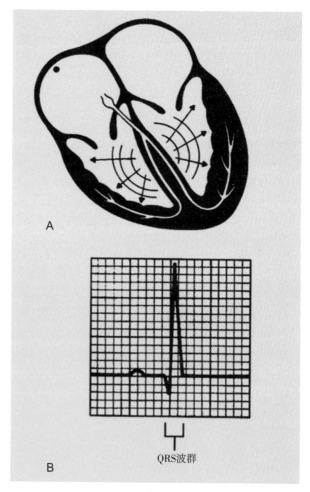

图 4-5　QRS 波群的产生

4. QRS 波群　是反映左、右心室（包括室间隔肌）除极的电位变化（图 4-5）。如果第一个波向下，则称为 Q 波；如果第一个为正向波，则

称为 R 波，在正向波之后的第一个向下的波及以后任何向下的波均称为 S 波，S 波后如果有第二个正向波则称为 R′波。如果 QRS 波群第一个波是 R 波，则紧跟后面出现向下的波称为 S 波。如

果整个 QRS 波群都是负向波则称为 QS 波。QRS 波群是广义的代表心室肌的除极波，并不一定每个 QRS 波群都有 Q、R、S 3 个波（图 4-6）。

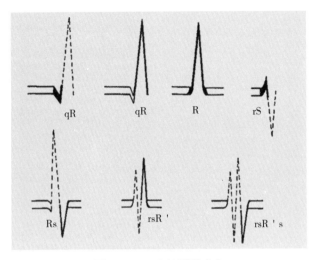

图 4-6　**QRS 波群的命名**

QRS 波群最早的成分代表了由左束支间隔支传导的室间隔的除极（图 4-7），然后右心室和左心室同时除极，但我们在心电图上看到的主要是左心室的电活动，因为左心室肌约为右心室肌厚度的 3 倍。

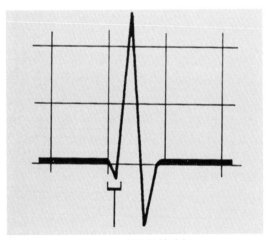

图 4-7　**室间隔的除极**

5. J 点　QRS 波群完毕与 ST 段开始时的一点为 J 点，代表心室肌已除极完毕。

6. ST 段　是 QRS 波群的终点到 T 波开始前的一段平线，代表左、右心室全部除极完毕到复极开始以前的一段时间（图 4-8）。

7. T 波　是继 ST 段后一个较低而宽的波，代表心室复极过程所引起的电位变化（图 4-9）。

8. QT 间期　自 QRS 波群开始到 T 波终结的间期，它代表心室肌除极和复极的全部过程（图 4-8）。

9. U 波　是 T 波后的一个矮小波。目前认为是心肌激动的激后电位或乳头肌的复极电位。

10. Ta 波　是心房的复极波。由于电流微弱波形较低，且常重合于 PR 段、QRS 波群 ST 段中，而无法辨认。

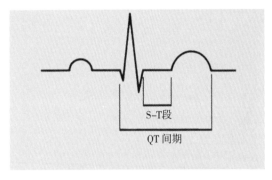

图 4-8　**ST 段与 QT 间期**

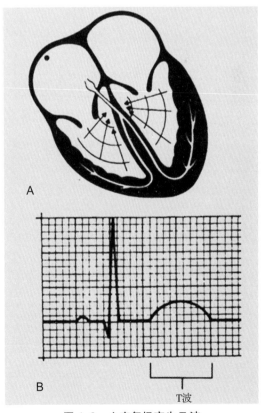

图 4-9　**心室复极产生 T 波**

## 二、二维心电图和心电向量图的图形和命名

二维心电图（2DECG），又称三维时间/平面心电压心电图，包括心电向量图，即传统的心电向量图，是二维心电图的一种表达方式。典型2DECG和心电向量图由P环、QRS环、J环、T环、U环、Ta向量、ST向量组成，其命名原则如下。

1. P环　P环为心房除极图像，起于E点，止于O点。前半部代表右心房除极，后半部代表左心房除极，中间为左、右心房共同除极的向量。正常成人P环小而狭长，长径大于宽径。如P环不闭合，可出现E-O向量，称之为Ta向量。但由于正常人的P环起始点E点和QRS环起始点O点多不在同一水平面上，因此造成P向量环的不闭合，而并非所谓的Ta向量所引起（图4-10～图4-12）。

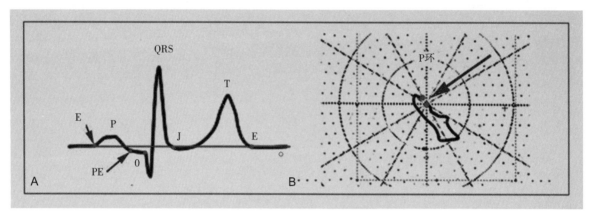

图 4-10　正交 *X* 轴心电图与 P 环示意图

A. 正交心电图；B.3DECG 和 VCG 的 P 环

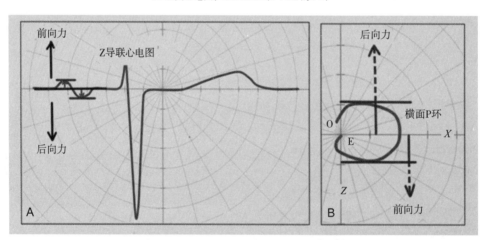

图 4-11　正交 *Z* 轴心电图与 P 环示意图

A. 正交 Z 轴心电图；B.3DECG 和 VCG 的 P 环

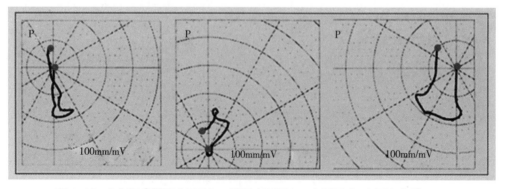

图 4-12　3 个面［额面（F 面）、横面（H 面）、右侧面（RS 面）］的 P 环

2.QRS 环　代表左、右心室的除极，起于 O 点，止于 J 点（图 4-13～图 4-16）。正常 QRS 环运行规则，转向缓慢而柔和，故环体光滑，没有切迹或顿挫。初始 r 向量，代表室间隔及其附近组织的激动，方向向前，因此在 Z 轴正交心电图上多表现有 r 波。在此基础上初始向量可偏上或偏下，可偏左或偏右。QRS 环的体部代表心室壁的除极。其中含有重要的诊断指标：QRS 环最大向量。QRS 主环体朝向左、下、后方，指向左心室解剖上的游离壁；终末向量代表心室及室间隔后基底部的晚期激动，多指向后，稍向左或稍向右，向上或向下。

QRS 环的初始部分运行缓慢，常小于 25ms；主体部运行快速，在转折部可较慢；终末部运行缓慢，但正常不大于 30ms。QRS 环多不闭合，而形成 OJ 向量，即 ST 向量。

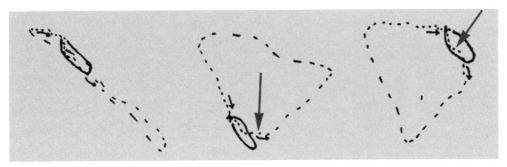

图 4-13　三面 QRS 环及其初始向量（初始 r 向量）、最大向量及终末向量示意图

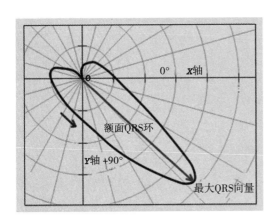

图 4-14　额面 QRS 环

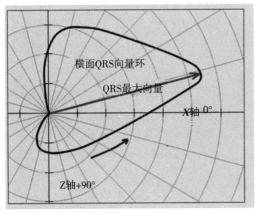

图 4-15　横面 QRS 环

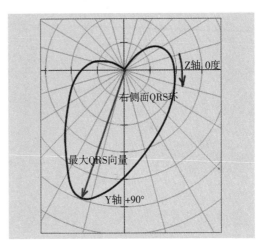

图 4-16　右侧面 QRS 环

3.T 环　T 环代表心室复极过程所引起的电位变化。开始于 QRS 环结束的 J 点，终止于 E 点。多以泪点突然极端密集呈实体线状，借以与 QRS 环终末部相区分。复极化时不经过特殊的传导组织，而是经过心室的心肌细胞来完成。故速度缓慢，所需的时间长，一般需 200～400ms（图 4-17）。正常 T 环多呈狭长的纺锤形，其长和宽的比值应＞ 2.5，离心支和回心支的交角一般不超过 30°，否则为 T 环圆形异常。

4.ST 向量　ST 向量代表左、右心室全部除极完毕到复极开始以前的一段时间。正常情况下，

ST 向量很小或不出现。ST 向量是由 QRS 环的起点 O 指向 QRS 环的终点 J，称 OJ 向量，即 ST 向量。ST 向量的出现主要表现为 QRS 环的不闭合。年轻人，尤其是男性人群中可出现位于朝向前方偏左下的 ST 向量，振幅多＜ 0.15mV（图 4-18）。

5. QRS-T 夹角　为 QRS 环与 T 环在额面、横面、右侧面的角度。正常成人最大 QRS 向量及最大 T 向量的方位在 3 个面有一定的偏离度，形成夹角，称为 QRS-T 夹角（QRS-T angle）。正常人 QRS-T 夹角在额面应＜ 40°，横面＜ 60°，右侧面＜ 120°。超出此标准为 R-T 夹角异常（图 4-19）。

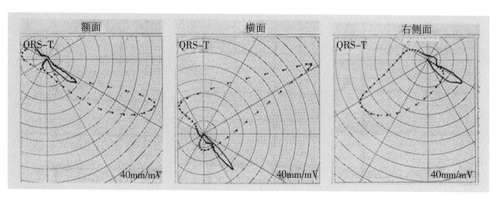

图 4-17　正常 T 环

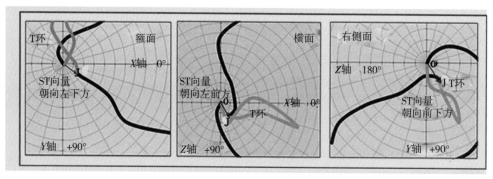

图 4-18　额面、横面、右侧面的 ST 向量
起于 QRS 环的 O 点，指向 QRS 环终止处的 J 点。放大环体可见到 ST 向量的方位与振幅

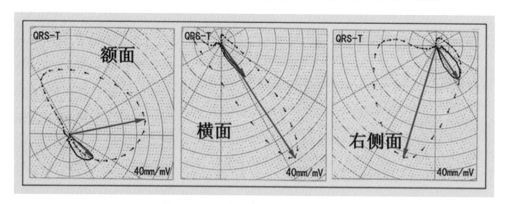

图 4-19　正常心电向量图 R-T 夹角

6.J 环　J 环为 QRS 后的小环，正常情况下不易出现。当 J 波明显时，可以出现 J 环。

7.U 环　U 环为 T 环之后的小环，一般不易看到。如将 T 环起始及终末部分放大后，可在 T 环终末之后看到一个宽的弧形曲折，即 U 环。正常人 U 环幅度低，有文献称 U 环微呈曲棍状，实际上是一弧形的节段，而非闭合的环。U 环环体指向左下前方，与最大 T 向量方向基本一致，横面表现最清楚。U 环不作为常规心电向量图分析诊断的内容（图 4-20）。

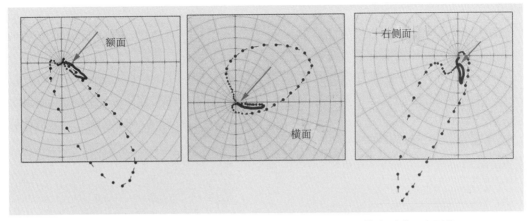

图 4-20　U 波在心电图上表现明显，但在心电向量图上并未形成一个环体

## 三、三维心电图的组成和命名

三维心电图（3DECG），又称四维空间 / 时域心电图（four dimensional time domain voltage electrocardiogram），其组成和命名与二维（平面）心电图、心电向量图基本相同，包括 P 环、QRS 环、J 环、T 环、ST 向量、QRS-T 夹角、U 环，不同的是为空间 P 环、空间 QRS 环、空间 J 环、空间 T 环、空间 ST 向量、空间 QRS-T 夹角（space qrs-t angle）、空间 U 环（图 4-21）。

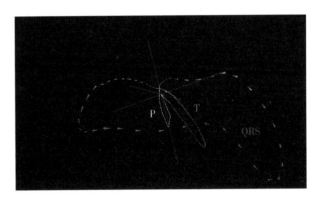

图 4-21　三维心电图的组成和命名

# 第二节　心电图各波 / 图产生原理

## 一、一维心电图各波产生原理

1.P 波的形成　窦房结的激动首先传至右心房，稍后传至左心房，相继引起左、右心房的除极而产生 P 波。右心房位于右前方，左心房位于左后方，心房的除极顺序是：从右心房上部开始，继而向右心房下部及左心房扩展。因此，心房除极产生的 P 波，前半部分是右心房除极波，后半部分是左心房除极波，中间是左、右心房共同除极形成。

2.Ta（TP）波的形成　Ta（TP）波是心房复极波（atrial repolarization wave）。Ta 波振幅很小，又常重叠在 PR 段或 QRS 波群之中，故一般不易辨认。心房是先除极的心房肌先复极，后除极的心房肌后复极。

3.QRS 波群的形成　由于左束支在室间隔左侧中部较早分出细小的分支，故心室除极顺序先从左侧室间隔开始，然后迅速向右上、下方扩展，此时产生的除极电力指向右前方，偏上或偏下。与此同时，沿右束支下传的激动使右侧室间隔及心室部也开始除极。以后激动通过左、右束支及其分支以及遍布于心内膜下的浦肯野纤维，迅速引起两侧心室除极，且又几乎同时自心内膜指向心外膜。两侧心室除极时，由于左心室产生的电动力较右心室大，故此时其综合的除极电动力指向左前方。右心室壁较左心室壁薄，因此当右心室除极终了时，左心室壁仍在继续除极，且又缺少右心室除极电力的对抗，故其综合电动力更偏左，且较前更大。左心室后底部及室间隔底部是心室壁中最后除极的部分，其除极电力明显减少，且指向后上方。根据心电向量的观念（见第五章心电向量和心电向量图），心室除极的电活动也可用空间主体向量环来研究，但比P环更为复杂，QRS环先向左前下，然后向左下，最后向左后上回至零点（图4-22）。传统观点认为：心电图各导联中的QRS波群，实际上是空间QRS心电向量环经过两次投影形成的，首先QRS心电向量环在3个相互垂直的平面（即额面、水平面、右侧面）上投影，形成3个互相不相同的平面QRS心电向量环。其中额面QRS心电向量环投影在心电图各肢体导联的导联轴上，水平面QRS心电向量环投影在各胸导联的导联轴上，形成相应的波形。实际上，不少学者对心电图波形形成的投影学说提出了质疑。

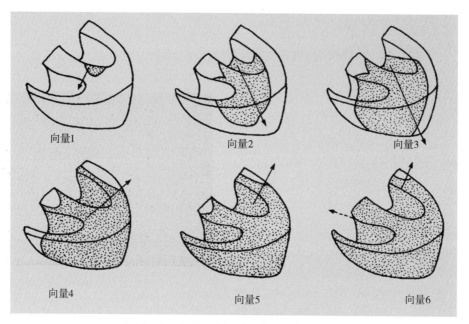

**图 4-22　心室肌除极过程的瞬间综合向量**

心电图各导联中QRS波群的形态、方向、电压取决于各导联轴与平面QRS心电向量环的方向与角度。如其方向指向导联轴的正侧，且与导联轴倾于平行，则为正向波，且电压较高，反之则相反。

在过去几十年里，作为心电图理论基础的单极观点曾认为：各单极导联中QRS波群的形成，主要是各导联探查电极所"面向"的心室肌的电位影像记录。故有学者将单极导联所记录的QRS波群分为5种基本图形：右心室图形，左心室图形，右心腔图形，左心腔图形，心室后部图形（图4-23）。然而单极导联具有"单极性"的观点，在临床心电图工作中也不能圆满地解释心电图的各种变异，甚至造成分析判断上的错误。因此，对心电图各波图形形成的原理，应彻底纠正单极性观点的片面解释，而应采用更加符合电活动实际情况的多维心电图来解释（详见第6章多维心电图）。

4. 室壁激动时间（ventricular wall excited time, VAT）　VAT系在胸导联上QRS综合波的开始到R波顶点经过的时间。一般认为它反映的是在导联探查电极下激动自心内膜传至心外膜下的时间，因此称为室壁激动时间，又称为"内部曲折"或"本位曲折"时间。但探查电极毕竟不是直接放在心肌上，故又称"类内部曲折"或"类本位曲折"时间。

从心电向量的观点看，心电图各波的形成是向量环在各导联上的二次投影。图4-24为水平向量环在各胸导联上的投影。如在$V_1$导联上的除极瞬间向量到达$V_1$探查电极下的a点，但向量环投射到$V_1$的最大向量在b点。因此，$VAT_{V_1}$为0～b的经过时间，而不是激动到达探查电极下0～a的时间。同样，$V_5$导联上瞬间向量到达$V_5$探查电极下时应在c点，但向量环投影到$V_5$导联的最大向量在d点，因此$VATV_5$为0～d的时间，并不

是反映激动到达探查电极下 0～c 的时间。所以，VAT 并不一定反映探查电极下的导联心室壁激动

时间。但根据临床实践经验证明，$VATV_1 < 0.03s$，$VATV_5 < 0.05s$，仍可作为心室肥大的参考指标。

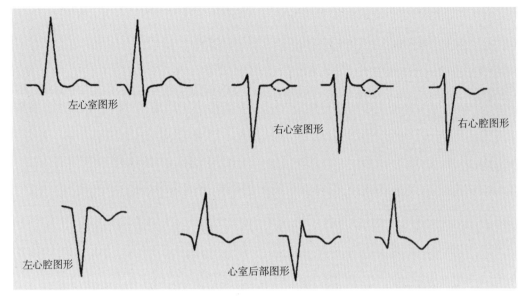

图 4-23　心室的 5 种基本图形

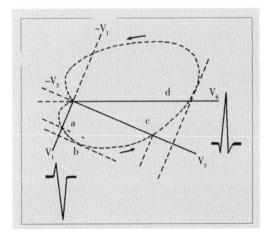

图 4-24　横面上 QRS 向量环在 $V_1$、$V_5$ 导联上的投影

5.T 波的形成　T 波为心室的复极波，相当于心室动作电位曲线中的"3"时相。心室肌的复极过程与除极过程不同，它不是一个快速的电激动过程，与心脏传导系统无密切联系，而是心室肌细胞内外大量带电荷的离子进行转移的过程，这种带电荷的离子转移使心肌产生电位改变。前已述及，心肌在激动过程中产生的电力在一个空间里变化，因此复极和除极一样，也可用一个空间心电活动轨迹来表示，在线性领域形成了心电图上的 T 波。除极是在瞬间剧烈的电位变化，而复极是相对缓慢的逐步从 0mV 达到 -90mV，故 T

波相对圆钝。

由于右心室壁很薄，在复极过程中产生的电动力很小，以及室间隔两侧的复极电动力相互抵消，所以 T 波主要由左心室壁复极产生的电动力形成。

6. U 波的发生机制　有学者认为 U 波代表心肌激动的激后电位（shock after potential）；亦有学者认为它表示浦肯野纤维的动作电位，最近有学者提出它可能是乳头肌的复极电位。

## 二、二维心电图产生原理

2DECG 及传统 VCG 是基于正交导联 $X$、$Y$、$Z$ 轴心电图（图 4-25A）（详见第七章心电图导联）。$X$、$Y$ 轴心电图形成额面心电图，$X$、$Z$ 轴心电图形成横面心电图，$Z$、$Y$ 轴心电图形成侧面心电图。形成原理如下：

以两个导联通道（例如 $X$、$Y$ 轴导联通道）的心电信息为坐标（图 4-25），$X$ 轴心电图信息为横坐标作图，$Y$ 心电图信息为纵坐标作图，即形成额面平面心电图。平面心电图除反映各导联轴自身心电信息变化外，还反映与另一通道心电信息的相互关系。

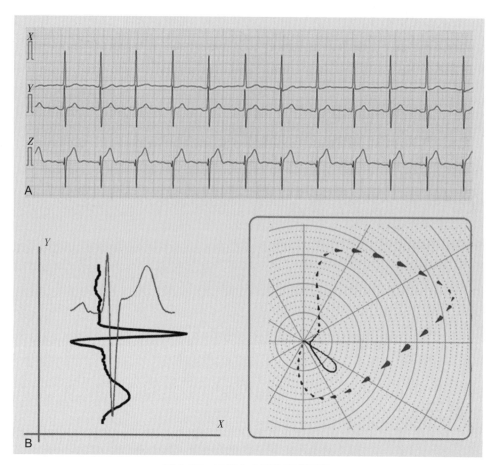

图 4-25　二维心电图的形成原理

A.正交心电图；B.二维心电图的形成原理是以两条正交心电图为坐标形成的平面心电图

同理，以 $X$ 轴心电图信息为横坐标，$Z$ 轴心电图信息为纵坐标作图，即形成横面平面心电图。以 $Z$ 轴心电图信息为横坐标，$Y$ 轴心电图信息为纵坐标作图，即形成侧面平面心电图。

平面心电图不仅反映两个导联的心电信息，还反映了两个导联之间的相互关系，为临床疾病的诊断增加了信息。

## 三、三维心电图产生原理

三维心电图可理解为四维 / 立体空间时域心电图，是以 3 个通道（$X$、$Y$、$Z$）心电信息，形成空间三维坐标，加上时域指标值形成的四维心电图（图 4-26）。

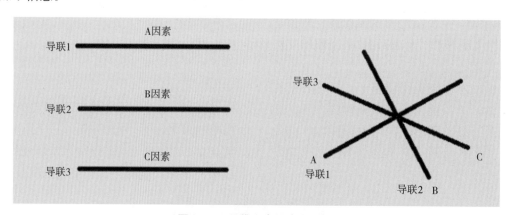

图 4-26　四维心电图产生原理

综上所述：

1. 每个心动周期的电活动都是由窦房结自动

除极化引起的，在心电图上看不到窦房结的自动除极。

2.P 波记录的是心房的除极，P 波的前半部分反映右心房的电活动，后半部分反映左心房的电活动，中间反映左、右心房的电活动。二维心电图记录的是 P 环，三维心电图记录的是空间立体 P 环，P 环起于 E 点，止于 O 点。

3. 当电流到达房室结时有一个短暂的间歇，在心电图上表现为电静止，即一条直线。

4. 除极沿着心室传导系统（希氏束，左、右束支及浦肯野纤维）传导至心室肌。心室肌最先除极的部位是室间隔。心室除极产生在一维心电图上表现为 QRS 波群。在二维心电图上表现为 QRS 环；在三维空间表现为空间立体 QRS 环。

5.T 波、T 环记录心室的复极，心房复极波常看不到。

6. 在整个心脏除极和复极过程中，各个段所用的时间为：① PR 间期代表从心房除极到心室除极的时间；② ST 段代表从心室除极终点至心室复极始点的时间；③ QT 间期代表从心室除极开始至心室复极终点的时间（图 4-27）。

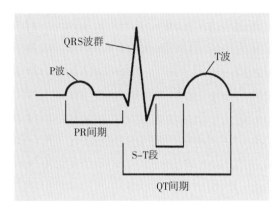

图 4-27　心脏除极和复极过程中各波段的表示

# 第三节　心肌细胞动作电位与心电图的关系

心肌细胞的动作电位是用细胞内微电极测得的单个心肌细胞激动时，细胞膜内外电位的时相变化分为"0"时相、"1"时相、"2"时相、"3"时相和"4"时相。以往曾有学者认为，心肌细胞动作电位曲线的"0"时相相当于心电图的 R 波；"1"时相相当于 J 点；"2"时相相当于 ST 段；"3"时相相当于 T 波；"4"时相相当于 T 波后的等电位线。上述看法是不确切的，因为心肌细胞的动作电位曲线表明的只是心肌细胞在激动过程中细胞膜内、外电位的时相变化，说明了心肌细胞生物电流发生的原理，而体表心电图则是无数心肌细胞依次兴奋时在体表测得的电位变化。因此，QRS-T 各波段并不等于心室肌细胞动作电位的"0"～"4"时相。心室肌除极时，首先室间隔除极，占时 5～10ms，继之心尖和左、右心室游离壁除极，占时 20～30ms，至心室除极 60ms 时，左心室后底部仍有一部分心肌正在除极过程中。整个 QRS 波群占时 60～80ms，而动作电位的"0"时相仅占时 1～2ms，"1"时相仅占时 10ms，QRS 波群时间比"0"～"1"时相长得多。因此，心肌动作电位与体表心电图的关系仅指两者在电位变化上有一定的内在联系。

## 小结

一个心动周期的电活动产生心电图上基本的波、线和图。主要特征如下：①波之间的间期；②振幅；③波或图的命名、形态、运行情况；④图的位置；⑤各环（P 环、QRS 环、T 环）的相互关系。

一维（线性）心电图包括常规 12 导联、15 导联、18 导联心电图，食管导联、正交导联心电图。典型的一维（线性）心电图由 P 波、QRS 波群、T 波、U 波及 PR 段、PR 间期、J 点、ST 段、QT 间期组成。P 波为左、右心房的除极波，前半部代表右心房除极，后半部代表左心房除极，中间是左、右心房共同除极形成。QRS 波群是心室的除极波，反映左、右心室（包括室间隔肌）除极的电位变化。其中第一个向下的波为 Q 波，继 Q 波后的一个向上的高波为 R 波，继 R 波之后的向下的波为 S 波。T 波是心室复极过程中所引起的电位变化。U 波是 T 波后的一个矮小波，目前认为是心肌激动的激后电位或乳头肌的复极电位。PR 段代表激动在房室交界区、房室束及部分分支内传导时间。PR 间期指 P 波起点到 QRS 波群的起点之间间期，代表从心房肌开始除极到心室肌开始除极的时间。J 点是 QRS 波群完毕与 ST 段开始时的一个点，代表心室肌已除极完毕。ST 段是 QRS 波群的终点到 T 波开始前的一段平线，代表左、右心室全部除极完毕到复极开始以前的一段时间。QT 间期是 QRS 波群开始到 T 波终结的间期，代表心室肌除极和复极的全部过程。

传统的心电向量图是二维心电图的一部分。二维（平面）心电图由 P 环、QRS 环、J 环、T 环、U 环、Ta 向量、ST 向量组成。P 环为心房除极图像，起于 E 点，止于 O 点。前半部代表右心房除极，后半部代表左心房除极，中间为左、右心房共同除极的向量。QRS 环代表左、右心室的除极，起于 O 点，止于 J 点；分为初始、最大和终末向量。J 环为 QRS 后的小环，正常情况下不易出现。T 环代表心室复极过程所引起的电位变化。开始于 QRS 环结束的 J 点，止于 E 点，运行缓慢，光点密集。U 环为 T 环之后一个宽的弧形曲折。P 向量环不闭合，可以形成 EO 向量，即 Ta 向量。QRS 环不闭合，形成 OJ 向量，即 ST 向量。

三维（立体）心电图的组成和命名与二维（平面）心电图基本相同，不同的是称为空间 P 环、空间 QRS 环、空间 J 环、空间 T 环、空间 ST 向量、空间 QRS-T 夹角、空间 U 环。

传统观点认为：心电图各波的形成是向量环在各导联上的二次投影，实际上，不少学者对心电图波形形成的投影学说提出了质疑，甚至建议废弃此学说。

一维（线性）心电图各波产生原理是体表两个电极（单极导联是中心电站与探查电极）之间的电压差。电流方向指向正极描记出向上的波，指向复极则描记出向下的波。同时按照除极、复极的先后顺序描记出 P、QRS、T 波及 PR 间期、QT 间期等。

二维心电图及传统心电向量图是基于正交导联 X、Y、Z 轴心电图，是以两个导联通道的心电信息形成坐标图，不仅反映自身心电信息变化，还反映与另一通道心电信号的相互关系。X、Y 轴心电图形成额面心电图，X、Z 轴心电图形成横面心电图，Z、Y 轴心电图形成侧面心电图。

三维心电图是以三个通道（X、Y、Z 轴）心电信息，形成立体坐标，即形成三维（立体）心电图。再加上时间坐标，即为四维（立体）空间 / 时域心电压图。

心肌细胞的动作电位曲线表明的只是心肌细胞在激动过程中细胞膜内、外电位的时相变化，说明了心肌细胞生物电流发生的原理，而体表心电图则是无数心肌细胞依次兴奋时在体表测得的电位变化，两者在电位变化上有一定的内在联系。

**附 1　本章的学习重点**

1. 掌握一、二、三、四维心电图各波、段、图的组成和命名原则。

2. 掌握一、二、三、四维心电图各波、段、图代表的意义。

3. 理解心电图各波、段、图发生的原理。

**附 2　请扫二维码扩展学习**

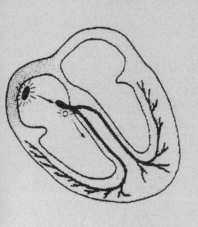

# 第五章
# 心电向量和心电向量图

# 第一节　概　述

心电向量图的研究开始于 20 世纪 20 年代，我国于 20 世纪 50 年代引进心电向量图技术。心电向量图和心电图一样，是记录心脏生物电的一种表现形式。心电向量图记录的是心脏电活动各瞬间所产生的电动力在空间的方向和大小，能够较完整、较科学地解释心电图的产生。心电向量和心电向量图在理论及临床应用上还存在一些不同的认识，本书仍沿用传统的观点简单介绍心电向量及心电向量图知识，文中对不同的观点及认识也加以注释。

## 一、心电向量的概念

心脏在整个激动过程中（包括心肌的除极和复极）产生电动力，电动力具有一定的大小和方向，称之为心电向量（ECG vector）（图 5-1A）。向量可用箭头来表示，箭头的长短代表电动力的大小，箭头表明向的方向，箭头所指的方向为正电位，箭尾所指的方向为负电位。

当两条以上的心肌纤维同时激动而产生电动力时，可以用合力计算法（相加、相减或平行四边形法）求得它的电动力总和，这种方法称为向量的综合，即综合向量（composite vector）（图 5-1B ～ D）。

## 二、空间心电向量环

心脏是一个梨形立体空腔器官，在体腔内占据一定的空间位置，它在整个激动过程中的每一瞬间所产生的瞬间平均向量朝向四面八方，即上下、左右、前后等方向（图 5-2）。这些向量的头端在空间构成的图形轨迹，就是空间心电向量环（space ECG vector loop）。心房和心室在除极与复极时所产生的平均向量，分别形成相应的 P、QRS、T 空间心电向量环（注：对空间心电向量环的认识还没形成一致意见，至今还不能描记出真实的空间心电向量环）。为确切反映空间心电向量环的位置和大小，必须同时记录 3 个平面心电向量图，即横面（水平面）、侧面和额面心电向量图，它们分别是空间心向量环在各个平面上的投影（图 5-3）（注：投影的理论值得商榷。空间心电向量环投影在平面上，产生投影的误差、重叠，同时丢失了一些真实信息，可能给诊断带来误导）。3 个平面相互交叉处为 3 个相互垂直的轴，左右轴为 X 轴，上下轴为 Y 轴，前后轴为 Z 轴。横面由 X 轴和 Z 轴组成，侧面由 Z 轴和 Y 轴组成，额面由 Y 轴和 X 轴组成，每两根轴把一个平面划分成 4 个象限，每个象限在各面中的极性是一致的，其角度依顺钟向递增，直至 360°。各平均瞬间向量在各平面上的位置及其与各轴和 E 点的关 系，可用方位角度和振幅长度来表示（图 5-4）。

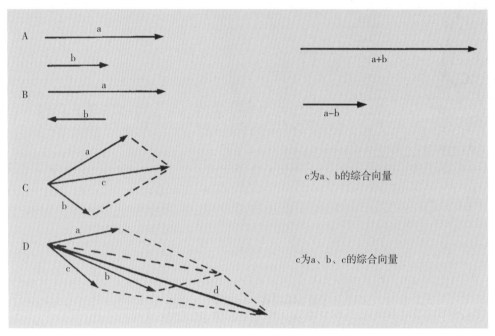

**图 5-1　向量及综合向量**

A. a、b 分别代表两个肌纤维，二向量方向相同时，综合向量等于两者之和 a+b；B. 当两者向量方向相反时，综合向量等于两者之差 a-b；C. 当两者向量方向成一定角度时，按平行四边形的合力计算法，求其合力"C"；D. 多个向量的综合法

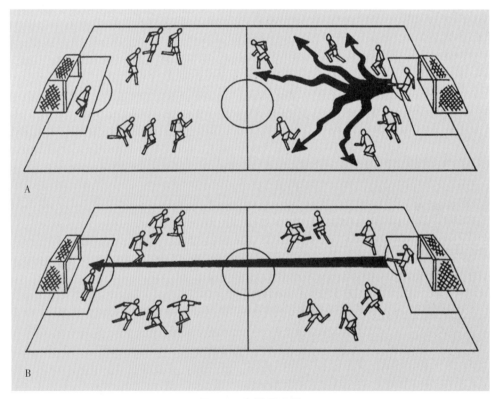

**图 5-2　向量示意图**

A. 在比赛中，守门员踢球的每个方向；B. 综合向量，代表所有这些踢球的平均方向和距离

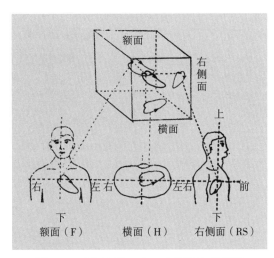

图 5-3　空间向量环在 3 个平面上的投影

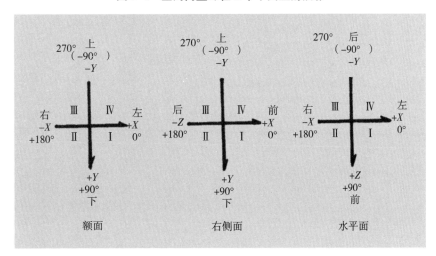

图 5-4　心电向量标记方法

# 第二节　心电向量图基本图形

## 一、P 环

系心房除极过程中瞬间向量运行轨迹，环体较小，其综合向量所指的方向称为 P 环的电轴（图 5-5）。心房除极始于右心房较高处的窦房结，右心房先除极，然后左心房除极。心房的平均向量由右上指向左下（图 5-6），即大箭头所指的方向。大箭头指向的电极描出一个正向波，背离大箭头方向的电极则描出一个向下的波。在额面向量环中，Ⅰ、Ⅱ、aVF 导联面对除极的方向，故描出一个向上的波；Ⅲ导联多垂直于 P 向量环的平均

最大向量，故常描记出一个双向的 P 波；aVR 导联背离箭头的方向，故记录的是一个负向波。在水平向量环，左侧胸壁导联 $V_4$、$V_5$、$V_6$ 导联记录一个正向波，$V_1$ 导联则记录一个双向波（图 5-7）。因为心房较小，它产生的电动力也较小，故 P 波的振幅正常不超过 0.25mV。需要注意的是：由于解剖的变异和心脏位置的变化，P 向量平均向量的方向有所不同，当心脏呈垂位时，Ⅲ导联记录为正负双向的 P 波，而在横置位时，则记录一个向下的波（图 5-8）。

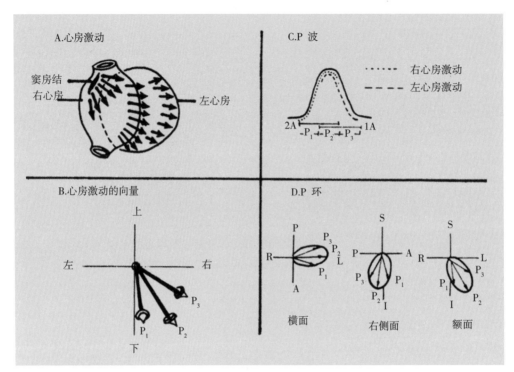

图 5-5　心房除极向量

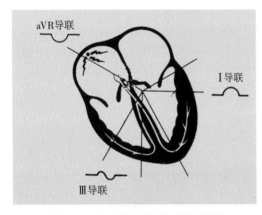

图 5-6　心房除极额面向量示意图

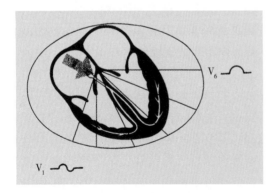

图 5-7　心房除极水平面向量示意图

水平面的心房除极。V₁导联记录了一个双向波。V₆导联记录了一个正向波

心脏在胸腔内的旋转使电流方向发生改变。正常是Ⅲ导联与心房除极方向垂直。当心尖部向左转时，Ⅲ导联远离心房除极，记录了一个大的负向波。

## 二、QRS 环

QRS 环系心室除极过程中瞬间向量的轨迹（locus），环体较大，是分析向量图的重点。按心室的除极顺序可用四部分向量来表示（图 5-9，图 5-10）。

第一向量：0.01s，室间隔除极向量，方向指向右前方。Ⅰ、aVL、V₅、V₆导联可见到小 q 波（图 5-11）。

第二向量：0.02s，心尖前壁除极向量。右心室向量向右，左心室向量向左，但因左心室心肌比右心室厚，故综合向量指向左前略向下。

第三向量：0.04s，左心室除极向量，为最大的向量，方向指向左下后。

第四向量：0.06s，基底部除极向量，成人综合向量指向左向上，儿童因右心室相对电势较大，其综合向量向右向后及稍向上。

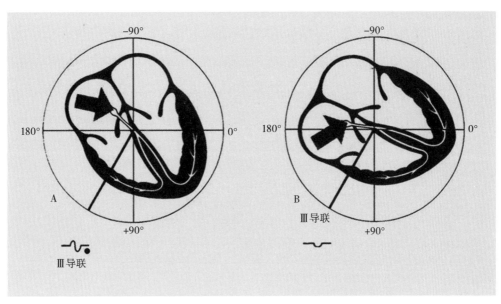

图 5-8　解剖的变异和心脏位置的变化对心电向量的影响

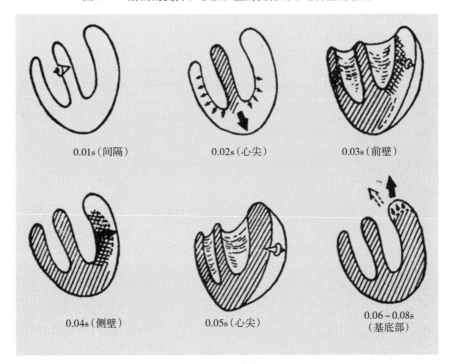

图 5-9　心室除极向量（额面）

因为左心室比右心室厚得多，平均心电向量指向左，正常在 0°～90°，故在 Ⅱ、aVF 导联记录到向上的波，而在 aVR 导联则记录到一个向下的波（图 5-12）。

左侧壁导联观察从左至右远离室间隔除极，因此，记录到一个小的初始负向波或 Q 波。小波有时也可见于下壁导联。

心室除极波在 Ⅰ、Ⅱ 和 aVR 导联的形态：Ⅰ 导联记录了室间隔除极的小 Q 波和高 R 波；Ⅱ 导联记录了高 R 波和少见的小 Q 波；aVR 导联记录了深的负向波。

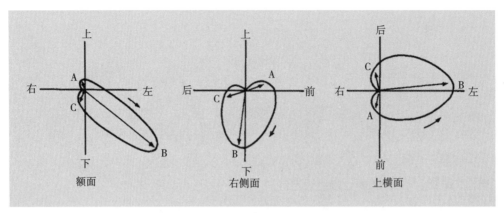

图 5-10 心肌除极顺序与 QRS 环形成

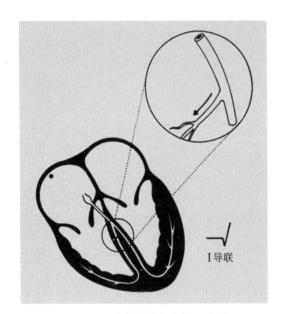

图 5-11 室间隔除极向量示意图

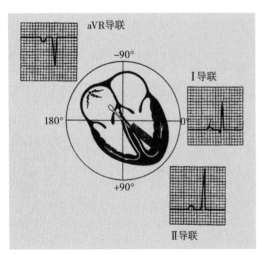

图 5-12 心室其他部位除极示意图

## 三、T 环

系心室复极瞬间向量的轨迹。由于复极过程较慢，故 T 环呈粗浓线圈。正常向量图的 T 环和 QRS 环的主要方向一致（图 5-13）。

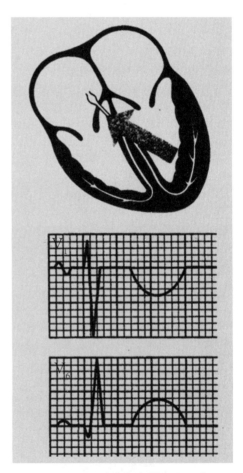

图 5-13 心室复极向量产生 T 波

# 第三节　心电向量图与心电图的关系

传统的认识是，某个导联上的心电图是心电向量图在该导联轴上的投影，具体如下。

1. 标准导联及加压单极肢导联心电图　是额面向量环在标准导联及加压单极肢导联轴上的投影（图5-14）。按照六轴系统（six-axis system）的概念，6个肢体导联是在额面上由6个各相隔30°的轴组成，因此 I 导联相当于 $X$ 轴，aVF 导联相当于 $Y$ 轴［注：这个说法欠妥，I 导联是远场导联，$X$ 轴心电图是近场导联，波形是有差别的。aVF 导联和 $Y$ 轴心电图差别较大，aVF 导联反映的是中心电端和左足的电位差，而 $Y$ 轴心电图反映的是左颈部（或头额部）与左足的电位差，是不可能相当的］。向量环投影于负侧则成为向下的波。投影在导联轴上的位置至零点的距离，反映了心电图波幅的大小（注：投影有误差，不准确，所以，某个导联上的心电图是心电向量图在该导联轴上的投影的说法有待商榷）。

2. 单极胸导联心电图　是横面心向量环在单极导联轴上的投影（图5-15）。自心脏激动的"电力中心"向9个心前探查电极的辐射线，

即为胸导联轴。各导联轴的度数相应为：$V_1$ 为 +120°，$V_2$ 为 +90°，$V_3$ 为 +75°，$V_4$ 为 +60°，$V_5$ 为 +30°，$V_6$ 为 0°，$V_7$ 为 -30°，$V_8$ 为 -60°，$V_9$ 为 -90°。因此，$V_6$ 导联相当于 $X$ 轴，$V_2$ 导联相当于 $Z$ 轴（注：这个说法欠妥，理由见上。$V_2$ 导联相当于 $Z$ 轴心电图的说法也欠妥，$V_2$ 导联反映的是中心电端与 $V_2$ 导联安放处之间电位差，而 $Z$ 轴心电图反映的是胸部正中平第4肋间与背相对应部位的电位差，两者差别相当大）。当横面心向量环投影在某一导联的正侧为向上波，投影于负侧则为向下波。投影在导联轴上的位置至零点的距离，反映了心电图波幅的大小。

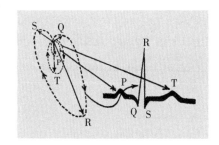

图5-14　心向量图和心电图的波形示意图

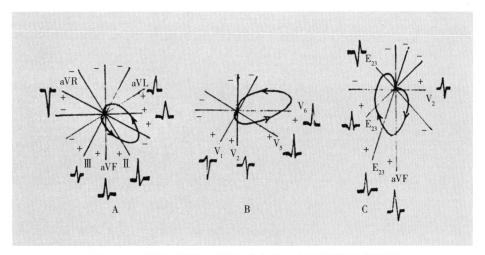

图5-15　额面、横面、侧面心电向量环在各导联轴上的投影

A. 额面心向量环在肢体导联轴上的投影；B. 横面心向量环在心前导联轴上投影；C. 侧面心向量环在食管导联轴上的投影

3. 食管导联心电图　是侧面心电向量环在食管导联轴上的投影（图5-8）。其导联轴的具体角度与食管电极至门齿（或鼻孔）的距离有关，临床一般不常应用（注：也不妥，理由同上）。

# 第四节　心电向量图的分析、诊断及报告

## 一、平面心电向量图的坐标、测量及标记

1.测量单位、运行方向、时间及振幅的测量　心电向量图以泪滴形式组成环，所以泪滴是心电向量图具体计量单位及显示形式。一般以泪滴的圆端为环体的运行方向。以泪滴间距作为时间单位，其间距有 2.5ms（1/400s）或 5ms（1/200s）等多种；泪滴间距离的远近表示单位时间内向量振幅的高低。其标准电压以直角轴向偏离长度为毫伏标准电压，图中以定标线长度为校正各瞬间及最大向量的具体振幅（图 5-16）。

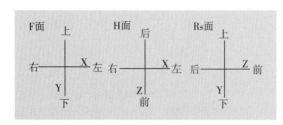

图 5-16　常用心电向量图标记法

向量环的起点：P 环的起点称为 E 点，相当于心电图上 T-P 段（心电图基线）的终点。QRS 环的起点称为 O 点，相当于心电图 P-R 段电位线的终点。T 环的起点为 J 点。一般情况下，这 3 个点重合在一起，但如有 P 环复极向量或 ST 向量上升、下降，这 3 个点就不在一处。由于 QRS 环是心电向量图测量及观察的重点，故常把 O 点作为坐标轴的参考点（零点）。

2.3 个平面向量的坐标

（1）前额面（F 面）由 X 轴和 Y 轴组成。X 轴：左侧（阅读者的右侧）为正（R），右侧（阅读者的左侧）为负（S）；Y 轴：下方为正（R），上方为负（S）。

（2）上横面（H 面）由 Y 轴和 Z 轴组成。X 轴：左侧为正，右侧为负；Z 轴：前方为正，后方为负。

（3）右侧面（RS 面）由 Y 轴和 Z 轴组成。Y 轴：下方为正，上方为负；Z 轴：前方为正，后方为负。

3.方位（角度）标记　由 3 个直交坐标（X 轴、Y 轴、Z 轴）中的两个直交坐标组成一面，依次

两个直交坐标线相互垂直之中心为零点，也可依垂点作为起点，其直交坐标的水平面，以阅读者的右侧终点为 0°（左），下方为 90°，上方为 –90°，左侧为 ±180°（右）。左下方为 I 象限，右下方为 II 象限，右上方为 III 象限，左上方为 IV 象限（图 5-17）。

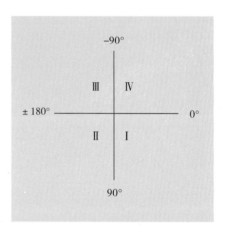

图 5-17　象限分布图

## 二、心电向量图的阅读、分析及报告

1.坐标及测量标准　心电向量图是由 3 个直（正）交导联心电图（X、Y、Z 轴）组合成 3 个平面心电向量图（F、H、Rs），从两个直（正）交导联心电图可推导出一个面的平面心电向量图，反之也可以从一个平面心电向量图演算出两个直（正）交导联心电图。例如，由 X 轴（左、右）、Z 轴（前、后）组成上横面（H）心电向量图，则上横面心电向量中的左、右方位及振幅必定与 X 轴直交导联心电图改变相同，而前、后方位及振幅也一定与 Z 轴直交导联心电图改变相同，在阅读时可相互对照进行分析。分析时还须明确标准电压（毫伏相当于多少毫米）；泪滴间的距离单位是 2.5ms（1/400s）还是 5ms（1/200s）。

2.记录方式　根据需要可任意记录心脏电激动过程中任何一段时间内的电位改变，因此在分析一份心电向量图时，务必明确所记录的内容。当记录心脏一次激动全过程时（P 环，QRS 环，T

环），应取 P 环起点（E）作为各环分析时的标准零点。仅记录心室的电收缩（QRS 环、T 环）则应依 QRS 环的起点（零点）作为分析各项同指标的标准零点，依此类推。

3. 心电向量图的测量内容及测量方法

（1）P 向量环：系心房除极所形成的空间向量环。分析 P 环包括其方位、形态、运转方向及振幅。

（2）QRS 向量环：系心室除极形成的空间向量环。分析 QRS 环时，可从定性（观察形态）与定量（测量数值）两个方面进行。

QRS 环的定性分析：主要观察环体的形状，如呈三角形或椭圆形等；环体是否圆滑，有无扭曲，有无蚀缺；所在的方位，运转的方向，包括顺时针及逆时针或呈"8"字形运转。运行的速度以泪滴间的距离表示，泪点密集表示运行速度慢，泪点稀疏表示运行速度快。但要注意从 3 个面同时进行观察，一般在上横面展开，多以它为准。分析 QRS 环时通常将环分成初段、中段、末段 3 部分。初段即自 QRS 环起始点至转变方向之前，在开始后的 10～15ms，即初始向量；中段为环体的大部分，又可将其分成离心支与回心支；末段即转回原点以前的部分，也称终末向量。

QRS 环定量分析：主要包括 QRS 环的最大向量，即从 QRS 环的起点"0"与 QRS 环的最远点的联线。最大向量出现的时间约在 40ms；QRS 环的时间，即 QRS 环开始至终止所占有的总时间，按泪滴计算（图 5-18）。

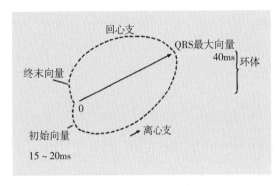

图 5-18　QRS 环示意图

（3）ST 向量：QRS 环不闭合，则自零点至 QRS 环终点 40ms 处为 ST 向量。

（4）T 环：心室复极的空间向量环，即 T 空间向量环。T 环运行的方向、形态、方位及振幅的测量方法与 QRS 环相同。此外还应注意 T 环的长宽比值、T 环最大向量的振幅及它与 QRS 最大向量振幅的比例。

（5）QRS-T 夹角：指最大 QRS 向量之间的夹角度数。通常采用夹角的绝对值，但此数值不得大于 180°。

# 第五节　正常心电向量图

## 一、正常成人的心电向量图

正常成人的心电向量图应包括 P 环、QRS 环、ST 向量及 T 环。

### （一）P 环

心房激动开始于窦房结的部位，然后以扇形向右心房、房间隔和左心房传播而产生 P 环。P 向量环初始向量指向左前，代表右心房激动，以后转向后、下、左，代表左心房激动。

正常 P 向量环很小，呈狭长的椭圆形，需放大后才能进行细致的观察和测量。通常 P 环在前额面最大，其最大向量指向左下，其振幅不超过 0.2mV，均呈逆钟向转动，P 环运行时间不大于 0.10s，若超过此数，则提示左心房扩大。水平面 P 环最小，先向左前逆钟向运行或成"8"字形运行，最大向量一般不超过 0.1mV。

前额面及水平面绝对不应呈顺钟向运行。右侧面的 P 环先向前，后向后，呈顺钟向运行，最大向量指向下或稍偏前或稍偏后，振幅一般不超过 0.18mV。右侧面的 P 环绝对不应呈逆钟向运行。

## （二）QRS 环

QRS 环是心室除极产生的向量环。

1. 方位　QRS 向量环初始向量（30ms 内）大部分由心室间隔由左向右的除极所形成，方向都是向前的，可向上或向下，多数向右。正常成人 75% 位于右前上方；中段（30 ~ 70ms）向量代表左、右心室壁的除极，由于左心室壁心肌比右心室壁心肌厚得多［正常成人 QRS 环中段（最大）］，综合向量常以左心室游离壁形成的向量占优势，位于左下后部；终末段（70 ~ 100ms）向量系心室及室间隔后基底部的晚期除极，位于后稍向左或稍向右、向上或向下，但位于右后方的面积不应大于 QRS 环总面积的 20%。终末部传导延缓不超过 30ms。

2. 转向　QRS 环的转向随着 QRS 环中段（最大）向量的方位而转变。由于正常 QRS 环除极顺序的方向是右、前上→左、下后→后、左或右、上或下，所以在横面均为逆钟向运转，而右侧面为顺钟向运转，唯有前额面变化较大。如前额面 QRS 环最大向量沿着 X 轴或紧靠 X 轴（最大向量 < 45°），则环体呈逆钟向运行；如 QRS 环最大向量沿着或紧靠 Y 轴（最大向量 > 45°），则环体呈顺钟向运转；如 QRS 环最大向量位于 Z 轴、Y 轴之间（45° 左右），则环体常较狭窄，可呈 "8" 字形，其转向呈顺钟向或逆钟向运转。由于正常成人前额面 QRS 环最大向量位于 44° ±13°，故顺转、逆转或呈 "8" 字形等，均属正常范围。

3. 形态　正常 QRS 环体应呈环状，外形光滑，没有扭曲和异常的突然转向。老年人有时在 QRS 环上略有扭曲，此属正常现象。冠心病、心肌梗死、某些心肌病、心肌炎患者常有不同程度的扭曲。如有明显的蚀缺，特别是两个面上均有蚀缺，则应综合临床，注意可能存在着局限性心肌梗死或坏死。

4. 转速和正常时限及振幅　正常 QRS 环的初始部分 20ms 内及终末部分 30ms 内运行缓慢，光点密集，主环体运行较快，光点较稀疏，在转折部可较慢。整个 QRS 环运转时间一般不超过 100ms，个别正常人 QRS 环可达 120ms。通常 QRS 时限增大，随着光点密集出现的部位不同而表现为不同的疾病，如光点在起始部密集为心室预激；在中部密集并该密集部分偏于 X 轴左侧，则为左束支阻滞；如在终末部且密集部分偏于 X 轴的右侧，则为右束支阻滞。如 QRS 环运行时间较短，则无明显意义。

正常成人 QRS 环的振幅不应超过 1.5mV，否则视为心室肥大（图 5-19）。

5. 正常变异

（1）年龄：正常婴幼儿，其心电向量图也在由 "重量性右心室占优势" 逐渐过渡到 "左心室占优势"。青年人，特别是体型瘦长者，由于胸壁较薄，QRS 环最大向量振幅可达到或高于正常局限，而 40 岁以上及老年人，其 QRS 环最大向量振幅有减低的趋势。

（2）性别：女性各项振幅偏低，QRS 环初始向量更多是位于左方而不是右方，最大 QRS 向量及 T 向量更多偏向于后方。

（3）向前向量增大：少数正常人，特别是瘦长青年人，上横面 QRS 环最大向前向量增大，位于前方的面积大于 QRS 环总面积 2/3，最大向量方位大于 30°，或大于 45°，与右心室肥厚、后壁心肌梗死及右中隔支传导阻滞等相似，有学者推测无器质性心脏病时出现向前向量增大，可能是左中隔支比其他分支较长之故。

## （三）ST 向量

正常心室肌的电激动，自心室除极完毕到复极开始，有一短暂的电活动静止期，在心电向量图上，从 QRS 环的终点（J 点）到 T 环的起点，即为 ST 向量，多数成人的 ST 向量电位较小，表现为 QRS 环的起点（0 点）与 P 环的起点（E 点）在同一点上，QRS 环完全闭合，显示不出 ST 向量。但也有少数正常成人（特别是瘦长男性）可出现 ST 向量，表现为 QRS 环不闭合。因 ST 向量正常可达 0.12 ~ 0.16s，在这段时间内都属于 ST 向量，一般选 J 点后的 40ms 或 80ms 的两个点，与 QRS 环的起点（0 点）各连一条垂直线，两点间的距离即为 ST 向量的振幅，其垂直线的方向即为 ST 向量的角度。分析时，应标明 ST40 ms 或 ST80 ms 的环体测量点，正常成人的 ST 向量应位于左、下、前方，振幅 < 0.1mV，超过这个范围，应视为异常。

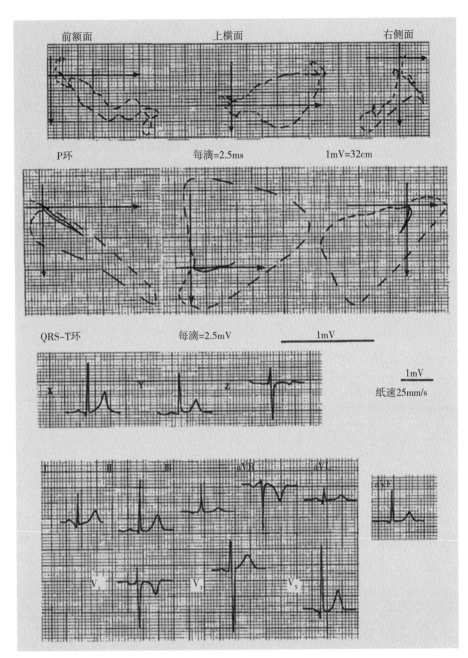

图 5-19　正常心电向量图

P 环：初段位于左、前、下，主环体位于左、后、下。时限正常；QRS 环：初段位于右、前、上，主环体位于左、后、下；终末位于右、后、下。初始，
终末向量光点密集。总时限＜100ms（70ms）；T 环：环体位于左、后、下；P、QRS、T 主环体位于 F 面：左下（Ⅰ象限）；H 面：左后（Ⅳ象限）
RS 面：后下（Ⅱ象限）；VCG 诊断：正常成人 P、QRS、T 环

### （四）T 环

心室肌复极形成 T 向量环，由于心室肌的复极不通过特殊传导组织，而是由心肌通过 ATP 酶及 $K^+$-$Na^+$ 泵的作用自行恢复到极化状态的，所以复极所需时间较长（260～400ms），振幅较低，因而光点密集。在正常情况下 T 环运行方向应与 QRS 环运行方向的最大向量相一致。T 环最大向量的振幅不宜过大，亦不宜过小，通常在 0.35～0.75mV。T 环的形态一般呈光滑椭圆形或菱形，在个别面上可呈线形，但如 3 个面均呈线形，即提示为不正常。另外还有一种 T 环是点状，即 T 环完全没有展开，见于冠心病及心肌炎患者。

## 二、正常小儿的心电向量图

婴儿出生时左、右心室大小接近，甚至右心室大于左心室。出生后肺部扩张，肺循环阻力减低，右心室负荷减轻，同时体循环阻力增大，左心室负荷加重。随着年龄的增长，左心室占优势的现象逐渐明显。这种改变在心电向量上表现为：新生儿起始向量向右前，QRS环呈顺钟向运行（横面），然后向左的向量逐渐增大，致正常儿童心电向量QRS环多偏向右前方，T环指向左后。3～5岁后开始转向左前（图5-20）。

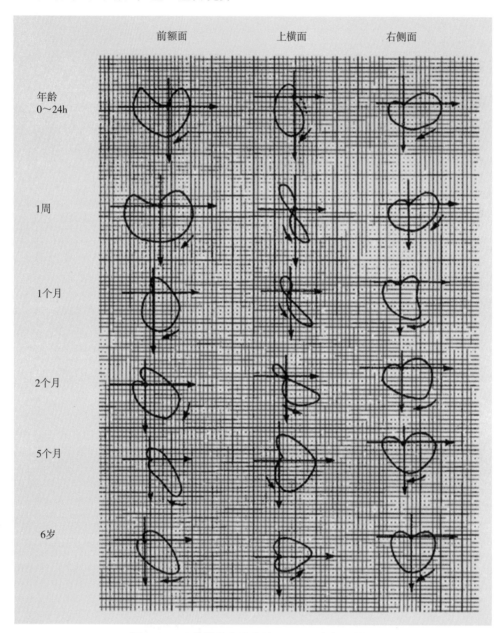

前额面　　　　　上横面　　　　　右侧面

年龄
0～24h

1周

1个月

2个月

5个月

6岁

图 5-20　正常婴儿和儿童的 QRS 环演变示意图

出生24h内，QRS环在右前方，顺钟向运转，表示右心室占优势。但正常婴儿可由半数起始向量指向左前。随着年龄增长，向右前的向量逐渐减小，形成正常的左心室占优势

# 第六节　异常心电向量图的特点、诊断及临床应用

扩展学习：请扫描下方二维码，继续学习异常心电向量的特点、诊断及临床应用。

## 小结

心脏在整个激动过程中产生电动力，具有一定的大小和方向，称为心电向量，简称向量。可用相加、相减或平行四边形的合力计算法求得它的电动力总和，称为向量的综合，即综合向量。心脏在除极与复极过程中，每一瞬间综合向量为瞬间向量。心动周期中某一部分所产生向量的平均方向及大小称为平均向量。

心脏是一个立体器官，它在整个激动过程中的每一瞬间所产生的瞬间平均向量，朝向四面八方，即上下、左右、前后3个方向。这些向量在空间构成的图形轨迹，就是空间心电向量环。空间心电向量环第一次投影形成横面（水平面）、侧面和额面3个平面心电向量图。3个平面相互交叉处为3个相互垂直的轴，左右轴为 X 轴，上下轴为 Y 轴，前后轴为 Z 轴。心电向量基本图形包括 P 环、QRS 环、T 环。

P 环系心房除极过程中瞬间向量形成的轨迹，环体较小。初始向量指向左前，代表右心房激动，以后转向后、下、左，代表左心房激动。正常 P 向量环很小，呈狭长的椭圆形，前额面最大，最大向量指向左下，振幅不超过 0.2mV，运行时间不大于 0.10s，均呈逆钟向运行，绝对不应呈顺钟向运行。

QRS 环是心室除极过程中瞬间向量的轨迹，环体较大，按心室的除极顺序可用四向量来表示。第一向量：0.01s，室间隔除极向量，指向右前方。第二向量：0.02s，综合向量，指向左前下。第三

向量：0.04s，最大向量，指向左下后。第四向量：0.06 s，基底部除极向量，指向左向上，儿童则向右向后及稍向上。

T 环系心室复极瞬间向量的轨迹。正常 T 环和 QRS 环的主要方向一致。

P 环的起点称为 E 点，相当于心电图上 TP 段（心电图基线）的终点。QRS 环的起点称为 O 点，相当于心电图 PR 段电位线的终点。T 环的起点为 J 点。

QRS–T 夹角指最大 QRS 向量之间的夹角度数，不得大于 180°。

心电向量图的分析内容包括方位、形态、运转方向及振幅。

传统观点认为，心电图是心电向量图在各导联轴上的投影。标准导联及加压单极肢导联心电图是额面向量环在标准导联及加压单极肢导联轴上的投影。单极胸导联心电图是横面心向量环在单极导联轴上的投影。食管导联心电图是侧面心电向量环在食管导联轴上的投影。目前认为这个说法欠妥，需要进一步研究。

心电向量形成的原理可参见第四章。

婴儿、儿童右心室占优势，随着年龄的增长，左心室占优势的现象逐渐明显。

附1　本章的学习重点

正确理解心电向量和心电向量图的概念；正确理解立体向量环和3个平面向量环的关系；理解6个标准肢导联心电图与额面向量环的关系，6个胸导联与水平向量环的关系。逐渐从心电向量的观点过渡到多维心电图的观点，为学习第六章多维心电图打下基础。

附2　请扫二维码扩展学习

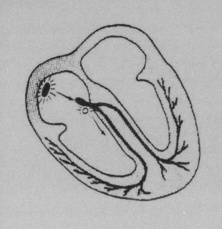

# 第六章

# 多维心电图

# 第一节 概念及分类

## 一、概念

心脏是一个梨形的空腔结构，从整体论的角度看，心脏的电活动是一个复杂的有前后、左右、上下的空间电活动。因此，记录心脏的电活动也应该是一个复杂的空间多维图形。

从 1902 年荷兰生物学家莱顿（Leiden）大学教授 Einthoven（1860—1927）发明心电图并应用于临床，至今已有 122 年。100 多年来，心电图检测技术不断改进、日趋完善，同时对心电图理论的认识也不断加深。2013 年笔者和于小林教授在举办心电向量普及班及提高班的过程中，对多维心电的空间理论有了一些新的认识，提出对多维心电图一些肤浅看法。笔者认为，多维心电图是以常规 12 导联心电图为基础，增加了多个面和空间表达心脏电活动的心电信息，开辟了精准心电学的新理论、新方法、新技术，有非常大的应用和科研前景。根据这个理论体系，将心电图分为一维（线性）心电图、二维（平面）心电图、三维（空间或立体）心电图、四维（时域立体空间）心电图。本章向大家介绍多维心电图的基本认识和应用前景。

## 二、多维心电图的分类

从理论上讲，多维心电图应分为一维线性心电图、二维平面心电图、三维空间（或立体）心电图，如果加上时间轴则为二维（线性）时间/电压心电图、三维（平面）时间/电压心电图、四维（空间）电压/时域心电图。本书按照前者命名，简称为一维心电图（one dimensional electrocardiogram，1DECG）、二维心电图（two dimensional electrocardiogram，2DECG）、三维心电图（three dimensional electrocardiogram，3DECG）。

### （一）一维心电图

一维心电图指在一维空间用线性（直线）方式表达心脏电活动的图形，加上时间轴，即为二维时间/电压曲线图。目前临床上广泛应用的单导联心电图、多导联心电图、同步 12 导联心电图、15 导联心电图、18 导联心电图、食管导联心电图、正交导联心电图都属于一维心电图（二维时间/电压心电图）的范畴。

（二）二维心电图

二维心电图是在两条空间坐标轴所确定的二维平面上点的体现，用平面方式表达心脏电活动的图形。如用两条空间坐标轴描记心脏电活动再结合时间轴即成为三维时间/平面心电图。传统的心电向量图属于二维心电图（三维时间/平面心电图）的一种表达方式，但与二维心电图在理论及应用上有所不同。

（三）三维心电图

三维心电图是以三条空间坐标轴所确定的三维（立体）空间上点的体现，再结合时间轴即形成四维空间时域心电图。

# 第二节　多维心电图的产生原理

## 一、一维心电图的产生原理

心脏在机械性收缩之前，首先产生电激动，产生生物电流，并经组织和体液传导至体表，于身体不同部位产生不同的电位变化，即形成了体表电位差。在身体的任何两点连接电极，即可记录到这两点的电位差，形成一个反映这两点电位差的图形（图6-1）。当电流流动的方向指向正极时描记一个正向波（向上的波），反之即描记一个负向波（向下的波）。由此 Einthoven-Goldberger-Wilson 创立了 Wilson 导联体系，记录出目前常用的常规心电图，即 12 导联心电图。目前又发展到 15 导联及 18 导联心电图等。不管其记录的通道是多少，它都是在一维空间对心脏电活动的描述，属于一维（线性）心电图（或二维时间/电压心电图）的范畴。同时按照心房、心室除极、复极的先后顺序描记出 P 波、QRS 波、T 波及 PR 间期、QT 间期等，所以属于一维心电图（二维时间/电压心电图）范畴（图6-2）。

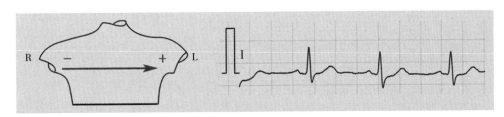

图 6-1　一维（二维时间/电压）心电图的产生原理：心电图描记体表两点之间的电位差

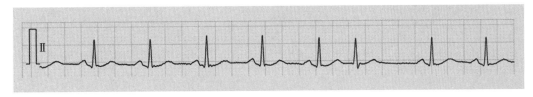

图 6-2　二维时间/电压心电图

按照心脏除极、复极先后顺序描记出 P 波、QRS 波、T 波及 PR 间期、QT 间期等

## 二、二维心电图的产生原理

二维心电图（或三维时间/平面心电图）及传统心电向量图是基于正交导联 X、Y、Z 轴心电图（详见第七章）。X、Y 轴心电图形成额面心电图，X、Z 轴心电图形成横面心电图，Z、Y 轴心电图形成侧面心电图。其形成原理如下。

以两个导联（X、Y）的心电信息形成坐标（图6-3），X 轴心电图信息为横坐标，Y 轴心电图信息为纵坐标作图，即形成额面平面心电图。平面心电图除反映两个通道自身心电信息变化外，同时还反映与两个通道心电信号的相互关系。同理，以 X 轴心电图信息为横坐标，Z 轴心电图信息为纵坐标作图，即形成横面平面心电图。以 Z 轴心电图信息为横坐标，Y 轴心电图信息为纵坐标作图，即形成侧面平面心电图。

平面心电图不仅反映某个导联的心电信息，还反映了两个导联之间的相互关系，为临床疾病的诊断增加了心电信息。

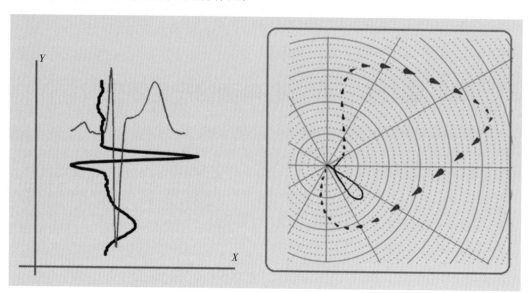

图 6-3　二维心电图的形成原理

### 三、三维心电图的产生原理

三维心电图是以 3 个通道（X、Y、Z）心电信息，形成立体坐标，即形成空间 / 立体心电图。再加上时间坐标，即为四维 / 立体空间 / 时域电压影像图。

# 第三节　多维心电图的图形学

## 一、一维心电图的图形

1DECG 表达的内容包括：①体表两点之间的电位差；②心脏激动、传导的时序关系；③生物电流流动的方向。从这个意义上讲，临床常用的常规心电图属于一维空间记录的心电图，实际上是一种心脏搏动时电变化的时间 - 电压二维曲线图，即心脏电活动时序电压变化的曲线图（图 6-4 ～图 6-6）。

1DECG 的优越性是在电压和时间域上的表达，只要通过一个导联轴线就可以观察到是否经传导束传导的时序关系，突出的是心脏激动时的电压、波形、频率和节律；对 P 波、Ta 波、QRS 波群、T 波、U 波、PR 段和 ST 段等波段的认知，有其独特的优势，应用 120 多年来对心血管疾病的诊断起到了其他检查所不可替代的作用（图 6-7）。

1DECG 的观测指标主要体现在 3 个方面：时间、振幅、波形形态。由于各个导联轴线曾被认为是从几个角度对平面心电向量环体的再次"切割"，所以反映出的是各个导联轴线（直线）投影的波形。"切割"整个环体时，角度是有限的，相对应正、负极两点间的时间、振幅（电位差值）是十分简单的波形变化，丢失了大量心电信息，与真实的心电信息差距较大。按照容积导电理论：身体两点之间线性轴的电压差（或电势差）仅仅反映心脏电活动信息传导到体表的电信息，

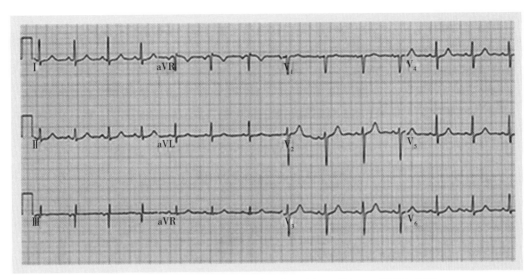

图 6-4　1DECG（二维时间 / 电压）心电图：常规 12 导联心电图

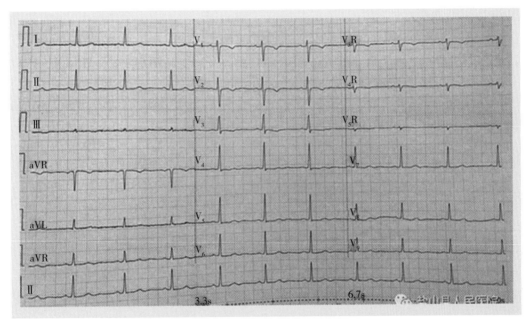

图 6-5　1DECG（二维时间 / 电压）心电图：18 导联心电图

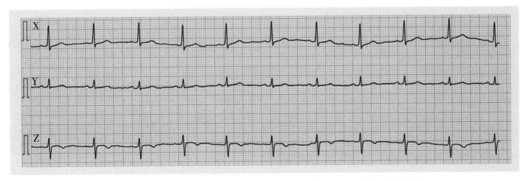

图 6-6　1DECG（二维时间 / 电压）心电图：正交导联心电图

但不能准确地表达心脏电活动的真实信息。另外，1DECG 从各导联轴上制订出来的检测指标、标准多达上百种，其中不少是重复性指标，十分烦琐；况且心房、心室肌除极和复极时，唯一真正准确的时间和振幅是多少，1DECG 是无法表达的；如果想从各导联中去解析各波形的形态变化的机制就更困难了，因为这个问题不是一维直线表达方式所能解决得了的。加上各种因素的影响，如性别的差别，年龄的不同，种族的差异，神经、体液、内分泌激素的影响，环境及理化因素的干扰，电极位置安放等人为因素，病理状态的差异及生理性干扰等，使每个个体的心电变化千差万别。这些心电变化全部被一条再简单不过的"直线"（导联轴线）所包容，可想而知，若想从一维线性的平台中说清楚上述所有问题是根本不可能的。

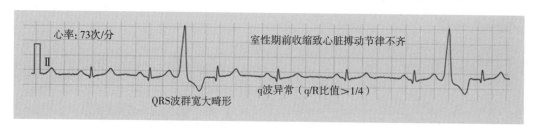

图 6-7　1DECG 的观察指标突出的是心跳的频率、节律、电压和波形

不过，1DECG（常规心电图）应用百余年来，在心律失常、心肌梗死等诊断中积累了丰富的经验，仍然是其他检查不可替代的检查方法（图 6-8，图 6-9）。这些优势在心电图学的著作及文献中有大量的论述，在这里不再赘述。

这里还要提及的是，不少学者将正交导联心电图（图 6-6）称为立体心电图，国外也将这种形式称为心电向量图，多用于 Holter 心电监护［心电向量图监护（vectrocardiographic monitoring）］中，但基于作图方式，在未进行二维作图前，依然属于一维心电图的范畴。

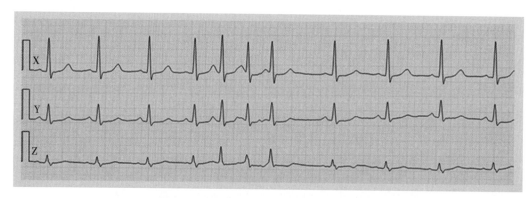

图 6-8　1DECG 在心律失常诊断中的优势

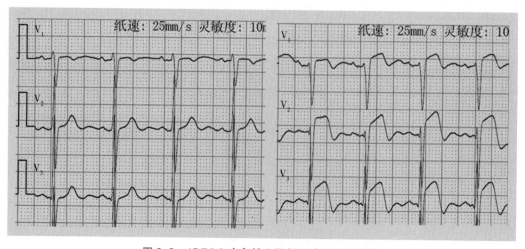

图 6-9　1DECG 在急性心肌梗死诊断中的优势

## 二、二维心电图的图形

前已述及，2DECG 是在立体空间的两条空间坐标轴所确定的二维平面上点的体现，是用平面方式表达心脏电活动的图形（图 6-3）。如果两条空间坐标轴结合时间轴即成为时间 / 平面三维心电图。在正交导联体系中，3 个相互垂直的心电图的信息之和等于三维心电图的总信息，这恰恰符合了数学、几何学的普遍公理：①全量大于其部分；②全量等于其各部分之和。这些内容客观上反映了三维心电图理论阐述的精确性和准确性。传统的心电向量图仅仅是 2DECG 的一种表达方式，与 2DECG 有很大的区别（图 6-10）。

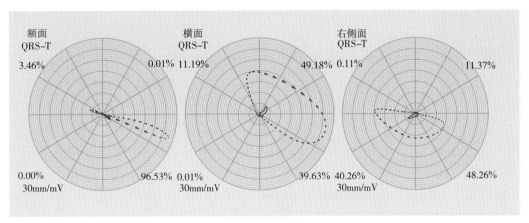

图 6-10　2DECG 的一种表现形式——心电向量图

2DECG 其表现之一即为平面心电向量图（图 6-11）。从学术观点上讲，心电向量的观点与 2DECG 的观点有质的不同。心电向量的观点认为，VCG 是心脏电活动所产生的空间综合向量轨迹一次投影所形成的图形。而心电图是它的二次投影。如果仅仅是投影关系，可以推论，向量图上所包含的信息，心电图上都有，在心电图已经广泛普及的前提下，心电向量图的临床使用价值有限，这可能正是心电向量图不被临床医师认可、临床上难以普及的重要原因。而 2DECG 的观点是：将两个不同导联方向的心电图放在 X-Y 平面上，除反映它们本身的心电图特征外，更重要的是反映两者之间的相互关系，如同将两个未知内在关联的变量进行相关分析一样。2DECG 所提供的这类信息，1DECG 是不具备的，具有重要的临床实用价值。例如，同样的心电图胸前导联 r 波递增不良现象，2DECG 上就有间隔向量优势和梗死向量两种截然不同临床意义的表现形式（图 6-11），同样是心电图下壁导联组"异常 Q 波"，2DECG 可表现为梗死向量或预激向量不同临床背景的图形（图 6-12），借此为鉴别诊断提供重要依据。因此，要使 2DECG 在临床发挥更大的辅助作用，建立科学的多维心电图的观点是非常重要的。

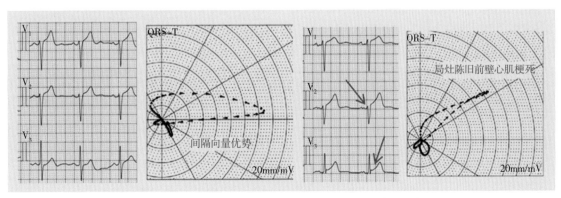

图 6-11　心电图胸导联 r 波递增不良与 3DECG 的不同意义

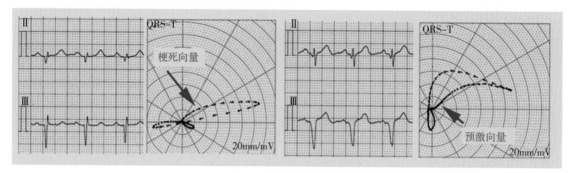

图 6-12　梗死向量与预激向量

　　从理论上讲，2DECG 较 1DECG 在表达各种波段（P 波、QRS 波群、T 波、U 波、Ta 波、ST 段等）上有较大的优势，是对心脏电活动的平面观察，对心脏电活动的记录比 1DECG 表达得全面、客观、细致。可以说，凡 1DECG 波形出现的细微变化，均可在 2DECG 中得到清晰的展现和较圆满的解释，使复杂、难以鉴别和诊断的心电图波形变得简单明确、一目了然（图 6-13）。

　　但是，2DECG 的不足也非常明显，表现为 3 个平面环体中各自的定性、定量指标虽较 1DECG 少，但也不少于几十种，并且重复，也存在着视角盲区，泪点重叠，左、右侧面之争等问题，仍然不能客观、全面、直观地观察心电的变化。

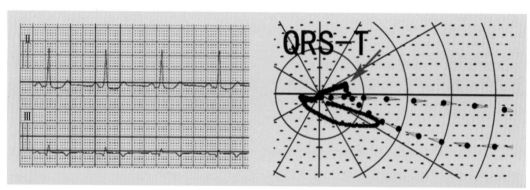

图 6-13　二维心电图（三维时间/平面心电图）的优势

## 三、三维心电图的图形

　　三维心电图（3DECG）：将 3 个通道的心电信息置入不同方向的 3 个坐标轴体系内，进行作图便形成三维心电图。3DECG 心电图的特点（图 6-14）是：①只记录一个心搏的电信号；②只有一套立体空间图形（P-QRS-T）；③只有一套参数（时域 - 振幅 - 方位及其关系）。3DECG 是用空间图形或参量反映心脏生理电活动的特点，揭示 3 个通道心电信息之间的相互关系。时域指标可实现精确测量，从而使振幅指标统一整合，其三维图形可随意拨动，消除自身图形成分的遮挡、解决了向量投影误差和视觉误差。3DECG 可提供 X-Y-Z 轴心电信息变量的相互关系，建立和完善了整体性心电参数和测算指标，实现体表心电图时域指标的精确测算等。

　　3DECG 的优势如下（图 6-15）。

　　1. 定性、定量指标少而准确：从三维空间去观察定性指标，测量各波形的定量指标，如空间 P 波（环）的时间、振幅、角度、转向、方位、夹角、比值、体积等，这些指标只有 1 个，少而准确。

　　2. 三维视图全面而且完整：3DECG 影像心电图可以全角度、全方位旋转地观察空间心电变化，消除了盲区和因视角而重叠的部分，纠正了一维、二维因视角重叠造成的假象。

　　3. 可以整合一维空间、二维空间和三维空间的优势，达到多维互补的效果。进而从以往大量的定性、定量指标逐步过渡到立体空间指标上来，明显提高了心电学诊断的准确性、敏感性和　　特异性。

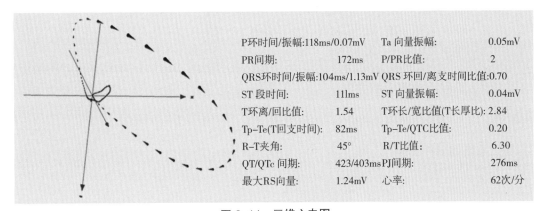

| | | | |
|---|---|---|---|
| P环时间/振幅:118ms/0.07mV | | Ta向量振幅: | 0.05mV |
| PR间期 | 172ms | P/PR比值: | 2 |
| QRS环时间/振幅:104ms/1.13mV | | QRS环回/离支时间比值:0.70 | |
| ST段时间: | 11lms | ST向量振幅: | 0.04mV |
| T环离/回比值: | 1.54 | T环长/宽比值(T长厚比): 2.84 | |
| Tp-Te(T回支时间): | 82ms | Tp-Te/QTC比值: | 0.20 |
| R-T夹角: | 45° | R/T比值: | 6.30 |
| QT/QTc间期: | 423/403ms | PJ间期: | 276ms |
| 最大RS向量: | 1.24mV | 心率: | 62次/分 |

图 6-14　三维心电图

图左边为三维心电图图形，图右边为常用 3DECG 数据

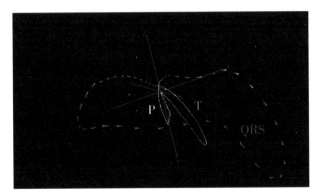

图 6-15　三维心电图的优势

## 四、四维心电图的图形

　　三维心电图加上时间坐标，即形成四维心电图（4DECG）（图 6-16）。四维心电图连续记录三维空间图形，可对临床提供多而准确的心电信息和数据。

　　多维心电图的导联连接方式可通过 Frank 导联体系、Kors 关系矩阵在 Wilson 导联体表心电图测算、双极 *XYZ* 正交导联而获得。根据习惯以 Wilson 导联体系获得多维心电图是最简捷、实用的方法。

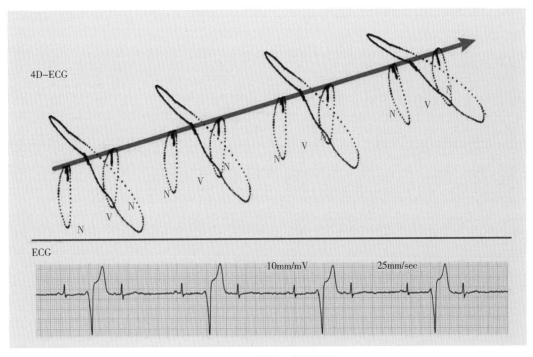

图 6-16　四维心电图图形

# 第四节　多维心电图的分析方法及报告出具

## 一、多维心电图的分析方法

### （一）常规 12 导联心电图分析方法

参见第九章。

### （二）正交心电图分析方法

1. 正交心电图优势　用 Frank 导联体系（或其他相关导联体系）导出的心电图称为正交心电图（orthogonal electrocardiogram），又称 XYZ 轴

心电图。正交心电图与常规体表心电图一样，可以进行长条描记，记录和分析各种心律失常（图6-17）。正交心电图可以做成监护导联，进行超长时间的心电监护。有学者将这一技术称为心电向量图监护技术。与普通监护心电图不同，正交心电图监护在形态学分析方面功能更强大，不仅可以像心电图那样做连续描记，还可以进行基于 X-Y 平面连续描记技术的时间心电向量图描记（图6-18）。正交心电图可以进行超长时间的 ST 段监

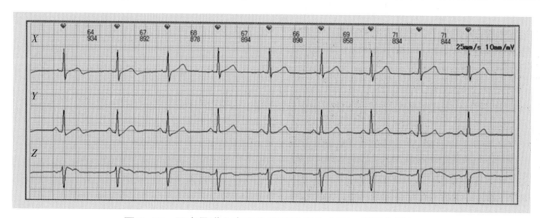

图 6-17　正交导联心电图像普通体表心电图一样长条描记

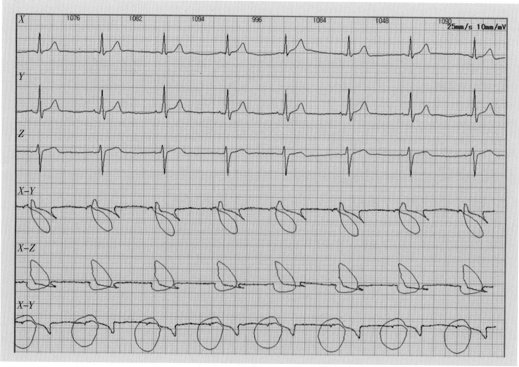

图 6-18　正交心电图和时间心电向量图同步描记

护和心律失常监护。对波形一致的心律失常，可进行向量图的单波分析。可以测算心电向量图上不易测算的指标，如 QRS 环初始上向力，即为 $Y$ 导联初始 q 波振幅，初始上行运行时间即为 q 波的时间等。

2. 正常正交心电图常用标准

（1）P 波及 PR 间期：在 $X$ 和 $Y$ 导联直立，$Z$ 导联正负双向，时间＜ 110ms，振幅不大于 0.25mV。PR 间期 0.12 ～ 0.20s。与体表心电图相同。

（2）QRS 波群：① $X$ 导联 R 波多主波向上，振幅＜ 1.6mV，时间＜ 110ms。q 波振幅＜ 0.16mV，q 波时间＜ 22ms，q/R 比值＜ 0.1。前面说过，$X$ 导联 QRS 初始指标的直接读取可以取代在向量环上复杂的测算，因为两者计算结果都是一样的：$X$ 导联 q 波时间即为横面 QRS 环初始右向运行时间，q 波振幅即为右向力，q/R 比值即为右向指数。② $Y$ 导联 R 波主波多向上，振幅女性＜ 1.9mV，男性＜ 2.1mV，时间＜ 110ms。q 波振幅，即 QRS 环初段上向力＜ 0.30mV，q 波时间即为 QRS 环初段上行时间＜ 25ms，q/R 比值即 QRS 环初段上行指数＜ 0.15。③ $Z$ 导联 R 波主波多向下呈 rS 型，少数可呈 RS 型或 Rs 型，如无其他病理性临床背景是为前向电力增大。$Z$ 导联不允许 QRS 波群初始有 q 波或呈 QS 型。r 波振幅即 QRS 环初始前向力＜ 0.6mV，r 波时间即 QRS 环前向运行时间＜ 60ms，r/（r+S）比值即 QRS 环初段前向指数应＜ 1。S 波振幅在女性＜ 1.4mV，在男性＜ 1.7mV，时间＜ 110ms。④ ST 段，正常的正交导联心电图 ST 段不移位或呈下述移位：$X$ 导联无移位。$Y$ 导联可略上移，幅度＜ 0.05mV，$Z$ 导联可上移，幅度不大于 0.3mV。⑤ T 波，正常的正交导联心电图 T 波在 $X$、$Y$ 导联直立，在 $Z$ 导联可直立、低平、双向或倒置。直立或倒置幅度不宜过深。⑥ QT 间期及经心率校正的 QTc 间期：与体表心电图大致相同。QT 间期在 0.28 ～ 0.44s。QTC 间期男性＜ 0.44s，女性＜ 0.45s。

3. 正交心电图测量及分析方法　同常规 12 导联心电图分析方法，见第九章。

### （三）2DECG 及 VCG 的分析方法

见第五章第四节。

### （四）3DECG 的分析方法

3DECG 由计算机系统自动测量。目前临床常用指标有心率、空间 P 环时间、空间 P 环最大振幅（电压）、Ta 向量振幅（电压）、空间 QRS 时间、空间 QRS 最大振幅（电压）、QRS 环离心支与回心支比值、空间 Vi/Vt 比值、ST 向量时间、ST 向量振幅、空间 T 环时间、空间 T 环振幅、空间 T 环离心支与回心支比例、空间 T 环长宽厚值、空间 T 环长宽厚比值、空间 QRS-T 夹角、空间 QRS-T 比值、空间 Tp-Te、QRS 环空间起始 20ms 向量与终末 20ms 向量之比、空间 R 峰时间。3DECG 正常值如下。

1. 心率：60 ～ 100 次 / 分（55 ～ 75 次 / 分清醒仰卧位）。

2. 空间 P 环时间：120ms。

3. 空间 P 环最大振幅（电压）：＜ 0.23mV。

4. Ta 向量振幅（电压）：≤ 0.08mV。

5. 空间 QRS 时间：76 ～ 120ms，≤ 75ms "麻杆 R 波"。

6. 空间 QRS 最大振幅（电压）：男性 2.1mV，女性 1.9mV。

7. QRS 环离心支与回心支比值：（时间）0.8 ～ 1.0。

8. 空间 Vi/Vt 比值：≥ 1（40ms，振幅）。

9. 空间 ST 向量时间：≤ 160ms。

10. 空间 ST 向量振幅：≤ 0.2mV（前向），≤ 0.1mV（左向和下方），≤ 0.5mV（右向和上方）。

11. 空间 T 环离心支回心支比例：≥ 1.2 ～ 1.5。

12. 空间 T 环长宽厚值、结合临床判断。

13. 空间 T 环长宽厚比值：＞ 2.5 ～充分扩展。

14. 空间 QRS-T 夹角：≤ 60°。

15. 空间 QRS-T 比值：（振幅）男性≥ 4，女性≥ 5。

16. 空间 Tp-Te：80 ～ 120ms。

17. 空间 Tp-Te/QTc：± 0.29。

18. 空间 R 峰时间：≤ 50ms。

## 二、多维心电图报告的出具

目前，对多维心电图报告的出具还没有形成共识，仍需按照常规心电图、正交心电图、心电

向量图、立体心电图的报告出具。待形成共识后，

根据共识出具报告。

# 第五节 多维心电图的临床应用

多维心电图是集一维、二维、三维和四维心电图于一体的多维心电诊断系统，可充分发挥一维、二维、三维和四维心电图各自的优势，为临床提供更多真实的心电信息，进而提高临床诊断的精准性。

根据上述多维心电图的理论，多维心电图机可同时记录一维、二维、三维和四维心电图，为临床心电学的发展做出了巨大贡献。多维心电图的问世，可让心电图学不再是天书，变得易学易懂，一目了然，也将颠覆现有的诊断模式。其临床应用的主要亮点如下。

1. 为心房异常的诊断提供了新的技术手段。
2. 使左心室异常的诊断变得非常简单。
3. 使宽 QRS 波群心动过速的诊断变得一目了然。
4. 为不典型心肌梗死的诊断提供了新技术。
5. 准确地诊断左前分支阻滞。
6. 准确地排除假性不完全右束支传导阻滞。
7. 用于室内阻滞安装 CRT 的疗效评估。
8. 是房性异位心律鉴别诊断较为理想的方法。
9. 真假碎裂 QRS 波的鉴别。
10. 避免视觉误差造成假预激向量；发现程度非常轻微的心室预激；鉴别非心室预激的假 δ 波。
11. 鉴别非梗死性异常 Q 波。
12. 诊断心室预激合并心肌梗死。
13. 诊断束支阻滞合并心肌梗死。
14. 诊断左心室肥大合并心肌梗死。
15. 减少心电图时域值测算误差；如规避仪器测算误差，特别是小波、减少人工测算误差、减少常规心电图的投影误差等。放大的 3DECG 解除视觉误差。
16. 提示高血压心脏病早期改变的诊断。
17. 完善 T 波峰末时间测算的方法学问题，提供了精确的 Tp–Te/QTc。
18. 提供了空间 R–T 夹角和比值。
19. 心电图 T 波异常的鉴别。

20. 解决了高位界嵴与左心房右上肺静脉起源鉴别诊断问题。
21. 假性 $P_{V_1}$ 直立的同位对比。
22. 真性 CLBBB 指标更有价值。
23. 空间 Vi/Vt 的测算。
24. 早复极 /Brugada 波/J 波的危险分层等。

多维心电图理论的形成必将引起心电领域的一场革命。它将更新心电图和心电向量图的基本理论，也将会带来心电图的春天！但多维心电图理论的形成和临床应用刚刚起步，需要有一个逐步完善的过程，我衷心希望各位专家，尤其是青年专家加入到多维心电图研究队伍中来，为多维心电图理论的完善和临床应用的推广做出贡献。

## 小结

多维心电图即以常规 12 导联心电图为基础，增加了多个面和空间表达心脏电活动的心电信息，开辟了精准心电图学的新理论、新方法、新技术。有非常大的临床应用和科研前景。根据这个理论体系，将心电图分为一维（线性）心电图、二维（平面）心电图、三维（空间）心电图。

一维心电图是指在一维空间用线性（直线）方式表达心脏电活动的图形，如加上时间轴，即为二维时间 / 电压曲线图。目前临床广泛应用的单导联心电图、多导联心电图、同步 12 导联心电图、15 导联心电图、18 导联心电图、食管导联心电图、正交导联心电图都属于一维（线性）心电图的范畴。一维心电图的产生原理是在身体的任意两点连接电极，用心电图机描记出体表两点之间的电位差，按照心脏电活动的顺序记录出的图形。

二维心电图是在两条空间坐标轴所确定的二维平面上点的体现，用平面方式表达心脏电活动的图形。传统的心电向量图属于二维心电图一种表达方式。二维心电图产生的原理是以 X、Y、Z 中任意两个导联的心电信息按照时间点的体现，

即形成若干平面心电图。平面心电图不仅反映某个导联的心电信息，还反映了两个导联之间的相互关系，为临床疾病的诊断增加了心电信息。

三维心电图是以 X、Y、Z 3 条空间坐标轴所确定的三维立体空间上点的体现，再结合时间轴即形成四维时域空间（立体）心电图。

一维心电图的图形表达的内容包括：①体表两点之间的电位差；②心脏激动、传导的时序关系；③生物电流流动的方向。体现在 3 个方面，即时间、振幅、波形形态。以 P 波、Ta 波、QRS 波群、T 波、U 波、PR 段和 ST 段等波段来表达。

二维心电图的图形表达平面心脏电活动，以 P 环、QRS 环、T 环、Ta 向量、ST 向量来表达。

三维心电图是心脏四维时域空间（或立体）影像图形，是用空间图形或参量反映心脏电生理电活动的特点，揭示了 3 个通道心电信息之间的相互关系。特点是：①只记录一个心搏的电信号；②只有一套立体空间图形（P-QRS-T）；③只有一套参数（时域 - 振幅 - 方位及其关系）。其优势是定性、定量指标少而准确，视图完整，可以整合一维空间、二维空间和三维空间的优势，达到多维互补的效果；可明显提高心电学诊断的准确性、敏感性和特异性。

目前一维、二维心电图的分析可按常规 12 导联心电图、正交心电图、心电向量的分析方法进行分析。三维心电图为自动分析，需要掌握有关指标的正常值，综合判断。目前对多维心电图报告的出具还没有形成共识。仍需按照常规心电图、正交心电图、心电向量图、立体心电图的报告出具。待形成共识后，根据共识出具报告。

附 1　本章的学习重点
1. 掌握多维心电图的概念及分类。
2. 理解多维心电图的形成原理。
3. 掌握多维心电图的图形及分析方法。
4. 了解多维心电图的临床应用。

附 2　请扫二维码扩展学习

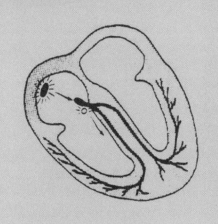

# 第七章

# 心电图导联

人体是一个可以导电的导体，将两个电极置于人体表面任意两点，用导线将心电图机中的正、负两极相连，就可将这两点间的电位差导入心电图机，从而描记出一系列心电波，这种连接方法和装置称为心电图的导联（lead）。每个导联实际上反映的是正、负两个电极之间的电位差，又称电势差。

心电图检查就像我们用摄像机拍摄球赛一样，需要多个角度拍摄才能使比赛画面拍得完整。仅仅拍一个角度肯定不全面。心电图的描记也是这样，要全面获得心脏电活动的整个过程，就需要采用多个导联同步描记心电图的技术。图7-1显示的是从各个胸壁导联上记录的各种心电图形态，明显看出记录导联的不同，心电图的波形也不一样。

## 第一节　心电图导联的分类

（一）按导联与心脏的关系分类

分为：①直接导联（direct lead）；②间接导联（indirect lead）；③半间接导联。

（二）按连接方式分类

分为：①双极导联；②单极导联。

（三）按距离心脏的远近分类

分为：①近场导联；②远场导联。

（四）按发明者分类

分为：① Einthoven 创导的标准导联；② Frank 校正导联体系；③ Wilson 导联体系等。

## 第二节　标准 12 导联体系

目前最常用的是标准 12 导联体系（Wilson 导联体系），有 3 个标准导联、3 个加压单极肢体导联和 9～13 个胸前导联，此外，还有食管导联（esophageal lead）等（图 7-1）。

图 7-2 显示了 12 导联记录的心电图。这些导联可分成两组：① 6 个肢体导联（左边两行）；② 6 个胸壁（心前）导联（右边两行）。

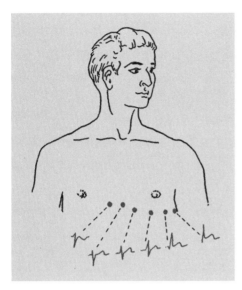

图 7-1 6 个胸壁导联显示了心脏的电活动

6 个肢体导联心电图是用安放在四肢的电极所记录的电压差，包括 I 、II 、III 、aVR、aVL 和 aVF 导联。将肢体导联分为两组：3 个标准双极肢体导联（ I 、II 、III ）和 3 个单极加压肢体导联（ aVR、aVL 和 aVF ）。

6 个胸壁导联的心电图是用安放在胸壁不同位置的电极所记录的电压差，包括 $V_1$、$V_2$、$V_3$、$V_4$、$V_5$ 和 $V_6$ 导联。

可以将 12 个导联心电图看成是 12 个电视频道，不同的电视频道所播放的节目不一样。但是它们所记录的实体内容都是同一个东西，即某个体心脏的电活动信息。不同的是，各个导联所记录的角度不同，心电图波形也不同。

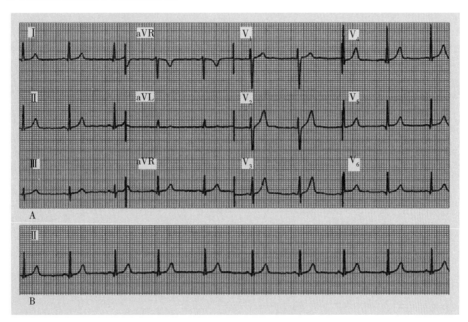

图 7-2 导联不同，心电图形态不同

A. 标准 12 导联心电图；B. 长条描记的 II 导联心电图。能看出心率约是多少吗？（答案：50～60 次 / 分）

## 一、标准肢体导联

标准肢体导联是将电极放在受检者的上肢和下肢，通过导联线与心电图机相连。右下肢的电极在功能上起到接地的作用，主要作用是排除不必要的噪声电干扰。如图 7-3 所示，上肢的电极置于腕部，下肢的电极置于踝部。

心脏产生的电变化通过躯干传导到四肢，所以在右腕部电极测到的电压来源于右肩。左腕部电极测到的电压来源于左肩，下肢电极记录的电变化是经左股部或靠近腹股沟部位心电传导而来的。在临床实践中，为了方便操作，统一将电极安放在腕部和踝部。

特殊情况下，如给一个截肢或石膏固定的患者做心电图，应根据具体情况将电极安放在肩或大腿下或附近的部位。

标准肢体导联属于双极导联（bipolar lead），记录的是两个电极的电压差，如下所示。

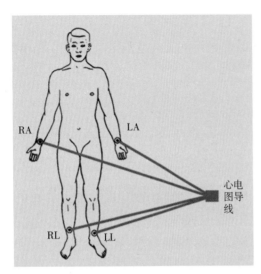

**图 7-3　通常用一次性粘贴电极收集体表心电图**
右下肢的电极是地线，作用是排除交流电干扰。LA. 左上肢；RA. 右
上肢；LL. 左下肢；RL. 右下肢

　　Ⅰ导联记录的是左上肢（LA）与右上肢（RA）
的电压差：Ⅰ =LA–RA

　　Ⅱ导联记录的是左下肢（LL）与右上肢（RA）
的电压差：Ⅱ = LL– RA

　　Ⅲ导联记录的是左下肢（LL）与左上肢的（LA）
电压差：Ⅲ = LL– LA

　　Ⅰ、Ⅱ和Ⅲ导联可以用一个三角形来图
示。是以发明心电图机的荷兰著名生理学家的
名字 Einthoven 来命名的，即 Einthoven 三角。
Einthoven 三角（图 7-4）显示的是 3 个标准肢体
导联（Ⅰ、Ⅱ和Ⅲ导联）之间的空间关系。如图 7-4
所示，Ⅰ导联为水平方向，左侧电极（LA）为正
极，右侧电极（RA）为负极，所以Ⅰ导联 =LA–
RA。Ⅱ导联由右上方指向左斜下方，下面电极
（LL）为正极，右上电极（RA）为负极，故Ⅱ导
联 =LL–RA。Ⅲ导联也是这样，不过是由左上方
指向右斜下方，下面电极（LL）为正极，左上电
极（LA）为负极，故Ⅲ导联 =LL–LA。

　　各导联之间的关系用一个最简单的方程式就
可以充分表达出来，使图示的效果简单明了。

　　关系公式：Ⅰ导联 + Ⅲ导联 = Ⅱ导联。换言之，
Ⅰ导联记录的电压加上Ⅲ导联记录的电压等于Ⅱ
导联记录的电压。这个关系式可通过图 7-2 来验
证：Ⅰ导联的 R 波电压（+9mV）加上Ⅲ导联的 R
波电压（+4mV）等于Ⅱ导联的 R 波电压（+13mV）。
同样，P 波和 T 波的电压也可代入这个关系式计算。

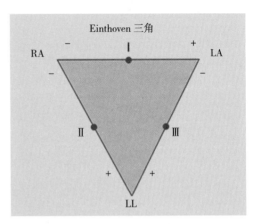

**图 7-4　Ⅰ、Ⅱ、Ⅲ导联的空间方位**
Ⅰ导联记录左、右上肢之间心电信号的电位差；Ⅱ导联记录右上肢与
左下肢之间心电信号的电位差；Ⅲ导联记录左上肢与左下肢之间心电
信号的电位差

　　当浏览一份心电图时，首先应迅速地看一下
Ⅰ、Ⅱ和Ⅲ导联，如果Ⅱ导联的 R 波不是Ⅰ导联
和Ⅲ导联 R 波之和，那么就提示记录错误或导联
位置接错了。

　　如图 7-5 所示，将组成 Einthoven 三角的 3 个
导联Ⅰ、Ⅱ、Ⅲ导联的中心画一条垂直线，3 条垂
线在三角的中心相交，以此为中心点将 3 个肢体
导联重画一下，Ⅰ导联落下，Ⅱ导联右移，Ⅲ导
联左移，组合成如图 7-5B 的三轴系统。这个图对
3 个双极导联的表示与理解非常有用，在第八章将
详细阐述如何根据三轴系统测量额面平均心电轴。

## 二、加压单极肢体导联：aVR、aVL 和 aVF 导联

　　单极肢体导联（unipolar limb lead）的实际含
义是：用这种导联体系所记录的电变化，是探查
电极所记录的电压与零电位之间的电压差，而不
像双极肢体导联那样，记录的是两个肢体之间的
电压差。单极肢体导联零电位点的获得是将 3 个
肢体导联电极在心电图仪内通过一个基于电阻分
压电路的导联网络分配系统，把 3 个肢体导联连
接成一个中心电端，使 RA、LA 和 LL 电压的代
数和等于零，因此中心电端的电位可以认为是零
电位。从零电位分别连接右上肢、左上肢、左下
肢，分别代表右上肢、左上肢、左下肢与中心电
端的电压差。因为中心电端的电位可以认为是零

电位,故 aVR、aVL 和 aVF 导联可以认为是单极导联(unipolar lead)(图 7-6)。因为在心电图机内通过电路连接的肢体导联是 2 个(而不是 3 个),连接端导联电极上所实测的心电信号比原始增加了 50%。故为单极加压肢体导联(augmented unipolar limb leads)。

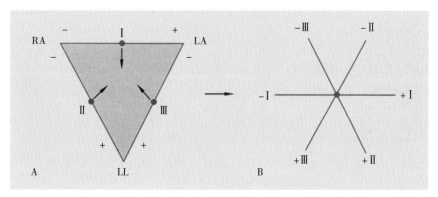

图 7-5 A. Einthoven 三角,B. Ⅰ、Ⅱ、Ⅲ 3 个导联轴的中点矫正到共同中心点所形成的三轴导联系统

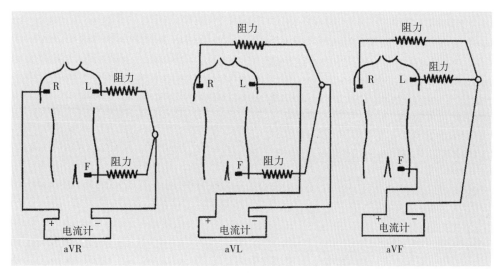

图 7-6 加压单极肢导联连接方式示意图

图 7-7 是按照 Einthoven 三角图表示 3 个标准肢体导联的空间方向和 3 个加压肢体导联的空间方向。请注意,一个"单极"导联用一个有正极轴线和负极轴线来表示。因为该图有 3 个轴,故又称为三轴系统坐标图。

很容易推算,aVR 导联的正极接右臂,向上指向受检者的右上肢,aVL 导联的正极接左臂,向上指向受检者的左上肢,aVF 导联的正极接左脚踝,向下指向受检者的左下肢。

另外,像 Einthoven 公式中 Ⅰ、Ⅱ 和 Ⅲ 导联的关系那样,aVR、aVL 和 aVF 导联也有如下关系:

$$aVR+aVL+aVF=0$$

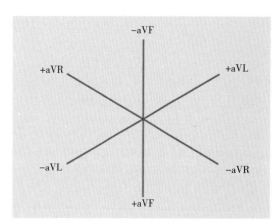

图 7-7 加压(单极)肢体导联的三轴系统,图中显示了 aVR、aVL 和 aVF 3 个导联之间的空间位置关系。每个导联轴有正和负两个电极。所谓的单极是指在某个部位所记录到心电信号电压的大小是相对于零电位而言,而不是与另一个肢体部位电极之间的电压差

换句话讲，这三个加压肢体导联的各波电压代数和为零，P 波的电压和为零，QRS 波群和 T 波的电压和也是零。

在阅读一份心电图前，养成一个好的习惯：首先看一下 aVR、aVL 和 aVF 3 个加压肢体导联的波幅和。如果波幅和不等于零，则可能是导联记录错误或电极板放置的位置不正确。

## 三、六轴系统导联坐标图

从图 7-4 可以看到，Einthoven 显示出 3 个标准肢体导联（Ⅰ、Ⅱ和Ⅲ导联）之间的关系。同样在图 7-8 中，三轴系统也显示了 3 个加压单极肢体导联（aVR、aVL 和 aVF）之间的关系。为了方便，将这两个图合二为一，把 6 个肢体导联的中点处相交于同一点，这就形成了图 7-8 所示的六轴系统导联坐标图，它显示的是 6 个肢体导联（Ⅰ、Ⅱ、Ⅲ、aVR、aVL 和 aVF）的空间关系。

这样，6 个肢体导联是从垂直面（额面）观察心脏。可以想象在患者身体的额面上有一个巨大的环（图 7-9），这个环标记着角度。肢体导联观察从上到下和从左到右的电动力（除极和复极）通过这个环。

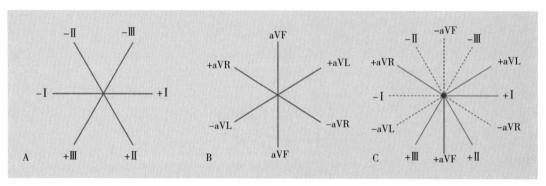

图 7-8　六轴系统导联坐标图

A. 双极肢体导联的三轴（Ⅰ、Ⅱ、Ⅲ）系统；B. 加压肢体导联的三轴（aVR、aVL、aVF）系统；C. 将两个三轴肢体导联系统合并为 Him 六轴肢体导联系统，该图显示了 6 个肢体导联所指的方位及其相互关系。各肢体导联的负端用虚线表示

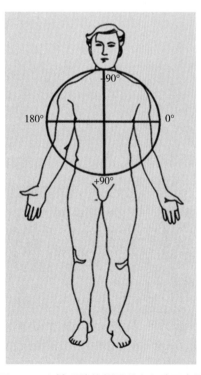

图 7-9　六轴系统从额面观察心脏示意图

3 个标准导联角度为：Ⅰ 导联，角度为 0°；Ⅱ 导联，角度为 60°；Ⅲ 导联，角度为 120°（图 7-10）。

3 个加压单极肢导联角度为：aVR 导联，角度为 -150°；aVL 导联，角度为 -30°；aVF 导联，角度为 +90°（图 7-11）。

以上 6 个额面导联的角度，就像 3 个观察者从他们自己的角度看大象一样，每个导联都从某一个角度观察心肌（图 7-12，图 7-13）变化。

从六轴系统坐标图上不仅看出 aVL 导联的心电图形态和 I 导联的比较接近。而 aVR 导联心电图的正极性部分，在 Ⅱ 导联上恰恰为负向，两者呈近乎极性相反的关系。所以在一般情况下，aVR 导联的 P-QRS-T 波形与 Ⅱ 导联记录是相反的。例如，当 Ⅱ 导联为 qR 波形时，aVR 导联为 rS 波形。

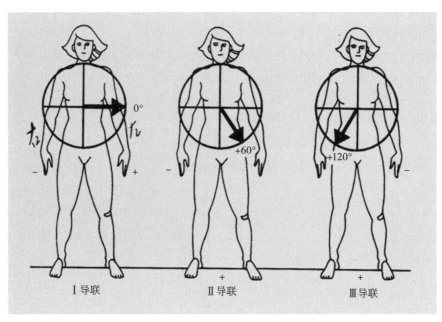

图 7-10　3 个标准导联在额面角度示意图

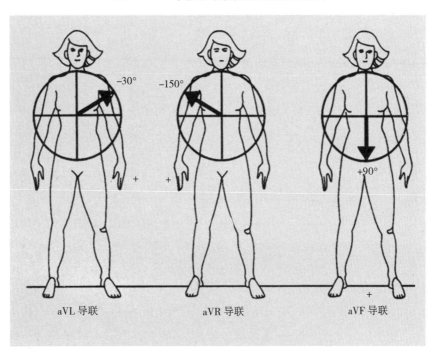

图 7-11　3 个加压肢导联在额面角度示意图

此外，aVF 导联的波形通常与Ⅲ导联相似，但有时也不完全是这样。

## 四、单极胸壁（心前）导联

单极胸壁导联（简称胸导联）以 V 表示，是将电流的负极与中心电端（并联 3 个 1 万 Ω 以上的电阻作为无干电极，分别接左手、右手和左足，

中心电端的电位接近于零），探查电极分别接于胸壁上各个不同部位。探查电极常用的位置如图 7-14。

胸导联（$V_1 \sim V_6$）记录的心电信号是从胸壁不同部位的电极上收集到的电流变化。胸导联上所测得的电流大小是与零电位相比较的，因此被称为单极胸导联。反映胸壁 6 个固定位点电极与中心电端（零电位）之间的电压差。

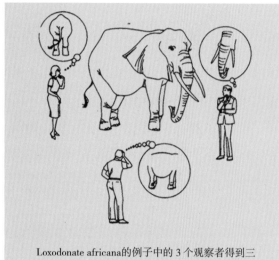

Loxodonate africana的例子中的 3 个观察者得到三个完全不同的印象。一个观察者看见的是大象的鼻子，另一个看见的是大象的身体，而第三个看见的是大象的尾巴。如果你想要得到对大象最全面的描述，你应该问谁? 当然是问这三个人。

图 7-12　3 个观察者从不同的角度看大象

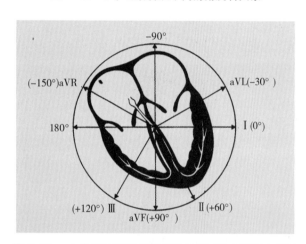

图 7-13　六个额面导联从不同的角度反映心肌的电活动

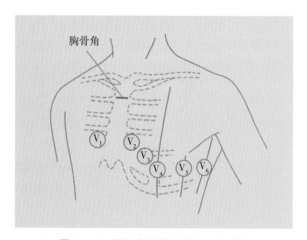

图 7-14　常规胸导联的电极安放位置

常规胸导联的电极的安放位置：$V_1$ 导联电极位于胸骨右缘第 4 肋间；$V_2$ 导联电极位于胸骨左缘第 4 肋间；$V_3$ 导联电极位于 $V_2$ 导联与 $V_4$ 导联连线的中点处；$V_4$ 导联电极位于锁骨中线第 5 肋间；$V_5$ 导联电极位于腋前线 $V_4$ 导联水平处；$V_6$ 电极位于腋中线 $V_4$ 导联水平处。

在一些特殊情况下，对疑诊有右心室梗死或先天性心脏病患者，需加做右胸导联进行检查。如加做 $V_3R$ 导联，电极安放在胸骨右缘对称于 $V_3$ 电极的位置。对疑诊有正后壁心肌梗死患者，需加做后胸导联进行检查，如加做 $V_7$、$V_8$、$V_9$ 导联（图 7-15）。

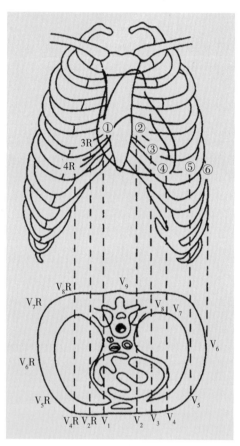

图 7-15　常规单极胸导联及特殊情况下加做右胸导联及后胸导联电极的安放位置

①$V_1$：胸骨右缘第 4 肋间；②$V_2$：胸骨左缘第 4 肋间；③$V_3$：$V_2$ 和 $V_4$ 连线的中点；④$V_4$：左锁骨中线第 5 肋间；⑤$V_5$：左腋前线与 $V_4$ 平行处；⑥$V_6$：左腋中线与 $V_4$ 平行处；⑦$V_7$：左腋后线与 $V_4$ 平行处；⑧$V_8$：左肩胛下角与 $V_4$ 平行处；⑨$V_9$：左脊椎旁线（脊椎突旁 2cm 处）与 $V_4$ 平行处；⑩$V_3R$：右胸前与 $V_3$ 对称的位置；⑪$V_4R$：右胸前与 $V_4$ 对称的位置；⑫$V_5R$：右胸前与 $V_5$ 对称的位置；⑬$V_E$：胸骨剑突处

需要注意的是：

1. 找到胸骨角，它位于胸骨柄与胸骨体交界的部位（图 7-14）。相当于第 2 肋间。然后将手指放到胸骨上部，缓慢地向下移动手指来找第 4 肋间。

2. 女性胸部导联电极的安放位置：因为女性乳房的关系，一定记住将 $V_3 \sim V_6$ 导联的电极放在乳房的下部。不能将电极放在乳房上。

3. 还有，不要以乳头的位置作为放置胸部电极的标志，因为乳头的位置因人而异，变化很大，即便是男性也是不固定的。

6 个胸导联也可像肢体导联组那样，用导联坐标图来表示它们的空间位置及其相互之间的关系（图 7-16）。每个胸壁导联也有一正一负两个电极。导联的正极指向前方，负极则指向后方，也就是朝向背部的方向（见图 7-16 的虚线部分）。

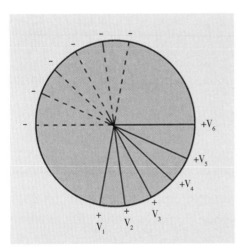

图 7-16 各胸壁导联的正极指向前方，负极（虚线部分）指向后方

## 五、12 导联心电图：额面和水平面导联

心脏是一个三维结构，其电流从身体的各个部位传到体表，应该从多个角度来记录心脏的电活动，这样获得的资料才足够全面。从某种程度上来说，记录点越多，就越能精确地展现心脏的电活动。

用心肌梗死的诊断可以说明多导联的重要

性。当前壁心肌梗死时，因为胸壁导联靠近并面向坏死的心脏前壁，故心电图改变通常在胸壁导联组最容易发现。当下壁心肌梗死时，下壁导联组面向坏死的心肌组织，因此心电图改变经常仅在 II、III 和 aVF 导联显示。6 个肢体导联（I、II、III、aVR、aVL 和 aVF）所记录的心电图归纳到人体额面的电活动；而 6 个胸导联（$V_1 \sim V_6$）所记录的心电图可以归纳到心脏横面的电活动。

这样，将 12 导联体表心电图分成两组：① 6 个肢体导联（3 个标准双极导联和 3 个加压肢体导联）记录心脏在额面的电活动（图 7-17）；② 6 个胸导联记录心脏在横面的电活动（图 7-18）。12 个导联从额面和横面反映了心房和心室的除极和复极的电变化过程，像 12 台摄像机那样，从不同角度记录了心脏的电活动。

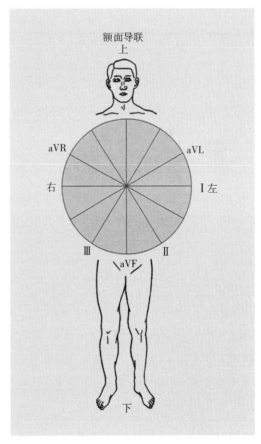

图 7-17 记录人体额面心电变化的 6 个肢体导联及其特殊关系

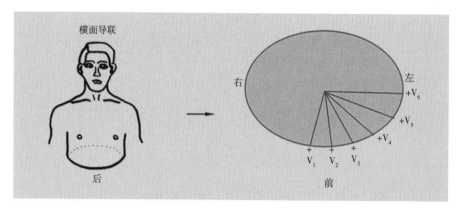

图 7-18　记录人体横面心电变化的 6 个胸壁导联及其特殊关系

# 第三节　Frank 导联系统

Fank 导联系统是 1956 年 Frank 提出了一套校正的正交导联系统。该导联系统由 7 个电极组成，连接方法为：胸部放置 5 个电极，位于胸骨下部平第 5 肋间水平，分别为：右腋中线为 I、前正中线为 E、左腋中线为 A、左前胸部 E 和 A 的中点为 C、背部正中线为 M。另外两个电极分别放在左足为 F 和颈部背面偏右 1cm 处为 H（图 7-19）。

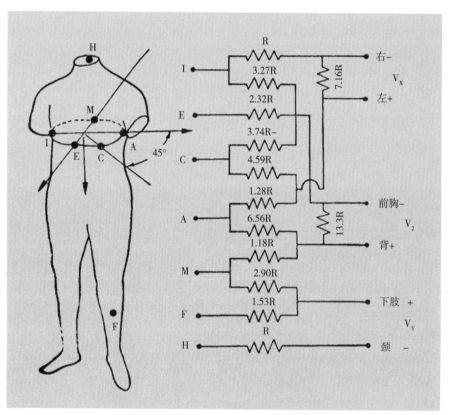

图 7-19　Frank 导联系统的线路图及连接方法

每个电极连有不同的电阻，在一定程度上校正了心脏在胸腔中偏左前和人体导电的不均匀性，由于其物理基础健全、设计合理而广泛用于心电向量图技术中。该系统只采用互相垂直的 X、Y、Z 3 个导联。电极 A 和 C 联合，与 I 配以电阻构成 X 导联，X 轴的方向从右向左。C、E 和 I 联合，

A 与 M 联合配以电阻，两者共同构成 Z 导联，Z 轴从后向前。M 与 F 联合，与 H 配以电阻构成 Y 导联，Y 轴从上向下。为了标记空间心电向量而设想 3 个轴互相垂直相交于心脏中心，再由 3 个轴分别组成 Frank 导联系统的水平面、矢状面和额面。

# 第四节　EASI 导联系统

1988 年 Dower 对 Frank 导联系统进行了简化和改良，保留了 Frank 导联系统原有的 A、E 和 I 三个电极，在胸骨上端（即胸骨柄处）增加了 S 电极。利用 EASI 导联系统原理，形成 E-S、A-S 和 A-I 三个双极导联的心电图，然后经过数据运算处理，衍生出常规 12 导联和其他需要的导联心电图。这样就克服了 Frank 导联系统中 M 点位于背部，H 点位于颈部，F 点位于下肢，不方便记录、容易产生噪声干扰和无法在动态心电图和运动心电图中采用的缺点。

EASI 导联系统的优势是：需要的电极数目少，位置明确，容易固定，干扰少，不影响心脏听诊、心脏超声检查、电击除颤等。

同时需要大家注意的是：EASI 导联系统衍生出常规 12 导联和其他需要的导联心电图并非真实的心电图。

EASI 导联系统电极安放位置：见图 7-20。

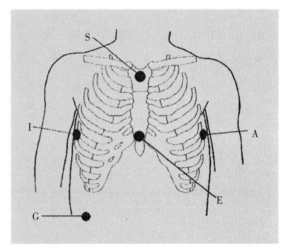

图 7-20　EASI 导联系统电极安放位置

# 第五节　心电监护仪和监护导联

## 一、床旁心电监护仪

前面讲述的是标准 12 导联心电图。然而，有时没有必要记录全部 12 导联心电图，如需要长时间持续记录心电活动时，可用一种特殊的心电图仪来记录连续的心脏电活动，这种仪器称为床旁心电监护仪。在重症监护病房、手术室、术后监护室及一些其他病房中，床旁心电监护仪特别有用。

图 7-21 是一帧心律失常的监护导联心电图。该心电图的 3 个盘形电极置于胸前（图 7-22）。正电极常规粘贴在 $V_1$ 导联位置，其余 2 个分别置于近左、右两肩处。一个当负极用，另一个为地线。

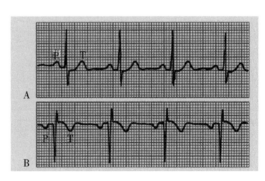

图 7-21　A、B 两帧均为心电监护仪所描记的心电图。由于两次所安放的电极正负极向相反，因此描记的心电图 QRS 波群主波方向也不一样

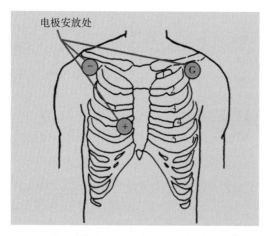

图 7-22　监护导联电极的安放示意图。正极 + 放在 V₁ 导联位置，即胸骨右缘第 4 肋间；负极 – 放在近右肩处；参考电极（地线）放在近左肩处。此监护导联也称改良的 V₁ 导联。另外一组接法是将负极安在近左肩处，地线安在近右肩处

当胸前电极的位置发生改动时，心电图 QRS 波群形态也随之发生改变。此外，如果电极的极性改变了（比如将负端电极置于 V₁ 位置处，而正端电极连在了右肩上），则心电图表现为倒相图形（图 7-21）。

## 二、动态心电图、运动心电图和心脏事件记录器

### （一）动态心电图（dynamic electrocardiogram，DCG）

国外多采用 3 个导联进行记录，国内目前多为 12 导联记录。12 导联 Holter 心电监护仪记录

将四肢的 RA（右手）、LA（左手）、RL（右足）、LL（左足）四个电极改良放置在胸腹部，又称为改良 12 导联系统。常规的 12 导联心电图与改良 12 导联心电图是有一定的差异，改良 12 导联心电图的特征为：①心电轴右偏；② Ⅱ、Ⅲ、aVF 导联 R 波振幅增加，ST 段压低和 T 波低平或倒置；③ Ⅰ、aVL 导联 QRS 波群振幅降低伴 ST-T 改变。④ QRS 波群形态改变，如 Q 波的形成或消失等，临床需要注意鉴别，建议在分析时要对照常规的 12 导联心电图（图 7-23）。

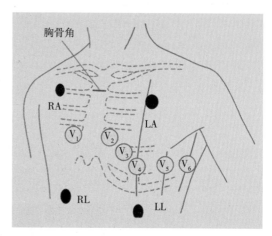

图 7-23　动态心电图 12 通道电极安置部位

### （二）运动心电图

参见运动心电图。

### （三）心脏事件记录器

可以长时间记录心脏电活动。参考动态心电图电极安置部位进行安放。

# 第六节　F 导联体系

额面六轴系统由 3 个标准导联和 3 个加压单极肢体导联组成，其排列方式已在前文中做过介绍。Cabrera 将导联排列方式变动为 aVL、Ⅰ、-aVR、Ⅱ、aVF、Ⅲ 的顺序（图 7-24）。心电图机的选择键就有这样的导联装置。从图 7-24 中可以看出，这种导联的排列方法与正常 Ⅰ、Ⅱ、Ⅲ、aVR、aVL、aVF 导联排列方式所记录出的图形并无显著不同。-aVR 导联的波形是 aVR 导联图的倒像。

国内黄宛 1995 年 8 月建议将现行的肢体导联系统合并为单一的"F"导联系统，理由是 Ⅰ、Ⅱ、Ⅲ、aVF、aVL、aVF 导联同在一个额面上。如打破了过去的惯例，按顺序先后记录 aVL、Ⅰ、-aVR、Ⅱ、aVF、Ⅲ 导联，分别称之为 F₁、F₂、F₃、F₄、F₅、F₆ 导联，简称 F 导联系统。心电图机的导联应该这样标记：F₁、F₂、F₃、F₄、F₅、F₆、V₁、V₂、V₃、V₄、V₅、V₆，故应加以改造。将加压单极肢体

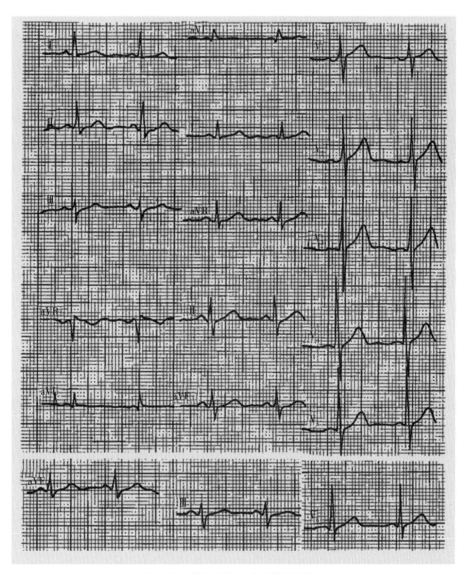

图 7-24　肢体导联心电图的排列顺序

导联向量乘以 1.15 倍，记录出的额面 F 导联心电图波形才能与标准导联电压相匹配。测量心电轴时，不需要再乘以 1.15。F 导联可以看出，P 波、QRS-T 波在逐渐改变，正与胸壁 $V_1 \sim V_6$ 导联自右向左排列那样在有顺序地改变着（图 7-24，图 7-25）。他认为"F"肢导系统简单明了，易于理解，最终会被心电图工作者所接受。将过去额面的标准导联和加压肢体单极导联简化成 F 导联系统，加上反映横面的胸壁 $V_1 \sim V_6$ 系统，同样也是 12 导联心电图。其排列顺序是 $F_1$、$F_2$、$F_3$、$F_4$、$F_5$、$F_6$、$V_1$、$V_2$、$V_3$、$V_4$、$V_5$、$V_6$。F 导联系统简单明了，被称为全面展示，应该推广使用。

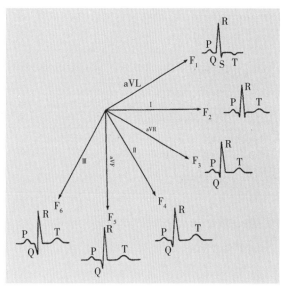

图 7-25　F 导联体系

# 第七节 不常用导联

## 一、V₇、V₈、V₉导联

将探查电极分别后移至左腋后线、左肩胛线及后正中线，正后壁与 $V_4$、$V_5$、$V_6$ 导联同一水平。对疑有左心室肥大、心肌梗死或心脏移位等情况，采用一般导联又难以肯定时，可加做这些导联。

## 二、$V_1'\sim V_5'$ 及 $V_{'1}\sim V_{'5}$ 导联

在特殊情况下需描记 $V_1'\sim V_5'$ 或 $V_{'1}\sim V_{'5}$ 导联。前者的位置是分别置于 $V_1'\sim V_5'$ 位置上的上一肋间处，后者的位置分别是于 $V_{'1}\sim V_{'5}$ 的下一肋间处。极少的情况下需加做 $V_1'\sim V_5'$ 位置上、下之2、3肋间的导联，分别以 $V_1'\sim V_5'$ 或 $V_1''\sim V_5''$ 等表示。另一种标示方法是在括弧内写出具体肋间的数字，例如 $V_5$ 位置上的上肋间（第4肋间），以 $V_5$(4) 表示；$V_5$ 位置的上二肋间以 $V_5$(3) 表示，$V_5$ 位置上的下一肋间以 $V_5$(6) 表示，依次类推。

有时需要在胸导联两个常规部位之间加做一个导联，如 $V_4$ 与 $V_5$ 连线中点放探查电极，则以 $V_4\sim V_5$ 表示。

加做这些特殊导联的意义是为了正确反映心脏除极时的平面向量，大多用于疑有心肌梗死、肺气肿或身体高大、心前区宽阔的患者。

## 三、右胸导联

探查电极放于右胸壁，相当于 $V_3\sim V_5$ 相对应的部位，无干电极接中心电站，分别以 $V_3R\sim V_5R$ 表示。用于协助右心室肥大、右位心及心脏移位等情况的诊断。

## 四、双极胸导联

正极放于胸部，负极连接于肢体，即成为双极胸导联。负极连接于右上肢、左上肢或左下肢，分别称为 CR、CL、CF 导联；正极分别放于单极胸导联相应的部位，分别称之为 $CR_1\sim CR_6$、$CL_1\sim CL_6$、$CF_1\sim CF_6$，其波形与单极胸导联相似，振幅偏小。

## 五、VE 导联

探查电极放于胸骨的剑突处，无干电极连接中心电站。对怀疑有后壁心肌梗死而又不能充分肯定时，可采用此导联。

## 六、$S_5$ 导联（Lewis 导联）

正极放于胸骨右缘第5肋间，负极放于胸骨柄处。该导联 P 波较为清晰，有心律失常，常规导联 P 波显示不清时，可选用此导联。

## 七、心房导联

探查电极放于胸骨右缘第3肋间，无干电极连接中心电站，该导联 P 波显示亦较清晰。

## 八、改良 $CL_1$ 导联（$MCL_1$ 导联）

正极放于胸骨右缘第4肋间，负极放于左侧锁骨外1/3下方，地线连接于右侧锁骨外1/3的下方。该导联描记出的波形与 $V_1$ 导联相似，P 波显示清晰，是诊断左、右束支传导阻滞，左、右室性期前收缩和宽 QRS 鉴别诊断的最好导联（图7-26）。

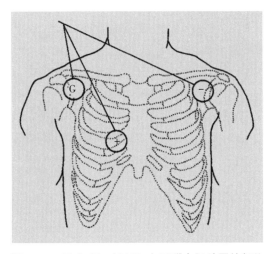

图 7-26　改良 CL₁（MCL₁）导联电极放置的部位

## 九、"ABC"导联

该导联为双极胸导联，三个导联的正极均放在剑突部，导联 A 负极放于胸骨柄正中，导联 B 负极放于左腋中线剑突水平，导联 C 负极放于右肩胛线剑突水平。A、B、C 三个导联轴相交于剑突并在上下、左右及前后三个方向相互垂直，且探查电极靠近心脏，故能较好地反映出心电向量的确切变化。A、B、C 导联心电图波形规律是研究心电向量的较好导联，同时导联 A 反映心房增大较常规导联敏感准确，振幅较高，有助于心律失常的分析。A、B、C 导联心电图的正常标准如下。

1. 各导联 P 波直立，偶见 PB 倒置，PA < 0.25mV，PB 及 PC 小于 0.2mV。

2. 各导联 R 波，RB/SB < 1，RA 与 RC 如占优势，则电压不应超过 1.0mV。

3. SA、SC 在男性 < 2.5mV，在女性 < 2.0mV；SB 在男性 < 3.5mV，在女性 < 3.0mV；SA、SB、SC 相加，在男性 < 8.0mV，在女性 < 6.5mV。

4. TA 不应倒置，TB 倒置常见，亦可呈直立或双向，ST 偏移向上 < 0.1mV，导联 B 可达 0.2mV，向下 < 0.05mV。

## 十、食管导联（E 导联）

食管导联对食管调搏及鉴别不同的心律失

常、判断后壁心肌梗死有用，青岛大学附属医院郑方胜教授还用特制的电极进行食管心脏电复律。其操作方法是将探查电极通过橡皮管送入食管内，然后与心电图机的左上肢导线正极连接，负极与右上肢导联连接，用标准 I 导联描记。如图 7-27 所示，正常食管导联心电图有 3 种波形，即心房上部波形、心房波形、心室波形。一般先描记心室波，然后相继描记心房波及心房上部波。E₃₀ ～ E₃₈ 相当于心房的水平，E₃₆ ～ E₄₂ 相当于左心室后壁的水平。

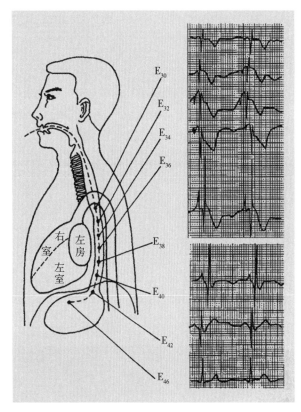

图 7-27　食管导联的及各种波形
正常成人食管导联心电图（受检者身高 162cm）

## 十一、头胸导联

该导联体系由尹炳生教授发明，又称尹氏导联。以右前额为参比点，接地点距之 2 ～ 5mm，测试点数目据诊断要求而定，取 1 ～ 24 个点均可。人体记录部位按对称坐标法 8×15=120 点的阵列选点，欲对左、右房室进行全方位的观察，可取如下 24 点：周壁导联 HV₂ ～ HV₉，HV₁ ～ HV₉R

与 Wilson 导联 $V_2 \sim V_9$、$V_1 \sim V_{9R}$ 对应；膈面导联 $HL_3$、HO、$HR_3$ 与 II、aVF、III 对应；高侧壁导联 $AL_3$、$CL_{2、4、6}$ 与 I、aVL 对应；$AR_3$ 与 aVR 对应，在上述 $HC_{24}$ 导联中，除 $AR_3$ 外均具有一级诊断能力，极少假性倒 P 波、假性倒 T 波、假性 Q 波和假性 ST 段位移，能较好地排除常规导联心电图的各种假性和改变。

## 十二、多维心电图导联

参见第六章。

# 第八节　有关导联的几个问题

根据《心电图标准化与解析的建议与临床应用国际指南 2009》，结合有关文献将有关心电图导联的几个问题介绍如下。

## 一、常规导联心电图

1. 3 个加压肢体导联和 6 个心前导联均以中心电端作为无干电极，因此，所有电极都是"双极"，用"单极"描述 3 个加压肢体导联和 6 个心前导联是不确切的。

2. 电极放在肢体不同部位可以形成不同的心电图，尤其是左上肢更明显。患者位置的改变可以改变心电图的振幅和电轴。心前导联高一肋或低一肋可导致 QRS-T 波振幅的改变。

## 二、肢体导联各导联之间的相互关系

三个标准导联的相互关系假定如下：

根据等边三角形几何原理，可以从任何两个标准导联上测得电位差计算出电偶的方向、大小，即心电向量成为早期临床心电学的理论基础。

Einthoven 定律是由下列实际情况计算出来的：用 R、L、F 分别代表右上肢、左上肢及左下肢，V 代表电压的数值。

把 VF-VR= II 代入上式即得：I + III = II

已知：I 导联 =VL-VR，II 导联 =VF-VR，III 导联 =VF-VL

所以：
$$I + III = VL-VR+VF-VL$$
$$= VF-VR$$
$$= II$$

以上公式称为 Einthoven 定律。在同步多导联记录，I 导联电压 + III 导联电压 = II 导联电压。在少数情况下测得的结果也不一定符合上述公式，这可能是由于 3 个导联并非在同一时间描记，因同一向量不在同一时间出现而影响计算的缘故。

VL、VR、VF 代表 3 个肢体的普通单极肢体导联；aVR 导联是测量右肩电位与左肩、右足平均电位差。

即：

$$aVR=VR-\frac{VL+VF}{2} \qquad （式 1）$$

根据三角形学说：

$$VR+VL+VF=0 \qquad （式 2）$$

即：VL+VF= -VR，亦即

$$\frac{VL+VF}{2}=\frac{-VR}{2} \qquad （式 3）$$

将式 1 代入此公式内，则可改为：

$$aVR=VR-\frac{-VR}{2}=\frac{3}{2}VR=1\frac{1}{2}VR \qquad （式 4）$$

同理：$aVL=1\frac{1}{2}VL$

$$aVF=1\frac{1}{2}VF$$

由式 4 可以看出，描记 aVR 时，Goldberger 的"无干电极"虽已有一定的电位，但 aVR 与 VR 比较，aVR 只有量的差别而无性质上的差别。

## 三、aVR 导联的意义

aVR 导联位于 Ⅰ、Ⅱ 导联之间，反映左心室下侧壁心电向量，对左心室下侧壁心肌缺血、心肌梗死、宽 QRS 波群心动过速的鉴别诊断有较大的价值。

扩展学习：请扫描下方二维码，继续学习 aVR 导联心电图临床应用进展。

## 四、3 导联动态心电图和同步 12 导联动态心电图

国外多采用 3 个导联进行记录，国内上海、浙江等地区多采用 3 个导联进行记录，北京等北方地区多为 12 导联记录，其临床应用的优缺点需要进一步总结。

## 小结

将两个电极置于人体表面任何两点，用导线将心电图机中的正、负两极相连，可将这两点间的电位差导入心电图机，从而描出一系列心电波，这种连接方法和装置称为心电图的导联。目前最常用的导联体系为标准 12 导联体系。它有 3 个标准导联、3 个加压单极肢体导联和 6 个胸前导联，即常用的 12 导联心电图。

3 个标准导联为：Ⅰ 导联，左手接电流计的正极，右手接电流计的负极，角度为 0°；Ⅱ 导联，左足接电流计的正极，右手电流计的负极，角度为 60°；Ⅲ 导联，左足接电流极的正极，左手接电流计的负极角度为 120°。

3 个加压单极肢导联为：aVR 导联，探查电极接右手，无干电极接左手和左足，角度为 -150°；aVL 导联，探查电极接左手，无干电极接右手和左足，角度为 -30°；aVF 导联，探查电极接左足，无干电极接右手和左手，角度为 +90°。

6 个单极胸导联为：V₁ 导联位于胸骨右缘第 4 肋间；V₂ 导联位于胸骨左缘第 4 肋间；V₃ 位于 V₂ 和 V₄ 导联联线的中点；V₄ 导联位于左锁骨中线第 5 肋间；V₅ 导联位于左腋前线与 V₄ 平行处；V₆ 导联位于左腋中线与 V₄ 平行处。

V₁、V₂、V₃、V₄ 导联常称为前壁导联；Ⅰ、aVL、V₅、V₆ 导联常称为左侧壁导联；Ⅱ、Ⅲ、aVF 导联常称为下壁导联。aVR 导联是一个比较单独的导联，反映左心室下侧壁心电向量，对左心室下侧壁心肌缺血、心肌梗死、宽 QRS 波群心动过速的鉴别诊断有较大的价值。

运动 / 动态心电图导联系统又称为改良的 12 导联系统。与常规 12 导联心电图有一定的差异。Frank 导联系统是用于记录心电向量的导联系统，由 7 个电极组成的正交导联。

不常用的导联有 V₇、V₈、V₉ 导联，在疑有左心室肥大、正后壁心肌梗死或心脏移位等情况下采用；V′₁~V′₅ 及 V″₁~V″₅ 导联是指分别置于 V₁~V₅ 位置上的上一肋间或下一肋间处描记，用于疑有心肌梗死、肺气肿或身体高大、心前区宽阔的患者；右胸导联，分别以 V₃R~V₅R 表示，用于协助右心室大、右位心及心脏移位等情况的诊断；VE 导联指探查电极放在胸骨的剑突处，对怀疑有后壁心肌梗死者，可采用此导联。S₅ 导联是正极放于胸骨右缘第 5 肋间，负极放于胸骨柄处。可清晰地显示 P 波；心房导联为探查电极放于胸骨右缘第 3 肋间，该导联 P 波显示亦较清晰；改良 CL₁ 导联为正极放于胸骨右缘第 4 肋间，负极放于左侧锁骨外 1/3 下方，地线连接于右侧锁骨外 1/3 的下方，描记波形与 V₁ 导联相似，P 波显示清晰；"ABC" 导联能较好地反映出心电向量的确切变化，是研究心电向量的较好导联；食管导联可清楚地显示 P 波；头胸导联能较好地排除常规导联心电图（RLECG）的各种假性和改变。F 导联体系打破了过去的惯例，按顺序先后记录 aVL、Ⅰ、-aVR、Ⅱ、aVF、Ⅲ 导联，分别称为 F₁、F₂、F₃、F₄、F₅、F₆ 导联，简称 F 导联系统，简单明了。头胸导联体系由尹炳生教授发明，又称尹氏导联。以右前额为参比点，接地点距离 2~5mm，测试点数目根据诊断要求而定，取 1~24

个点均可。

**附1　本章的学习重点**

1. 掌握心电图导联的涵义；常用的 12 导联的连接方法。

2. 不常用导联在什么情况下应用。

3. 掌握动态心电图、多维心电图的连接方法、临床应用。

4. 了解 F 导联体系、头胸导联等。

**附2　请扫二维码扩展学习**

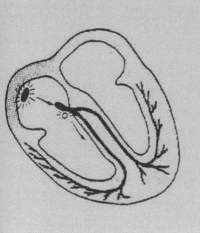

# 第八章

# 心电轴和心电位

在心电图诊断中，心电轴、心电位是一个重要的参考指标。它对于诊断某些心脏疾病如心室增大及左前分支或左后分支传导阻滞，具有较重要的价值。

# 第一节　心电轴

## 一、导联轴

在某一导联中，正、负电极之间的连线称为该导联轴（lead shaft）。根据 Einthoven 三角学说的假说，Ⅰ、Ⅱ、Ⅲ导联轴都在一个平面上，把它们连起来可成为一个等边三角形，在这个三角形内连接对角线，分别代表 3 个加压单极肢导联轴（图 8-1）。

将 6 个肢体导联轴平行移至 0 点中心处，便得到一个辐射状的几何图形，称为贝莱氏六轴系统（图 8-2）。

各胸导联的轴在近似一个水平面上，所以胸前导联的导联轴又称为水平面导联轴（图 8-3）。

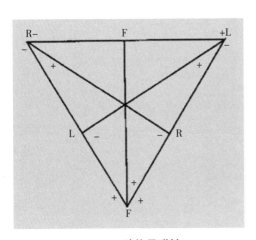

图 8-1　肢体导联轴

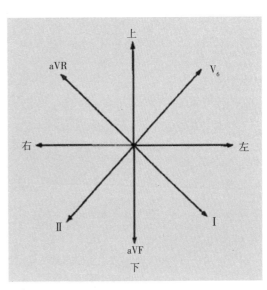

图 8-2　额面肢体导联贝莱氏六轴系统

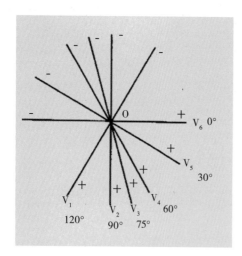

图 8-3　横面导联图

## 二、心电轴

### （一）心电轴定义

心电活动的轴心线称心电轴（ECG axis）。心脏在除极、复极过程中的每一瞬间可产生许多小电轴，将这些小电轴综合起来可形成瞬间综合心

电运行轨迹，即平均心电轴（mean ECG axis）。如果用箭头代表全部或平均综合心电的方向来指示人体额面位置的大体方向，那么额面综合心电的方向也随之描出。因此，QRS 波群（P 波、T 波）平均心电轴的定义是指 QRS 波群（P 波、T 波）在额面的大体位置或所指的方向。

平均 QRS 心电轴是指额面上 QRS 波群的位置和方向，因此对 QRS 波群的描述与测量也仅限于 6 个肢体导联。组成 Einthoven 三角（爱氏三角）的 3 个导联（图 8-4），在各自的导联轴平分点处做垂线，三线的交点即作为额面心电坐标的原点，平移 3 个导联，使各个平分点移至该坐标原点即可方便地得到标准 I、II、III 导联。爱氏三角可以很容易地转变为三维导联图（图 8-5 A）。另外，3 个加压肢体导联（aVR、aVL 和 aVF）电轴也可以组成一个三维图（图 8-5B）。将这两个三维图合并成一个六轴导联图即 Bailey 六轴系统（Bailey six axis system）（图 8-5C）。可通过此图确定 QRS 波群的平均电轴的偏移情况。

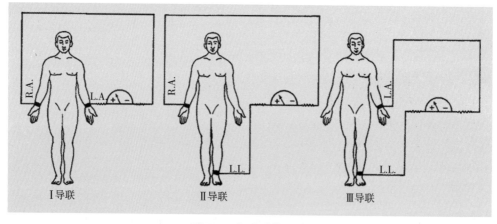

图 8-4　标准肢体导联

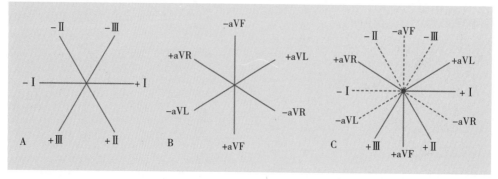

图 8-5　A. I、II、III 导联之间的关系；B.aVR、aVL 和 aVF 导联之间的关系；C.A、B 两个三角轴系统合并成六轴导联系统。每个导联轴都有正极和负极，其中负极用虚线表示

前已述及，每一个导联都有一个正极和一个负极（图 8-5C）。当除极波向导联的正极方向进行时，该导联就描记出一个向上的正向波，当除极波向负极方向进行时，该导联则描记出一个向下的负向波。

QRS 波群平均电轴度数的测算：在 I 导联的正极方向是 0°，所有在 I 导联轴下方区域内的度数均为正数（图 8-6）。若度数位于 aVL 导联的正极方向，为 -30°；若指向 II、III 和 aVF 导联的正极方向，度数就偏大（II 导联为 +60°，aVF 导联为 +90°，III 导联为 +120°）。应用六轴导联系统测量 QRS 波群电轴如图 8-6。电轴指向 aVL 导联则在左侧面上。电轴指向 II、III、aVF 导联则在右侧或垂直面上。

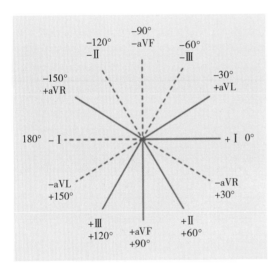

图 8-6　在六轴系统中，每个导联都有一个正极方位的角度指向（解释见正文）

## （二）平均 QRS 电轴的计算

1. 目测法　一般来说，当两个导联中均表现为高大且高度相等的 R 波时，QRS 平均电轴在两个导联之间。图 8-7 中的平均电轴可以用 2 种方法测量。

（1）如果除极波的方向与某个导联轴的方向垂直，那么在该导联描记的 QRS 波群则为 R/S 相等的双向波。换言之，如果在任一肢体导联的 QRS 为 R/S 相等的双向波，QRS 的平均电轴一定与该导联垂直成 90°。如图 8-7 显示 I 导联 QRS

波群为 R/S 相等的双向波，那么平均电轴与 I 导联呈直角；因为 I 导联在六轴导联系统所致方位为 0°，因此平均电轴与 0° 成直角，为 +90° 或 -90° 的位置。如果电轴方向在 -90°，则除极方向背离 aVF 的正极方向，在该导联显示为负向波，而在图 8-7 中，aVF 导联显示为正向波（高大的 R 波），所以该例的电轴方向为 +90°。

图 8-8 所示，I 导联和 aVL 导联上 QRS 波群均为正向波，II、III 和 aVF 导联为负向波，QRS 的平均电轴约为水平方向。根据 II 导联 QRS 波形态可精确计算出 QRS 电轴的方向，在 II 导联上，QRS 波群呈双向的 RS 波，所以该例心电轴一定是在 II 导联的垂直方向上；II 导联在六轴系统的方位为 +60°（图 8-6），则该例电轴一定是 -30° 或 +150°.，如果位于 +150°，II、III 和 aVF 导联 QRS 波群应该是正向的，很显然，本例 QRS 波群电轴是 -30°。

再看图 8-9 所提供的实例。在 II、III 和 aVF 导联中，QRS 波群主波为正向，R 波振幅在 I 导联和 III 导联相同，故 QRS 平均电轴方向必定是在两个导联之间，或为 +60°。本例 QRS 电轴方向也可以通过观察 aVL 导联测算出来。在 aVL 导联上，QRS 波群为双向的 RS 波，其心电轴一定是垂直于 -30° 的 aVL 导联，不是 -120° 就是 +60°，很明显，该例心电轴是在 +60° 方位，尤其是 II 导联表现为高大的 R 波。因此，请大家记住：当 QRS 波群在某一导联为 R/S 相等的双向波时，其平均心电轴肯定垂直于该导联。在这种情况下，QRS 电轴指向显示有高大 R 波的导联。

图 8-10 目测的心电轴的方向背离 II、III 和 aVF 导联而指向 aVR 和 aVL 导联，并且 aVR 和 aVL 导联的 R 波振幅相同，所以该例心电轴的方向一定在这两个导联之间，或是 -90° 处。另外还有一种测算方法，即观察 I 导联 R 波的极向，如果 I 导联 R 波呈正负双向的 RS 波，那么电轴方向一定是指向 I 导联（0°）的垂直方向，也就是 -90° 或 +90°。本例电轴的方向背离 aVF 导联向上的，因此该例的心电轴是 -90°。

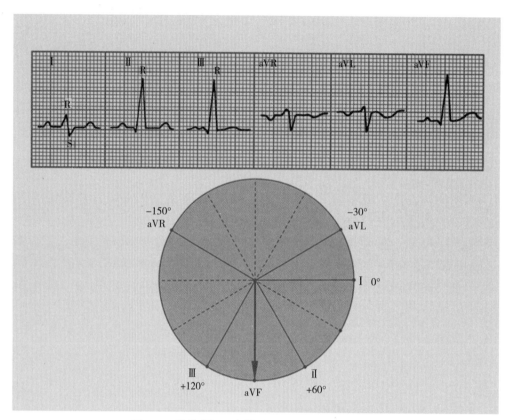

图 8-7　平均额面心电轴为 +90°（解释见正文）

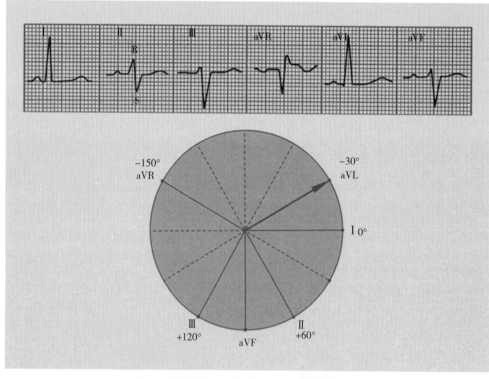

图 8-8　平均额面心电轴为 -30°（解释见正文）

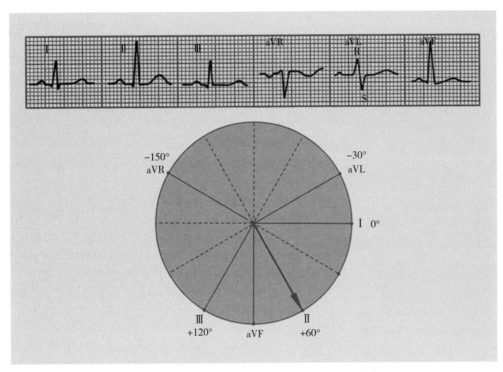

图 8-9　平均额面心电轴为 +60°（解释见正文）

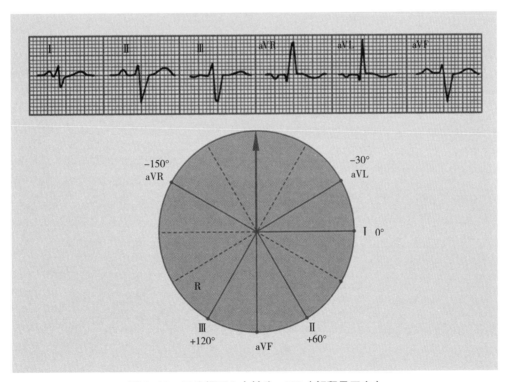

图 8-10　平均额面心电轴为 -90°（解释见正文）

　　图 8-11 所示，在 aVR 导联上 QRS 波群显示为双向 RS 波，电轴方向一定垂直于 aVR 导联，所以该病例心电轴不是 -60° 就是 +120°，很明显，aVL 导联的 QRS 波群为正向波，Ⅲ 导联为负向波，所以该例心电轴为 -60°。

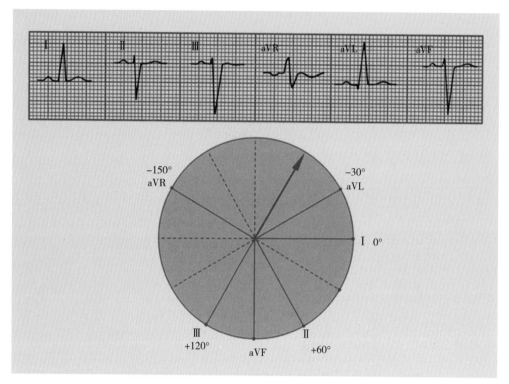

图 8-11　平均额面心电轴为 -60°（解释见正文）

（2）通过观察 I、II、III 3 个导联 R 波的振幅判断心电轴：当 III 导联 R 波振幅大于 II 导联，为电轴右偏（图 8-12，图 8-13）；当 II 导联 QRS 波群呈 rS 形，S 波振幅大于 r 波振幅，为电轴左偏（图 8-14，图 8-15）。

（3）用 I、III 导联目测电轴是否偏移的简便方法见图 8-16。

（4）当两个肢体导联为相同振幅的高大 R 波时，QRS 平均电轴位于两个导联之间。

以上估测平均 QRS 电轴的基本方法简单实用，虽然只能大体估算心电轴的近似值，但测算误差在 10°～15°，可以满足临床诊断的要求。

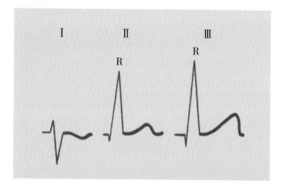

图 8-12　通过观察 I、II、III 三个导联大体判断为电轴右偏（平均心电轴＞ +100°）：III 导联 R 波振幅大于 II 导联的 R 波振幅

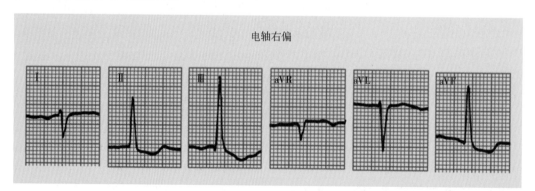

电轴右偏

图 8-13　电轴右偏患者的心电图：II、III 导联均呈高 R 波，其中 III 导联 R 波振幅大于 II 导联 R 波振幅

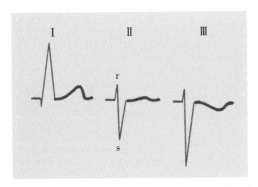

图 8-14 通过观察 Ⅰ、Ⅱ、Ⅲ 3 个导联，大体判断为电轴左偏（平均心电轴＞－30°）：Ⅱ 导联 QRS 波群呈 rS 型，S 波振幅大于 r 波振幅。电轴左偏

（5）用 Ⅰ、Ⅲ 导联判断心电轴简易方法见图

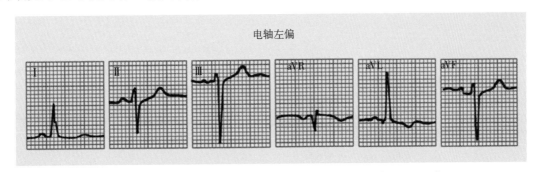

图 8-15 电轴左偏患者的心电图，其中 Ⅱ 导联 QRS 波群呈 rS 型

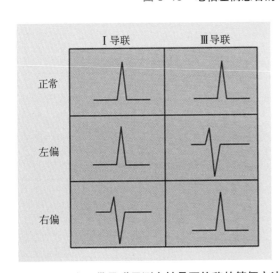

图 8-16 用 Ⅰ、Ⅲ 导联目测电轴是否偏移的简便方法

（三）QRS 平均心电轴偏移

1. 正常心电轴的范围　正常人额面 QRS 平均电轴在 +30°～ +90°，＜ +30° 为心电轴左偏，＞ +90° 为心电轴右偏（表 8-1）。

8-16。

心电轴正常，Ⅰ、Ⅲ 导联主波方向均向上。

心电轴左偏，Ⅰ 导联主波向上，Ⅲ 导联主波向下。

心电轴右偏，Ⅰ 导联主波向下，Ⅲ 导联主波向下。

2. 测量法　测知任何两个标准导联或单极加压肢导联的 QRS 波群电压的代数和（通常测量 Ⅰ 导联和 Ⅲ 导联），分别在这两个导联轴上（图 8-17）自零点向外找出它们的数值，自此两点各做一条垂线，使两线相交于一点，自零点至此交点线的方位（度数），即为额面平均心电轴。

表 8-1 平均额面心电轴（参照 2009 国际指南制定）

| 年龄 | 正常值 | 异常值 | 描述 |
|---|---|---|---|
| 18 岁以上 | −30°～90° | ∠ −30° | 左偏 |
| | | −45°～ −30° | 中度左偏 |
| | | −90°～ −45° | 显著左偏 |
| | | 90°～ 120° | 中度右偏 |
| | | 120°～ 180° | 显著右偏 |
| 8 ～ 16 岁 | 0 ～ 12° | ＞ 12° | 右偏 |
| 5 ～ 8 岁 | 0 ～ 14° | ＞ 14° | 右偏 |
| | | ＜ 0° | 左偏 |
| 1 ～ 5 岁 | 5 ～ 10° | ＞ 10° | 右偏 |
| 1 月龄至 1 岁 | 1°～ 12° | ＞ 12° | 右偏 |
| | | 1°～ 9° | 左偏 |
| 新生儿 | 3°～ 19° | −19°～ −9° | 显著右偏 |
| | | −9°～ 3° | 左偏 |

2. 影响心电轴偏移的生理因素　正常 QRS 波群平均心电轴范围较大。

（1）正常小儿心电轴普遍右偏。

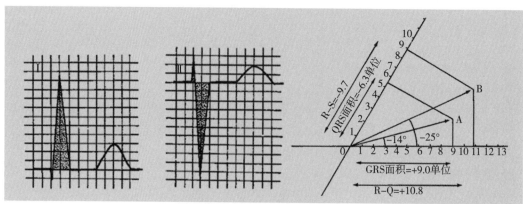

图 8-17　平均心电轴测量法

（2）心脏的解剖位置影响激动在心室内的除极方向，继而影响 QRS 电轴。①呼吸可影响心脏的解剖位置，因而可导致电轴方向改变。人吸气时，膈肌下降，心脏在胸腔内更趋向于垂直位，QRS 电轴偏向右侧呈垂直位。使 QRS 电轴右偏呈垂直位改变的还有肺气肿等慢性肺充气过度的患者，多呈解剖学垂直位心脏，QRS 电轴也随之偏右呈垂直位。相反，呼气时，膈肌上抬，心脏在胸腔内呈横位，QRS 电轴偏向左方，呈水平方向。②平均 QRS 电轴呈垂位心时，Ⅱ、Ⅲ 和 aVF 导联显示为高大的 R 波。平均 QRS 电轴为横位心时，Ⅰ 导联和 aVL 导联显示为高大的 R 波。实际上，垂位心的 QRS 平均电轴可以是正常的（如 +80°），也可以是异常的，电轴偏向右方（如 +120°）。同样，横位心的平均 QRS 电轴可以是正常的（0°），也可以是异常的，电轴偏向左方（−50°）。肥胖、饱餐、腹胀、妊娠后期，易使横膈上升而致心脏呈横位或半横位，导致 QRS 电轴左偏。

### （四）QRS 平均心电轴偏移的临床意义

心电轴偏移可见于不同情况。

1. 电轴右偏（RAD）　即 QRS 平均电轴 > +100°。见于：①正常变异；②右心室肥厚，是电轴右偏的重要原因（见第十一章）；③左心室侧壁的心肌梗死，侧壁心肌梗死时心室除极失去正常向左除极的向量而使电轴偏向右侧；④左后分支阻滞是导致电轴右偏的极少原因；⑤患有慢性肺部疾病者（肺气肿或慢性支气管炎），其心电图经常显示为电轴右偏；⑥应注意，突然出现的 QRS 平均电轴向右（不一定引起电轴的真右偏）应考虑发生急性肺栓塞的可能。

2. 电轴左偏（LAD）　平均电轴左偏超过 −30°。见于：①左心室肥厚（LVH）患者有时可表现为电轴左偏，但不是所有左心室肥大的患者必须有电轴左偏（见第十一章）。②左前分支传导阻滞是引起电轴左偏十分常见的原因（< −45°），左前分支传导阻滞影响心室除极方向。左前分支传导阻滞时，左心室向上和向左的激动发生传导缓慢，平均电轴偏向左方。③见于左束支传导阻滞患者（见第二十一章）。④也可见于无明显心脏疾病者。

需要指出的是：

（1）RAD 或 LAD 并不一定是心脏疾病的必有征象。然而，它的辨认（图 8-18）经常为左心室肥大或右心室肥大或室内传导异常（左前或左后分支传导阻滞）或其他疾病提供依据。

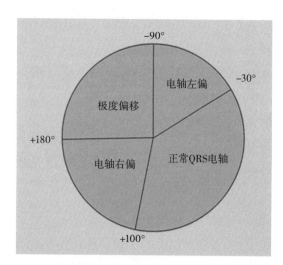

图 8-18　正常 QRS 电轴及电轴偏移。绝大多数心电图都表现为电轴不偏、电轴左偏或电轴右偏。偶尔 QRS 电轴位于 −90° ～ +180°，这种情况是由于电轴极度左偏或极度右偏所致

（2）本书所阐述的电轴左偏（LAD）和电轴右偏（RAD），其界定范围（-30°～100°）难免带有一定的武断性。一些学者采用不同的标准（如0°～90°），这些差异说明了一个重要的问题，那就是，在临床心电图学领域，在心电轴偏移方面迄今尚未有一个绝对标准，都仅仅是遵循各自所习用或认可的一般标准。同样的问题也将在讨论 LVH 和 RVH 时遇到，因为不同的学者提出不

同的电压标准。

（3）在极少数情况下，所有的 6 个肢体导联的 QRS 波群均表现为双向波（QR 波或 RS 波），使计算额面 QRS 平均电轴较为困难。在这种情况下，用到了不确定电轴的概念（图 8-19）。不确定电轴可见于正常变异，也可见于很多病理状态下。

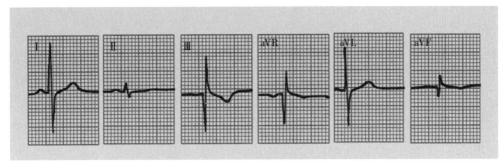

图 8-19　不定轴。所有 6 个肢体导联中 QRS 波群均呈双向

### （五）平均 P 波电轴与 T 波电轴

前面介绍了额面的 QRS 波群平均电轴。同样的测算方法也适用于 P 波和 T 波的额面平均电轴。

1.P 波电轴　在窦性节律时，正常 P 波在 aVR 导联倒置，在 Ⅱ 导联直立。因此，正常情况下，P 波电轴指向 Ⅱ 导联的正极方向，这使得 P 波的平均电轴约为 +60°。另一方面，如果是房室交界区而不是窦房结起搏心室，心房的激动方向是逆行的。房室交界异位心律时，心房的除极是向上的，指向 aVR 导联而背离 Ⅱ 导联。在这种情况下，aVR 导联的 P 波直立，Ⅱ 导联的 P 波倒置，平均 P 波电轴约为 -150°。

2.T 波电轴　用同样的计算方法还可以估算额面的 T 波平均电轴。正常情况下，T 波的平均电轴和 QRS 波群的平均电轴方向大致相同（但不是完全相同）。也就是说，横位心患者，T 波在 Ⅰ 导联和 aVL 导联多是直立的，并且在这些导联上同时表现为高大的 R 波。而垂位心患者，T 波在 Ⅱ、Ⅲ 和 aVF 导联多是直立的，并且在这些导联上同时表现为高大的 R 波。然而在不考虑心电位的情况下，T 波在 Ⅲ 导联多为倒置的。

总之，平均电轴的概念不仅适用于 QRS 波群，而且也适用在 P 波和 T 波。平均电轴表示在额面上，心肌除极化或复极的综合方向。

## 第二节　心电位

心电位（heart potentials）是指心脏在胸腔中的电学位置，它是依照单极导联心电图的波形来推断心脏在胸腔中的位置，尤其是心脏在前后轴的位置。但它与心脏在胸腔中的实际解剖位置并不完全一致。心电位在临床上主要用于解释心电图波形产生及改变的原因，尤其是解释 aVL、aVF 及 V₂、V₃、V₄ 导联的波形改变。这一概念的产生

源于单极观点的推理，其观点有一定的局限性，在临床上实用价值也不大，但为了使读者对心电图学有一系统、全面的认识，本节对心电位也做一简要介绍。

心脏在胸腔可以沿纵轴、前后轴及横轴移动。沿纵轴自心尖视之可以有顺钟向及逆钟向转位；沿前后轴转位，反映在额面上的变化可以有向左、

右的移动，而分为中间位、垂位、半垂位、横位、半横位及不定位6种；依横轴可以有向前或向后转位。

## （一）沿纵轴转位

心脏沿纵轴（长轴）转位，可根据胸导联的波形来推断之。

1. 顺钟向转位（clockwise，CW）　从心尖向上看，右心室向前向左旋转，左心室向后转动，心前区大部为右心室占据，故右心室波群向左延伸，$V_1 \sim V_4$ 导联记录为 rS 型。重度顺钟向转位时，$V_1 \sim V_6$ 导联记录的均为 rS 型。左心室波形可表现在 $V_7 \sim V_8$ 导联。aVR 导联出现高 R 波，可呈 QR 型。

2. 逆钟向转位（counterclockwise，CCW）　从心尖向上看，左心室向右向前旋转，右心室向后转动，心前区大部为左心室所占据，故左心室波形向右延伸，$V_3 \sim V_4$ 导联出现 qR 或 Rs 型，重度逆钟向转位时，$V_2$ 导联甚至 $V_1$ 导联亦可出现 qR 或 Rs 型。逆钟向转位时，常伴有 $V_2 \sim V_4$ 导联的 ST 段抬高，亦可出现额面心电轴左偏及横位型。

## （二）沿前后轴转位

心脏沿其前后轴做顺钟向或逆钟向转位，可使心脏成为悬垂或横置型。如图 8-20 所示，通常把心电位分为以下 6 种。

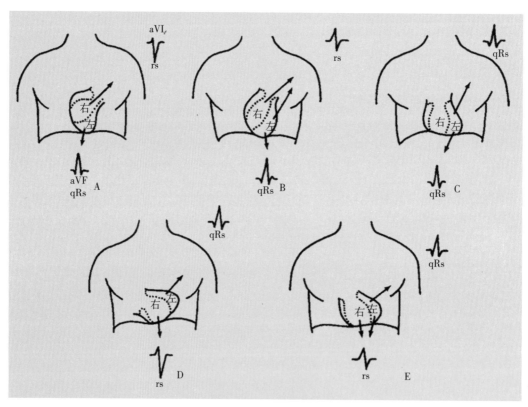

图 8-20　正常心电位
A. 垂位；B. 半垂位；C. 半横位；D. 横位；E. 中间位

1. 垂位　左心室表面 $V_5$ 导联的电压反映到 aVF 导联上，而右心室表面 $V_1$ 导联的电压反映到 aVL 导联上，即 aVF 导联波形与 $V_5$、$V_6$ 导联相似，呈 qR、qRs 或 R 型；aVL 导联的波形与 $V_1 \sim V_2$ 导联相似，呈 Rs 型。

2. 半垂位　aVL 导联面向左、右心室，呈现混合波形，多为综合小波，而 aVF 导联与 $V_5$ 导联波形相似，呈 qR 型。

3. 横位　左心室表面 $V_5$ 导联的电压反映到 aVL 导联上，而右心室表面 $V_1$ 导联的电压反映到 aVF 导联上，即 aVL 导联的波形与 $V_5$、$V_6$ 导联相似，呈 qR、qRs 或 R 型，而 aVF 导联的波形与 $V_1$、

$V_2$ 导联相似，呈 rS 型。

4. 半横位　aVF 导联面向左、右心室而描记为综合小波，aVL 导联呈 qR 型。

5. 中间位　aVL、aVF 导联的波形均与 $V_5$、$V_6$ 导联相似，呈 qR 型。

6. 不定位　凡不符合以上关系者，均属不定位。

### （三）沿横轴转位

心脏沿横轴转位反映在侧面上有向前或向后转位。

1. 向前转位　心尖向前，类似额面上垂位的改变，aVL 导联表现为右心室面 $V_1$、$V_2$ 导联波形，aVF 导联表现为左心室面 $V_5$、$V_6$ 导联波形，aVR 导联表现为右心室的电压改变。

2. 向后转位　心尖向后，类似额面向上横位心的改变。aVF 导联呈 rS 型，T 波直立、平坦或倒立，aVL 导联呈 QR 型，伴倒置 T 波，并出现 P 波倒置。

### （四）心电位的临床意义

心电位这一概念是基于单极观点推理而来的，有很大的片面性。从传统的心电向量观点看，各导联上心电图的波形是由于立体心电向量环在各心电轴的二次投影而产生（注：需要商榷）。单极观点从肢体导联和胸导联的心电图波形来推断心电位，其概念上有一定的局限性。但是心电位和心脏解剖位置的改变有一定的关系（虽两者并非一致），有时可用来解释心电图某些导联上波形产生及改变的原因，因而对心电位的认识还是有必要的。其临床意义如下。

1. 年轻人多为垂位心，老年人（> 60 岁）多为半垂位心；女性多为垂位心，男性多为半垂位心；矮胖者多为横位或半横位心；瘦高者多为垂位或半垂位心。

2. 左心室肥大多呈横位或半横位，可伴有逆钟向转位；右心室肥大等呈不定位心，常伴顺钟向转位。

3. 深吸气横膈下降，心脏多为垂位及顺钟向转位；深呼气多为横位及逆钟向转位。

4. 饱餐、腹胀、气腹、腹水、腹腔肿瘤及妊娠后期，易使横膈上升而致心尖向后转位。

5. 电轴右偏（RAD）是垂位心平均 QRS 电轴的极端形式，电轴左偏是横位心平均 QRS 电轴的极端形式。所以说，当为一名垂位心或横位心的患者做心电图时，应描述其平均 QRS 电轴是否偏移。

## 小结

在心电图诊断中，心电轴、心电位是一个重要的参考指标。在某一导联中，正负电极之间的连线，称为该导联轴。将 I、II、III 导联轴连起来形成一个等边三角形，称为爱氏三角。这个三角形内连接的对角线，分别代表 3 个加压单极肢导联轴。将 6 个肢体导联轴平行移至 0 点中心处，得到一个辐射状的几何图形，称为贝莱氏六轴系统。

心电活动的轴心线称心电轴。平均 QRS 心电轴的定义是指额面上 QRS 波群的位置和方向。QRS 波群（P 波、T 波）平均心电轴的定义是指 QRS 波群（P 波、T 波）在额面的大体位置或所指的方向。

QRS 波群平均电轴度数的测算方法有目测法和计算法。前者之一是寻找 R/S 相等双向波的导联，QRS 的平均电轴与该导联垂直成 90°；其次是通过观察 I、II、III 三个导联 R 的振幅判断心电轴，当 III 导联 R 波振幅大于 II 导联，为电轴右偏；当 II 导联 QRS 波群呈 rS 型，S 波振幅大于 r 波振幅，则为电轴左偏；第三是用 I、III 导联目测电轴是否偏移，简便准确；第四是当两个肢体导联为相同振幅的高大 R 波，QRS 平均电轴位于两个导联之间。以上估测平均 QRS 电轴的基本方法简单实用，基本可以满足临床诊断的要求。测量计算法是测量任何两个标准导联或单极加压肢导联的 QRS 波群电压的代数和，在这两个导联轴上自 0 点向外找出它们的数值，各做垂线，交点的方位（度数），即为额面平均心电轴。

正常额面心电轴在 +30° ～ +90°，< +30° 为心电轴左偏，> +90° 为心电轴右偏。心电轴轻度左偏或右偏，但心电图正常，可认为无临床意义。心电轴左偏见于左心室肥厚、左束支传导阻滞、左前分支传导阻滞及冠心病。心电轴右偏见于右心室肥厚、右束支传导阻滞、左后分支传导阻滞及健康儿童。

心电位是指心脏在胸腔中的电学位置。沿纵轴自心尖视之可以有顺钟向及逆钟向转位；沿前后轴转位分为中间位、垂位、半垂位、横位、半横位及不定位6种；心电位这一概念是基于单极观点推理而来的，有很大的片面性。但是心电位和心脏解剖位置的改变有一定关系（虽两者并非一致），有时可用来解释心电图某些导联上波形产生及改变的原因，因而对心电位的认识还是有必要的。

附1　本章的学习重点

掌握心电轴的基本概念，理解爱氏三角、六轴系统。会用目测法和计算法计算心电轴。掌握心电轴偏移的临床意义。了解心电位的基本知识。

附2　请扫二维码扩展学习

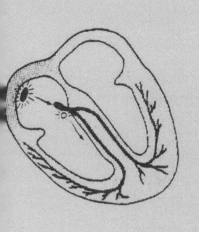

# 第九章
# 心电图测量的基本方法和技术

本章介绍心电图测量的基本方法和技术。心电图的测量首先是要校准标准电压、找准基线，然后按照 P 波（环）、PR 间期、QRS（环）波群、ST 段、T 波（环）、U 波（环）、QT 间期进行测量。现分述如下。

# 第一节　概　述

## 一、测量工具

测量分析心电图必须准备 3 种工具：分规、15cm 的心电图分析尺、放大镜（图 9-1）。

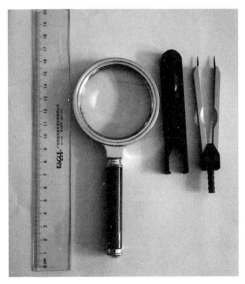

　　直尺　　　放大镜　　　分规

**图 9-1　心电图分析工具**

## 二、校准标准电压

在测量心电图之前，先看标准电压的校正。在校准 1mV 的标准电压后会产生一个高度为 10mm 的标准电压方波，现代标准电压的校正依赖于电子校准，而老版本的心电机依赖于手动校准（图 9-2A）。

标准电压的设置非常重要。当遇到高电压的患者，某些导联 QRS 波群会发生重叠，给分析带来不便，这时，可以将标准电压设置为减半，即 1mV 的标准电压产生一个高度为 5mm 的标准电压方波（图 9-2B）。如果心电图波形非常小，可以设置为 2 倍的标准电压（即 20mm/mV）（图 9-2C）。

在临床上如果想细致入微地观察和测量一个振幅很小的 Q 波，或者观察一个微小的起搏脉冲信号，也可以同样调高标准电压以便观察与测量（图 9-2C）。一些电子化心电图机不显示标准电压，但它们会把走纸速度和标准电压打印在心电图纸的底部（25mm/s，10mm/mV）以便测量时识别。

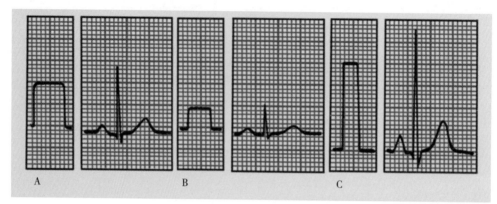

图 9-2　在心电图检查之前，操作人员必须先确认设备已经被校准过了，即 1mV 电压是 10mm 的高度

A. 正常 1mV 标准电压；B. 1/2 标准电压；C. 2 倍标准电压

## 三、心电图记录纸和心电图测量参数

### （一）心电图记录纸

由竖线和横线划分成许多小方格，最小的间隔为 1mm。横坐标代表时间，纵坐标代表电压。时间以秒（s）为单位计算，当走纸速度为 25mm/s 时，1mm 相当于 0.04s。心电图波幅大小以毫伏（mV）为单位计算，1mm 相当于 0.1mV（图 9-3）。

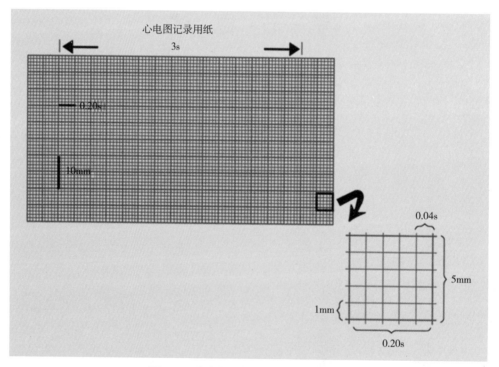

图 9-3　心电图记录纸坐标和计算单位

### （二）心电图的测量参数

1DECG 包括 P 波的时间电压、PR 间期、QRS 各波的时间电压、VAT 时间、J 波、ST 段、T 波、U 波、QT 间期等（图 9-4）。在 2DECG、3DECG 中包括 P 环、QRS 环、T 环、ST 向量等。

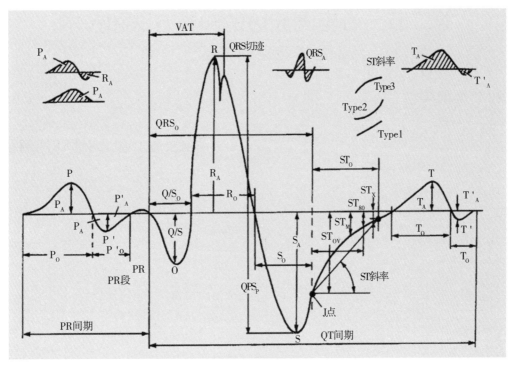

图 9-4　常规心电图基本参数的定义及测量方法

## 四、确定基线

　　基线为测量各波、段的参考线。一般将 TP 段或 PR 段作为测量的基线。但有的病例由于 P 环未闭合，形成 Ta 向量，造成 PR 段偏移。在这种情况下，可选择 TP 段作为测量的基线（图 9-5）。以基线为标准，基线以上的波为正向波，基线以下的波为负向波，而位于基线的波为等电位波。有的心电图部分波形呈现两种极性，既有正向波又有负向波，称之为双向波。例如，在图 9-6 中 P 波是正向的，QRS 波群是双向的（初始是正向的，然后是负向的），ST 段是等电位的（位于基线的），T 波是负向的。

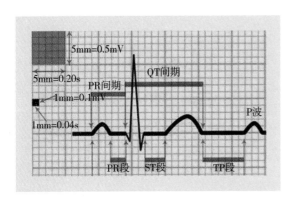

图 9-5　心电图的测量：TP 段、PR 段、PR 间期、QT 间期、ST 段

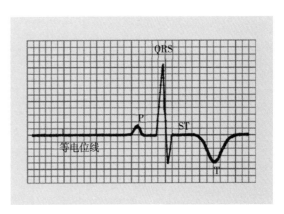

图 9-6　P 波是正向的（向上），T 波是负向的（向下）
QRS 波群为双向（部分向上，部分向下），ST 段等电位性（无下移或无抬高）

# 第二节　心电图波段的测量方法和技术

## 一、P 波和 P 环的测量

心房除极在 1DECG 上表现为 P 波，在 2DECG、3DECG 中表现为 P 环。

### （一）P 波的测量方法

1. 时间（宽度）的测量　选择 P 波比较清晰，且出现最早和 QRS 出现最晚的导联测量。从 P 波的起始至全波的终末进行测量。向上波取基线下缘转折点，向下波取基线上缘转折点作为测量的起点和终点（图 9-5，图 9-6）。

2. 电压的测量　应选择基线平稳、波形清晰的心搏进行测量。向上波，从基线上缘垂直量至波峰；向下波，从基线下缘垂直量至波底。ST 段移位时，应以相邻的两个 PQ 段或 TP 段作为基线和 ST 段相比较进行测量（图 9-5，图 9-6）。

### （二）P 环的测量

2DECG、3DECG 中判读分为定性和定量两种方法。定性主要是分析 P 环的位置、形态、运行方向、运行速度等。定量的主要指标有空间 P 环最大电压、空间面积（体积）、空间运行时间。这些指标多维心电图机可以自动测量（详见第六章）。

## 二、PR 间期的测量

PR 间期表示激动在心房内传导并通过房室结的总时间。PR 间期在不同导联中可能会有不同的长度，所以应选择 P 波出现最早和 QRS 出现最晚的那一个导联进行测量（即在实际测量 PR 间期最长的那个导联）。

在成人中，正常的 PR 间期为 0.12 ～ 0.20s（3 ～ 5 个小格）。当房室结的传导功能受损时，PR 间期可能会发生延长，心室预激时 PR 间期可

能会缩短（图 9-5）。

## 三、QRS 波群和 QRS 环的测量

前已述及，QRS 波群为心室除极波，是激动在心室内传导扩散所形成的波形。然而，并不是每一个 QRS 波群都包含 Q 波、R 波和 S 波，因此在 QRS 波中每一个子波的区分中可能会有混淆的可能性。但如果能掌握 QRS 波群的 3 个基本命名原则，稍加练习就可以轻松识别。这 3 个基本命名原则是：① QRS 波群初始的第一个负向波（基线以下的波）称为 Q 波；② QRS 波群第一个正向波称为 R 波；③继 R 波之后第一个负向波称为 S 波。

### （一）QRS 波群时间的测量

QRS 时间代表心室激动在心室内传导所需的时间（完成整个心室除极所需的时间），一般 ≤ 0.10s（或在电子计算机测量时 ≤ 0.11s）。测量方法与 P 波的测量方法相同。从 Q 波（有 Q 波的导联）或 R 波（无 Q 波的导联）的起始量至 QRS 波群最后一个波的终末（图 9-7）。如果心室的传导速度减慢，则表现为 QRS 波群增宽，往往是心室内某一束支在传导中发生了阻滞或传导速度减慢。宽 QRS 波群的鉴别诊断将在第四十四章第六节讨论。除测量 QRS 波群的总时间外，还要测量 Q 波的时间及室壁激动时间（VAT）。Q 波的时间的测量：从 Q 波起点测至基线与 Q 波结束的相交点（内侧缘）。正常值 < 0.03s（图 9-8）。VAT 的测量是由 QRS 波群起始点到 R 波波峰至基线的垂线之间的水平距离。如有 R′ 波，应测至 R′ 波峰。如 R 波呈切迹，则测至切迹的第二峰。一般测量 $V_1$ 导联、$V_5$ 导联，分别表示右心室或左心室室壁激动时间（图 9-9，图 9-10），正常时限：$V_1AT \leq 0.03s$；$V_5AT \leq 0.05s$。

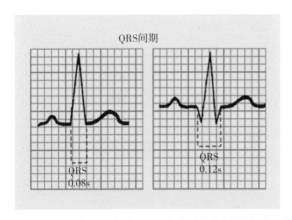

图 9-7　QRS 波群宽度（QRS 波群时间）测量方法（解释见正文）

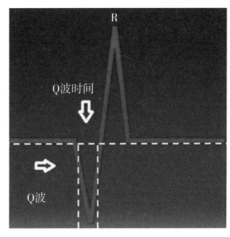

图 9-8　Q 波时间测量方法（解释见正文）

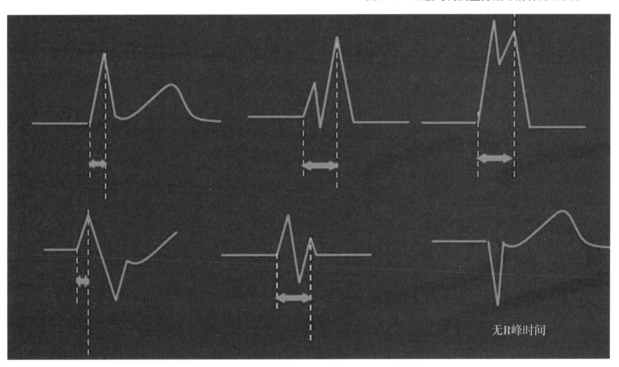

图 9-9　室壁激动时间（VAT）测量方法（解释见正文）

## （二）QRS 波群电压的测量

QRS 波群电压和 P 波的测量相似。选择基线平稳、波形清晰的心搏进行测量。不过 QRS 波群测量要比 P 波的测量复杂得多。在有 Q 波的导联，从基线下缘垂直量至波底，为 Q 波的电压。R 波的电压则从基线上缘垂直量至波峰。S 波的测量则是从基线下缘垂直量至波底（图 9-10）。ST 段移位时，应以相邻的两个 PQ 段或 TP 段作为基线和 ST 段相比较进行测量。

## （三）空间 QRS 环的测量与判读

2DECG、3DECG 中 QRS 环的判读分为定性和定量两种方法。定性主要是分析 QRS 环的位置、形态、运行方向、运行速度等。定量的主要指标有空间最大电压、空间面积（体积），空间运行时间。这些指标多维心电图机可以自动测量（详见第六章）。

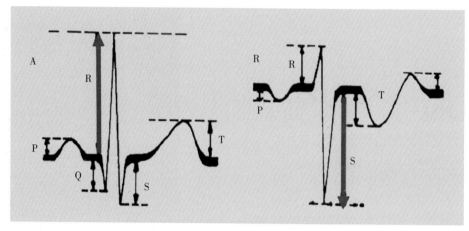

**图 9-10　QRS 波群各波高度和深度的测量**

A.测正向波,从基线上缘垂直量至波形的顶端;B.测负向波,从基线下缘垂直量至波底。所测量的波幅以 mV(1 小格)计

## 四、ST 段的测量

ST 段是自 QRS 波群终点至 T 波起点的线段,反映心室除极结束后至复极开始这一短暂时间的电位变化。正常时 ST 段应在基线上,但可有轻度向上或向下偏移。测量 ST 段应以 TP 段作为基线。当心动过速导致 TP 段不明显时,应以 QRS 波群起点的连线作为校正的基线,用以判断 J 点下移的程度。判断 ST 段有无偏移,应自 J 点之后 0.04s 处为准。现分述如下。

### (一)基线确定方法

1. 在心率正常 TP 段平直时,基线的选择方法以 TP 段的延长线为标准,确定 ST 段有无偏移(图 9-11)。

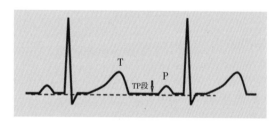

**图 9-11　在心率正常情况下,TP 段平直时基线的选择方法示意图**

2. 在 TP 段不明显,而 PR 段平直时,应该以 PR 段的延长线作为基线判定 ST 段有无偏移(图 9-12)。

3. 在心率较快时常出现 PR 段倾斜,此时应以两个 QRS 波群起点画一条连线作为基线,确定

ST 段有无偏移(图 9-13)。

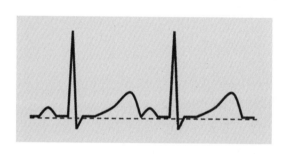

**图 9-12　TP 段不明显,PR 段平直时,以 PR 段的延长线作为基线**

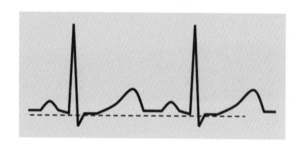

**图 9-13　心率较快时,PR 段倾斜,选择两个 QRS 波群起点画一条连线作为基线**

### (二)校正基线法

主要用于 J 点下移时,其步骤如下。

1. 沿 PR 段画一条斜线。

2. 准确选出 J 点并从该点画出一条垂线,该垂线与 PR 段的相交点为 O 点。

3. 将 O 点与 J 点分别以水平线方式画出,确定 OJ 间距。当 OJ 间距＞0.12mV 时有临床意义(图 9-14)。

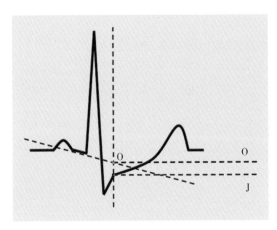

图 9-14　J 点下移时，基线校正示意图

### （三）ST 段下移类型的特点

1.ST 段水平型下移（缺血型下移）　如图 9-15 所示，ST 段平直延长，其水平延长线与 R 波顶峰垂线构成 90°。多见于冠状动脉病变时，ST 段下移超过 0.05mV 时有临床意义。

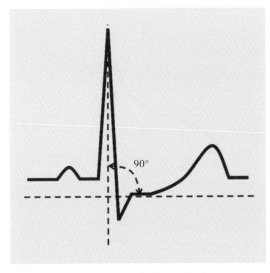

图 9-15　ST 段水平型下移

2. ST 段上斜状下移　ST 段呈上斜状下移时，沿 ST 段平行画延长线，再从 R 波顶峰做垂线，两线形成的角度在 81°～89°（图 9-16）。其下移幅度达 0.075mV 时有临床意义。

3.ST 段下斜状下移　ST 段不在基线停留而倾斜向下使 T 波形成负、正双向，ST 角 > 90°，这种下斜状下移诊断标准与 ST 段下移幅度无关，只要形态具备就可诊断（图 9-17）。这种 ST 段常见于左心室劳损、束支传导阻滞、预激综合征等。

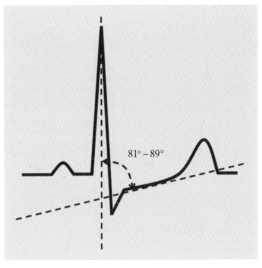

图 9-16　ST 段上斜状下移

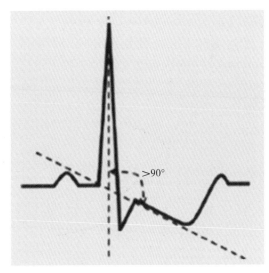

图 9-17　ST 段下斜状下移

4.ST 段呈鱼钩状下移　其特点为：ST 段起点与 S 波降支融合，形成一条抛物线。该抛物线末端与 T 波升支融合，使抛物线呈鱼钩状改变。多伴有 QT 间期缩短，以 R 波为主的导联终末 T 波直立（图 9-18）。这种 ST 段常见于服用洋地黄类药物的患者。

### （四）ST 段抬高的类型及特点

ST 段抬高可表现为短暂性、较久性或持续性，其形态有上斜型（斜直型）、凹面向上型、弓背向上型、单向曲线型、水平型、墓碑型、"穹隆型"或"马鞍型""巨 R 型"等抬高。分析时应注意动态观察 ST 段的形态、幅度、持续时间及与形状的关系，并结合 T 波改变情况综合分析（图 9-19）。

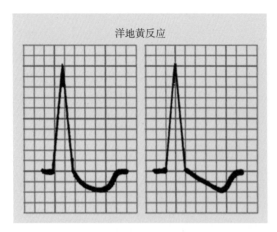

图 9-18　ST 段呈鱼钩状下移

### （五）ST 向量的测量

ST 向量对应心电图的 ST 段。在多维心电图及心电向量图中，是由 QRS 环的起点 O 指向 QRS 环终点 J（图 9-20）。正常情况下，ST 向量很小或不出现。但在年轻特别是男性人群中可出现位于朝向前方偏左下的 ST 向量，振幅多＜ 0.15mV。

ST 向量代表左、右心室全部除极完毕到复极开始以前的一段时间。ST 向量的出现主要表现为 QRS 环的不闭合。在确定 ST 向量的方位方面，心电向量图有一定的优势。分析 ST 向量时结合心电向量图和正交心电图可收到良好的效果。

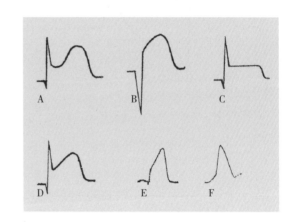

图 9-19　ST 段抬高的类型

A. 凹面向上型；B. 弓背向上型；C. 水平型；D. 上斜型（斜直型）；E. 墓碑型；F. "巨 R 型"

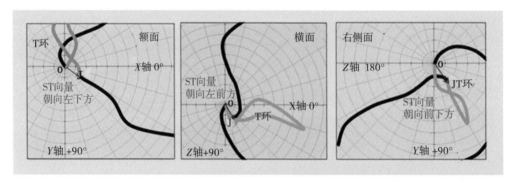

图 9-20　三面 ST 向量

起于 QRS 环的 O 点，指向 QRS 环终止处的 J 点。放大环体可见到 ST 向量的方位与振幅

## 五、T 波和 T 环的测量

### （一）T 波的测量

T 波代表心室复极进入中后期。当 T 波为正向时，其上升支速度缓慢，下降支突然下降返回基线，即升支缓、降支陡。当 T 波为负向倒置状态时，其下降支速度缓慢，上升支突然升至基线（图 9-21）。T 波的测量方法为从 T 波的起始量至 T 波的结束。但 ST 段的结束点与 T 波的开始点往往很模糊，通常不能精确地定位，临床上 40ms（0.04s）以内的精确度往往可以接受。

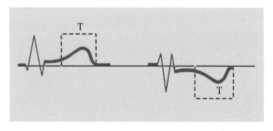

图 9-21　T 波的测量

### （二）T 环的分析和测量

T 环是心室复极的二维、三维图像。T 环分析分为定性分析和定量分析。多数病例通过定性分析即可确定诊断，仅需测量少数的定量项目。

不典型病例需要测定多个定量项目协助诊断。

1. 定性分析　观察 T 环所在的方位、形态、大小、运行方向、运行速度等。正常与异常 T 环见第五章。

2. 定量分析　包括 T 环运行时间、离心支时间、回心支时间、离回比、空间 Tp-Te、QRS-T 夹角等（见第五章、第六章）。

## 六、J 波和 J 环的测量

### （一）J 波的测量

J 波是指 J 点抬高 ≥ 0.1 mV，且时程 ≥ 20ms 时形成的圆顶状或驼峰状偏离基线的波形（图 9-22）。J 波的测量方法与 ST 段的测量方法相同（参见本章四、ST 段的测量）。

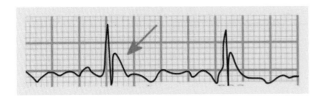

图 9-22　J 波

### （二）J 环的测量

当 J 波明显时，多维心电图及心电向量图可以显示出 J 环，多呈线型。

## 七、U 波和 U 环的测量

### （一）U 波的测量

U 波是在 T 波后 0.02 ~ 0.04s 出现宽而低的波。测量方法与 T 波的测量方法相同。

### （二）U 环的测量

当 U 波明显时，多维心电图及心电向量图可以显示出 U 环。

## 八、QT 间期的测量

QT 间期指心室肌开始除极（QRS 综合波的起

点）至心室肌复极终止（T 波的终点）所经过的时间间期，是心室肌电收缩间期的反应（图 9-23）。建议选择同步 12 导联心电图进行测定，以 QRS 波群最早开始的导联为起点，T 波最晚结束的导联为终点，测得的数据即是该病例的 QT 间期。由于 T 波的终点不易被确定，不同人或同一人不同时间测定的 QT 值也会各不相同。

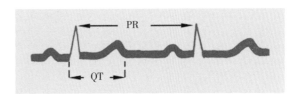

图 9-23　QT 间期的测量

### （一）QT 间期的测量方法

2009 年美国心脏学会 / 美国心脏病学会基金会 / 美国心律协会 / 国际心电计算机学会（AHA/ACCF/HRS/ISCE）推荐采用切线法测定 QT 间期。 以下是各种不同情况采用切线法（tangent method）测定 QT 间期。

1. 当 T 波降支回落至 TP 基线时 QT 间期如何测量，T 波降支的最大切线和 TP 基线的交点，即为 T 波终点（图 9-24）。

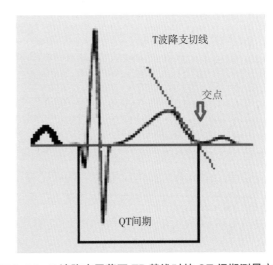

图 9-24　T 波降支回落至 TP 基线时的 QT 间期测量方法

2. T 波未回到基线时 QT 间期的测量：T 波降支的最大切线和 TP 基线的交点，即为 T 波终点（图 9-25）。

3. 双峰 T 波振幅相当时 QT 间期的测定：QT

间期测量至 T 波第二个峰的最大切线和基线的交点处（图 9-26）。

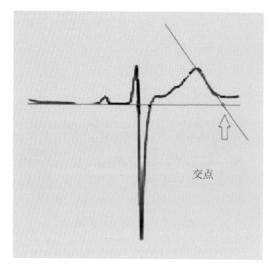

图 9-25　T 波未回到基线时 QT 间期的测量方法：T 波降支的最大切线和 TP 基线的交点，即为 T 波终点

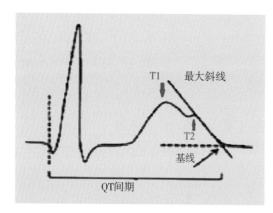

图 9-26　双峰 T 波振幅相当时，切线法测定 QT 间期的方法

　　4. 有低幅 U 波时 QT 间期的测定：如果其后的低幅 U 波中断了 T 波末端部分，此时应采用前面的 T 波降支的最大切线和 TP 基线的交点，即为 T 波终点。而不能选用后面的 U 波（图 9-27）。

　　5. TU 波重叠时 QT 间期的测定：如 TU 波重叠类似 T 波的切迹，则测定 T 波两峰顶点之间期（图 9-28），如 ≤ 150ms 则为 T 波的切迹，如＞ 150ms 则为 TU 波重叠所致。

　　6. T 波双相时 QT 间期的测定：取 T 波升支的最大切线和 TP 基线的交点，即为 T 波终点（图 9-29）。

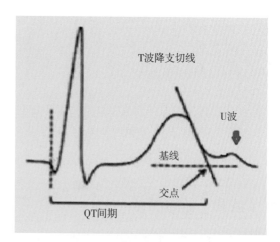

图 9-27　有低幅 U 波时切线法测定 QT 间期的方法

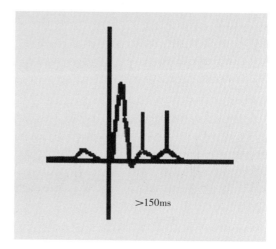

图 9-28　TU 波重叠时 QT 间期的测定

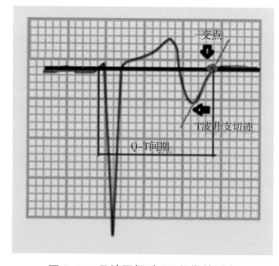

图 9-29　T 波双相时 QT 间期的测定

　　多维心电图的 QT 间期电脑自动计算，可从数据表中得知。

### （二）心率校正的 QT 间期指数

QT 间期长度变化与 RR 间期和心率快慢相关，但其本身也是一个复杂的影响过程，涉及心率对动作电位的直接影响及自主神经的间接影响。针对这个问题，学者们设计了很多 QT 间期指数的计算公式，这些公式基于 QT 间期与心率的相关度，因此也称为心率校正的 QT 间期指数（QTc）。但目前尚未达成共识。

1. 平方根法　QTc 仍然是最为广泛使用的指标，最多的依然是 Bazett 公式，也称 BazettRR 平方根心率校正公式。该算法将 QT 间期（以 s 为单位）实测值，除以前 RR 间期的平方根（以 s 为单位）。称为"平方根法"方程式：

$$QTc=QT/\sqrt{RR}$$

QTc 的正常范围通常为 0.33～0.35s（330～350ms）和 0.44s（440ms）。

这个经典的公式虽然被广泛认可，但它因为需要一个平方根，这使手工计算显得有些麻烦。

更重要的是这个公式过度地修正 QT 间期的长度（也就是说，在慢心率状态下它看起来相对短一些），而在快心率下校正后的 QT 间期值看起来有些偏长。

2. 线性法　鉴于平方根方法的局限性，有很多专家学者已经提出了许多其他公式来计算校正后的 QT 间期。其中一种常用的方法称为 Hodges 方法，其计算如下：

QTc（ms）=QT（ms）+1.75（心率 -60）

如果以 s 为单位，而不是以 ms 为单位计算，则可以转换为：

QTc（s）=QT（s）+0.001 75（心率 -60）

这种方法的优点是该方程式为线性，在手工运算时较为简单易行。值得注意的是 QT 间期和 QTc（0.40s 或 400ms）都存在一个共同的运算常数，即心率 60 次 / 分。

多个公式提出的修正方式无论是对 QT 间期或是 QTc 期间，都没有得到绝大多数学者的认可，原因是没有一种方法是可以理想地用于不同的患者。

# 第三节　心率和心电轴的测量

## 一、心率的测量

1. 规则心律　当心律规则时，其心率可按下列公式计算：

心房率 =60/PP（次 / 分）
心室率 =60/RR（次 / 分）

为节省时间，平时只需测量 PP 或 RR 之间的距离乘以 100 后，参照"自 RR 间期推算心率表"查出心率（见附录 1）。

2. 不规则心律　可测 4～6 个 RR 间距，求其平均数，再除以 60，即为每分钟平均心率数。也可数 3s 内 P 波或 R 波数，乘以 20；或数 6s 乘以 10，便得出每分钟心率数。后一种计算方法多应用于快速性心律失常，如心房颤动、紊乱性心律等。

3. 目测心率　心电图机的走纸速度一般为 25mm/s（即 5 个中格），每 1 个中格的时间为 0.2s，每 2 个中格为 0.4s，其他依此类推。目测 PP 或 RR 间距约占几个格，若其间距为 1 个中格，则心房或心室率便是 300 次 / 分（60/0.2=300），2 个中格为 150 次 / 分，3 个中格为 100 次 / 分，4 个中格为 75 次 / 分，5 个中格为 60 次 / 分，6 个中格为 50 次 / 分。

## 二、心电轴的测量

见第八章心电轴和心电位。

## 小结

本章介绍了心电图测量的基本方法和技术。

首先准备好分规、心电图分析尺、放大镜3种工具。在测量心电图前，先看标准电压的校正正确与否，再开始分析。分析时一般将TP段或PR段作为测量的基线。

P波时间的测量：选择P波比较清晰，且出现最早和QRS出现最晚的导联测量。从P波的起始至全波的终末进行测量。向上波取基线下缘转折点，向下波取基线上缘转折点作为测量的起点和终点。P波电压的测量，向上波从基线上缘垂直量至波峰；向下波从基线下缘垂直量至波底。P环的判读分为定性和定量两种方法。定性指标目测即可明确，定量指标多维心电图机可以自动测量。

PR间期的测量应当选择P波出现最早和QRS波群出现最晚的那一个导联进行测量（即在实际测量PR间期最长的那个导联）。

QRS波群时间的测量与P波的测量方法相同。从Q波（有Q波的导联）或R波（无Q波的导联）的起始量至QRS波群最后一个波的终末。同时要测量Q波的时间、室壁激动时间（VAT）。Q波的时间指从Q波起点测至基线与Q波结束的相交点（内侧缘）。VAT的测量是QRS波群起始点到R波波峰到基线的垂线之间的水平距离。如有R′波，应测至R′波峰。如有R波呈切迹，则测至切迹的第二峰。一般测量V$_1$导联、V$_5$导联，分别表示右心室和左心室室壁激动时间。QRS波群电压的测量与P波的测量相似。空间QRS环的判读基本方法同P环（详见第六章多维心电图）。

ST段的测量应以TP段作为基线。当心动过速而导致TP段不明显时，应以QRS波群起点的连线作为校正的基线，用以判断J点下移的程度。判断ST段有无偏移，应自J点之后0.04s处为准。ST段下移的类型有ST段水平型下移（缺血型下移）、ST段上斜状下移、ST段下斜状下移、ST段鱼钩状下移；ST段抬高的类型有上斜型（斜直型）、凹面向上型、弓背向上型、单向曲线型、水平型、墓碑型、"穹隆型"或"马鞍型""巨R型"等。正常情况下，ST向量很小或不出现。ST向量的出现主要表现为QRS环的不闭合。在确定的ST向量的方位方面，心电向量图有一定的优势。

T波的测量方法为从T波的起始量至T波的结束。但ST段的结束点与T波的开始点往往很模糊，通常不能精确定位，临床上40ms（0.04s）以内的精确度往往可以接受。T环的分析分为定性分析和定量分析。多数病例通过定性分析即可确定诊断。定量分析包括T环运行时间、离心支时间、回心支时间、离回比、空间Tp-Te、QRS-T夹角等。

J波、J环和U波、U环的测量方法与ST段的测量方法相同。

推荐采用切线法测定QT间期。本章介绍了当T波降支回落至TP基线时、T波未回到基线时、双峰T波振幅相当时、有低幅U波时、TU波重叠时、T波双相时QT间期的测定方法，还介绍了心率校正的QT间期指数（QTc）的平方根法和线性法。

心律规则时的心率计算公式：心房率=60/PP（次/分）；心室率=60/RR（次/分）。

心律不规则时可测4～6个RR间距，求其平均数，再去除60，即为每分钟平均心率数。也可数3s内P波或R波数，乘以20；或数6s乘以10，便得出每分钟心率数。目测心率的方法：目测PP或RR间距约占几个格，若其间距为1个中格，则心房或心室率为300次/分，2个中格为150次/分，3个中格为100次/分，4个中格为75次/分，5个中格为60次/分，6个中格为50次/分。

附1　本章的学习重点

1. 掌握心电图分析的基本方法和技术。

2. 掌握P波、QRS波群、T波及PR间期、QT间期、ST段的测量方法。

3. 了解三维、四维领域P环、QRS环、T环的分析知识。

附2　请扫二维码扩展学习

# 第二部分
# 心电图图形学

**在这一部分你将学习：**

1. 正常心电图及变异心电图、心电图伪差。

2. 心房、心室肥大的心电图特点。

3. 急性冠状动脉供血不足、慢性冠状动脉供血不足的心电图特点、心电向量图特点，诊断中应注意的问题及有关与临床的联系。

4. 急性心肌梗死的基本心电图改变、心电图演变、心电图定位诊断及陈旧性心肌梗死、不典型心肌梗死的心电图诊断及鉴别诊断。急性心肌梗死猝死预警指标及心电图诊断心肌梗死的局限性。

5. 心肌炎、心包炎与心肌病的心电图特点。

6. 右位心、房间隔缺损、室间隔缺损、动脉导管未闭、肺动脉口狭窄、法洛四联症、主动脉缩窄、三尖瓣下移畸形等几种常见先天性心脏病的心电图特点。

7. 风湿性心脏病、急性肺源性心脏病、慢性肺源性心脏病、高血压等几种常见后天性心脏病的心电图特点。

8. 急性肺栓塞、自发性气胸、脑源性疾病、肌肉疾病、阻塞性睡眠呼吸暂停综合征、运动员心脏、体温过低、恶性肿瘤等常见全身性疾病的心电图改变。

9. 药物影响及电解质紊乱的心电图改变。

10. 心室预激及预激综合征的心电图表现、分型及 W-P-W 综合征诊断应注意的几个问题。

11. 室内传导阻滞的心电图改变与临床。

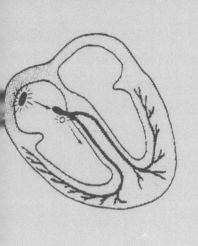

# 第十章

# 正常心电图、心电图正常变异及伪差心电图

## 第一节　心电图图形学的三个基本法则

第一部分讲述了心电图学的基础知识，第二部分主要介绍正常及异常心电图图形学。本章介绍正常心电图及其变异。

如图 10-1 中的心电图显示，这些导联的心电图看起来完全不同，有时甚至相反。只要掌握心脏除极和复极的时间、方向的基本原理就可推断出各导联心电图的正常形态。同样也可以理解房室增大、束支传导阻滞和心肌梗死等心电图的变化，不必记住 12 导联或更多单独的图形。

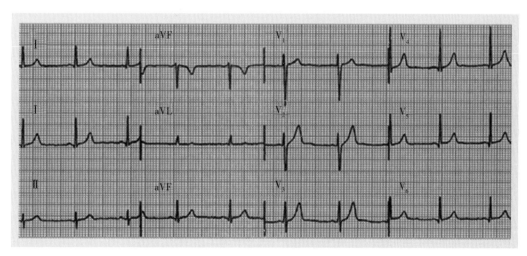

图 10-1　导联不同，心电图的形态不同

要回答这些问题，需要理解 3 个基本的心电图 "法则"（图 10-2）。

1. 正向波　如果除极波向某导联的正极扩散，在该导联记录到的是正向波。心房激动的顺序是向下、向左，指向 Ⅱ 导联的正极，所以在 Ⅱ 导联上表现为正向的 P 波（图 10-3，图 10-4）。同样

心室激动的方向指向左方，Ⅰ 导联中就会表现为正向的 R 波（图 10-2A）。

2. 负向波　如果除极波指向某导联的负极，在该导联记录到负向波。心房激动的顺序是向下、向左的，所以在 aVR 导联上表现为负向的 P 波（图 10-3）。同样，如果心室激动的方向背离某导联

的正极，则在该导联表现为一个负向的 QRS 波群
（图 10-2B）。

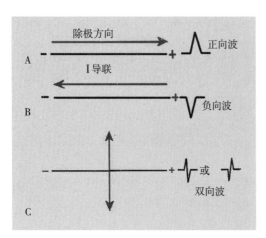

图 10-2　心电图的 3 个基本法则

A. 如果除极方向指向导联的正极，则为正向波；B. 如果除极方向指向导联的负极，则为负向波；C. 如果除极波的方向与该导联成直角（垂直），则波群的方向为双向（部分正向波，部分负向波）。这 3 个基本"法则"适用于 P 波（心房除极）和 QRS 波（心室除极）

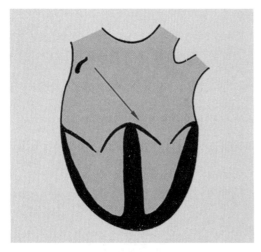

图 10-3　窦性心律，心房除极（箭头）从右心房向下扩散到房室（AV）交界处和左下肢

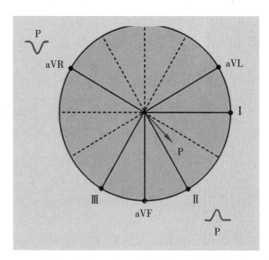

图 10-4　窦性心律，正常 P 波在 aVR 导联为负向，Ⅱ 导联为正向。因为正常的心房除极方向（箭头）指向患者的左侧（图 10-3），远离导联 aVR 的正极并指向 Ⅱ 导联的正极

3. 双向波（包括正向波和负向波）　如果除极的方向正好与该导联轴垂直，该导联上就会出现振幅相同的双向波。如果心房除极方向与任何导联垂直，则在该导联上出现双相 P 波。同样，如果心室除极方向与任何导联垂直，则在该导联出现 QRS 波群呈双相波（图 10-2C）。双相的 QRS 波群可以表现为 RS 或 QR 型等。

总之，当除极波指向任何一个导联的正极时，它产生一个正向波。当指向任何导联的负极（远离正极）时，它会产生负向波。当它与任何导联轴成直角时，就会产生双向波。复极是指心肌由兴奋转向静息状态的过程，将在正常的 T 波部分进行讨论。记住上述 3 条心电图法则，就可以预测 P 波和 QRS 波群在任何导联中的形态。

# 第二节　正常一维心电图

## 一、1DECG 各波正常范围

### （一）P 波

P 波代表左、右心房的除极。正常 P 波向量指向左下方，额面电轴在 +15°～ +75°。

1. Ⅰ、Ⅱ、aVF 导联 P 波直立；aVR 导联 P 波倒置；Ⅲ、aVL 及 $V_1$、$V_2$ 导联 P 波可直立、双向或倒置。

2. 正常 P 波呈圆钝形，不应有明显的切迹，时间 < 0.11s。

3. P波的振幅：额面Ⅱ导联P波电压最高，但不超过0.25mV；横面V₅导联最高，但不超过0.2mV。P波过小，一般无重要临床意义。

### （二）PR间期

PR间期表示心房开始激动至心室开始激动的时间，正常为0.12～0.20s。幼儿或心动过速时，PR间期的正常高限相应缩短（参见附录6、附录7）。经常进行体育锻炼的人，如职业运动员，PR间期较长，有时可超过0.20s。

### （三）QRS波群

1. QRS波群形态　①肢导联中aVR导联的QRS波群主波一定向下，呈Qr或rS型。aVL导联和aVF导联的QRS波群形态不恒定，视心电轴、心电位不同而有变异，可能主波向上呈qR或RS型，也可能主波向下呈rS型；Ⅰ、Ⅱ导联主波多向上，以Ⅱ导联波幅最高。②胸导联中QRS波群形态在V₁导联以负向波为主，多呈rS型，V₅导联以正向波为主，呈qR或Rs型，R/S＞1。V₁～V₆导联的移行规律是R波逐渐升高，S波逐渐变浅，R/S比值逐渐增大，有时呈QS型，不一定是异常表现，但V₁、V₂导联有r（或R）波时，则r（或R）波之前绝对不应出现q（或Q波），V₃R导联R波前也绝对不出现q（或R）波。V₄、V₆常有q波出现呈qR型。

2. QRS波群时间　正常成人QRS波群时间为0.06～0.10s，Q波时间不应超过0.03～0.04s。

3. 室壁激动时间（VAT）　指QRS波群开始至R波顶峰（有R′时则至R′波顶峰）所经过的时间。正常V₁导联VAT＜0.03s，V₅导联VAT＜0.05s。

4. QRS波群电压　①Q波（或q波）不应大于1/4R，各导联如超过上述标准，且Q波时间＞0.03～0.04s，称为异常Q波，需追究其意义。②R波和S波：$R_{aVL}$＜1.2mV：aVF导联以R波为主时，$R_{aVF}$＜2.0mV，$R_{aVR}$＜0.5mV，$R_{V_1}$＜1.0mV，$R_{V_5}$＜2.5mV，$R_{V_1}+S_{V_5}$＜1.2mV，$R_{V_5}+S_{V_1}$＜4.0mV（女性为3.5mV）；V₁之R/S＜1，V₅之R/S＞1，aVR之R/Q＜1。在肢导联QRS波群电压的代数和（正相波＋负相波）均＜0.5mV，在胸导联中，每个QRS波群电压代数和均＜0.8mV，称为QRS低电压，正常有1%左右的人为低电压倾向。

### （四）ST段

正常ST段可稍偏离基线，V₁～V₅导联抬高不应超过0.3mV。肢体导联和V₄～V₆导联抬高不应超过0.1mV。任一导联ST段压低均不应超过0.05mV。如超过上述范围，则视为不正常。

### （五）T波

正常情况下，T波应与QRS波群主波方向相同，呈圆钝形，平滑而宽大，波形多不对称，前支坡度小，后支坡度大，一般无明显切迹、挫折或双峰，后支的延长线不应与R波相交。Ⅰ、Ⅱ、V₄～V₆导联的T波应直立向上，高度不应低于同导联R波的1/10。aVR导联T波应倒置。Ⅲ、aVL、V₄、V₆导联T波可直立、低平、双向或倒置，但需参考QRS波群的形态和电压。在上述导联中，如R波＞0.5mV，T波应直立，如R波＜0.5mV，T波可低平或倒置，但倒置T波的深度不应超过0.25mV。V₁导联T波不应大于V₅，当V₁导联T波直立时，V₂导联T波不应倒置。T波高耸，如能排除高血钾和心肌缺血等，多无重要意义。

### （六）QT间期

QT间期随心率而异，心率慢QT间期长，心率快QT间期短。其正常范围可根据Bazett公式求得。

$QT = K\sqrt{RR}$（K为常数，男性为0.37，女性为0.40，见附录5）。

为方便起见，K值均取0.39，则正常QT间期范围$= 0.39\sqrt{RR} \pm 0.04s$。

### （七）U波

U波是T波之后0.02～0.04s出现的小波。U波的时间为0.01～0.03s，方向应与T波一致。U波电压在任何导联中均不得超过T波的1/2，在胸导联上多＜0.10mV，V₃导联的U波通常最明显，有时可达0.03mV。

### （八）正交导联心电图的正常值

参考以上标准。

### （九）二维、三维心电图的正常值

参见第六章。

## 二、正常窦性 P 波

心房除极的方向从右向左和向下扩散到房室（AV）交界区。心脏除极化的扩散可以通过向下、向左侧的箭头（矢量）来表示（图 10-3）。

图 7-8C 显示了肢体导联六个导联导联轴的空间关系。如图 10-4 所示，aVR 导联的正极指向右肩的方向，心房除极化的正常路径向左向下扩散（远离 aVR 导联的正极）。因此，窦性心律时 aVR 导联总是呈负向 P 波。相反，Ⅱ 导联是正向的，因为它的正极指向左下的方向（图 10-4）。正常的心房除极化方向朝向正极（约在 +60°）。所以窦性节律时，Ⅱ 导联总是记录正向 P 波。

总之，正常窦性节律时，aVR 导联的 P 波始终是负向的，Ⅱ 导联为正向波。此外，P 波如不完全一样，也将是相似的，且 P 波的频率适合当时的临床情况，将在相应章节讲述。

请牢记窦性心律的 4 个重点。

1. 典型的窦性心律是每一个 QRS 波群前都有一个 P 波及每一个 P 波后都跟着一个 QRS 波群，且伴随一个正常的节律。但是在窦性心律时可以伴任何程度的房室阻滞，包括完全性房室阻滞，甚至心室停搏（无 QRS 波群）。

2. 在非窦性节律时，也可以在每一个 QRS 波群之前出现 P 波，它可以是心房异位起搏点激动心房引起的心房除极波，简称房性 P 波。

3. 如果诊断为正常窦性心律，不提及房室交界区传导情况的话，一般认为是每一个 P 波后面跟着一个 QRS 波群。严谨的说法应该是："窦性心律，1 : 1 房室传导和 PR 间期正常"。

4. 窦性心律的节律并不是完全规整的，在呼吸频率较慢时（例如呼吸频率在 8 ～ 12 次 / 分），你会发现吸气时心率增快而呼气时心率减慢，称为呼吸性窦性心律不齐，是一种正常变异，特别是年轻人，心脏静息时迷走神经张力增加的健康人更为显著。

当房室交界区（或两个心房的其中一个较低部位的异位起搏点）为心脏起搏点，心房除极化在心房中扩散是逆向的，而这与正常窦房结控制心脏时相反。因此，房室交界性心律时代表心房除极方向的箭头是向右上的（图 10-5），指向 aVR 导联的正极，P 波为正向的（图 10-6），相反，Ⅱ 导联的 P 波是负向的。

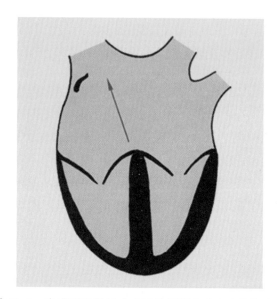

图 10-5　当房室交界区（或异位起搏点在心房下部）起搏心室时（交界区节律或低位心房节律），心房逆向除极化。在这种情况下，代表心房除极化的箭头向上指向右心房。与窦性心律时相反

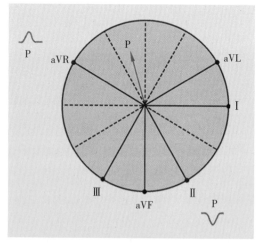

图 10-6　房室交界区节律（或低位心房异位节律），aVR 导联 P 波向上，Ⅱ 导联 P 波呈负向

通过观察 Ⅱ 导联和 aVR 导联 P 波的形态可以确定是否是窦性心律。其他导联中 P 波的大小和形状对确定左心房或右心房的异常节律是很重要的。

房室交界性心律和异位心房节律将在第三部分做更详细的论述，进一步介绍Ⅱ导联和aVR导联P波的极性如何取决于心房除极的方向，并如何根据简单的基本原理推测心房激动的模式。

## 三、正常 QRS 波群

1. 正常 QRS 波群形态判断的一般原则　QRS波群代表心室除极化，用理解 P 波基本心电图规则也适用于理解不同导联 QRS 波群的变化。但是推断不同导联中 QRS 波群的形态，比 P 波要复杂得多。

从解剖学的角度可将心室肌分为两部分：①左、右心室的主要部分（又称为游离壁）；②室间隔。QRS 波群主要由两心室的游离壁除极产生。具体来说，两心室除极时，通常由内向外（心内膜向心外膜）除极。这些瞬间的力量可以由多个箭头表示（向量），如图 10-7A 所示。

正常情况下，心室除极时较大的左心室总是要比右心室占优势，心室除极的平均或总体方向（箭头所示）是指向左后方（图 10-7B）。所以 QRS 波群通常在右胸导联和 aVR 导联中多为负向波，而左侧胸导联和Ⅱ导联中为正向波。

心室除极化的顺序分为两个阶段（图 10-8）。

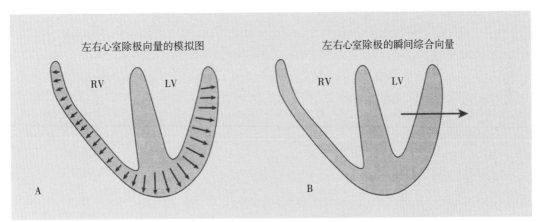

图 10-7　A. 左、右心室除极化时，除极力（箭头或向量）由心内膜指向心外膜；B. 这些瞬时力可以用一个箭头（向量）来概括，代表除极力的平均方向或总方向。箭头指向左后方是由于在正常情况下左心室电活动占优势

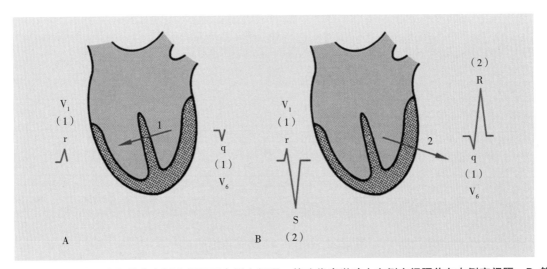

图 10-8　A. 心室除极第一阶段是由左侧室间隔到右侧室间隔，箭头代表激动由左侧室间隔传向右侧室间隔。B. 第二阶段是指绝大部分心室肌的除极过程，箭头代表该阶段激动指向左心室，因为左心室的电活动占优势，导致除极箭头方向指向左心室）。这两个阶段在右胸导联（V₁）产生 rS 波，在左胸导联（V₆）为 qR 波

（1）心室除极化的第一阶段时程相对较短
（＜0.04s）且幅度较小。左侧室间隔（通过左侧

希氏束的一个分支）最先被激动，继之向右扩布，因此，心室除极化的第一个阶段（室间隔除极）可用一个由左侧间隔指向右侧间隔的一个小箭头表示（图 10-8A）。

（2）心室除极化的第二阶段包括左、右心室的主要部分心肌同时从心内膜向心外膜激动。代表两个阶段除极的箭头指向质量较大的左心室（图 10-8B）。

总之，心室除极过程可以分为两个主要阶段：室间隔的除极（由一个短箭头通过室间隔指向右心室表示），同时左、右心室除极（由一个大箭头指向通过左心室向左侧表示）。

掌握了心室的除极顺序，就能推断不同导联 QRS 波群的形态，目前，开始预测这种除极顺序在不同导联中产生的 QRS 波形态。在此仅讨论胸前导联 QRS 波群的正常形态（水平面导联）。

2. 胸导联正常 QRS 波群　如前所述心室激动分为两个阶段。

（1）心室除极的第一阶段为室间隔除极。由一个箭头指向右侧表示，反映了除极通过室间隔由左向右的扩布（图 10-8A）。这个小箭头指向 $V_1$ 的正极。因此，第一阶段向右侧的除极在 $V_1$ 导联中产生一个小的正向波（r 波）。

（2）心室除极的第二阶段是由一个指向左心室方向的箭头表示（图 10-8B）。该箭头背离 $V_1$ 导联的正极，并指向 $V_6$ 导联正极。因此，在 $V_1$ 导联显示一个深的负向（S）波，而在导联 $V_6$ 显示一个高的正向（R）波。

因此，正常的 QRS 波群在 $V_1$ 导联呈 rS 波，在 $V_6$ 导联表现为 qR 波。在 $V_1 \sim V_6$ 导联 R 波逐渐升高，S 波逐渐变小。R 波通常在 $V_4$ 或 $V_5$ 导联达到最高，被称为正常的 R 波递增。图 10-9 给出了正常 R 波递增的过程。在 $V_3$ 和 $V_4$ 导联的位置，R 波与 S 波的比值为 1。这一点，R 波的振幅等于 S 波，称为过渡区（图 10-9）。在一些正常人的心电图中，过渡区可早至 $V_2$ 导联，称为提早过渡。在另外一些情况下，这种过渡甚至到 $V_5$ 和 $V_6$ 导联都不会出现。称为延迟过渡。

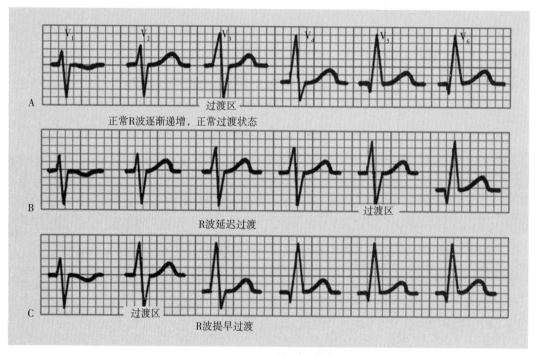

图 10-9　一组正常的胸前导联 R 波

A. 注意 $V_3$ 导联中 R 波正常过渡；B. 在 $V_5$ 导联 R 波的延迟过渡；C. $V_2$ 导联的提早过渡

正常 R 波递增的概念有助于区分正常和异常心电图。通过胸前导联图形考虑左或右心室肥大的心电图表现（见第十一章）；前壁心肌梗死的一个主要心电图特征是胸导联正常 R 波递增的丧失（见第十二章和第十三章）。

需要强调的是：正常胸导联的图形也会发生

变异，如图 10-10 中是一组正常胸导联。请注意 $V_1$ 导联中的 rS 波和 $V_6$ 导联中的 qR 波，当导联向左移动时，R 波会逐渐变大。R 波和 S 波大致相等的过渡区位于 $V_4$ 导联。在正常胸导联中 R 波不一定必须由 $V_1 \sim V_6$ 导联逐步升高，但是总的趋势是相对升高。在一些正常心电图中，$V_1$ 导联呈 QS 型，而不呈 rS 型。某些正常胸前导联电图，间隔 q 波在左胸导联可能看不到，因此 $V_5$ 和 $V_6$ 导联为 R 型波，而不是 qR 型波。

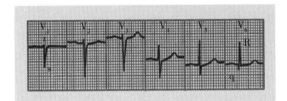

图 10-10　是 $V_4$ 导联移行。在 $V_1$ 导联中，注意正常间隔 r 波为 rS 波的一部分。$V_6$ 导联正常间隔 q 波，是 qR 波的一部分

3. 肢体导联正常 QRS 波群　在 6 个肢体导联（Ⅰ、Ⅱ、Ⅲ、aVR、aVL 和 aVF 导联）中，aVR 导联是最容易理解的。aVR 导联的正极指向右肩。心室激动主要朝向左心室，因此，aVR 导联通常显示以负向波为主的 QRS 波群。aVR 导联可以显示图 10-11 所示的任何 QRS-T 波群的形态。在所有情况下，QRS 波群主要是负向波。aVR 导联的 T 波通常也呈负向。

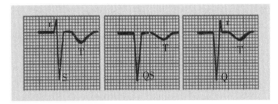

图 10-11　aVR 导联通常显示 3 种以负向波为主的波形：rS 波，QS 波或 Qr 波。T 波通常也是负向的

另外 5 个导联的 QRS 波的形态比较复杂。原因是在这些导联中 QRS 波群有一些正常变异。例如，一些正常人的心电图中在 Ⅰ 和 aVL 导联中可能显示 qR 波，在 Ⅲ 和 aVF 导联中显示 rS 波（图 10-12）。另外一些人的心电图则呈相反的图形，在 Ⅰ 和 aVL 导联中呈 RS 波，而在 Ⅱ、Ⅲ、aVF 导联中呈 qR 波（图 10-13）。

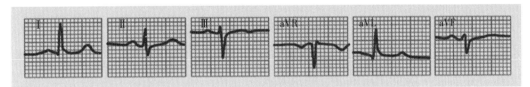

图 10-12　横位心时正常的 QRS 波群。Ⅰ 和 aVL 导联呈 qR 波，Ⅱ 导联呈 RS 波，Ⅲ 和 aVF 导联呈 rS 波

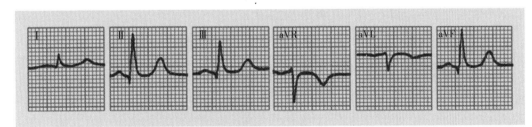

图 10-13　垂位心时正常的 QRS 波群。Ⅱ、Ⅲ、aVF 导联显示 qR 波，aVL 导联（有时 Ⅰ 导联）显示 RS 波。这与横位心时的心电图相反

图 10-12 所示，当心脏呈横位时，心室除极的方向指向 Ⅰ 导联和 aVL 导联正极，于是 Ⅰ 导联和 aVL 导联呈现高 R 波（常表现为 qR 波）。

当心脏电位呈垂直位时，心室的除极指向 Ⅱ、Ⅲ、aVF 导联的正极，而呈现高 R 波（常表现为 qR 波）（图 10-13）。

有的患者兼有垂直位和横位两种特征，称为"中间"心电位，如图 10-14，Ⅰ、Ⅱ、aVL 和 aVF 导联均为正向的 QRS 波。

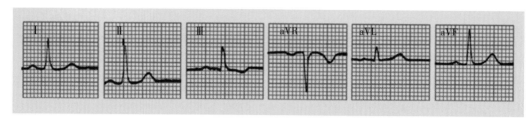

图 10-14　肢体导联有时会显示垂直位和横位的混合模式

在 I 、II 、III 、aVL 和 aVF 导联中均有 R 波。这代表了一个中间 QRS 电轴，也是一种正常的变异。

总之，正常心电图中的肢体导联可以显示出可变的 QRS 波形。通常情况下，aVR 通常为负向 QRS 波群（Qr、QS 或 rS）。其他导联中的波形取决于心电位（QRS 电轴）。如果呈垂直位，II 、III 和 aVF 导联呈 qR 波。如果呈横位，I 和 aVL 导联呈 qR 波。

## 四、正常 ST 段

正常 ST 段代表心室早期复极化，通常位于等电位线（基线平坦），可有轻微的偏差（通常小于 1mm）。但有些人的心电图显示明显的 ST 段抬高，ST 段非常短，T 波几乎从 J 点（QRS 波群和 ST 波段的交界处）起始，这种形态被认为是正常早期复极的变异，在健康个体中并不罕见（图 10-15）。

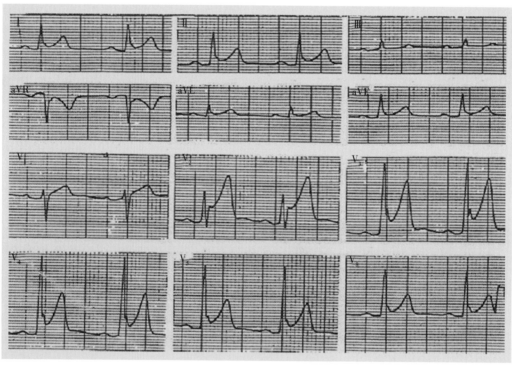

图 10-15　过早复极心电图
II 、III 、aVF、$V_2 \sim V_6$ 导联 ST 段抬高

## 五、正常 T 波

T 波的方向与 QRS 波群主波的方向相同，因此，当 QRS 波群主波方向为正向（向上）时，T 波应该直立。一般情况下，aVR 导联 T 波呈负向，II 导联呈正向，左侧胸前导联（$V_4 \sim V_6$ 导联）T

波呈正向，而在其他导联可以有变异，如 $V_1$、$V_2$ 导联的 T 波可以是负向、等电位线或正向波。但成人 $V_1$ 导联几乎总呈正向波。因此，如果 T 波在 $V_1$ 导联呈正向，则所有左侧胸前导联均呈正向，否则就是异常。如果 T 波在 $V_1$ 和 $V_2$ 导联呈负向，在 $V_3$ 导联呈正向，$V_4 \sim V_6$ 导联必须保持正向，

否则即为异常。原因很多，包括位置性的和正常的变异、右心室心肌病、急性右心室超负荷及局部缺血等。

肢体导联 T 波极性取决于心电轴。横位型心脏 QRS 波群的主波在 I 和 aVL 导联中为正向，T 波也为正向。垂直位心脏 QRS 波群的主波在 II、III 和 aVF 导联呈正向，T 波也呈正向。然而，在一些垂位心的正常心电图中，T 波在 III 导联可能呈负向。

在儿童和一些正常成人中，向下的 T 波可能会延伸到 V₃ 导联，这种正常的变异被称为幼稚型 T 波。

# 第三节　正常多维心电图

扩展学习：请扫描下方二维码，继续学习正常多维心电图。

# 第四节　心电图正常变异

心电图各波段、间期的正常变异是指由生理因素引起的心电图各波段及间期的变化。

## 一、P 波的正常变异

1.P 波切迹　正常情况下，P 波的形态一般呈圆滑形。在心电图机高度灵敏或将灵敏度电压放大时，记录下的 P 波常有切迹或双峰，但其双峰间的距离应 < 0.04s。在不同导联中，P 波的高度比例不同。在 I、II、V₅、V₆ 导联中，代表左心房除极的第二波峰较高；而在 I、V₁ 导联中，代表右心房除极的第一波峰则较高，故在上述导联中，P 波可出现轻微切迹。

2.P 波低小　P 波在某些导联中出现低平或低小属于正常变异。在 I、II、V₅ 导联中，P 波电压不应低于 0.05mV；在 III、aVL、aVF 导联中，P 波可低平或呈等电位线，有时甚至出现浅倒置，其变化程度和方向取决于 P 电轴与 QRS 电轴之间的关系。

## 二、PR 间期的正常变异

1.PR 间期缩短　交感神经亢进、神经血液循环衰弱或使用肾上腺皮质激素，可使激动传导加快而致 PR 间期缩短，但需除外器质性心脏病。

2.PR 间期延长　当除外由病理性因素引起者，如由迷走神经亢进、运动员心脏及功能性房性期前收缩等所引起的 PR 间期延长。

## 三、QRS 波群的正常变异

1.Q 波的正常变异

（1）III 导联 Q 波加深：III 导联的 Q 波深度通常大于同导联 R 波的 1/4，甚至可达到 R 波的 1/2。此类 Q 波与心脏转位有关，深吸气后 Q 波幅度可明显变小，甚至消失。

（2）V₁ 导联甚至 V₂ 导联出现 QS 波，多与重度心脏顺钟向转位有关，但临床不多见，须注意与前间壁心肌梗死相鉴别。

2.QRS 波形的正常变异

（1）当心电图机敏感性高时，在 R 波的降肢或在 S 波的升肢可出现模糊、顿挫或轻微切迹。

（2）当心电图机灵敏性过低或阻尼过大时，在 R 波与 ST 段衔接处可出现弧形转折或正常转角消失。

（3）当 R 波振幅较低时，可出现模糊、顿挫或轻度切迹。

3.QRS 波群电压的正常变异

（1）QRS 波群电压过高：与心脏至胸壁的距离缩短有关，常见于体形消瘦者。

（2）QRS 波群电压过低：①心脏转位。正常心脏的平均心电向量的方向是由右后上方指向左前下方。当心脏在胸腔中显著转位时，QRS 的平均心电向量的方向发生改变，可致其在各肢体导联轴上的投影变小，使 QRS 波幅降低。胸导联中的 QRS 电压可无变化。②肥胖、皮肤干燥。皮下脂肪增多，均可使心电的传导阻力增大，而致电压过低。

4. QRS 波群时间的正常变异　QRS 波群时间取决于受检者的年龄、性别和测量方法。胸导联的 QRS 波群时间长于肢导联。4 岁以下儿童，QRS 波群时间 ≥ 90ms 即为延长；4 ～ 16 岁，QRS 波群时间 ≥ 100ms 即为延长；成年男性高限可达 110ms。以上标准是根据 2009 国际指南制定的（心电图标准化和解析的建议 AHA/ACC/HRS 2009）。

## 四、ST 段的正常变异

ST 段反映心室复极的情况。

1.ST 段上下偏移

（1）ST 段向下偏移：当心率增快时，心房复极过程几乎与心室的除极过程同时发生，故心房复极波（即 Ta 波）往往重合于 ST 段的起始部，导致 J 点及 ST 段的相应降低，ST 段多表现为上斜形压低。多见于运动、情绪激动、精神紧张和恐惧等。

（2）ST 段向上偏移：当生理因素引起心率增快时，心室肌除极尚未完全结束，部分心肌已开始复极，而使 ST 段时限缩短，甚至消失。在以 R 波为主的导联中，J 点及 ST 段抬高；在以 S 波为主的导联中，J 点及 ST 段则压低。当心率过慢时，可引起心室肌的过早复极，而致 J 点及 ST 段抬高，其特点是 ST 段呈凹面向上抬高，并同时伴有 T 波高耸，多出现在心前导联，其抬高的 ST 段可持续多年不变，在加大运动后 ST 段可降至等电位线。服用硝酸酯类药物后 ST 段可恢复

正常。

2.ST 段时限的正常变异　主要表现为 ST 段缩短或延长。在大多数情况下，ST 段时限的变化与心率有关。当心率加快时，心室除极结束后瞬间开始复极，可导致 ST 段明显缩短，有时 S 波升支直接与 T 波升支相衔接，而无明确的 ST 段。反之，当心率显著缓慢时，心室除极结束较长时间后方开始复极，从而使 ST 段相应延长。

## 五、T 波的正常变异

心室的复极过程易受心脏本身或心外原因的影响而发生变化，由生理因素引起的 T 波变化称为 T 波正常变异，多与神经生理因素有关。

1. 持续性幼年型 T 波（persistent juvenile T-wave）　是指在正常人中 $V_1$ ～ $V_4$ 导联的 T 波出现倒置。据统计占正常成人的 0.5% ～ 4.2%，常出现在胸壁塌陷患者中。T 波倒置的特点仅见于 $V_1$ ～ $V_4$ 导联，$V_5$、$V_6$ 导联和肢体导联的 T 波正常。T 波深度一般小于 0.5mV。在深吸气和服钾盐后可使倒置的 T 波变为直立。

2. 神经系统功能变化的 T 波变异

（1）交感神经兴奋：如情绪激动、精神紧张、恐惧和剧烈运动时，T 波常降低，有时倒置；其 T 波变化可自行恢复正常。反之，当迷走神经兴奋时，T 波振幅可明显增高。

（2）自主神经功能紊乱：多见于年轻女性，心电图多表现为 T 波低平、平坦或倒置。多见于下壁导联，也可见于心前导联，站立时描记的心电图比卧位时描记的 T 波改变更为明显。服用普萘洛尔后 T 波可恢复正常。

3. 心尖现象（apex phenomenon；apical pheno-menon）的 T 波变异　心尖现象的 T 波变异又称为孤立性 T 波倒置（isolated T wave inversion），多见于瘦长型的健康青年人。发生机制可能是由于心尖与胸壁之间的接触或压力，干扰了心肌复极顺序，导致 T 波倒置。心电图多见于 $V_4$ 导联，偶见于 $V_4$、$V_5$ 导联。仰卧位时，在体表心电图 $V_4$ 或 $V_5$ 导联出现孤立性 T 波倒置，令患者取右侧卧位，这些导联的 T 波又可转变为直立（图 10-16）。

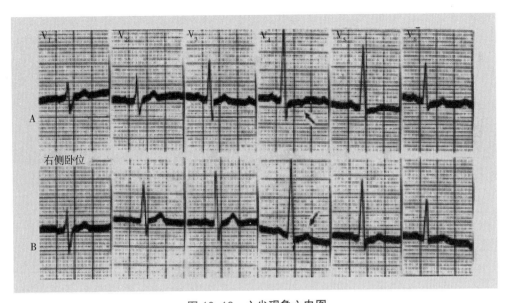

图 10-16　心尖现象心电图
A. 卧位时描记的心电图；B. 右侧卧位描记的心电图

4.过度呼吸性 T 波变异　正常人过度呼吸时可引起 T 波正常变异。其发生机制与呼吸性碱中毒有关；但也可能由交感神经兴奋早期引起心室肌不协调的复极缩短所致。心电图表现为 T 波倒置呈一过性变化，于过度呼吸后数十秒出现，同时多伴有 QT 间期延长。服用普萘洛尔可防止过度呼吸后 T 波发生变异。

5.站立性 T 波变异　多见于自主神经功能紊乱者，以女性为多。T 波变异可能与站立时交感神经过度兴奋有关。T 波倒置多见于 II 导联。卧位时 II 导联 T 波倒置，站立与深吸气时可使 T 波倒置加深。如果站立时 II 导联 T 波倒置，卧位与深呼气时可使 T 波变为直立。事先服用普萘洛尔可预防站立性 T 波变异。

6.心脏在胸腔中位置变化的 T 波变异

（1）肥胖体形者的心脏多呈横位，心电轴多左偏，故 III 导联的 T 波多表现为倒置。

（2）瘦长体形者的心脏多呈垂直位，心电轴多右偏，故 III 导联的 T 波多表现为直立。

（3）"两点半"症候群的 T 波变异：特别是在瘦长体形者中，偶尔可见到正常人 QRS-T 角增大。QRS 电轴的最大向量相当于钟表的长针，通常指向 +90°，而 T 电轴的向量，相当于钟表的短针，通常指向 -30°，类似针表的两点半，故称此现象为"两点半"症候群。心电图表现为 II、III、aVF 导联的 QRS 波群的主波向上，但其 T 波倒置。运动或口服钾盐后，可使 T 波变为直立（图 10-17）。

7.餐后 T 波的变异　餐后交感神经兴奋、心率加快及血钾降低等，可使 T 波发生变异。心电图表现为餐后 30min 内出现 T 波低平、平坦和倒置，尤以 I、II、V2 ～ V4 导联的 T 波改变明显。空腹心电图 T 波可恢复正常。餐中加服钾盐 3g 可预防 T 波变异的发生。

8.冷饮、吸烟后的 T 波变异　食用大量冷饮或过量吸烟，可使 T 波由高变低或由直立变为倒置。

## 六、QT 间期的正常变异

（1）交感神经兴奋，心率加快，可导致 QT 间期缩短。

（2）迷走神经张力增加，心率减慢，可导致 QT 间期延长。

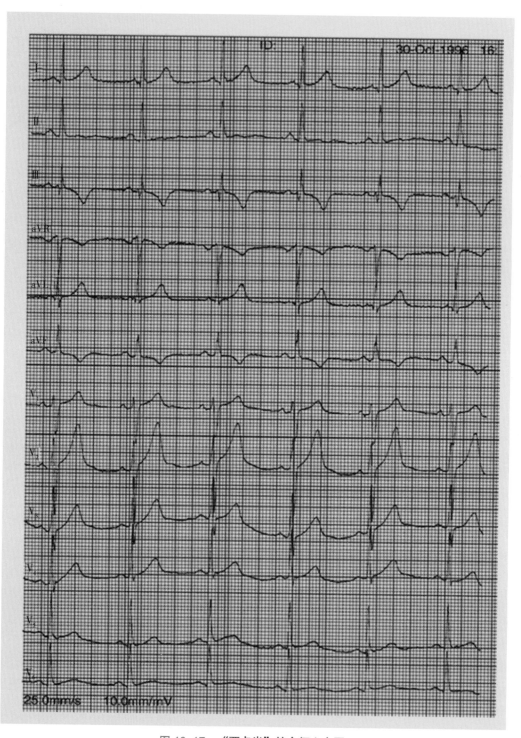

图 10-17　"两点半"综合征心电图

# 第五节　心电图伪差

1. 交流电干扰　心电图机有很高的灵敏性，极易受外界电流干扰而造成心电图上的伪差。其特点是在全部导联中都可以见到一种很有规律的每秒 50～60 次的纤细波形。轻者使心电图不整齐美观，干扰较重时可使心电图图形无法辨认。一旦干扰出现，应立即寻找干扰源并排除之。

常见的干扰源有：①周围有交流电器具；②患者的肢体接触铁床；③电极板不洁或生锈，电极板下皮肤准备不得当，电极板绑得过紧或过松；④导联线或地线接触不良或断裂；⑤心电图机自身故障。

2. 肌肉震颤　肌肉震颤干扰的频率多在 10 ～ 300 次 / 分，其特点为一列快速不规则的细小芒刺样波，使心电图波形失真，甚至无法辨认，易误诊为心房颤动波。引起肌肉震颤的原因有：①被检者精神过度紧张；②室温过低；③电极板与皮肤接触太紧；④检查床过窄，使四肢肌肉不能松弛；⑤病理性抽搐和颤动，如甲状腺功能亢进、震颤性麻痹等。

3. 心电图基线不稳　基线上下摆动或突然升降，影响对 ST-T 段的正确判断。一旦出现，应立即查找原因并予以纠正。常见的原因有：①描记心电图时，患者移动身体或四肢；②呼吸不平稳而致胸导联心电图基线摆动；③电极板生锈，导电糊涂擦过多或过少；④导联线牵拉过紧；⑤电极板与皮肤接触不良；⑥心电图机内干电池耗竭或交流电源电压不稳。

4. 导联线连接错误　在描记心电图时，可因工作人员一时匆忙或操作不熟练而将导联线接错。常见的差错是将左、右上肢导联线接错，使描出的肢体导联心电图图形酷似右位心，即 I 导联颠倒（I 导联 P 波、T 波倒置，QRS 主波向下），II 导联与 III 导联互换，aVF 导联正常。观察胸导联图形，并无右位心的特征性改变。除上述差错外，还应注意上、下肢导联接错。辨别导联线接错，最简便的方法是观察 aVR 导联的心电图图形，在正常情况下 aVR 导联的 P 波和 T 波都向下，QRS 波群主波一般都向下，如出现上述错误，一般会使 aVR 导联的 P 波和 T 波直立向上。故凡遇到这种异常改变，就应考虑导联连接错误的可能，并立即进行检查，纠正错误连接，再次描记，以免误诊。

5. 导联线松脱和断离　描记心电图时，在一段时间内突然无波形出现，极易误认为窦性静止或窦房阻滞，仔细阅读可发现这段记录中无任何电活动。应立即检查电极板连接是否牢固，有无松脱，导联线的终端有无铜丝脱落，折断等情况，并予以相应处理。

# 第六节　正常心电图、心电图正常变异及伪差心电图图例分析

扩展学习：请扫描下方二维码，继续学习正常心电图、心电图正常变异和心电图伪差图例分析。

## 小结

心电图图形学的 3 个基本法则：当除极波指向任意一个导联的正极时，它产生一个正向波。当指向任意一个导联的负极（远离正极）时，它会产生负向波。当它与任何导联轴成直角时，就会产生双向波。

一份心电图上所反映的心律、各波形态、时间及电压都在正常范围内，即为正常范围心电图。有时所记录的心电图会产生伪差。产生心电图伪差的原因有交流电干扰、肌肉震颤、心电图基线不稳、导联线连接错误、导联线松脱和断离等。

心电图各波正常范围：P 波时间＜ 0.11s，额面电轴 +15° ～ + 75°，电压不超过 0.25mV。PR 间期 0.12 ～ 0.20s。QRS 波群时间为 0.06 ～ 0.10s，Q 波时间不应超过 0.03s，QRS 波群形态 aVR 导联主波向下，I、II 导联主波多向上，$V_1$ 导联以负向波为主，$V_1$ ～ $V_6$ 导联的移行规律是 R 波逐渐升高，S 波逐渐变浅，R/S 比值逐渐增大。$V_1$

导联 VAT < 0.03s，$V_5$ 导联 VAT < 0.05s。Q 波电压不应大于 1/4R，$R_{aVL}$ < 1.2mV：$R_{aVF}$ < 2.0mV，$R_{aVR}$ < 0.5mV，$R_{V_1}$ < 1.0mV，$R_{V_5}$ < 2.5mV，$R_{V_1}+S_{V_5}$ < 1.2mV，$R_{V_5}+S_{V_1}$ < 4.0mV（女性为 3.5mV）；$V_1$ 之 R/S < 1，$V_5$ 之 R/S > 1，aVR 之 R/Q < 1。肢导联 QRS 波群电压的代数和（正向波 + 负向波）均 < 0.5mV，在胸导联中，每个 QRS 波群电压代数和均 < 0.8mV，称为 QRS 低电压。$V_1$ ~ $V_5$ 导联 ST 段抬高不应超过 0.3mV。肢体导联和 $V_4$ ~ $V_6$ 导联抬高不应超过 0.1mV。任意一个导联 ST 段压低均不应超过 0.05 mV。T 波应与 QRS 波群主波方向相同，呈圆钝形，平滑而宽大，波形多不对称，前支坡度小，后支坡度大，一般无明显切迹、挫折或双峰，后支的延长线不应与 R 波相交。Ⅰ、Ⅱ、$V_4$ ~ $V_6$ 导联的 T 波应直立向上，高度不应低于同导联 R 波的 1/10。aVR 导联 T 波应倒置，Ⅲ、aVL、$V_4$、$V_6$ 导联 T 波可直立、低平、双向或倒置。QT 间期正常男性为 0.37s，女性为 0.40s。

心电图各波段、间期可以因某些生理因素引起正常变异，包括 P 波的正常变异、PR 间期的正常变异、QRS 波群的正常变异、ST 段的正常变异、T 波的正常变异、QT 间期的正常变异。

正交导联心电图的正常值参考 12 导联心电图的标准。

二维、三维心电图的正常值见第六章。

### 附 1　本章的学习重点

掌握正常心电图的特点：波形、正常值及其变异。会正确测量心电图。会判断心电图伪差。

### 附 2　请扫二维码扩展学习

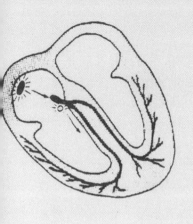

# 第十一章
# 心房、心室增大

## 第一节　概　述

本章讨论心房、心室增大的心电图改变。

心脏增大（cardiac enlargement）是指一个或一个以上的心腔增大，可以是因为心腔容量增大或心壁肥厚，或是两者同时存在，即心脏增大［包括心肌肥厚（myocardial hypertrophy）或心肌肥大（myocardial hypertrophy）及心腔扩大（enlargement of cardiac chambers）］。

压力负荷（pressure load）（例如高血压或主动脉瓣狭窄引起的）可引起心腔壁的增厚。心肌肥厚时，心肌纤维的总数并不增加，而是每一个心肌纤维增大（过度肥大），心肌细胞也会随之变长（称为离心性肥大），由于心腔壁增厚引起的肥大，心肌细胞会变宽大（称为向心性肥厚）。

容量负荷（capacity load）（例如瓣膜关闭不全或扩张型心肌病引起的）主要与心房和心室的扩张有关。心腔扩大通常是由于容量负荷长期作用于心肌代偿而造成的。在一些较为罕见的病例中，心腔扩大是基因异常或是特发性（至今仍未明）因素导致的结果。例如致心律失常型右心室心肌病（arrhythmogenic right ventricular cardiomyopathy，AVRC/D）等。

心脏增大分为心房增大（atrial enlargement）、心室增大（ventricular enlargement）、全心增大（whole heart enlargement）。心房增大又分

为右心房增大（right atrial enlargement，RAE）、左心房增大（left atrial enlargement，LAE）、双心房增大（biatrial enlargement）；心室增大又分为右心室增大（right ventricular enlargement）、左心室增大（left ventricular enlargement）、双心室增大（biventricular enlargement）（图 11-1）。

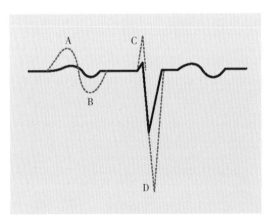

**图 11-1　虚线表示心脏增大**
A. 右心房增大：P 波起始部位明显异常；B. 左心房增大引起 P 波终末部位明显异常；C. 右心室增大产生一个异常明显的 R 波；D. 左心室增大产生一个异常明显的 S 波

长期严重的高血压常心肌肥厚与心腔扩张同时并存。病理性肥厚和扩张经常伴随纤维化（瘢痕）及心肌空间结构的改变（重构），使心功能恶化并导致心律失常（例如心房颤动和持续性室性心

动过速）和心力衰竭（heart failure，CHF）。自主神经系统、心肌低灌注、一氧化氮、血管紧张素轴系统均在心肌细胞的扩张及纤维化和其他器官复杂的功能紊乱中起着重要作用。

# 第二节　心房增大

## 一、概述

正常 P 波时间 < 0.11s，电压 < 0.25mV（不论是正向波，还是负向波）。P 波的前半部分代表右心房除极，后半部分代表左心房除极（图 11-2）。心房增大包括心房肥厚和心房扩张，通常以扩大为主，很少发生心房肥厚，因此，本书将其统称为心房增大。心房增大是由于心房压力升高（压力负荷）和（或）血容量增加（容量负荷）所致的心房负荷过重而引起。心房增大时，心房的除极向量增大及心房内传导时间延长，P 波可发生特征性改变（图 11-3，图 11-4）。心房增大分为左心房增大、右心房增大和双侧心房增大。

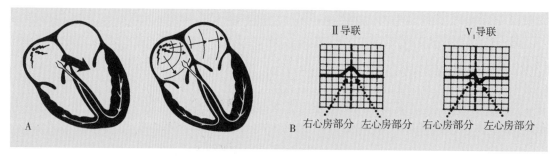

图 11-2　心房除极示意图

A. 心房正常除极；B. Ⅱ导联和 V₁ 导联的正常 P 波，P 波的前半部分代表右心房除极，后半部分代表左心房除极，中间部分为右心房和左心房共同除极

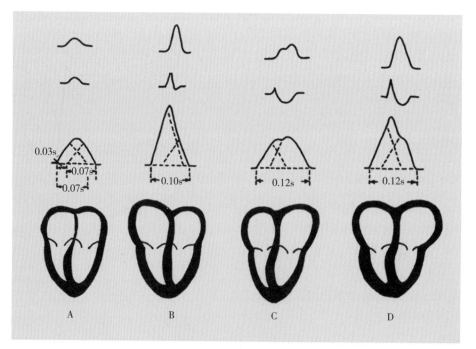

图 11-3　心房增大示意图

A. 正常 P 波形态；B. 右心房增大，P 波振幅增大，呈高尖状；C. 左心房增大，P 波增宽并有切迹；D. 双则心房增大，P 波振幅增大，高尖且增宽有切迹

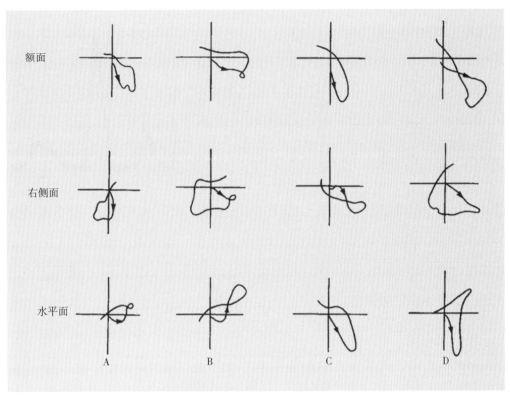

**图 11-4　心房增大心向量图**
A. 正常心房除极的心电向量图；B. 左心房增大的除极向量图；C. 右心房增大的除极向量图；D. 双侧心房增大的除极向量图

传统观点认为，P 波振幅增加是右心房增大的表现，P 波增宽是左心房增大的表现，但在临床上经心脏超声证实其敏感性并不高，而且，房内传导延缓也可造成 P 波增宽，因此，有学者建议将心房增大或扩大改为心房异常（atrial anomalies）更切合临床。本书仍沿用心房增大这个诊断名词，供读者参考。

## 二、右心房增大

右心房负荷过重、容量增加可使 P 波的电压（振幅）增加，其振幅是以毫米（mm）为单位。正向 P 波是指从 P 波起始处基线上缘到波峰之间的距离；负向 P 波的振幅则是从基线下缘到 P 波最低点之间的距离（P 波高度和宽度的测量见图 11-5）。在运动的情况下，Ⅱ导联及其相关导联 P 波的振幅会有暂时性的增加，这是一种生理现象。

病理情况下的右心房负荷过重会产生高尖的 P 波（高于 2.5mm），偶见 V_1 导联出现深（负向）且窄的 P 波，这是由于 V_1 导联相对于右心房的位置较低导致的，这种现象可能会与左心房异常相混淆，有时会导致右心房异常假阳性的诊断。

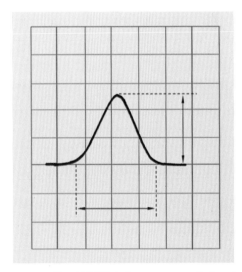

**图 11-5　正常 P 波通常高度＜ 2.5mm，宽度＜ 0.11s**

单纯的右心房增大通常不会增加心房除极的总时间，因此，P 波宽度正常（＜ 0.11s，或 3 个小格）。因为右心房扩大常发生于严重的肺部疾病，因此右心房增大时的异常 P 波有时称为肺性 P 波

（图 11-6，图 10-7）。

通常右心房增大特征性的高尖 P 波在 Ⅱ、Ⅲ、aVF 导联最明显，有时也可见于 $V_1$ 导联。在任意一个导联中，P 波的高度超过 2.5mV，肺性 P 波的心电图诊断即可成立。然而，超声心动图有证据显示高尖 P 波并不总是与右心房增大有关。另一方面，右心房负荷过重的患者也可能没有高尖 P 波。换言之，高尖 P 波在诊断右心房增大的敏感性和特异性是有限的 。右心房增大的诊断及临床意义如下。

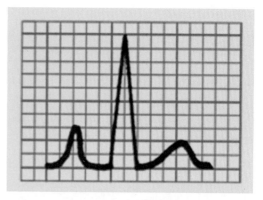

图 11-6　高尖 P 波表明右心房异常或负荷过重（以往称为肺性 P 波）

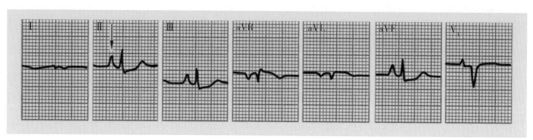

图 11-7　右心房增大，慢性肺部疾病患者心电图，Ⅱ、Ⅲ、aVF 导联和 $V_1$ 导联可见高尖 P 波（箭头），有时被称为肺性 P 波

（一）常规心电图（一维心电图）特点（图 11-7，图 11-8）

1.P 波高尖，Ⅱ、Ⅲ、aVF 导联 P 波 > 0.25mV，$V_2$、$V_3$ 导联 P 波 > 0.2mV。

2.P 波时间正常。

3. 额面 P 波电轴≥+ 75°。

4.$V_1$ 导联 P 波呈双向时，向上的 P 波 > 0.15mV。

5.麦氏指数（P 与 PR 段比值）< 1.0。

（二）二维心电图及心电向量特点

右心房增大时，指向右前下方的 P 向量增大，额面 P 环呈狭长形向下并稍向右接近 90°，横面 P 环大部分指向左前，最大 P 环向量 > 0.23mV，常呈逆钟向运转（图 11-4）。

（三）三维心电图特点（图 11-9）

1.空间 P 环最大向量 > 0.23mV；时限正常，≤ 120ms。

2.P 环主体较正常向右前下方偏移，前向力 > 后向力。

3.多有朝向右后上方的 Ta 向量。

（四）与临床的联系

1. 右心房增大是多种疾病重要的临床表现，且通常伴有右心室增大

（1）肺部疾病：肺部疾病可以是急性的（如支气管哮喘、急性肺栓塞等），也可以是慢性的（如肺气肿、支气管炎、慢性血栓栓塞性肺动脉高压等），或者两者兼有之（由于肺炎引起的慢性阻塞性肺部疾病急性发作等）。

（2）先天性心脏病：包括肺动脉瓣狭窄、房间隔缺损、埃勃斯坦畸形（一种三尖瓣畸形）和法洛四联症等。

（3）后天性三尖瓣疾病：包括反流和狭窄（如风湿性心脏病等）。

（4）原发性心肌病，致心律失常型右心室心肌病（ARVC/D）等。

2. 交感性 P 波（sympathetic P wave）　未累及右心系统的相关临床背景，心脏超声示无右心室增大；空间 P 环振幅增加，但 $V_1$ 导联 P 波电压的绝对值多不大；心动过速时，可出现 P 波振

幅增加。如在平板运动试验时，P波的振幅可达0.25mV以上，运动终止心率减慢后，P波振幅恢复正常。女性多见，自主神经功能试验多呈阳性。

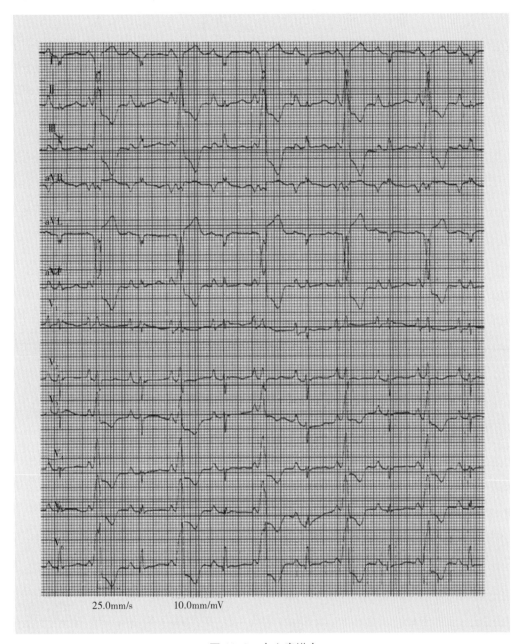

**图 11-8 右心房增大**

患者男性，8岁。Ⅱ、aVF、V₁、V₃导联P波振幅增加，Ⅱ导联P波>0.3mV

3."3"时相和"4"时相右心房内阻滞 心率正常，P波正常，心率快时P波振幅增高为"3"时相右心房内阻滞；心率慢时P波振幅增加为"4"时相右心房内阻滞。

4.高位右心房起源房性异位心律 心率<65次/分时出现P波振幅增加，间歇出现。

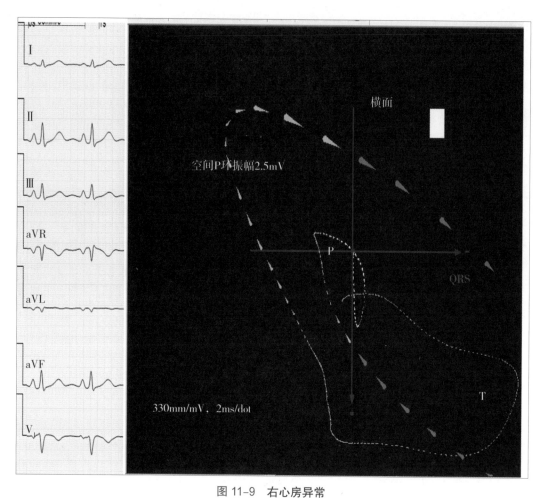

**图 11-9　右心房异常**
一维心电图 Ⅱ、Ⅲ、aVF 导联 P 波电压升高，三维心电图空间 P 环振幅达 2.5mV

## 三、左心房增大

左心房收缩期负荷过重和（或）容量增加可引起左心房增大。左心房除极迟于右心房，因此，左心房增大会延长心房除极化的总时间，表现为异常增宽的 P 波。左心房增大的特征是出现时限 ≥ 0.12s（120ms）（至少 3 个小格）的宽大 P 波，而 P 波的振幅（高度）可以正常或增加。

有些患者，尤其是冠心病患者，可以出现宽大 P 波，但经检查无左心房增大，因此，在描述这些异常宽大的 P 波时，用左心房异常比左心房肥（增）大（厚）更为合适。

图 11-10 清楚地显示出左心房增大时 P 波的特征性改变。如图 11-10 所示，P 波有时会出现特征性的双峰或切迹（图 11-10A），第二峰是左心房除极延迟所形成的。这种双峰 P 波多见于一个或多个肢体导联（图 11-11）。以往用二尖瓣 P

波来描述左心房异常的宽大 P 波，是因为这种 P 波最先是从风湿性二尖瓣病变患者中描记出来的。

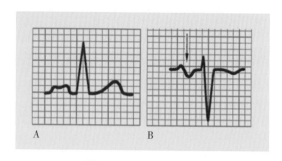

**图 11-10　左心房异常**
A. 一个或多个肢体导联上有宽大、有切迹的 P 波（以往称为二尖瓣 P 波）；B. V₁ 导联宽大双向 P 波（箭头所指）

左心房增大患者在 V₁ 导联有时会表现为特征性的双向 P 波（图 11-10，图 11-3），这种波形由一个小的初始正向波和一个显著增宽的负向波组成，负向部分持续时间 > 0.04s（40ms），振

幅 ≥ 1mm。这种显著的负向波与增大的左心房兴奋延迟相吻合。解剖学上左心房位于食管的后上部，紧贴胸骨后，右心房位于前方，因此 $V_1$ 导联的初始正向波代表右心房的除极，而深的负向波是左心房除极电压指向后的结果（远离 $V_1$ 导联的正极）。

在一些左心房增大病例中，既可在 Ⅰ、Ⅱ 导联看到宽大的双峰 P 波，又可以在 $V_1$ 导联见到双向 P 波。在另外一些病例中，仅见宽大有切迹的 P 波。有时 $V_1$ 导联的双向 P 波是左心房增大异常唯一的心电图证据。在额面 P 波的末端部分（向量）偏离到左侧（指向 aVL 导联）。左心房增大的诊断及临床意义如下。

（一）常规心电图（一维心电图）特点（图 11-11，图 11-12）

1. P 波增宽（Ⅰ、Ⅱ、aVR、aVL 导联）> 0.11s。

2. P 波有明显的切迹或双峰，峰距 > 0.04s，第二峰高于第一峰。

3. $Pv_1$ 呈正、负双向，$PTfv_1$（$V_1$ 导联 P 波终末向量）≤ -0.04mm·s（有学者认为 ≤ -0.03mm·s）。

4. 额面 P 波电轴 < +15°。

5. 麦氏指数（P 与 PR 段比值）> 1.6。

6. $Pv_1$ 双向的本位曲折（从起始向上的顶点量到终末向下的底部）> 0.03s。

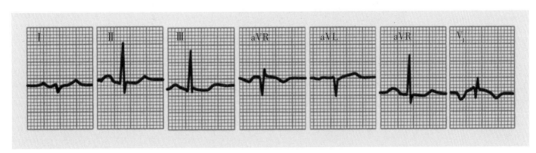

图 11-11 左心房增大（异常）患者心电图中宽大的 P 波

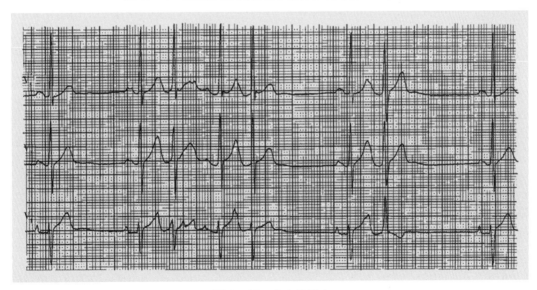

图 11-12 左心房增大

患者男性，47 岁，风湿性心脏病，二尖瓣狭窄，心电图 $V_3$、$V_5$ 导联 P 波增大并有切迹

（二）二维心电图及心电向量图特点

左心房增大时由于向左向后的向量明显增加，P 环时限常 > 100ms，致使 P 环后半部向左后增大，形状不规则，终末部向上及向左，在肢导联轴上表现为 Ⅰ、Ⅱ、aVR、aVL 导联的 P 波增宽并有切迹（图 11-4）。

## （三）三维心电图特点（图 11-13）

1. 空间 P 环运行时间延长，＞ 120ms。

2. 空间 P 环位于左后上，后向力＞前向力；P 环开放，Ta 向量位于右上，振幅较低。

## （四）临床意义及评价

临床上左心房增大主要发生于以下几种情况。

1. 瓣膜性心脏病：左心房增大的 P 波改变常见于二尖瓣病变，故有学者称之为二尖瓣 P 波。常见于风湿性心脏病二尖瓣狭窄（图 11-14）、主动脉瓣狭窄、主动脉瓣反流，二尖瓣反流也可出现左心房异常。

2. 高血压心脏病：引起左心室超负荷，导致左心房增大。

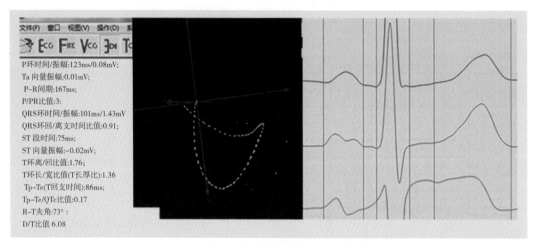

图 11- 13　三维心电图显示左心房异常

空间 P 环位于左后上，后向力＞前向力，P 环时间 123ms

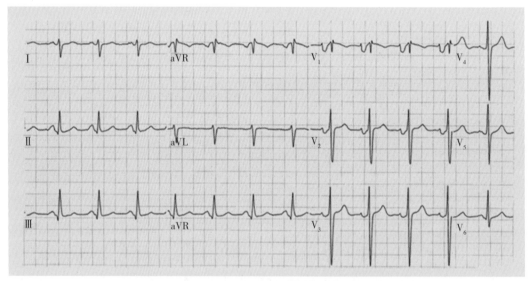

图 11-14　风心病二尖瓣狭窄　左心房扩大并右心室肥厚

3. 心肌病（扩张型、肥厚型和限制型）、冠心病等可出现左心房增大。PTfv₁ 增大不仅是诊断左心房增大的指标，还是左心功能不全的反应。肺源性心脏病患者出现 PTfv₁ 增大提示合并冠心病。V₁ 导联 P 波负向部分振幅和（或）时限增加有时被称为增加的 V₁ 导联 P 波终末向量（PTfv₁）。

4. 在一些严重左心房增大病例中，P 波的负向部分是很宽的（≥ 80ms），但是 P 波负向部分的振幅并不一定增加，这种情况下称为房内传导延迟（intra atrial conduction，IACD）。

5. 左心房增大尤其是显著异常的心电图，表明心房颤动的风险增加；反过来，当窦性心律时，常有阵发性心房颤动病史的患者会有左心房异常的心电图特征。

## 四、双心房增大

双心房增大是指左、右心房均因负荷（压力或容量）增加而同时肥厚或扩张。图 11-15 显示了左心房增大和右心房增大的心电图表现。双心房增大的患者可出现两者结合的图形，例如高而宽的 P 波。如图 11-16 所示，这种表现可能出现在严重的心肌病或瓣膜病，如二尖瓣和三尖瓣复合型功能病变等。

双心房增大的诊断及临床意义评价如下。

（一）常规心电图（一维心电图）特点（图11-16，图 11-17）

1. $P_{V_1}$ 高大双向，起始部高尖，终末部向下且有切迹，上、下振幅均超过正常范围。

2. $P_I$ $P_{II} > 0.25mV$（新生儿后期 $> 0.20mV$）。

3. P 波时间 $> 0.11s$（婴儿 $> 0.09s$，儿童 $> 0.10s$）。

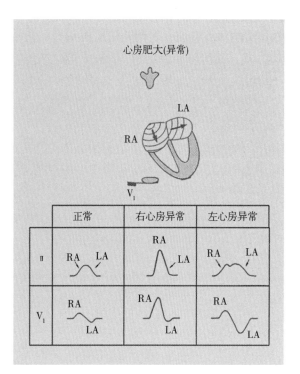

图 11-15　右心房（RA）负荷过重可引起肢体或胸导联 P 波高尖。左心房（LA）异常可引起肢体导联宽大且常带有切迹的 P 波，$V_1$ 导联出现双向 P 波，负向波明显，代表左心房除极延迟

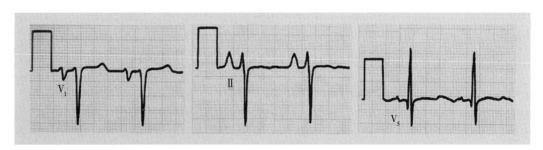

图 11-16　双心房异常，产生的 P 波在 II 导联高大，并且 $V_1$ 导联呈双向波，终末部分是深的负向波。$V_5$ 导联的 P 波也有切迹

4. 麦氏指数正常（1.0～1.6）。

（二）二维心电图及心电向量特点

双侧心房增大时，P 环总时限延长 $> 110ms$。P 环额面初始向量向左前方增大，终末向量向左后方增大，横面向量向前、向后均增大，右侧面出现烧瓶状的三角形 P 环（图 11-4）。P 环最大向量振幅增大。

（三）三维心电图特点

1. 心房除极总时限延长（$> 110ms$）。

2. P 环向前、向后均增大。

3. P 环最大向量振幅增大。空间心房除极电势（P 环）最大电压 $\geq 0.23mV$。

4. P 环开放，Ta 向量位于右、后、上。

（四）临床意义

双心房增大见于风湿性心脏病联合瓣膜病变、左向右分流的先天性心脏病并发肺动脉高压。需要强调的是：心电图上的心房增大（尤其是左心房扩大）常与病理无关，而且在某些病理状态下仅反映一些非特异性的传导异常。因此，心房增大的心电图诊断应密切结合临床。

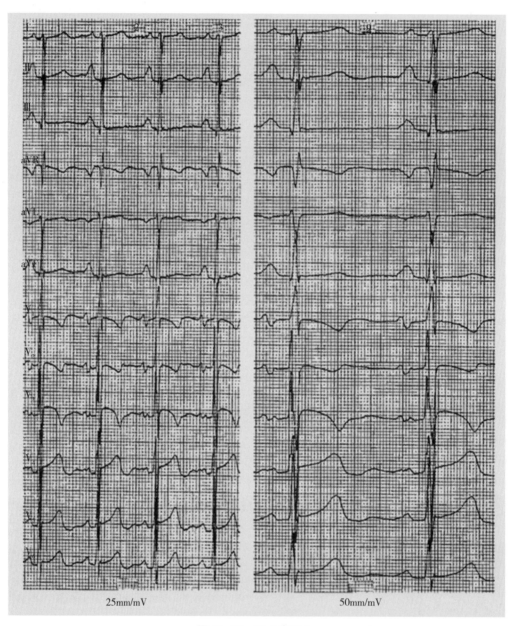

**图 11-17    双心房肥大**

患者女性，41 岁，风湿性心脏病，二尖瓣狭窄，主动脉瓣关闭不全，三尖瓣关闭不全，低血钾。心电图 P 波时间 0.14ms，呈双峰，双峰间距 0.08ms。V₁ 导联 P 波呈正、负双向，振幅达 0.4mV，提示双心房肥大。V₂ ~ V₆ 导联可见明显 U 波，与低血钾有关

## 五、心房增大心电图诊断总结（表 11-1）

表 11-1    心房增大心电图诊断总结

|  | 右心房增大 | 左心房增大 |
|---|---|---|
| P 波形态 | 高尖 | P 波双峰可呈 M 形 |
| P 波时间 | 正常 | > 0.11s，V₁ 导联终末负向 P 波 > 0.04s |
| P 波最大振幅 | Ⅱ 导联振幅最高，P 波可 > 0.25mV | V₁ 导联终末负向 P 波深度可 > 0.1mV |
| P 波电轴 | 额面 P 电轴偏右，横面 P 电轴偏前，P 环向前方增大 | 额面 P 电轴偏左，横面 P 电轴偏后，P 环向后方增大 |

# 第三节 心室增大

## 一、概述

心室增大是指心室因收缩期负荷（压力负荷）或舒张期负荷（容量负荷）过重而引起的心室肌肥大或扩张，前者引起心室肥厚，后者引起心室腔扩张。早期心室扩张和心室肥厚尚有差别，后期则心室肥厚与扩张常同时存在。心室增大分为左心室增大、右心室增大和双侧心室增大。

## 二、右心室增大

右心室增大是指右心室因压力（收缩期）或容量（舒张期）负荷加重而引起的右心室肥厚（RVH）或右心室扩张。

正常情况下，左、右心室同时除极，因为左心室体积较大，左心室的电活动占优势，因此，右胸导联（例如 $V_1$ 导联）记录到 rS 波形（图 11-18）。

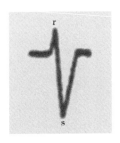

图 11-18 rS 波形

在 rS 波形中负向深 S 波表明除极电位是由右向左扩散的。相反地，左胸导联（例如 $V_5$、$V_6$ 导联）记录到 qR 波群（图 11-19）：这种正向高 R 波表明由左心室产生的指向左侧的除极电位占优势。

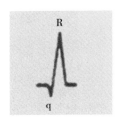

图 11-19 qR 波群

RVH 和右心室扩张的病理基础不同，心电图也有区别。现分述如下。

### （一）右心室扩张

容量超负荷引起右心室扩张。压力负荷引起右心室肥厚的后期失代偿也可引起右心室扩张。由于右心室的扩张（dilation of the right ventricle），右心室激动比正常时需要更多的时间。正常时，右心室在 QRS 波群的中间部分完成除极，而扩张的右心室则在左心室激动完成时产生向前、向右的除极电势。因此，表现额面 QRS 电轴右偏，$V_1$ 导联和 $V_2$ 导联出现类似于不完全右束支传导阻滞（incornplete right bundle branch block，RBBB）的 rSR′ 图形。右心室扩张的 QRS 波群时限可能延长的像完全性 RBBB 那样。这些心电图改变可出现在容量超负荷的早期或代偿期，也可出现在压力超负荷的进展期或失代偿期。

### （二）右心室肥厚

压力超负荷引起右心室肥厚（right ventricular hypertrophy，RVH）。正常时 QRS 波群的最后 1/3 是由室壁较厚的左心室和室间隔的后基底部激动所产生的。当 RVH 时，它对 QRS 波群的早期部分产生影响，同时对 QRS 波群的终末部分也产生影响。正常成人 QRS 波群在 $V_1$ 导联是主波向下的，呈 rS 型。当 RVH 时负向优势可能消失，产生明显的大 R 波和小 S 波（图 11-20）。轻度 RVH 时，左心室仍然保持优势，这时既没有心电图改变，QRS 波群电轴也没有右偏（图 11-21）。中度 RVH 时，起始的 QRS 波群的除极向量明显向前，$V_1$ 导联 R 波增加；严重 RVH 时，QRS 波群典型表现为 I 导联以负向波为主。而 $V_1$ 导联以正向波为主。注意：I 导联 S 波振幅大于 R 波，表明这时额面电轴右偏稍微大于 90°。同时右心室心肌复极延迟，在 $V_1 \sim V_3$ 导联上出现 ST 段压低，T 波倒置，过去称之为"右心室劳损"（图 11-21），目前用 T 波倒置伴右心室负荷过重表示。

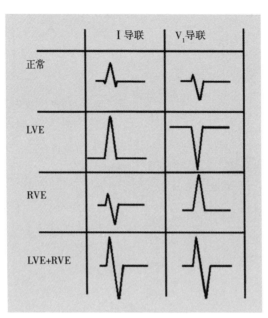

**图 11-20　Ⅰ 导联和 V₁ 导联示心室增大的典型 QRS 波群**

LVE. 左心室增大；RVE. 右心室增大；LVE+RVE. 双心室增大

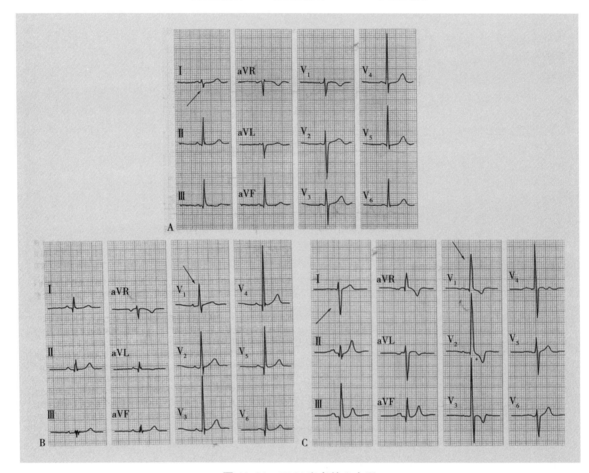

**图 11-21　RVH 患者的心电图**

箭头，RVH 时 QRS 波群改变；星号，右心室"劳损"的 ST-T 改变

　　需要指出的是：新生儿的右心室比左心室厚，随着年龄增长右心室占优势的心电图特征逐渐消失。

　　当 RVH 增厚时，右心室的电势增高，甚至会

超过正常时占优势的左心室电位。在这种情况下，右胸导联表现为高 R 波（图 11-22）。图 11-23

和图 11-24 的 $V_1$ 导联高 R 波取代了正常时的 rS 波，提示为 RVH。

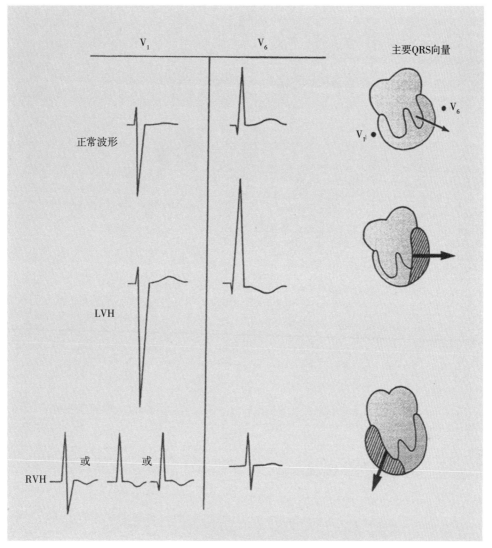

**图 11-22　左心室增大和右心室增大的 QRS 波群图形**

左心室增大使原来正常的图形增大，引起右胸导联 S 波加深，左胸导联的 R 波升高；相比之下，右心室增大时 QRS 向量向右偏移，导致右胸导联的 R 波升高

RVH 的心电图表现如下。

1. 常规心电图（一维心电图）特点（图 11-25）

（1）QRS 电压升高：① $Rv_1 > 1.0mV$，$Sv_5 > 0.7mV$；② $Rv_1 + Sv_5 > 1.2mV$；③ $S_1 + R_{III} > 2.5mV$；④ $V_1$ 导联的 R/S > 1，$V_5$ 导联的 R/S < 1；⑤ aVR 导联的 R/Q > 1；或 R > 0.5mV；⑥ $V_1$、$V_3R$ 导联的 QRS 波群呈 qR、Rs 或 R 型。

（2）额面 QRS 电轴右偏，常超过 +110°。

（3）QRS 波群时间多正常或轻度增宽。

（4）$VATv_1 > 0.03s$。

（5）右侧导联 ST 段压低，T 波双向或倒置，$V_5$ 导联 T 波直立。

（6）右心室壁的厚度仅有左心室壁的 1/3，轻度右心室肥厚时，左心室的除极仍占优势，故心电图诊断早期右心室肥厚敏感性较低，只有当右心室壁增厚相当明显时，才会出现特征性心电图改变。

2. 二维、三维心电图及心电向量图特点　RVH 时，心室除极向量偏向右前方，可呈顺钟向运转，少数偏向右后方，呈逆钟向运转。QRS 环位于前方面积大于 QRS 环总面积的 70%；QRS 环中段至终末段位于右方的面积大于 QRS 环总面积的 20%；横面 QRS 环最大向量方位 > 20° 或 < -90° 及终末向量方位角 < -120°；QRS 环右向力 > 1.0mV；ORS 环左向力 / 右向力比值 < 1.0，或右向指数 > 0.6。ST 向量和 T 环偏向左后方，QRS-T 夹角增大（图 11-26）。常伴右心房或左心房异常。根据 RVH 的程度及横面 QRS 环形态分以下 3 型。

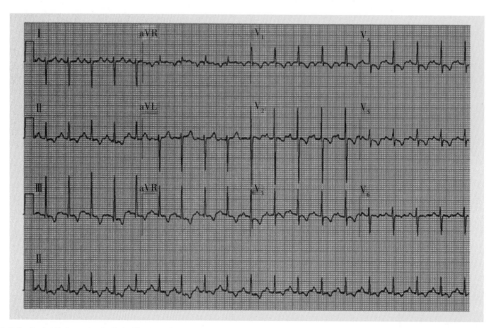

图 11-23 严重右心室增大，右心室负荷过重在 V₁ ～ V₅ 导联（也可在 Ⅱ、Ⅲ、aVF 导联）引起高 R 波（Rs 波群部分）并 T 波倒置。Ⅲ 导联的 R 波明显高于 Ⅱ 导联的 R 波，明显电轴右偏。实际上，严重的右心室增大可导致 R 波递增的图形是反向的（V₆ 导联呈 rS 波）。V₁ 导联负向尖的 P 波及 Ⅱ、Ⅲ、aVF 导联轻微变尖的 P 波可能是由于右心房负荷增重引起的

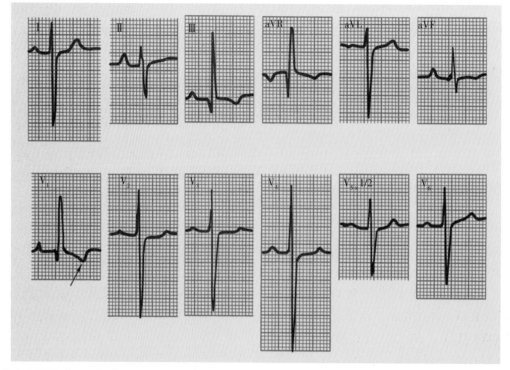

图 11-24 右心室肥厚时，V₁ 导联呈 qR，R 波升高。由于右心房异常，Ⅱ、Ⅲ 和 V₁ 导联见到高尖 P 波。因右心室负荷增重，可见 V₁ 导联 T 波倒置，V₂、V₃ 导联 ST 段压低，PR 间期也延长（0.24s）

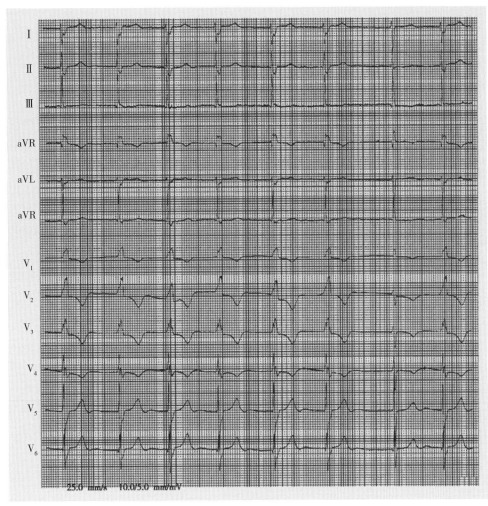

**图 11-25　右心室肥厚合并右束支传导阻滞**

患者女性，39 岁，风湿性心脏病，联合瓣膜病

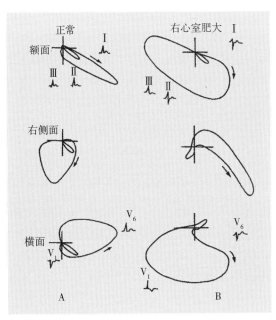

**图 11-26　右心室增大的心电向量图**

A. 正常心电向量图；B. 右心室肥厚向量图

（1）右前型：ORS 环呈顺钟向运转，主环体位于右前，右前向量＞左前向量，ST 向量及 T 环与 QRS 环终末向量相背离，位于左、后方。此型 RVH 的可能性很大，程度重。

（2）前向型：QRS 环呈逆钟向运转，主环体位于前方，前方面积大于总面积的 70%，ST 向量位于右后，T 环仍正常地位于左稍后，但振幅较小。此型 RVH 可能性较大，程度中等。

（3）右后型：QRS 环呈逆钟向或"8"字形运转，主环体及终末向量位于右后，右后面积大于 QRS 环总面积的 20%，一般右后向量＞左前向量，或最大向量与终末向量方位均在同一瞬间，位于右后，ST 向量及 T 环属正常范围。此型见于肺源性心脏病、慢性阻塞性肺气肿和较轻型的 RVH（房间隔缺损、动脉导管未闭等）。更多见于右心室优势型改变类的正常变异人群。

（三）临床意义及评价

1.RVH 临床上见于以下疾病

（1）先天性心脏病：例如肺动脉狭窄、房间隔缺损、法洛四联症或艾森门格综合征等，不仅引起 RVH，也可导致右心房负荷过重，所以 RVH 伴有高尖 P 波并不少见。

（2）长期严重慢性肺部疾病：可以导致肺动脉高压和 RVH。应注意：肺气肿并右心室负荷过重的患者，心电图可以没有上述任何改变，右胸前导联不是高的 R 波，反而会见到非常小的 r 波且递增不良，通常有心电轴右偏并 QRS 波群低电压，这些表现很像前壁心肌梗死，需注意鉴别。

（3）后天性心脏病：风湿性二尖瓣狭窄可引起左心房异常合并 RVH。这是 RVH 伴有显著的左心房异常是一种反常的现象。

（4）右心室急性负荷过重可引起心电图 $V_1 \sim V_3$ 导联的 T 波倒置而无 RVH 的其他表现，例如急性肺栓塞。

2. 右束支传导阻滞（right bundle branch block, RBBB）：本身不表明有 RVH，而完全或不完全性右束支传导阻滞合并电轴右偏强烈支持右心室扩张的诊断。右心室容量负荷加重引起的右心室扩张性增大，可以没有右胸导联高 R 波，但有心电轴右偏（如果合并左心室扩张性增大，可以没有心电轴右偏）、右胸导联 T 波倒置等。需要结合临床、心脏超声、多维心电图协助诊断。右心室扩张性增大可见扩张型心肌病、心力衰竭等疾病。

3.$V_1$ 导联的 R 波达到多高才能做出 RVH 的诊断？正常情况下，成人 $V_1$ 导联的 R 波小于同导联的 S 波。$V_1$ 导联 R 波振幅超过 S 波时仅提示但不能确诊 RVH，有时在 $V_1$ 导联高 R 波之前有小 q 波（图 11-24），伴随右胸导联的高 R 波，RVH 的 QRS 波群常出现另外两个心电图征象：电轴右偏（RAD）和右至中部胸前导联 T 波倒置。右心室增大时，左胸导联的高 R 波形态多变。有时，中间和左侧胸前导联显示 R 波递增不良，直到 $V_6$ 导联都呈现 rS 或 RS 波群（图 11-24），而有时也能保持正常的 R 波递增，左胸导联为 R 波（图 11-23）。

4. 右心室增大既影响除极化（QRS 波群）又影响复极化（ST-T 波群），其原因尚未完全明确，可能是心肌肥大和（或）心腔扩大改变了正常的复极顺序。右心室增大特征性的复极改变是右侧至中部胸前导联的 T 波倒置（图 11-23，图 11-24）。以前认为右胸前导联 T 波倒置是右心室"劳损"的表现，现在更倾向于用 T 波倒置伴右心室负荷过重来描述。

5. RVH 时，$V_1$ 导联 R 波振幅增大应注意与正后壁心肌梗死相鉴别。

6. 心室肥厚合并右束支传导阻滞：黄宛等曾根据多方面的临床资料研究，认为 RVH 合并右束支传导阻滞时，$V_1$ 导联 R 波电压大部分＞1.5mV，而无 RVH 者其 $V_1$ 导联 R 波电压虽然有不同程度的升高，但很少超过 1.5mV。

## 三、左心室增大

左心室增大是指左心室因压力（收缩期）或容量（舒张期）负荷增重所引起的左心室肥厚（left ventricular hypertrophy，LVH）或（和）左心室扩张（left ventricular dilation）。前者见于高血压、主动脉狭窄；后者见于主动脉瓣关闭不全、左至右分流的先天性心脏病、扩张型心肌病等。左心室增大是指左心室体积增大，左心室肥厚是指左心室肌变厚，左心室扩张指左心室心腔扩大。

正常情况下，左心室相对较大，电活动较右心室占优势，其结果是在右胸导联产生明显的负向（S）波，在左胸导联可见高的正向（R）波（图 11-27）。

（一）左心室扩张

左心室容量负荷增重引起左心室扩张。心电激动在经过扩张的左心室扩布时，需要更长的时间，从而产生类似于不完全性左束支传导阻滞（ILBBB）的图形。QRS 波群的时限延长，以至于左心室扩张的心电图改变很像完全性左束支传导阻滞（CLBBB）。

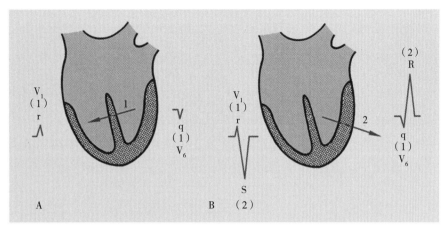

图 11-27　A. 心室除极化第一阶段是由左侧室间隔到右侧室间隔，箭头代表激动由左侧室间隔传向右侧室间隔。B. 第二阶段是指绝大部分心室肌的除极过程，箭头代表该阶段激动指向左心室，因为左心室的电活动占优势，导致除极箭头方向指向左心室。这两个阶段在右胸导联（$V_1$）产生 rS 波，在左胸导联（$V_6$）为 qR 波

左心室扩张不仅使心室表面积增大，而且使心肌更贴近于心前区电极，增加了 QRS 波群向左和向后的振幅（图 11-28）。导致 $V_2$ 和 $V_3$ 导联 S 波振幅增加，Ⅰ、aVL、$V_5$、$V_6$ 导联 R 波振幅增加。T 波的振幅也可能增加，方向可以与 QRS 波群振幅一致（图 11-28 A），也可能相反（图 11-28B）。图 11-28A 示从轻到中度左心室扩张的心电图改变，图 11-28B 示较严重的变化，包括多个导联出现异常显著的 Q 波及 ST-T 改变。

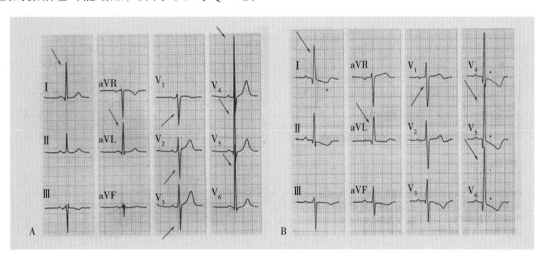

图 11-28　**左心室扩张**
箭头，向左后方增加的 QRS 波形；星号，左心室劳损的 ST-T 改变

### （二）左心室肥厚

左心室的压力负荷增加可导致左心室肥厚（LVH）。肥厚的左心室向左、向后增大，导致心脏的除极电势进一步向左后偏移，左侧胸前导联可见异常升高的 R 波，右侧胸前导联异常加深的 S 波，并引起额面和横面电轴相应的改变。同时，左心室肥厚时心室内传导时间延长，表现为 QRS 波群时间延长和类似不完全性甚至完全性 LBBB 的图形（图 11-29A）。左心室壁肥厚，电激动从心内膜传播到心外膜表面的时间延长，使类本位屈折时间延长（图 11-30）。

左心室肥厚引起复极延迟，$V_5$、$V_6$ 导联 ST 段压低，T 波倒置（图 11-29B）。提示 LVH 的心电图如下。

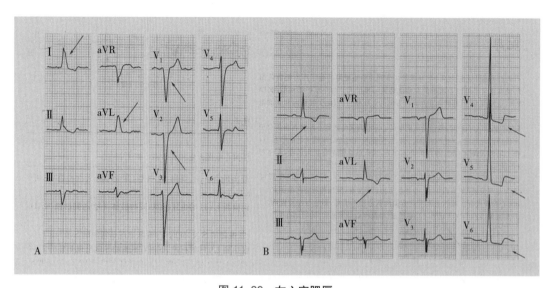

图 11-29　左心室肥厚
A. 箭头，室内传导延迟；B. 箭头，ST 段压低和 T 波倒置

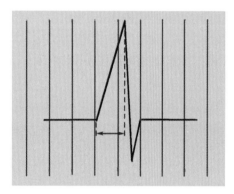

图 11-30　放大的 QRS 波群。垂直线间隔 0.04s。双箭头表示类本位曲折的时间是 0.05s

1. 常规心电图（一维心电图）特点

（1）QRS 电压升高：① $R_{V_5}$ > 2.5mV；② $R_{V_5}$ + $S_{V_1}$ > 4.0mV（女性 3.5mV）；③ $R_{aVL}$ > 1.2mV 或 $R_{aVF}$ > 2.0mV；④ $R_I$ > 1.5mV；⑤ $R_I$ + $S_{III}$ > 2.5mV；⑥ $R_{II}$ > 2.5 mV；⑦ $S_{V_1}$ > 1.5mV（或 2.0mV）；⑧ Cornell 电压标准：是根据 $V_3$ 和 aVL 导联 QRS 波群部分的电压和来确立的：男性，$S_{V_3}$+$R_{aVL}$ > 28mm；女性，$S_{V_3}$+$R_{aVL}$ > 20mm。有时 LVH 在 aVL 导联产生高 R 波，aVL 的 R 波可达 11 ~ 13mm（1.1 ~ 1.3mV），甚至更高，是 LVH 的另一特征；有时胸前导联电压都正常，aVL 导联高 R 波是 LVH 的唯一表现。也有的患者胸导联电压异常升高，而 aVL 导联 R 波正常（图 11-31）。

（2）LVH 时心电位通常是横置位，可出现额面 QRS 电轴左偏，一般不超过 –30°，严重者可超过 –30°。

（3）可出现 QRS 波群增宽 > 0.08s，但 < 0.11s。LVH 患者，最终出现不完全性或完全性左束支传导阻滞（LBBB）心电图表现并不少见。大多数左束支传导阻滞患者都有 LVH。LVH 是有左束支传导阻滞特点的心室内传导延迟（intraventricular conduction delay，IVCD）的常见原因。

（4）$V_5$ 导联 VAT > 0.05s。

（5）LVH 时，可伴有 I、II、$V_4$ ~ $V_6$ 等左侧导联的 ST 段压低，T 波低平双向或倒置。图 11-32 是 LVH 时 ST-T 波群的典型图形。注意这种波形有一种特殊的不对称表现，伴随轻微的 ST 段压低之后有一宽大倒置的 T 波。在一些患者中，这种 T 波倒置非常深，这种与左心室负荷过重相关的复极异常（以前称为左心室劳损）通常在高 R 波的导联最明显（图 11-30，图 11-33）。

在某些人，特别是运动员和较瘦的年轻人，胸导联高电压是一种正常情况。因此，胸导联高电压（$S_{V_1}$+$R_{V_5}$ 或 $R_{V_6}$ > 35mm）不是 LVH 的特征性指标（图 11-34）。

（6）LVH 患者的心电图也常见到左心房异常的表现（肢体导联 P 波增宽或 $V_1$ 导联的 P 波双向、宽大），大部分导致 LVH 的情况也会引起左心房负荷过重。

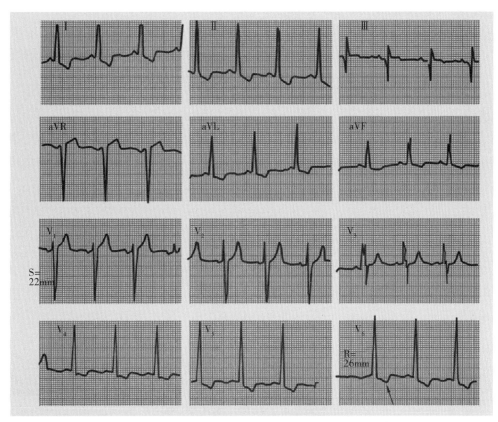

图 11-31 一例严重高血压患者 LVH 的图形。可以看到胸导联和 aVL 导联高电压（R=17mm）。这些导联也存在着复极（ST-T）异常，即以前所指的"劳损"图形。另外，V₁ 导联的双向 P 波表明了左心房扩大

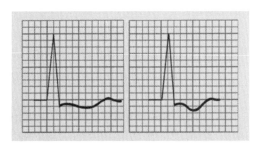

图 11-32 以往将 LVH 伴复极异常称为"劳损"是不确切的，但至今仍有时被人沿用。注意图中高 R 波的导联出现特征性的 ST 段轻微压低伴有 T 波倒置。这些复极的改变称为"左心室肥大相关性 ST-T 改变"或"左心室负荷过重引起的 ST-T 改变"

总之，心电图中 QRS 波群高电压（左心室导联高 R 波，右心室导联深 S 波）伴有 ST-T 改变及左心房异常的表现，对于 LVH 的诊断具有高度特异性和敏感性。由于胸导联和肢体导联高电压也可以见于正常人，尤其是运动员和年轻人，因此不能仅依靠这种表现来诊断 LVH。而由于左心室负荷过重引起的 ST-T 改变也可发生于未达电压标准的 LVH 患者。

最近有学者认为传统的诊断标准不够理想，

推荐加用以下新指标供探讨：

（1）12 导联全部振幅（∑QRS）＞175mm。

（2）空间 QRS 电压：男性＞2.1mV，女性＞1.9mV。

（3）SD+S$_{V_4}$（S$_{V_3}$）：男性＞2.8mV，女性＞2.3mV。SD 指 12 个导联中最深 S 波的振幅。S$_{V_4}$ 即 V₄ 导联 S 波的振幅，如 V₃ 导联 S 波最深，即 SD+S$_{V_3}$。

2. 二维心电图及心电向量图特点 左心室肥大时，心室除极顺序不变，但向左后的除极向量增大，QRS 环的主体部分向左、向后方伸展、扩大，有时还稍向上（图 11-35）。环体时间轻度延长，可能出现朝向右前的 ST 向量，QRS-T 夹角增大＞90°，表现为 QRS 波群电压显著升高、电轴左偏和 ST-T 改变。Rx+Sz 振幅：男性＞2.31mV，女性＞1.63mV。T 环多异常，多表现为圆形或小圆形的形态异常，长/宽＜2.5，朝向右前移位的方位异常，横面最大 T 向量男性≥+65°，女性≥+60°；根据横面 QRS 环的运行方向可分为以下 3 型。

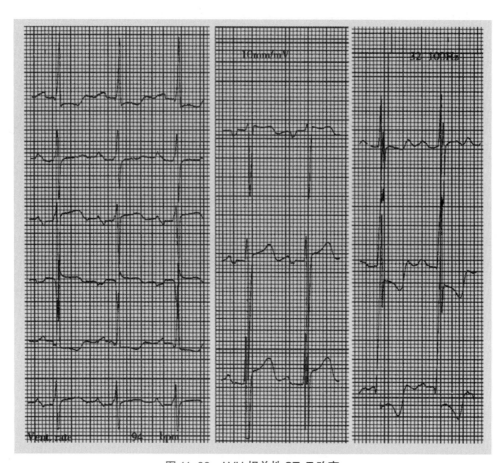

图 11-33　LVH 相关性 ST-T 改变

患者男性，51 岁，主动脉瓣反流。I、$V_5$、$V_6$ 导联 R 波明显升高，$V_6$ 导联 R 波电压 4.5mV。I、aVL、$V_5$、$V_6$ 导联 ST 段下移，T 波倒置

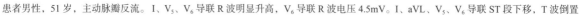

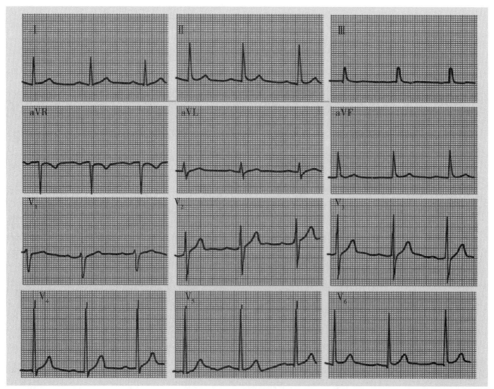

图 11-34　胸导联高电压（$S_{V_1}+R_{V_5}$=36mm），这是一位 20 岁健康男性的正常变异心电图。这种情况尤其见于运动员和较瘦的年轻成人，ST-T 正常，没有复极（ST-T）和左心房异常表现

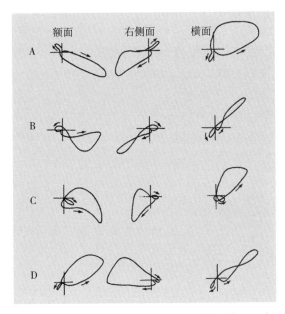

图 11-35　左心室肥大 QRS 环在各面上变化情况示意图

A 型：约占 74%，多见于轻型左心室异常，QRS 环呈卵圆形或长形，环体宽阔增大呈逆钟向运转，T 环不同程度地较正常向右前偏移。

B 型：约占左心室异常的 20%，多见于伴左束支传导障碍患者：ORS 环呈"8"字形向左后方缩窄拉伸，振幅增大，T 环多移向右前。

C 型：较少见，约占左心室异常病例的 6%，属重度或伴心肌梗死的左心室异常，QRS 环呈顺钟向运转，位于左后向量振幅增大，T 环移向前方。

3. 三维心电图特点　在二维心电图改变的标准上，LVH 时 QRS 环空间最大向量增大，男性≥ 2.1mV，女性≥ 1.9mV。

### （三）临床意义及评价

识别左心室增大临床重要性的主要因素。

1. 诊断上的价值：左心室增大提示患者处于一种潜在危及生命的压力或容量负荷过重的状态。压力负荷过重的两种最常见和最重要的情况是高血压和主动脉瓣狭窄。左心室容量负荷过重的 3 种主要临床情况是主动脉瓣反流、二尖瓣反流和扩张型心肌病。此外，肥厚型心肌病也可以引起左心室增大。

2. 预后价值：任何原因导致的左心室增大都会增加心血管病并发症的风险。包括慢性心力衰竭和严重的房性或室性心律失常，包括心房颤动和可能导致心搏骤停的快速室性心律失常。具有

心肌纤维化和神经内分泌异常，可以增加机械性失代偿和电的不稳定性。

3. 左心室增大心电图改变：主要是 QRS 波群电压升高，故分析时应密切结合临床。既往认为，如仅有电压升高，没有 ST-T 改变，称为"左心室肥厚"，仅有 ST-T 改变而电压不升高者，称为"左心室劳损"；两者都具备者称为"左心室肥厚并劳损"；仅有个别导联（$V_5$ 导联）的电压刚刚超过正常范围，称为"左心室面高电压"，多见于年轻、健壮、胸壁薄者。目前更倾向于用 T 波倒置伴左心室负荷过重来描述。

4. 当 $V_1 \sim V_3$ 导联呈 QS 型时应注意与前间壁心肌梗死相鉴别。同时应注意与 B 型预激综合征相鉴别。

5. LVH 合并左束支传导阻滞：如心电图出现如下改变，应注意是否有 LVH。①间歇性或交替性左束支传导阻滞时，观察恢复正常的 QRS 波群是否有 LVH；②在 $V_5$、$V_6$ 导联及 I、aVL 导联中，R 波电压不但很高而且粗钝、宽阔，$V_1$ 导联 S 波深度 > 3.0 mV。但 $V_5$、$V_6$ 导联呈 qR 型，不应考虑 LVH 合并左束支传导阻滞。

## 四、双心室增大

双心室增大是指左、右心室均因负荷（压力或容量）增加而同时肥厚和（或）扩张。由于左、右心室肥厚和（或）扩张的程度不同，心电图表现也不同，现分述如下。

### （一）一侧心室电压突出升高而掩盖了另一侧心室的电压

心电图改变只呈现一侧心室肥厚的图形。常见左心室肥厚掩盖右心室肥厚，如风湿性二尖瓣狭窄合并主动脉瓣关闭不全，在临床中应是双侧心室肥厚（bilateral ventricular hypertrophy），但在心电图上仅表现左心室肥厚，右心室肥厚的图形被掩盖了（图 11-36）。

### （二）左、右两侧心室肥厚的电压改变相互抵消

呈现出一幅大致正常的心电图，或仅有一些

非特异性改变，例如 QRS 波群时间轻度增宽、切　　迹及 T 波低平等。

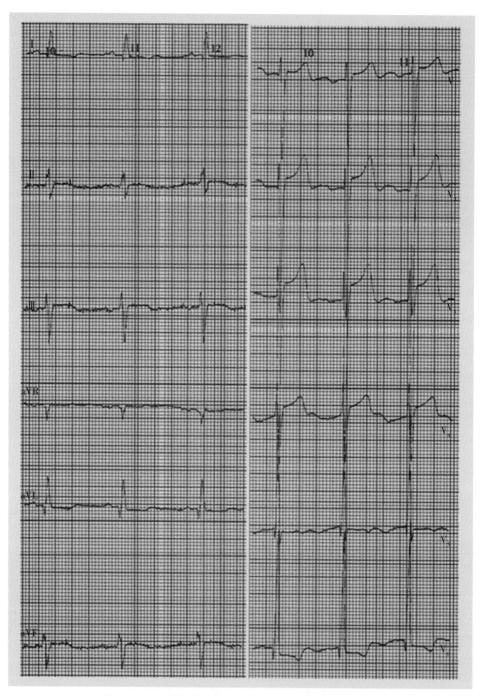

图 11-36　双侧心室肥厚，左心室肥大掩盖右心室肥大

患者男性，19 岁，先天性心脏病室间隔缺损，动脉导管未闭。$V_6$ 导联 R 波 =3.4mV，$R_{V_6}+S_{V_1}$=5.9mV

（三）双侧心室肥厚的心电图改变同时出现，此种情况比较少见

如果 $V_1$ 和 $V_5$ 导联上分别有右心室及左心室肥厚的图形，同时伴有下列改变者，可考虑双侧心室肥厚的存在。

1. 心电图上有明确的左心室肥厚改变，同时合并有：①电轴右偏 > +90°；② $V_1$ 导联 R 波明显升高；③ $V_1$ 导联 R/s > 1 或 aVR 导联 R/Q > 1；④ $V_1$ 导联室壁激动时间 > 0.03ms；⑤ $V_1$ 导联 ST 段下降，T 波倒置。此种双侧心室肥厚的向量表现，在水平面上 QRS 环呈逆钟向运转，向前向后电力增大，环的前后大于左右。

2. 心电图有明确右心室肥厚改变，同时伴有：① $V_5$ 导联 R 波明显升高及室壁激动时间 > 0.05ms；② Q 波在 I 、 II 、 III 、 aVF、 $V_4$ 、 $V_5$ 、 $V_6$ 导联明显加深；③ $V_1$ 导联 T 波直立， $V_5$ 导联 T 波倒置。此种双侧心室肥厚的向量在水平面上 QRS 环表现为起始逆钟向运转向左的电力较大，但后期转向右前的电力占优势。心电图上可见 $V_5$ 、 $V_6$ 导联 R 波升高，同时 $V_3R$ 、 $V_1$ 导联的 R 波亦增高，或者 $V_1$ 导联 R/S 波 > $V_2$ 、 $V_3$ 导联 R/S 波， $V_2$ 、 $V_3$ 、 aVR 导联 R 波升高。

3. 二维心电图及心电向量图主要反映在横面上，根据 QRS 环形状不同分为 3 种类型。

A 型：QRS 环呈 "饼盘状"，向前和向后向量明显增大，均大于向左向量。向前向量 > 0.6mV，向后向量 > 1.6mV，环呈逆时针（CCW）旋转，T 环圆小，位于左前。

B 型：QRS 环向左后和向右后展开，向左后和右后向量均明显增大，向左后向量电压 > 1.7mV，向右后向量电压 > 1.5mV。环呈 CCW 旋转，T 环圆小、位于左前。

C 型：最大 QRS 环向量位于左前，电压 > 2mV。向前向量电压 > 0.6mV。环呈 CCW 旋转。T 环圆小、位于左前。伴有额面 QRS 环电轴左偏，电压增大，环呈 CCW 旋转。

图 11-37 展示双心室肥厚的心电图。图 11-37A 示中部胸前导联出现高电压、双向 RS 波群，常见于先天性心脏病，可能最常见于室间隔缺损；图 11-37B 从胸导联改变可以判断为左心室增大；同时肢导联达到诊断右心室增大的电压标准（或电轴右偏 > + 90°，或 $V_5$ 导联 R/S 波 < 1，或 aVR 导联 R 波 > 0.5mV，或 R/Q 波 > 1， $V_1$ 导联 T 波明显倒置）；图 11-37C 心电图上有左心室肥厚改变，但 $V_5$ 导联中 S 波 > R 波，aVR 导联中 R 波 > Q 波； $V_1$ 导联出现低振幅的 S 波，同时 $V_2$ 导联出现非常深的 S 波；图 11-37D 左及右胸导联分别呈左及右心室肥厚的心电图改变。如左侧胸前导联达到 LVH 的标准，同时右侧胸前导联出现明显的 R 波。

## （四）临床意义及评价

心电图诊断双侧心室肥厚敏感性低，但特异性较好。双心室增大时，心电图通常表现为左心室增大，能提供双心室增大重要线索的其他表现是左心室增大伴电轴右偏。在一些严重扩张型心肌病和风湿性瓣膜病患者中会出现双心室增大。左向右分流的先天性心脏病出现双心室增大，提示肺动脉高压。

最后有必要重新强调心电图对于心脏大小的评定仅是一个间接评定。一个人可能有潜在的心脏增大而心电图并没有相应表现。相反，一个没有心脏病的健康人（青少年、运动员）心电图可能表现为高电压。当必须更精确地确定心室增大的存在和程度时，应该进行超声心动图检查。一些疑似情况，如致心律失常性右心室心肌病（ARVC/D）和心尖部肥厚型心肌病，做心脏磁共振成像（MRI）可得以明确。

最后需要说明的是：扩张和肥厚是左、右室增大的形式，对心电图波形的影响在某些程度上有些不同，但到目前为止还没有建立可以用来鉴别两者的特异性标准。对于心房而言，"增大" 一词目前已经被广泛接受，而在心室增大中，扩张和肥厚还没有被广泛应用，不少书中常用 "肥厚" 代替 "增大"，需要读者在阅读时注意。

## 五、心室增大的继发性复极异常

心室增大发生 ST-T 改变，这些改变称心室增大继发性改变。其心电图上可以见到：① ST 段下移；② T 波倒置。这些改变多发生在高 R 波的导联上。右心室增大的改变多表现在 $V_1$ 、 $V_2$ 导联；左心室增大的改变多表现在 I 、aVL、 $V_5$ 、 $V_6$ 导联。左心室继发性复极异常远比右心室继发性复极异常多见。发生机制为：增厚的心室肌导致心内膜下毛细血管床血流不足，加之压力的原因，引起除极和复极重叠性变化。心室肥厚出现继发性复极异常反映心功能下降或心力衰竭的开始，应积极处理（图 11-38）。

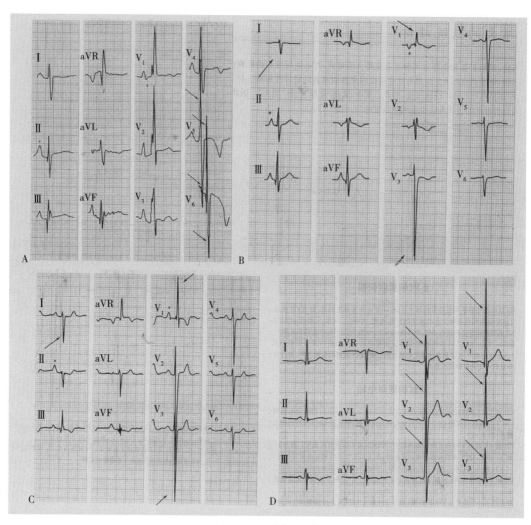

**图 11-37　双心室肥厚**

A. 箭头，高电压的双向 RS 波群；B、C. 箭头，I 导联 S 波＞R 波，$V_1$ 导联 R 波占优势，$V_3$ 导联 S 波增加；D. 箭头，胸前导联 R 波占优势。A、B 星号，RAE 和 LAE 时典型 P 波改变；C 星号，RAE 时典型 P 波改变。注意图 A 中 $V_6$ 导联的波形，它向右移动的目的仅仅是更清晰地观察

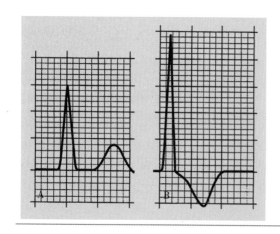

**图 11-38　心室肥大继发性复极异常**

A. aVL 导联，患者患有主动膜狭窄、左心室肥厚。R 波增高，ST 段平坦，T 波直立，符合左心室肥厚的诊断标准。B. 1 年后，同一导联显示继发性复极异常，R 波升高，ST 段下降，T 波倒置，反映左心室衰竭的开始

# 六、小儿心室肥大

由于小儿左、右心室比例差别不大，胸壁比较薄，故小儿心室增大的诊断标准与成人有较大的差异。

## （一）左心室增大

### 1. 确诊条件

（1）$R_{V_5} \geqslant 4.0mV$（乳儿 $\geqslant 4.5mV$）。

（2）$V_5$、$V_6$ 导联 ST 段压低，T 波倒置。

（3）$VAT_{V_5} > 0.045s$。

### 2. 疑诊条件

（1）$R_{V_5} \geqslant 3.5mV$ 或 $R_{V_5} \geqslant 3.0mV$）。

（2）$R_{V_5} + S_{V_1} \geqslant 5.0mV$（乳儿 $\geqslant 4.5mV$）。

$V_6$ 导联 Q 波 ≥ 0.5mV。

（3）$V_1$ 导联呈 rS 型，r < 0.3mV。

（4）$R_{II}$ 或 $R_{III}$ ≥ 2.0mV。

（5）电轴左偏，常超过 0°。

### （二）右心室肥大

1. 确诊条件

（1）$V_1$ 导联呈 qR、R、rSR′ 型，$V_5$ 及 $V_6$ 导联呈 rS 或 Rs 型；$Rv_1$ 升高，$Sv_5$ 及 $Sv_6$ 加深。

（2）$R_{V_1}$ ≥ 2.0mV。

（3）$V_5$ 导联 R/S ≤ 1。

（4）$VATv_1$ > 0.03s。

（5）$Tv_1$ 直立（< 5 岁，且 $V_1$ 导联 R/S > 1.0 时）。

2. 疑诊条件

（1）$R_{V_1}$ ≥ 1.5mV（乳儿 ≥ 2.0mV）。

（2）$V_1$ 导联呈 rSR′ 时，R′ ≥ 1.0mV（乳儿 ≥ 1.5mV）。

（3）$Sv_5$ ≥ 1.0mV。

（4）$Rv_1 + Sv_5$ ≥ 2.0mV。

（5）（$Rv_1 + Sv_5$）/（$Rv_5 + Sv_1$）≥ 1.0。

（6）电轴右偏 > +120°（乳儿 > 135°）。

### （三）双侧心室肥大

1. 确诊条件

（1）左心室肥大伴下列表现之一：① $V_1$ 导联的 R 或 R′ 在正常高限，或 R/S > 1；② $V_5$ 的 R/S < 1；③ aVR 导联上的 R/Q > 1；④ $VATv_1$ > $VATv_5$，显著的顺钟向转位。

（2）右心室肥大伴下列表现之一：① $Rv_5$ 在正常高限，并有 $Tv_5$ 高尖；② $V_5$ 及 $V_6$ 的 q 波 > 0.3mV；③ $VATv_5$ > $VATv_1$，$Tv_1$ 直立，$Tv_5$ 倒置；④ 电轴左偏，逆钟向转位。

2. 疑诊条件  任何一侧心室增大伴 $V_3$ 导联 R+S > 6.0mV，$V_5$ 导联 R+S > 6.0mV 为可疑诊断条件。

# 第四节  心房、心室增大心电图图例分析

扩展学习：请扫描二维码，继续学习心房、心室增大心电图图例分析。

## 小结

心脏增大是指一个或一个以上的心腔增大，包括心肌肥厚和心腔扩大。压力负荷增加引起心肌肥厚，容量负荷增加引起心腔扩大。心脏增大分为心房增大、心室增大、全心增大。心房增大又分为右心房增大、左心房增大、双心房增大；心室增大又分为右心室增大、左心室增大、双心室增大。

右心房增大特征性改变是 P 波高尖，以 II、III、aVF 导联最明显。P 波的高度超过 2.5mV，肺型 P 波的心电图诊断即可成立。高尖 P 波并不总是与右心房增大有关。右心房负荷过重的患者也可能没有高尖 P 波。一维心电图特点为：① P 波高尖，II、III、aVF 导联 P 波 > 0.25mV，$V_2$、$V_3$ 导联 P 波 > 0.2mV；② P 波时间正常；③ 额面 P 波电轴 ≥ + 75°；④ $Pv_1$ 呈双向时，向上的 P 波 > 0.15mV；⑤ 麦氏指数 < 1.0（P 与 PR 段比值）。二维心电图及心电向量图特点：向右前下方的 P 向量增大，额面 P 环呈狭长形向下并稍向右接近 90°，横面 P 环大部分指向左前，最大 P 环向量 > 0.23mV，常呈逆钟向运转。三维心电图表现为空间 P 环最大向量 > 0.23mV；时限正常，≤ 120ms；P 环主体较正常向右前下方偏移，前向力 > 后向力；多有朝向右后上方的 Ta 向量。右心房增大常见于慢性肺源性心脏病、某些先天性心脏病、后天性三尖瓣疾病、原发性心肌病等。交感性 P 波、3 时相和 4 时相右心房内阻滞及高位右心房起源房性异位心律也可出现 P 波振幅升高。

左心房增大的特征是 P 波增宽 ≥ 0.12s，P 波振幅可正常或稍增加。可出现特征性双峰或切迹，称为二尖瓣 P 波。一维心电图特点：① P 波增宽（Ⅰ、Ⅱ、aVR、aVL 导联）> 0.11s；② P 波有明显的切迹或双峰，峰距 > 0.04s，第 2 峰高于第 1 峰；③ $Pv_1$ 呈正负双向，$Ptfv_1$（P 波终末向量）≤ -0.04mm·s（有学者认为 ≤ -0.03mm·s）；④ 额面 P 波电轴 < +15°；⑤ 麦氏指数（P 与 PR 段比值）> 1.6；⑥ $Pv_1$ 双向的本位曲折 > 0.03s（从起始向上的顶点量到终末向下的底部）。二维心电图及心电向量图特点：向左向后的向量明显增加，终末部向上及向左，P 环时限 > 100ms。三维心电图显示空间 P 环运行时间延长，> 120ms；P 环位于左后上，后向力 > 前向力；P 环开放，Ta 向量位于右上，振幅较低。左心房增大见于风湿性心脏病二尖瓣狭窄、高血压心脏病、心肌病（扩张型、肥厚型和限制型）、冠心病等。左心房增大发生心房颤动的风险增加。

双心房增大一维心电图特点为：① $Pv_1$ 高大双向，起始部高尖，终末部向下且有切迹，上下振幅均超过正常范围；② $P_Ⅰ$、$P_Ⅱ$ ≥ 0.25mV；③ P 波时间 > 0.11s；④ 麦氏指数正常（1.0 ～ 1.6）。二维心电图及心电向量是 P 环总时限延长 > 110ms 且振幅增大。P 环额面初始向量向左前方增大，终末向量向左后方增大，横面向量向前、向后均增大，右侧面出现烧瓶状三角形 P 环。三维心电图显示 P 环向前、向后均增大；P 环最大向量振幅增大。空间心房除极电势（P 环）最大电压 ≥ 0.23mV；P 环开放，Ta 向量位于右、后、上。

心室增大又分为右心室增大、左心室增大、双心室增大。右心室增大分为因压力负荷增加而引起的右心室肥厚和因容量负荷增加而引起的右心室扩张。右心室扩张表现为额面 QRS 电轴右偏，$V_1$ 导联和 $V_2$ 导联出现类似于不完全性右束支传导阻滞（IRBBB）的 rSR′ 图形。轻度右心室肥厚时心电图可以没有心电图异常改变；中度时起始的 QRS 波群的除极向量明显向前，$V_1$ 导联 R 波增加；严重时 QRS 波群典型表现为向量偏向右前方，ST 向量和 T 环偏向左后方，QRS-T 夹角增大。一维心电图特点为：① QRS 电压升高；② 额面 QRS

电轴右偏，常超过 +110°；③ $VATv_1$ > 0.03s；④ 右侧导联 ST 段压低，T 波双向或倒置，$V_5$ 导联 T 波直立。根据临床和病理特点，其心电图特点分为右前型、前向型和右后型。右心室肥大合并右束支传导阻滞时，$V_1$ 导联 R 波电压大部分 > 1.5mV。二维、三维心电图及心电向量图为心室除极向量偏向右前方，QRS 环位于前方的面积大于 QRS 环总面积的 70%；QRS 环中段至终末段位于右方的面积大于 QRS 环总面积的 20%；横面 QRS 环最大向量方位 > 20° 或 < -90° 及终末向量方位角 < -120°；右向力 > 1.0mV；左向力 / 右向力比值 < 1.0，或右向指数 > 0.6。ST 向量和 T 环偏向左后方，QRS-T 夹角增大。常伴右心房或左心房异常。根据肥厚程度及横面 QRS 环形态分为右前型、前向型、右后型。右心室肥厚见于先天性心脏病、长期严重慢性肺部疾病、风湿性心脏病二尖瓣狭窄、急性肺栓塞、扩张型心肌病、心力衰竭等疾病。在诊断右心室肥厚时，$V_1$ 导联 R 波振幅增大应注意与正后壁心肌梗死相鉴别。

左心室增大分为左心室肥厚和左心室扩张。左心室扩张心电图表现为 $V_2$ 导联和 $V_3$ 导联 S 波振幅增加，Ⅰ、aVL、$V_5$、$V_6$ 导联 R 波振幅增加，T 波振幅可能增加（可倒置或直立），多导联出现异常 Q 波及 ST-T 改变。左心室增厚时一维心电图特点为：① QRS 电压增高；② 额面 QRS 电轴左偏，一般不超过 -30°；③ QRS 波群时间延长 > 0.08s，但 < 0.11s；④ $VATv_5$ > 0.05s；⑤ 可伴有左侧导联的 ST 段压低，T 波低平、双向或倒置。最近有推荐加用以下新指标可供探讨：① 12 导联全部振幅（∑QRS）> 175mm；② 空间 QRS 电压男性 > 2.1mV，女性 > 1.9mV；③ $SD+S_{V_4}$（$S_{V_3}$），男性 > 2.8mV，女性 > 2.3mV。二维心电图及心电向量图特点是向左后方的除极向量增大，QRS 环体时间轻度延长，可能出现朝向右前的 ST 向量，QRS-T 夹角增大。三维心电图是在二维心电图改变的标准上，LVH 时 QRS 环空间最大向量增大，男性 ≥ 2.1mV，女性 ≥ 1.9mV。左心室扩张见于主动脉瓣反流、二尖瓣反流和扩张型心肌病等；左心室肥厚见于高血压和主动脉瓣狭窄等。

双侧心室增大横面 QRS 环向前，并向后扩大，额面 QRS 环呈逆钟向运转。心电图特点为：①心电图可大致正常；②表现为单侧心室增大的心电图；③兼有左、右心室增大的心电图特点。心室增大的继发性改变为：①ST 段下移；②T 波倒置。这些改变多发生在高 R 波的导联上。

既往认为：如仅有电压增高，没有 ST-T 改变，称为"左心室肥厚"，仅有 ST-T 改变而电压不增高者，称为"左心室劳损"；两者都具备者称为"左心室肥厚并劳损"；仅有个别导联（V₅导联）的电压刚刚超过正常范围。称为"左心室面高电压"，多见于年轻、健壮、胸壁薄的人。目前更倾向于用 T 波倒置伴左心室负荷过重来描述。

小儿左、右心室比例差别不大，胸壁比较薄，故小儿心室增大的诊断标准与成人有较大差异。

附 1　本章的学习重点

1. 心脏增大、心腔扩大、心肌肥厚的概念及形成机制。

2. 掌握左心房增大、右心房增大及双心房增大的心电图（一维、二维、三维）特点、临床意义及评价。

3. 掌握左心室增大、右心室增大及双心室增大的心电图（一维、二维、三维）特点、临床意义及评价。

4. 掌握心室增大的继发性复极异常的心电图。

附 2　请扫二维码扩展学习

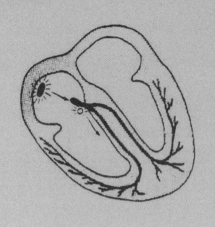

# 第十二章

# 冠状动脉性心脏病心电图（一）
# 冠状动脉供血不足

# 第一节　概　述

冠状动脉性心脏病（coronary heart disease）包括冠状动脉粥样硬化性心脏病（coronary atherosclerotic heart disease）和非冠状动脉粥样硬化性心脏病两类，前者是冠状动脉血管发生动脉粥样硬化病变而引起血管腔狭窄或阻塞，造成心肌缺血、缺氧或坏死而导致的心脏病，常被称为"冠心病"；后者包括动脉炎、动脉外伤、动脉夹层、血栓、栓塞、先天异常、炎症、药物或心脏介入治疗并发症等导致管腔狭窄或闭塞。

## 一、心肌的血液供应

心脏的血液供应由 3 支主要冠状动脉及其分支供给（图 12-1）。心肌梗死常局限于这些动脉中的一个或其分支支配的区域（如左心室前壁或下壁）。右冠状动脉供应心脏的下（膈）部和右心室。左主干（left main stem）冠状动脉短且分成：①左前降支（LAD），供应室间隔和大部分左心室游离壁；②左回旋支（LCX），供应左心室侧壁。但有个体差异性，大部分个体中，右冠状动脉也会供应后侧壁甚至到部分侧壁，有少数人的回旋支可供应到左心室的下后壁。

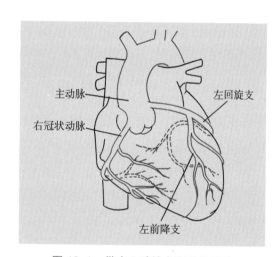

图 12-1　供应心脏的主要冠状动脉

## 二、透壁性缺血和心内膜下心肌缺血

简易的左心室横截面图见图 12-2。心室肌由外层心肌（心外膜下心肌）、中层和内层心肌（心内膜下心肌）组成。心肌缺血可能主要影响内层心肌，称为心内膜下缺血。缺血严重时，影响整个心室壁全层，称为透壁性缺血。

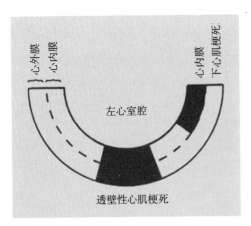

图 12-2　左心室横截面图显示了心内膜下心肌梗死与透壁性心肌梗死的不同，前者涉及心室壁的内半层，后者涉及心室壁的全层或几乎全层。病理性 Q 波可能是透壁性心肌梗死的特征性表现，但并非所有透壁性心肌梗死都产生病理性 Q 波。此外，在某些病例中，非透壁性心肌梗死也可以有 Q 波

## 三、分类

1. 病因分类　分为冠状动脉粥样硬化性和非冠状动脉粥样硬化性心脏病两类。

2. 世界卫生组织将冠心病分为五大类　无症状心肌缺血（隐匿型冠心病）、心绞痛、心肌梗死、缺血性心力衰竭（缺血性心脏病）和猝死 5 种临床类型。

3. 临床分类　临床分为稳定性冠心病（慢性冠状动脉供血不足）和急性冠脉综合征。

4. 心电图分类　（图 12-3）　急性冠状动脉供血不足多有急性心肌缺血的症状（心绞痛）和持续时间较短的动态心电图表现；慢性冠状动脉供血不足常无特殊的临床症状，心电图上可有 ST 段和 T 波的变化，这种改变往往缺乏特异性，需借助心脏负荷试验诱发心肌缺血协助诊断。

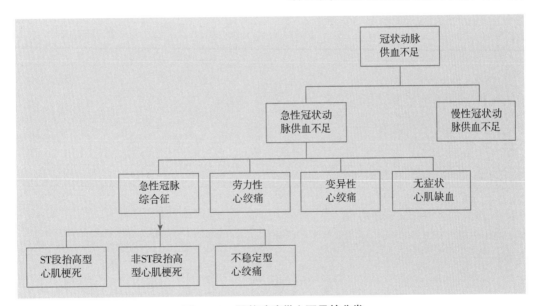

图 12-3　冠状动脉供血不足的分类

# 第二节　急性冠状动脉供血不足

## 一、概述

急性冠状动脉供血不足（acute coronary insufficiency）引起的不稳定型心绞痛（unstable angina，UA）等表现为突然出现较持久的心绞痛（常持续 15min 以上），或心绞痛发作频繁，疼痛部位不典型，但无心肌梗死心电图演变过程的疾病。该病危险性较大，一旦确诊，应按急性心肌梗死处理。

急性冠脉综合征（acute coronary syndrome，ACS）是由于冠状动脉粥样硬化斑块破裂或侵袭，造成急性冠状动脉供血不足或部分中断，继发完

全或不完全闭塞性血栓形成为病理基础的一组临床综合征，包括急性 ST 段抬高型心肌梗死、急性非 ST 段抬高型心肌梗死和不稳定型心绞痛。

　　冠状动脉粥样硬化斑块不稳定是急性冠状动脉供血不足及急性冠脉综合征的主要原因，非动脉粥样硬化性疾病是其少见原因。主要危险因素有遗传因素、血脂异常、高血压、吸烟、糖尿病、血同型半胱氨酸升高、胰岛素抵抗、血中纤维蛋白原及一些凝血因子升高、病毒感染、衣原体感染等。

　　本章介绍急性冠状动脉供血不足所致无症状性心肌缺血、劳力性心绞痛、不稳定型心绞痛、变异型心绞痛的心电图改变；急性 ST 段抬高型心肌梗死、急性非 ST 段抬高型心肌梗死将在第十三章介绍。

## 二、急性冠状动脉供血不足的分类

　　1. 急性冠状动脉供血不足的分类　见图 12-3。
　　2. 急性冠脉综合征分类　根据患者发病时的心电图 ST 段是否抬高，可将急性冠脉综合征分为急性 ST 段抬高型心肌梗死（acute ST segment elevation myocardial infarction，STEMI）和急性非 ST 段抬高型急性冠脉综合征（acute non ST elevation acute coronary syndrome，NSTE-ACS）。其中，根据心肌损伤血清生物标志物肌酸激酶同工酶（creatine kinase-MB，CK-MB）或心脏肌钙蛋白（cardiac troponin，cTn）测定结果，NSTE-ACS 包括非 ST 段抬高型心肌梗死（NSTEMI）和不稳定型心绞痛（图 12-4）。

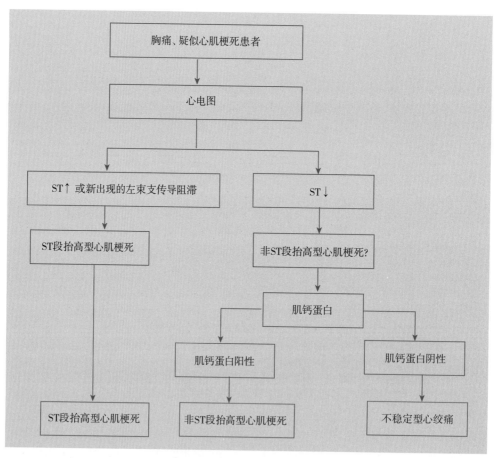

图 12-4　急性冠脉综合征分类

## 三、急性冠状动脉供血不足的心电图特点

　　急性冠状动脉供血不足的心电图表现趋向于

不稳定而呈暂时性，不发作期间心电图仍可正常，发作时除原来心脏病变的心电图改变外，可有如下多维心电图表现（图 12-5，图 12-6）。

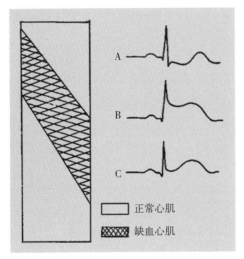

**图 12-5 急性心肌缺血程度与 ST 段改变**
A. 心内膜下心肌缺血，ST 段下降，呈水平型或下斜型；B. 透壁性心肌缺血，ST 段显著抬高；C. 心外膜下心肌缺血，ST 段轻度抬高

## （一）常规心电图（一维心电图）特点

1. 一过性缺血型 ST 段移位：最常见者为 ST 段缺血型压低（图 12-5），通常在 Ⅱ、Ⅲ、aVF、$V_5$ 及 $V_6$ 导联最清楚，而在 aVR 及 $V_1$ 导联可有 ST 段抬高。

2. 一过性 T 波改变：多数表现为左侧胸导联出现缺血型 T 波倒置（图 12-7）。偶尔发现 ST 段抬高和 T 波高大，此即变异型心绞痛。

3. 出现一过性 Q 波或 QS 波形，或在对比情况下出现 R 波振幅升高或降低，经过积极而有效的治疗后又可迅速消失。

4. 可出现 U 波倒置和 QT 间期延长。

5. 心律失常，如期前收缩、阵发性心动过速、心房颤动或房室传导阻滞等。

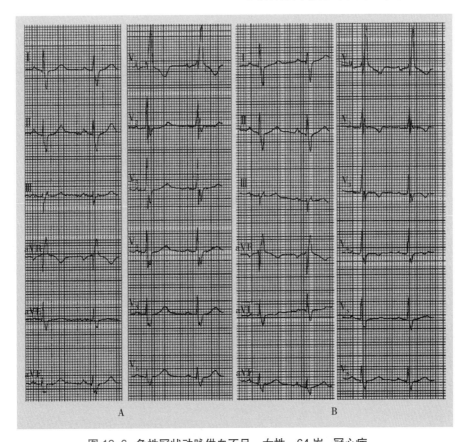

**图 12-6 急性冠状动脉供血不足，女性，64 岁，冠心病**
A. $V_4 \sim V_6$ 导联 ST 段下降 0.05 ～ 0.15mV，T 波倒置；B. 心绞痛发作时，$V_2 \sim V_4$ 导联 T 波倒置，$V_5$、$V_6$ 导联 T 波低平

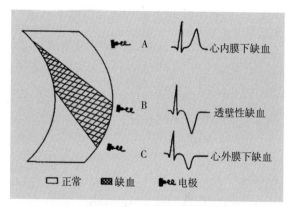

**图 12-7　急性心肌缺血程度与 T 波改变**
A. 心内膜下心肌缺血, T 波直立高尖; B. 透壁性心肌缺血, T 波对称性深倒置; C. 心外膜下心肌缺血, T 波倒置

□ 正常　▨ 缺血　▦ 电极

### (二)二维心电图及心电向量图特点

1. ST 向量改变　心肌损伤以后, QRS 环不闭合, 出现 ST 向量。在某些导联上出现 ST 段压低(指向导联的负侧), 而在另一些导联上出现 ST 段抬高(指向导联的正侧)。

2. T 向量图改变　心肌某一部位缺血时, 最大 T 环向量背离缺血区, QRS-T 夹角增大, 在缺血区的导联上出现 T 波倒置。穿壁性心肌缺血时, T 向量环背离左心前导联, 指向该导联轴的负侧; 心内膜下心肌缺血, 复极程度没有发生明显改变, 缺血区心肌复极时间延迟, 并且不受对侧部位心室复极的影响, 可产生一个方向不变而明显增大的圆形 T 环。左心室前壁内膜下心肌缺血, 在横面上, 向前的 T 环增大, 指向前壁导联轴正侧, 出现高大的 T 波(图 12-8)。

### (三)三维心电图特点

立体 QRS 环不闭合, ST 向量明显; 空间 QRS-T 夹角增大; T 环呈球形(图 12-9)。

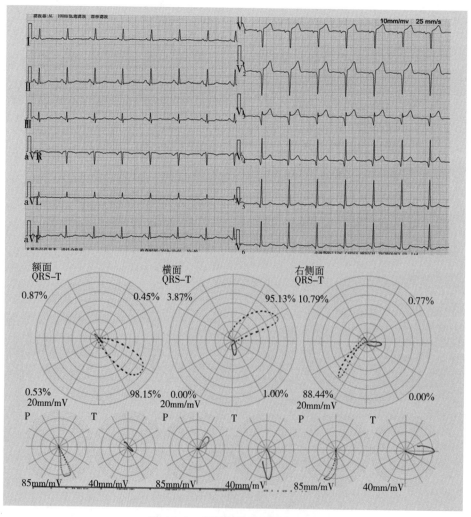

**图 12-8　急性冠状动脉供血不足**
患者男性, 68 岁。因急性胸痛就诊。常规心电图显示 V₁ ～ V₃ 导联呈 QS 型, ST 段抬高; 心电向量图 T 环明显增大略呈圆形

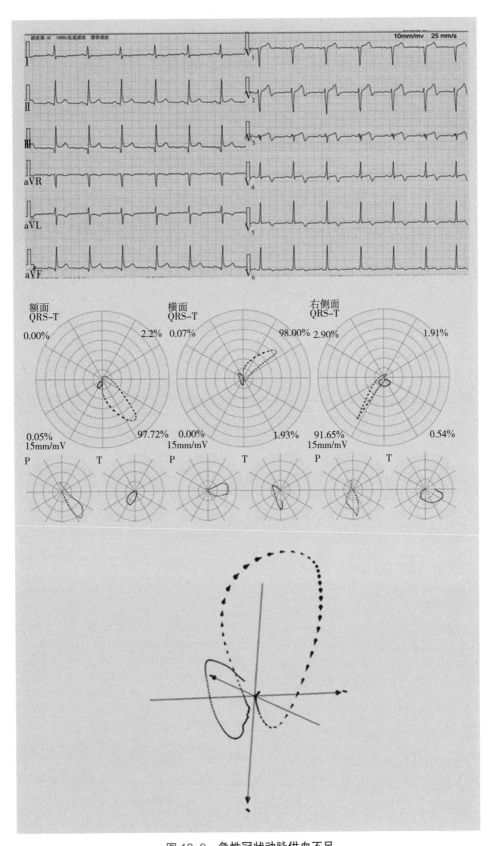

图 12-9　急性冠状动脉供血不足

患者男性，88 岁。急性胸痛 1h 就诊。心电向量图和三维心电图显示大圆 T 环

## 四、急性冠状动脉供血不足的心电图诊断

　　根据急性冠状动脉供血不足心电图的改变，结合临床表现可以对不稳定型心绞痛（UA）进行危险分层，对冠状动脉的狭窄部位及程度做出一定的预测（急性心肌梗死的心电图诊断将在第十三章中介绍）。

　　1. 不稳定型心绞痛的危险分层　分为高危、中危和低危3型。①高危型：心绞痛发作时心电图ST段压低≥0.5mV；②中危型：心绞痛发作时心电图ST段压低≥0.2mV；③低危型：心绞痛发作时心电图正常或与不发作时相同。

　　2. 反映左前降支近端严重狭窄的心电图改变　心绞痛发作时或发作后胸前导联T波倒置较深，或V$_1$～V$_4$导联的T波小正大负伴ST段上斜型抬高。此时如不及时进行血运重建，多数患者于数周内将发生急性心肌梗死（图12-10）。

　　3. 左冠状动脉主干或三支病变的心电图改变　心绞痛发作时或发作后出现Ⅰ、Ⅱ、V$_3$～V$_6$导联的ST段压低伴aVR导联ST段抬高（6+1）或8个导联的ST段压低伴aVR导联和V$_1$导联的ST段抬高（8+2）（图12-11）。

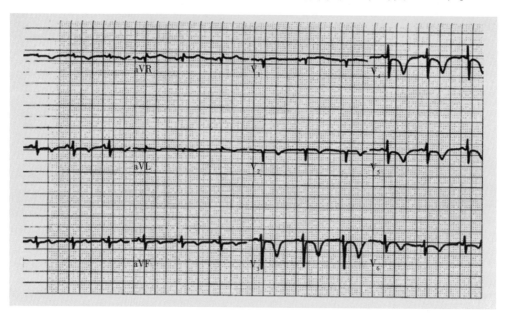

图 12-10　左前降支近端阻塞

V$_1$、V$_2$导联出现Q波，V$_3$～V$_6$导联T波深倒置，Ⅰ、Ⅱ、aVF导联T波也倒置。冠状动脉造影显示左前降支近侧阻塞。左前降支为包绕性，故下壁心肌同时受到损伤

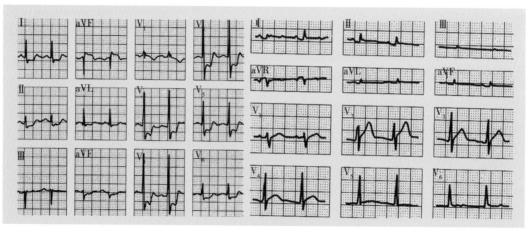

图 12-11　急性冠状动脉供血不足三支病变

患者男性，74岁。反复发作性心绞痛。临床诊断：不稳定型心绞痛

（1）图 12-11 左图系术前描记的心电图，显示 Ⅰ、Ⅱ、aVL、V₂～V₆ 导联的 ST 段压低伴 aVR 导联 ST 段抬高，符合"8+1"。冠状动脉造影显示三支冠状动脉狭窄均＞90%。

（2）图 12-11 右图系冠状动脉旁路移植术后描记，压低的 ST 段均回至基线，肢体导联与 V₅、V₆ 导联 T 波低平，Ⅰ、Ⅱ 导联 PR 段压低，aVR 导联 PR 段抬高，可能系手术损伤心房所致。（引自 Bernard M，et al.J qf Electrocardiol，2003）

## 五、急性心肌缺血的临床类型与心电图变化

心绞痛（angina pectoris）是急性冠状动脉供血不足引起急性心肌缺血的重要或常见症状。临床上将其分为稳定型、不稳定型和变异型心绞痛。心电图中显示缺血性 ST-T 改变而当时并无心绞痛称为无痛性心肌缺血。

1. 无症状性心肌缺血　无症状性心肌缺血（silent myocardial ischemia，SMI）是指有心肌缺血的证据，但无心肌缺血的临床症状。其机制是：虽然冠状动脉病变较重，但没有达到个体的心绞痛触发阈值，心电图对这类患者有重要的诊断价值。动态心电图可以发现 ST-T 的动态变化，如 ST 段压低、抬高或假性正常化（图 12-12）。

2. 劳力性心绞痛　劳力性心绞痛（exertional angina pectoris）是指劳累引起的急性心肌缺血，导致胸部及附近部位不适，其特点为胸骨后阵发性、压榨性窒息样感觉，可放射至心前区和左上肢尺侧面，也可放射至右臂和两臂的外侧面或颈部、下颌部等部位，持续数分钟，经休息或舌下含服硝酸甘油后迅速缓解，又称劳力性心绞痛（稳定型心绞痛）。劳力性心绞痛没有心肌坏死的酶学改变。有的患者可伴心功能障碍。

心绞痛是由于心肌需氧和供氧之间暂时失去平衡而发生，产生条件是冠状动脉供应的血液和氧不能满足心肌需要的结果。本病多见于 40 岁以上男性。

心电图特点：①静息时心电图多表现正常，所以静息心电图正常并不能除外严重的冠心病。②心绞痛发作时的心电图，伴随心绞痛发作时出现心电图的动态变化是其特征，大部分病例心绞痛发作时出现明显的并有相当特征的心电图改变（图 12-13），即 ST 段水平型或下斜型下移≥0.1mV，或在原先下移的基础上进一步下移。心内膜下心肌容易缺血，故常见 ST 段压低 0.1mV 以上，发作缓解后恢复。有时可出现 T 波倒置。③静息心电图 ST 段压低（水平型或下斜型），发作时可变为无压低或直立的所谓"假性正常化"。④T 波改变，反映心肌缺血的特异性不高，但如与平时心电图比较有明显差别，有助于诊断。⑤稳定型心绞痛发作时少有 ST 段明显抬高。⑥心电图负荷试验给心脏增加负荷（运动或药物），激发心肌缺血，可出现缺血性 ST-T 改变。⑦动态心电图可能发现心电图 ST-T 改变和各种心律失常，出现时间与患者的活动和症状相关。心电图中显示缺血性 ST-T 改变而当时并无心绞痛称为无痛性心肌缺血。

3. 不稳定型心绞痛　不稳定型心绞痛（unstable angina pectoris）是急性冠脉综合征的常见类型，是由于动脉粥样斑块不稳定、破裂并形成血栓造成血管不全堵塞，导致急性严重的心肌供血不足。心电图表现如下。

（1）ST 段压低幅度较大。

（2）ST 段抬高较为多见，尤其是初发型心绞痛。

（3）易出现各种快速性室性心律失常和严重缓慢性心律失常。

（4）心绞痛反复发作可出现 Q 波，提示发生心肌顿抑（myocardial stunning；Mycardial inhibition）。

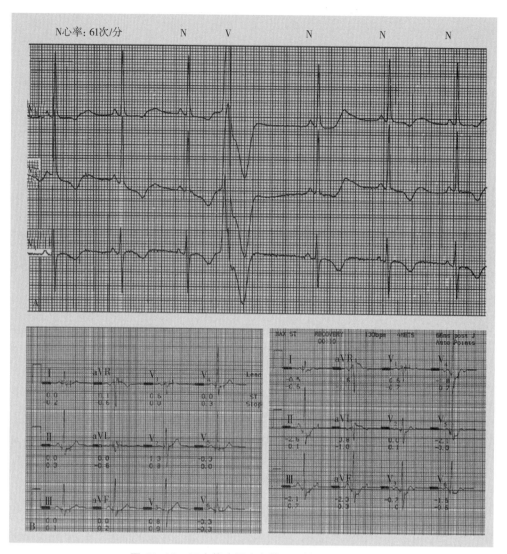

图 12-12　无症状（无痛）性心肌缺血（SMI）

A.Holter 监测中检出一过性心肌缺血，$V_3 \sim V_5$ 导联 ST 段下降伴 T 波倒置；B.同一患者，活动平板运动试验提示 Ⅱ 、Ⅲ 、aVF、$V_5$、$V_6$ 导联 ST 段显著下降

4. 变异型心绞痛　变异型心绞痛（由 Myron Prinzmetal 博士及其同事在 1959 年首次报道）患者虽然数量不多但是很重要。变异型心绞痛的名称被采用是由于这些患者在发作时 ST 段抬高，曾经以为是急性心肌梗死，然而 Prinzmetal 博士发现这些 ST 段抬高是短暂性的。在胸痛发作之后，ST 段通常会回到基线上，没有进展为心肌梗死时特异性的 Q 波和 T 波倒置。因此，变异型心绞痛从心电图表现上来说，是 ST 段抬高而不是经典心绞痛的 ST 段压低。

变异型心绞痛（variant angina pectoris）属不稳定型心绞痛的特殊类型，分为两组，一组为冠状动脉痉挛所致，另一组为在冠状动脉硬化的基础上发生痉挛引起。表现为心绞痛程度较剧烈，持续时间较久，往往在夜晚、凌晨或一天的同一时间段发作。两者在心电图上不能区分，发作时心电图表现见图 12-14、图 12-15。

（1）发作时立即出现 ST 段损伤型抬高，对应导联 ST 段下降，疼痛缓解后 ST 段迅速回至基线。原有 ST 段下降者，疼痛发作时 ST 段可暂时回至基线，出现伪改善（pseudo improve）；原有 ST 段抬高者，疼痛发作时可进一步明显抬高。

（2）T 波升高、变尖，此种心电图改变较为常见，比 ST 段抬高更敏感。

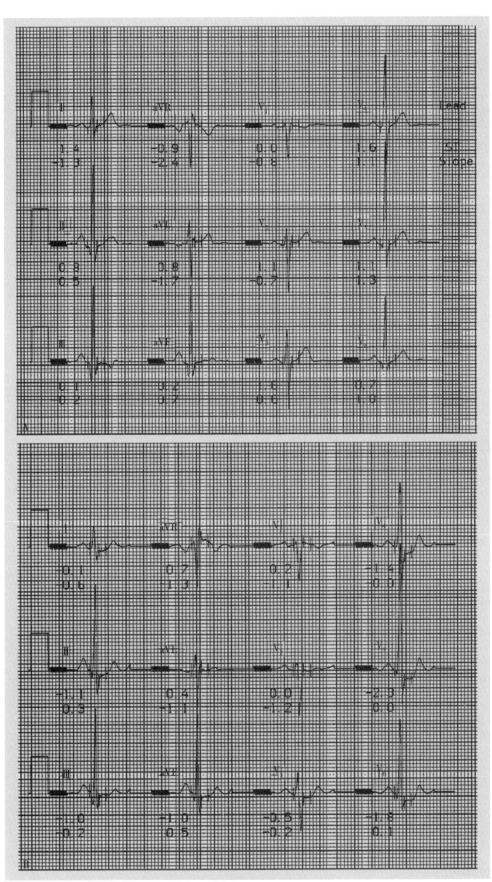

图 12-13 稳定型劳力性心绞痛

A. 无心绞痛发作时心电图大致正常；B. 于活动平板运动试验中发作心绞痛，心电图表现为 $V_3 \sim V_6$ 导联 ST 段水平或下斜型下降达 0.05 ~ 0.23mV

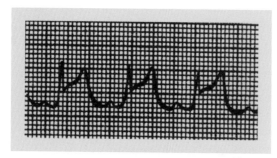

图 12-14　变异型心绞痛发作时的心电图表现

（3）出现急性损伤阻滞（acute injury block）图形，即 R 波振幅增加，QRS 波群时间增宽，室壁激动时间延长。

（4）冠状动脉痉挛性闭塞时间较长者可发生急性心肌梗死。

（5）心脏电交替（cardiac alternans）：常见的有 QRS 波群、ST 段、T 波或 QT 间期电交替。

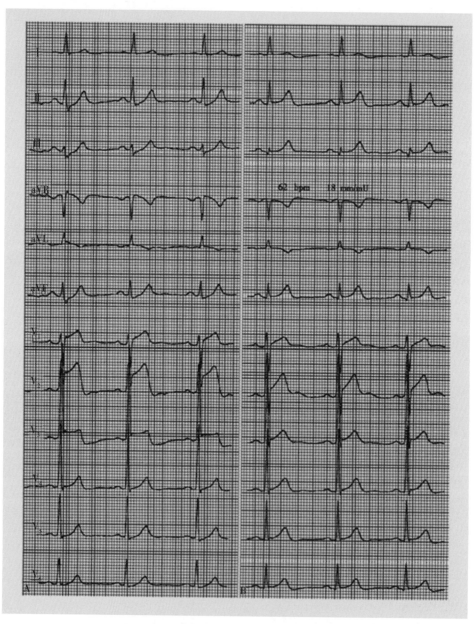

图 12-15　变异型心绞痛发作时的心电图表现

A. 心绞痛发作时；B. 心绞痛缓解后

（6）变异型心绞痛发作时常伴发各种心律失常，前壁缺血损伤时多出现频发单源或多源形室性期前收缩、房性期前收缩、短阵室性心动过速、束支传导阻滞等。下壁缺血损伤可出现窦性心动过缓、窦房传导阻滞、窦性停搏、房室传导阻滞、交界性逸搏及交界性逸搏心律等缓慢性心律失常。在冠状动脉痉挛闭塞时发生的闭塞性心律失常来势凶险，如有 RonT 现象（RonT phenomenon），可引发心室颤动。痉挛解除后冠状动脉再通又可出现再灌注性心律失常，如加速的室性逸搏心律，一般较少引发心室颤动。

## 六、急性冠状动脉供血不足的新认识——Wellens 综合征和 de Winter 综合征

### （一）Wellens 综合征

Wellens 综合征（Wellens syndrome）是以心电图 T 波改变为特征，伴严重左前降支冠状动脉近端狭窄的临床综合征。由 Wellens 于 1982 年首先提出，并命名为 Wellens 综合征，临床上又称左前降支 T 波综合征（LADcoronary T wave syndrome），是急性心肌梗死的等危症。2010 年国际动态心电图及无创心电学会发表的共识，将其归为非 ST 段抬高型急性冠脉综合征（NSTE-ACS）中的缺血后 T 波改变（不伴 QRS 波及 ST 段改变），其心电图和临床特点包括以下几个方面。

1. 典型缺血型胸痛和非同步性心电图改变　患者常先有不稳定型心绞痛发作病史或心绞痛发作在前，心电图 T 波改变常出现在胸痛缓解后数小时或数天（多数在 24h）内，即心绞痛发作后的无症状期。心电图表现如下。

（1）T 波改变特点：胸前导联，以 $V_2 \sim V_3$ 导联为主，T 波对称性倒置或正负双向，有时可扩展到 $V_4 \sim V_6$ 导联，少数病例 Ⅱ、Ⅲ、aVF 导联也有特征性改变（图 12-16）。

（2）无异常 Q 波或 R 波振幅下降或消失。

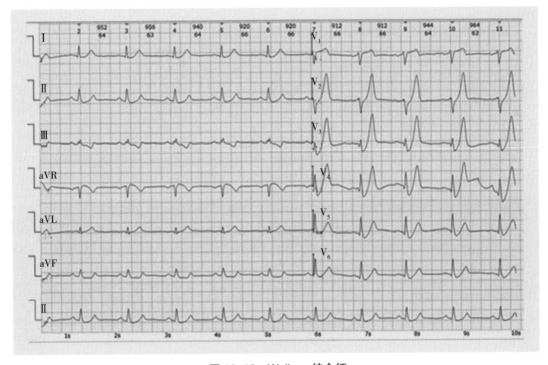

图 12-16　Wellens 综合征

患者男性，41 岁，因"突发胸痛 3h"来诊。LAD 近段 100% 闭塞，RCA 近段 30% 闭塞（吴岳平教授供图）。$V_2 \sim V_5$ 导联出现 ST 段上斜型压低伴 T 波高尖

（3）无 ST 段移位或轻度抬高（< 0.1mV）。

（4）心绞痛缓解后出现 T 波对称性深倒置或双向，以后逐渐转为直立的动态演变过程，持续时间数小时至数周等。

上述 T 波特征性改变当心绞痛再次发作之后，可以重复出现。

2. 心肌坏死生化标志物　大部分患者的心肌生化标志物正常，部分患者 cTnT（I）轻度升高，

诊断为急性非 ST 段抬高型心肌梗死。

3. 影像学检查　部分 Wellens 综合征患者可出现左心室前壁运动障碍，可以在数天或数周内逐渐恢复正常。心脏磁共振延迟成像（CMR-MDE）检查可以发现小范围的心肌坏死。

4. 根据心电图和临床特点分为 2 型

（1）I 型：ST 段位于等电位线，或呈直线型、拱形轻度抬高（不超过 1mm），伴有 T 波深入倒置。倒置的 T 波下降支与水平线的夹角一般在 60°～90°；这一类型较为常见，约占 3/4，有时也被称为左前降支冠状 T 波综合征（图 12-17）。

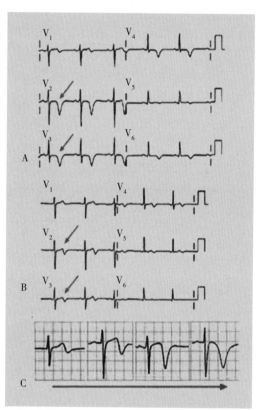

图 12-17　Wellens 综合征

A. I 型；B. II 型；C. 心电图从 II 型演变为 I 型

（2）II 型：右胸导联乃至中胸部导联的 T 波呈正负双向，主要为 $V_2 \sim V_3$ 导联，有时也可包括 $V_1$ 和 $V_4$ 导联，这一类型约占 1/4，但致命危险性更大（图 12-17）。

临床上 Wellens 综合征两个分型并非固定不变，对称倒置的 T 波与双向 T 波可在患者不同时期出现，患者心绞痛缓解后，可先出现双向 T 波，之后转变，称为 T 波对称性倒置。心电图中 T 波形态可以随着疼痛程度发生动态演变，疼痛发作时 T 波直立、高尖（有学者认为是假性正常化），疼痛缓解后 T 波双向。

5. 心电图诊断标准

（1）既往有胸痛病史。

（2）胸痛发作时心电图正常。

（3）心肌酶正常或轻度升高。

（4）无病理性 Q 波或 R 波振幅下降或消失。

（5）$V_2 \sim V_3$ 导联 ST 段在等电位线或轻度抬高（＜ 0.1mV），呈凹面形或水平形。

（6）在胸痛消失期间，心电图 $V_2 \sim V_3$ 导联的 T 波呈对称性倒置或双向。

（7）冠状动脉造影提示左前降支近端狭窄。

Wellens 综合征的发病机制可能与心肌顿抑或心肌冬眠（myocardial hibernation）有关。多数学者认为，当左心室前壁心肌缺血严重时，可引起 T 波特征性改变，而 T 波的演变则反映了缺血区顿抑或冬眠心肌功能的恢复情况。随着心肌缺血的改善，T 波倒置程度逐渐变浅，室壁运动障碍得到改善，心功能逐渐恢复；部分患者可以出现心肌损伤标志物轻度升高，说明心肌有损伤、坏死，这种损伤、坏死因深度浅（较心内膜下心肌梗死还要浅），不足以引起 QRS 波及 ST 段像 ST 段抬高型心肌梗死那样的动态演变过程，只能引起 T 波的特征性演变，是心肌梗死的一种特殊类型。

Wellens 综合征为高危不稳定型心绞痛，易进展为急性（广泛）前壁心肌梗死，应尽早介入治疗，禁忌行负荷试验；但 Wellens 综合征诊断标准存在假阳性可能，必须结合临床才能减少误诊率。

（二）de Winter 综合征

de Winter 综合征（de Winter syndrome）心电图改变于 2008 年由 de Winter 在新英格兰医学杂志上首次提出，是一种新近被提出的左前降支急性闭塞的心电图表现。其特征性心电图表现如下。

（1）胸前导联 T 波高尖对称。

（2）$V_1 \sim V_6$ 导联的 ST 段在 J 点后上斜型压低 1～3mm。

（3）QRS 波群通常不增宽或轻微增宽。

（4）可出现胸前导联 R 波递增不良。

（5）大多数患者 aVR 导联 ST 段抬高

1 ~ 2mm。

这种心电图改变在胸痛症状出现后平均 1.5h 出现，从首份心电图到冠状动脉造影证实前降支闭塞，可持续 30 ~ 50min 无演变。de Winter 等

发现在 1532 例前壁心肌梗死患者中，有 30 例患者出现这种特征性的心电图改变，约占 2.0%。图 12-18 为 de Winter 等列举了 8 例患者的特征性心电图表现。

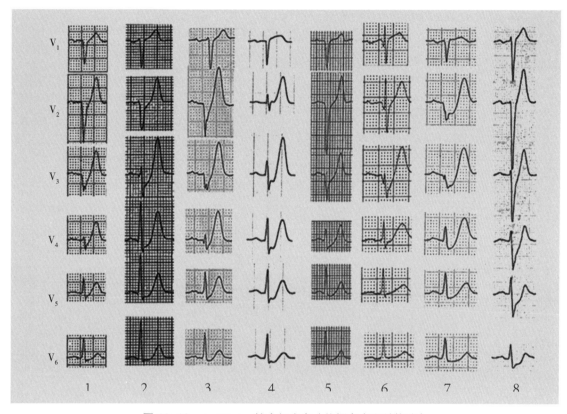

图 12-18　de Winter 综合征患者（依据参考文献修改）

de Winter 综合征是一种需要紧急处理的与 STEMI 的等危心电图（STEMI equivalent）。

有学者提出 de Winter 综合征是一种不能归类的 ACS。临床凡遇到此类患者，首要任务是尽早开通血管，按照 ST 段抬高型 ACS 进行处理。

## 七、诊断与鉴别诊断

根据典型的发作特点和体征，休息或含用硝酸甘油后缓解，结合年龄和存在的其他冠心病危险因素，除外其他疾病所致的心绞痛，即可建立诊断。

1. 稳定型心绞痛　常由体力劳动或情绪激动（如愤怒、焦急、过度兴奋等）所诱发，饱食、寒冷、吸烟、心动过速、休克等也可诱发。疼痛多发生于劳累或激动的当时，而不是在一天劳累之后。典型的心绞痛常在相似条件下重复发生，但有时同样的劳累只在早晨而不在下午引起心绞

痛。疼痛出现后常逐步加重，然后在 3 ~ 5min 逐渐消失。停止原来诱发症状的活动或舌下含服硝酸甘油能在几分钟内缓解。需要与以下疾病相鉴别：①其他心源性原因引起的胸痛，如主动脉夹层、心包炎、心肌病、重度主动脉瓣狭窄、心脏神经症、心肌梗死等；②胸部、肺部疾病引起的胸痛，如胸膜炎、急性肺栓塞、肺炎、纵隔肿瘤、气胸、肋间神经痛、胸部带状疱疹、肋骨肋软骨病、软骨炎、软组织疾病等；③类似心绞痛的消化道疾病，如反流性食管炎、食管痉挛、食管失弛缓综合征、食管裂孔疝、消化性溃疡、胰腺炎、胆囊炎、胆囊结石等；④颈椎病、胸椎病、肩关节及周围韧带病变等，可表现为类似心绞痛症状；⑤焦虑症等精神性疾病。

2. 主动脉夹层　胸痛一开始即达高峰，常放射到背、肋、腹、腰和下肢，两上肢的血压和脉搏可有明显差别，可有主动脉瓣关闭不全的表现，

偶有意识模糊和偏瘫等神经系统受损症状。但无血清心肌坏死标志物升高等可资鉴别。二维超声心动图检查、X线或磁共振体层显像有助于诊断。

3. 急性肺动脉栓塞　可发生胸痛、咯血、呼吸困难和休克。但有右心负荷急剧增加的表现如发绀、肺动脉瓣区第二心音亢进、颈静脉充盈、肝大、下肢水肿等。心电图示 I 导联 S 波加深，Ⅲ导联 Q 波、显著 T 波倒置，胸导联过度左移，右胸导联 T 波倒置等改变，可资鉴别。

4. 急腹症　急性胰腺炎、消化性溃疡穿孔、急性胆囊炎、胆石症等，均有上腹部疼痛，可能伴休克。仔细询问病史，做体格检查、心电图检查、血清心肌酶和肌钙蛋白测定可协助鉴别。

5. 急性心包炎　心包炎的疼痛与发热同时出现，呼吸和咳嗽时加重，早期即有心包摩擦音，后者和疼痛在心包腔出现渗液时均消失；全身症状一般不如 AMI 严重；心电图除 aVR 导联外，其余导联均有 ST 段弓背向下的抬高，T 波倒置，无异常 Q 波出现。

## 八、临床处理

发作时立刻休息，一般患者在停止活动后症状即可消除。可舌下含服硝酸甘油和（或）速效救心丸、麝香保心丸缓解心绞痛。避免各种诱发因素，如过度的体力活动、情绪激动、饱餐等，冬天注意保暖。进食不宜过饱，避免油腻饮食，戒烟禁酒。治疗高血压、糖尿病、贫血、甲状腺功能亢进症等相关疾病。同时采取抗动脉硬化治疗措施，防止或延缓病情发展。

# 第三节　慢性冠状动脉供血不足

## 一、概述

慢性冠状动脉供血不足（chronic coronary insufficiency）是冠状动脉粥样硬化性心脏病的一个重要的病理生理过程。由于冠状动脉粥样硬化病变缓慢稳定的发展，心脏长期处于慢性缺血过程中，在静息状态下常不出现临床症状，心电图改变也缺乏特异性和敏感性，因此，仅依靠心电图的异常改变是难以做出慢性冠状动脉供血不足的正确诊断。但如能仔细分析心电图，观察其异常改变的变化特点，尚可得到一些诊断线索和需要做进一步检查的依据。

## 二、一维心电图特点（图 12-19）

1. ST 段的变化　在慢性冠状动脉供血不足的情况下，ST 段变化相对比较缓慢，可历时数月、数年而改变极其轻微，且改变多呈波动性，有时 ST 段接近正常，有时 ST 段压低比较明显。因此当怀疑慢性冠状动脉供血不足时，需要对患者较长时间地跟踪观察、随访，对其不同时间和不同状态下的临床表现或心电图演变进行比较，可能发现慢性冠状动脉供血不足的心电图改变：如 ST 段在原下移的基础上进一步下移，或原下移的 ST 段恢复正常，即出现假性正常化。

2. T 波的改变　慢性冠状动脉供血不足的 T 波改变有 T 波低平、T 波倒置、T 波双向。

（1）T 波低平：以 R 波为主的导联上 T 波振幅 < 1/10 的 R 波，多在表现相同供血区域的导联上，如 I、aVL 导联或Ⅱ、Ⅲ、aVF 导联或 $V_4 \sim V_6$ 导联等。但影响 T 波低平，即心室复极的因素较多，因此 T 波低平在诊断慢性冠状动脉供血不足方面不具备特异性。如 $T_{Ⅲ} > T_I$，$T_{V_1} > T_{V_5}$，中老年患者出现上述改变，应追踪观察。

（2）T 波倒置：慢性冠状动脉供血不足的典型倒置 T 波呈双肢对称，基底较窄、幅值较深，似箭头状，称为"箭头状 T 波"。该 T 波在短时间内多呈动态变化，可变为低平、浅倒，甚至直立。

（3）T 波双向：T 波双向多认为是左心室部分缺血心肌与正常心肌之间复极不均一所致，也可能是除极后缺血心肌兴奋性下降引起，表现为连续的 T 波变化趋势突然变化或中断，如 $V_1 \sim V_6$ 导联中 $V_3 \sim V_5$ 导联呈双向而其他导联均直立。

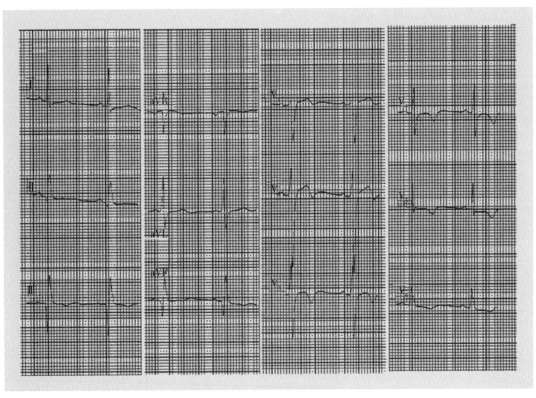

图 12-19　陈旧性下壁心肌梗死，慢性冠状动脉供血不足

患者男性，68 岁。心肌梗死后心绞痛，Ⅱ、Ⅲ、aVF 导联仍保留有下壁心肌梗死的 q 波及 Q 波。V₂ 导联 T 波双向、V₃～V₆ 导联 T 波倒置，为前壁及侧壁供血不足。冠状动脉造影显示右冠状动脉闭塞，左冠状动脉前降支狭窄 75%

3. QRS 波群变化　多表现为 QRS 波群时间延长，据报道：QRS 波群时间 ≥ 105ms（男性 ≥ 118ms，女性 ≥ 101ms），5 年内发生缺血事件引起猝死的概率明显高于对照组。

4. U 波倒置　常见于左胸导联，有时是慢性冠状动脉供血不足突出或唯一的表现。

5. V₁ 导联 P 波终末向量（Ptf$_{V_1}$）　Ptf$_{V_1}$ 的负值增大，绝对值 ≥ 0.03mm/s。其原因可能与左心房压力升高、传导延缓、心房肌缺血等有关（图 12-20）。

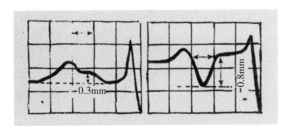

图 12-20　Ptf$_{V_1}$ 的测算方法

Ptf$_{V_1}$（mm/s）＝ V₁ 导联 P 波终末部分时间（s）× V₁ 导联 P 波终末部分的振幅（mm）；Ptf$_{V_1}$ ≤ -0.02mm/s 反映心肌缺血存在；若 Ptf$_{V_1}$ 为正值或 > -0.02mm/s，则属正常

6. QT 间期延长　部分冠状动脉供血不足的患者可出现复极时间延长，表现为 ST 段延长，T 波增宽，导致 QT 间期明显延长。

7. ST 段平直延长　有的慢性冠状动脉供血不足，心电图上不出现缺血性 ST 段移位及 T 波改变，仅表现为 ST 段平直延长，此时的 T 波多低平。

8. QRS-T 夹角增大　需参考三维心电图空间 QRS-T 夹角。

9. 心律失常　可出现房内传导阻滞、束支传导阻滞及不同程度的房室传导阻滞，其中以 PR 间期固定延长较多见。亦可出现各种期前收缩、心房颤动等各种异位心律。但心律失常可由多种原因引起，如自主神经失调，内分泌功能紊乱，药物或电解质的影响，原发性心肌病变，心肌炎，各种先天性、后天性心脏病等。因此，仅凭心律失常或传导阻滞，在缺乏临床及实验室检查支持的情况下，是不能诊断为慢性冠状动脉供血不足或慢性心肌缺血的。但期前收缩后第一个窦性搏动的 T 波发生改变，即期前收缩后 T 波改变，表现为 T 波振幅降低、平坦、双向或倒置，或由倒

置转为正向者，有较大的参考价值（图12-21）。

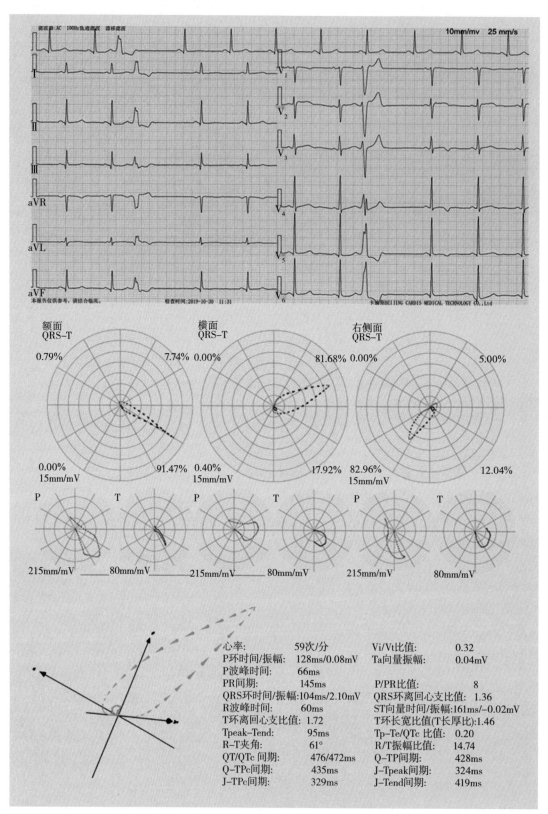

图 12-21　室性期前收缩后 T 波改变

患者女性，58岁。心慌、胸闷。常规心电图显示室性期前收缩后 T 波低平或倒置。心电向量 T 环重度异常。三维心电图证实 T 环指标重度异常，符合心肌缺血性改变

## 三、二维、三维心电图及心电向量图特点

正常 T 环运转方向一般与 QRS 环的运转方向趋向一致。慢性冠状动脉供血不足时，T 环可出现相反方向的运转，尤以横面心电向量改变最明显。T 环向前、向右的向量增大，指向 $V_1$、$V_2$ 导联轴正侧，出现升高的 T 波，因最大 T 环几乎垂直于 $V_5$、$V_6$ 导联轴，故 $V_5$、$V_6$ 导联的 T 波可低平、平坦、双向或倒置。如果 QRS 环未能闭合，将出现 ST 向量，引起 ST 段下降。

T 环的改变是多维心电图诊断慢性冠状动脉供血不足的优势。在二维至四维领域可观察 T 环的位置、大小、形状、长宽比例、角度、运转方向、旋转方向、运行速度、离回比、空间 Tp-Te、空间 QRS-T 夹角、T/QRS 比例等，可提供比 T 波多得多的信息。缺血性 T 环的改变有（图 12-22）：① T 环短小，即 T/QRS < 1/4；② QRS-T 夹角增大（≥ 60°）；③ T 环变圆，即长/宽 < 2.5 或 T 环异常拉长；④ T 环的转向或转速异常；⑤ T 环的方位异常。

## 四、诊断

上文讲到，慢性冠状动脉供血不足可以引起 ST-T 异常改变，但临床上引起 ST-T 异常改变的原因很多，如心室肥大、心肌炎、心肌病、心肌桥、心包炎、Brugada 综合征、二尖瓣脱垂综合征、电张调整性 T 波改变、电解质紊乱、药物作用、其他系统疾病、功能性改变等。所以心电图显示 ST-T 异常改变，不能贸然诊断为冠心病，要结合患者的临床资料进行综合判断。必要时做进一步检查，如动态心电图、心电图负荷试验、心脏超声检查、冠状动脉 CT 等。

## 五、运动试验和冠心病

慢性冠状动脉供血不足患者在休息时心电图可表现为正常，然而在运动时，由于心肌需氧量增加而发生心肌缺血，心电图出现有临床意义的改变，有助于慢性冠状动脉供血不足的诊断，称为心电图负荷试验。负荷心电图是患者在平板或踏车上运动，不断增加运动量，当患者出现心绞痛、疲劳、劳力性呼吸困难及有临床意义的 ST 段改变、心律失常等，为试验阳性（图 12-23）。

图 12-23 A 所示患者静息状态下，心电图正常；图 12-23 B 是患者活动后出现 ST 段压低（图中箭头所示），为运动试验阳性。多数学者认为 ST 段水平或下斜型压低 ≥ 1mm，持续至少 0.08s（2 个小格，80ms）为阳性（异常）试验结果（图 12-23）。ST 段压低 < 1mm（或仅有 J 点下移）伴有快速上斜型 ST 段抬高为阴性（正常），无诊断意义（图 12-24）。

图 12-25A 所示患者静息时的正常心电图，图 12-25B 所示当某些患者活动后出现 ST 段压低。图中箭头所示出现 ST 段压低是阳性（异常）的结果。多数心脏病学家认为 ST 段水平或下斜压低大于或等于 1mm，持续至少 0.08s（2 个小格，80ms）是阳性（异常）试验结果（如图 12-25B）。ST 段压低 < 1mm（或仅有 J 点下移）伴有快速上斜型 ST 段抬高考虑为阴性（正常），或者无诊断意义心电图试验结果。

患者在低运动量时即出现显著的缺血 ST 段改变，无论有无症状，都是非常危险的。这些改变有时是由于血压的降低而引起的。这种情况提示患者伴有严重的冠状动脉三支病变，有时也表明左冠状动脉主干阻塞。

运动心电图有助于诊断冠状动脉疾病，然而，正如所有的药物试验一样，都会产生假阳性和假阴性结果。例如，约有 10% 的正常男性出现阳性结果，而没有潜在的冠状动脉阻塞，女性的假阳性结果会更高。假阳性试验结果（没有冠状动脉疾患的情况下 ST 段压低）也会出现在服用洋地黄、有低钾血症、左心室肥厚、心室内传导阻滞（如左束支传导阻滞）、预激综合征及心室起搏心律患者中。同时也会出现假阴性试验结果（即患者存在严重的冠状动脉基础疾病，而运动试验结果阴性）因此，运动负荷试验结果正常（阴性）并不能排除冠状动脉疾病。

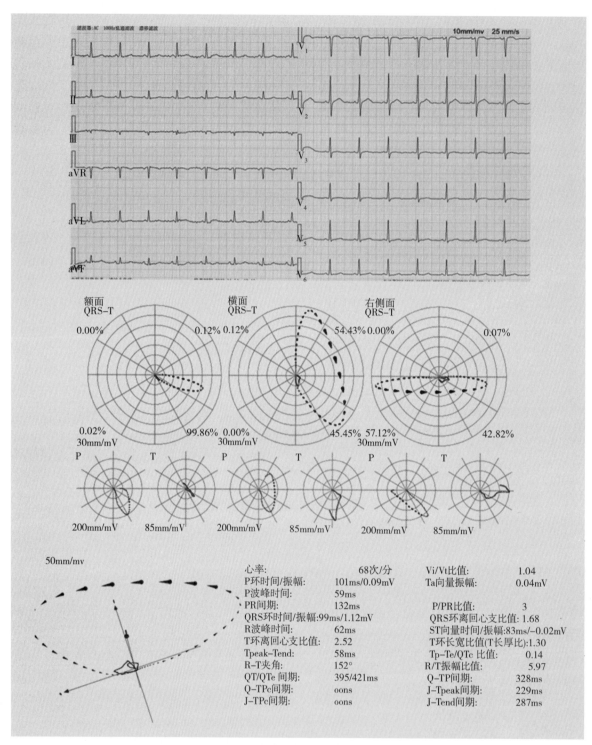

**图 12-22　慢性冠状动脉供血不足**

患者男性，67 岁。劳力性心绞痛。常规心电图显示 ST-T 改变。心电向量图显示 T 环异常。三维心电图显示 T 环形态不规则、QRS/T 比例 5.97，QRS-T 夹角 152°，T 环重度异常

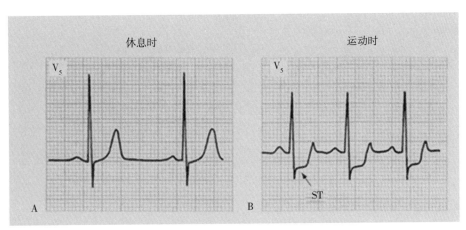

图 12-23　A.冠状动脉病变运动试验阳性的患者在基础节律时表现；B.图中用箭头标记出的 ST 段，在运动时，心率稍快即出现 ST 段压低（解释见正文）

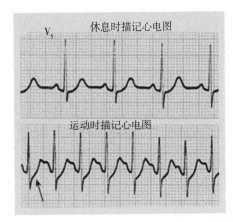

图 12-24　V<sub>5</sub> 导联示活动后发生生理性 ST 段压低。J 点压低并伴快速上斜型 ST 段抬高

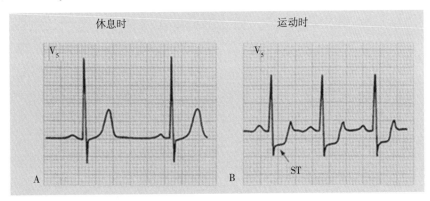

图 12-25　A.冠状动脉病变运动试验阳性的患者在基础节律时表现；B.图中用箭头标记出的 ST 段，在运动时，心率稍快即出现 ST 段压低

# 第四节　冠状动脉供血不足心电图图例分析

　　扩展学习：请扫描下方二维码，继续学习急性冠状动脉供血不足心电图图例分析。

扩展学习：请扫描下方二维码，继续学习慢性冠状动脉供血不足图例分析。

## 小结

冠状动脉供血不足的临床表现为急性冠状动脉供血不足、慢性冠状动脉供血不足或急性心肌梗死。

急性冠状动脉供血不足目前统称为急性冠脉综合征（ACS）。ACS是由于冠状动脉粥样硬化斑块破裂或侵袭，造成急性冠状动脉供血不足或部分中断，继发完全或不完全闭塞性血栓形成为病理基础的一组临床综合征，包括急性ST段抬高型心肌梗死、急性非ST段抬高型心肌梗死和不稳定型心绞痛。本章重点介绍急性冠状动脉供血不足所致不稳定型心绞痛、稳定型心绞痛、变异型心绞痛的心电图改变及慢性冠状动脉供血不足的心电图改变。

急性冠状动脉供血不足之不稳定型心绞痛指突然发生的冠状动脉供血不足，表现为突然出现较持久的心绞痛（常持续15min以上），或心绞痛发作频繁，疼痛部位不典型，但无心肌梗死心电图演变过程的疾病。其一维心电图表现为：①一过性缺血型ST段移位；②一过性T波改变；③出现一过性Q波或QS波形；④可出现U波倒置和QT间期延长；⑤心律失常等。反映左前降支近端严重狭窄的心电图改变为：胸前导联T波倒置较深，或$V_1 \sim V_4$导联的T波小正大负伴ST段上斜型抬高。左冠状动脉主干或三支病变的心电图改变为：心绞痛发作时或发作后出现Ⅰ、Ⅱ、$V_3 \sim V_6$导联的ST段压低伴aVR导联ST段抬高（6+1）或8个导联的ST段压低伴aVR导联和$V_1$导联的ST段抬高（8+2）。二维心电图及心电向量图改变为：QRS环不闭合，出现ST向量。最大T环向量背离缺血区，QRS-T夹角增大，产生一个方向不变而明显增大的圆形T环。三维心电图改变为：立体QRS环不闭合，ST向量明显；空间QRS-T夹角增大；T环呈球形。

无症状性心肌缺血是指有心肌缺血的心电图改变，但无心肌缺血的临床症状。动态心电图可以发现ST-T的动态变化，如ST段的压低、抬高或假正常化心绞痛临床上分为稳定型、不稳定型和变异型心绞痛，稳定型心绞痛指劳力引起的急性心肌缺血，又称劳力性心绞痛。静息时心电图多表现正常，部分可有ST-T改变。伴随心绞痛发作时出现心电图的动态变化是其特征。不稳定型心绞痛是由于动脉粥样斑块不稳定、破裂并血栓形成造成血管不全堵塞，导致急性严重的心肌供血不足。心电图表现为ST段压低幅度较大、ST段抬高、出现各种快速室性心律失常和严重缓慢性心律失常、心绞痛反复发作可出现Q波。变异型心绞痛表现为心绞痛程度较剧烈，持续时间较久，往往在夜晚、凌晨或一天的同一时间发作，发作时立即出现ST段损伤型抬高，对应导联ST段下降，疼痛缓解后ST段迅速回至基线。

根据心绞痛发作时心电图的改变将不稳定型心绞痛分为：①高危型，心绞痛发作时心电图ST段压低≥0.5mV；②中危型，心绞痛发作时心电图ST段压低≥0.2mV；③低危型，心绞痛发作时心电图正常或与不发作时相同。

Wellens综合征是以心电图T波改变为特征，伴严重的左前降支冠状动脉近端狭窄的临床综合征。由Wellens于1982年首先提出，并命名为Wellens综合征，临床上又称左前降支T波综合征，是急性心肌梗死的等危症。在心绞痛发作时出现胸前导联（$V_2 \sim V_3$导联为主）的T波倒置，不伴明显ST段移位或原有的T波倒置加深或变为直立（伪性改善）。当心绞痛发作终止后反而出现T波进一步对称性深倒置或双向，持续时间数小时至数周的现象，又称左前降支T波综合征。

de Winter综合征是与一种需要紧急处理的与STEMI的等危心电图，是一种新近被提出的左前降支急性闭塞的心电图表现。其特征性心电图表现为：①胸前导联T波高尖对称；②$V_1 \sim V_6$导联的ST段在J点后上斜型压低1～3mm；③QRS波群通常不增宽或轻微增宽；④可出现胸前导联 R 波递增不良；⑤大多数患者 aVR 导联 ST 段抬高 1～2mm。

慢性冠状动脉供血不足由于冠状动脉粥样硬化病变缓慢稳定的发展，心脏长期处于慢性缺血过程中，在静息状态下往往不出现临床症状，心电图的改变往往也缺乏特异性和敏感性，因此，仅依靠心电图的异常改变是难以做出慢性冠状动脉供血不足的正确诊断。需要仔细分析心电图，观察其异常改变的变化特点，可得到一些诊断线索和需要做进一步检查的依据。

在心电图的二维和三维领域可观察 T 环的位置、大小、形状、长宽比例、角度、运行方向、旋转方向、运行速度、离回比、空间 Tp-Te、空间 QRS-T 夹角、T/QRS 比例等，可提供比 T 波多得多的信息。缺血性 T 环的改变有：① T 环短小，即 T/QRS < 1/4；② QRS-T 夹角增大（≥60°）；③ T 环变圆，即长/宽 < 2.5 或 T 环异常拉长；④ T 环的转向或转速异常；⑤ T 环的方位异常。

运动心电图有助于诊断冠状动脉疾病。但也会出现假阳性和假阴性的结果。

**附 1　本章的学习重点及复习题**

1. 掌握急性冠状动脉供血不足多维心电图和心电向量图特点。

2. 掌握无症状性心肌缺血、稳定型心绞痛、不稳定型心绞痛和变异型心绞痛概念及心电图特点。

3. 慢性冠状动脉供血不足心电图诊断要点及应注意的事项。

**附 2　请扫二维码扩展学习**

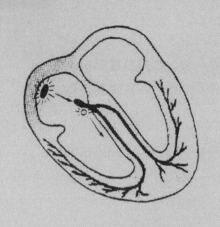

# 第十三章

# 冠状动脉性心脏病心电图（二）心肌梗死心电图

## 第一节 概 述

心肌细胞需要氧和其他营养物质（氧合血液）来维持其功能，氧合血液由冠状动脉供血。冠状动脉的严重狭窄或完全堵塞会导致血流减少，不足以满足心肌细胞对氧和营养的需求，就会发展为心肌缺血。持续而严重的缺血是心肌部分坏死心肌梗死（myocardial infarction，MI）的原因，在临床上表现为胸痛、急性循环功能障碍、心律失常，以及反映心肌急性损伤、缺血和坏死的一系列具有特殊性的心电图改变。MI 发生后，先产生心肌缺血，继而心肌损伤，最后发生心肌坏死。

心电图对 MI 具有特殊的诊断价值。急性心肌梗死（acute myocardial infarction，AMI）的心电图阳性率约为 80%，因此，如能及时对患者进行心电图检查，则绝大多数患者可以确诊，这对患者的治疗、观察病情演变、发现并发的心律失常及估计预后，均具有重要的指导意义。

## 第二节 心肌梗死的分型与分期

MI 按病变范围不同，分为透壁性、心内膜下和室壁内 MI 3 种，其中绝大多数发生于左心室，发生于右心室或心房者较少见。目前从临床治疗的角度将 MI 分为 ST 段抬高型 AMI（ST segment elevation myocardial infarction，STEMI）和非 ST 段抬高型 AMI（non-ST segment elevation myocardial infarction，NSTEMI）。按病变发展过程，分为 4 期，即早期（超急性期）、急性期、近期（亚急性期）和陈旧期（慢性稳定期）；按病变发生部位分为左心室前壁、下壁、后壁、右心室和心房 MI。左心室前壁 MI 又可分为广泛前壁、前间壁、高位间壁、前侧壁、心尖部、高侧壁 MI。通常将 MI 定性诊断分为 AMI、亚 AMI 及陈旧性 MI。MI 的临床过程分为 4 期：第一期为梗死期；第二期为再灌注期；第三期为愈合期；第四期为慢性期。2007 年全球 MI 统一定义将 MI 进行了新的临床分类：1 型，原发冠状动脉事件导致的自发性梗死；2 型，氧需求增加或供给减少导致的梗死；3 型，突发意外性心脏猝死；4 型，PCI 或支架血栓导致的梗死；5 型，CABG 相关性梗死。

### 一、全球统一定义新分型

2018 年 8 月 25 日在德国慕尼黑召开的欧洲心

脏病学会（ESC）年会上公布了第四次 MI 全球统一定义，仍然延续了 2007 年的分类方法。

## （一）1 型 MI

原发冠状动脉事件导致的自发性梗死斑块破裂或斑块侵蚀引起的急性动脉粥样硬化血栓形成，为 1 型 MI 标准（图 13-1）。

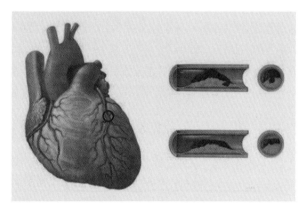

图 13-1　1 型 MI 示意图

## （二）2 型 MI

氧需求增加或供给减少导致的梗死。心肌供氧和需求失衡所致，与急性动脉粥样硬化血栓形成无关。动脉粥样硬化性狭窄导致的心肌供氧和需求失衡、冠状动脉痉挛或微血管功能异常、非动脉粥样硬化型冠状动脉夹层都属于 2 型 MI（图 13-2）。

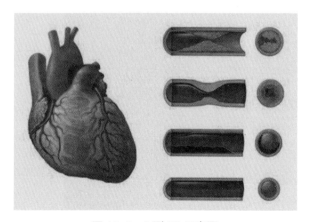

图 13-2　2 型 MI 示意图

## （三）3 型 MI

突发意外性心脏猝死。有心肌缺血症状，且有新出现的心电图缺血性改变或心室颤动，但尚未得到 cTn 检测结果前患者已死亡，是猝死性 MI。

## （四）4 型 MI

PCI 或支架血栓导致的梗死。4a 型为 PCI 术后再梗死，要求 cTn 值升高超过 5 倍；4b 型由支架内血栓导致；4c 型为再狭窄所致。

## （五）5 型 MI

CABG 相关性梗死（CABG related infarction）。为冠状动脉手术相关 MI，要求 cTn 值升高超过 10 倍。

同时，提出了 5 个新概念，更新了 14 个概念，增加了 6 个临床相关内容。这 5 个概念是：① MI 与心肌损伤的鉴别；②在心脏和非心脏手术后，作为与 MI 分离，强调了围手术期的心肌损伤；③在评估伴随快速性心律失常、起搏和心率相关的传导障碍时，要考虑电重构（心脏记忆）；④用心血管磁共振以明确心肌损伤的病因；⑤对于疑似 MI 使用计算机断层冠状动脉成像。更新的 14 个概念是：① 1 型 MI，强调了斑块破裂与冠状动脉粥样硬化 - 血栓形成的病因关系；② 2 型 MI，氧供 / 需失衡的情况与急性冠状动脉粥样硬化 - 血栓形成无关；③ 2 型 MI，冠状动脉病变是否存在与预后和治疗的关联；④心肌损伤与 2 型 MI 的鉴别；⑤ 3 型 MI，澄清了为什么 3 型 MI 是一种有用的与心源性猝死相鉴别的分类；⑥ 4 型、5 型 MI，强调了手术相关的心肌损伤与手术相关的 MI 之间的区别；⑦心肌肌钙蛋白（CTn），强调对 CTn 进行分析解读；⑧强调了高敏心肌肌钙蛋白检测的获益；⑨与心肌损伤和 MI 使用快速排除和规则制订相关的考虑；⑩使用心肌肌钙蛋白以检出或排除 AMI 与具体诊断变化标准相关的问题；⑪新发非心率相关的右束支传导阻滞与特定复极模式的考虑；⑫在 aVR 导联上伴有特定复极模式的 ST 段抬高；⑬作为一种 STEMI 的等同症，在带有置入式心脏转复除颤器患者中，心肌缺血的 ECG 检出；⑭包括心脏磁共振成像在内的影像学检查对 MI 诊断的增强作用。增加了如下 6 部分内容：①应激性心肌病；②冠状动脉非阻塞性 MI（MINOCA）；

③慢性肾脏病（chronic kidney disease，CKD）；④心房颤动（atrial fibrillation，AF）；⑤ MI 的管理视角；⑥无症状的 / 未被识别的 MI。本书不做详细介绍。

## 二、临床分型

### （一）ST 段抬高型心肌梗死（STEMI）

指具有典型缺血性胸痛，持续超过 20min，血清心肌坏死标志物浓度升高并有动态演变，心电图具有典型的 ST 段抬高的一类 AMI。

### （二）非 ST 段抬高型心肌梗死（NSTEMI）

属于急性冠脉综合征的一种，通常由动脉粥样硬化斑块破裂引起，临床表现为突发胸痛、长时间不缓解，心电图检查提示急性心肌缺血性损害，但不伴 ST 段抬高。NSTEMI 的发病率高于STEMI。

## 三、按病变范围分型

1. 透壁性心肌梗死，是典型 MI 的类型。梗死病灶较大，累及心室壁全层或未累及全层而深达室壁 2/3 的 MI。MI 部分与闭塞的冠状动脉支供血区一致。

2. 心内膜下心肌梗死，指梗死仅累及心室壁内侧 1/3 的心肌，并波及肉柱和乳头肌，心电图一般无病理性 Q 波。心电图上常出现的是 ST 段压低＞ 0.1mV，但 aVR 导联（有时还有 $V_1$ 导联）ST 段抬高，或有对称性 T 波倒置。心内膜下心肌梗死，过去曾称为无 Q 波心肌梗死、非透壁性心肌梗死。

3. 心肌壁内点状、小片状心肌梗死。

## 四、按病变发生部位分型

1. 左心室心肌梗死，又分为左心室前壁、下壁、后壁心肌梗死。左心室前壁心肌梗死又分为广泛前壁、前间壁、高位间壁、前侧壁、心尖部、高侧壁心肌梗死。
2. 右心室心肌梗死。
3. 心房心肌梗死。

## 五、分期

1. 按病变发展过程分期　分为 4 期，即超急性期（早期）、急性期、亚急性期（近期）和慢性稳定期（陈旧期）。

2. 按临床过程分期　分为 4 期，即梗死期、再灌注期、愈合期、慢性期。

## 六、按心肌梗死定性诊断分型

分为急性心肌梗死、亚急性心肌梗死、陈旧性心肌梗死。

扩展学习：请扫描下方二维码，继续学习 2018ECS 第四版心肌梗死通用定义解读。

# 第三节　ST 段抬高型心肌梗死

## 一、ST 段抬高型心肌梗死基本心电图改变及其发生机制

ST 段抬高型心肌梗死（STEMI）是由于冠状动脉突然闭塞，使依靠这支冠状动脉供血的心肌得不到血液供应，左心室（有时是右心室）室壁全层（或近乎全层）严重缺血并最终坏死。大部分 STEMI 患者具有潜在性冠状动脉粥样硬化性心

脏病,通常与冠状动脉粥样硬化斑块破裂（或溃疡）形成凝块,阻塞其中一支和（或）多支冠状动脉有关。罪犯血管里的血凝块是由血小板和纤维蛋白组成的。

除斑块破裂外,多种因素均可引发或导致STEMI,包括冠状动脉夹层、产后罕见事件、结缔组织病、经皮冠状动脉治疗、冠状动脉栓子、自发或药物（如可卡因）诱发冠状动脉痉挛及应激心肌病（Takotsubo 心肌病）等。

STEMI 心电图三大特征性改变由心肌缺血、损伤、坏死导致心肌除极（QRS 波群）、复极（ST-T）的改变。

## （一）坏死型改变

表现为宽大而增宽的 Q 波或 QS 波,以及对应导联的镜像改变。系心肌缺血极为严重而发生心肌坏死,坏死的心肌细胞不能除极,出现初始 0.03 ～ 0.04s 的 Q 波。坏死型的心电图改变一般不再恢复正常。其形态表现为 QS 波形、QR 或 Qr 波形、正常的 q 波消失、QRS 波幅的正常顺序变为异常等。其形成原理有窗口学说（window theory）和综合向量学说（comprehensive vector theory）（图 13-3）临床上常简单地将病理性 Q 波与透壁性 MI 视为等同,其实并非所有的透壁性 MI 都导致异常 Q 波,同样,也绝非所有的 Q 波梗死都是透壁性坏死。

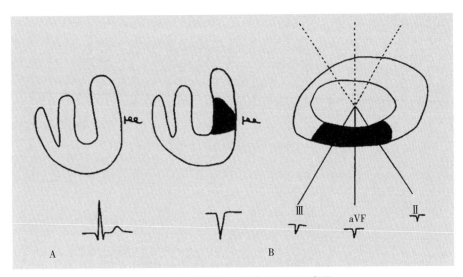

**图 13-3　坏死性 Q 波发生原理示意图**
A.窗口学说认为梗死区域的心肌丧失了生物电活动能力,坏死的心肌如同打开了一个"窗口",使面对坏死部位的电极所记录的活动是透过坏死心肌窗口而记录到心腔内的负电位,表现在心电图上即为 Q 波。B.综合向量学说认为坏死心肌丧失了生物电活动能力,以致某一方向心肌动作电位所产生的心电向量丧失,而对应的健康部位心肌心电向量相对增大,位于心肌坏死部位的电极于心室除极时记录到的初始向量指向坏死部位相反的方向,所以在常规心电图上表现为异常 Q 波

## （二）损伤型改变

表现为梗死部位相应导联 ST 段抬高。急性心肌梗死（AMI）所见到的 ST 段抬高在学术上被称为损伤电流,表明严重缺血已损伤至心外膜（外层）心肌。其确切病理机制尚未完全清楚。目前认为:在正常情况下,因为心肌纤维在心室动作电位的"2"相平台期基本达到相同的电压水平,无净电流产生,ST 段平直无抬高或压低。当心肌严重缺血（不管是否有真实的梗死）时,心肌细胞膜上的电荷平衡被打破,正常心肌细胞和缺血心肌细胞之间在动作电位平台期（或其他时期）

产生电压差,这种电压差造成电流流动,即损伤电流（damage current）。体表心电图 ST 段偏移的出现与这些心肌细胞损伤电流有关。

AMI 的 ST 段抬高可有不同的形态,可表现为新月形、弓背向上型、平直型、斜直型、墓碑型、J 波型等（图 13-4）。传统上有"舒张期损伤电流（diastolic injury current）""收缩期损伤电流（systolic damage current）"和"除极波受阻（depolarization wave block）"学说。舒张期损伤电流是舒张期极化不足产生的;收缩期损伤电流是心肌损伤后,受损心肌在除极完毕尚未恢复极

化状态之前而发生的除极不全，心肌激动时细胞膜外继续附有一层阳离子，健康部位心肌除极后细胞膜外附有一层阴离子，损伤心肌与邻近的健康心肌之间形成电位差，因而产生自受损部位流向健康部位的电流；除极波受阻是指一部分心肌发生损伤后，正常心肌与损伤心肌交界处可能产生传导阻滞，阻止了除极波进入损伤的心肌内，因而损伤的心肌在正常心肌除极完毕时仍保持部分极化状态，使除极时损伤心肌与正常心肌之间形成电位差，出现 ST 向量。ST 向量朝向梗死区，与初始 0.03～0.04s 的 QRS 向量改变正相反，表现为在 Q 波的导联上 ST 段升高（图 13-5）。

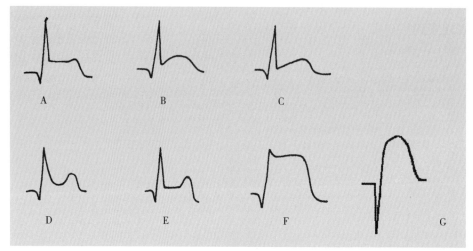

图 13-4　ST 段抬高的形态
A. 平直型；B. 弓背向上型；C. 凸面向上型；D. 凹面向下型（新月形）；E. 正常形态型；F. 单向曲线型；G. 墓碑型抬高

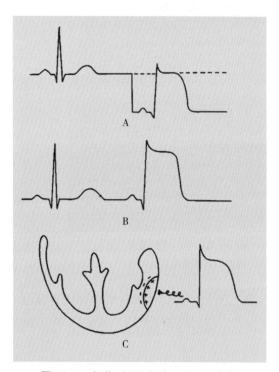

图 13-5　损伤型 ST 段产生机制示意图
A. 舒张期损伤电流学说：心肌损伤即刻，TP 段立即下降，看上去似 ST 段抬高；B. 收缩期损伤电流学说：心肌损伤后直接引起 ST 段抬高，而基线（TP 段）无偏移

除极波受阻现象：心肌损伤后，健康侧心肌细胞外排列负电荷，损伤区细胞外排列正电荷，电流由损伤区流向健康区，引起 ST 段抬高。

### （三）缺血型表现

心肌缺血早期 T 波振幅逐渐增大，随着缺血的进一步加重，T 波振幅逐渐减小。通常缺血最早出现于心内膜下心肌层，因而面向缺血区域的导联 T 波高耸直立（通常称为超急性期），对应导联 T 波倒置。穿壁性心肌缺血，心室复极方向由对侧健康心肌指向缺血心肌，在缺血区的导联上 T 波倒置进一步加深。在缺血性 T 波变化的同时，QT 间期开始是缩短，继而 QT 间期延长（图 13-6）。

## 二、ST 段抬高型心肌梗死的基本心电图改变及其演变

### （一）ST 段抬高型心肌梗死的基本心电图改变（图 13-7）

1. 异常 Q 波　在面向心肌梗死部位的导联上出现异常 Q 波（Q 波宽度 ≥ 0.03s，Q 波深度 ≥ 同

导联 1/4R）。

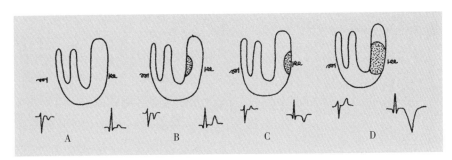

图 13-6　缺血性 T 波改变发生示意图

A. 正常；B. 内膜下心肌缺血，T 波高耸直立；C. 外膜下心肌缺血，T 波倒置，两侧对称，谓"冠状 T"；D. 穿壁性心肌缺血，T 波倒置进一步加深

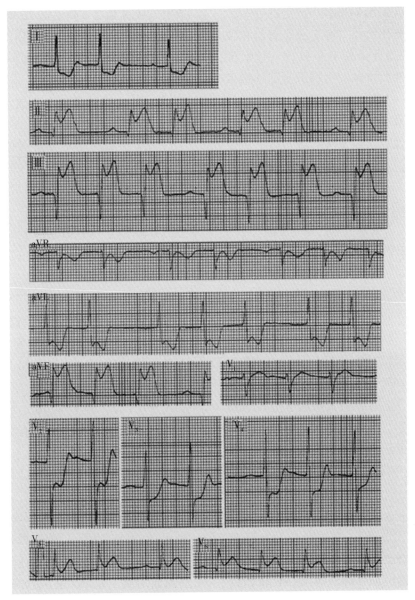

图 13-7　急性心肌梗死

图例所示为急性下壁心肌梗死，Ⅱ、Ⅲ、aVF 导联可见坏死性 Q 波，Ⅱ、Ⅲ、aVF 导联 ST 段显著抬高并与高耸的 T 波融合呈单向曲线。V₅、V₆ 导联 ST 段亦有轻度抬高，提示侧壁受累。Ⅰ、aVF、V₂～V₄ 导联 ST 段显著下降，为对应性改变

2.ST 段抬高　在相应导联上出现 ST 段显著抬高，T 波直立和 ST 段融合成"单向曲线"。

3.T 波演变　在有 Q 波的导联上，T 波从高耸直立转为对称性倒置，在其对应的导联上则呈镜像改变。

另外，心内膜下梗死心电图表现为对称倒置的 T 波和 ST 段压低，可无 Q 波，但 ST-T 演变符合心肌梗死的特点（详见本章第四节）。

### （二）ST 段抬高型急性心肌梗死的基本心电图演变

急性心肌梗死（AMI），随着心肌损害的发展及恢复，心电图呈现一系列变化（图 13-8），可分为以下 4 个主要时相。

1. 早期超急性相（相当于超急性期）　梗死后 10min 至数小时，反映的是一种危急的电生理改变和临床状态。此期很容易并发心室颤动。心电图特点如下（图 13-9）。

（1）急性损伤性传导阻滞，表现为室壁激动时间延长，多大于 0.04s。

（2）巨大高耸的 T 波。

（3）ST 段抬高，与 T 波融合，呈单向曲线，尚未出现异常 Q 波。

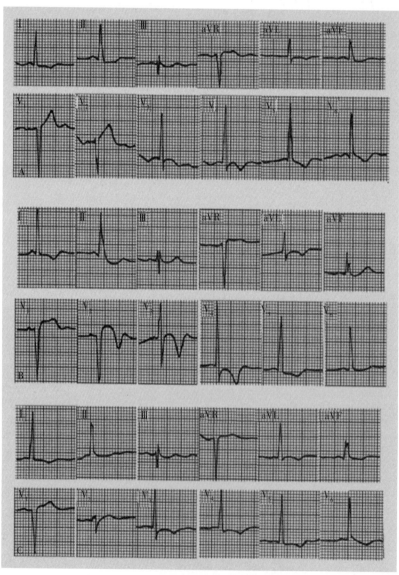

**图 13-8　急性心肌梗死心电图自然演变**

A. 发病当日；B. 发病后第 5 天；C. 发病后第 9 天

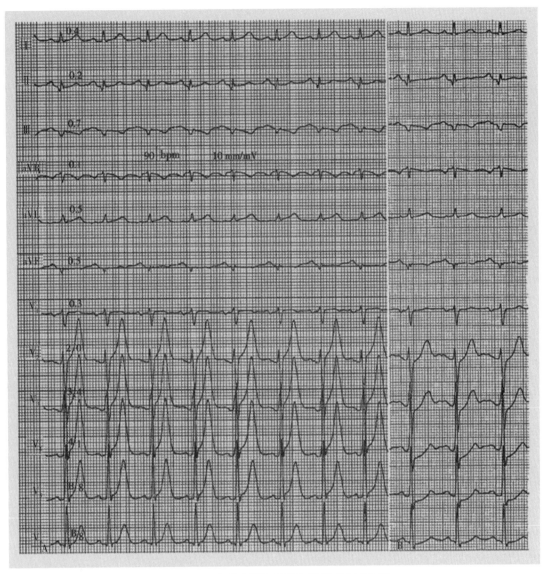

**图 13-9　急性心肌梗死超急性期 ST-T 改变**

$V_2 \sim V_4$ 导联 T 波高耸直立，ST 段轻度抬高

2. 急性期充分发展相（相当于急性期）　梗死数小时至数周，反映的是以梗死部位心肌早期损伤为主的病理改变，部分可发展到以缺血和坏死为主的病理状态，心电图特点如下（图 13-8，图 13-10）。

（1）出现病理性 Q 波、QS 波或 QR 波。

（2）ST 段和逐渐倒置对称的 T 波呈现上凸形曲线。

（3）T 波呈对称性倒置。

3. 后期稳定相（相当于亚急性期）　即急性期充分发展相后数周至数月。心电图特点如下（图 13-8，图 13-11）。

（1）ST 段逐渐回到等电位线上。

（2）T 波倒置进行性变浅，甚至恢复至正常直立的图形，或表现为慢性冠状动脉供血不足图形。

（3）R 波振幅下降。

（4）病理性 Q 波。

4. 陈旧期（又称慢性期）　是指 AMI 3 个月至半年之后，此时 MI 的衍变已经停止。ST 段可完全回落到基线；T 波倒置变浅甚至恢复直立；坏死性 Q 波多持续存在，少数可变浅，有时 Q 波前出现小 r 波，称为"胎生 r 波"，使 QRS 波群呈小 r 大 S（rS）型或小 q 小 r 大 S（qrS）型；偶见 Q 波消失。

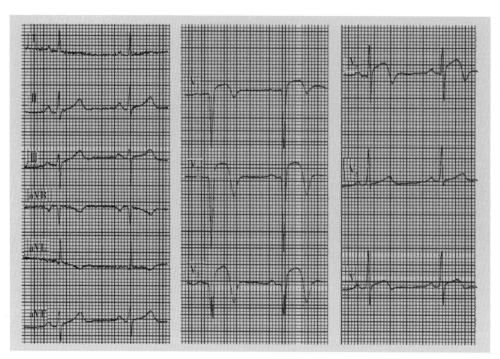

**图 13-10 急性期前壁心肌梗死（充分发展相）**

V₁～V₃导联呈 QS 型，V₄导联有病理性小 q 波。同时 V₁～V₄导联 ST 段呈弓背状抬高，V₁～V₃导联 T 波倒置，V₄导联 T 波正、负双向

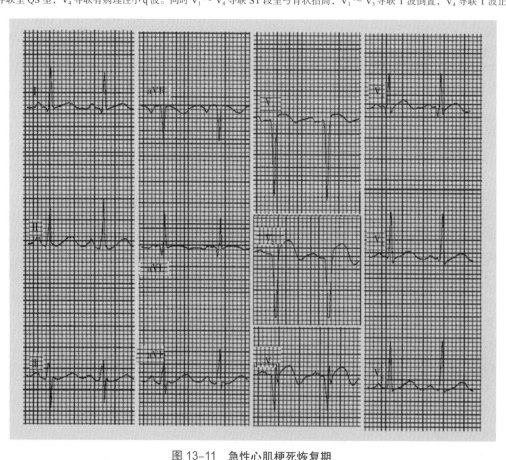

**图 13-11 急性心肌梗死恢复期**

V₁～V₂导联呈 QS 型，V₃导联呈 Qrs 型，V₁～V₃导联 ST 段轻度抬高，T 波双向

## 三、ST 段抬高型心肌梗死的心电图定位诊断

将心室分为 1、2、3、4、5、6、7 个区，分别代表前壁、前间壁、心尖部、下壁、后壁、前侧壁、后侧壁（图 13-12）。心肌梗死的部位与冠状动脉各分支的分布相关（图 13-13，表 13-1）。

### （一）前壁心肌梗死

面向前壁的导联主要是胸导联出现心肌梗死特征性心电图改变，根据梗死范围及延伸部位又可分为以下几种。

1. 前间壁心肌梗死 特征性心电图改变出现在 $V_1 \sim V_3$ 及 $V'_2$（$V_2$ 导联的上一肋间导联）导联（图 13-14）。

2. 局限性前壁（正前壁）心肌梗死 特征性心电图改变出现在 $V_3 \sim V_5$ 导联（图 13-15）。

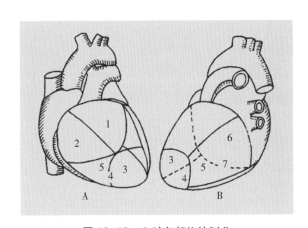

图 13-12 心脏各部位的划分

A. 前面观；B. 后面观

1. 前壁；2. 前间壁；3. 心尖部；4. 下壁；5. 后壁；6. 前侧壁；7. 后侧壁

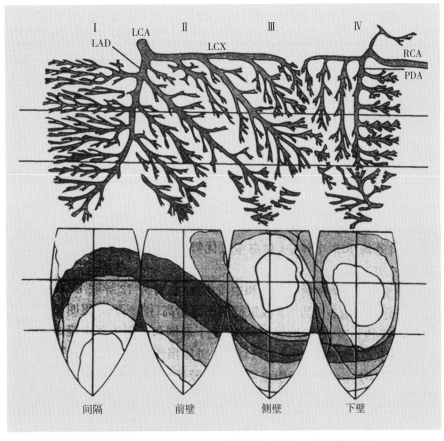

图 13-13 冠状动脉及其分支供血与心肌梗死部位的关系

LAD. 左前降支；LCA. 左冠状动脉；LCX. 回旋支；RCA. 右冠状动脉；PDA. 冠状动脉后降支

表 13-1　心肌梗死定位诊断表

| 导联 | 梗死部位 | | | | | | | | | | |
|---|---|---|---|---|---|---|---|---|---|---|---|
| | 前壁间隔部 | 前壁心尖部 | 前外侧壁 | 广泛前壁 | 下壁（膈面） | 后壁 | 下壁及后壁 | 后外侧壁 | 高侧壁 | 下侧壁 | 右心室 |
| $V_1$ | + | | (−) | + | | − | − | | | | |
| $V_2$ | + | | (−) | + | | − | − | − | | | |
| $V_3$ | + | (+) | | + | | (−) | (−) | − | | | |
| $V_4$ | | + | (+) | + | | (−) | (−) | | | + | |
| $V_5$ | | (+) | + | + | | | | | | + | |
| $V_6$ | | | + | + | | | | + | | + | |
| $V_7$ | | | | | | + | + | + | | | |
| $V_8$ | | | | | | + | + | + | | | |
| $V_9$ | | | | | | + | + | | | | |
| aVR | | | | | | | | | | | |
| aVL | | | + | + | − | | − | + | + | | |
| aVF | | | − | + | + | | + | + | | + | |
| I | | | + | + | − | | − | + | + | | |
| II | | | (+) | (+) | + | | + | | | + | |
| III | | | − | − | + | | + | + | | + | |
| VE（剑突导联） | + | | | + | + | | + | | | | |
| E（食管导联） | | | | | (+) | + | + | | | | |
| $V_3R$ | | | | | | | | | | | + |
| $V_4R$ | | | | | | | | | | | + |
| $V_5R$ | | | | | | | | | | | + |

+：该导联出现典型梗死图形（Q波、ST段抬高、T波倒置、R波减小或消失）。

−：与+相反的改变（R波增高、ST段压低、T波直立明显）。

（+）：可能有典型梗死图形。

（−）：可能有与+相反的改变

3. 广泛前壁心肌梗死　特征性心电图改变出现在 $V_1$ ～ $V_6$ 导联及 I、aVL、$V'_2$ 导联（图 13-16）。

4. 心尖部心肌梗死　特征性心电图改变出现在 II 、III 、aVF、$V_5$ ～ $V_6$ 导联。

5. 高侧壁心肌梗死　特征性心电图改变出现在 I 、aVL 导联（图 13-17）。

（二）下壁（膈面）心肌梗死

下壁（膈面）心肌梗死指左心室游离壁面向膈面肌部的梗死（图 13-18），特征性心电图改变出现在 II 、III 、aVF 导联。

（三）正后壁心肌梗死

正后壁心肌梗死指左心室游离缘，高侧壁与

下壁之间对应胸廓后壁部分的梗死，特征性心电图改变出现在 $V_7 \sim V_9$ 导联，对应导联 $V_1 \sim V_3$ 出现"镜中映像"（图 13-19）。

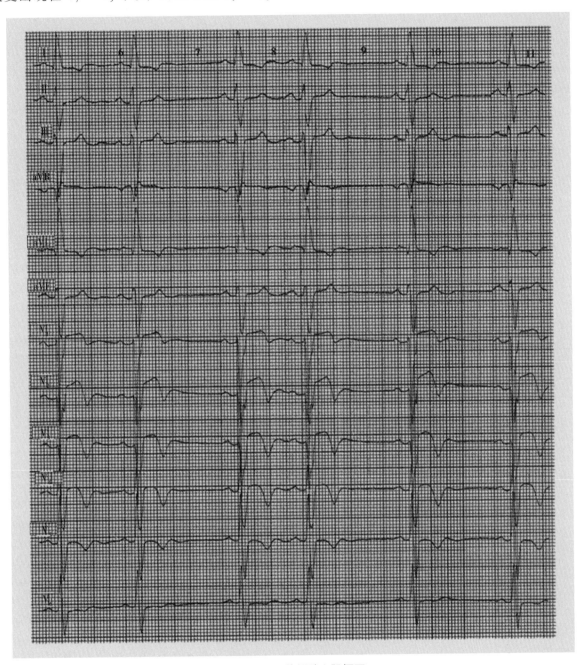

图 13-14　前间壁心肌梗死

$V_1 \sim V_3$ 导联呈 QS 型，$V_2 \sim V_3$ 导联 ST 段抬高 0.27 ～ 0.32mV，$V_1$ 导联 T 波倒置，$V_2$、$V_3$ 导联 T 波正、负双向

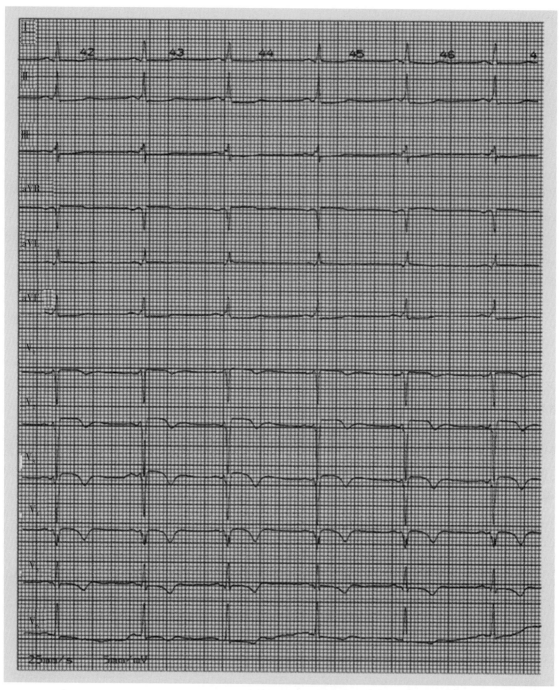

图 13-15　急性前壁心肌梗死

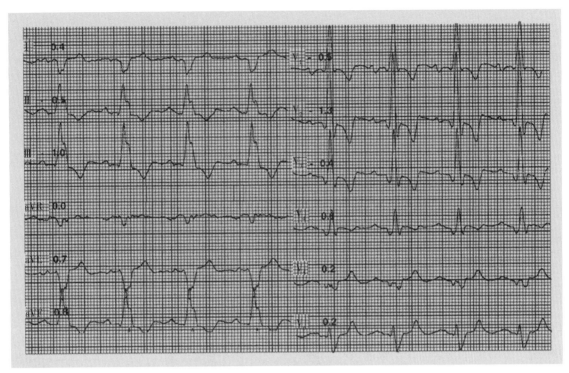

**图 13-16 急性广泛前壁心肌梗死**

Ⅰ、aVL、$V_1 \sim V_6$ 导联均可见病理性 Q 波及 ST 段异常抬高，其中 $V_5$ 导联呈 QS 型，为急性广泛前壁心肌梗死之心电图表现

### （四）心内膜下心肌梗死（又称无 Q 波性梗死）

表现为相应导联较持久（可达数日之久）的 ST 段压低伴 T 波倒置，或仅有 T 波倒置，如前侧壁 $V_5 \sim V_7$、Ⅰ、aVL 导联中出现 ST 段显著压低伴 T 波倒置，QRS 波群可无变化或仅有轻微改变（包括 R 波降低或出现微小 q 波），或仅有倒置 T 波逐渐加深，以后在数周到数日内，又逐渐变浅以至恢复（详见本章第四节）。

### （五）右心室心肌梗死

特征性心电图改变出现在 $V_3R \sim V_4R$ 导联，同时尚有后壁及下壁心肌梗死，10% ～ 30% 合并窦性心动过缓或不同程度的房室传导阻滞（图 13-20）。

### （六）心房梗死

1. P 波异常　P 波增宽、粗钝，出现切迹，呈"W"形或"M"形，甚至 P 波可变得暂时性升高或尖耸，或出现心房性 Q 波（即明显的起始负向波伴有以直立为主的 P 波）。

2. P-Ta 段异常　表现为抬高或下降（图 13-21）。

3. 心律失常　如出现心房颤动、房性期前收缩、房性心动过速、心房扑动、窦性心动过缓、窦性停搏、窦房或房室传导阻滞。

### （七）多部位梗死

表现相应各部位梗死的心电图表现（图 13-22）。

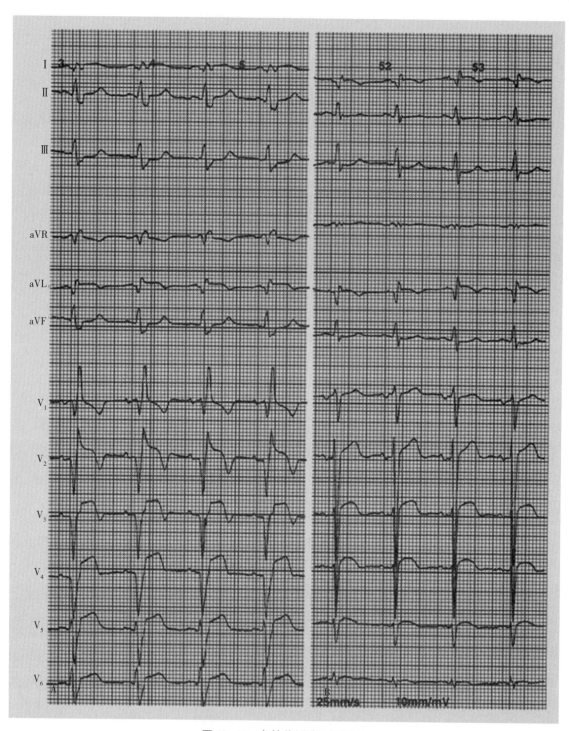

图 13-17　急性前侧壁心肌梗死

A. $V_1 \sim V_4$ 导联起始 Q 波达 0.06s，呈 QS 型，$V_1$、$V_2$ 导联呈 QR 型，$V_3 \sim V_4$ 导联呈 QS 型，aVL 导联呈 Qr 型。Ⅰ、aVL、$V_1 \sim V_6$ 导联 ST 段抬高；B. 1 周后，ST 段回落，Ⅰ、aVL 导联仍呈 QR 型，ST 段抬高．$V_1 \sim V_6$ 导联呈 rS 型，$V_1$、$V_2$ 导联 R 波大于 $V_3 \sim V_6$ 导联

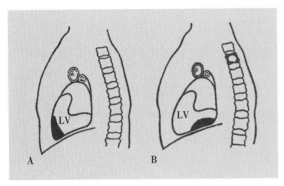

图 13-18　心肌梗死局限于左心室前壁（A）或其下壁（B）

## 四、急性心肌梗死面积的估计、急性程度和严重程度的估计

### （一）急性心肌梗死面积的估计

通过定量分析心电图 ST 段的变化可以估计心肌梗死的范围（图 13-23），公式为：

左心室前壁梗死百分比 =3×［1.5×（ST 段抬高的导联数 −0.4）］计算。

左心室下壁梗死百分比 =3×［0.6×（$\sum$ II、III、aVF 导联中 ST 段抬高的和）+2.0］计算。

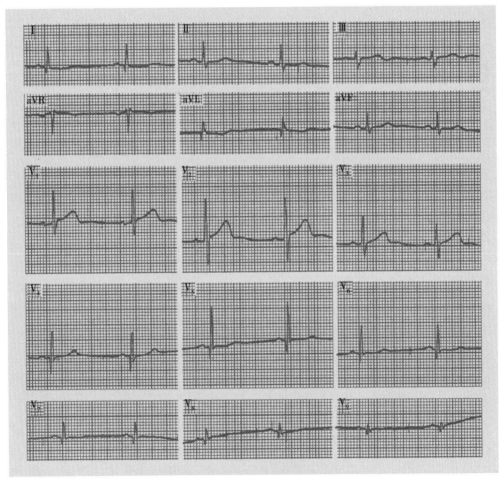

图 13-19　急性正后壁心肌梗死

$V_7$ ～ $V_9$ 导联可见异常 Q 波 ，$V_1$ ～ $V_2$ 导联 R 波明显升高

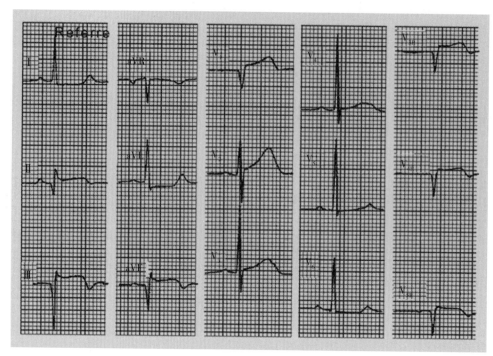

**图 13-20　急性右心室梗死**

图中可见 $V_3R \sim V_5R$ 导联 ST 段抬高，同时 Ⅱ、Ⅲ、aVF 导联可见异常 Q 波及 ST 段凹面向下型抬高。提示为急性下壁心肌梗死合并右心室梗死

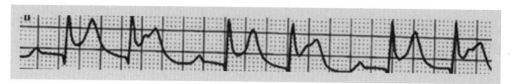

**图 13-21　急性下壁梗死伴心房心肌梗死**

PR 段抬高提示心房心肌梗死的存在

### （二）急性心肌梗死急性程度的估计

为指导再灌注治疗，需评估急性心肌梗死急性程度，其依据为：比较每个 ST 段抬高导联的超急性 T 波与异常 Q 波。T 波的高尖，无异常 Q 波出现，表示为 MI 的早期。

### （三）急性心肌梗死严重程度的估计

急性心肌梗死严重程度取决于侧支循环血管与缺血预处理共同为心肌缺血所提供保护程度。Sclarovsky-Birnbaum 分级是利用当前 ECG 对心肌缺血 / 梗死过程的严重性进行评估，1 级缺血极少见于急性心肌梗死患者；2 级与 3 级的鉴别需要观察每个 ST 段抬高的导联是否存在 "QRS 终末变形"，如终末是 R 波时，ST 段 /R 波振幅比例增大；终末是 S 波时，S 波完全消失（图 13-24）。

## 五、ST 段抬高型心肌梗死的临床

### （一）诊断

根据典型的临床表现、特征性心电图演变及血清生物标志物的动态变化，可做出正确诊断。

### （二）鉴别诊断

本病应与以下疾病相鉴别。

1. 心绞痛　疼痛的性质与心肌梗死基本相同，前者发作较频繁，历时短，一般不超过 15min，发作前常有诱发因素，不伴有发热，白细胞增加，红细胞沉降率增快或血清心肌酶增高。心电图无变化或有 ST 段暂时性压低或抬高，很少发生心律失常、休克和心力衰竭，含有硝酸甘油可缓解可资鉴别。

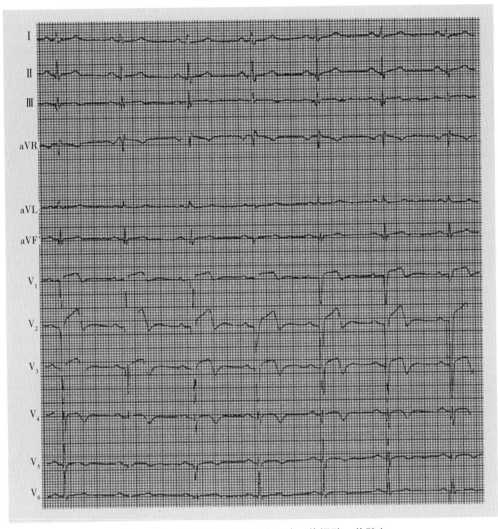

图 13-22　多部位心肌梗死（下壁、前间壁、前壁）

患者男性，58 岁。冠状动脉造影证实左前降支狭窄 90%，回旋支狭窄 70%，右冠状动脉狭窄 95%

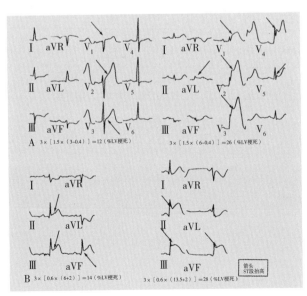

图 13-23　急性心肌梗死面积的估计

A. 急性前壁心肌梗死；B. 急性下壁心肌梗死

2. 急性心包炎　可有较剧烈而持久的心前区疼痛，伴有发热和血白细胞计数升高。疼痛常于深呼吸和咳嗽时加重，体检可发现心包摩擦音，病情一般不如心肌梗死严重。心电图除 aVR 外，各导联均有 ST 段弓背向下的抬高，无异常 Q 波出现。

3. 急性肺动脉栓塞　常可引起胸痛、气急和休克。有右心负荷急剧增加的表现，肺动脉瓣区搏动增强，第二心音亢进，三尖瓣区出现收缩期杂音等，发热和白细胞增多出现也较早。心电图表现为电轴右偏，可出现 $Q_{Ⅲ}T_{Ⅲ}$，Ⅰ 导联出现 S 波或原有的 S 波加深，aVR 导联出现高 R 波，胸导联过渡区向左移，左胸导联 T 波倒置等可资鉴别。

4. 急腹症　急性胰腺炎、消化性溃疡穿孔、急性胆囊炎、胆石症等，心电图可能会出现 ST 段抬高。且急性心肌梗死患者疼痛波及上腹部者易与上述疾病混淆，如仔细询问病史和体格检查，不难做出鉴别。心电图检查和血清心肌酶测定有助于明确诊断。

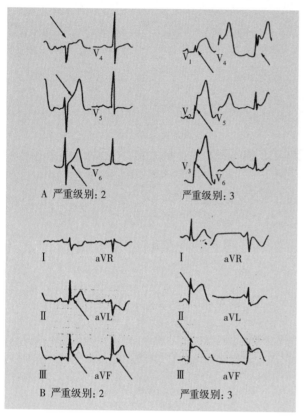

图 13-24    急性心肌梗死严重程度的估计

5. 主动脉夹层    主动脉夹层分离以剧烈胸痛起病，颇似急性心肌梗死，心电图也可能出现 ST 段抬高。主动脉夹层分离疼痛一开始即达高峰，常放射到背、肋、腹、腰和下肢，剧烈难忍，两上肢血压及脉搏可有明显差别，少数有主动脉瓣关闭不全，可有下肢暂时性瘫痪或偏瘫，X 线胸片、CT、超声心动图探测到主动脉壁夹层内的液体，可资鉴别。

（三）强调几个与临床有关的问题

1. 急性心肌梗死后 6 个月 T 波仍倒置，提示坏死的心肌数量多，心功能恢复较差。

2. 心电图 ST-T 变化是评价心肌微循环再灌注的金标准，其提供的预后信息超过了单纯的冠状动脉造影。

（1）ST 段早期回落是心肌再灌注和再血管化成功的标志。

（2）再灌注治疗后早期（24h）出现 T 波倒置是梗死血管再通，心肌组织水平得到有效再灌注的独立指标。

3. QT 离散度降低是 PCI 术后成功再灌注的指标之一。

4. AMI 猝死预警指标：心源性猝死是急性心肌梗死死亡的主要形式，早期识别急性心肌梗死猝死预警指标，可有望降低急性心肌梗死患者的死亡率。急性心肌梗死猝死预警指标主要有以下几个。

（1）心电图墓碑样 ST 段抬高（图 13-25）：R 波消失或振幅降低，弓背抬高的 ST 段与 QRS/QR 波升支融合后与 T 波升支融合时形成。梗死面积大，EF 值低，易发生猝死。

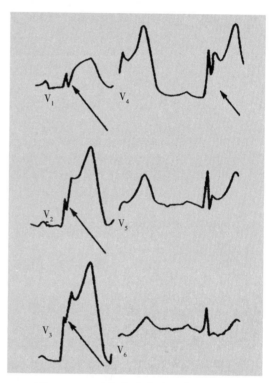

图 13-25    心肌梗死墓碑样 ST 段抬高

（2）前壁心肌梗死伴右束支传导阻滞：急性心肌梗死后猝死危险性主要来自复杂性室性心律失常和束支传导阻滞，心肌梗死面积越大，心功能不全的程度越重，猝死的风险越大。前壁心肌梗死伴右束支传导阻滞是由于左前降支近端引起的广泛心肌损害所致，为大面积心肌梗死的表现，常伴有心力衰竭、三度房室传导阻滞、心室颤动和高死亡率。这些患者是预防性置入 ICD 的指征。

（3）心电图上出现缺血性 J 波。

（4）心电图出现 T 波电交替。

（5）冠心病患者出现心绞痛恶化、疼痛持续时间延长，药物治疗无效伴有心率和血压的改变等，应警惕猝死的发生。

（6）急性心肌梗死 ST 段持续抬高，或并发复杂的室性期前收缩，或并发严重房室传导阻滞，或束支传导阻滞。

（7）急性心肌梗死泵衰竭，左室射血分数<0.30。

（8）心电图 ST 段极度压低。

（9）急性心肌梗死 ST 段明显抬高伴直立高耸 T 波，这种心电图改变为冠状动脉主干痉挛性闭塞，其远端无血液充盈，为梗死前期之征，且易发生猝死。

绝大多数的猝死仍然是急性心肌梗死伴急性缺血性室性心动过速、心室颤动的结果。因为大多数患者在 AMI 前无症状，所以预防这种猝死仍是巨大的挑战。在这种意义上，预防性应用阿司匹林可能是最好的"抗心律失常药"。识别以上所描述的心电图特征，尤其对于无症状的患者有重要的意义。

5. 并发症：急性心肌梗死的并发症有心脏破裂、室壁瘤、附壁血栓形成、心律失常、心力衰竭、心源性休克、心肌梗死后综合征等。

6. 治疗原则："时间就是心肌，时间就是生命"，对所有急性 ST 段抬高型心肌梗死患者就诊后必须尽快做出诊断，并尽快做出再灌注治疗的策略，挽救濒死的心肌，缩小梗死面积，保护心功能，并及时处理各种并发症。再灌注治疗是急性 ST 段抬高型心肌梗死最主要的治疗措施。在发病 12h 内采取直接冠状动脉介入治疗、溶栓治疗开通闭塞冠状动脉，恢复血流，可缩小 MI 面积，减少死亡率。

# 第四节　非 ST 段抬高型心肌梗死和非 Q 波心肌梗死综合征

## 一、概述

急性冠脉综合征的共同病理生理基础是斑块破裂，斑块破裂后的病理生理动态变化是形成血栓使冠状动脉不完全闭塞，乃至完全闭塞。当冠状动脉某一支完全闭塞，则最终发展到冠状动脉相关的心室壁完全或几乎完全坏死（所谓透壁心肌梗死，在心电图上常有 Q 波产生）。管腔不完全闭塞的血栓产生非 ST 段抬高型急性冠脉综合征，包括不稳定型心绞痛和非 ST 段抬高型 MI，两者在心电图上的典型表现为 ST 段压低和 T 波倒置。其区别是：如果在 20min 时间内一过性血管痉挛减轻，或者被阻塞的冠状动脉内的血栓自溶，前向血流恢复，不出现心肌坏死的组织学表现和心肌坏死的生物化学标志物以及相应的心电图演变则为不稳定型心绞痛，否则则出现心肌坏死的组织学表现和心肌坏死的生物化学标志物及相应的心电图演变，即为非 ST 段型抬高型 MI（心电图上常无病理性 Q 波出现）。

## 二、非 ST 段抬高型心肌梗死的心电图

### （一）非 ST 段抬高型心肌梗死基本心电图改变

根据急性期心电图特征可分为 2 型。

1. ST 段压低型　发作时 ST 段呈水平型或下斜型压低≥1mm，T 波可直立，双向或轻度倒置。

2. T 波倒置型　发作时 T 波双支对称，深倒置，而无明显 ST 段移位，以后有典型的梗死 T 波演变。

ST 段压低组，严重并发症及死亡的发生率较高，多导联 ST 段严重压低者预后欠佳。

### （二）非 ST 段抬高型心肌梗死心电图改变的病理机制

1. 心内膜下心肌缺血　心肌是心外膜供血，心内膜下是距离冠状动脉供血最远却直接接触心室腔的高压，因此，心内膜缺血可以在心外膜血管灌注正常的情况下发生。

最常见的心内膜下心肌缺血主要心电图改变

是 ST 段压低（图 13-26）。

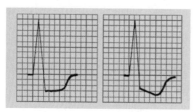

图 13-26　心内膜下心肌缺血可以表现在多导联和肢体导联上 ST 段压低

ST 段改变主要局限在 I、aVL 和 $V_1 \sim V_6$ 导联上或局限于 II、III、aVF 导联上，或者广泛表现在这两组导联上。图 13-26 所示，ST 段压低多

数提示心内膜下心肌缺血，有特征性的水平或下斜形压低。

本章第三节已经讲到，急性透壁性心肌缺血可见 ST 段抬高，称为心肌损伤性改变，其特征性表现为 ST 段抬高，主要是由心室心外膜 / 心外膜层心肌产生损伤电流所引起的。与其相反的是，单纯心内膜下心肌缺血多表现为 ST 段压低，aVR 导联表现为 ST 段抬高。

总而言之，心肌缺血包括伴有 ST 段压低的心内膜下心肌缺血，而急性重症心肌缺血累及心外膜 / 心外膜下心肌时通常会有 ST 段抬高，损伤电流的向量方向是不同的，如图 13-27 所示。

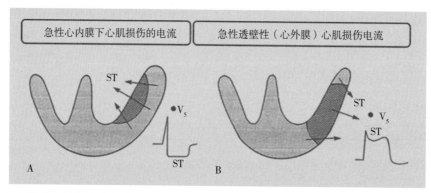

图 13-27　A. 急性心内膜下心肌损伤的电流（向量）指向心脏的内层，表现在面向心肌的外表面 $V_5$ 导联上 ST 段压低；B. 急性透壁性（心外膜）心肌损伤，损伤电流（向量）ST 段直接指向外层心肌，在相应的导联上 ST 段抬高

2. 心绞痛　心肌缺血导致短暂的心前区不适、心绞痛发作。典型心绞痛发作是一种钝痛、灼热感或胸骨下压迫感，可向颈部和咽部放射，或者向一只和（或）两只上肢放射。这种症状通常是劳累、情绪紧张或遇冷受凉后出现，休息后或含服硝酸甘油后缓解。

许多（并非所有的）患者在经典心绞痛发作期间，有特征性心内膜下心肌缺血的心电图表现，有新出现或者加重的 ST 段压低。当疼痛消失时，ST 段通常会回到基线水平，症状缓解和心电图表现之间会不同步（图 13-28 所示，在心绞痛发作时 ST 段压低）。

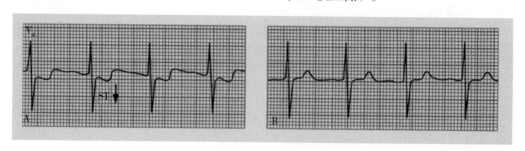

图 13-28　$V_4$ 导联显示
A. $V_4$ 导联上标记出的 ST 段压低，是一个主诉有胸痛的患者所做的心电图；B. 患者舌下含服硝酸甘油 5min 之后，疼痛缓解，ST 段变为正常

临床医师应该意识到也有一些伴有心绞痛的患者在胸痛的时候不表现为 ST 段压低，因此，如果有原发性胸痛的患者，即使心电图是正常的，

也不能排除存在潜在的冠状动脉病变。然而，有特征性心绞痛的患者伴有胸部不适，在心电图上出现短暂的 ST 段压低，高度提示心肌缺血。

## 三、诊断

1. 胸痛持续 30min 以上，符合急性心肌梗死的胸痛特点。

2. 心电图上不出现 ST 段抬高，仅表现为 ST 段压低和（或）T 波倒置。ST-T 的动态演变持续时间较长，往往超过 24h（一过性心肌缺血发作的 ST-T 改变常在数小时恢复）。

3. 血清酶学的改变符合 MI 的变化规律和（或）血清肌钙蛋白 T 或 I 升高≥正常值的 2 倍以上。

如有以上 1 或 2 和 3 两条即可诊断为非 ST 段抬高型心肌梗死。

## 四、鉴别诊断

在心电图上尚未出现病理性 Q 波时，极易与冠状动脉功能不全的心电图改变混淆，都会在心电图上出现 ST 段压低或抬高，并均有 T 波低平、双向或倒置等改变，在发病初期往往难以鉴别，如果进行动态观察，并全面综合分析，可发现急性冠状动脉功能不全的心电图改变为一过性，而非 ST 段抬高型心肌梗死的心电图则有持续演变，结合临床症状和酶学动态演变通常可做出诊断。

## 五、非 Q 波心肌梗死综合征

心内膜下局部区域出现严重的心肌缺血，就可能发生急性心肌梗死。在这种情况下，心电图表现为 ST 段不可逆性的持续性压低（而非一过性 ST 段压低），伴有相关心肌酶异常升高，称之为非 Q 波心肌梗死综合征。

图 13-29 所示伴有 ST 段压低的非 Q 波心肌梗死。如果只有内侧半层左、右区域心肌发生梗死，异常 Q 波通常不会出现。心内膜下 MI 通常只影响心室复极（ST-T 形成），而不影响除极（QRS 波的形成）。但会有特殊情况，被称为不典型 MI，梗死区域比较大也可能会出现 Q 波，这将在后文讨论。

非 Q 波梗死综合征的心电图中可见 T 波倒置，伴或不伴 ST 段压低。图 13-30 所示 T 波深深倒置的心肌梗死图形。T 波倒置可以在无心肌梗死的心肌缺血情况下出现，总的来说，非 Q 波心肌梗死的主要心电图改变有 ST 段压低和（或）T 波倒置。

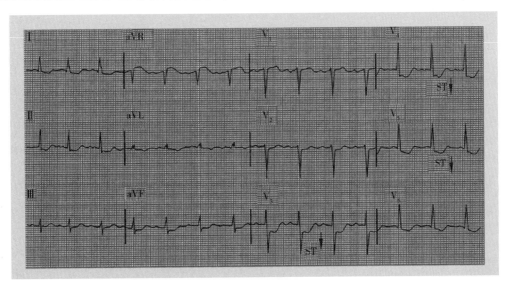

图 13-29　非 Q 波心肌梗死综合征患者诉有严重胸痛。注意标记的地方，在 I、II、III、aVL、aVF 和 $V_2 \sim V_6$ 导联上 ST 段压低，aVR 导联上 ST 段抬高。这些结果表明，当严重缺血时，要提高对多支病变和左主干病变的关注。其他无关的异常包括 PR 间期延长（0.28s），左心房压力异常

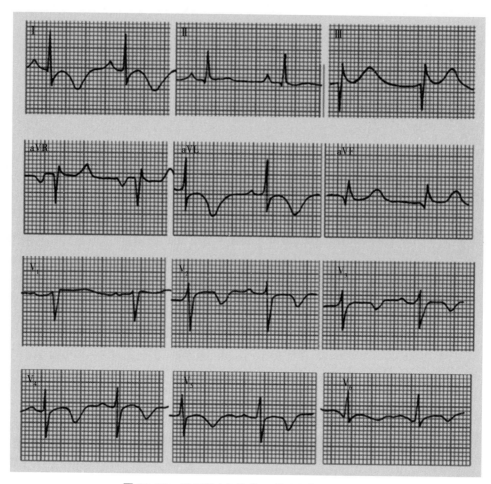

图 13-30　进行性 / 急性非 Q 波心肌梗死综合征

主诉有胸痛，心肌酶谱异常升高。在 I、aVL、V₂～V₆ 导联（在代表心脏下壁的 III、aVF 导联上有明显的 Q 波）上有深深倒置的 T 波。有的急性心肌梗死患者可以有 ST 段压低，T 波倒置而不伴有 Q 波

## 六、非 ST 段抬高型心肌梗死临床

对于非 ST 段抬高型心肌梗死不主张溶栓治疗，因为溶栓治疗是溶解纤维蛋白。由于 ST 段抬高型心肌梗死多数为冠状动脉内存在纤维蛋白交联形成的红色血栓，在早期可以进行溶栓治疗；而非 ST 段抬高型心肌梗死多为未完全闭塞的血管

病变，血栓多为血小板聚集形成的白色血栓，不但溶栓治疗无效，反而会激活凝血机制，使病情恶化。目前对急性非 ST 段抬高型心肌梗死患者的早期治疗主张抗血小板、抗凝等抗栓治疗为主，配合调脂、减轻心肌氧耗量、抑制心肌重构等治疗。急性期 1 周后行冠状动脉造影明确血管病变，并采取相应的治疗措施。

# 第五节　冠状动脉供血不足及心肌梗死中的几个特殊问题

## 一、心肌梗死与心肌损伤

2018 第四版全球心肌梗死通用定义指出：区分心肌梗死与心肌损伤（myocardial damage）时，

是否存在缺血是关键。即心肌损伤 + 缺血证据才能诊断心肌梗死（1+1 模式）。

心肌损伤：当心肌肌钙蛋白（cTn）升高超过了正常值时，就是心肌损伤。心肌损伤的

类型除心肌梗死之外，还有很多疾病状态可引起心肌损伤，比如贫血、心力衰竭、肾脏疾病等，其又可区分为慢性和急性心肌损伤：如果肌钙蛋白值存在升高和（或）下降过程，是急性心肌损伤；如果肌钙蛋白持续升高，就是慢性心肌损伤。

心肌梗死：急性心肌损伤且存在下述心肌缺血的临床证据或其中一条。心肌缺血证据包括：①心肌缺血症状；②新发缺血性心电图改变（动态的 ST-T 改变或新发的完全左束支传导阻滞）；③出现病理性 Q 波；④新发存活心肌丢失或局部室壁运动异常的影像学证据与缺血性病因；⑤通过血管造影或尸检确定冠状动脉血栓。

## 二、正常与异常 Q 波

在心肌梗死的临床诊断中，经常遇到的一个问题就是辨别心电图 Q 波是否异常，并非所有的 Q 波都代表心肌梗死。例如，aVR 导联出现 Q 波是正常的，此外，小的"间隔 q 波"也经常出现左胸导联（I、aVL 和 $V_4 \sim V_6$ 导联），II、III 和 aVF 导联中一个或多个导联可出现正常变异。正常情况下室间隔的除极从左到右，在左胸导联上会出现一个小的负向 q 波。当心电轴呈水平位时，qR 型波群可见于 I 和 aVL 导联。当心电轴呈垂直位时，qR 型波群可见于 II、III 和 aVF 导联。正常间隔 q 波的特征是波形狭窄和振幅低。原则上，间隔性 q 波的持续时间 < 0.03s。在 I 导联和 3 个下壁导联（II、III、aVF）或胸前导联（$V_3 \sim V_6$ 导联）上，Q 波的持续时间若是大于 0.03s 或更多，则该 Q 波多是异常的。

$V_1$ 和 $V_2$ 导联出现持续的 0.03s 或更长的 Q 波，可能是前间壁梗死的唯一证据，也可能是正常变异。一般来讲，正常人在 $V_1$ 和 $V_2$ 导联同时出现 QS 波群的情况很少见。由梗死引起的异常 QS 波群有时会在降支出现一个切迹（notch）或者顿挫（setback），而不是突然地下降和上升（图 13-31）。

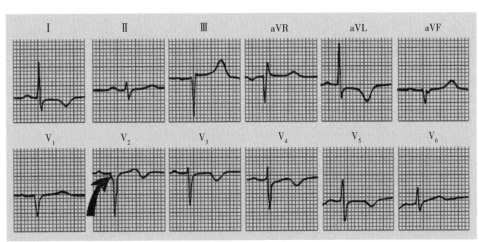

**图 13-31 前壁心肌梗死**
$V_1$ 和 $V_2$ 导联呈 QS 型，提示为前间壁心肌梗死，在 $V_2$ 导联上可见特征性的 QS 切迹（箭头所示）。此外，在 I、aVL 及 $V_2 \sim V_5$ 导联上都表现有缺血性 T 波倒置，提示广泛前壁心肌缺血或前壁无 Q 波心肌梗死

只有当异常 Q 波在 II、III、aVF 三个导联上同时出现时，才可以诊断下壁心肌梗死（注：也有例外，这种情况下可用多维心电图证实）。如果显著的 Q 波只出现在 III 和 aVF 导联，那么同时在三个导联中出现了异常 ST-T 改变或侧壁导联上出现了异常 Q 波，可以增加下壁心肌梗死的可能性。

仅依靠 aVL 导联不能诊断前壁心肌梗死，需要在其他前壁导联（如 I、$V_1 \sim V_6$ 导联）中寻找是否有异常 Q 波和 ST-T 改变才能确定。

此外，正如不是所有心肌梗死患者都有 Q 波异常一样，有异常 Q 波也不一定都是心肌梗死造成的。例如，胸前导联 R 波递增不良，在右胸至正中胸导联（如 $V_1 \sim V_3$ 导联）有时出现 QS 波群，可见于左束支传导阻滞、左心室肥大、淀粉样变性和慢性肺部疾病，不一定是心肌梗死。显著的非梗死性 Q 波也常是肥厚型心肌病患者的心电图特征（图 13-32）。非梗死性 Q 波也可见于扩张型心肌病。

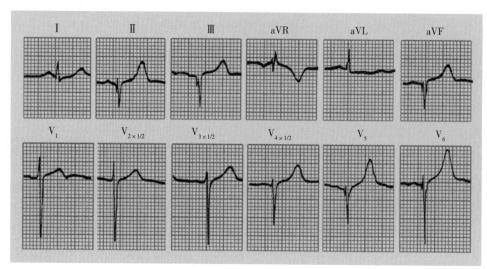

图 13-32　梗阻性肥厚型心肌病（HOCM）。注意间隔肥厚导致的显著的假梗死样 Q 波（引自 Goldberger AL. Myocardial infarction：Electrocardiographic differential diagnosis. 4th ed. St. Louis：Mosby；1991.）

## 三、心肌梗死不典型的心电图改变

心肌梗死不典型的心电图改变是指某些没有病理性 Q 波，但有典型的临床表现；或虽有病理性 Q 波，但被其他因素所掩盖；或者梗死部位特殊；或急性早期未被发现的心肌梗死，约占心肌梗死总数的 40%。不典型心肌梗死常有以下几种情况：①非透壁性心肌梗死；②多发性心肌梗死；③再发性心肌梗死；④心肌梗死合并束支传导阻滞；⑤心肌梗死合并预激综合征等。

心肌梗死不典型心电图改变大致分为两类：一类是心电图变化比明显，但非心肌梗死所特有，对于此类心电图如能进行仔细分析与对比，可能做出正确的诊断；另一类是心电图变化轻微，主要系非特异性 ST-T 变化，此类心电图必须密切结合临床资料进行判断。

### （一）心电图"正常"的急性心肌梗死

急性心肌梗死而心电图正常者比较少见，此类急性心肌梗死多见于：

1. 小灶性心肌梗死：由于心肌梗死范围较小，心电图上见不到明显改变，但有时心电向量图上可见到 QRS 环至少两个面出现蚀缺，其水平面蚀缺 ≥ 0.05mV，时间 ≥ 2ms。

2. 包绕性心内膜下心肌梗死：其心电图有时仅出现 QRS 低电压或 QRS 时间有所延长等表现。

3. 梗死部位相对应，范围大小及深度相仿的多发性心肌梗死其电位变化相互中和抵消，使心电图不易发现异常。

### （二）仅有 R 波电压变化的心肌梗死

1. 前间壁心肌梗死表现为 $V_1 \sim V_3$ 导联 R 波逐渐降低，或 $V_4$ 导联 R 波突然降低，此种现象需要除外右位心和右心室肥大。

2. 正后壁心肌梗死，$V_1 \sim V_3$ 导联表现为 R 波高耸且增宽，T 波高耸，此时加做 $V_7 \sim V_9$ 导联有助于诊断。

3. 程度轻微的侧壁心肌梗死，Ⅰ、aVL、$V_5 \sim V_6$ 导联仅出现 R 波明显降低，此时应结合临床，密切观察 ST-T 的演变。

4. 某些广泛性多发性心肌梗死，各对应部位的起始向量互相抵消，心电图上见不到病理性 Q 波，仅见 QRS 波群电压降低，时间增宽，此时应密切结合临床。

### （三）仅有 ST-T 变化的心肌梗死

1. 部分前间壁心肌梗死病例可无 QRS 波群变化，仅在右胸导联上出现一时性 ST 段抬高与 T 波变化。

2.急性心内膜下心肌梗死，ST段呈下垂性压低。

3.部分心肌梗死（多系小灶性或心内膜下心肌梗死）既无QRS波群变化，也无ST段变化，仅出现冠状T波，T波变化符合心肌梗死演变规律。

4.某些广泛性多发性心肌梗死，各对应部位的起始向量互相抵消，心电图上见不到病理波Q波，仅表现T波变化，$T_{III} > T_I$（同时$R_I > R_{III}$），$T_{aVF}$波倒置，$T_{aVL}$波高耸，心电轴正常。此时可采用高胸导联（第3肋间与$V_5$、$V_6$导联相垂直部位）描记，常可发现异常Q波。

### （四）非典型Q波变化

某些室间隔梗死病例，$Q_{V_4} > Q_{V_5, V_6}$，或者$V_4$导联有Q波而$V_6$导联无Q波。

### （五）持续ST段抬高

如ST段升高持续4个月以上，应考虑合并室壁瘤，但需除外心肌纤维化所致的ST段抬高。

### （六）束支传导阻滞合并心肌梗死

当患者的心电图显示束支传导阻滞或由于心肌梗死并发束支传导阻滞，心肌梗死的诊断会更加困难。在束支传导阻滞存在的情况下诊断心肌梗死极具挑战性，而且心电图表现会变得更加复杂。

1.右束支传导阻滞合并心肌梗死　在右束支传导阻滞（RBBB）时，心肌梗死的诊断相对容易一些。RBBB主要影响心室除极的末期，在右胸导联产生一个宽大的终末R′波，在左胸导联则表现为QRS波群终末部的宽钝的S波。MI主要影响心室除极的初期，产生异常Q波。当右束支传导阻滞和心肌梗死同时存在时，将会看到这些表现的组合：右束支传导阻滞导致QRS波群异常增宽（0.12s或更多），$V_1$导联显示QRS波群的终末有一高大的终末正向波，$V_6$导联显示一个宽钝的S波。如果心肌梗死发生在前壁，则前壁导联上表现为异常Q波出现，而R波递增不良，伴有典型的ST-T改变。若心肌梗死发生在下壁，II、III和aVF导联上可见病理性Q波和ST-T改变（图13-33，图13-34）。

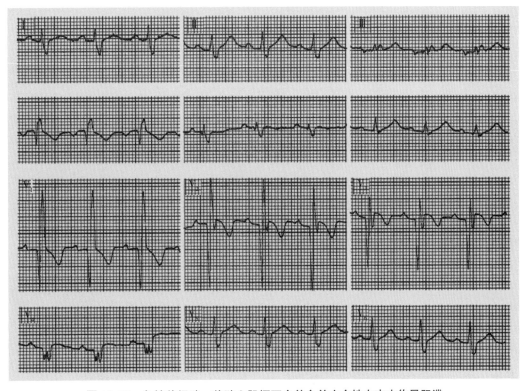

图13-33　急性前间壁、前壁心肌梗死合并合并完全性右束支传导阻滞

2.左束支传导阻滞合并心肌梗死　左束支传导阻滞（LBBB）合并心肌梗死的诊断要比右束支

传导阻滞复杂得多，因为左束支传导阻滞影响了心室兴奋的早－中和晚期，而且也会产生继发性 ST-T 改变。左束支传导阻滞可能会掩盖梗死的表现，也可以出现类似心肌梗死的形态 。

少数情况下，LBBB 患者的心电图可能有原发性 ST-T 改变，提示存在心肌缺血或心肌梗死。单纯的左束支传导阻滞所继发的 T 波倒置，通常在显著高 R 波导联上，例如 V₄ ～ V₆ 导联。然而，V₁ ～ V₃ 导联 T 波倒置伴有明显 S 波时，提示原发性异常，不能归因于束支传导阻滞本身（图 13-35）。

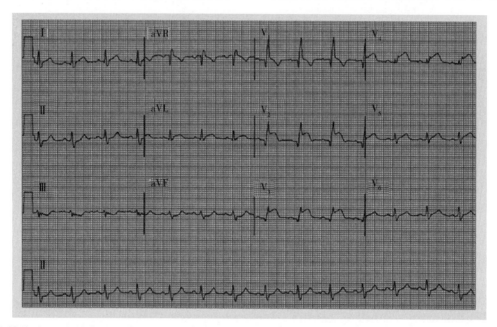

图 13-34　急性前壁 ST 段抬高型心肌梗死（STEMI）合并右束支传导阻滞（RBBB）的心电图。增宽的 QRS 波群（时间约 120ms）在 V₁ 和 V₂ 导联上可见终末高 R 波，在 V₅ 导联有宽钝 S 波，提示存在 RBBB。AMI 的指示性改变有：V₁ ～ V₄ 导联 ST 段抬高（ I、aVL 导联上轻微抬高），V₁ ～ V₃ 导联出现异常 Q 波，下壁导联可见对应性 ST 段压低，并可见临界性电轴左偏。上述诸多心电图表现高度提示患者左冠状动脉前降支血管几乎完全堵塞并伴有大面积的心肌缺血或梗死，并预警患者极有可能发生突发的高度房室传导阻滞，其阻断部位较低，在房室结以下水平［引自 Nathanson LA，McClennen S，Safran C，Goldberger AL. ECG wave-maven：Self-assessment program for students and clinicians. http：//ecg.didmc.harvard.edu. ）

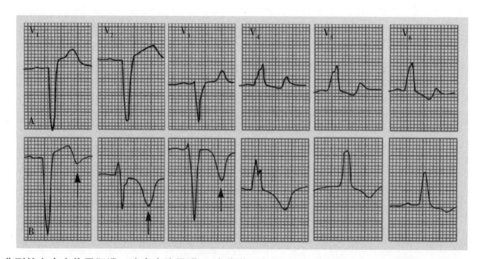

图 13-35　A. 典型的左束支传导阻滞。注意右胸导联 R 波递增不良及 QRS 波群与 ST-T 向量的不一致性，右胸导联 ST 段抬高而左胸导联 ST 段压低伴有 T 波倒置。B. 随后该患者心电图出现前壁心肌缺血或可能的梗死所导致 V₁ ～ V₃ 导联上原发性 T 波倒置（箭头所示）（引自 Goldberger AL. Myocardial infarction：Electrocardiographic differential diagnosis. 4th ed. ST. Louis：Mosby;1991. ）

图 13-36 显示的是 R 波递增不良的左束支传导阻滞。在本例中，不存在前壁心肌梗死。同时应注意到，该例右胸导联 ST 段抬高与心肌梗死超急性期或急性期心电图形态非常相似。这种不合并心肌梗死的 LBBB 中，右胸导联出现 ST 段抬高也很常见。

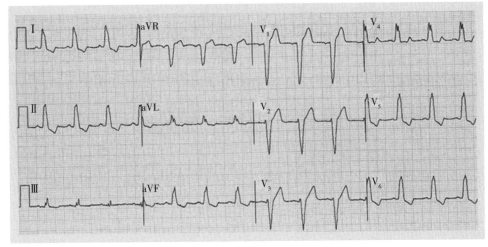

图 13-36　左束支传导阻滞（LBBB）的经典例子，窦性节律，频率约为 80 次 / 分。注意 V₁ 导联上的宽 QRS 波群和 V₅、V₆ 导联上宽且有切迹的 R 波（V₄ 为 M 型）。典型的左束支传导阻滞在主波为 R 波的导联出现 ST 段压低和 T 波倒置（继发性复极化异常），而在 V₁ ～ V₃ 导联出现轻度的 J 点 /ST 段抬高

一般情况下，对于 LBBB 患者，不能仅仅因为其在右胸导联上出现 R 波递增不良或出现 ST 段抬高就简单地诊断发生过心肌梗死。然而，当 LBBB 时，在左胸导联（V₄ ～ V₆）上出现异常 Q 波（QRS 波群呈 QR 型改变），则提示潜在的心肌梗死（图 13-37）。此外，左胸导联上出现 ST 段抬高或其他导联出现明显的 R 波升高，则提示存在心肌缺血（见图 13-37 的 V₅ 导联），同样，同时在右胸导联上可出现 ST 段压低或 T 波倒置，或其他导联上出现 rS 或 QS 型。陈旧心肌梗死的心电图将在下一节中继续讨论。

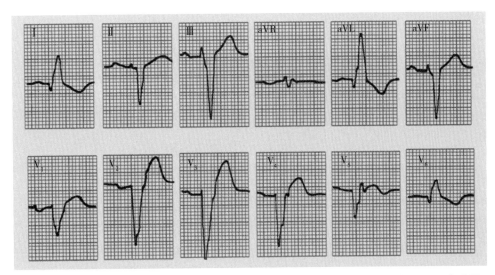

图 13-37　陈旧性前壁心肌梗死伴左束支传导阻滞。注意看左胸导联上的显著异常 Q 波，QRS 波群呈 QS 型改变（解释见正文）（引自 Goldberger AL. Myocardial infarction：Electrocardiographic differential diagnosis. 4ᵗʰ ed. St. Louis：Mosby；1991.）

### （七）预激综合征合并心肌梗死

预激综合征由于房室间的附加传导束（旁路），造成室上性激动部分避开房室交界区正道，直接通过旁道抢先传入心室，并先控制心室肌某一部位，QRS 初始向量发生变化，产生特有的预激波。

而 MI 的坏死波形也恰恰发生在 QRS 波群的初始部位，两者同时出现虽属巧合，但都影响 QRS 的初始向量。可出现预激综合征类似心肌梗死图形，同样预激综合征也可掩盖心肌梗死图形或加重心肌梗死图形。心肌梗死合并预激综合征的心电图诊断如下（图 13-38）。

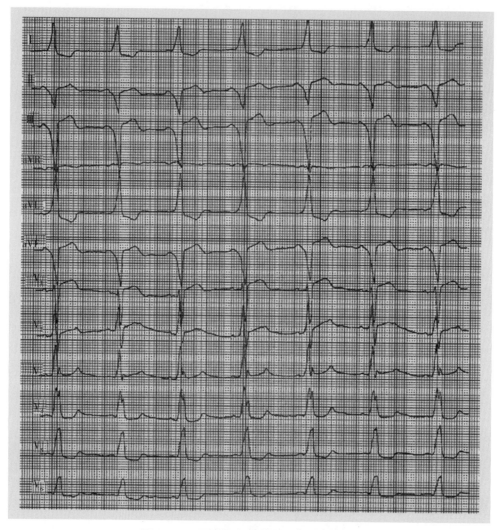

图 13-38　预激综合征酷似下壁心肌梗死
预激综合征发作时，Ⅲ、aVF 导联呈 QS 型，类似下壁心肌梗死

1. 具有预激综合征的特征性心电图表现：PR 间期短（＜0.12ms），QRS 波群增宽，起始部可发现 δ 波。

2. 出现原发性 ST-T 改变：在以 R 波为主的导联上，出现 ST 段抬高，T 波倒置尖锐对称，并有动态改变，应高度怀疑有 AMI 的可能或急性心肌损伤及冠状动脉供血不足。

3. 用药物使预激波消失，即可显现出心肌梗死图形。

4. 多维心电图和心电向量图有利于预激综合征合并心肌梗死的鉴别。

## 四、心肌梗死的心电图鉴别诊断

### （一）Q 波性心肌梗死与其他疾病的鉴别

1. 左心室肥厚

（1）心电图表现：①左心室肥厚时，右胸前导联 R 波呈现从右向左逐渐升高的规律，$V_1 \sim V_3$ 导联呈 rS 型，或 R 波表现为 $V_3 < V_2 < V_1$，甚至 $V_1$、$V_2$ 导联呈 QS 型，偶可见 $V_3$、$V_4$ 导联呈 QS 波。其产生原因可能为：由于室间隔纤维化而不能进行除极；伴有不完全性左束支传导阻滞，使正常早期间隔激动分裂，丧失右胸导联起始的 r 波；解剖上心脏顺钟向转位，右胸导联向着右心室腔；左心室肥厚扩张，产生向后的早期除极向量，抵消指向前方的正常间隔向量；间隔除极向量的方向比正常偏下，使第 4 肋间右胸导联出现起始负向波。②右胸导联 ST 段抬高，T 波高尖，类似超急期 MI，ST 可抬高 5mm 或更高，反映右心室较早复极。③室间隔肥厚时，左侧胸前导联 $V_5$、$V_6$ 的 q 波增宽加深。

（2）鉴别诊断要点：①单纯左心室肥厚的 QS 波一般局限于 $V_1$、$V_2$，极少扩展到 $V_4$，若 $V_5$、$V_6$ 也出现 QS 波，则提示前侧壁心肌梗死。② QS 波一般不出现在 I、aVL 导联，若左心室肥厚伴有室间隔肥厚，I、aVL 及左侧胸导联可出现窄而深的 Q 波。③左心室肥厚时右胸导联 ST 段抬高，T 波直立，无动态改变。若右胸导联呈 QS 波及有 ST-T 动态变化或 T 波倒置，提示前间壁心肌梗死。④左心室肥厚时 QS 波光滑锐利，无切迹、顿挫；右胸导联不会出现 Qr 或 QR 型。⑤左心室肥厚时，描记 $V_1 \sim V_3$ 下一肋间或描记 $V_3E$ 导联（与剑突等高的 $V_3$ 导联），其 QS 型可能转为 rS 型，而 MI 引起的 QS 波持续不变。⑥左心室肥厚时，$V_5$、$V_6$ 导联 R 波振幅升高。

2. 右心室肥厚　右胸导联（$V_1 \sim V_3$）呈 QR、Qr 或 qR 型，类似前间壁心肌梗死，右胸导联的异常 Q 波发生机制可能为：①心脏显著顺钟向转位，右胸导联反映了心脏后部的 QRS 变化；②心脏顺钟向转位使室间隔除极方向由左向右变成由右向左；③右胸导联面向着扩大的右心房，反映了右心房心外膜的电位。

（1）心电图表现：①重度右心室肥厚时，I、aVL 导联及左胸导联均可呈 QS 型，类似前侧壁心肌梗死。②右胸导联可出现高 R 波，类似正后壁心肌梗死。

（2）鉴别诊断要点：①右心室肥厚者额面心电轴右偏，常在 $+90° \sim +220°$，并可伴有右心房

扩大的表现。②右心室肥厚时，右胸导联 QR 波很少超过 $V_2$、$V_3$，结合上述特征，鉴别诊断一般不困难。③右心室肥厚如在左胸 $V_5$、$V_6$ 导联出现 QS 波时，多伴有心电轴右偏。④右心室肥厚 $V_1$ 导联呈高 R 波时，需要与正后壁心肌梗死相鉴别：后壁心肌梗死往往伴有下壁或侧壁异常 Q 波，右心室肥厚虽可在左胸导联出现异常 Q 波，但在下壁导联却极少出现；当 $V_1$ 导联有高 R 波时，$V_4$ 导联以左的胸前导联多呈 rS 或 RS 型，后壁梗死时左侧胸导联多可见 Q 波；附加 $V_7 \sim V_9$ 导联在后壁心肌梗死时几乎均出现异常 Q 波，而右心室肥厚者较多见 S 波，不会出现异常 Q 波；右心室肥厚时，$V_1$ 导联 T 波倒置，ST-T 无动态变化，后壁心肌梗死时，$V_1$ 导联 T 波直立、高耸，后壁导联可见 ST-T 动态改变。

3. 肥厚型心肌病　肥厚型心肌病的异常 Q 波是由于室间隔异常肥厚，造成初始向右前除极向量增大，左侧导联出现异常 Q 波，部分患者切除肥厚的室间隔后，Q 波消失。

（1）心电图表现：①异常 Q 波多见于 I、aVL、aVF、II、III 导联及 $V_5 \sim V_6$ 导联，$V_1$、$V_2$ 导联多呈高 R 波。②Q 波深而宽，有时可表现为增宽及出现顿挫。

（2）鉴别诊断要点：①肥厚型心肌病的 Q 波多深而狭窄，R 波振幅正常或升高。②肥厚型心肌病 Q 波与 T 波电轴方向相反，即在 Q 波的导联上其 T 波直立。当在有 Q 波的导联出现 T 波倒置时，多见于心肌梗死而不利于肥厚型心肌病的诊断。③肥厚型心肌病发病缓慢，心电图变化是逐渐加重的，心肌梗死发病急骤，心电图可在短时间内动态变化，部分患者可恢复正常，而肥厚型心肌病的异常心电图多固定不变。

4. 急性心肌炎

（1）心电图特点：急性心肌炎时，心电图可出现异常 Q 波和 ST-T 改变，尸检发现心肌有广泛性坏死。异常 Q 波的产生机制可能是急性心肌炎时部分心肌坏死和心肌功能暂时丧失，产生一过性心电静止。

（2）鉴别诊断要点：①临床上遇有儿童或青年人在上呼吸道感染或腹泻后，出现 MI 图形时，应考虑到心肌炎的可能；②急性心肌炎患者病情

缓解或痊愈后，其 Q 波常很快缩小或消失。

5.急性肺源性心脏病

（1）心电图表现：①$S_I Q_{III} T_{III}$，即 I 导联突然出现 S 波，呈 RS 或 rS 型，III 导联出现 Q 波伴有 T 波倒置，类似下壁心肌梗死，其发生率约为 10%；②$V_1 \sim V_2$ 导联 T 波深倒置，双肢对称，类似心内膜下心肌梗死；③$V_1 \sim V_2$ 导联可呈 qR 或 QR 型，ST 段抬高，T 波倒置，类似急性前间壁心肌梗死；④明显顺钟向转位，$V_6$、$V_7$ 导联呈 rS 型。

（2）鉴别诊断要点：①Q 波出现在 III、aVF 导联而不出现在 II 导联。急性肺源性心脏病时，QRS 环起始向量水平向左，终末向量指向右上，因此，aVR 导联呈 qR 或 QR 型。下壁心肌梗死时，QRS 环起始向量向上，终末向量向下偏右，故 II 导联可出现 Q 波，aVR 导联呈现 rS 波。②急性肺源性心脏病时，右胸导联 QR 波一般不超过 $V_2$ 导联，而前间壁 MIQ 波可波及 $V_3$ 导联。③急性肺源性心脏病时，$V_1 \sim V_4$ 导联的 T 波倒置，胸前导联自右向左 R 波递增不足，往往突然出现，其图形变化较心肌梗死快而短暂。④常伴有急性心电轴改变，电轴右偏伴有或不伴有 $S_I Q_{III} T_{III}$，电轴左偏（合并暂时性左前分支传导阻滞）及右束支传导阻滞。⑤急性肺源性心脏病常伴有窦性心动过速、肺性 P 波，心脏明显的顺钟向转位等改变。

6.束支及分支传导阻滞

（1）左束支传导阻滞

1）心电图表现：左束支传导阻滞时，室间隔除极方向与正常相反，QRS 初始向量不是指向右前而是指向左后，整个 QRS 环体均偏向左后方，因此，在右胸导联出现 QS 波，有时 III、aVF 导联也可出现 QS 波。

2）鉴别诊断要点：①左心室游离壁梗死时，$V_4 \sim V_6$ 导联异常 Q 波被间隔自右向左除极的 r 波所掩盖，透壁性游离壁梗死，左心室腔的电位（RS）可传向心外 $V_5 \sim V_6$ 导联呈 RS 型。然而 QRS 终末传导缓慢使胸导联也可呈 RS 型，故不是绝对指征。②$V_5$、$V_6$ 导联 Q 波 ≥ 0.03ms，提示心肌梗死。③损伤型 ST 段、缺血型 T 波改变或 ST-T 呈现动态变化者，提示心肌梗死。④I、$V_5$、$V_6$、II、III、aVF 导联呈 QR 型者，提示存在心肌梗死。

（2）左前分支传导阻滞

1）心电图表现：左前分支传导阻滞时，部分患者左心室后壁先除极，起始向量向下向后，$V_1$、$V_2$ 导联呈 qrs 型，类似前间壁心肌梗死图形。

2）鉴别诊断要点：①左前分支传导阻滞，其 $V_1 \sim V_3$ 导联的 q 波 ≤ 0.02ms。②加做第 5 肋间的 $V_1 \sim V_3$ 导联时，由左前分支传导阻滞引起的 Q 波消失，前间壁心肌梗死则不变。

7.心室预激和预激综合征

（1）心电图表现：心室预激由于旁道部位的不同，可出现类似某一部位心肌梗死的图形。

如左侧旁道可引起类似高侧壁心肌梗死，后间隔旁道可类似下壁心肌梗死，前间隔旁道可类似前间壁心肌梗死等。心电图特点为：①心室预激发作时，$V_2$、$V_3$ 导联呈 QS 型导联；②发作终止后，心电图恢复正常，$V_2$、$V_3$ 导联呈 rS 型及 RS 型。

（2）鉴别诊断要点：①典型的心室预激心电图表现为 PR 间期缩短，QRS 波群增宽，某些导联出现向上的预激波（δ 波）；②Q 波的导联伴有 T 波倒置或 ST-T 动态变化，提示心肌梗死，若 PR 间期缩短，则提示心室预激合并心肌梗死；③多维心电图和心电向量图有心室预激及心肌梗死各自的特点，有利于鉴别。

8.正常变异性 Q 波

（1）心电图表现：正常人心电图中可见到单个导联或多个导联出现 Q 波，通常 Q 波 < 0.03ms，并小于 R 波的 1/4。但在个别情况下，某些导联的 Q 波 ≥ 0.03ms，深度亦可大于 R 波的 1/4。如导联连接错误、位置性 Q 波（positional-Q-wave）、右位心、漏斗胸、左侧气胸、先天性左侧心包缺如、先天矫正性大动脉转位等。

（2）鉴别诊断要点

1）导联位置错误导致"Q"波：①左、右手电极连接错误，I、aVL 导联出现 Q 波，T 波倒置类似前侧壁心肌梗死，但两者同时伴有 P 波倒置，可与心肌梗死相鉴别；②胸前电极位置过高，右胸导联可出现 QS 波，左胸导联出现 R 波递增不良，将电极位置下移复查后，上述现象消失。

2）心脏垂悬位时，aVL 导联呈 QS 或 Qr 型，此时若不伴有 T 波倒置 > 5mm，I 导联无 Q 波出现，则属正常异性 Q 波。

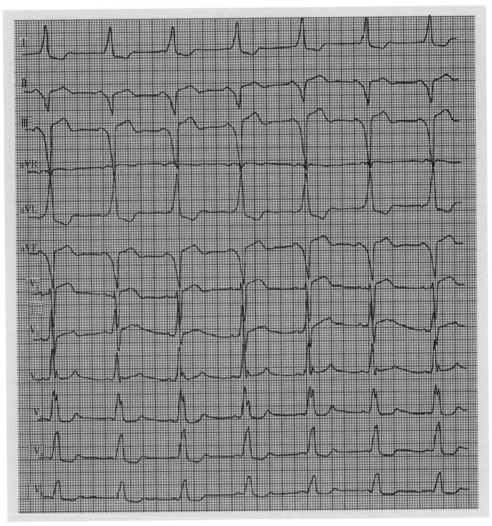

图 13-39 心室预激酷似下壁心肌梗死的心电图表现

3）$V_1$、$V_2$ 导联呈 QS 型，正常情况下 QS 波一般不出现于 $V_2$ 导联，如 $V_1 \sim V_3$ 导联同时出现 QS，下一肋间描记不消失，QS 波出现顿挫伴 ST 段偏移，或 T 波深倒置＞5mm，提示心肌梗死。

4）心脏横位时，Ⅲ、aVF 导联可呈 QS 或 QR 型，但通常 Ⅱ 导联无 Q 波出现，aVR 导联呈 QS 或 Qr 型，若 Ⅰ 导联出现 Q 波，aVR 导联呈 rS 型或有 ST-T 变化，提示下壁 MI。

5）胸前导联过渡区右移使右胸 $V_1$、$V_2$ 导联 R/S＞1。胸导联 R 波提前移行，可见于正常变异，如心脏逆钟向转位，有时可与后壁心肌梗死混淆。后者除 $V_1$、$V_2$ 导联 R/S ≥1 外，尚有 R 波≥0.04ms，Ⅱ、Ⅲ、aVF 及 $V_5$、$V_6$ 导联出现异常 Q 波，$V_1$、$V_2$ 导联 ST 段下移，$V_7 \sim V_9$ 导联 ST 段抬高，$V_1$、$V_3$ 导联 T 波直立，$V_6 \sim V_9$ 导联 T 波倒置。

（二）非 Q 波性心肌梗死与其他疾病的鉴别

1. 急性心包炎 急性心包炎急性期 ST 段抬高，随后在亚急性期、慢性期 T 波倒置，类似 AMI 的演变。其鉴别诊断要点如下。

（1）心包炎 ST-T 改变累及导联广泛，除 aVR、$V_1$ 导联 ST 段下移外，其余导联普遍抬高，而心肌梗死 ST 抬高具有指示性，即局限于某支冠状血管所支配的区域。

（2）心包炎 ST 段升高的程度一般≤5mm，急性心肌梗死多＞5mm，偶可见急性心包炎 ST 段抬高伴高尖 T 波，类似超急性期心肌梗死。

（3）心包炎 ST 段抬高呈凹面向上，有时也可见斜型抬高；心肌梗死多呈凸面向上，即弓背型抬高。

（4）心肌梗死亚急性期或慢性期 T 波倒置，常为对称性冠状 T 波，形态类似非 Q 波性心肌梗死，但心包炎的 T 波倒置较浅，通常＜ 5mm。

（5）AMI 由于心肌损伤，复极延缓，除发生 T 波倒置外，尚伴有 QT 间期延长，急性心包炎心肌损伤较少，无 QT 间期延长。

（6）急性心包炎伴有心包积液时，心电图表现为低电压。

（7）急性心包炎常出现心房 ST 段移位，心电图表现为 II、III、aVF、$V_5 \sim V_6$ 导联 PR 段下移，aVR 导联抬高，类似心房梗死图形。

（8）急性心包炎只影响复极过程，心外膜损伤不足以引起 Q 波，若突然出现 Q 波伴 ST-T 改变，应考虑心包炎为透壁性梗死的并发症。慢性缩窄性心包炎有时也可出现 Q 波。

2. 高钾血症 高血钾时心电图上可出现高尖 T 波，ST 段升高甚至或出现暂时性 Q 波等，类似心肌梗死的改变。其鉴别诊断要点如下。

（1）高血钾时，由于细胞膜对钾离子通透性增高，动作电位 3 相变陡，动作电位时程缩短，心电图表现为 T 波高耸，基底部变窄，QT 间期缩短，而超急性期心肌梗死 T 波高大，基底部宽，QT 延长，可资鉴别。

（2）高钾血症出现 Q 波系继发于细胞膜除极的电功能障碍，也可能与希 - 浦系统传导有关，其 Q 波多为暂时性的，可在短时间内消失。心肌梗死的 Q 波较为持久。

（3）高钾血症可有 P 波增宽、QRS 增宽及窦室传导等改变，结合临床病史及血清学检查，鉴别并不困难。

3. 过早复极 过早复极（early repolarization）是一种较常见的心电图正常变异，其本身大多无重要临床意义，但其 ST 段抬高及高大 T 波常易导致误诊。其鉴别诊断要点如下。

（1）过早复极可见 QRS 降肢异常，R 波降肢粗钝或有明显胚芽形 J 波（Germ-shaped J wave），以心前导联最突出，并常见于男性青年、运动员及黑种人，临床常无器质性心脏病的证据。

（2）J 点上抬造成 ST 段呈凹面向上或斜坡型抬高，但肢体导联抬高不应＞ 4mm，一般 $V_6$ 导联抬高不明显，若 $V_6$ 导联 ST 段抬高明显，或 II、

III、aVF 导联 ST 段抬高＞ 2mm，提示 AMI 或急性心包炎。

（3）过早复极无对应性改变，若对应导联 ST 段下移，提示心肌梗死，如前壁心肌梗死，ST 段抬高，则多数患者肢导联 ST 下移。

（4）过早复极 ST 段抬高常伴有高大 T 波，振幅可＞ 10mm，类似超急性心肌梗死，但经过度换气后，2/3 患者 ST 段抬高的胸前导联 T 波转为倒置。运动试验可使前者 ST 段暂时回到基线。

（5）过早复极 ST 段抬高一般能在较长时间固定不变，有的持续时间可达数年，甚至数十年，但每次检查抬高的程度不固定，且随年龄增长而有逐渐减轻的趋势，急性心肌梗死 ST-T 变化较快。

（6）过早复极多伴有胸前导联过渡区图形右移。

（7）过早复极多伴有心动过缓。用异丙肾上腺素可使早期复极的 ST 段回到基线，用普萘洛尔后 ST 段抬高更明显。

4. 脑血管意外 脑血管意外可出现各种类型的心电图改变，据文献报道，脑出血心电图异常达 94%～ 96.5%。脑梗死者达 68.5%～ 82%。脑源性心电图改变主要表现为：① T 波高大、直立，也可低平、深倒置；② U 波显著；③ QT 间期延长；④ ST 段抬高或压低；⑤偶见有异常 Q 波，有的患者可出现传导障碍及室性心律失常。

脑血管意外心电图发生改变的机制：动物实验证明，刺激左侧星状神经节，T 波明显直立；刺激右侧星状神经节，T 波明显倒置。两者均可使 QT 间期延长。因此，脑血管意外患者有的出现高大直立的 T 波，有的出现深而倒置的 T 波。Yanowitz 等已证明交感神经张力能明显影响 QT 间期和 T 波极性。交感神经张力不平衡使体表心电图 QT 间期异常延长，本病严重时期的心电图变化与 MI 有时颇难鉴别。其鉴别诊断要点如下。

（1）T 波形态：非 Q 波性心肌梗死患者，倒置的 T 波狭窄、对称，波顶部尖锐；脑血管意外者，倒置的 T 波较宽呈倒"八"字形，波顶部变钝，上行肢向外凸，不对称，凸起的外肢可能为倒置的 U 波。

（2）T 波倒置的部位：脑血管意外者，T 波倒置的部位比较广泛，以 $V_3 \sim V_6$ 倒置最深，可

深达 15mm，心肌梗死则部位局限于冠状动脉血流灌注的特定区域。

（3）持续时间：脑血管意外者发病最初几小时内出现 T 波倒置，在数小时至几天内逐渐加深，几天后逐渐变浅，几周后恢复至基线。

（4）QT 间期延长及 U 波：脑血管意外者 T 波倒置伴 QT 间期延长，超出正常值的 60%，并有显著的直立或倒置 U 波；非透壁性心肌梗死虽 T 波倒置伴 QT 间期延长，但程度不如脑血管意外者明显，亦无巨大 U 波出现。

（5）脑血管意外一般只影响复极，不影响除极，不出现 Q 波，曾有报道偶有病例出现 Q 波，而经尸检未证明有心肌梗死。应该指出，有时脑血管意外可与急性心肌梗死合并存在，此时心电图改变除符合急性心肌梗死演变规律（损伤型 ST 段及病理性 Q 波）外，并伴有 QT 间期明显延长及巨大 U 波等改变。血清酶的测定有一定鉴别诊断价值。

5. 变异型心绞痛　变异型心绞痛发作时心电图可出现高耸的 T 波及 ST 段斜型上移，类似超急

性期心肌梗死的心电图表现。但变异型心绞痛有下述特点可资鉴别：①变异型心绞痛一般没有急性损伤阻滞，通常也不出现 Q 波；②症状消失后心电图可恢复正常；③结合临床特点及其他实验室资料，可以鉴别。

（三）类似于心肌梗死时 ST-T 改变鉴别诊断

类似于心肌梗死时 ST-T 改变很常见，需注意鉴别。

1.ST 段抬高　图 13-40 所示一个正常年轻成人的心电图。可见 ST 段明显抬高。但这并不是心肌缺血而是一种正常变异，被称作早期复极。在早期复极时，胸前导联 ST 段可以抬高至基线以上 2～3mm。年轻人多见，也可发生于老年人，类似的图形见于急性心包炎和心肌梗死。然而这种抬高是稳定的，没有急性心包炎时的演变过程（见第十四章第二节），而且也没有对应性的 ST 段压低（aVR 导联除外），与 AMI 的改变相反。

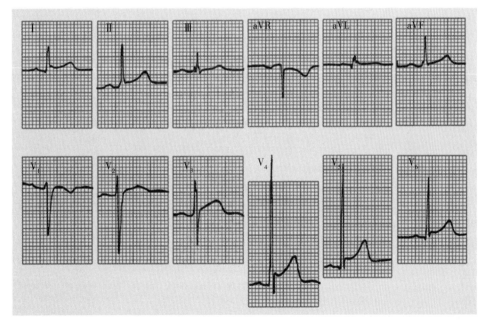

图 13-40　胸导联出现的 ST 段抬高有时是正常变异。这种早期复极心电图容易与 AMI 和心包炎的 ST 段抬高混淆

类似于 MI 或心包炎的 ST 段抬高也可见于急性心肌炎（见第十四章第一节）。V₁ 和 V₂ 导联持续性 ST 段抬高可见于左心室肥大或左束支传导阻滞。

其他能引起 ST 段抬高的原因包括低体温（J 波或 Osborn 波和 Brugada 样改变。在第二十三章和第四十四章第二节将继续介绍。

2.T 波深倒置　T 波深倒置通常发生在 Q 波

性心肌梗死的演变过程，有时也可见于非 Q 波性 MI。这些深倒置的 T 波都是局部缺血损伤引起复极延迟的结果。

　　缺血性胸痛的一个重要特点是多导联上可见 T 波深倒置（如 $V_1/V_2 \sim V_4/V_5$ 导联），伴或不伴

心肌酶升高，伴有轻微的或者不伴 ST 段抬高。这种图形被称为 Wellens 综合征或左前降支 T 波倒置图形，通常是由于左前降支近端狭窄（堵塞）引起的（图 13-41）。这些改变通常可见于间歇性胸痛患者的疼痛间歇期。

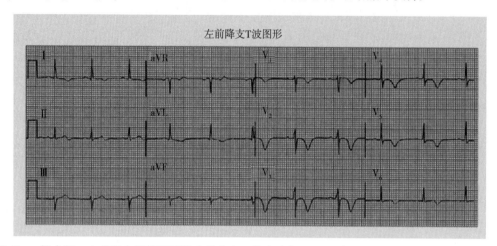

图 13-41　Wellens 综合征，左前降支近端严重狭窄的患者，伴有胸部不适，前壁 T 波深倒置。心肌酶正常或轻度抬高。左前降支 T 波图形

　　然而，正如不是所有 ST 段抬高都会反映缺血一样，也不是所有 T 波深倒置都是异常的。例如，出现负向 QRS 波的导联（如 aVR 导联）中的 T 波倒置就是正常的。在成人中，$V_1$ 导联，有时 $V_2$ 导联中出现 T 波倒置也是正常的。此外，如第五、第十章所述，有的成人，尤其是年轻人，甚至中年女性患者会保持幼稚性 T 波倒置，即在右胸和中间胸导联有负向 T 波（$V_1 \sim V_3$ 导联）。

　　另外，并不是所有的 T 波异常倒置都是由心肌梗死造成的。在右胸导联的 T 波倒置可能由于

右心负荷过重所致（例如急、慢性肺栓塞）。在左胸导联则可能由于左心室负荷过重引起。广泛的 T 波倒置见于心包炎的演变期（早期）。

　　在一些脑血管意外（CVA）患者中可以见到特别深倒置的 T 波（伴长 QT 间期，有时可见明显的 U 波），特别是蛛网膜下腔出血患者（图 13-42）。这些在脑血管损伤时出现的显著复极改变的原因尚不明确，但它们可能反映了自主神经系统的改变。

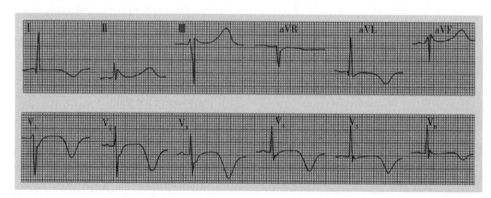

图 13-42　蛛网膜下腔出血患者的心电图，T 波深倒，伴长 QT 间期，似心肌梗死的心电图改变

　　继发性 T 波倒置（异常除极引起）见于伴右束支传导阻滞的右胸导联，或左束支传导阻滞的

左胸导联。

　　深倒置的 T 波可见于 $V_1 \sim V_4$ 导联右心室起

搏或者见于伴左束支传导阻滞的正常心搏（见第二十一章）

本节讨论的引起 T 波倒置的非梗死性因素并不完全。然而，这已经表明 T 波倒置并不总是意味着心肌缺血。此外，在一些病例中，深倒置的弥漫性（全部）T 波可能没有任何明确的原因。对 T 波倒置的鉴别诊断将在第四十四章第二节中给出。

### （四）ST 段抬高型心肌梗死

非动脉粥样硬化性原因：　根据临床相关资料证明，并非所有的 ST 段抬高事件都归因于动脉粥样硬化斑块破裂或坏死导致心肌缺血和心肌梗死。有一部分患者出现 ST 段抬高伴有心肌梗死，且血清酶标志物升高，而没有冠状动脉疾病硬化斑块破裂，或有非动脉粥样硬化性冠状动脉疾病［异常起源的冠状动脉，冠状动脉炎、冠状动脉痉挛，应激性心肌病（takotsubo）］。表 13-2 总结了其中的一些实例。

表 13-2　ST 段抬高型心肌梗死：非动脉粥样硬化的原因

| |
| --- |
| 冠状动脉起源异常 |
| 一氧化碳中毒 |
| 心脏创伤：穿透性或非穿透性；外科手术 |
| 冠状动脉夹层，如妊娠晚期或产后状况、主动脉夹层或结缔组织病，或经皮冠状动脉介入治疗 |
| 冠状动脉栓塞：感染性或非感染性 |
| 冠状动脉痉挛，如药物性（如麦角生物碱或曲坦类药物；氟尿嘧啶；可卡因）或自发性发生伴有或不伴有冠心病 |
| 川崎病（冠状动脉血管炎和其他原因） |
| 急性心肌炎（如病毒性） |
| 肺栓塞（大块状，伴有右 - 中胸前导联 ST 抬高） |
| Takotsubo 综合征 |

所列情况可能均与 AMI（坏死）相关，由 ST 段抬高和升高的血清心肌酶标志物所证实，心电图与典型的动脉粥样硬化型 ST 段抬高型心肌梗死相同

### （五）无症状性心肌缺血

冠心病患者有时会有心肌缺血但可能不伴有心绞痛，被称为"无症状性心肌缺血"，主要在第十二章第二节讨论。

### （六）心肌缺血的其他心电图改变

除了研究结果中描述的改变外，心肌缺血还有心室复极波的许多其他改变。

值得注意的是，一些患者在经历心肌缺血时心电图会持续正常。另外，还有一些患者只出现 ST-T 轻度改变。例如可能只有 T 波轻度低平或轻度 T 波倒置。这些都被称为非特异性 ST-T 改变（nonspecific ST-T changes）。

非特异性 ST-T 改变可以是异常的，但是并不是作为急性或慢性缺血性心脏病的明确指标。也可以由其他情况导致非特异性 ST-T 改变，包括生理性改变、药物反应、肺部疾病、心包疾病、心肌病、电解质紊乱、代谢性异常等。因此，不能仅仅通过心电图上的非特异性 ST-T 改变来诊断心肌缺血。

### （七）变异型（变异或痉挛）心绞痛

变异型心绞痛（variant angina）是一种很重要的类型，这类患者胸痛发生在休息时或夜间，而不是发生在劳累或情绪激动时。它主要是冠状动脉痉挛引起的短暂透壁性心肌缺血。这种症状可以发生在冠状动脉正常的年轻成人。在其他情况下，血管痉挛与高度冠状动脉阻塞有关（图 12-14，图 12-15，图 13-43）。易感人群服用麦角新碱和相关的药物也可以引起血管痉挛。越来越多的证据表明服用可卡因是导致冠状动脉痉挛的另一个原因，有时候也会引起心肌梗死。

图 13-44 总结了急性冠脉综合征中包含的心肌缺血的各种心电图改变。

### （八）急性应激性心肌病

应激心肌病（stress cardiomyopathy，takotsubo）又称为心碎综合征（broken heart syndrome）。患者表现为胸痛和心电图 ST 段抬高或压低，T 波倒置，心肌酶谱升高，与经典的急性或急进性心肌梗死极为相似（图 13-45）。影像学检查（超声心动图和血管造影）可发现左心室心尖部运动减弱或运动障碍（没有收缩或向外膨出）。应激性心脏病不存在冠状动脉疾病，目前认为可能与精神紧张或身体劳累时神经因子介导的冠状动脉痉挛或心肌损伤有关。

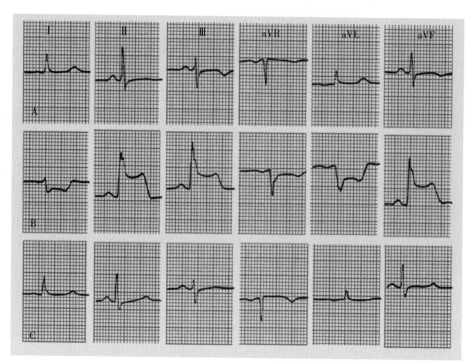

图 13-43　患者男性，30 岁。出现变异型心绞痛伴有短暂 ST 段抬高，有静息和运动时心绞痛病史

A. 静息时心电图显示下壁导联 ST-T 改变；B. 有胸痛时，在 Ⅱ、Ⅲ、aVF 导联 ST 段明显抬高，Ⅰ、aVL 导联 ST 段对应性压低。电轴右偏及 QRS 波群轻微增宽与左后分支阻滞相一致；C. 给予硝酸甘油治疗后 ST 段回到基线，心导管检查显示右冠状动脉严重狭窄伴一过性痉挛，导致血管完全阻塞，出现一过性 ST 段抬高

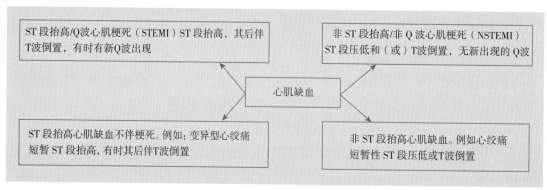

图 13-44　急性冠脉综合征包含的心肌缺血或心肌梗死产生的各种心电图改变。T 波倒置可以发生在梗死或者非梗死性缺血中，有时心电图正常或仅表现为非特异性 ST-T 改变

## （九）无痛性心肌梗死

绝大多数急性心肌梗死患者伴有症状，会出现典型的胸骨后压榨性疼痛，然而，非"典型"的表现也常有发生（如类似于消化不良的感觉、上背部痛或下颌痛）。甚至有的患者可能没有任何症状，即"无痛性"心肌梗死。在无明确心肌梗死病史的患者中，心电图上发现陈旧性梗死的异常 Q 波并不罕见，因此，临床医师必须高度警惕。

## （十）多发 Q 波性心肌梗死

有的患者在不同时期可能会存在两处或多处心肌梗死。例如，既往发生过下壁心肌梗死的患者可以新发出现前壁心肌梗死，其心电图最初表现为 Ⅱ、Ⅲ 和 aVF 导联上有异常 Q 波，在新发前壁心肌梗死的时候，新的异常 Q 波和 ST-T 改变可出现在前壁导联上（图 13-46）。

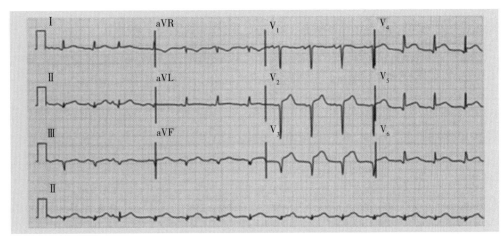

图 13-45　应激性心肌病的心电图

老年女性，伴有胸痛，有心力衰竭症状，心电图显示前壁 ST 段抬高型心肌梗死（下壁、前壁有病理性 Q 波）。超声心动图上示左心室壁异常运动。冠状动脉造影显示冠状动脉正常，血清心肌酶升高。第三个心搏是房性期前收缩

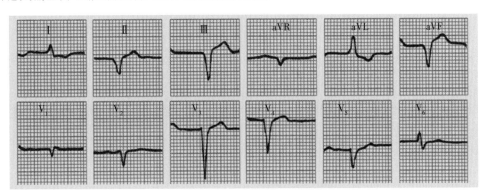

图 13-46　多发心肌梗死的心电图

该图显示了陈旧性前壁和下壁心肌梗死的心电图表现。注意胸前 V₁ ～ V₅ 导联 R 波递增不良并呈 QS 型，Ⅱ、Ⅲ和 aVF 导联亦呈 QS 型

## 五、心肌梗死的并发症的心电图表现

心肌梗死的主要并发症包括机械性 / 结构性并发症和电生理并发症。机械并发症包括心力衰竭、心源性休克、左心室室壁瘤、心脏破裂、心包炎、乳头肌功能紊乱、梗死延展和扩展等。电生理并发症包括缺血和梗死引发的心律失常和房室传导阻滞、束支传导阻滞等。本书仅介绍并发室壁瘤的心电图改变。心律失常、心包炎等并发症将在相关章节中介绍。

一些患者在大面积心肌梗死（尤其是前壁）后会出现室壁瘤，它是心肌梗死后不能正常收缩的严重瘢痕部分。当心室收缩时，室壁瘤部分向外膨出，而其他部分正在发生收缩。室壁瘤多发生在心脏的前壁和下壁。

心电图对心肌梗死出现室壁瘤的诊断有一定的帮助。合并室壁瘤的患者通常会在梗死后存在持续性 ST 段抬高。如前所述，急性心肌梗死后 ST 段抬高多在数天内回落。若 ST 段抬高持续数周或更长时间，提示存在室壁瘤（图 13-47）。但没有持续 ST 段抬高，不能排除室壁瘤的可能性。

室壁瘤的临床重要性是可导致慢性心力衰竭，伴发严重的室性心律失常。甚至室壁瘤内可以形成血栓并破碎，引起卒中或其他栓塞并发症。

## 六、冠状动脉再灌注后的心电图

对于 ST 段抬高型心肌梗死急诊行经皮冠状动脉介入治疗（冠状动脉成形术 / 冠状动脉支架术）比系统溶栓会更有效。对于经过选择的非 ST 段抬高型心肌梗死患者也可能同样有用。急症再灌注

治疗可能会改变心电图的一般演变规律。急性心肌梗死后早期成功再灌注治疗可以使抬高的 ST 段回到基线，而没有 Q 波出现。在 ST 段抬高的导联可能会逐渐出现深倒置 T 波。有的患者即使再灌注治疗成功，减少了梗死的心肌数量，Q 波也可以出现。一般来讲缺血或梗死发生后时间越久，再灌注后对血氧饱和度影响越小，急性或演变期心电图改变影响越小。冠状动脉再灌注后的心电图多表现为加速性心室逸搏心律。

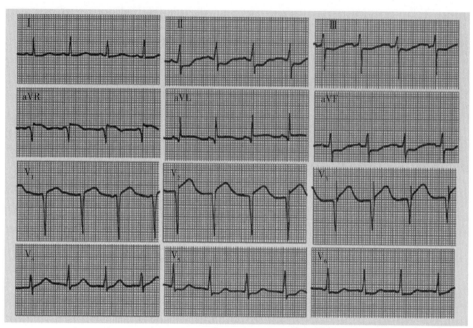

**图 13-47　前壁室壁瘤的心电图表现**

该患者数月前发生过心肌梗死。注意到 V₁ ~ V₃ 及 aVL 导联可见显著的 Q 波、持续的 ST 段抬高及下壁导联（Ⅱ、Ⅲ 和 aVF 导联）对应性 ST 段压低。心肌梗死后 ST 段持续抬高 2 ~ 3 周以上，应怀疑室壁瘤的存在

# 第六节　陈旧性心肌梗死

心肌梗死后数月至数年，称为陈旧性心肌梗死，相当于心肌梗死第四期——慢性稳定期。

心电图特点如下（图 13-48）。

1. 面向心肌梗死部位的导联上出现异常 Q 波。

2. 在相应导联中，ST 段轻度或不等程度的压低，T 波倒置，有的患者 ST-T 可正常。

3. 出现异常 Q 波，但应除外非心肌梗死性 Q 波。

（1）V₁、V₂ 导联上出现异常 Q 波时，应除外电极放置位置不正确、心脏转位、左心室肥厚、左束支传导阻滞、重度肺气肿、右心室肥厚及右束支传导阻滞合并心脏转位。如在 V₁、V₂ 导联上出现 qRS 或 QRS 波，则应考虑为陈旧性前间壁心肌梗死。

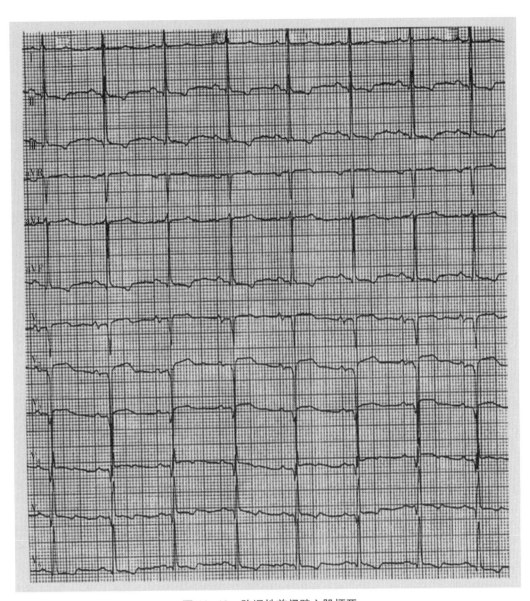

**图 13-48　陈旧性前间壁心肌梗死**

$V_1 \sim V_3$ 导联呈 QS 型，ST 段降至基线，$V_1 \sim V_3$ 导联 T 波倒置

（2）Ⅰ、aVL、$V_5 \sim V_6$ 导联出现 Q 波，应除外正常间隔性 Q 波（一般不大于 0.02s，深度不大于 1/4R）及某些心肌病的心电图改变。另外，心电轴右偏时，aVL 导联也可出现较宽的 Q 波。

（3）Ⅱ、Ⅲ、aVF 导联同时出现异常 Q 波，一般应诊断为陈旧性下壁心肌梗死，但应除外急性肺梗死等肺部病变及预激综合征。如单独Ⅲ导联出现异常 Q 波，一般无诊断意义。如 aVF 导联同时出现 Q 波，则可能为陈旧性下壁心肌梗死，但也可能因心脏转位所致，可做深吸气后心电图以资鉴别。

当心电图出现异常 Q 波时，一方面要结合临床资料，同时做心电向量图及多维心电图进行鉴别（图 13-49）。

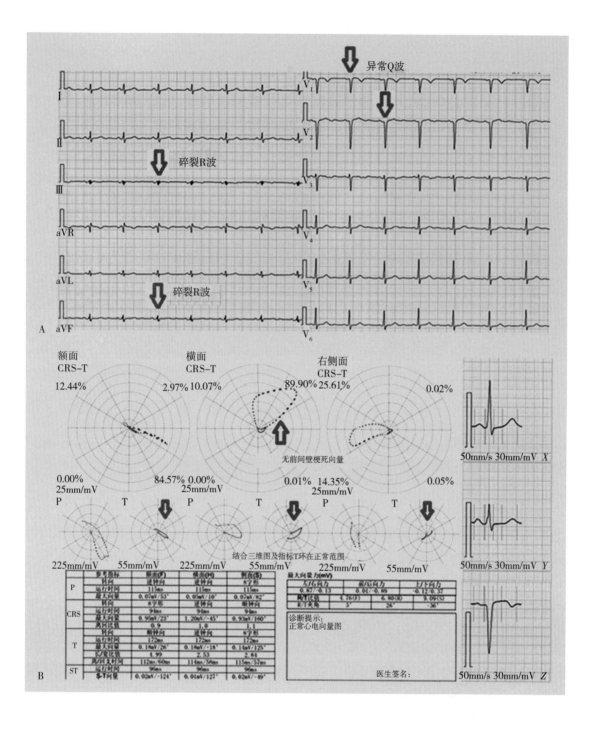

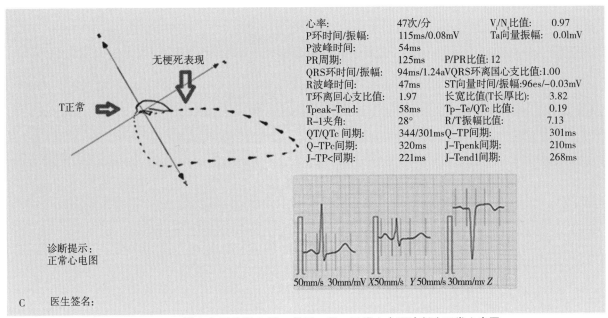

| 心率： | 47次/分 | V₁/N比值： | 0.97 |
|---|---|---|---|

心率：　　　　　　47次/分　　　　　V₁/N比值：　0.97
P环时间/振幅：　　115ms/0.08mV　　Ta向量振幅：　0.01mV
P波峰时间：　　　　54ms
PR周期：　　　　　125ms　　　　　　P/PR比值：　12
QRS环时间/振幅：　94ms/1.24aVQRS环离国心支比值：1.00
R波峰时间：　　　　47ms　　　　　　ST向量时间/振幅：96es/−0.03mV
T环离回心支比值：　1.97　　　　　　长宽比值(T长厚比)：3.82
Tpeak-Tend：　　　58ms　　　　　　Tp-Te/QTc比值：0.19
R-1夹角：　　　　　28°　　　　　　R/T振幅比值：7.13
QT/QTc间期：　　　344/301msQ-TP间期：301ms
Q-TPc间期：　　　320ms　　　　　　J-Tpenk间期：210ms
J-TP<间期：　　　221ms　　　　　　J-Tend1间期：268ms

50mm/s 30mm/mV X50mm/s Y 50mm/s 30mm/mv Z

**图 13-49　一维心电图异常 Q 波，借助二维、三维心电图诊断为正常心电图**

A. 常规心电图显示Ⅲ、aVF 导联碎裂 R 波，V₁、V₂ 导联呈 QS 型，难以排除陈旧性 MI；B. 心电向量图显示正常 QRS 环及 T 环（结合三维判断）；C. 三维心电图显示各项指标参数在正常范围。故可以诊断为正常心电图。V₁、V₂ 导联呈 QS 型为正常变异；Ⅲ、aVF 导联碎裂 R 波为额面 QRS 环折叠造成，是假碎裂 R 波

# 第七节　多维心电图和心电向量图在心肌梗死诊断中的优势

　　多维心电图和心电向量图（VCG）是一种检查心血管疾病的辅助方法。对心脏激动的电位变化可计量和测量空间方位，能比一维（常规）心电图（ECG）更准确地反映心脏除极和复极的情况，在心肌梗死的诊断和鉴别诊断中有其独特的优势。本节从心肌梗死多维心电图和心电向量图的基本特点、与常规心电图的改变进行对照，阐述其在急性心肌梗死和陈旧性心肌梗死诊断和鉴别诊断中的优势，以提高读者对多维心电图和心电向量图在心肌梗死诊断和鉴别诊断中重要性的认识。本文从 3 个方面介绍多维心电图和 VCG 在心肌梗死诊断和鉴别诊断中的优势，即：①心肌梗死的多维心电图 VCG 基本改变；②多维心电图和 VCG 在急性心肌梗死诊断和鉴别诊断中的优势；③多维心电图和 VCG 在陈旧性心肌梗死诊断和鉴别诊断中的优势。

## 一、心肌梗死的多维心电图和心电向量图基本改变

　　心室除极的每一瞬间由不同部位心肌所产生

的多个向量综合而成，若一部分的向量减弱或消失，则综合向量的特征也会发生改变。心肌梗死区的电势减弱或消失，而未梗死区的心肌电势相对增强，心肌梗死后的综合向量背离梗死区的方向。心肌梗死后综合向量的改变程度，视梗死区的部位及范围而定。

### （一）MIQRS 向量的改变

　　心肌梗死后心电图形成的坏死性 Q 波及 QS 波，是由对侧正常心肌除极产生背离梗死部位的向量所致（图 13-50，图 13-51A）。

　　心室激动初始 40ms 内，左心室内膜下的大部分心肌均已除极，这些向量的综合即为 QRS 环起始向量。当某部位心肌发生坏死后，该部心肌的电激动消失而不能除极，但仍能够传导电流。因此，当某部心肌发生了贯穿室壁的坏死后，等于在该处开了一个"窗口"（图 13-51B），这时 QRS 向量反映的是背离梗死部位正常心肌除极的电活动改变，致使 QRS 综合向量指向背离梗死部位的方向（图 13-51C）。与此同时，当正常心肌除极时，

心室腔内的负电位便通过坏死部位心肌传到心外膜处。QRS 环起始向量偏向原来正常环体的对侧面（即坏死心肌的对面）。如前间壁心肌梗死时，

H 面 QRS 环向右前的起始向量消失，环体一开始就指向左后方，而形成向后凹陷的蚀缺（erosion）（图 13-52）。

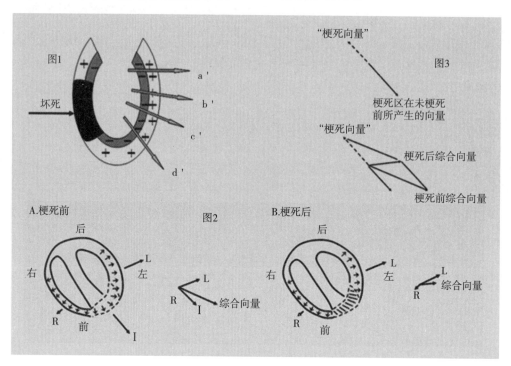

图 13-50　心肌梗死后向量的改变

图 1：梗死向量背向梗死区；图 2：A 为梗死前综合向量，B 为梗死后综合向量；图 3：梗死向量示意图

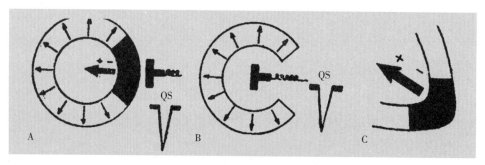

图 13-51　坏死型 QS 波的发生原理

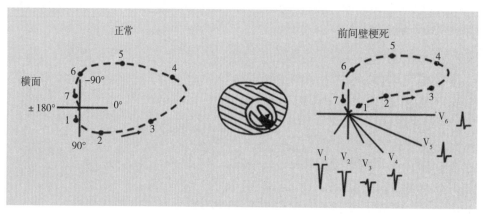

图 13-52　前间壁心肌梗死的心电向量图与正常心电向量图对照

部分心肌梗死患者随着时间的推移而形成侧支循环或梗死面积的缩小，异常 Q 向量也会减小，或在 QRS 环局部出现浅的凹陷（即蚀缺）或小的隆突，使心肌梗死的心电向量图特征变得不够典型。因此，在诊断陈旧性心肌梗死时必须结合临床，如果有以前的心电向量图检查应对照分析，才能做出客观的诊断。

心肌梗死时 QRS 环的基本改变如下。

（1）QRS 环起始（一般为 40ms 以内）向量改变：① QRS 环起始向量向后方移位。正常成人 QRS 环起始向量位于前方，并偏右、向上或向下方，但不会指向后方。正常成人 QRS 环起始向前方运行的时间多在 20ms 以上。当局限前壁及前间隔心肌梗死时，在 H 面及 RS 面 QRS 环起始向前运行的时间明显减少（< 20ms）甚至消失。② QRS 环起始向量向上移位。正常成人 QRS 环起始向量虽可偏上，但 QRS 环起始向上向量的振幅、起始向上向量的运行时间及上向指数（QRS 环起始向上向量的振幅与 QRS 环向下向量的振幅之比）均较小，当出现下壁心肌梗死时，其上述在 F 面及 RS 面改变均明显增大。③ QRS 环起始向右向量增大：正常成人 QRS 环起始向量略偏右，其起始向右的运行时间及右向指数（QRS 环起始向右向量的振幅与 QRS 环向左向量的振幅之比）均在正常范围，一般在 20ms 时已转向左方；当出现左心室侧壁心肌梗死时，H 面和 F 面的向右向量振幅明显增大、时间明显延长。④多部位心肌梗死。根据 QRS 环起始向量的改变，可出现多种组合：QRS 环起始向量向上移位，向前向量减小或消失，多见于下壁合并前壁心肌梗死；QRS 环起始向上向量及向右向量均增大，多见于下侧壁心肌梗死；QRS 环起始向量向右、后、上方增大，多见于心尖部心肌梗死；QRS 环起始向量移向右、后方，多见于前侧壁心肌梗死。

（2）QRS 环中部及终末部心电向量图改变：①心肌梗死时，除了 QRS 环起始向量发生改变外，还可表现在 QRS 环的中部及终末部改变。如左心室后壁（后基底部）心肌梗死时，只影响心室除极 40 ～ 60ms 以后的 QRS 向量，使 QRS 环明显前移。②部分心肌纤维萎缩或灶性心肌梗死及心肌梗死陈旧期形成的小瘢痕，常不均匀地分布于心肌不同部位的区域内，此类改变不影响 QRS 环起始向量。如左心室中间层或心尖部的灶性心肌梗死，则仅局限于 QRS 环的中部向量的改变，在 QRS 环中部突然转向出现凹陷形成的蚀缺，使 QRS 环体发生扭曲（distortion），其反映该处正常的向量消失。

除了一般心肌梗死的心电向量图诊断标准外，还可根据 QRS 环的蚀缺进行诊断（见表 13-1 灶性心肌梗死的诊断标准），蚀缺的范围越大，心肌梗死的诊断越可靠。除此之外，部分心室传导障碍及少数正常人也可出现 QRS 环扭曲；而部分心肌病、糖尿病患者也可出现蚀缺。因此，在诊断灶性心肌梗死时，应密切结合临床才能做出正确的诊断结果。

（3）无 Q 型心肌梗死（心内膜下心肌梗死）的心电向量图改变：左心室游离壁的内 1/3 ～ 2/3 部分的心肌除极，对形成 QRS 综合向量影响较小。当出现急性心内膜下心肌梗死时，心室除极的 QRS 向量并未受到明显影响，仅引起心室复极的 ST 及 T 向量改变。心电向量图诊断无 Q 型心肌梗死的特异性较差，诊断时应密切结合典型的心肌梗死症状及心肌酶学的改变诊断较为可靠。对陈旧性心内膜下心肌梗死的诊断，心电向量图及心电图只能通过原来急性期心电向量图及心电图 ST-T 的动态改变和演变过程进行推测。

### （二）ST 向量的改变

在 AMI 时，由于缺血心肌的损伤电流形成，出现面向梗死区的 ST 向量，在心电向量图上表现为 QRS 环不闭合，出现振幅增大的 ST 向量向梗死区偏移。如急性前壁心肌梗死时，出现向前偏左的 ST 向量，在数小时或数天内其振幅逐渐减小直至恢复。如果 ST 向量长时间不恢复，应考虑室壁瘤形成。

### （三）T 向量的改变

心肌梗死后外围缺血的心肌比正常心肌代谢慢，因此，正常的心肌先复极，缺血的心肌后复极，复极的方向由正常心肌指向缺血心肌。

如缺血心肌仅限于心内膜下时，由于正常心内膜下心肌原来就比心外膜下心肌复极晚，故缺血后心室壁的复极方向未改变,但复极时间较前延长。又由于缺血的心内膜下心肌复极时,对侧的心肌已复极结束处于静息电位,因无对侧心肌的拮抗力,故面向缺血心肌复极向量增大(T向量增大)。

如缺血心肌由心内膜下贯穿至心外膜下,这时心外膜下的心肌比心内膜下心肌复极晚,因而复极方向自心内膜下心肌向心外膜下心肌进行,其T向量方向与正常呈反向,出现T环与QRS环主体方向相反、振幅增大的改变,且T环的离心支与归心支运行速度相等(失去正常T环的离心支运行速度慢、归心支运行速度快的时间差距)及QRS-T夹角增大等一系列复极向量的改变。

在AMI早期,T向量向坏死心肌同侧方向偏移,以后数周至数月的异常T向量逐渐恢复至正常,或异常T向量恢复到一定程度时不再恢复。

## 二、多维心电图和心电向量图在急性心肌梗死诊断和鉴别诊断中的优势

急性心肌梗死有典型心电图特点时诊断较易,而对心电图不典型的急性心肌梗死、特殊部位的心肌梗死、合并左束支传导阻滞、左前分支传导阻滞或预激综合征的急性心肌梗死,心电图不典型的急性冠脉综合征则诊断较为困难。在上述情况下,多维心电图和VCG可提供一些特殊变化,有助于急性心肌梗死、急性冠脉综合征的诊断。现举例说明如下。

图13-53为一例胸痛患者,心电图未表现出急性冠脉综合征的特征,而心电向量图有明显的改变。横面T环呈缺血大圆形改变而心电图大致正常。后经冠状动脉造影显示左冠状动脉回旋支近端98%堵塞,证实突变性T环异常为急性冠脉综合征所致明显的心室复极异常。

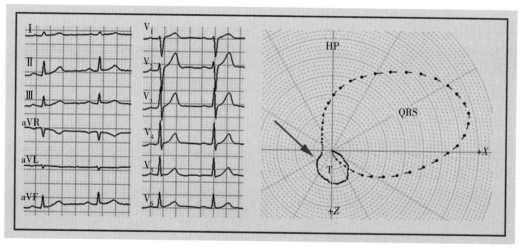

图 13-53　急性冠脉综合征的心电图及心电向量图

T环是QRS环之后心肌复极所形成的,能准确记录到心室复极在各个瞬间所产生的电动力在空间的大小、方向和运转过程,能反映心脏在复极过程中综合向量的具体变化。T向量环异常包括多项指标(图13-54):①T环短小,即T/QRS < 1/4;②T环转向异常,正常T环的转向为离心支有慢、快、慢和回心支快的规律,若横面T环有转向异常,其价值等于两项阳性;③T环长宽比例 < 2.5(3个面均异常);④T环方位异常,即R-T夹角增大(额面 > 40°、横面 > 60°、右侧面 > 120°)。出现上述4项中1项为"大

致正常",2项为"提示心肌缺血",3项以上为"心肌缺血"。诊断时应排除继发性T向量改变。

因此,对急性胸痛患者,尽管心电图正常,应立即行VCG或多维心电图检查,可协助做出正确诊断。图13-54将T环改变进行了分级,Ⅰ级为轻度异常,Ⅱ、Ⅲ级为中度异常,Ⅳ、Ⅴ级为重度异常。

图13-55系一例男性患者,47岁,急性心前区痛1d就诊。同步12导联心电图正常。加做V3R导联显示胸前导联R波递增不良。根据心电图表现只能怀疑急性前壁心肌梗死,而VCG显示

起始 10ms 的向量位于右前方呈顺钟向运转，无向左前的起始向量，20～40ms 的向量位于左后方，环呈逆钟向运转，离心支在归心支的前方（图 13-56）。根据局限前壁心肌梗死的 VCG 诊断标准：① QRS 环起始向前运转时间 < 20ms；② QRS 环

起始向前向量振幅 < 0.1～0.15mV；③ QRS 环前向指数 ≤ 0.2；④ QRS 环起始 20～40ms 的向量在左后方出现向后凹陷的蚀缺；⑤ H 面 QRS 环位于左前的面积明显减小或消失。本例可诊断前壁心肌梗死。明显显示出 VCG 诊断心肌梗死的优势。

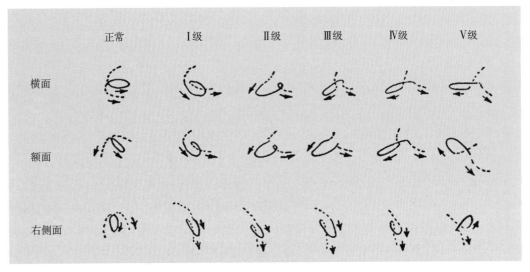

图 13-54 T 环异常分级示意图

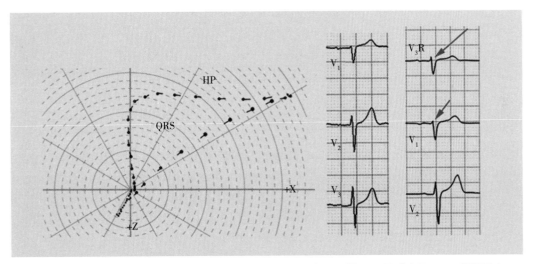

图 13-55 心电图无异常而心电向量图出现初段形态异常。加做 V₃R 导联方显 QRS 递增不良

急性心肌梗死合并左束支传导阻滞、左前分支阻滞、心室预激时，诊断比较困难，此时可借助 VCG 和多维心电图明确诊断。

### 三、多维心电图和心电向量图在陈旧性心肌梗死诊断和鉴别诊断中的优势

在陈旧性心肌梗死时，心电向量图的正确诊断率高于心电图。有研究表明，心电向量图

和心电图对陈旧性心肌梗死的诊断敏感性分别为 98.61% 和 48.61%、准确性分别为 96.15% 和 61.54%、特异性均为 90.63%，说明心电向量图在诊断陈旧性心肌梗死方面较心电图具有明显优势。

心电图诊断陈旧性心肌梗死的主要依据是异常 Q 波，但影响 Q 波的因素很多，心电图出现异常 Q 波不一定代表有心肌梗死，如扩张型心肌病和肥厚型心肌病患者心电图也可出现异常 Q 波，心电图无异常 Q 波也不代表没有心肌梗死，因为

心肌梗死的瘢痕化收缩会导致Q波减小甚至消失。心室肥大的掩盖、心室内传导异常、心电盲区的存在及多部位心肌梗死常导致心肌除极向量之间相互影响甚至抵消，因此，心电图诊断陈旧性心肌梗死的敏感性和特异性均较差（图13-57）。

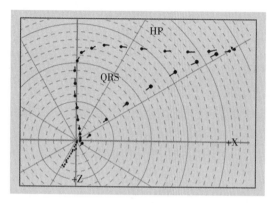

图13-56　为图13-55放大，清楚地显示起始10ms的向量位于右前方呈顺钟向运转，无左前的起始向量，20～40ms的向量位于左后方，环呈逆钟向运转，离心支在归心支的前方

　　多维心电图和心电向量图诊断心肌梗死并不仅仅依靠QRS环起始40ms以内的向量改变，还可根据QRS环的中段及终末部的改变，QRS环起始向量的方位、运转方向及运转时间以及环体的形态（有无蚀缺、隆凸、扭曲）和最大向量角度等方面的指标进行诊断。用于诊断心肌梗死的指标远多于一维心电图。

　　有研究表明，多维心电图、心电向量图和冠状动脉造影在诊断陈旧性心肌梗死方面有很好的一致性，冠状动脉造影被认为是诊断冠心病心肌梗死的金标准，这说明多维心电图和心电向量图是一种很好的检查方法，可用于陈旧性心肌梗死的诊断，其敏感性、准确性和特异性均较高。

　　多维心电图和心电向量图对陈旧性心肌梗死不仅具有良好的检出能力，漏诊率低，而且诊断准确率高，误诊率低，与心电图相比优势明显，诊断价值较大。对病史不明及心电图不能明确诊断的陈旧性心肌梗死，多维心电图和心电向量图可为临床提供重要信息，有助于及时诊断、治疗及评估病情，具有更广阔的应用前景。

　　最后需要强调指出的是：心电图虽然是诊断心肌梗死的重要手段，但是在急性心肌梗死的超

急性期（几分钟甚至于几小时）心电图可能是无特征性改变，甚至是正常心电图。同时，完全性左束支传导阻滞、心室预激或起搏器心电图图形等可以完全掩盖急性心肌梗死的心电图改变。因此，临床医师应注意以下几点。

　　1. 心电图必须始终结合临床资料严格分析，不能简单地仅通过心电图的经典改变来诊断，连续记录的心电图通常比常规心电图能提供更多的信息。另一方面，酷似心肌缺血或者酷似心肌梗死的心电图改变也可出现在正常健康人，或者非冠心病患者。

　　2. 传统上根据心电图将心肌梗死分为透壁性心肌梗死和心内膜下（非透壁性）心肌梗死过于简单。因为有些患者发生广泛的心肌梗死，而无Q波出现，另一些非透壁性损伤的患者可能出现Q波。同时有证据表明心内膜下心肌梗死可能具有和透壁性心肌梗死一样的长期预后。基于以上原因，目前已经放弃使用透壁性心肌梗死和心内膜下心肌梗死这样的术语，而用ST段抬高型心肌梗死和非ST段抬高型心肌梗死替代。

　　3. 我们不仅应注意经典急性心肌梗死伴有ST段抬高或ST段压低，也要注意急性心肌梗死的不典型心电图表现，如左主干阻塞或者严重的三支血管病变引起的急性缺血可以同时存在以下改变：在大多数的前壁和下壁导联有ST段压低，在aVR导联上伴有ST段抬高，有时$V_1$导联也可以见ST段抬高。如后侧壁的ST段抬高型心肌梗死可能在$V_1$～$V_3$导联对应ST段压低。如不注意会耽误急诊再灌注治疗，导致主要的ST段抬高型心肌梗死治疗失败。

　　4. 重视急性心肌梗死猝死预警指标、Wellens综合征和de Winter综合征的心电图改变，及时处理。

　　5. 重视心肌梗死并发症的预防及处理

　　（1）心脏破裂：常发生在心肌梗死后1～2周，好发于左心室前壁下1/3处。原因是梗死灶失去弹性、心肌坏死、中性粒细胞和单核细胞释放水解酶所致的酶性溶解作用，导致心壁破裂，心室内血液进入心包，造成心脏压塞而引起猝死。另外，室间隔破裂，左心室血液流入右心室，可引起心源性休克和急性左心衰竭。左心室乳头肌

断裂，可引起急性二尖瓣关闭不全，导致急性左　　　心衰竭。

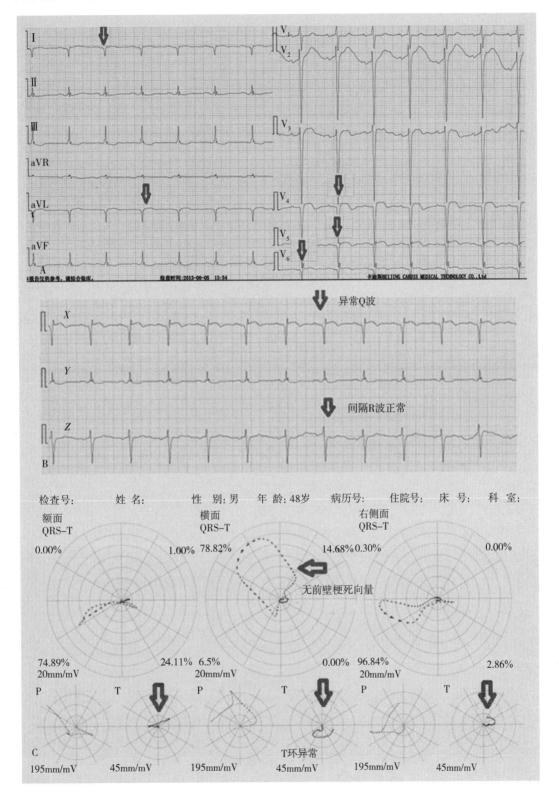

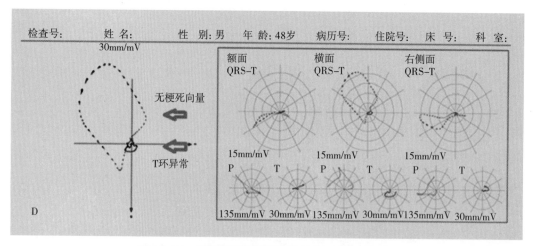

**图 13-57　被诊断为心肌梗死的扩张型心肌病患者**

患者男性，48岁。心前区不适、胸闷、憋气、心慌。心功能不全，被诊断心肌梗死，治疗无明显疗效就诊。A. 常规心电图 I 、aVL、$V_4$、$V_5$、$V_6$ 导联异常 Q 波，ST 段稍抬高，多导联 T 波改变，应考虑陈旧性前侧壁心肌梗死（室壁瘤形成？）。B. 正交心电图诊断同常规心电图；C. QRS 环体向右后方偏移，显示左前方电动力不足，但无梗死向量。ST 向量异常。D. 三维心电图不符合陈旧性前侧壁心肌梗死。心脏超声：全心扩大，室壁变薄，左心室明显，室壁厚度仅为 3 ～ 5mm，薄于右心室。所以综合向量指向右后方

（2）室壁瘤可发生在心肌梗死早期或梗死灶已纤维化的愈合期。由梗死心肌或瘢痕组织在心室内压力作用下，局限性地向外膨隆而形成室壁瘤。室壁瘤可继发附壁血栓、心律失常及心功能不全。

（3）附壁血栓形成：多见于左心室。由于梗死区内膜粗糙，室壁瘤处出现涡流等原因而诱发血栓形成。血栓可发生机化，少数血栓因心脏舒缩而脱落引起动脉系统栓塞。

（4）心律失常：多发生在发病早期，也可在发病 1 ～ 2 周发生，以室性期前收缩多见，可发生室性心动过速、心室颤动，导致心搏骤停、猝死。缓慢性心律失常如心动过缓、房室传导阻滞多见于下壁梗死患者发病早期，多可恢复，少数需安装永久起搏器。

（5）心力衰竭和心源性休克：可见于发病早期，也可于发病数天后出现，详见临床表现。

（6）心肌梗死后综合征：一般在 AMI 后 2 ～ 3 周或数月内发生，表现为心包炎、胸膜炎或肺炎，有发热、胸痛等症状，可反复发生，可能为机体对心肌坏死形成的自身抗原的过敏反应。

# 第八节　心肌梗死心电图图例分析

扩展学习：请扫描下方二维码，继续学习心肌梗死心电图图例分析。

## 小结

急性心肌梗死（AMI）是由于冠状动脉突然闭塞，使依靠这支冠状动脉供血的心肌得不到血液供应而缺血、损伤、坏死。心肌梗死（MI）分为透壁性、心内膜下和室壁内 3 种。按病变发展过程，分为早期（超急性期）、急性期、近期（亚急性期）和陈旧期（慢性稳定期）；按病变发生部位分为左心室前壁、下壁、后壁 MI，右心室 MI 和心房 MI。左心室前壁 MI 又可分为广泛前壁、前间壁、高位间壁、前侧壁、心尖部、高侧壁 MI。通常将 MI 定性诊断分为 AMI、亚 AMI 及陈旧性 MI。2018 年第四次 MI 全球统一定义，仍然延续了 2007 年的分类方法。1 型：原发冠状动脉事件导致的自发性梗死；2 型：氧需求增加或供给减少导致的梗死；3 型：突发意外性心源性

猝死；4 型：PCI 或支架血栓导致的梗死；5 型：CABG 相关性梗死。目前从临床治疗的角度将 MI 分为 ST 段抬高型 MI 和非 ST 段抬高型 MI。

ST 段抬高型 MI 的基本心电图表现为：面向 MI 部位的导联上出现异常 Q 波、ST 段抬高、T 波从高耸直立转为对称性倒置，以及随着心肌损害的发展及恢复，心电图呈现一系列演变的变化。AMI 可分为 3 个主要时相，即早期超急性相（相当于超急性期）、急性期充分发展相（相当于急性期）、后期稳定相（相当于亚急性期）。根据各导联的心电图变化可以对 MI 做出定性诊断。前间壁 MI 特征性心电图改变出现在 $V_1 \sim V_3$ 导联；正前壁（局限性前壁）MI 特征性心电图改变出现在 $V_3 \sim V_5$ 导联；广泛前壁 MI 特征性心电图改变出现在 $V_1 \sim V_6$ 导联及 I、aVL 导联；心尖部 MI 特征性心电图改变出现在 II、III、aVF、$V_5 \sim V_6$ 导联；高侧壁 MI 特征性心电图改变出现在 I、aVL 导联。下壁 MI 特征性心电图改变出现在 II、III、aVF 导联；正后壁 MI 特征性心电图改变出现在 $V_7 \sim V_9$ 导联，对应 $V_1 \sim V_3$ 导联出现"镜中映像"；右心室 MI 特征性心电图改变出现在 $V_3R \sim V_4R$ 导联。ST 段抬高型 MI 需与心绞痛、急性心包炎、急性肺动脉栓塞、急腹症、主动脉夹层等疾病相鉴别。ST 段抬高型 MI 需要尽快做出诊断，采取再灌注治疗的策略，并及时处理各种并发症。

非 ST 段抬高型 MI 心电图表现为 ST 段压低、T 波倒置伴心肌坏死的生物化学标志物升高。需要结合临床资料和酶学与急性冠状动脉供血不足相鉴别。非 ST 段抬高型 MI 不主张溶栓治疗。

AMI 猝死预警指标有：心电图墓碑样 ST 段抬高；前壁 MI 伴右束支传导阻滞；心电图上出现缺血性 J 波；冠心病患者出现心绞痛恶化；AMI ST 段持续抬高，或并发复杂的室性期前收缩，或并发严重房室传导阻滞，或束支传导阻滞；AMI 泵衰竭；心电图 ST 段极度压低和 AMI ST 段明显抬高伴直立高耸 T 波。

MI 不典型心电图改变约占 MI 总数的 40%。常有以下几种情况：①心电图"正常"的 MI；②仅有 R 波电压变化的 MI；③仅有 ST-T 变化的 MI；④ MI 合并束支传导阻滞；⑤ MI 合并心室预激及

非典型 Q 波变化等，必须结合临床资料进行判断。

第四版 MI 全球统一定义提出了 5 个新概念，更新了 14 个概念，增加了 6 个临床相关内容。

MI 的心电图鉴别诊断包括：① Q 波性 MI，应与心室肥厚、肥厚型心肌病、急性心肌炎、急性肺源性心脏病、束支及分支传导阻滞、心室预激及正常变异性 Q 波相鉴别。②非 Q 波性 MI，应与急性心包炎、高钾血症、过早复极、脑血管意外及变异型心绞痛相鉴别。

MI 后数月至数年称为陈旧性 MI。心电图特点为：面向 MI 部位的导联上出现异常 Q 波，ST 段轻度或不等程度的压低，T 波倒置等，应注意除外非梗死 Q 波。

多维心电图和心电向量图是一种检查心血管疾病的辅助方法。对心脏激动的电位变化可计量和测量空间方位，能比常规心电图更准确地反映心脏除极和复极的情况，在 MI 的诊断和鉴别诊断中有其独特的优势。提倡各级医院开展这项检查技术。

心电图虽然是诊断 MI 的重要手段，但是在 AMI 的超急性期可能是无特征性改变，同时，完全性左束支传导阻滞、心室预激或起搏器心电图图形等可以掩盖 AMI 的心电图改变。因此，临床医师应注意密切结合临床资料进行分析，防止漏诊、误诊。

附 1　本章的学习重点

1. 掌握急性心肌梗死的基本心电图改变的机制及特点。

2 掌握 AMI 的心电图演变规律。

3 掌握 AMI 的心电图定位诊断、AMI 面积的估计、AMI 急性程度的估计、AMI 严重程度的估计。

4. 了解陈旧性 MI 的诊断。

5. 掌握 AMI 不典型心电图表现及 MI 的心电图鉴别诊断。

6. 掌握 AMI 猝死预警指标。

附 2　请扫二维码扩展学习

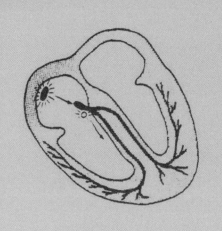

# 第十四章

# 心肌炎、心包炎、心肌病和心力衰竭

很多疾病可能伴随着心电图的一些改变，尤其在心包疾病（急性心包炎、心包积液和缩窄性心包炎）、心肌本身疾病（不包括心肌缺血和心肌梗死，这两部分已分别在第十二章和第十三章讨论）和肺部系统中表现尤为重要，肺部系统中包括肺栓塞（急性和慢性血栓栓塞性疾病）、慢性阻塞性肺疾病和肺实质性疾病（将在第十七章介绍）。本章主要介绍心肌炎、心包炎、心肌病和心力衰竭的心电图及相关临床问题。

# 第一节　心肌炎

## 一、概述

急性心肌炎（acute myocarditis）是心肌内发生局灶性或弥漫性炎症。主要病理改变是心肌实质或间质的炎症，细胞浸润、变性和散在的坏死区域与纤维区域交替并存。病变弥漫且严重者，常可累及心脏的起搏和传导系统，从而在心电图上产生一系列相应的变化。临床上引起心肌炎的病因很多，感染是主要病因，包括细菌、病毒、全身性疾病、中毒、药物过敏等，其中以病毒感染最常见。临床与病理改变可不一致，约40%的患者发病1～2周有心电图改变，甚至部分患者心电图改变是心肌炎的唯一表现。因此，心电图对心肌炎的诊断有一定的参考价值，并对临床治疗、判断治疗效果和预后也有一定帮助。心电图改变与心肌炎的严重程度、病变范围、部位有关，当心肌病变发展到一定程度，影响心肌的除极和复极，影响传导系统时，才能在心电图上有所反映。心肌炎所引起的心电图改变在其他原因的心肌病变中也可出现，不具特异性，其心电图诊断价值是有限的。在临床上，不少已确诊为心肌炎的患者，心电图完全正常或基本正常，因此，心电图诊断心肌炎必须结合临床其他资料及心电图的连续观察。

心肌炎的心电图改变包括各种类型的起搏传导障碍、ST-T改变、QRS波群电压改变或异常Q波、QT间期延长，以及各种类型的心律失常等。但由于心肌炎症程度不一，受侵犯的部位不同，其心电图改变也有一些差异。受损程度较轻者，心电图改变可较轻微，受损严重者则心电图改变明显。常见的心电图改变表现如下。

### （一）一维心电图改变

1. 窦性心律失常　急性心肌炎患者，10%～

30%有窦性心动过速。而窦性心动过缓、窦房传导阻滞和窦性停搏较少见（约为2%），但其严重性却不容忽视，常是心肌炎猝死的主要原因。

2.传导系统的改变 主要是病变直接累及心脏传导系统，如房室结、房室交界区或房室束支所致，同时与迷走神经张力升高亦有关。一般多

为一度房室传导阻滞（图14-1），严重的可发生二度或三度房室传导阻滞。以上心电图改变往往随心肌炎的恢复而改善，病变治愈后可完全恢复正常。仅少数病例由于传导系统遭到严重破坏或纤维化，而引起永久性传导障碍。

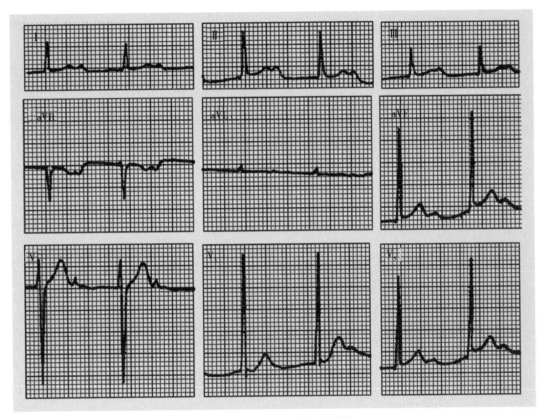

图 14-1 一度房室传导阻滞

患者男性，22岁，急性心肌炎。心电图诊断：窦性心律；一度房室传导阻滞；ST-T改变

3.ST-T 改变 ST-T改变可见于各导联，尤其在左侧心前导联更多见。多为轻度ST段水平性降低和T波平坦或倒置，检出率约75%。少数重症心肌炎患者可表现为多个导联ST段抬高。ST-T改变随着病变进展或减轻而演变，这种变化和演变过程在排除其他原因引起的ST-T改变的可能时，结合临床表现则有助于心肌炎的诊断。但应注意的是，很多正常年轻女性尤其是更年期妇女，心电图上经常出现T波低平或倒置，多见于Ⅱ、Ⅲ、aVF导联上，这种改变往往是自主神经功能失调所致。

4.QRS波群低电压和异常Q波 心肌炎出现QRS波群低电压者占20%～43%。重症心肌炎心

电图上可出现异常Q波。上述改变可能是由于心肌的炎性影响心肌除极，其除极延缓及心电动力减低甚至消失所致。病情缓解后QRS电压可逐渐恢复，异常Q波消失，心电图恢复正常。

5.QT间期延长 QT间期代表心肌全部除极、复极过程的全部时间。从理论上讲，心肌炎必然影响心肌的除极和复极过程，从而使QT间期延长。但在临床实际中并非所有患者都有这种表现，急性风湿心肌炎者仅30%左右的心电图有QT间期延长。

6.心律失常 心律失常是心肌炎最常见的临床和心电图表现，以房性期前收缩或室性期前收缩、窦性心动过速、心房扑动或心房颤动、阵发

性室上性或室性心动过速最常见。持续性室性心动过速、心室扑动或心室颤动虽不多见，却是引起心源性死亡的主要原因。

### （二）二维心电图及心电向量图改变

主要用于异常 Q 波和 ST-T 改变的鉴别。重症心肌炎心电图上亦可出现异常 Q 波，需与心肌梗死进行鉴别。后者在三维心电图及心电向量图上出现梗死向量，可资鉴别。

## 二、病毒性心肌炎

### （一）病因及分型

病毒性心肌炎是由各种病毒引起的急性心肌炎症，其中以埃可病毒最常见。病毒不直接而是通过毒素作用侵犯心肌。从临床症状、病程的转归来分类，病毒性心肌炎可分为以下几型。

1. 亚临床型心肌炎　病毒感染后无自觉症状，常规检查心电图发现有 ST-T 改变或房性期前收缩、室性期前收缩，数周之后，这些改变自行消失或遗留心律失常。

2. 轻症自限型心肌炎　病毒感染后 1～3 周可有轻度心前区不适、心悸、心电图可有 ST 段改变、各种期前收缩，CK-MB 和心脏肌钙蛋白 T 或 I 升高，但无心脏扩大、心力衰竭表现。若适当治疗 1 个月逐渐恢复。

3. 隐匿进展型心肌炎　病毒感染后有一过性心肌炎表现，数年后发现心脏逐渐扩大，表现为扩张型心肌病。

4. 急性重症心肌炎　病毒感染后 1～2 周出现胸痛、气短、心悸等症状，心动过速、室性奔马律、心力衰竭、心脏扩大等体征，甚至出现心源性休克。此型病情凶险，可在数日内死于泵衰竭或严重心律失常。

5. 猝死型心肌炎　死前无心脏病表现，常在活动中猝死，尸检证明有急性病毒性心肌炎。

### （二）心电图改变

心肌炎的心电图特点以非特异性 ST-T 改变（ST 段抬高或降低，T 波低平或倒置）、QT 间期延长和心律失常为多见，其主要改变如下。

1. 心动过速　如窦性心动过速和房性心动过速。

2. 心动过缓和（或）传导阻滞　如窦性心动过缓或由于窦房传导阻滞，一度、二度或三度房室传导阻滞造成的心动过缓，各种传导阻滞等（图 14-1～图 14-3）。

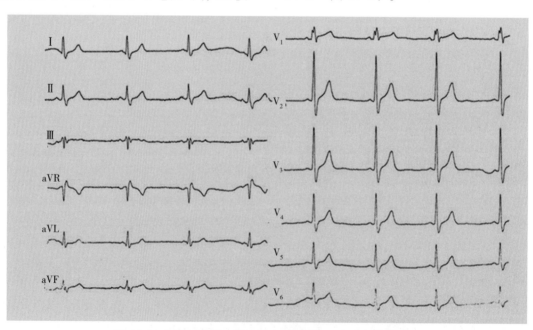

图 14-2　急性病毒性心肌炎的心电图改变，右束支传导阻滞

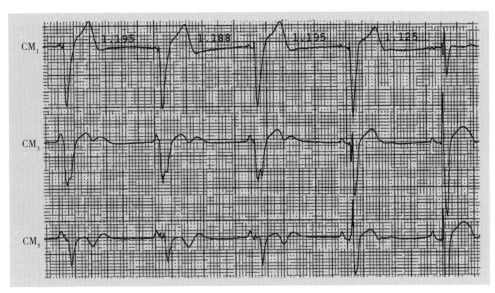

图 14-3 急性病毒性心肌炎的心电图改变，完全性房室传导阻滞

3. 室性心律失常 以频发、多形或多源性成对室性期前收缩或并行性室性心律为多见（图 14-4），另可见短阵或阵发性室性心动过速。以上改变多为一过性的，往往随病变痊愈而恢复正常。

但少数患者可因为心肌及传导系统严重破坏和纤维化，在炎症消退后局部形成瘢痕，而遗留永久的改变，在心电图上表现为心肌炎后遗留室性期前收缩或传导阻滞。

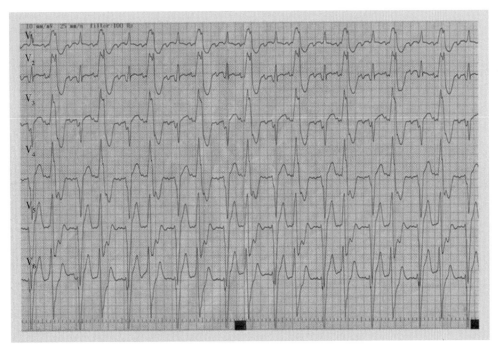

图 14-4 急性病毒性心肌炎的心电图改变，室性期前收缩

4. ST-T 的改变 在心肌炎中 ST 段轻度降低，特别是 T 波改变也是很常见的心电图特征。若自感染开始便做心电图描记，则发现 T 波的改变甚至比 PR 间期延长更普遍。T 波的改变往往随着感染的进展和减轻而演变。部分患者在疾病发生

发展过程中，将一系列的心电图排列比较，便可以发现在一个比较短的时间内，其 T 波已呈现明显的变化，再与临床表现结合，就可帮助心肌炎的诊断。临床上约 1/3 病毒性心肌炎患者表现为 ST-T 改变（图 14-5，图 14-6）。

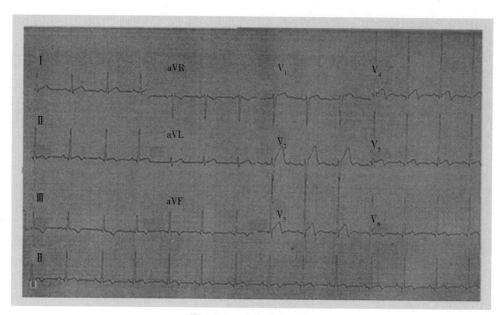

**图 14-5　病毒性心肌炎**

患者男性，72 岁。临床诊断为病毒性心肌炎。心电图诊断为窦性心律；左心室面高电压；ST-T 改变

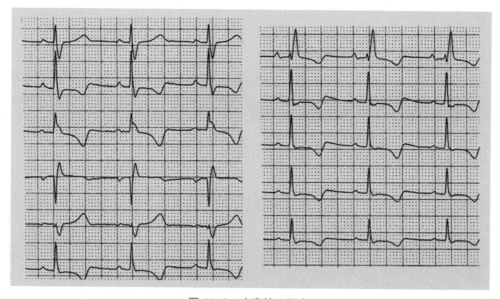

**图 14-6　病毒性心肌炎**

患者男性，24 岁。临床诊断为病毒性心肌炎。心电图诊断为窦性心律；完全性右束支阻滞；ST-T 改变

5.QT 间期延长　心肌发生炎症变化，除极和复极时间延长，QT 间期可延长。

应当指出，上述心肌炎的心电图表现都是非特异性改变，在诊断时需密切结合临床资料进行综合分析。

## 三、急性风湿性心肌炎

急性风湿病可累及心脏心内膜、心肌和心外膜，其中以风湿性心肌炎最为严重。

常见心电图表现如下（图 14-7）。

1.PR 间期延长　70% 以上的病例出现此改变，一般在 0.20 ～ 0.30ms，个别可达到 0.50ms 甚至以上。随着心肌病变的程度发生改变，在心肌炎严重时延长，心肌炎痊愈时，PR 间期随后恢复正常，极少数（约 4%）可持续存在。引起 PR 间期延长病因，多认为是风湿热影响迷走神经反应，故阿托品容易使 PR 间期恢复正常，而不是传导系统的炎症和纤维化。

2. 窦性心动过速　风湿病活动期几乎每一例

都有窦性心动过速，如体温正常后仍有明显心率增快，往往提示存在活动性风湿性心肌炎。

3.ST-T 改变　见于 50% 以上的病例，ST-T 改变可能是心肌炎本身或是风湿性冠状动脉内膜炎或心包炎所致。主要表现为ST段下移，T波低平、双向和倒置，合并有心包炎者 ST 段上移抬高。

4.心律失常　心肌炎早期可出现各种室上性或室性心律失常，以期前收缩最为多见，心房扑动和心房颤动较少见。

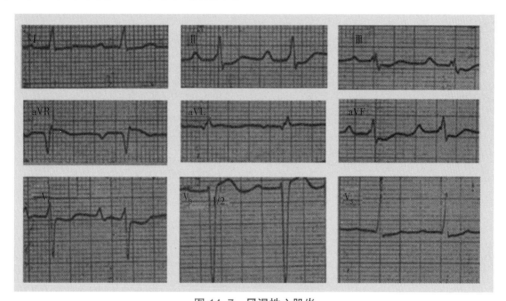

图 14-7　风湿性心肌炎

患者女性，19 岁。急性风湿热患者。心电图诊断：窦性心律；房室传导延迟；ST-T 改变

# 第二节　心包炎

心包炎（pericarditis）是指由各种原因引起心包脏层和壁层的炎症，常见的病因有病毒或细菌感染（如结核性、化脓性）、胶原血管性疾病（如系统性红斑狼疮），心脏外科手术，转移性肿瘤、尿毒症和心肌梗死、风湿性、非特异性等。心包炎可波及心包面心肌而使心外膜下心肌受损，从而引起相应的具有特征性的心电图改变。各种原因所致心包炎的心电图改变大致相同。本节介绍急性心包炎和慢性缩窄性心包炎的心电图改变。

## 一、急性心包炎

急性心包炎（ascute pericarditis）是指心包脏层和壁层的急性炎症，当波及心外膜下的浅层心肌，可使其发生暂时的、弥漫性的心肌损害。其心电图特点如下（图 14-8）。

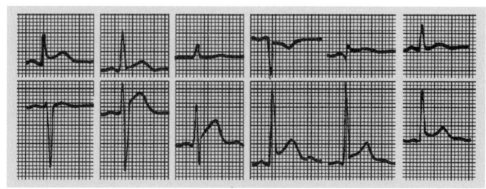

图 14-8　急性心包炎

1.ST 段普遍抬高：多数导联 ST 段呈凹面向上型抬高，可达 0.1 ~ 0.2mV，aVR 导联 ST 段下移。抬高的 ST 段持续数小时或数日，即自行回归到等电位线。ST 段抬高是由于心炎症导致的心肌损伤所引起。

2.T 波改变：T 波多为直立高耸，当 ST 段恢复到等电位线时，T 波常逐渐减低或倒置。

3.QRS 波群低电压：是由于心包内有渗液，心肌激动时产生的电流发生"短路"所致。常伴有 P 波、T 波电压过低，有时可出现心电交替或心电阶梯现象（见本章第三节）。

4.窦性心动过速。

急性心包炎应与急性心肌梗死相鉴别，鉴别要点如下。

1. 急性心肌梗死和急性心包炎的 ST 段抬高主要区别在于分布不同。急性心肌梗死的 ST 段抬高主要位于梗死区，相比较而言，心包炎则覆盖心脏表面。因此，心包炎的 ST-T 改变波及的导联比较广泛，前壁导联和下壁导联均可见典型的 ST-T 改变。

2. 两者虽然都有 ST 段抬高，但心包炎无 Q 波，亦不形成单向曲线，ST 段抬高持续时间较短，以后可转成 T 波倒置；急性心肌梗死有异常 Q 波，可形成单向曲线，仅在面对梗死区的导联上出现 ST 段抬高，但 ST-T 改变有一定的演变规律。

3. 急性心包炎的 ST 段抬高往往没有 STEMI 时 ST 段的抬高更显著。

4. 心包炎时 ST 段抬高的形态往往是一个向上的凹陷，但是 STEMI 抬高的 ST 段既可以表现为下凹型，也可表现为上凸型，然而也有许多例外情况发生，应该预防仅仅根据 ST-T 形态改变作为鉴别诊断的"严格标准"。

5. 急性心包炎不仅影响心室复极（ST 段），也影响心房复极，即 PR 段（P 波终末至下一个 QRS 起始之间的部分）。尤其是心包炎症经常导致心房损伤，心电图则表现为 aVR 导联的 PR 段抬高，其他肢体导联和左胸导联（V5 和 V6 导联）则表现为 PR 段压低。急性心包炎的 PR 段偏移方向通常和 ST 段偏移的方向相反（"PR-ST 不一致现象"），aVR 导联的 PR 段抬高（通常仅抬高 1mm），伴随该导联的 ST 段轻微压低。由于 aVR 导联的 PR 段抬高就像一个弯曲的手指，被称为"指节状征"或"节标志"（图 14-9）。

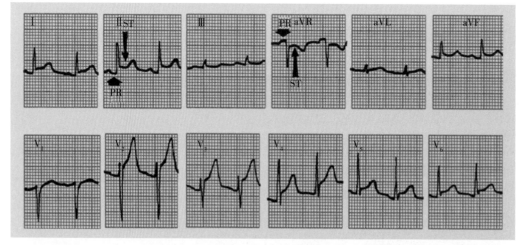

图 14-9　急性心包炎导致 I、II、aVF、V2 ~ V6 导联广泛的 ST 段抬高及 aVR 导联对应性 ST 段压低。同时，伴随心房损伤电流引起 aVR 导联 PR 段抬高和左胸导联及 II 导联对应性 PR 段压低（引自《临床心电图快速入门》第八版）

需要指出的是：急性心包炎 ST 段抬高需要与早期复极的心电图进行鉴别，PR 段的改变有助于两者的鉴别。同时，一些心包炎复发的患者，炎症可能间歇或持续存在。心电图表现是多变的，可能类似急性心包炎或慢性心包炎的心电图表现。如果存在心包积液或缩窄改变形成可能会出现低电压。

## 二、慢性缩窄性心包炎

慢性缩窄性心包炎(chronic constrictive pericarditis)指心包炎症后心包脏层和壁层广泛性增生、粘连,心脏被坚厚、僵硬、纤维化的心包包围,而致心脏舒张受限,回心血量减少,静脉压升高,患者可因右心功能衰竭出现颈静脉怒张甚至腹水,往往被误诊为肝硬化。常需要手术治疗,剥离心包(或心包切除术),恢复心脏正常活动。应当重视缩窄性心包炎的诊断,因为该病可以通过手术治愈。其心电图特点如下(图14-10)。

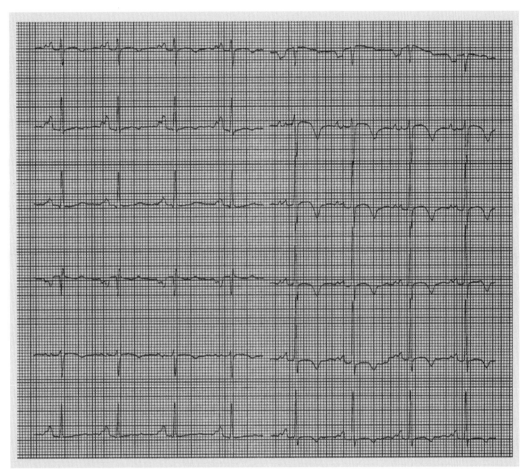

图 14-10 慢性缩窄性心包炎

1. 各导联QRS低电压:可能与心包积液(pericardial effusion)、心肌纤维萎缩、心包纤维增生、心包肥厚、心包钙化等造成短路有关。可同时伴有P波和T波电压减低。

2. ST-T改变:广泛的T波低平、双向或倒置,少数病例可有ST段压低。

3. P波改变:50%以上的病例可出现P波增宽,呈双峰,可能与心房肥大或房内传导障碍有关。

4. 心电轴较固定或心电轴右偏,部分病例可因肺动脉压升高而出现右心室肥大或不完全性右束支传导阻滞图形。

5. 常伴有窦性心动过速和心房颤动。

慢性缩窄性心包炎最常见的是非特异性ST-T波变化和相对较低的QRS电压。PR/ST段改变可能类似于急性心包炎。房性心律失常尤其是心房颤动,可能影响PR段改变的判断。

影像学检查,包括X线胸片、超声心动图和多普勒记录、计算机断层扫描和磁共振成像、血流动力学监测可能对诊断有帮助。

# 第三节　心包积液

心包积液是指心包腔内异常的液体积聚，多为心包炎所致。黏液性水肿（甲状腺功能减退）或心脏破裂时，也可产生心包积液。心包积液的主要临床意义是有发生心脏压塞的危险。心包积液限制了心脏的活动，进而导致血压下降，甚至会出现心脏停搏，表现为无脉性电活动（PEA）。心包积液（伴或不伴心脏压塞）最常见的心电图表现如下。

1.QRS 波群低电压（或相对低电压）　低电压是指 6 个肢体导联的 QRS 波群振幅均 ≤ 5mm（0.5mV）。肢体导联低电压可能伴或不伴胸导联低电压（指 $V_1 \sim V_6$ 导联 QRS 波群的振幅均 ≤ 10mm）。临床医师应该意识到心包积液可能会导致相对低电压（尤其和之前的心电图对比），并没有达到诊断的绝对标准。图 14-11 显示了一个低电压的病例。很多原因可以导致心电图低电压，将在第四十四章第二节列出。如心肌沉积综合征等，该病变为心肌细胞被浸润，最终被淀粉样或铁样（血色素沉着症）物质所取代。

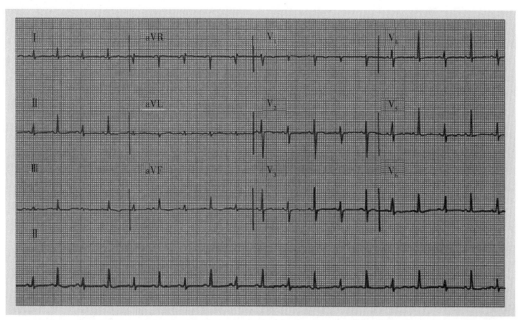

图 14-11　心包积液和心脏压塞患者可出现电交替。注意 P-QRS-T 电轴在心搏间的交替变化，可能与心脏在大量心包积液中周期性摆动有关。并出现低电压和窦性心动过速（引自《临床心电图快速入门》第八版）

QRS 波群低电压的机制如下：肥胖患者低电压是由于位于心脏和胸壁之间的脂肪组织起到了绝缘作用。肺气肿患者因为肺的膨胀增加，额外的气体使心脏不易导电。心室肌组织被肌纤维或淀粉样物质取代或损伤引起除极异常导致 QRS 低电压。肥胖、全身水肿（泛发性水肿）、胸腔积液和肺气肿是心电图低电压最常见的原因。

在临床上心电图显示低电压（尤其是不能解释的窦性心动过速）时，首先要考虑心包积液的可能，因为它会导致心脏压塞，出现无脉性电活动。

2. 电交替　电交替（alternans）是心包积液，尤其是伴随心脏压塞或严重血流动力学变化时出现的一种非常独特的现象（图 14-11）。表现为 QRS 周期性的节律变化（ABABAB 序列类型），这种变化与心脏在相对大量的心包积液中产生来回的机械摆动有关。电交替在中间胸导联最明显，同时伴有窦性心动过速、QRS 低电压。上述心电图表现几乎可以作为诊断心脏压塞的标准（有高度特异性、中度敏感性）。

"电交替"是一个或多个心电图波形呈交替性变化。这种与心包积液/心脏压塞有关的"全部"电交替（通常影响 P-QRS-T 全部的波形）。可伴发在窦性心动过速、阵发性室上性心动过速（PSVT）的情况下，也可能发生在单形性室性心动过速的情况下。需要指出的是：仅仅 P 波或 T 波电交替的发生和心包疾病无关。

3. ST-T 改变　见图 14-12。

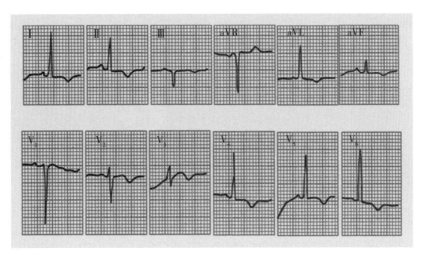

图 14-12　注意在 I、Ⅱ、Ⅲ、aVL、V₂～V₆ 导联出现广泛 T 波倒置

# 第四节　心肌病

心肌病是一组异质性心肌疾病，由各种不同原因（常为遗传原因）引起的，伴有心肌机械和（或）心电活动障碍，常表现为不适当心肌肥厚或心室扩张，临床表现为心脏增大、心力衰竭、心律失常、血栓、栓塞和猝死。心电图可有多种不同的表现，以心室肥大、束支传导阻滞、各种类型的心律失常及 ST-T 改变为最常见。心肌病通常分为原发性心肌病和继发性心肌病，其中原发性心肌病包括扩张型心肌病、肥厚型心肌病、限制型心肌病、致心律失常性右心室心肌病和未定型心肌病。继发性心肌病指心肌病是全身性疾病的一部分，包括围生期心肌病、嗜酒性心肌病、代谢性心肌病、营养性心肌病、遗传性心肌病、化学/物理因素引起的心肌病、高原缺氧性心肌病、贫血性心肌病及浸润性心肌病变等。各种心肌病的心电图改变多种多样，且均缺乏特异性。因此，在诊断心肌病时，必须结合临床，心电图只能作为一项参考资料。本节主要介绍肥厚型心肌病、扩张型心肌病、限制型心肌病、致心律失常性右心室心肌病的心电图改变。

## 一、扩张型心肌病

扩张型心肌病（dilated cardiomyopathy，DCM）是一种病因未明、病死率很高的心肌病，可能与病毒感染、家族遗传、免疫等因素有关。特点是心腔扩大，室壁多变薄，病理改变特点是弥漫性心肌变性和坏死，常累及整个心脏。左心室是最主要的病变部位，病变累及心肌工作细胞，导致心肌收缩力降低，累及传导系统，导致各种心律失常。近年来 DCM 发病率有升高趋势，且 DCM 心律失常的临床报道日见增多。DCM 起病缓慢、隐匿，大多以充血性心力衰竭住院，心电图检查几乎均有异常表现，包括一些无症状患者，心电图与心脏超声相结合，有助于提高早期诊断率，早期治疗，改善预后。

## （一）心电学异常的机制

心肌细胞变性、坏死、纤维化或者由于心肌细胞组织退行性病变导致心脏扩大和心肌收缩功能降低，广泛的心肌病变累及心脏起搏及传导系统，故易出现各种心律失常，易出现低电压、异常 Q 波，心脏本身扩大又可能引起 QRS 间期增宽。

## （二）心电图表现

1.P 波异常　见于 14% ～ 32% 的患者。最常见是双峰 P 波，增宽且有切迹，Ptf$_{V_1}$ 负值增大，可能与双心房扩大，或由于心房负荷过重，左心房内压升高有关（图 14-13）。

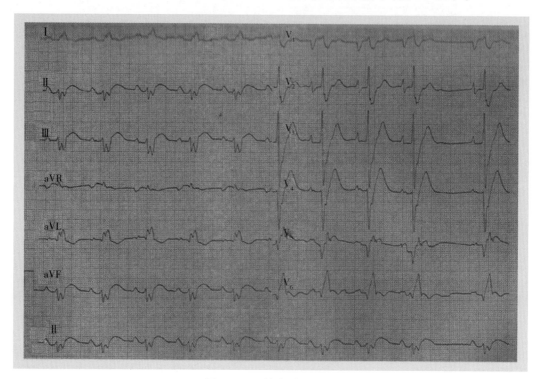

**图 14-13　扩张型心肌病**
窦性心律不齐、电轴左偏、一度房室传导阻滞、室内阻滞、异常 Q 波、ST-T 改变

2. 心室肥大　约 1/3 的患者 QRS 波群出现左心室高电压表现。心电图表现为双心室肥大者少见，单纯表现为右心室肥大者更为少见。有学者认为胸前导联高电压（R$_{V_5}$+S$_{V_1}$ ≥ 3.5mV）加肢体导联相对低电压（R+S ≤ 0.8mV）为 DCM 特征性心电图改变。心肌广泛纤维化后胸前导联和肢体导联均可出现 QRS 低电压。

3. 异常 Q 波　扩张型心肌病异常 Q 波检出率可达 11% ～ 20%，最常见在左胸前导联，其次在右胸前导联和肢体导联，少数仅在肢体导联出现。胸前导联的 Q 波常伴低 R 波（可类似心肌梗死），或伴有 ST 段弓背向上抬高，以及 ST-T 动态改变。扩张型心肌病 Q 波的产生是由于多区域坏死或纤维化扩展到整个左心室和室间隔，该部分心电活动消失，往往意味着心肌已有较严重的病理学改变。扩张型心肌病的异常 Q 波不像肥厚型心肌病出现异常 Q 波那样具有一定特征性，从心电图上很难与冠心病、急性心肌梗死相鉴别。

4. 房室传导阻滞　常见一度房室传导阻滞合并左束支传导阻滞，有报道在扩张型心肌病病程中，心电图上连续改变是 PR 间期和 QRS 时限进行性延长。

5.ST-T 改变　是扩张型心肌病常见的心电图改变之一，多数呈水平型或上斜型降低，T 波低平、倒置或双向。但 ST-T 降低和 T 波倒置的程度均较轻，未见有类似"冠状 T 波"的对称性 T 波倒置。

严重病例可因心内膜下心肌严重损害，而出现 ST 段显著下移，呈下斜型单向曲线。如心肌严重损害、坏死或缺氧严重，则 ST 段可明显上移，呈单向曲线，酷似急性心肌梗死的 ST 段改变。

6.其他　患者心律失常以心房颤动和室性异位搏动最常见，房室传导阻滞和束支传导阻滞较多见。

### （三）鉴别诊断和临床意义

心电图改变须与心肌梗死、高血压心肌肥厚伴 ST-T 改变、缺血性心肌病相鉴别。主要靠病史、心电图演变、心肌坏死标志物、超声、冠状动脉造影来鉴别（图 14-14，图 14-15）。多维心电图可提供更多的鉴别信息。

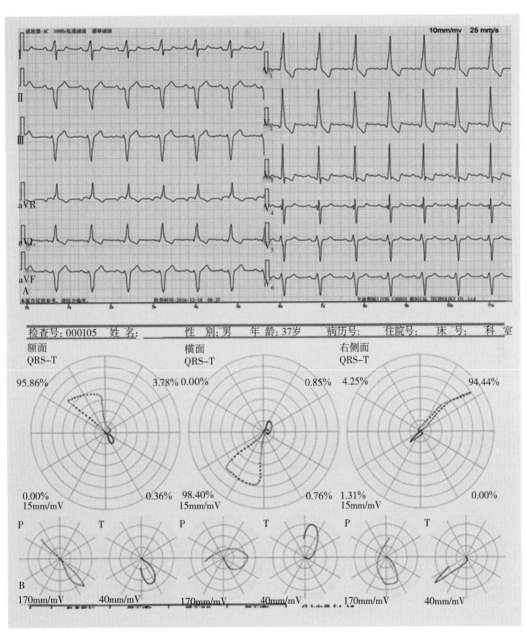

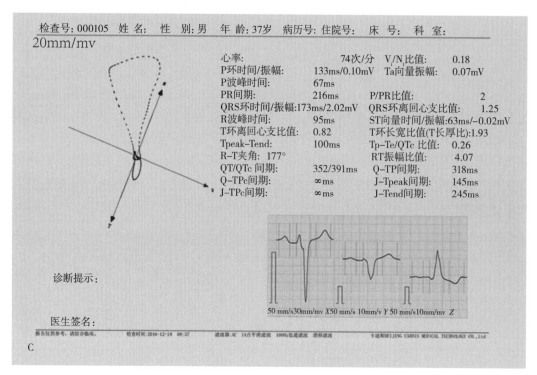

**图 14-14　扩张型心肌病**

患者男性,37岁。临床诊断: 扩张型心肌病。A. 常规心电图显示窦性心律, 心率74次/分, QRS增宽(133ms), 右心室大, 室内传导阻滞、额面心电轴-90°, ST-T 改变。B、C. 为 2DECG 和3DECG, 显示: 空间 P 环时间 133ms(正常<120ms), QRS 环位于右前上, 空间运行时间 173ms、局部光点密集不均匀(有局部阻滞现象)、环体尚光滑、振幅 2.2mV(正常<2.1mV)。T 环环体光滑, 运行方向不正常, 运行速度不正常、离回比 0.82。空间 QRS-T 夹角 177°, 空间 Vi/Vt 比值 0.18。诊断为窦性心律、不定型室内传导阻滞、心房异常、双心室肥大、T 环重度异常

## 二、肥厚型心肌病

肥厚型心肌病(hypertrophic cardiomyopathy, HCM)的病理改变以心室肌肥厚为主, 主要累及左心室和室间隔。大多是非对称性左心室肥厚。以室间隔肥厚最为显著且伴有左心室流出道狭窄, 属梗阻性肥厚型心肌病。梗阻型以主动脉瓣下室间隔肥厚明显, 称为特发性肥厚型主动脉瓣下狭窄(idiopathic hypertropic subaortic stenosis IHSS)。少数呈对称性左心室肥厚, 为非梗阻性肥厚型心肌病, 另有单纯为心尖肥厚(apical hypertrophy, APH)的类型。组织学改变特点是心肌细胞显著肥大, 心肌纤维排列紊乱。不同类型的肥厚型心肌病的心电图表现可以各不相同。

### (一)心电学异常的机制

1.心肌肥厚: 心电图不是诊断肥厚型心肌病左心室肥厚的敏感指标, 肥厚型心肌病左心室肥厚心电图诊断的敏感性主要与左心室肥厚的范围

和程度有关, 而与左心室肥厚的部位无明显关系。HCM 患者 ECG 异常改变的机制可能为: 肥大的心肌细胞杂乱无序地排列连接导致左心室结构排列混乱, 心肌肥厚, 严重损伤了心肌细胞的电脉冲传播, 导致除极和复极的失调。

2.结缔组织和异常的细胞间质增多。

3.肥厚的心肌缺血和局灶性纤维化等。

肥厚型心肌病心室壁呈不对称或对称性肥厚, 以室间隔肥厚为主, 也可有心尖部、左心室游离壁肥厚。根据左心室流出道有无梗阻, 又将肥厚型心肌病分为梗阻性肥厚型心肌病和非梗阻性肥厚型心肌病。前者主要是主动脉瓣下室间隔肥厚明显, 造成左心室流出道血流动力学障碍。以心尖部肥厚为主者, 称为心尖部肥厚型心肌病(apical hypertrophic cardiomyopathy)。肥厚型心肌病主要心电图改变有 ST-T 改变、左心室肥厚、病理性 Q 波、P 波异常、左前分支传导阻滞及心律失常, 少数有右心室肥厚等。由于肥厚型心肌病的病理解剖不同, 其心电图也各有差异。

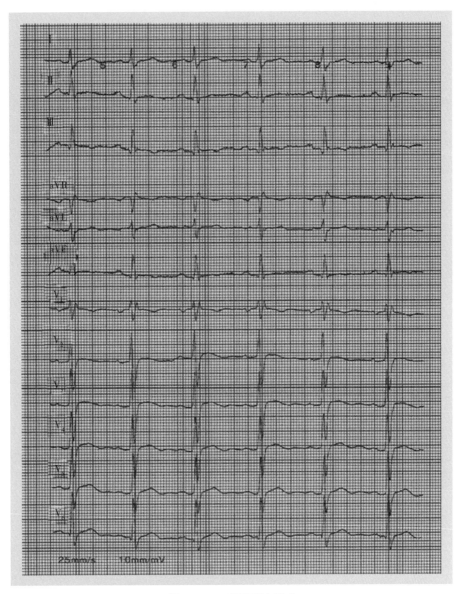

图 14-15　扩张型心肌病

## （二）心电图特征（图 14-16）

肥厚型心肌病国内外报道 80% ～ 90% 有明显心电图改变。心电图常表现为左心室或双心室肥厚及左心房扩大、左束支传导阻滞及异常 Q 波等。

1. 左心室肥厚　是常见的心电图改变。梗阻性肥厚型心肌病的左心室肥厚心电图发生率比非梗阻性更高。右心室肥厚的心电图改变往往不典型，虽然有时 $V_1$ 及 $V_3R$ 导联呈现 RS 型和 R 波电压＞ 1.0mV，但有学者认为不是真正右心室壁异常肥厚改变（因为病理上肥厚型心肌病右心室增厚较轻），可能是由异常增厚的室间隔左侧面的除极向量所致。

2. 异常 Q 波　异常 Q 波是肥厚型心肌病常见的心电图改变之一。梗阻性肥厚型心肌病发生率显著高于非梗阻性。异常 Q 波常见于 Ⅱ、Ⅲ、aVF，$V_5$ 及 $V_6$ 导联，其特点是深而不宽，且同导联的 T 波呈直立，即所谓"Q 波与 T 波向量不一致"。有时在 $V_1$ 及 $V_2$ 导联亦可出现深 Q 波及高 R 波，呈 QR 型，一般认为其产生原因是肥厚的室间隔产生的除极向量异常增大所致。上述改变可以消失或减少，或由浅变深，或出现新的异常 Q 波。这种动态改变，不伴 ST-T 和 R 波改变，它不同于心肌梗死的异常 Q 波。有学者认为这种改变取决于室间隔和心室壁之间肥厚程度的平衡关系，而不是心肌坏死的反应。

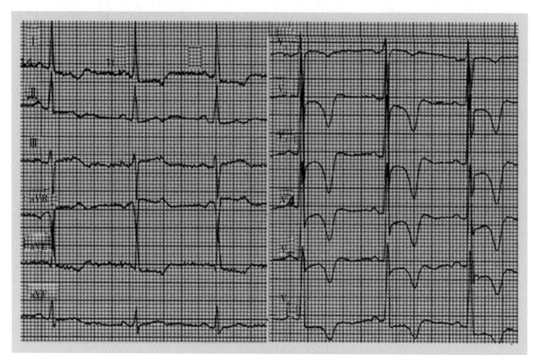

图 14-16 肥厚型心肌病

关于肥厚型心肌病异常 Q 波的发生机制有两种解释，一种是认为由于室间隔肥厚，自左向右的初始 QRS 向量增大；另一种是认为肥厚型心肌病时心室激动正常顺序发生了改变。也有学者认为肥厚心肌的纤维化也是造成异常 Q 波的重要因素。

3.P 波增宽　P 波增宽在本病中并不少见，P 波时限多大于 0.11ms，并有切迹。同时约有 25% 的患者 PR 间期延长超过正常范围，少部分患者 P 波电压增高。肥厚型心肌病左心室舒张期顺应性下降，左心室舒张末压升高，左心房负荷加重，导致左心房扩大。但 P 波增宽并不代表解剖上的左心房肥大，而可能是房内传导障碍的结果。P 波电压升高仅见于有右心室流入道梗阻或非梗阻性肥厚型心肌病伴有全心衰竭或肺梗死的患者。P 波电压升高和左心室肥大并存有助于本病与主动脉瓣狭窄的鉴别，后者两种心电图异常并存是罕见的。

4.ST 段和 T 波改变　ST 段和 T 波异常是本病常见的心电图改变，大多数 ST 段呈水平型压低，少数为下垂型压低，同时伴有 T 波低平或倒置。有的 T 波倒置呈对称型，酷似"冠状 T 波"。因

此，在有缺血型 ST 段降低及"冠状 T 波"的患者，除考虑缺血性心肌病外，在年轻患者还应注意与肥厚型心肌病相鉴别。通常认为肥厚型心肌病的 ST-T 改变继发于左心室肥大。但有资料表明，有的病例虽无左心室肥大的心电图改变，却有明显的 ST 段水平型下降。据此认为，原发性复极异常也可能是肥厚型心肌病 ST-T 改变的另一主要原因。

5.心律失常　肥厚型心肌病合并心律失常虽不如扩张型心肌病常见，但其发生率仍很高。心房颤动约为 40%，60% 有室性期前收缩，约 30% 的患者可见室性心动过速，严重者可引起猝死。另外，左束支传导阻滞、左前分支传导阻滞亦较多见。肥厚型心肌病并发预激综合征的发生率比一般人群高，心电图上通常不易发现预激波，但容易合并阵发性室上性心动过速。

（三）心尖部肥厚型心肌病

心尖部肥厚型心肌病是肥厚型心肌病的一种特殊类型，主要是心尖部心肌显著增厚。其心电图异常改变具有一定的特征性，且极易与冠心病相混淆，应注意鉴别。其心电图特征如下（图 14-17）。

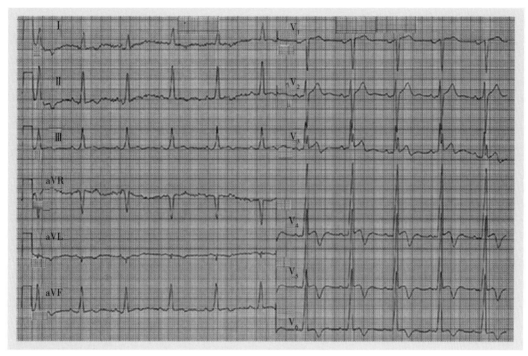

图 14-17 心尖部肥厚型心肌病

1. 心电图的特征性改变为左心室电压升高伴 ST 段降低和巨大倒置 T 波，表现为左侧心前 $V_5$ 导联 R 波升高，大于 2.6mV，或 $R_{V_5}$ + $S_{V_1}$ > 35mV，额面 QRS 波群正常。同时，ST 降低呈水平型或下垂型，在左侧心前导联出现巨大的深而陡的倒置 T 波，深度 > 10mV，且在 $V_4$、$V_5$ 导联上最显著。

2. 心尖部肥厚型心肌病可出现 P 波升高，多见于伴有心力衰竭或肺梗死的患者。

3. 病理性 Q 波和 QT 间期延长亦比较常见。

### （四）鉴别诊断和临床意义

在有缺血性 ST 下移、冠状 T 波时，除考虑冠状动脉性心脏病，应警惕是否为肥厚型心肌病，尤其年轻患者更应注意。

## 三、限制型心肌病

限制型心肌病（restrictive cardiomyopathy，RCM）病因不明，有学者认为热带地区的心内膜纤维化和温带地区的 Leftler 嗜酸性粒细胞性心肌病可能系同一类疾病。心室充盈受阻为其特点，以心脏间质纤维化增生为主要病理变化，

心室内膜及心内膜下有数毫米的纤维性增厚，心室内膜硬化，导致心室壁顺应性降低，心腔狭窄，心脏充盈受阻的舒张功能障碍（diastolic dysfunction），因此又称为心内膜心肌纤维化（endomyocardial fibrosis）。心肌的变性病灶总伴有不同程度的炎症。病灶通常最终由瘢痕组织代替，所以在局灶性变性后，总有局部纤维化。

由于心肌的炎症反应，对心肌内小血管的损伤，以及免疫机制的产生，可出现冠状动脉小分支病变、心脏神经病变和心脏收缩过度状态。如当心室小动脉被阻塞时，则导致心肌供血不足，收缩能力丧失，心排血量下降，出现心脏扩大和衰竭。当传导系统的小动脉阻塞时，便可发生传导障碍及各种心律失常。

心电图主要改变如下（图 14-18）。

1. 非特异性 ST-T 改变。

2. 胸前导联 R 波进行性降低是常见表现，同时右心室增大。

3. 右心房显著增大。

4. 可因心包积液而出现低电压。

5. 心房颤动亦较常见。

6. 束支传导阻滞也是较常见的异常改变。

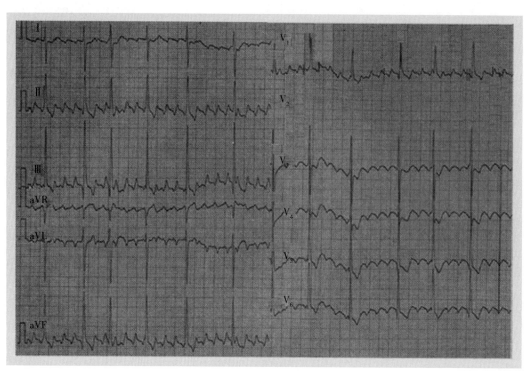

**图 14-18　限制型心肌病**

患者女性，19 岁。临床诊断为限制型心肌病。心电图诊断为心房扑动，电轴右偏，左心室面高电压，ST-T 改变（ $V_1$ 导联呈 R 型）

## 四、致心律失常型右心室心肌病

致心律失常型右心室心肌病（arrhythmogenic right ventricle dysplasia，ARVD）是一种主要累及右心室心肌组织的疾病，过去国内报道较少，与对该病认识不足有关。近年来，随着医疗技术水平的不断提高，对该病的研究特别在诊断手段和治疗方法上有很大进展。本病 1961 年由 Dalla volta 首次报道。1978 年由 Frank Fontaine 正式命名为致心律失常性右心室发育不良（ARVD）。当时认为本病组织学特征是右心室游离壁心肌组织部分或全部被脂肪组织替代，而左心室正常，随着日益深入的病理学和临床研究发现，ARVD 患者病变组织内还可见进展性间质纤维化及炎症细胞浸润，左心室也可同样受累以至于晚期发展为不可逆转的全心衰竭，难以与扩张型心肌病相鉴别，故认为本病实质上也是一种原发性心肌病。世界卫生组织（WHO）于 1995 年正式将其归于心肌病范畴，并命名为致心律失常型右心室心肌病（ARVD）。主要累及右心室，病理表现为右心室扩大，右心肌肉组织部分或全部缺如，而由脂肪或纤维组织替代，心电图主要表现为室性心律失常。

### （一）心电学异常的机制

ARVD 的病理解剖学特征是心室肌被脂肪纤维组织替代，范围变化很大，可以仅累及右心室心肌局部，也可以弥漫整个心室，但主要累及右心室前壁漏斗部、心尖部及后下壁，三者构成了所谓的"发育不良三角（triangle of dysplasia）"，室间隔很少受累。RV 多呈球形增大，心腔扩张，可伴室壁瘤（aneurysm）形成。切面心壁肌层变薄，可见层状、树枝状或云彩状分布的黄色脂肪浸润区。部分病例（20%～50%）病变可累及室间隔和左心室。心瓣膜及冠状动脉等无形态异常，镜下以右心室肌不同程度地被脂肪或纤维脂肪组织代替为特征。脂肪组织呈条索状或片块状浸润、穿插于心肌层，残存的心肌纤维萎缩，呈不规则索团状，与脂肪组织混存。部分病例可见灶性心肌坏死、炎症反应及纤维化改变。病变程度多为Ⅱ～Ⅲ级，特别是心脏固有神经和传导系统受累，是造成心电不稳定和致死性心律失常的病理学基础。

### （二）心电图表现

1. 常规心电图　ARVD 患者室性心律失常发

作时呈左束支传导阻滞图形且心电轴多左偏。局限于右心室流出道的 ARVD 发生室性心动过速时心电轴也可右偏，但比较少见。窦性心律时的心电图检查对 ARVD 诊断尤为重要，约 70% 的患者可发现右胸导联（$V_1 \sim V_3$ 导联），特别是 $V_2$ 导联 T 波倒置，$V_1$ 导联 QRS 波群时间延长 > 110ms，部分患者呈完全或不完全右束支传导阻滞图形，30% 的 ARVD 患者能在右胸导联特别是 $V_1$ 导联上见到 QRS 波终末，ST 段起始部有小棘波，称 Epsilon 波，此波出现提示右心室壁局部激动延迟。另外，可出现房室传导阻滞、左前分支传导阻滞、预激综合征和室上性心律失常，右心房、右心室肥厚和低电压等（图 14-19 ～图 14-22）。

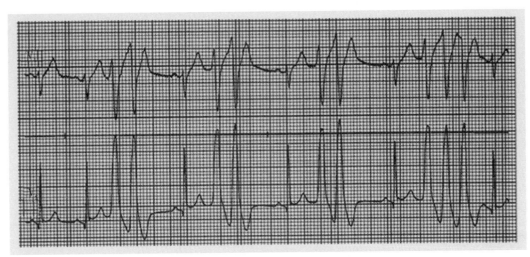

图 14-19　右心室发育不良综合征

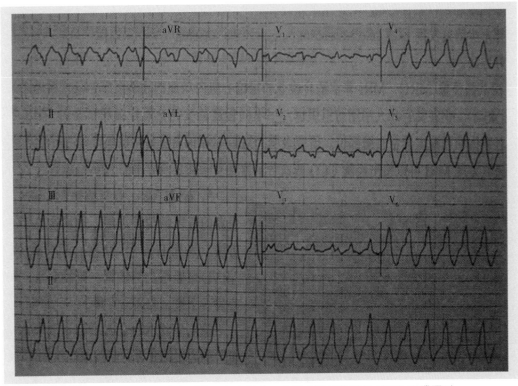

图 14-20　致心律失常型右心室心肌病：室性心动过速时呈 LBBB 阻滞图形

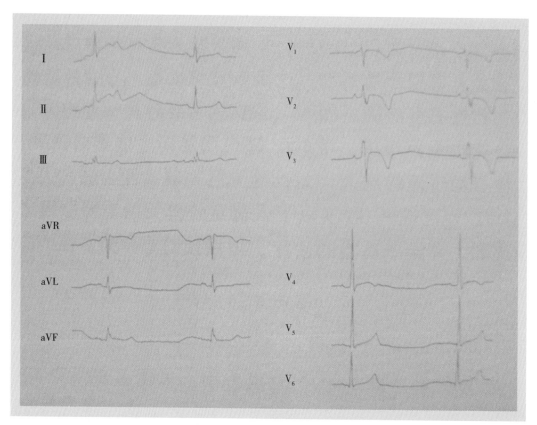

**图 14-21** 致心律失常型右心室心肌病：$V_1 \sim V_3$ 导联 T 波倒置，$V_1$ 导联 QRS 波后见 Epsilon 波

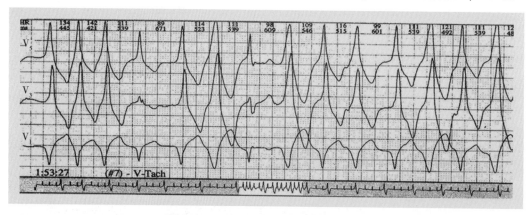

**图 14-22** 致心律失常型右心室心肌病

患者男性，19 岁。临床诊断为致心律失常型右心室心肌病。心电图诊断为短阵右心室性心动过速，室性融合波

2. 运动心电图 对于临床症状不典型的患者可做运动心电图，50% 患者可诱发出室性心律失常，但运动试验阴性不能排除 ARVD，Toyofuku 等对 17 例 ARVD 患者进行运动心电图检查，发现 65% 患者诱发 ST 段抬高 > 0.1mV，且这些患者冠状动脉造影均正常。运动时 ST 段抬高与右心室局部或弥漫性运动不协调有关，这也提供了一种对隐匿性 ARVD 患者无创性筛查方法，但必须排除冠状动脉性疾病。

3. 信号平均心电图 各文献报道 ARVD 患者晚电位阳性率不等，但均在 80% 以上。且与猝死率相关，但如果 ARVD 患者病灶非常局限，即使有室性心动过速发作，信号平均心电图检测结果也可能正常。

4. 心内膜或心外膜标测 在右心室局部运动障碍处可见与心电图多形性尖波相应的延迟电位。Aarcus 报道一组 23 例右心室发育不良综合征患者，22 例（99.1%）有室性心动过速，其次为 ST-T 改变。约 79% 的患者 V₁～V₄ 导联 T 波倒置，并且于 ST 段上可见小棘波。室性心动过速时呈左束支传导阻滞图形。1989 年 Thienc 拟定诊断右心室发育不良综合征（右心室扩张型心肌病）的心电图诊断标准为：心前导联（V₁～V₄ 导联）T 波倒置，ST 段见小棘波。

### （三）鉴别诊断和临床意义

ARVD 常见于中青年人，以运动或情绪激动时出现心悸、头晕或晕厥为主诉，亦有一部分患者全无症状，仅在体检时被发现，部分患者甚至以猝死为本病首发症状。上述症状常由于室性心动过速所致，而一部分猝死的青年患者生前从未发生及记录到室性心动过速，提示原发性心室颤动亦为 ARVD 的一种重要的心律失常。值得一提的是，ARVD 患者发作室上性心动过速者并不少见，与 ARVD 患者心房易感性升高有关，其余类型的心律失常少见。也有报道如心房颤动、心房扑动、完全房室传导阻滞、尖端扭转型室性心动过速等。因为部分 ARVD 患者尸检中可见冠状动脉远端微血管中膜增厚，管腔狭窄，故可解释某些患者胸痛发作的原因，临床特点与 X 综合征相似。

# 第五节　慢性心力衰竭

慢性心力衰竭（chronic heart failure，HF）常被称为充血性心力衰竭或心力衰竭，它是一种由多种病因引起的综合征。病因包括广泛性心肌梗死、高血压、心肌炎、心脏瓣膜病、各种心肌病。慢性心力衰竭多由于复合因素所致，心电图检查多可提供有用的诊断线索。

1. 显著的异常 Q 波和典型的 ST-T 改变，尤其是发生在中老年人，提示潜在缺血性心脏病或心肌梗死。

2. 左心室肥厚图形常发生于高血压、主动脉瓣病变（狭窄或反流）或二尖瓣反流。

3. 显著的左心房异常（或心房颤动）合并右心室肥大提示二尖瓣狭窄。

4. 左束支传导阻滞（LBBB）（见第二十一章）发生心力衰竭，多由缺血性心脏疾病、心脏瓣膜病、高血压或心肌病引起。

5. 一些患者中，左心室显著扩大并左心室功能减退（时常合并右心室扩大），但没有冠状动脉疾病、高血压或显著的瓣膜病变。在这种情况下，常被认为是扩张型（充血的）心肌病。扩张型肌病可能是先天性的或与酒精摄入过量（酒精性心肌病）、病毒感染、遗传性因素或其他多种致病源有关。扩张型心肌病是一种左心室射血分数显著降低的心力衰竭。任何原因导致的扩张型心肌病患者都有独特的心电图表现：心力衰竭心电图三联征，主要有以下特点：

（1）肢体导联低电压，如 6 个肢体导联，每个导联的 QRS 电压都≤ 8mm。

（2）胸导联上相对显著的 QRS 波群高电压，如 V₁ 导联或 V₂ 导联 S 波振幅加上 V₅ 导联或 V₆ 导联上的 R 波振幅≥ 35mm。

（3）R 波递增不良，表现为 V₁～V₄ 导联呈 QS 型或 rS 型波。

当心力衰竭心电图三联征出现时（图 14-23），强烈提示潜在的心肌病。三联征不仅发生于原发性扩张型心肌病，也可发生于陈旧性心肌梗死或显著的瓣膜功能障碍引起的严重心脏疾病。

三联征包括：①肢体导联相对低电压；②胸导联 QRS 高电压；③胸导联 R 波递增不良。这些表现很典型，但不敏感。

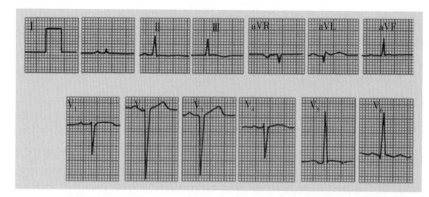

图 14-23　一例有严重扩张型心肌病的男性患者，伴有慢性心力衰竭，具备三联征

# 第六节　心肌炎、心包炎、心肌病和心力衰竭心电图图例分析

扩展学习：请扫描下方二维码，继续学习心肌炎、心包炎、心肌病和心力衰竭心电图图例分析。

## 小结

### （一）心肌炎

急性心肌炎是心肌内发生局灶性或弥漫性炎症，累及心脏的起搏和传导系统，心电图上产生各种类型的起搏传导障碍、ST-T 改变、QRS 波电压改变或异常 Q 波、QT 间期延长，以及各种类型的心律失常等。以病毒感染、风湿性心肌炎最常见。

急性风湿性心肌炎心电图常见表现为 PR 间期延长、窦性心动过速、ST-T 改变（主要表现为 ST 段下移，T 波低平、双向和倒置，合并有心包炎者 ST 段上移抬高）、心律失常（可出现各种室上性或室性心律失常，以期前收缩最多见，心房扑动和心房颤动较少见）。

病毒性心肌炎是由各种病毒引起的急性心肌炎症，其中以埃可病毒最常见。分为亚临床型心肌炎、轻症自限型心肌炎、隐匿进展型心肌炎、急性重症心肌炎和猝死型心肌炎。心电图常见表现为非特异性 ST-T 改变（ST 升高或降低，T 波低平或倒置）、传导阻滞、QT 间期延长和心律失常。

### （二）心包炎

心包炎是指由各种原因引起心包脏层和壁层的炎症，病因有风湿性、结核性、非特异性、化脓性、尿毒性及肿瘤性等，分为急性心包炎和慢性缩窄性心包炎。

急性心包炎是指心包脏层和壁层的急性炎症，心电图特点为：多数导联 ST 段呈凹面向上型抬高、PR 段下移、T 波改变、QRS 波群低电压、心电交替、窦性心动过速等。急性心包炎应与急性心肌梗死相鉴别。

慢性缩窄性心包炎指急性心包炎症后心包脏层和壁层广泛性增生、粘连、缩窄性而致心脏舒张受限，引起的一系列症状、体征。心电图特点为各导联 QRS 低电压、ST-T 改变、P 波改变、心律失常等。

### （三）心肌病

心肌病分为原发性心肌病和继发性心肌病。本章介绍肥厚型心肌病、扩张型心肌病、限制型心肌病、致心律失常性右心室心肌病的心电图改变。

1. 扩张型心肌病　病因未明，特点是心腔扩大，室壁多变薄，病理改变的特点是弥漫性心肌变性和坏死。心电图表现为：双峰 P 波、P 波增宽且有切迹、Ptf$_{V_1}$ 负值增大、异常 Q 波、房室传导阻滞、ST-T 改变和心律失常等。病死率高。

2. 肥厚型心肌病　分为梗阻性肥厚型心肌病和非梗阻性肥厚型心肌病。以心尖肥厚为主者称心尖部肥厚型心肌病。心电图常表现为左心室或双心室肥厚及左心房扩大、左束支传导阻滞及异常 Q 波等。

3. 限制型心肌病　以心室充盈受阻为特点，以心脏间质纤维化增生为主要病理变化。心电图主要改变为：①非特异性 ST-T 改变；②胸前导联 R 波进行性降低是常见表现，同时右心室增大；③右心房显著增大；④可因心包积液而出现低电压；⑤心房颤动亦较常见；⑥束支传导阻滞也是较常见的异常改变。

4. 致心律失常型右心室心肌病　是右心室游离壁心肌组织部分或全部被脂肪组织替代，左心室正常。心电图特点为：右胸导联 T 波倒置，V$_1$ 导联 QRS 波群时间延长，部分呈完全或不完全右束支传导阻滞图形，右胸导联（多在 V$_1$ 导联）上见到 Epsilon 波，室性心动过速发作时呈左束支传导阻滞图形且心电轴多左偏。运动试验 50% 患者可诱发出室性心律失常。

### （四）慢性心力衰竭

慢性心力衰竭（HF）是一种由多种病因引起的综合征。其心电图改变有：①显著的异常 Q 波和典型的 ST-T 改变；②左心室肥厚图形，常发生于高血压、主动脉瓣病变（狭窄或反流）或二尖瓣反流；③显著的左心房异常；④ LBBB；⑤出现心力衰竭心电图三联征（肢体导联低电压、胸导联上相对显著的 QRS 波群高电压、R 波递增不良），强烈提示潜在的心肌病，也可发生于陈旧性心肌梗死或显著的瓣膜功能障碍引起的严重心脏疾病。

### （五）多维心电图及心电向量图

对于出现异常 Q 波、ST-T 改变的心电图可提供更多的鉴别信息。

附 1　本章的学习重点

1. 熟悉急性心肌炎的心电图改变。掌握病毒性心肌炎的心电图诊断要点。

2. 掌握急性心包炎的心电图特点。

3. 掌握肥厚型心肌病、扩张型心肌病、限制型心肌病、致心律失常型右心室心肌病的心电图特点及诊断要点及鉴别诊断。

附 2　请扫二维码扩展学习

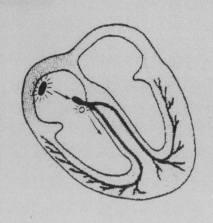

# 第十五章

# 几种常见先天性心血管病

## 第一节　概　述

先天性心血管疾病（congenital cardiovascular disease），简称先心病，其心电图改变主要与血流动力学的改变有关。先心病的不同类型可因不同的血流动力学改变而出现各种心电图变化，也可因其血流动力学改变大致相似而出现颇为相近的心电图图形。

### （一）先天性心血管疾病种类

主要有右位心、房间隔缺损、室间隔缺损、动脉导管未闭、肺动脉口狭窄、法洛四联症、主动脉缩窄、三尖瓣下移畸形等。

### （二）心电图分型

根据心血管畸形的程度及血流动力学改变，先心病心电图改变可分为压力负荷过度、容量负荷过度、解剖位置改变3种类型，但3种类型并非孤立存在，而是相互联系、相互影响的。如造成右心室异常者，既可有房间隔缺损、肺静脉异位引流，又可有肺动脉瓣狭窄、发绀型四联症引起的压力负荷过度。但两者心电图改变略有区别，其中以 $V_1$ 导联 R 波电压升高为特征的右心室肥厚，多为肺动脉瓣狭窄及发绀型四联症，而呈不完全或完全性右束支传导阻滞图形的右心室扩张，多为房间隔缺损。造成左心室异常的原因可有主动脉瓣狭窄及主动脉瓣缩窄引起的左心室压力负荷过度，又可有动脉隔缺损所致容量负荷过度。高度主动脉瓣狭窄及主动脉瓣缩窄可伴有 ST 段下降、T 波低平或倒置，右心房异常可见于肺动脉瓣狭窄、发绀型四联症、三尖瓣闭锁等。左心房异常者比较少见，可见于先天性二尖瓣狭窄、卢滕巴赫综合征（Luternbacher syndrome）等。

## 第二节　右位心

广义的右位心（dextrocardia）是心脏位于右侧胸腔的总称。先天性右位心或者狭义的右位心是指由于心脏发育障碍，错位于胸腔右侧，心尖指向右侧。一般分为真性右位心、假性右位心（右旋心）、心脏右移3种类型。

### 一、真性右位心

心脏在胸腔右侧，其房室和大血管的位置宛如正常心脏位置的镜像改变，即左、右心室的解剖关系倒置，右心室在心脏的左前方，心尖向右，主动脉在右侧，右心房在左心房的左前方，又称为镜像右位心。心电图特点如下（图 15-1）。

1. Ⅰ、aVL 导联 P-QRS-T 波均倒置，其图形为正常 Ⅰ、aVL 导联的倒影。

2. Ⅱ 与 Ⅲ 导联图形互换，aVL 与 aVR 导联图形互换，aVF 导联图形与正常相同。

3. $V_1 \sim V_6$ 导联 R 波逐渐减低，而 S 波相对增深，R/S 值逐渐减小。

4. $V_3R \sim V_6R$ 导联 R 渡逐渐增加，S 波逐渐减小，$V_5$、$V_4$、$V_3$、$V_2$、$V_1$ 导联和 $V_3R$ 导联分别相当于通常的 $V_5R$、$V_4R$、$V_3R$、$V_1$、$V_2$ 和 $V_3$ 导联。

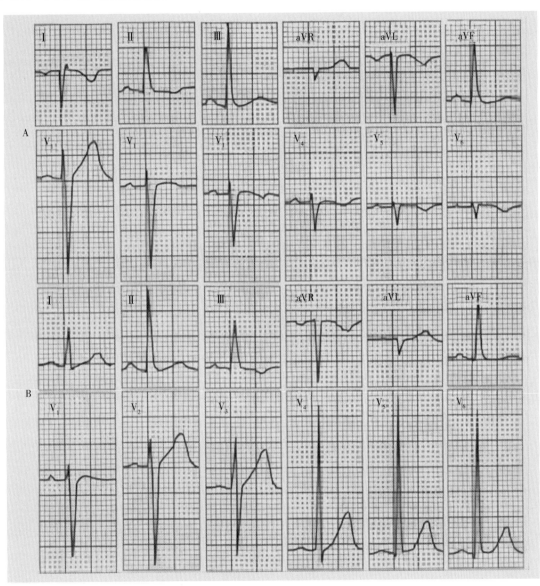

图 15-1　男性，59 岁，真性右位心

A. 正常连接导联记录心电图；B. 反接导联记录心电图（解释见正文）

（本图引自网络）

## 二、假性右位心

假性右位心又称右旋心（dextroversion of heart），是指心脏位于右胸，但各心腔的关系并非正常的镜像改变，即左心房、左心室仍在左侧，右心房、右心室仍在右侧。心电图特点如下。

1. Ⅰ导联 T 波倒置，但Ⅰ导联 P 波及 QRS 波群不倒置。

2. Ⅱ、Ⅲ导联有深 Q 波。

真性右位心与右旋心的心电图表现不同点如下。

1. Ⅰ导联 P 波方向　右位心为倒置，右旋心为直立。

2. aVR 导联 P 波方向　真性右位心多直立，右旋心为倒置。

3. 胸前导联　右位心 $V_1 \sim V_6$ 导联 R 波振幅逐渐降低，S 波逐渐加深，右旋心虽也逐渐降低，但 R/S 比值却是逐渐升高。

## 三、心脏右移

由于肺、胸膜或膈肌病变而导致心脏移位于右胸。心电图特点如下。

1. 标准导联 P-QRS-T 波无异常变化。

2. 胸导联 $V_4R$、$V_3R$、$V_1 \sim V_6$ 导联图形相应右移。

在诊断真性右位心时应注意以下几点。

1. 诊断右位心时首先要排除技术上是否有误差，常见的有左、右上肢电极反联。因此，凡疑诊右位心者，除常规 12 导联心电图外，必须加做记录左、右手反接的 6 个肢体导联心电图和 $V_1$、$V_2$、$V_3R$、$V_4R$、$V_5R$ 导联心电图（图 15-1）。加做记录左、右手反接的心电图对真性右位心合并心室肥厚、束支及其分支阻滞、预激综合征、心肌缺血、心肌梗死和心律失常的诊断可以提供帮助，减少漏诊、误诊。

2. 房室交界性心律或阵发性房性心动过速 P 波也可倒置，但Ⅰ导联 QRS 波群及 T 波仍然直立。

# 第三节　房间隔缺损

房间隔缺损（atrial septal defect，ASD）是最常见的先心病，系房间隔在胎儿时期发育不全所致，分为原发孔型房间隔缺损和继发孔型房间隔缺损。前者系胎儿发育过程中原发间隔发育不良或心内膜垫发育不良，使原发间隔和心内膜垫不能融合连接所致；后者系继发间隔发育不良或原发房间隔组织被吸收过多，致第二房间孔不能闭合所致。缺损部位多数为中央型（70%），其次为下腔型、上腔型及混合型。ASD 早期由于左心房压力高于右心房，造成左向右分流，右心舒张期负荷增重，右心房和右心室增大。晚期由于显著的肺动脉高压或右心衰竭，使右心房压力高于

左心房，出现右向左的分流，造成左心收缩期负荷增重。其心电图特点如下（图 15-2）。

1. 完全性或不完全性右束支传导阻滞图形，以不完全性右束支传导阻滞多见。

2. 右心室肥厚和（或）扩大。

3. 心电轴右偏，多在 ＋90° ～ ＋170°。

4. P 波升高或出现切迹，提示右心房异常。

5. 心律失常：可出现房室传导阻滞（一度房室传导阻滞多见）、室上性心动过速、心房颤动等。有的患者可合并心室预激（或预激综合征）。

6. 原发孔未闭伴有二尖瓣关闭不全者，可有左心室肥厚、心电轴左偏。

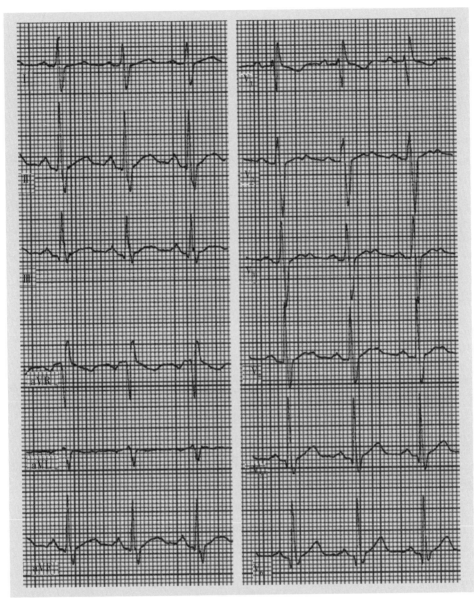

图 15-2 房间隔缺损

II 导联 P 波升高；V₁ 呈 rSR′ 型，时限为 0.11ms，提示右心室流出道肥厚及扩张

# 第四节 室间隔缺损

室间隔缺损（Ventricular space septal defect，VSD）是一种常见先心病，系心室间隔在胎儿期发育不全所致。按缺损部位，可分为膜部、漏斗部和肌部缺损，其中膜部缺损最常见。早期由于左心室压力高于右心室，造成左向右分流，右心室的收缩期负荷增重，右心室肥厚。轻型缺损对血液循环影响较小，心脏可不发生病理性改变，心电图正常；中度或重度缺损时，由于左向右的分流量大，不仅造成右心室收缩期负荷增加，同时因过多的循环血量经肺循环返回左心室，又造成左心室舒张期负荷增加，左心室扩张乃至肥厚。晚期产生肺循环高压，可产生双向或右向左分流而出现发绀，称为艾森门格综合征。室间隔缺损的心电图特点如下（图 15-3）。

1. 缺损小，分流量小，心电图可正常。

2. QRS 电轴：多为心电轴右偏，提示肺循环阻力增高；QRS 电轴左偏提示缺损多为流出道部位。

3. 右心室肥厚、扩张，$V_1$、$V_2$ 导联呈 R、Rs 或 rSR′ 型（右心室扩张），R 或 R′ 波电压升高（右心室肥厚）。

4. 左心室肥厚：$V_5$、$V_6$ 导联 R 波升高，并出现深 Q 波，多数病例伴有 ST-T 的改变，室壁激动时间延长。

5. Katz-Wachtel 现象：多见于巨大室间隔缺损的患者，心电图可见双心室肥厚征象，表现为中胸前导联（$V_2 \sim V_4$ 导联）QRS 波双向电压增大。

6. T 波改变：部分 VSD 分流量大的幼儿胸前导联 T 波出现前半部圆顶伴后半部高尖的征象（前峰代表左心室复极，后峰代表右心室复极）。

7. 左心房异常：P 波升高、加宽。

8. 心律失常较少见，约 10% 的室间隔缺损患者可有不完全性或完全性右束支传导阻滞。行手术修补时，易发生房室传导阻滞或右束支传导阻滞。

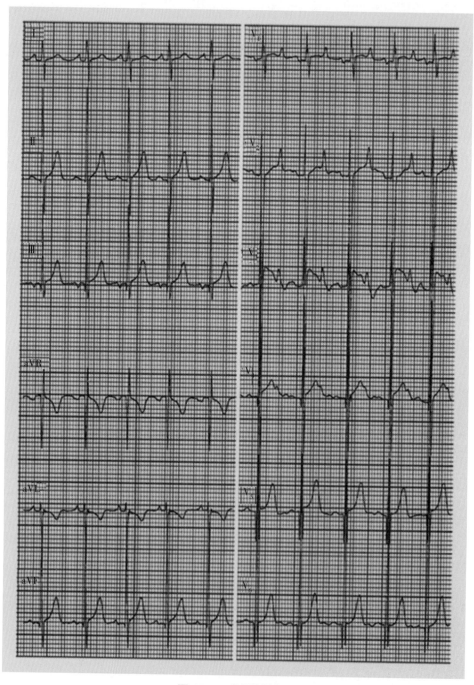

图 15-3　室间隔缺损

患者男性，5 岁。$V_1$ 导联 R 波显著增高，呈 Rs 型。$V_4$、$V_5$、$V_6$ 导联 Q 波加深，R 波增高，提示双心室肥厚

# 第五节　动脉导管未闭

动脉导管未闭（patent ductus arteriosus，PDA）是常见的先天性心血管病之一，系胎儿期连接肺动脉总干（或左肺动脉）与降主动脉的动脉导管干出生后未闭塞所致。动脉导管细小时，分流量小，肺动脉压力正常或接近正常，心电图可表现为正常。动脉导管的直径较大，由于连续性左向右分流，造成肺循环容量增加，造成左心室舒张期负荷增重，左心室、左心房扩张。后期引起肺动脉高压，右心室负荷加重，导致右心室肥大。随着右心室压力进一步升高，左向右的分流减少或发生右向左的分流而出现发绀。心电图特点如下（图15-4）。

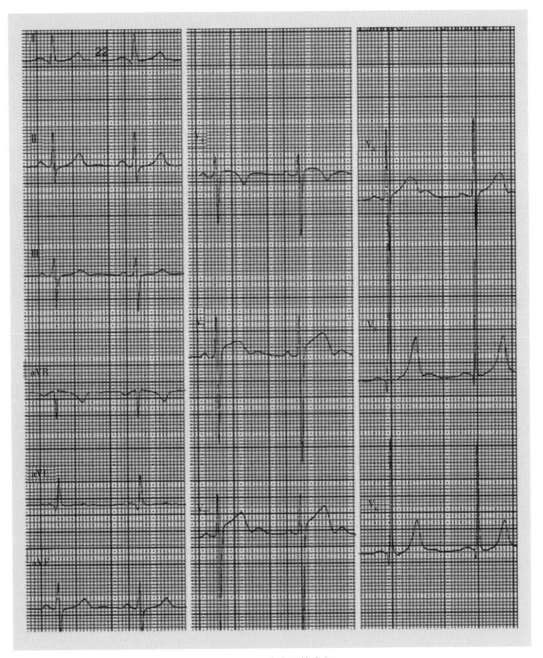

**图15-4　动脉导管未闭**

患者男性，15岁。V₅、V₆导联R波明显升高，V₅导联R波>5.2mV，提示左心室增大轻型病例，心电图正常或大致正常

1. 病情较重而无明显肺动脉高压者，可表现为左心室扩大，心电轴左偏；Ⅱ、Ⅲ、aVF、V₅、V₆导联R波振幅升高，并伴有ST段上移，T波直立，提示左心室舒张期负荷增加。P波增宽，出现切迹，提示左心房异常。

2. 伴有中度肺动脉高压者，除显示左心室扩大心电图特征外，可出现右心室肥厚，即V₁导联呈qR、R型，并伴有ST段下移、T波倒置等。P波时间多延长。

3. 伴有重度肺动脉高压者，两侧心室同时肥厚和扩张，以右心室为主，故心电图主要显示右心室肥厚的图形。P波振幅常增大。

# 第六节　肺动脉口狭窄

肺动脉口狭窄是指肺动脉出口处的局部狭窄，分为右心室漏斗部（瓣膜下）、肺动脉瓣膜部、肺动脉（瓣膜上）狭窄，也可两种情况同时并存。以瓣膜狭窄多见，其次是漏斗部狭窄，肺动脉狭窄最少见。按轻重程度分为轻、中、重度和极重度肺动脉口狭窄。其血流动力学改变主要呈右心室排血受阻，造成右心室收缩期负荷增重，右心室显著肥厚。心电图特点如下。

1. 病变较轻者，心电图正常或大致正常心电图。

2. 中度狭窄者，可出现不完全性右束支传导阻滞的图形。

3. 重度狭窄者可出现显著的右心室肥厚伴ST-T改变的图形（图15-5）。

4. 心电轴右偏。

5. 部分患者出现右心房异常（肥大）图形。

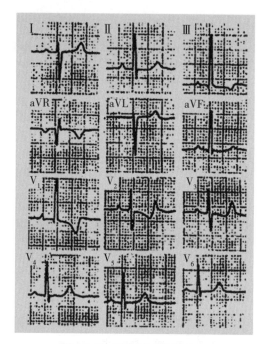

图15-5　重度肺动脉口狭窄

患者女性，36岁。瓣膜压力差达180mmHg。呈现右心室收缩期负荷过重的心电图表现

# 第七节　法洛四联症

法洛四联症包括肺动脉口狭窄、室间隔缺损、主动脉骑跨和右心室肥大的复合性先天性畸形。其血流动力学改变主要是由于肺动脉口狭窄和右心室压力升高而导致的右心收缩期负荷增重。心电图特点如下（图15-6）。

1. 右心房肥大：Ⅱ、Ⅲ、aVF、V₁、V₂导联P波高尖，但电压多不超过正常限度。

2. 出现右心室肥厚伴ST-T改变（过去称为劳损）的图形。

3. 电轴右偏。

4. 部分病例可有不完全性或完全性右束支传导阻滞或房室传导阻滞等。

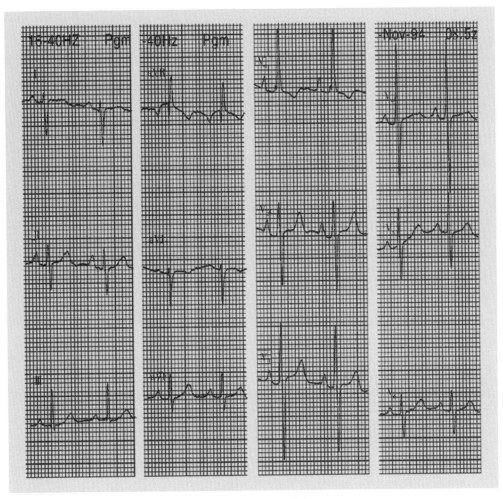

图 15-6　法洛四联症

Ⅱ、V₁、V₂导联 R 波高尖；aVR 导联 R 波升高（0.6mV）；V₁导联呈 R 型，V₁导联 R 波＞1.5mV。提示右心房、右心室肥大

# 第八节　主动脉缩窄

主动脉缩窄是主动脉局限性狭窄或闭塞的先天性血管畸形，分为成人型、婴儿型两类。前者称为导管后型，其缩窄部位多位于动脉导管交接处的远端；后者称为导管前型，其缩窄部位位于左锁骨下动脉至动脉导管入口处的一段中。主动脉缩窄引起缩窄段血流受阻，左心室后负荷增加，左心室肥厚。心电图特点如下（图 15-7）。

1. 轻症患者心电图正常或大致正常。

2. 左心室肥厚伴 ST-T 改变：表现为Ⅰ、Ⅱ、V₅、V₆导联 R 波升高，ST 段下移，T 波低平或倒置。

3. 左心房异常（肥大）。

4. 心电轴左偏，个别患者可有左束支传导阻滞或心房颤动。

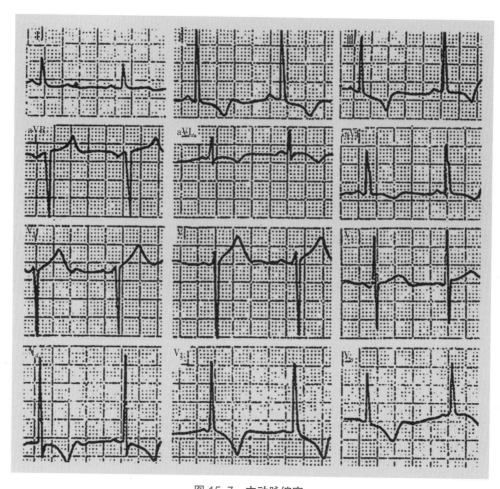

**图 15-7　主动脉缩窄**

患者男性，45 岁。临床诊断为主动脉缩窄。心电图示左心室肥厚，$V_5$、$V_6$ 导联 ST 段下移，T 波倒置

# 第九节　三尖瓣下移畸形

三尖瓣下移畸形，又称埃勃斯坦畸形（Ebstein's anomaly）*，为三尖瓣附着位置异常的发绀型先天性心脏病。由于瓣膜下移和变形，瓣膜附着部上方的右心室变成右心房的一部分。导致右心室变小，三尖瓣关闭不全，右心房容量增大，负荷过重，右心室容量缩小。多数病例合并卵圆孔未闭、房间隔缺损或室间隔缺损等，可因右向左分流而出现发绀。心电图特点如下（图 15-8，图 15-9）。

1. 不完全性或完全性右束支传导阻滞图形。

2. P 波异常高尖，多见于 Ⅱ、Ⅲ、aVF、$V_1$、$V_2$ 导联，若呈双峰 P 波，则第二峰＞第一峰。

3. 常有 PR 间期延长。

4. 胸前导联 R 波电压低，$V_1$ ～ $V_4$ 导联有 ST-T 改变。

5. 心律失常。有阵发性心动过速、期前收缩、心房扑动、心房颤动等，约 25% 的病例合并预激

---

*　埃布斯坦综合征发病可早可晚，症状可轻可重，体征可多种多样。严重畸形者，出生后即有明显发绀和充血性心力衰竭；畸形较轻者，直至成年不一定出现明显症状。该畸形最突出的症状是发绀和充血性心力衰竭。主要体征：膨隆而又安静的心前区（望诊无明显心前区搏动，触诊无肺动脉关闭感）；第 1 心音和第 2 心音明显分裂，可有增强的第 3 心音，还可以出现第 4 心音，构成的四重奏。分裂的第 1 心音的第 2 成分常呈喀喇音性质，此即所谓"扬帆征"（sail sign）；三尖瓣区可出现柔和的收缩期杂音及短促的舒张中期杂音。并伴有发绀，杵状指（趾），颈静脉收缩期正性搏动。

综合征,多为B型预激,类似左束支传导阻滞图形,　　　右胸导联以S波为主。

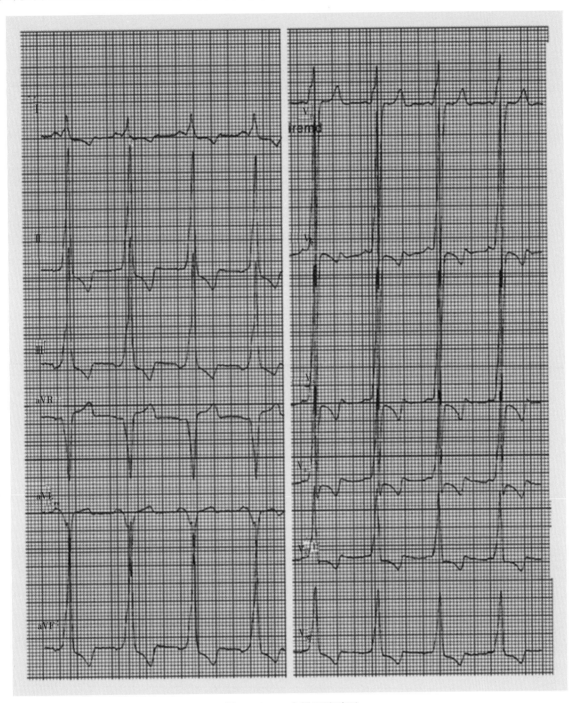

图 15-8　三尖瓣下移畸形

患者女性,29 岁。临床诊断为三尖瓣下移畸形。心电图示预激综合征

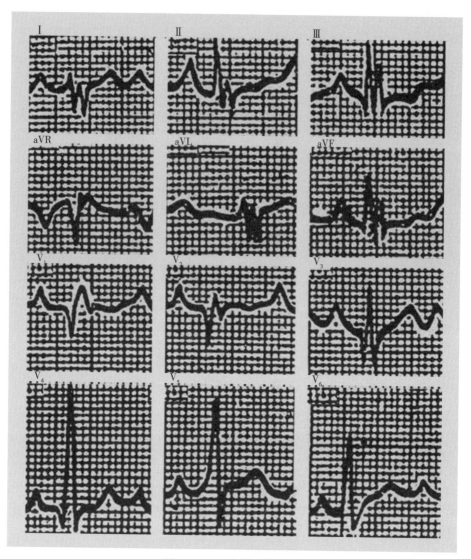

图 15-9　三尖瓣下移畸形

# 第十节　常见先天性心血管病心电图图例分析

扩展学习：请扫描下方二维码，继续学心常见先天性心血管病心电图图例分析。

## 小结

本章介绍右位心、房间隔缺损、室间隔缺损、动脉导管未闭、肺动脉口狭窄、法洛四联症、主动脉缩窄、三尖瓣下移畸形的解剖学、血流动力学特点及心电图形成的机制和心电图特点。

### （一）右位心

广义的右位心是心脏位于右侧胸腔的总称。分为真性右位心、假性右位心（右旋心）、心脏右移 3 种类型。

1. 真性右位心　系左、右心室的解剖关系倒置，心电图特点为：① Ⅰ、aVL 导联 P-QRS-T 波均倒置；② Ⅱ 与 Ⅲ 导联图形互换，aVL 与 aVR 导联图形互换，aVF 导联图形与正常相同；③ V₁ ～ V₆ 导联 R 波逐渐减低，而 S 波相对增深，

R/S 值逐渐减小；④ $V_3R \sim V_6R$ 导联 R 波逐渐增加，S 波逐渐减小，$V_5$、$V_4$、$V_3$、$V_2$、$V_1$ 和 $V_3R$ 导联分别相当于通常的 $V_5R$、$V_4R$、$V_3R$、$V_1$、$V_2$ 和 $V_3$ 导联。

2. 右旋心 指心脏位于右胸，但各心腔的关系正常。心电图特点为：① I 导联 T 波倒置，但 I 导联 P 波 QRS 波群不倒置；② II、III 导联有深 Q 波。

3. 心脏右移 由于肺、胸膜或膈肌病变而使心脏移位于右胸。心电图仅为胸导联 $V_{4R}$、$V_{3R}$、$V_1 \sim V_6$ 导联图形相应右移。

### （二）房间隔缺损

心电图表现为：①完全性或不完全性右束支传导阻滞图形；②右心室肥厚；③心电轴右偏；④ P 波升高或出现切迹；⑤可出现一度房室传导阻滞、室上性心动过速、心房颤动；⑥原发孔未闭伴有二尖瓣关闭不全者，可有左心室肥厚（扩张），心电轴左偏。

### （三）室间隔缺损

心电图表现为：①缺损小，分流量小，心电图可正常；②右心室扩张和（或）肥厚，$V_1$、$V_2$ 导联呈 R、Rs 或 rSR′ 型（扩张），R 或 R′ 波电压升高（肥厚）；③左心室肥厚，$V_5$、$V_6$ 导联 R 波增高，并出现深 Q 波，多数病例伴有 ST-T 改变，室壁激动时间延长；④双侧心室肥厚、扩张；⑤左心房异常，P 波升高加宽；⑥心律失常较少见，可有一度房室传导阻滞、不完全性或完全性右束支传导阻滞等。

### （四）动脉导管未闭

初期左向右分流，造成左心室舒张期负荷增重，左心室扩张、左心房异常。后期由于肺动脉高压，左向右的分流减少或发生右向左的分流而出现发绀，并产生右心室肥厚。心电图表现为：①轻型病例心电图大致正常；②无明显肺动脉高压者，可表现为左心室肥厚、扩张；③中度肺动脉高压者可出现右心室肥厚；④重度肺动脉高压者，两侧心室同时肥厚、扩张，以右心室肥厚为著。

### （五）肺动脉口狭窄

分为轻、中、重度和极重度肺动脉口狭窄。主要造成右心室收缩期负荷增加，右心室显著肥厚。

### （六）法洛四联症

包括肺动脉口狭窄、室间隔缺损、主动脉骑跨和右心室肥大的复合性先天性畸形。由于肺动脉口狭窄和右心室压力升高而导致的右心收缩期负荷增重。心电图表现为：①右心房异常；②右心室肥厚及 ST-T 改变（过去称为劳损）；③心电轴右偏；④不完全性或完全性右束支传导阻滞或房室传导阻滞。

### （七）主动脉缩窄

主动脉缩窄是主动脉局限性狭窄或闭塞引起左心室后负荷增加、左心室肥厚。

### （八）三尖瓣下移畸形

三尖瓣附着位置异常的发绀型先天性心脏病。导致右心室变小，三尖瓣关闭不全，右心房容量增大，负荷过重，右心室容量缩小。心电图表现为：① P 波异常高尖，若呈双峰 P 波，则第二峰＞第一峰；②常有 PR 间期延长；③胸前导联 R 波电压低；④常有不完全性或完全性右束支传导阻滞；⑤常有阵发性心动过速、期前收缩、心房扑动、心房颤动等，约有 25% 的病例合并预激综合征，多为 B 型预激，类似左束支传导阻滞图形。

附1：本章的学习重点

1. 掌握右位心的心电图特点及其发生的机制。

2. 熟悉房间隔缺损、室间隔缺损、动脉导管未闭、肺动脉口狭窄、法洛四联症、主动脉缩窄、三尖瓣下移畸形血流动力学改变及心电图特点。

附2 请扫描二维码扩展学习。

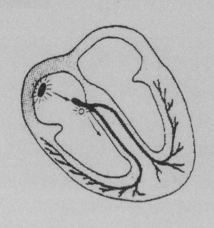

# 第十六章

# 几种常见后天性心脏病

## 第一节　风湿性心脏病

后天性心脏病主要有风湿性心脏病、肺源性心脏病、心肌炎、心肌病、心包炎、高血压、心内膜炎、二尖瓣脱垂等。上述疾病均可影响心脏激动的产生、传导及心肌除极或复极而导致心电图图改变,根据这些改变,可为某些疾病的诊断提供参考,但必须结合临床资料综合判断。心肌炎、

心肌病、心包炎等已在第十二章介绍。急性肺源性心脏病(肺梗死)将在第十七章介绍。本章仅介绍风湿性心脏病、慢性肺源性心脏病、高血压和高血压心脏病、心内膜炎、二尖瓣脱垂的心电图改变。

风湿性心脏病(简称风心病)是后天性心脏病之一。其中单纯二尖瓣病变占 46.7%,二尖瓣合并主动脉瓣病变占 34.5%,单纯主动脉瓣病变占 48.5%,三尖瓣病变占 12.2%,单纯性肺动脉瓣病变极为少见。风心病的血流动力学变化是根据瓣膜病变的类型、程度及病程的长短不同而各异,从而导致心电图的不同改变,但有时可见不同的瓣膜病变出现相同的心电图表现。例如瓣膜病变合并其他疾病如高血压、肺气肿等,或使用某些心脏药物如洋地黄、奎尼丁等也可使原有心电图发生改变。

### 一、急性风湿性心脏炎

急性风湿性心脏炎包括心肌、心内膜、心包及心脏起搏传导系统的炎症,根据炎症波及部位的轻重程度引起相应的症状,同时出现各种心电图

改变。如已介绍过的心肌炎、心包炎等。急性风湿性心脏炎的心电图可出现如下改变(图 16-1)。

1. 房室传导阻滞:房室传导阻滞是急性风湿性心脏病心电图的重要改变之一,以一度和二度房室传导阻滞最多见,据统计占 26%。偶见三度房室传导阻滞并伴心源性脑缺氧综合征(阿－斯综合征)。

2. 窦性心动过速、房性和室性期前收缩比较常见,偶有心房颤动。

3. 多数患者心电图出现 ST-T 改变,如心肌损害严重则可出现 QRS 波幅度减低或出现异常Q 波。

4. 合并急性心包炎时,心电图亦可出现多导联 QRS 波群低电压并伴有 ST 段抬高(见第十四章)。

5. 可出现 QT 间期延长或 T 波改变。

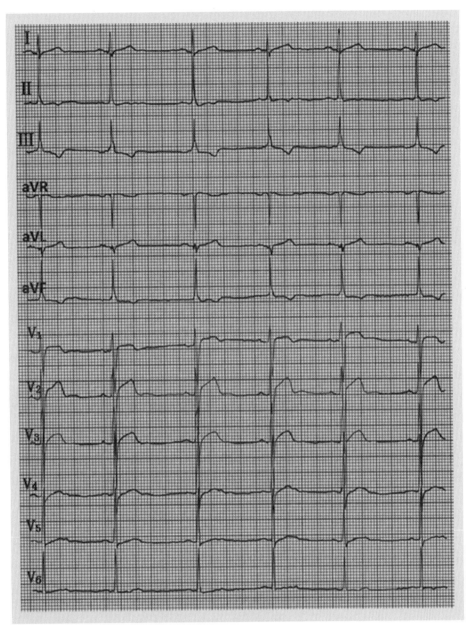

图 16-1　急性风湿性心肌炎

患者女性，8 岁，急性风湿性心肌炎。Ⅰ、aVL、$V_5$、$V_6$ 导联 ST 段轻度下降，Ⅱ、aVF、$V_5$、$V_6$ 导联 T 波倒置，$V_3$ 导联 T 波双向。Ⅰ、aVL 导联呈 qR 型，Ⅱ、Ⅲ、aVF 呈 rS 型，$S_Ⅲ > S_Ⅱ$

## 二、二尖瓣病变

二尖瓣病变主要包括二尖瓣狭窄、二尖瓣关闭不全、二尖瓣狭窄并关闭不全。绝大多数由急性风湿性心脏炎后瘢痕形成所致。

### （一）二尖瓣狭窄

二尖瓣狭窄早期或轻度狭窄时心电图可正常，随着病情发展，狭窄程度加重，左心房因排血受阻而逐渐扩张、肥厚，产生肺淤血、肺循环高压，可导致右心室肥厚。主要心电图改变如下（图 16-2）。

1. 二尖瓣 P 波　P 波增宽 > 0.11s，且有切迹、错折，多呈双峰，第二峰 > 第一峰，峰间距 > 0.04s，以 Ⅱ 导联最明显。右胸导联出现增大的双向 P 波，$Ptf_{V_1}$ 负值增大。P 波电压常 > 0.25mV。

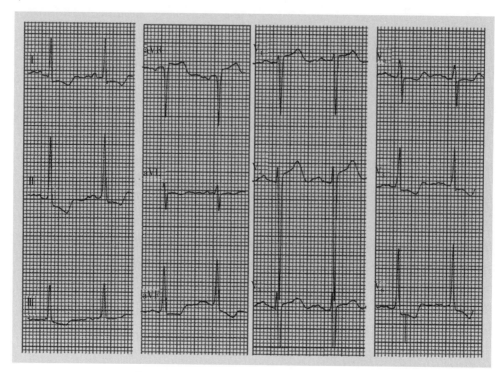

图 16-2　风心病二尖瓣狭窄，$P_{II}$增宽有切迹

2. 右心室肥厚　其右心室肥厚的程度不如先天性心脏病表现的突出，当右胸导联的 R/S ＞ 1 时，具有诊断价值。有些病例可伴有右束支传导阻滞图形。

3. 心电轴右偏　心电轴的偏移程度与右心室肥厚成平行关系。

4.ST-T 改变　$V_1 \sim V_3$ 导联可出现 ST 段压低，T 波低平或倒置，过去曾称为右心室劳损。

5. 心律失常　晚期常出现心房颤动，其房颤波粗大，$V_1$ 导联 f 波常 ＞ 0.1mV。亦可出现房性期前收缩、右束支传导阻滞等。

## （二）二尖瓣关闭不全

二尖瓣关闭不全使血液在左心室收缩时反流入左心房，左心排血量降低，而在左心室舒张时，由于左心房流入左心室的血量较正常增多，使心房和左心室的负荷增大，可引起左心房和左心室扩张、肥厚。主要心电图改变如下。

1. 早期仅有心电轴轻度左偏，心电图可正常或大致正常。

2. 出现左心室肥厚和左心室肥厚伴 ST-T 改变（过去称为左心室劳损）的心电图改变。

3. 部分病例可出现二尖瓣 P 波，多见于 I 、II 、aVL 、$V_5$ 和 $V_6$ 导联，但不如二尖瓣狭窄时显著。

4. 心律失常。可出现房性或室性期前收缩、心房颤动、心房扑动等。

## （三）二尖瓣狭窄并关闭不全

二尖瓣狭窄并关闭不全可出现二尖瓣狭窄和二尖瓣关闭不全两种血流动力学改变，导致左心房、左心室扩张、肥厚，肺循环高压，右心室扩张、肥厚，双侧扩张、心室肥厚等。主要心电图改变如下（图 16-3）。

1. 心电轴可正常、左偏或右偏，以右偏为多见。

2. 二尖瓣 P 波。

3. 心室增大，以狭窄为主时，显示右心室增大［扩张和（或）肥厚］；以关闭不全为主时，显示左心室增大［扩张和（或）肥厚］肥大，亦可显示双心室增大［扩张和（或）肥厚］。

4. 心律失常，以心房颤动最为常见，亦可出现右束支传导阻滞、房性或室性期前收缩等。

5. ST-T 改变。表现为部分导联 ST 段压低，T 波低平、双向或倒置。

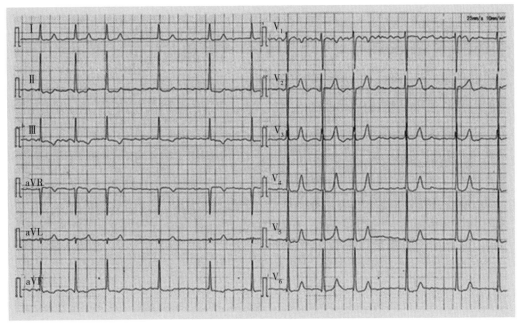

图 16-3　二尖瓣狭窄并关闭不全

患者女性，49 岁。2010 年 12 月 15 日就诊时描记的心电图

## 三、主动脉瓣狭窄及关闭不全

主动脉瓣狭窄及关闭不全的血流动力学改变仅限于左心。由于左心室流出道梗阻和（或）反流，左心室收缩负荷及舒张负荷加重，引起不同程度的左心室肥厚、扩大，也可相应引起左心房增大。心电图表现如下。

1. 左心房增大：表现为 $V_1$ 导联 P 波高尖、倒置，且 P 波时限略有延长，可能出现切迹。

2. 左心室肥厚：85% 的严重主动脉狭窄患者可见左心室肥厚。儿童患者胸前中部导联 QRS 振幅绝对值升高的程度与狭窄的严重度具有相关性，成人则不然。无左心室肥厚的心电图表现，不能排除主动脉瓣狭窄的存在。

3. ST-T 改变：重度主动脉瓣狭窄的多数患者可见 ST-T 异常改变。

4. 心律失常：单纯性主动脉瓣狭窄患者不易发生心房颤动，若发生则提示合并二尖瓣狭窄。动态心电图监测多发现患者有室性心律失常发生，其发作的性质与频度均与狭窄程度无关，而与心功能不良相关。如有的主动脉环病变患者伴有左前分支传导阻滞。如影响到传导系统，可引起各种不同程度的房室传导阻滞、室内传导阻滞、分支传导阻滞及电轴左偏。

5. 心室激动时间延长，可能是牵拉心肌引起的室间隔损伤所致。

6. 晚期患者可伴有右心室肥厚，心电轴可转为右偏或正常。

## 四、联合瓣膜病

在风湿性心脏病中，两个或两个以上瓣膜损害的情况相当常见，以二尖瓣狭窄合并主动脉瓣病变最常见，其次是二尖瓣狭窄合并三尖瓣病变，合并肺动脉瓣病变者极为少见。

### （一）二尖瓣狭窄合并主动脉瓣关闭不全

心电图改变如下。

1. P 波改变　I、II、aVL 导联 P 波呈双峰，时间延长，提示左心房扩大。

2. QRS 波群及电轴改变　取决于各瓣膜病变程度及病程时间。仅以二尖瓣狭窄为主的早期病变，心电图上仅有单纯心电轴右偏及右心室肥厚，其 $V_1$ 导联 R 波电压升高，R/S > 1。病变较严重者可出现左心室肥厚及双侧心室肥厚图形。$V_1$ 及 $V_6$ 导联 R 波均明显升高，但电轴右偏，个别病例也可出现近似正常范围的心电图。

### （二）二尖瓣狭窄合并主动脉瓣狭窄

主动脉瓣狭窄引起左心收缩期负荷增重，二尖瓣狭窄引起右心收缩期负荷增重，可导致左心室及右心室肥厚、左心房异常。心电图上可出现二尖瓣 P 波，多见于 I 、Ⅱ 、aVL、aVF、aVR 导联，同时出现左心室肥厚或程度不等的两侧心室肥厚。部分病例可合并多种心律失常，如房性期前收缩、心房颤动或室性期前收缩等。

### （三）二尖瓣关闭不全合并主动脉瓣关闭不全

二尖瓣和主动脉瓣关闭不全均可造成左心室的舒张期负荷过重，故对左心室的影响较其他联合瓣膜病更为严重。心电图表现为左心房、左心室扩张（可伴有肥厚），$V_5$ 导联的室壁激动时间延长及 ST 段下降，T 波倒置，心电轴左偏。

### （四）二尖瓣关闭不全合并主动脉瓣狭窄

二尖瓣关闭不全及主动脉瓣狭窄两者血流动力改变效应相加，使左心室舒张期及收缩期负荷增重，前者可造成左心室扩张，后者可使左心室发生向心性肥厚。由于主动脉瓣狭窄，左心室排血阻力增加，使左心室压力升高，继而加重二尖

瓣关闭不全的血液回流，使左心房压力明显升高，引起明显的左心房扩张。心电图表现为二尖瓣 P 波、左心室壁激动时间延长等。

## 五、三尖瓣狭窄及关闭不全

三尖瓣狭窄较少见，常与其他瓣膜病变合并存在。三尖瓣狭窄者由于舒张期血液由右心房进入右心室不畅，使右心房压力升高，容积扩大，心电图表现为右心房扩张；如合并三尖瓣关闭不全，则可伴有右心室增大（主要是扩张）。可见 Ⅱ 、Ⅲ 、aVF 导联 P 波异常升高或尖耸，常伴有不完全性右束支传导阻滞，$V_1$ 导联呈 rSR′ 型。本病多合并心房颤动。如合并二尖瓣或主动脉瓣病变，常伴有左心房，左心室增大［扩张和（或）肥厚］的图形。

三尖瓣关闭不全多继发于右心室容量负荷增重所致的三尖瓣瓣环扩张或细菌性心内膜炎所致的三尖瓣损害。由于右心房同时接受回心血及右心室反流血量，故右心房扩大，心电图表现如下。

1. Ⅱ 、Ⅲ 、aVF、$V_1$ 、$V_2$ 导联 P 波高耸。

2. $V_1$ 导联呈 rSR′ 型，R′ 电压异常升高，伴有 ST-T 改变，提示右心室扩张及右束支传导阻滞。另外，$V_1$ 导联亦偶见 qR 型。

# 第二节　肺源性心脏病

肺源性心脏病（简称肺心病）主要是由于支气管 – 肺组织或肺动脉血管病变所致肺动脉高压引起的心脏病。根据起病缓急和病程长短分为急性肺源性心脏病和慢性肺源性心脏病。

## 一、急性肺源性心脏病

急性肺源性心脏病（acute corpulmonale，ACP）是指由于急性肺动脉高压引起的右心室结构性改变和（或）功能性损害的疾病。常见病因有急性肺栓塞（参见第十七章）、重度急性呼吸窘迫综合征（ARDS）等。表现为急性呼吸困难、

晕厥、乏力、心绞痛等。呼吸困难最先出现，随后是乏力、最后是劳力性晕厥。活动后心绞痛也可见于没有冠状动脉基础疾病的患者，主要由于在肺源性心脏病患者的心肌氧需量增加，而右心室跨室壁张力增加，冠状动脉灌注减少，进一步造成氧供减少，心脏氧供和氧需不平衡所致。还有可能因为肺动脉的扩张压迫冠状动脉左主干，导致心肌缺血而致。心电图主要表现为：右束支传导阻滞、电轴右偏；有右心室扩大的证据如 $V_1$ 、$V_2$ 导联以 R 波为主，$V_5$ 、$V_6$ 导联以 S 波为主，或者心前区导联全部为 rS 型；有右心房增大的证据，如 Ⅱ 导联出现肺性 P 波。此外，ACP 具有高

度特异性的心电图表现是 $S_I Q_{III}$ 模式（伴或不伴 III 导联 T 波倒置），但该特征敏感性不高。

## 二、慢性肺源性心脏病

慢性肺源性心脏病是指由于胸廓、支气管、肺组织或肺血管的慢性疾病引起的肺循环阻力增加、肺动脉压升高，右心房扩大，继而出现右心室增大，可伴有或不伴有右心衰竭。心电图早期改变不明显，后期主要改变如下（图 16-4，表 16-1）。

1. 右心房扩大，表现为肺性 P 波，II、III、aVF 导联 P 波直立、尖耸，电压 > 0.25mV，P 波时限一般不延长。

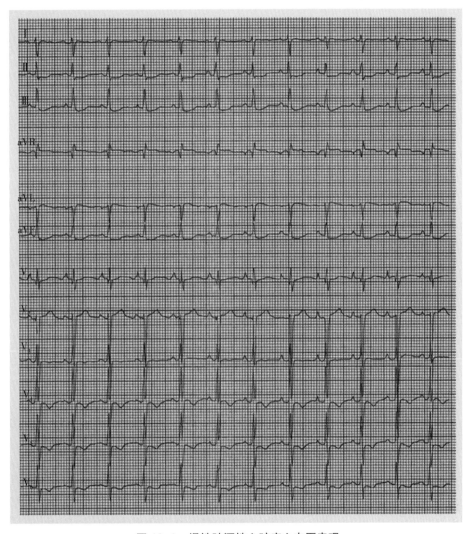

**图 16-4　慢性肺源性心脏病心电图表现**

图例所示肺型 P 波，右心室肥厚合并完全性右束支传导阻滞

2. 心电轴右偏。额面平均电轴 ≥ +90°，重度顺钟向转位。有时表现为"假性电轴左偏"。与心电轴左偏的主要区别是"假性电轴左偏"多伴 $S_I S_{II} S_{III}$ 综合征，$S_{II} > S_{III}$，$R_{aVR} > R_{aVL}$。

3. QRS 低电压，多表现为肢体导联低电压。

4. 右心室增大，$V_1$ 导联呈 Rs 型，R/S > 1，$V_5$ 导联呈 RS 型，R/S < 1；$R_{V_1} + S_{V_5} \geq 1.05mV$

5. $V_1 \sim V_3$ 导联 T 波倒置，$V_5 \sim V_6$ 导联 T 波直立。

6. 其他：也可见右束支阻滞，可作为诊断肺心病的参考条件。在 $V_1$、$V_2$ 导联甚至延至 $V_3$ 导联，可出现酷似陈旧性心肌梗死图形的 QS 波。

表 16-1　慢性肺源性心脏病心电图诊断标准

| 诊断标准 | 可疑标准 |
| --- | --- |
| 1. 肢体导联 P 波电轴＞ +60° | 1. 肢体导联 P 波电轴＞ +60°，和 |
| 2. 肢体导联 R 波及 S 波振幅＞ 0.7mV 及 V₆ 导联 R 波振幅＞ 0.7mV，或 | 2. 肢体导联 R 波及 S 波振幅＞ 0.7mV 或 |
| 3. $Sv_4 \geqslant Rv_4$ | 3. V₆ 导联 R 波振幅＞ 0.7mV |

引自 Rubin lj，Pulmonary Heart Disease，Boston：Martinus Nijhoff，1984：122

上述标准敏感度为 65%，特异度为 95%。

# 第三节　高血压及高血压心脏病

　　高血压是一种常见的临床综合征，包括原发性高血压和继发性高血压。由于血压长期升高左心室收缩负荷加重，久而久之，左心室因代偿而逐渐发生肥厚及扩张。

　　通常左心室首先发生向心性肥厚，病理表现为心肌纤维肥大，间质纤维组织增生。随着病程进展，左心室逐渐扩张，左心室舒张末期压力亦升高，心功能逐渐失去代偿而出现左心衰竭。部分病例由于左心衰竭进而导致肺动脉高压，右心室亦逐渐肥厚扩大，最终发生右心衰竭而临床出现全心衰竭的征象。高血压的心电图主要改变如下（图 16-5）。

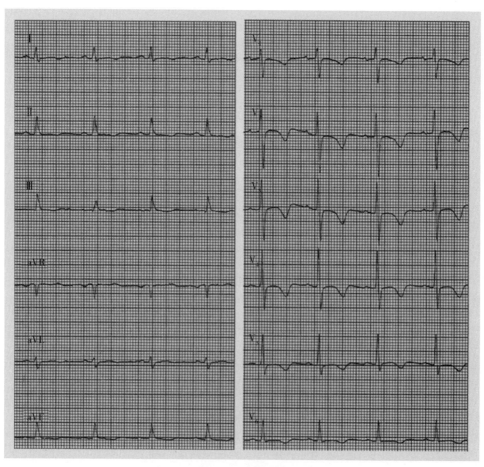

图 16-5　高血压

1.左心室肥厚：通常左心室先发生肥厚，继之由于左心室舒张末压升高而出现扩张；后期时可出现双侧心室肥厚、扩张（见第十一章）。

2.ST-T改变：心室肥厚、扩张常伴ST-T改变，过去称之为心肌劳损。

3.心律失常：如心房颤动、房性或室性期前收缩、房室或束支传导阻滞。

4.P波增宽或切迹，$V_1$导联P波终末电势（$Ptf_{V_1}$）值常增大。

# 第四节　心内膜炎

心内膜炎可分为非细菌性与细菌性两大类。前者主要是风湿病、胶原病等引起的瓣膜或心内膜赘生物，后者是细菌等微生物直接感染而产生的心内膜炎。其心电图改变取决于原有的心脏病及心脏瓣膜受累后血流动力学改变所造成的影响。如无并发症的感染性心内膜炎，心电图可仅有原基础心脏病的心电图改变。如感染性心内膜炎累及主动脉瓣或二尖瓣，或病变及赘生物压迫侵蚀心室间隔等，可引起各种期前收缩、房室传导阻滞及束支传导阻滞，甚至出现类似心肌梗死图形。感染性心内膜炎赘生物脱落，亦可造成冠状动脉栓塞而发生心肌梗死。

# 第五节　二尖瓣脱垂

二尖瓣脱垂主要是由于瓣叶、腱索、瓣环、左心房、乳头肌和左心室之间的协调功能受影响或某些病变累及上述解剖成分所致。二尖瓣脱垂通常伴有二尖瓣关闭不全，二尖瓣区可闻及收缩期喀喇音及收缩期杂音。无症状的二尖瓣脱垂患者其心电图多属正常，少数无症状的患者及相当一部分有症状患者的心电图可有异常改变，主要表现如下。

1.T波异常　Ⅱ、Ⅲ、aVF和$V_4 \sim V_6$导联T波呈双向或倒置，并伴有ST段轻度抬高或降低，T波形态可随体位变化而变化，也可自行改变。吸入亚硝酸异戊酯或应用硝酸脂类药物可使这类ST-T改变加重。可能此类药物加重了瓣叶脱垂的程度而增加乳头肌的张力有关。

2.QT间期延长　一般认为二尖瓣脱垂与QT间期延长无关。但亦有报道二尖瓣脱垂患者，其QT间期延长的发生率高达91%，对照组仅为5%。在QT间期明显延长的患者中，心律失常的发生率为72%，而QT间期延长程度较轻者，心律失常的发生率仅为22.6%。

3.心律失常　心律失常比较常见，常有房性期前收缩、室性期前收缩，室上性心动过速和室性心动过速，窦房、房室及心室内传导障碍。

# 第六节　几种常见后天性心脏病心电图图例分析

扩展学习：请扫码下方二维码，继续学习几种常见后天性心脏病心电图图例分析。

## 小结

本章主要介绍急性风湿性心脏炎、慢性风湿性心脏瓣膜病、急性肺源性心脏病、慢性肺源性心脏病、高血压、心内膜炎、二尖瓣脱垂的解剖学、血流动力学特点及心电图形成的机制和心电图特点。

急性风湿性心脏炎是风湿热急性发作损害全心脏，心电图常见改变有窦性心动过速、房室传导阻滞、期前收缩、ST-T改变、QT间期延长及QRS波幅度变化等。

慢性风湿性心脏瓣膜病包括二尖瓣狭窄、二尖瓣关闭不全，二尖瓣狭窄并关闭不全等，绝大多数由急性风湿性心脏炎后瘢痕形成所致。

二尖瓣狭窄早期或轻度狭窄时心电图可正常。狭窄较重可导致左心房、右心室增大，出现二尖瓣P波、右心室肥厚、心电轴右偏、ST-T改变和心律失常。

二尖瓣关闭不全时血液反流入左心房，左心房和左心室舒张期负荷增大，出现心电轴左偏、二尖瓣P波、左心室增大和心律失常。

二尖瓣狭窄并关闭不全可出现二尖瓣狭窄和二尖瓣关闭不全两种血流动力学改变，导致左心房、左心室扩张、肥厚，肺循环高压，右心室肥厚，双侧心室增大/肥厚等心电图改变。

急性肺源性心脏病由于肺动脉突然大部阻塞，引起右心室急剧扩张和急性右心衰竭，主要心电图改变为$S_I Q_{III} T_{III}$现象、心电轴右偏、不完全性右束支传导阻滞伴$V_1$导联室壁激动时间延长、$V_1 \sim V_3$导联T波倒置、多数胸导联ST段压低、心律失常等。

慢性肺源性心脏病由于慢性肺部疾病引起的肺动脉压升高、右心室肥大、右心衰竭，心电图出现肺性P波、心电轴右偏、QRS低电压、右心室肥厚等。

高血压由于血压长期升高使左心室收缩负荷加重，逐渐发生左心室肥厚及扩张。心电图主要改变有左心室肥厚及劳损、$V_1$导联P波终末电势（$Ptf_{V_1}$）值增大及心律失常等。

心内膜炎分为非细菌性与细菌性两大类。前者主要是风湿病、胶原病等所引起的瓣膜或心内膜赘生物，后者是细菌等微生物直接感染而产生的心内膜炎。其心电图改变取决于原有的心脏病及心脏瓣膜受累后血流动力学改变所造成的影响。可引起各种期前收缩、房室传导阻滞及束支传导阻滞，甚至出现类似心肌梗死的图形。

二尖瓣脱垂通常伴有二尖瓣关闭不全，无症状者的心电图多属正常；少数无症状及部分有症状者的心电图主要表现为：① T波呈双向或倒置，并伴有ST段轻度抬高或降低；② QT间期延长；③房性期前收缩、室性期前收缩，室上性心动过速和室性心动过速，窦房、房室及心室内传导障碍等心律失常。

附1　本章的学习重点

掌握急性风湿性心脏炎、慢性风湿性心脏瓣膜病、急性肺源性心脏病、慢性肺源性心脏病、高血压、心内膜炎、二尖瓣脱垂心电图特点。

附2　请扫二维码扩展学习

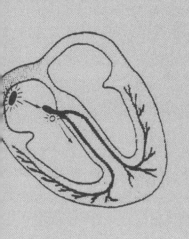

# 第十七章

# 急性肺栓塞

# 第一节　概　述

## 一、概述

肺栓塞（pulmonary embolism，PE）是内源性或外源性栓子堵塞肺动脉或其分支引起肺循环和呼吸功能障碍的临床和病理生理综合征（图17-1），是常见的心血管系统疾病之一，包括肺血栓栓塞症（pulmonary thromboembolism，PTE）、脂肪栓塞、羊水栓塞、空气栓塞等，其中肺血栓栓塞症（PTE）是最常见的PE类型。PTE指来自静脉系统或右心的血栓阻塞肺动脉或其分支所致，占PE的绝大多数，通常所称的肺栓塞是指肺血栓栓塞症。深静脉血栓形成（deep venous thrombosis，DVT）是引起PTE的主要血栓来源，DVT多发于下肢或骨盆深静脉，脱落后随血流循环进入肺动脉及其分支，PTE常为DVT的合并症。

急性PE是静脉血栓栓塞症（venous thromboembolism，VTE）最严重的临床表现，多数情况下PE继发于DVT，PE可以没有症状，有时偶然发现才得以确诊，甚至某些PE患者的首发表现就是猝死。PE的发生风险与年龄增长相关，40岁以上人群，每增龄10岁PE增加约1倍。急性PE误诊高、漏诊率高，病死率高，应高度重视。

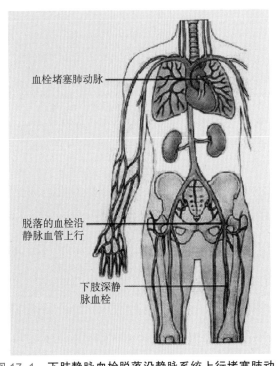

图 17-1　下肢静脉血栓脱落沿静脉系统上行堵塞肺动脉引起肺栓塞（参考文献修改）

## 二、易患因素、分类和临床类型

### （一）易患因素

易患因素包括严重创伤，下肢骨折，髋关节

或膝关节置换术，长时间卧床，3个月内因心力衰竭和心房颤动或心房扑动入院，3个月内发生过心肌梗死、自身免疫病、中心静脉置管、输血、肿瘤及化疗、久坐不动（如长时间乘车或飞机旅行）、妊娠、口服避孕药或激素替代治疗、吸烟、肥胖、高脂血症、高血压、糖尿病、感染等。

### （二）分类和临床类型

1.根据临床表现分类　①轻型：常表现为不能解释的呼吸困难；②肺梗死型：表现为肺炎、哮喘、胸膜炎等；③急性肺心病型；④急性心源性休克型；⑤猝死型；⑥慢性肺动脉高压型。

2.根据梗死面积分类　①大面积PTE：临床表现为休克或低血压。②非大面积PTE：又称为次大面积PTE，有右心功能不全表现，或超声心动图表现为右心室运动功能减弱。

## 第二节　急性肺栓塞心电图改变的病理生理学基础

急性肺栓塞（PE）主要是来自静脉系统或有新的栓子进入肺循环，造成肺动脉或其分支阻塞。由于肺动脉栓塞，使肺血管床减少，肺动脉压升高，右心负荷增加，右心做功和耗氧增加。由于右心室压力升高，主动脉与右心室压力差降低，冠状动脉灌注下降。另外，体内神经、内分泌激素激活，大量缩血管物质释放，导致冠状动脉痉挛，心肌缺血，最终发生右心功能不全。从而引起心电图的一系列改变，而且PE的程度与心电图改变呈明显相关性（图17-2）。

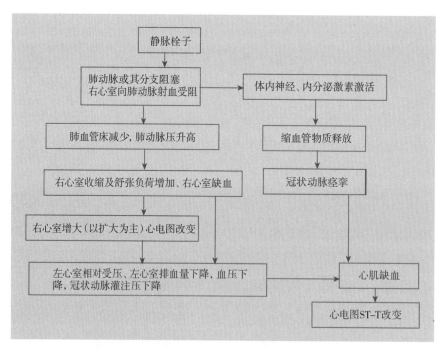

图17-2　急性PE心电图改变的病理生理学基础

## 第三节　急性肺栓塞的心电图表现

几乎所有有症状的急性PE患者，都会有不同程度的心电图改变。在急性PE的诊断中，心电图是把"双刃剑"，既有助于PE的诊断又不可完全依赖。在PE患者中，心电图的典型表现为心电轴右偏、$S_I Q_{III} T_{III}$图形、顺钟向转位、右胸导联T波倒置等。但这些表现并不是绝对特异的,相当一部分 PE 患者不会出现以上典型的心电图改变,但心电图的动态改变对 PE 患者的诊断有重要意义。急性 PE 的心电图特点分述如下。

（一）$S_ⅠQ_ⅢT_Ⅲ$ 图形（图 17-3,图 17-4）

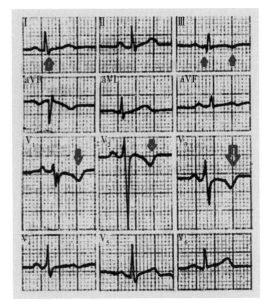

图 17-3　急性 PE（$S_ⅠQ_ⅢT_Ⅲ$ 图形）

心电图显示为窦性心律,$S_ⅠQ_ⅢT_Ⅲ$,$V_1$ 呈 rsr′ 型,Ⅲ、$V_1 \sim V_4$ 导联 T 波倒置

1935 年,Mcginn 和 White 首先报道了 PE 的心电图所见,并发现经典 $S_ⅠQ_ⅢT_Ⅲ$ 图形。但典型的 $S_ⅠQ_ⅢT_Ⅲ$ 图形在临床上仅占 37.11% 左右,也可表现以下各种组合图形:$S_ⅠQ_Ⅲ$、$Q_ⅢT_Ⅲ$（图 17-5）。Ⅰ 导联可出现 S 波或 S 波变深、Ⅲ 导联出现 Q 波和 T 波倒置,$T_Ⅲ$ 新出现倒置,如与 $V_1$ 导联同时出现意义更大;可合并下壁 ST 段轻度抬高（Ⅰ、Ⅱ 导联 ST 段轻度下移或呈阶梯状抬高,Ⅲ 导联 ST 段轻度抬高,可呈弓背向上）。但 Q 波不会出现于 Ⅱ 导联和其他导联（有别于下壁心肌梗死）。一般认为 $S_ⅠQ_ⅢT_Ⅲ$ 图形系急性右心室扩张的反应。有研究表明,肺动脉高压与 $S_ⅠQ_ⅢT_Ⅲ$ 图形、右心室 ST-T 改变（过去称为劳损）与右心室扩张之间并不同步,认为可能是血流动力学异常、解剖学改变、神经体液因子综合因素影响的结果。但也有研究表明,一过性出现 $S_ⅠQ_ⅢT_Ⅲ$ 图形,也可能继发于左后分支缺血导致的左后分支传导阻滞。所以 $S_ⅠQ_ⅢT_Ⅲ$ 图形是急性 PE 常见而重要的图形,但不是确诊性图形。

（二）额面电轴右偏

急性 PE 患者额面 QRS 电轴可以呈现右偏。但也有呈现左偏或不确定电轴变化。

（三）顺钟向转位

胸前导联可出现明显的顺钟向转位图形,持续时间不定,可从数小时至数周不等。

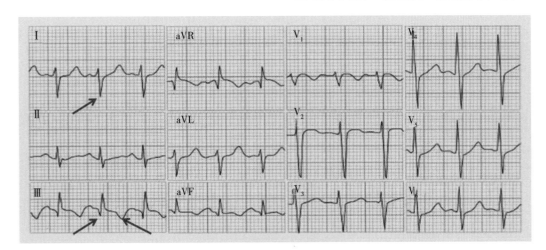

图 17-4　急性肺栓塞

心电图特点:①$S_ⅠQ_ⅢT_Ⅲ$图形;②aVR 导联 R 波升高;③胸导联 ST 段轻度压低,T 波倒置（王新康主任供图）

（四）aVR 导联出现终末 R 波升高

急性 PE 后,aVR 导联 R 波可迅速升高,随病情好转,R 波又下降至恢复正常。因此,aVR 导联终末 R 波的动态变化,在急性 PE 的诊断中

具有较高的敏感性和特异性。aVR 振幅与肺动脉压呈正相关。其病理生理基础是肺动脉突然堵塞，引起肺动脉压急剧升高、急性右心室负荷增加而致心室扩张，其额面 QRS 波向量向右前增大，表现为 aVR 振幅增大（图 17-4）。

### （五）右束支传导阻滞

急性 PE 发生右束支传导阻滞者约为 25%，多为一过性改变，常在右心血流动力学参数恢复正常后消失，也可以持续 3 个月至数年。对于伴急性胸痛突然发生的右束支传导阻滞应高度警惕急性 PE 的可能（图 17-6）。Petrov 指出，出现右束支传导阻滞的原因可能与肺动脉主干栓塞，造成右心室扩张致心内膜下心肌缺血有关。Petrov 与 Daniel 均认为新发生的右束支传导阻滞是肺动脉主干完全堵塞的标志。

### （六）T 波倒置

胸前导联 T 波倒置是诊断急性 PE 的重要指标。患者胸前导联 T 波倒置的发生率为 40%，常出现于 $V_1 \sim V_3$ 导联。有时累及 $V_4 \sim V_5$ 导联。胸前导联 T 波倒置多呈对称性，深度不等，从右向左逐渐变浅（图 17-5，图 17-7）。

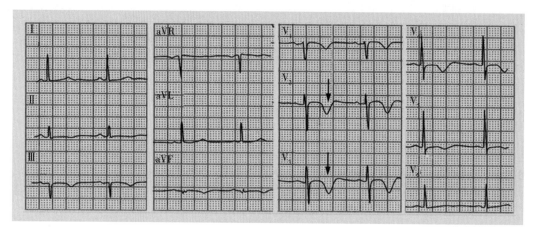

**图 17-5 急性肺栓塞**

右肺动脉及右肺上下动脉栓塞。心电图显示胸导联 T 波尖锐对称性倒置，$Q_{III}T_{III}$ 图形（王新康主任供图）

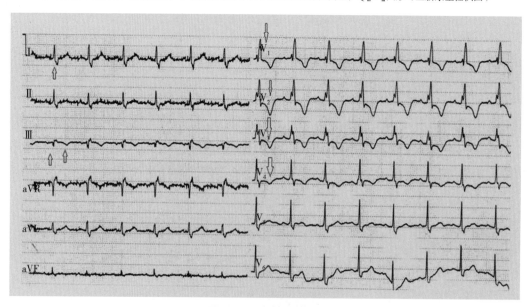

**图 17-6 急性肺栓塞**

患者女性，51 岁，右下肢外伤术后 10 余天，胸闷、胸痛 3d，伴咳嗽、咳痰、痰中带血丝。诊断：① 肺栓塞 ；②右下肢外伤。血气分析：$PCO_2$ 33.0mmHg，$PO_2$ 59.3mmHg；D- 二聚体 3.0mg/L。心电图特征：①窦性心律；②$S_1Q_{III}T_{III}$ 图形；③完全性右束支传导阻滞；④$V_1 \sim V_4$ 导联 ST 段下降，T 波倒置

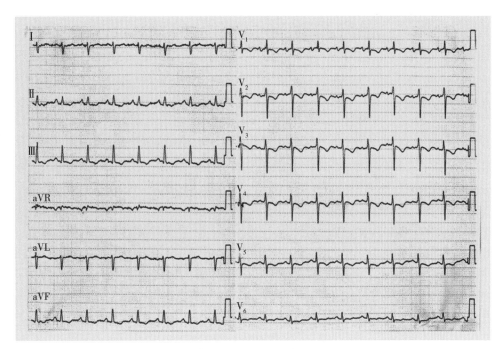

图 17-7　急性肺栓塞

患者女性，42 岁，发热、咳嗽伴胸闷 15d。查体：左下肢腓肠肌周径较右下肢粗 3cm。血气分析：$PCO_2$ 30.0mmHg，$PO_2$ 72.0mmHg，D- 二聚体 > 3.0mg/L。心脏、下肢血管超声：肺动脉栓塞、右心扩大、三尖瓣大量反流、左下肢深静脉血栓形成诊断：①肺栓塞；②肺部感染。心电图特征：①窦性心律；② $S_1Q_{III}T_{III}$；③ $V_1$ 导联 R 波升高；④ $V_1 \sim V_6$ 导联 ST 段下降，T 波倒置

### （七）心律失常

急性 PE 常见的心律失常有窦性心动过速、房性快速性心律失常（房性期前收缩、房性心动过速、心房扑动、心房颤动），多为一过性。可能与右心房扩大和负荷加重有关。

### （八）其他改变

急性 PE 心电图上还可能出现肺性 P 波（图 17-8）、PR 段移位（可能由右心房肥厚或右心房扩大所致）；也有报道出现 $V_1$ 导联 R 波增宽、$V_1$ 导联 R/S > 1、$S_{V5}$ 加深、$S_{aVL}$ 加深、肢体导联低电压等心电图改变。

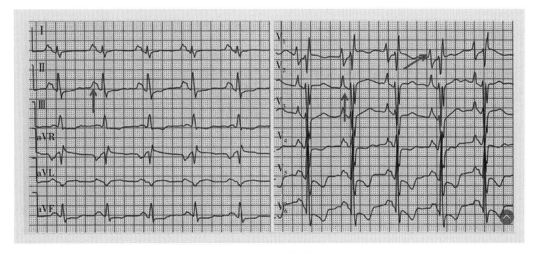

图 17-8　急性栓塞

肺性 P 波：双肺动脉多发栓塞，重度肺动脉（王新康供图）

# 第四节　急性肺栓塞心电图诊断和鉴别诊断

## 一、急性肺栓塞心电图诊断

综上所述，急性肺栓塞（PE）的主要心电图表现可归纳如下特点：①$S_I Q_{III} T_{III}$图形；②额面 QRS 电轴右偏、顺钟向转位；③aVR 导联出现终末 R 波升高；④新出现的右束支传导阻滞；⑤右胸导联 T 波倒置；⑥窦性心动过速或房性快速性心律失常。若发病前 12 导联心电图正常，发病后出现上述的一项或多项心电图改变，应高度提示急性肺栓塞。但也要注意，有些患者的心电图极不典型。北京阜外医院程显声教授统计了 1998 年以来收治的 45 例急性肺栓塞患者，发现一些心电图不典型或轻微的改变，如 $V_1 \sim V_2$ 导联 T 波倒置，$S_{V_1}$（或 $V_3R \sim V_5R$）粗钝挫折，也可能提示急性 PE。Daniel 建立了一个可以快速完成的急性 PE 心电图评分系统，> 10 分提示严重肺动脉高压；≥ 3 分，诊断 PE 敏感度 70%，特异度 59%；≥ 6 分，诊断 PE 敏感度 40%，特异度 90%。对于怀疑急性 PE 的患者，评分越高意义越大，较高的评分并结合临床对于急性 PE 诊断有较大意义（表 17-1）。

表 17-1　心电图评分系统

| 心电图特征 | | 0 评分 |
| --- | --- | --- |
| 窦性心动过速 > 100 次 / 分 | | 2 |
| 不完全性右束支传导阻滞 | | 2 |
| 完全性右束支传导阻滞 | | 3 |
| 胸导联 T 波倒置的振幅 | | |
| $V_1$ | < 1mm | 0 |
| | 1 ~ 2mm | 1 |
| | > 2mm | 2 |
| $V_2$ | < 1mm | 1 |
| | 1 ~ 2mm | 2 |
| | > 2mm | 3 |
| $V_3$ | < 1mm | 1 |
| | 1 ~ 2mm | 2 |
| | > 2mm | 3 |
| $V_1 \sim V_3$ 所有 > 2mm | | 4 |
| $S_I$ | | 0 |
| $Q_{III}$ | | 1 |
| $T_{III}$ | | 1 |
| $S_I Q_{III} T_{III}$ | | 2 |

## 二、急性肺栓塞心电图鉴别诊断

急性 PE 心电图酷似急性心肌梗死、冠心病心肌缺血，也容易与陈旧性心肌梗死、左后分支阻滞相混淆，需注意鉴别。

1. 与急性心肌梗死相鉴别　$S_I Q_{III} T_{III}$图形应与急性下壁心肌梗死相鉴别：急性下壁心肌梗死常在Ⅱ、Ⅲ导联及 aVF 导联出现 ST 段抬高或明显压低。如发生 Q 波，常是 3 个导联发现病理性 Q 波，很少单一出现在Ⅲ导联上；而急性肺栓塞时，Q 波常局限在Ⅲ导联上，最多波及 aVF 导联，很少波及Ⅱ导联，且 Q 波常达不到病理性 Q 波的标准。此时，注意 aVR 导联 QRS 波群的变化，当 aVR 导联为 rS 波时，支持急性下壁心肌梗死；而呈 qR 或 QR 波，多为急性 PE。年龄较大的急性 PE 或复发性 PE 患者心电图 ST-T 改变，尤其是 $V_1 \sim V_4$ 导联 "冠状 T"，也容易误诊为急性心肌梗死。其不同点是：急性 PE 除 ST-T 改变外，常有心电轴右偏及 $S_I Q_{III} T_{III}$ 图形等，同时心电图改变常在 1 ~ 2 周明显好转或消失。

急性 PE 与急性非 ST 段抬高型心肌梗死的鉴别应密切结合临床表现、心肌损伤标志物和心电图动态改变，两者心电图特征区别之一在于胸导联 T 波倒置的深度，急性肺栓塞为 $T_{V_2} > T_{V_3} > T_{V_4}$，而急性前壁心肌梗死则相反，为 $T_{V_2} < T_{V_3} < T_{V_4}$。急性肺栓塞可见 $V_1 \sim V_3$ 导联 T 波与Ⅲ导联 T 波同时倒置，而急性前壁心肌梗死少见。

急性 PE 心电图出现 ST 段抬高者，与 ST 段抬高型心肌梗死的鉴别较困难，需要结合其他心电图指标、病史、心肌损伤标志物和超声心动图检查进行判断。

2. 与冠心病心肌缺血相鉴别　Kosuge 等研究表明，Ⅲ导联和 $V_1$ 导联同时出现 T 波倒置，是急性 PE 和急性冠脉综合征的重要鉴别之处。心电图出现 T 波倒置，导联数目可作为判断急性肺栓塞患者早期出现潜在危险性的简单可行的方法（表 17-1）。急性 PE 胸前导联 T 波倒置多从右向左变浅，且尚可伴有一过性 $S_I$ 波加深，而冠心病胸前导联 T 波倒置的特点，多从右向左变深，再根据各种临床表现及进一步的辅助检查，不难将两者区分开来。Kosuge 等研究表明，Ⅲ导联和 $V_1$ 导联同时出现 T 波倒置，是鉴别急性 PE 和急性冠脉综合征的一项重要依据。

3. 与左后分支传导阻滞相鉴别 PE 与左后分支传导阻滞均可出现 $S_I Q_{\text{Ⅲ}} T_{\text{Ⅲ}}$ 图形，但前者多有临床症状、心动过速、右胸导联明显改变，而后者多无临床症状，心率在正常范围。

另外，心电图正常变异可见 $S_I Q_{\text{Ⅲ}} T_{\text{Ⅲ}}$ 图形，无动态演变，无任何临床症状，心率不快，可资区别。

## 三、多维心电图及心电向量图在急性 PE 诊断和鉴别诊断中的作用

急性 PE 的病理生理基础是肺动脉突然堵塞，引起肺动脉压急剧升高、急性右心室负荷增加而导致心室扩张，其 QRS 波综合向量向右前增大。多维心电图及心电向量图可以提供急性 PE 平面和立体心电活动信息，为急性 PE 的诊断、鉴别诊断提供帮助。

# 第五节 急性肺栓塞心电图与临床

## 一、心电图与急性肺栓塞的诊断

单独心电图检查对肺栓塞（PE）的确诊价值不大，典型临床表现可以帮助诊断。正确掌握 PE 常见的心电图变化可以减少 PE 的误诊、漏诊。不典型或轻微的病变，甚至心电图报告"正常"或"大致正常"（35.3%），也应该仔细观察，结合临床表现做出判断。程显声教授强调指出：PE 是一较难识别的疾病，诊断比较困难，确诊的方法有赖于肺动脉造影、CT 肺动脉造影、磁共振肺动脉造影、核素肺显像等。而心电图检查是一柄"双刃剑"，为使其成为对肺栓塞诊断有用的工具，在提高对肺栓塞诊断意识的基础上，对心电图的解释必须

紧密结合病情和其他实验室检查所见，进行全面分析，综合判断，走出 PE 心电图诊断的误区，提高心电图的诊断价值。

## 二、心电图在急性肺栓塞治疗中的作用

心电图的演变在急性 PE 溶栓治疗效果的评价中起着重要作用。心电图上 $S_I Q_{\text{Ⅲ}} T_{\text{Ⅲ}}$ 图形的消失或变浅，胸前导联 T 波的改变可以间接判断溶栓效果。这种改变可能与溶栓治疗成功后，肺动脉压力下降，右心室负荷减轻，右心室壁张力下降有关（图 17-9）。

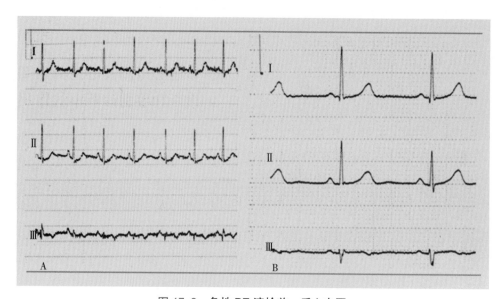

图 17-9　急性 PE 溶栓前、后心电图
A.溶栓前：窦性心动过速、$S_I Q_{III} T_{III}$ 图形、P 波振幅升高；B.溶栓后：心电图恢复正常

# 第六节　急性肺梗死心电图图例分析

扩展学习：请扫描下方二维码，继续学习急性肺梗死心电图图例分析。

## 小结

急性 PE 是内源性或外源性栓子堵塞肺动脉或其分支引起肺循环和呼吸功能障碍的临床和病理生理综合征。多发生在严重创伤、长时间卧床、吸烟、肥胖、高脂血症、高血压、糖尿病、感染等患者。误诊率、漏诊率、病死率高，应高度重视。临床分为轻型、肺梗死型、急性肺心病型、急性心源性休克型、猝死型、慢性肺动脉高压型。根据梗死的面积分为大面积 PTE、非大面积 PTE。

急性 PE 心电图改变的病理生理学基础是肺动脉栓塞，使肺血管床减少，肺动脉压升高，右心负荷增加，右心做功和耗氧增加。心电图表现为：①$S_I Q_{III} T_{III}$ 图形；②额面 QRS 电轴右偏、顺钟向转位；③ aVR 导联出现终末 R 波升高；④新出现的右束支传导阻滞；⑤右胸导联 T 波倒置；⑥窦性心动过速或房性快速性心律失常。若发病前 12 导联心电图正常，发病后出现上述的一项或多项心电图改变，应高度提示急性 PE。Daniel 等建立了一个可在 2min 内完成的 21 分心电图评分标准，评价其与大面积急性肺栓塞间的相关性。≥ 10 分提示严重肺动脉高压，可以将大面积 APE 和次大面积 APE 及非 APE 患者区别开来。

急性 PE 心电图鉴别诊断：急性 PE 心电图酷似急性心肌梗死、冠心病心肌缺血，也容易与陈旧性心肌梗死、左后分支阻滞相混淆，需注意鉴别。

心电图检查对 PE 的诊断是把"双刃剑"，正确掌握 PE 常见的心电图变化可以减少 PE 的误诊、漏诊。不典型或轻微的病变，甚至心电图报告"正常"或"大致正常"（35.3%），也应该仔细观察，结合临床表现做出判断。所以，要提高对急性 PE 的诊断意识，对心电图的解释必须紧密结合病情和其他实验室检查所见，进行全面分析，综合判断，走出肺栓塞心电图诊断的误区，提高心电图的诊断价值。

心电图的演变在急性 PE 溶栓治疗效果的评

价中起着重要作用。心电图上 $S_{I}Q_{III}T_{III}$ 图形的消失或变浅，胸前导联 T 波的改变可以间接判断溶栓效果。

多维心电图及心电向量图可以提供急性 PE 平面和立体心电活动信息，为急性 PE 的诊断和鉴别诊断提供帮助。

附1　本章的学习重点

1. 理解急性 PE 的概念、病因、心电图改变的病理生理机制。

2. 掌握急性 PE 的心电图特点。

3. 提高对急性 PE 的诊断意识，对心电图的解释必须紧密结合临床，走出肺栓塞心电图诊断的误区，提高心电图诊断价值。

附2　请扫二维码扩展学习

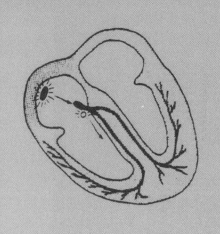

# 第十八章
# 常见全身性疾病的心电图改变

## 第一节　自发性气胸

气胸是各种原因使胸膜破损，空气进入胸膜腔，胸膜腔内压力升高，甚至负压变成正压，肺脏压缩，静脉回心血流受阻，造成低氧血症、冠状动脉血流携氧减少，从而影响心脏能量代谢。同时由于胸膜腔内突然出现大量的空气，气体包绕在心脏周围，导致心脏在胸腔中的位置发生改变，心电向胸壁传导力降低，心电图上可出现相应的改变。

### 一、心电图改变的机制

肺脏覆盖在心脏表面（尤以左侧），正常情况下，肺脏参与心电活动向体表传导。发生气胸时，肺脏萎缩，心脏失去肺脏的介质传导作用。左侧自发性气胸时，心脏失去左肺下叶内侧心脏压迹处肺组织的支持作用而出现循长轴顺时针旋转，心脏位置发生右移，导致胸前导联 R 波递增不良，相关导联 QRS 波群的振幅降低，出现低电压现象。右侧自发性气胸时，心电图改变突出特点是 QRS 电压与呼吸周期呈现一致性变化，即 QRS 波群随着呼吸动作的改变呈现数个高波逐渐转变为数个低波的周期性改变。而 T 波的电压改变与 QRS 波电压的改变不成比例地改变，即 QRS 波群电压变化大，而 T 波电压变化小或者无变化。

### 二、心电图特点

1. 心电轴右偏。

2. 肢体导联出现 $S_I S_{II} S_{III}$ 综合征，即 I、II、III 导联均呈 RS 型，可能与心尖向后转位有关。

3. 电压降低、左侧气胸，仰卧位时 $V_3 \sim V_6$ 导联 QRS 波群电压明显降低（图 18-1），但随体位改变 QRS 波群电压也可升高。由于大量的空气在胸膜腔内使心脏随呼吸动作而变动，出现有规律性的"摆动"，此时，在心电图上 QRS 波群的电压可发生忽高忽低的改变（图 18-2），个别患者胸导联可无 R 或呈 RS 型，此时应与急性心肌梗死相鉴别。

### 三、诊断中应注意的问题

1. 自发性气胸好发于剧烈运动后男性青壮年及有肺部基础病变的老年人。当遇到因胸闷、胸痛、气急、气促为主诉的患者，常规行心电图检查排除心脏的严重病变后，如果发现胸前导联递增不良（$R_{V_4} > R_{V_5}$）时，应该首先考虑左侧自发性气胸的可能。

2. 如果心电图出现 QRS 波群电压随呼吸动作呈现一致性改变，则应该考虑右侧自发性气胸的可能，并对其进一步行胸部 X 线检查，以明确自发性气胸诊断。

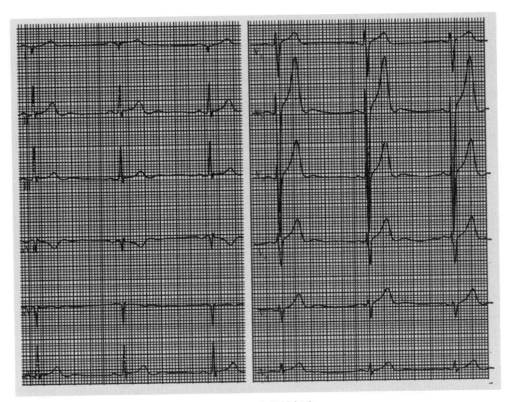

**图 18-1　自发性气胸**

患者男性，28 岁，左侧气胸，仰卧位记录心电图，心前导联 QRS 波群均显低电压

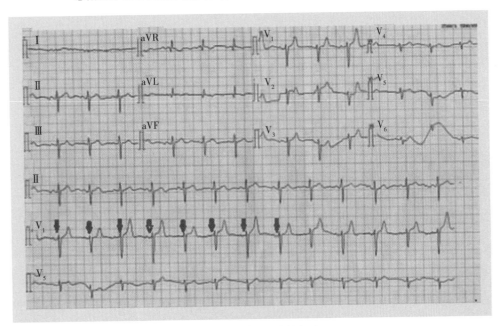

**图 18-2　左侧自发性气胸**

$V_1$ 导联 S 波振幅呈周期性改变，$V_4 \sim V_6$ 导联低电压，肺组织压缩 40%

3. 左、右侧自发性气胸时，心电图改变呈现出不同的改变，心电图检查可作为自发性气胸的辅助检查手段。排气后，心电图是否转归，对我们评价自发性气胸的治疗效果也可以起到一定的作用。

4. 表现为胸痛、胸闷的典型气胸患者，应注意与心绞痛、心肌梗死及心肌炎等心血管病进行鉴别。

# 第二节　脑源性疾病

## 一、概述

人们最早发现并有较多文献报道的是蛛网膜下腔出血患者，往往有巨大 T 波伴 QT 间期延长等心电图改变。我们曾发现部分蛛网膜下腔及颅内出血患者出现 ST 段弓背向上抬高，类似急性心肌梗死早期的心电图改变，故应注意鉴别。另外，颅内其他病变如脑肿瘤、脑出血、脑血栓形成、脑梗死及脑外伤等，也常伴有心电图改变。目前认为，颅内病变引起的心电图改变应分属于"脑源性心电图改变"。

据报道，脑源性疾病所致心电图改变的发生率特别高。据报道脑出血为 80% ～ 94%，蛛网膜下腔出血为 73.2% ～ 88.8%，脑血栓形成为 81% ～ 91.5%，脑肿瘤为 97%。

## 二、脑源性疾病致心电图改变的发生机制

关于脑源性疾病致心电图改变的发生机制尚未完全明了。其发生可能与以下因素有关。

1. 在脑部的急性病变时可以发生不同程度的脑部水肿，致使脑部组织循环受压、移位及颅内压升高，通过直接或间接的对下丘脑及脑干产生影响，导致了下丘脑调节功能异常，自主神经及交感 - 肾上腺髓质的功能从而受到干扰而紊乱，增加了儿茶酚胺的合成。

2. 急性脑出血和脑梗死时，血浆中儿茶酚胺浓度均明显增加，其来源可能是神经系统，而不是肾上腺。儿茶酚胺可诱发环磷酸腺苷介导的心肌细胞内钙超载，从而损伤心肌及引起心律失常，而且儿茶酚胺可诱发冠状动脉和（或）心脏微血管痉挛。

3. 脑、心血管疾病有共同的病理学基础。在急性脑血管病（acute cerebrovascular diseases，ACVD）发生时冠状动脉血液循环进一步恶化，引起一系列心电图改变。

## 三、脑源性疾病的心电图改变

1. P 波高尖　P 波高尖可能与房内传导异常有关（图 18-3）。

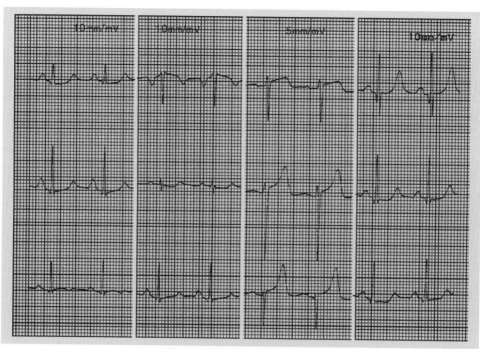

图 18-3　脑出血心电图改变

$P_{II}$ 振幅升高，> 0.28mV，$V_2$、$V_3$、$V_4$ 导联 T 波高尖

2.窦性心动过缓　与迷走神经张力升高有关。颅内压升高也可引起窦性过缓。

3.T 波改变

（1）巨大 T 波，T 波振幅增大，时间增宽，可以直立、双向或倒置（图 18-3，图 18-4）。

（2）T 波 低 平、双 向 或 倒 置（图 18-5，图 18-6）。

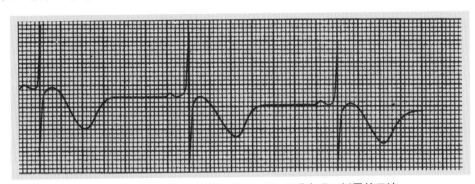

图 18-4　记录于急性脑出血患者，V₄导联出现深倒置的T波

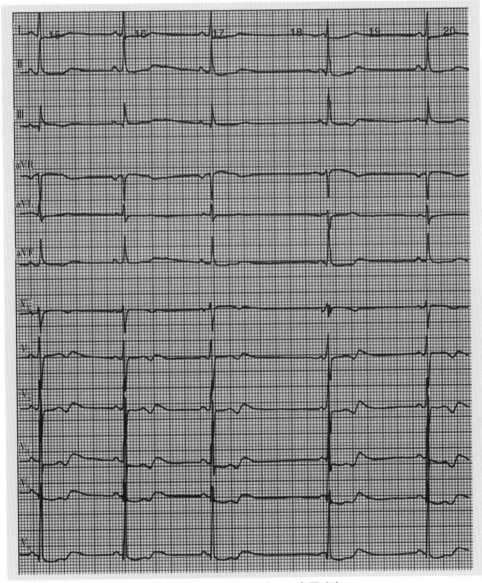

图 18-5　蛛网膜下腔出血心电图改变

患者男性，59 岁。高血压、蛛网膜下腔出血。V₂～ V₄导联 T 波深倒置，两支对称，似"冠状 T"

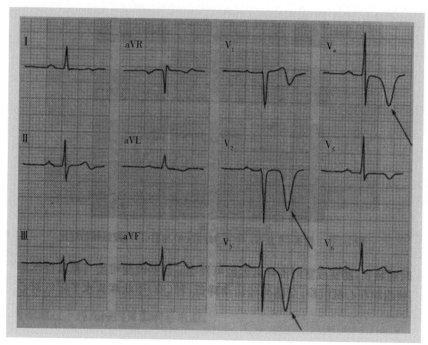

图 18-6　颅内出血心电图改变，箭头所指为深倒置的 T 波

4.ST 段改变　ST 段轻度下降或轻度抬高，亦可呈弓背向上抬高。

5.QRS 波群改变

（1）出现急性心肌梗死的异常 Q 波或 QS 波。

（2）QRS 波群振幅增大。

（3）QRS 波群时间延长。

（4）QRS 终末部分异常宽大。

6.QT 间期延长　QT 间期延长多由 T 波增宽所致。

7.U 波改变　表现为 U 波增大，可直立，也可倒置；T 波与 U 波融合。

8.心律失常　快速性心律失常可有房性期前收缩、室性期前收缩、心房扑动及心房颤动等。缓慢性心律失常以束支传导阻滞为多见。致命性心律失常有心室颤动、心脏停搏、心电 - 机械分离。

## 四、脑源性疾病的心电图改变与临床的联系

1. 心电图异常率高　脑源性疾病，尤其是急性脑出血和脑梗死患者具有较高的心电图异常率，其心电图变化依次为 ST-T 改变、左心室高电压、窦性心律失常、异位心律失常、QT 间期延长，且异常类型多，同一患者可同时合并多种心电图异常。

2. 心电图异常和病变部位密切相关　位于基底节和丘脑的脑卒中患者的心电图异常率明显高于其他部位的患者。同时心电图改变和病情的好转与恶化密切相关，可初步作为病情判断和预后评估的指标。

3. 合理应用改善心脏血供和保护心肌的药物　对心电图异常的患者，应避免使用增加心脏负担及延长心脏复极的药物，并积极纠正电解质紊乱，避免低钾引起的室性心动过速。

4.ACVD　又称为脑卒中，为常见的内科急症，已有研究表明 ACVD 对神经系统造成损害的同时，也可引起继发的心肌损伤，导致心电图的异常变化及心肌酶谱的升高，这种现象被称为脑心综合征（cerebrocardiac syndrome，CCS）。

# 第三节　肌肉疾病

肌肉疾病系全身系统性疾病，如胶原系统性　疾病、代谢性疾病、重症肌无力等。肌肉损害时，

部分患者亦可出现心电图改变，此种改变意味着心脏亦同时受累，有时心电图异常出现在肌肉损害症状出现之前。如能认识到这种心电图改变，积极给予治疗，对于控制此类疾病的发展有着重要的意义。肌肉疾病的主要心电图改变如下（图18-7）。

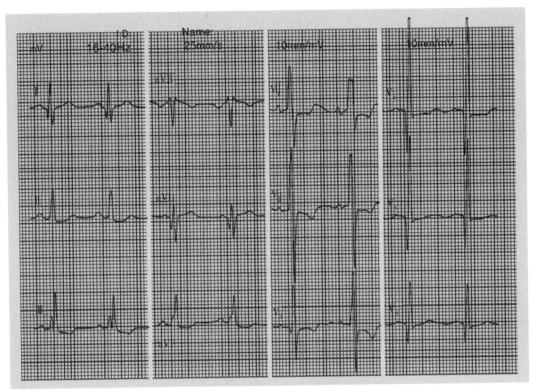

**图 18-7 胶原系统性疾病心电图改变**

患者男性，18 岁。Ⅰ、aVL、$V_4 \sim V_6$ 导联出现窄而深的 Q 波

1.$V_1$ 或 $V_2$ 导联出现升高的 R 波：约 73% 的患者在 $V_1$、$V_2$ 导联上出现 R 波升高，呈 RS 或 Rs 型，$V_1$、$V_2$ 导联的 R 波 > 1.0mV。

2.异常 Q 波：$V_4 \sim V_6$ 导联或 Ⅱ、Ⅲ、aVF 导联出现窄而深的 Q 波。

3.右束支传导阻滞：出现不完全性及完全性右束支传导阻滞图形。

4.QT 间期延长。

5.ST-T 改变：通常表现为 ST 段下降，左心前导联 T 波低平、双向、明显切迹或倒置。

6.窦性心动过速：患者心率偏快，常伴有窦性心动过速。

7.各种房性或室性心律失常。

# 第四节 阻塞性睡眠呼吸暂停综合征

## 一、概述

睡眠呼吸暂停综合征（sleep apnea syndrome，SAS）分为 3 型。

1. 阻塞性睡眠呼吸暂停综合征（obstructive sleep apnea syndrome，OSAS） 是由于睡眠时上

呼吸道狭窄、软组织松弛、舌根肥厚松弛，吸气时在胸腔负压作用下，软腭、舌坠入咽腔，并紧贴咽后壁，造成上呼吸道阻塞。其特点是鼻和口腔无气流，但胸腹式呼吸仍存在。

2. 中枢性睡眠呼吸暂停综合征（central sleep apnea syndrome，CSAS） 系脑干呼吸中枢障碍

所致，表现为鼻和口腔气流与胸腹式呼吸同时暂停。

3．混合性睡眠呼吸暂停综合征（mixed sleep apnea syndrome，MSAS） 是指一次呼吸暂停过程中，开始时出现中枢性呼吸暂停，继之同时出现阻塞性呼吸暂停。

在各种 SAS 中，以 OSAS 最常见而且危害严重。多导睡眠图（polysomno-graphy，PSG）是诊断 OSAS 的金标准。根据 PSG 监测，平均每小时睡眠呼吸暂停次数加低通气次数，称为呼吸暂停低通气指数（apnea-hypopnea index，AHI），AHI ≥ 5 为诊断睡眠呼吸暂停综合征的国际标准。其中口和鼻气流停止 10s 以上称为呼吸暂停；呼吸气流降低超过正常气流强度的 50%，并伴有 4% 血氧饱和度下降，称为低通气。有鉴于某些老年人虽 AHI > 5，但常无临床症状，故老年人 SAS 的诊断标准一般为 AHI ≥ 10。根据 PSG 监测，参考其中最重要的两项指标：AHI 和最低血氧饱和度（$SaO_2$），可对 OSAS 严重程度进行分度。①轻度：AHI 在 5 ～ 20，最低 $SaO_2$ ≥ 86%；②中度：AHI 在 21 ～ 50，最低 $SaO_2$ ≥ 80% ～ 85%；③重度：AHI ≥ 51，最低 $SaO_2$ ≤ 79%。

## 二、心电图异常的发生机制

OSAS 患者心电图异常发生机制可能为：

1．夜间低氧血症对心脏的直接损害：OSAS 患者夜间睡眠呼吸暂停造成低氧血症，可促发心律失常和心肌缺血性改变。

2．自主神经功能不平衡：OSAS 患者自主神经功能不平衡，尤其夜间睡眠时，交感和副交感神经周期性兴奋，憋气终末期交感神经开始兴奋，快速性心律失常增多，随之副交感神经兴奋，心率减慢，房室传导阻滞增多。

3．OSAS 患者血浆食欲素 A 分泌增多，并且与微觉醒指数呈正相关，反复微觉醒易发生心律失常。

## 三、心电图改变

1．心律失常：包括房性期前收缩、交界性期前收缩、室性期前收缩、室性心动过速、窦性停搏、窦房阻滞、房室传导阻滞等。据文献报道，约 80% 的患者有明显的心动过缓，室性异位搏动的发生率为 57% ～ 74%，二度房室传导阻滞的发生率在 10% 以上（图 18-8）。

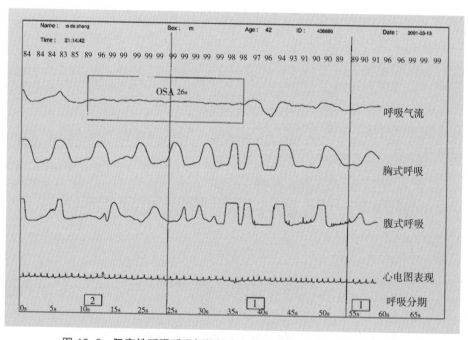

图 18-8　阻塞性睡眠呼吸暂停综合征的心电图表现：室性异位搏动

2.OSAS 的严重程度越高，AHI 越高，动脉血氧饱和度越低，心律失常的发生率越高，恶性心律失常增高。

3.大部分 OSAS 患者有窦性心动过缓和窦性心动过速的交替变化，心率减缓与通气停止同时发生。心率减缓程度与呼吸暂停持续时间和 $SaO_2$ 下降程度有关，呼吸暂停结束时会出现心率突然加快。这种变化可在睡眠期间反复出现。

## 四、OSAS 与心血管疾病的联系

OSAS 对心血管系统存在严重影响，主要表现在：① OSAS 可导致肺血管收缩而产生肺动脉高压，发生肺心病和右心衰竭；② OSAS 是缺血性心脏病发病的危险因素，是心绞痛、心肌梗死的诱因；③ OSAS 是高血压独立的发病因素，约 50% 的 OSAS 患者患有高血压；④大多数 OSAS 患者存在心律失常，呼吸暂停可以引起心率波动增加，诱发各种心律失常，甚至导致猝死。

# 第五节　甲状腺疾病

甲状腺功能亢进和甲状腺功能减退常伴有心电图波形的典型改变。甲状腺素介导交感神经的活动，当甲状腺功能亢进时，交感活性增强而引起心率加快、传导加速；甲状腺功能减退时引起心率减慢，传导减慢。

## 一、甲状腺功能亢进

甲状腺功能亢进是由多种原因引起的甲状腺激素分泌过多所致的一组常见内分泌疾病。临床表现主要为多食、消瘦、畏热、多汗、心悸、激动等，发病时患者的神经和血管兴奋增强，存在不同程度的甲状腺肿大和眼突、手颤、颈部血管杂音等，严重的可出现甲亢危象、昏迷甚至危及生命。

甲状腺功能亢进的患者由于体内甲状腺激素分泌过多，其心脏对儿茶酚胺的敏感性也随之增加，从而引起心电图的一系列改变。

（一）甲状腺功能亢进心电图特点（图 18-9～图 18-11）

1.心电图各波的振幅升高，类似右心房及左心室扩大的心电图。

2.心率增快和（或）心律失常，如窦性心动过速、房性期前收缩、房性心动过速、心房颤动等。

3.QT 间期缩短，但校正 QT 间期（QTc 间期）可以延长。

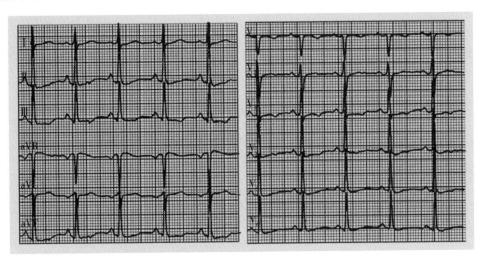

图 18-9　甲亢性心脏病，窦性心律，ST-T 改变

患者女性，52 岁，甲亢性心脏病。窦性心律 93 次 / 分，Ⅱ、Ⅲ、aVF、$V_4$～$V_6$ 导联 T 波平坦

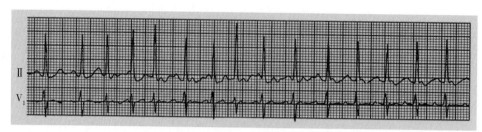

图 18-10　甲亢性心脏病，心房扑动

患者女性，50 岁，甲亢性心脏病，第 1 个与第 2 个心搏为窦性心搏，心率 115 次 / 分。第 3 个心搏后为房性心动过速，心房率 264 次 / 分，房室传导比例为 2 ∶ 1

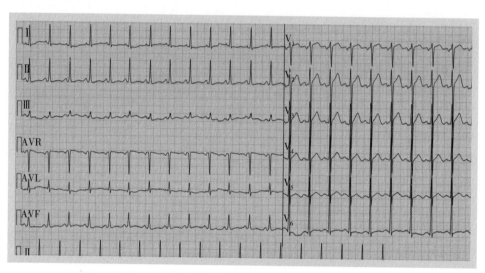

图 18-11　典型甲亢患者心电图，窦性心动过速、左心室高电压

4. 少数患者可出现传导阻滞，如房室传导阻滞、束支传导阻滞。

### （二）甲状腺功能亢进心电图改变的机制

甲状腺功能亢进症患者 150 例心电图分析显示：出现窦性心动过速 54 例，占 36%，ST-T 段改变 16 例，占 10.67%，心房颤动 13 例，占 8.67%，左心室高电压 11 例，占 7.33%。甲状腺功能亢进心电图改变的机制可能是甲状腺激素可使儿茶酚胺效应增强，使交感神经系统兴奋，$T_3$ 和 $T_4$ 能使心肌细胞膜上的 β 受体数量增加，从而使细胞与儿茶酚胺的亲和力增强，以上过程可促进心肌细胞肌质网内 $Ca^{2+}$ 的释放，心肌收缩力增强、心率加快。同时甲状腺素与儿茶酚胺协同使患者的心排血量增加、心肌负荷加重、心肌耗氧量增多，左心室长时间超负荷做功增加心肌受损程度，心电图上出现左心室高电压、ST-T 段改变等。房性期前收缩的机制可能是甲亢时心肌细胞的 $Na^+$-$K^+$-ATP 酶活性增强，$Na^+$ 外流增多，$K^+$ 内流增多，

心房肌细胞的动作电位时间缩短，导致心房颤动的出现。甲状腺激素过度分泌可导致心肌传导系统内的淋巴细胞浸润，长时间细胞浸润造成心肌灶性坏死或纤维化，从而导致心肌电传导阻滞。

### （三）与临床的联系

甲状腺功能亢进性心脏病的症状是可逆的，患者在甲亢期间造成的心律失常、心肌缺血、心脏扩大等症状一般在基础疾病得到有效治疗后，随着甲状腺功能的恢复，心脏的症状可自行消失，心电图也会恢复正常。因此，一旦患者明确了甲亢的诊断，就应采取有效措施积极治疗，在心脏功能可逆时控制病情，才能有效改善预后。

## 二、甲状腺功能减退

甲状腺功能减退是由于甲状腺激素合成分泌减少，机体代谢功能降低的疾病。大多数情况下是由于慢性炎症（桥本甲状腺炎）甲状腺自身免

疫功能紊乱，导致甲状腺激素产生减少，而 TSH 分泌增多。部分患者为甲状腺功能亢进治疗诱发。甲状腺功能减退患者 70%～80% 有心血管病变，主要表现为心动过缓、心音低弱、全心扩大，少数患者表现出心包积液及心绞痛。反映在心电图上的变化则多种多样。

### （一）心电图特点（图 18-12）

1. 心电图所有各波出现低电压。
2. 心动过缓，主要为窦性心动过缓。
3. 多数导联 T 波倒置，可不伴 ST 段偏移；长

期甲状腺功能减退患者因代谢障碍引起心脏形态结构改变，心肌黏液水肿，间质水肿及心脏纤维引起心肌松弛和心脏扩张，导致所谓假性心脏肥大，出现各种类型心律失常及房室或室内传导阻滞、QT 间期延长等变化。

4. 甲状腺功能减退时甲状腺激素合成分泌减少，心脏代谢率降低，组织毛细血管通透性增加，淋巴回流不通畅，液体蓄积于心包腔所致，出现心包积液的心电图改变。

5. 上述心电图改变经甲状腺激素治疗后，可能恢复正常。

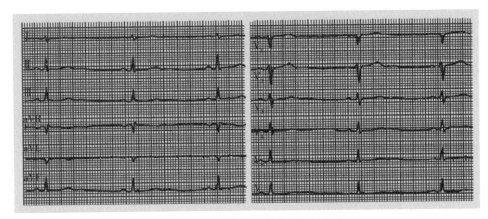

**图 18-12 甲状腺功能减退的心电图**

患者女性，49 岁，甲状腺功能减退症。窦性心动过缓，心率 45 次 / 分，肢导联 QRS 低电压趋势，胸导联 QRS 低电压，V₄～V₆ 导联 T 波低平

### （二）心电图改变的机制

甲状腺激素影响人体的各种代谢过程，对于心脏的作用是影响蛋白质的合成，同时改变细胞中钙的转运从而影响到心肌收缩力。甲状腺激素分泌下降，心肌细胞的 Na⁺-K⁺-ATP 酶活性降低，会导致心血管出现明显的改变。表现在心电图上就是窦性心动过缓及 QT 间期的改变，也表现为肢导联电压下降及心律失常。甲状腺功能减退时，心脏代谢效率也随之降低，组织毛细血管出现通透性上升的问题，导致淋巴回流不够畅通，液体蓄积在患者的心包腔，从而引发心电图改变。

### （三）与临床的联系

甲减临床上不多见，起病隐袭，无特异性心电图改变，容易漏诊、误诊。在临床中如遇到心电图出现不明原因的窦性心动过缓、心肌损害、房室传导阻滞、肢体导联低电压，特别是女性患者，应想到甲减的可能。

# 第六节 运动员心脏

马拉松长跑运动员及其他运动员进行的最大需氧量的耐力训练可使心电图发生改变。

常见的心电图改变如下：

1. 静息时窦性心动过缓，有时心率可低于 30 次 / 分。

2. 非特异性 ST-T 改变，如胸前导联 ST 段抬高伴 T 波低平或倒置。

3. 左心室肥大，有时表现为右心室肥大。

4. 不完全右束支传导阻滞。

5. 各种心律失常，如交界性心律、游走心律等。

一度房室传导阻滞或二度房室传导阻滞（文氏型）（图 18-13）。

以上这些心电图改变常在耐力训练运动员的常规心电图中出现，无须做特殊处理。

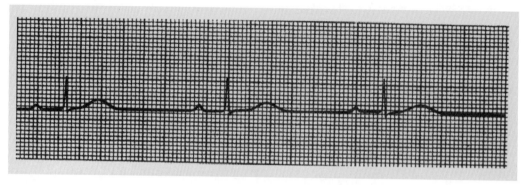

图 18-13　运动员的窦性心动过缓和 PR 间期延长

# 第七节　体温过低

当体温＜ 36℃时称为体温过低。在低体温时可出现特征性心电图改变。

1. 所有心电图间期，包括 RR 间期、PR 间期、QRS 波群及 QT 间期延长。

2. 出现 Osborn 波，即在 QRS 波群终末和 ST 段起始交界处（J 点）呈驼峰样抬高（图 18-14，图 18-15）。这种病理性 J 波称为 Osborn 波。随着复温这种现象将消失。

这种显著的 J 波可能与低温状态下心室外膜和心室内膜复极不一致有关。

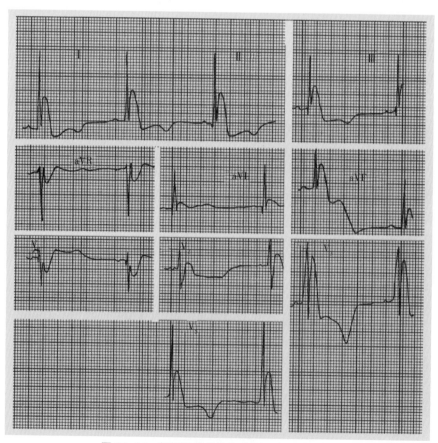

图 18-14　超低温患者的心电图，明显的 J 波

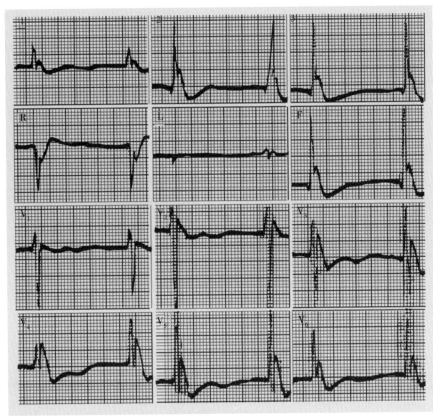

图 18-15　Osborn 波
一例暴露在寒冷中，体温为 32.8℃的老年人的心电图变化

# 第八节　肥　胖

　　肥胖可能通过以下几种因素影响心电图的变化：①通过抬高的横膈使心脏移位；②增加心脏负荷；③增加心脏与记录电极的距离。在 1000 例以上肥胖者的研究中显示：心率、PR 间期、QRS 时限、QRS 电压及 QTc 间期都随肥胖程度的增加而增加。QRS 电轴左偏。同时增加下壁心肌梗死的假阳性率。

# 第九节　淀粉样变

　　由于一种淀粉状蛋白的异常蛋白，在各种疾病的进程中沉积在心脏，引起心肌的淀粉样变，最终产生心肌病，导致心力衰竭。当出现下列心电图改变时（图 18-16），应怀疑心肌淀粉样变：①肢体导联低电压；②明显的心电轴左偏，典型的左前分支传导阻滞；③假心肌梗死图形改变；④房室传导时间延长。

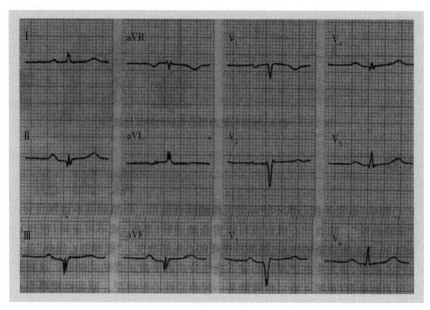

图 18-16　心肌淀粉样变心电图改变

老年严重心力衰竭患者，符合①和③的特点

# 第十节　常见全身性疾病的心电图图例分析

扩展学习：请扫描下方二维码，继续学习常见全身性疾病的心电图图例分析。

## 小结

本章主要介绍自发性气胸、脑源性疾病、肌肉疾病、睡眠呼吸暂停综合征、甲状腺功能亢进、甲状腺功能减退、运动员心脏、体温过低、肥胖和淀粉样变者心电图形成的机制和心电图特点。

自发性气胸由于心脏的位置改变，心电图出现心电轴右偏、低电压状态、QRS 波群的电压忽高忽低和 $S_I S_{II} S_{III}$ 综合征。

脑源性疾病包括脑肿瘤、脑出血、脑血栓形成、脑梗死及脑外伤等颅内疾病。脑源性疾病的心电图改变有 P 波高尖，窦性心动过缓，T 波低平、双向、倒置或出现巨大 T 波，ST 段轻度下降或轻度抬高，出现异常 Q 波，QRS 波群振幅增大，QRS 波群时间延长，QRS 终末部分异常宽大，QT 间期延长，U 波增大或心律失常等。

肌肉疾病包括胶原系统性疾病、代谢性疾病等引起的肌肉损害。主要心电图改变有 $V_1$ 或 $V_2$ 导联出现升高的 R 波、异常 Q 波、不完全性及完全性右束支传导阻滞、QT 间期延长、ST-T 改变、窦性心动过速及各种房性或室性心律失常等。

睡眠呼吸暂停综合征分为 3 型：阻塞性睡眠呼吸暂停综合征、中枢性睡眠呼吸暂停综合征和混合性睡眠呼吸暂停综合征。呼吸暂停可引起心率波动增加，诱发各种心律失常，甚至猝死。

甲状腺疾病包括甲状腺功能亢进和甲状腺功能减退。甲状腺功能亢进由于交感活性增强引起心电图各波振幅升高、心率增快和（或）心律失常、QT 间期缩短等。甲状腺功能减退则表现为低电压、倒置、窦性心动过缓等。

运动员进行的最大需氧量的耐力训练可使心电图发生改变，表现为窦性心动过缓、非特异性 ST-T 改变、心室肥大、不完全右束支传导阻滞、各种心律失常、一度或二度房室传导阻滞（文氏型）等。

低体温时可出现特征性心电图改变：所有心电图间期，包括 RR 间期、PR 间期、QRS 波群及 QT 间期延长；出现 Osborn 波。

肥胖通过抬高的横膈使心脏移位，增加心脏负荷，增加心脏与记录电极的距离。出现心率、PR 间期、QRS 时限、QRS 电压及 QTc 间期增加，电轴左偏等。

心肌的淀粉样变最终产生心肌病，导致心力衰竭。心电图表现有肢体导联低电压、明显的心电轴左偏，典型的左前分支传导阻滞，假心肌梗死图形改变和房室传导时间延长。

**附 1　本章的学习重点**

熟悉自发性气胸、脑源性疾病（脑出血、蛛网膜下腔出血、脑血栓形成、脑肿瘤等）、肌肉疾患（如胶原系统性疾病、代谢性疾病等）、睡眠呼吸暂停综合征、甲状腺功能亢进、甲状腺功能减退、运动员心脏、体温过低和肥胖等疾病的心电图改变的机制。掌握上述疾病的心电图特点。

**附 2　请扫二维码扩展学习**

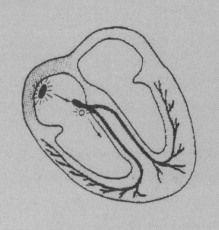

# 第十九章
# 药物影响及电解质紊乱

# 第一节　药物影响

　　有些药物可以影响心肌的除极和复极过程，引起相应的心电图改变。本章仅介绍洋地黄、奎尼丁、普萘洛尔、胺碘酮、普罗帕酮、索他洛尔影响的心电图改变。

## 一、洋地黄类药物

　　洋地黄类药物是治疗心力衰竭的常用药物。洋地黄类药物对心房的起搏细胞，除中毒剂量时增加自律性外，很少有影响，在中毒剂量时由于副交感神经活性过度增加，可产生房性心律失常；对窦房结和房室结传导系统，使不应期延长，在中毒剂量时可产生传导阻滞；在中毒水平，交感神经活性也可增加，可增强洋地黄糖苷的直接作用，提高浦肯野纤维的自律性，有导致危及生命的室性心动过速的危险。这些效应通过降低细胞外 $K^+$ 被放大，因此低血钾时洋地黄中毒易发生，升高血清钾可减少中毒发生。洋地黄对心电图的影响分为洋地黄影响与洋地黄中毒。

　　1. 洋地黄影响　是指应用洋地黄后由于心肌复极过程加速所引起的ST-T改变和QT间期缩短。其心电图特点如下。

　　（1）在以R波为主的导联上，ST-T呈"鱼钩型"下移的改变（图19-1，图19-2）。

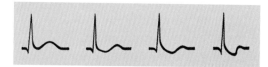

图 19-1　洋地黄效应典型 ST-T 改变图解

　　（2）QT间期缩短。

　　（3）T波低平、P波振幅降低或出现切迹，U波振幅轻度升高。

　　2. 洋地黄过量或洋地黄中毒　洋地黄过量或洋地黄中毒可引起各种心律失常，应立即减量或停药。其心电图特点如下（图19-3）。

　　（1）在应用洋地黄过程中突然出现频发性室性期前收缩形成二联律（尤其在房颤的基础上出现者），或出现双向性心律、双向性心动过速、双重性心动过速、多源性与多形性室性期前收缩、房性心动过速伴二度房室传导阻滞。

　　（2）在应用洋地黄过程中突然出现心房颤动合并自主性房室交界性心动过速伴二度Ⅰ型房室传导阻滞，心房颤动合并二度或三度房室传导阻滞。

　　（3）出现窦房阻滞、二度与三度房室传导阻滞、心房颤动或心房扑动、心室颤动或心室扑动。

　　（4）原系心房颤动，应用洋地黄治疗后心室率反而更快，但须除外房颤合并预激综合征。

（5）以 S 波为主的导联出现 ST 段压低。

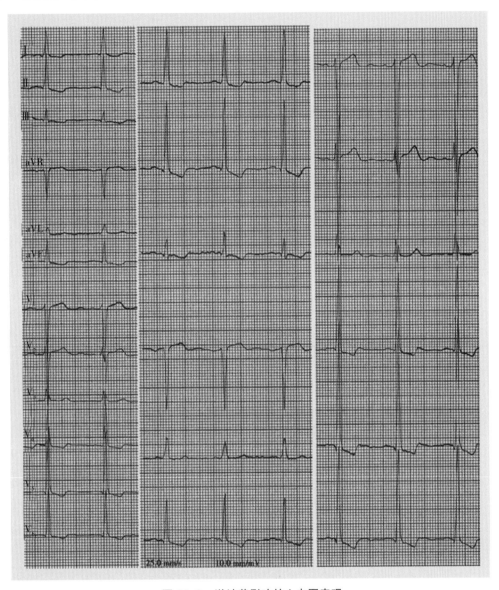

图 19-2　洋地黄影响的心电图表现

患者女性，23 岁，自服过量地高辛。$V_1 \sim V_6$ 导联 ST 段呈下斜型下降并与 T 波前支融合形成"鱼钩型"

## 二、β 受体阻滞剂

β 受体阻滞剂根据对受体的阻断部位主要分为两大类。

1. 非心脏选择性 β 受体阻滞剂（propranolol）该类药物有普萘洛尔、纳多洛尔、噻吗洛尔、吲哚洛尔等。

2. 高度心脏选择性 $\beta_1$ 受体阻滞剂（β-receptor blocker）兼有 α 受体阻滞作用的 β 受体阻滞剂。该类药物有美托洛尔、阿替洛尔、艾司洛尔等。

本类药物中有些除具有 β 受体阻滞作用外，还具有一定的内在拟交感活性（intrinsic sympathomimetic activity，ISA）。因此，又可分为有内在拟交感活性及无内在拟交感活性两类。

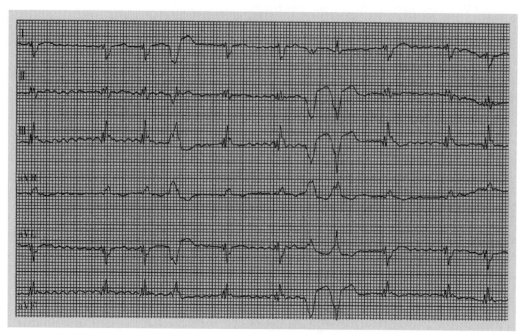

**图 19-3 洋地黄中毒致心律失常**

患者男性，71 岁，尿毒症，陈旧性下壁心肌梗死，心功能失代偿Ⅲ级，服地高辛过量。心电图示多源频发室性期前收缩

β 受体阻滞剂电生理特点：β 受体阻滞剂可降低窦房结的自律性，使心率减慢；对心房肌、心室肌、心脏特殊传导系统的作用广泛，应用后可使心脏上述部位的传导减慢，不应期延长，延缓心房和房室结的传导，延长心电图的 PR 间期。对于希 - 浦系及心室肌组织的不应期及传导性在短时间给药后，改变甚少，提示已有束支传导阻滞的患者尚可应用 β 受体阻滞剂。

盐酸普萘洛尔（心得安，propranolol）：心得安的电生理效应是通过 β 受体阻滞作用，使心脏起搏细胞动作电位 "4" 位相复极坡度降低，复极延缓，心搏频率下降；致传导系统不应期延长（尤以希氏束心电图 A–H 延长），阻滞正常和异常传导途径的前向及逆向传导，使心肌应激性恢复不一致，而引起心律失常。其主要心电图改变如下。

1. 窦性心动过缓。

2. 一度房室传导阻滞，大剂量（口服或静脉）可引起高度房室传导阻滞，QRS 波群增宽（室内传导阻滞），中毒剂量或与维拉帕米合用，可引起心脏停搏。

3. QT 间期缩短，偶见 QT 期间延长。

4. P 波减小，大剂量应用时 P 波可消失。

## 三、奎尼丁

奎尼丁是典型的Ⅰ a 类抗心律失常药，主要通过抑制钠通道的开放而发挥其电生理特性，使心肌细胞兴奋性降低，动作电位时间延长，有效不应期延长，减慢激动的传导，减慢心率。中毒剂量可产生宽大的 QRS 波群，偶可产生明显的 U 波，类似低血钾的表现。心电图改变如下。

1. ST 段下移及延长，T 波低平或倒置。

2. QRS 间期增宽；QRS 间期增宽的程度多与剂量的大小成正比，剂量越大 QRS 间期越宽（图 19-4）。

3. QT 间期延长。

4. 心律失常：服用中毒剂量时，QRS 间期明显增宽，当 QRS 间期大于用药前的 25% ～ 50% 时，应立即停药。如继续用药则可发生窦性静止、房室传导阻滞、室性期前收缩、室性心动过速或心室颤动而造成突然死亡（图 19-5，图 19-6）。

5. 奎尼丁的作用可因洋地黄的存在而增强，应予以注意！

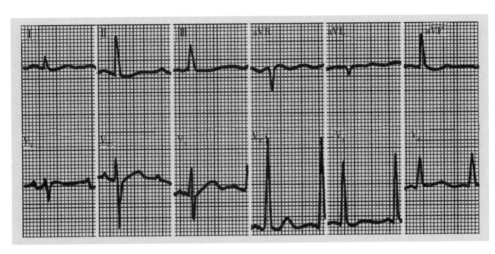

图 19-4　奎尼丁影响

患者男性，73 岁，冠心病，阵发性心房扑动和颤动。服奎尼丁后心电图 Ⅱ 导联 P 波增宽，QRS 间期 120ms，QRS 波增宽＞ 50%

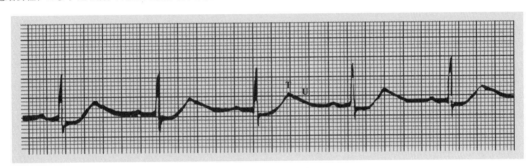

图 19-5　奎尼丁中毒早期

心电图 V₆ 导联的改变。复极时间延长，明显的 TU 融合，与低血钾相似

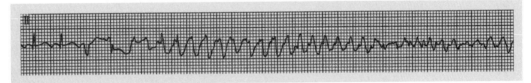

图 19-6　奎尼丁中毒致尖端扭转型室性心动过速

## 四、胺碘酮

　　胺碘酮系Ⅲ类抗心律失常药，其电生理效应主要是延长动作电位时间和有效不应期，对窦房结自律性有直接抑制作用，可延长房室结的传导时间，并抑制旁路传导。心电图改变如下（图 19-7）。

1. QT 间期延长。

2. T 波低平或倒置。

3. U 波显著。

4. 窦性心动过缓及窦房、房室及室内传导阻滞，扭转型室性心动过速甚至心室颤动等。

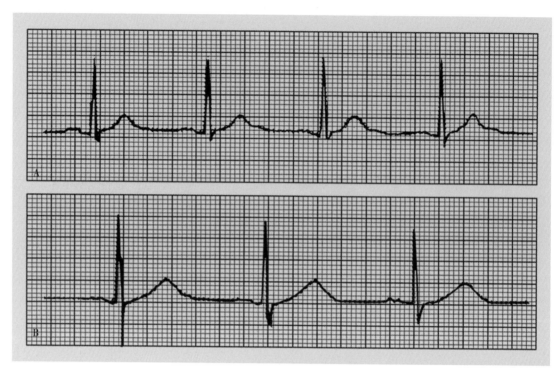

图 19-7　胺碘酮影响的心电图表现

监护导联。A. 基础状态；心率 66 次 / 分，QT 间期 0.40s，QTc 间期 0.41s；B.应用胺碘酮后：心率 49 次 / 分，QT 间期 0.60s，QTc 间期 0.54s

## 五、普罗帕酮

普罗帕酮（心律平）直接作用于细胞膜，具有抑制细胞膜钠通道和阻滞钙通道的作用，此外还有轻度的 β 受体阻滞作用，故能延长动作电位时间和心肌有效不应期，亦能延长房室旁路前向和逆向传导，从而中止由旁路参与的折返性心动过速。

普罗帕酮用药过量，心电图上可见窦性心律过缓，PR 间期延长，QRS 波群时间延长，QRS波群增宽和 QT 间期延长，尤其是静脉用药时更易出现上述毒副作用，应予以警惕（图 19-8）。

## 六、索他洛尔

索他洛尔是 Ⅲ 类抗心律失常药，能延长 QT 间期，因此能增加快速型心律失常的危险性。对所有应用索他洛尔的患者均应监测 QT 间期。如QT 间期延长超过 25%，必须停药（图 19-9）。

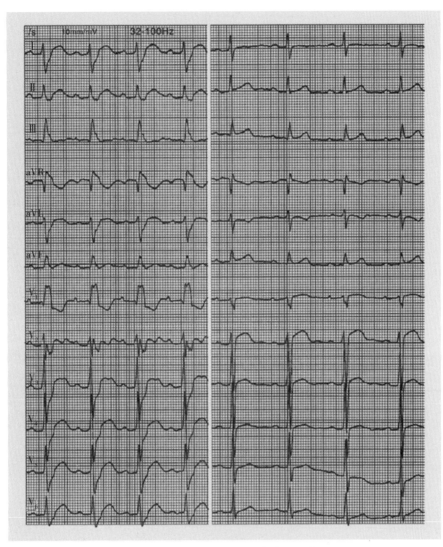

图 19-8　普罗帕酮致室内传导阻滞

患者男性，56 岁，冠心病，频发室性期前收缩，服普罗帕酮 600mg /d，连服 7d 后心电图示 QRS 波群增宽，达 0.18s，呈右束支传导阻滞图形，心电轴右偏。停药后心电图恢复正常

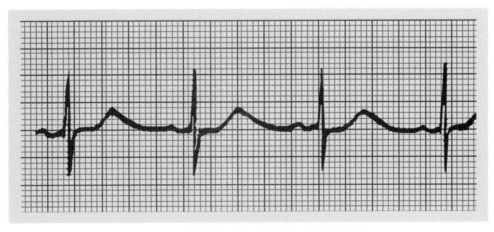

图 19-9　服用索他洛尔后引起的 QT 间期延长

# 第二节　电解质紊乱

## 一、低血钾

低血钾的原因很多，多同时伴有其他电解质紊乱，如低血镁等。血钾可影响心肌代谢，从而引起心肌复极过程变化，并使心肌应激性增加，在心电图上表现为 ST-T 及 U 波改变，部分患者可出现心律失常。低钾血症的主要心电图变化如下（图 19-10，图 19-11）。

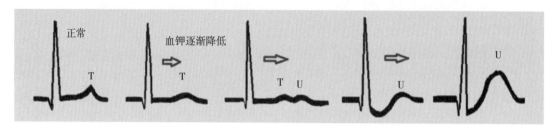

图 19-10　低钾血患者的心电图变化示意图：从轻微的 T 波低平到明显的 U 波

1.U 波升高，可达 0.1mV 以上，往往超过同一导联上 T 波的振幅。U 波和 T 波融合形成高低不等的双峰或形成一个宽大的"假性 T 波"。

2. QT 间期不易精确测量，易将 QU 间期误判为 QT 间期，而判为 QT 间期延长。QTc 间期往往延长。

3. T 波降低、平坦或倒置。

4. ST 段压低多大于 0.05mV。

5. 出现各种心律失常，以窦性心动过速、期前收缩、阵发性室性心动过速常见。

6. ST-T 及 U 波的衍变过程，一般先是 T 波逐渐降低，然后低平、倒置，U 波逐渐增大，ST 段逐渐下降。

7.P 波振幅及宽度增加，PR 间期延长。

低钾血症的诊断标准如下。

1.U 波振幅升高 > 0.1mV。

2. 在同一导联上 U 波 > T 波。

3.ST 段下降 ≥ 0.05mV。

一般选取 Ⅱ、V₃ 导联进行测量分析，这两个导联共有 6 个"阳性征象"。如上述两个导联中具有 3 个或 3 个以上"阳性征象"，为典型低血钾心电图；具有两个或 1 个"阳性征象"，此"阳性征象"如与 U 波有关（如 U 波 > 0.1mV 或同一导联上 U 波 > T 波），则符合低血钾的心电图改变，如无"阳性征象"，或只在上述 1 ～ 2 个导联中显示有 ST 段下降，则无诊断意义。

T 波及 U 波相对振幅特征性倒置是低血钾最有特点的改变。U 波明显是由于心肌动作电位复极时间延长所致，易导致危及生命的尖端扭转型室性心动过速。

图 19-12 是一例接受利尿治疗的慢性心力衰竭患者，其心电图改变包含了上述心电图变化中1、3、7 的特点。血清钾水平为 1.7mmol/L。

## 二、高血钾

高钾血症虽然少见，但一旦发生，预后极为严重，处理不及时，常危及生命。其心电图改变如下。

1.T 波高尖，其升支与降支对称，基底变窄，即所谓"帐篷状"T 波。

2.QRS 波群振幅降低、增宽，S 波增深，形成正弦波。

3. P 波减小，甚至 P 波消失，心电图上表现为窦 - 室传导（图 19-13）；PR 间期延长。

4.ST 段下降。

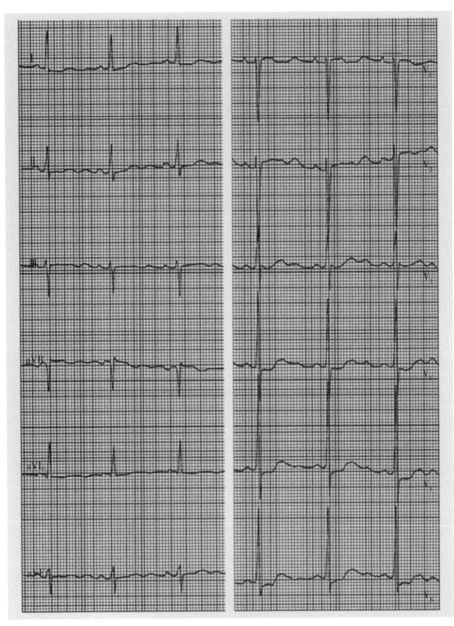

图 19-11　低血钾的心电图改变

患者女性，37 岁，原发性醛固酮增多症，合并低血钾，血清钾 1.9mmol/L。各导联 T 波普遍低平，可见明显增高的 U 波，$V_1 \sim V_6$ 导联 ST 段水平型下降 0.1 ～ 0.2mV

5. 可出现窦性心动过缓，窦性心律不齐，房室交界性心律，房内、室内、房室传导阻滞，窦性静止，室性静止，室性心动过速，心室自搏性节律，心室颤动，心室停搏等心律失常。

在上述心电图变化中，以 T 波高尖出现最早。当血钾浓度＞ 5.5mmol/L 时，表现为 T 波高尖，基底部狭窄，QT 间期缩短；血钾浓度＞ 6.5mmol/L 时，QRS 波常增宽，呈均匀弥漫型，R 波振幅逐渐降低，S 波加深，ST 段压低，S 波与 T 波相连成近似直线状；血钾浓度＞ 7.0mmol/L 时，P 波振幅减小，时间延长，PR 间期延长；血钾浓度＞ 8.8mmol/L 时，P 波消失或难以辨认，出现窦 - 室传导（sinus ventricular conduction）（图 19-14）ST 段下降。血钾浓度＞ 7.5mmol/L 时，QRS 波群则进一步增宽，P 波消失，并可出现各种严重心律失常。血钾浓度＞ 10mmol/L 时，QRS 波群可与 T 波融合而呈正弦波，可出现快速心律失常如室速、室扑、室颤或出现缓慢室性逸搏心律、心室静止。

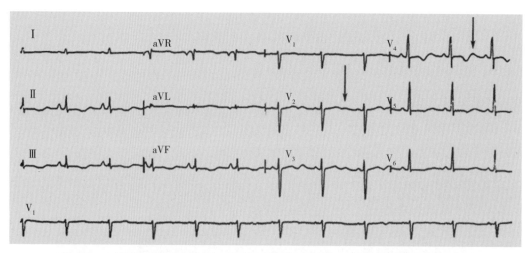

图 19-12　接受利尿治疗的慢性心力衰竭的低血钾患者，箭头所指为明显的 U 波

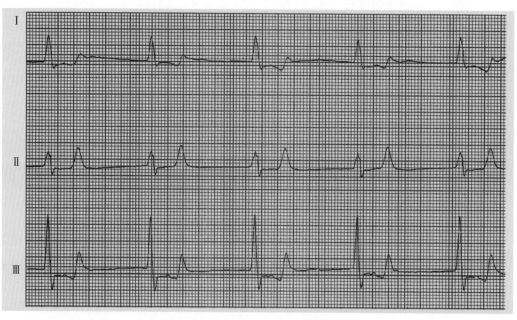

图 19-13　高血钾致窦－室传导

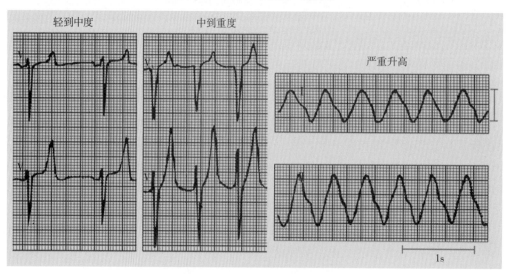

图 19-14　高血钾的心电图改变

图 19-15 来自一例终末期的肾病患者。当血钾高达 7.8mmol/L 时的典型高血钾心电图（图 19-15A），经透析后，血钾恢复正常描记的心电图（图 19-15B），高血钾心电图消失。

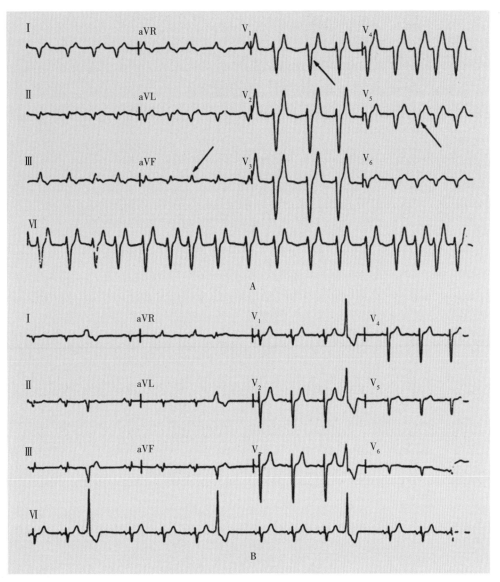

图 19-15 高血钾的心电图改变

## 三、低血钙

钙对心肌有类似洋地黄作用，能增强心肌收缩力，加速心肌的复极过程。血钙过低时动作电位"2"位相延长，可造成心电图 ST 段及 QT 间期改变，心电图特点如下（图 19-16）。

1. ST 段平直延长，T 波直立，无增宽现象，伴有心肌病变者可出现 T 波低平或倒置。

2. QT 间期延长。

3. 偶可出现期前收缩。

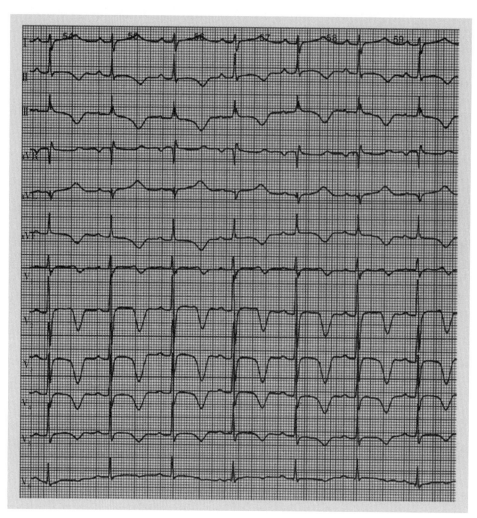

图 19-16　低血钙导致心电图 ST 段延长

## 四、高血钙

血钙过高加速心肌复极，使动作电位"2"位相缩短、ST 段缩短和 QT 间期相应缩短，心电图改变如下（图 19-17，图 19-18）。

1.ST 段缩短或消失，R 波之后立即继以突然上升的 T 波，T 波低平或倒置。

2.QT 间期缩短，少数患者伴有 U 波升高。

3.在严重高血钙时，QRS 波群时间及 PR 间期可延长，有时可出现二度或完全性房室传导阻滞。

4.偶可出现期前收缩、阵发性心动过速、窦房传导阻滞或窦性静止等心律失常，多见于心脏病患者接受钙剂静脉注射时。

5.在极度高血钙患者中，可见 QRS 波群振幅增加，双向 T 波及 Osborn 波。

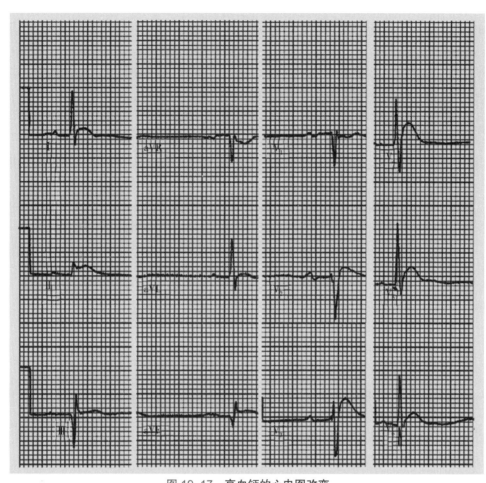

图 19-17 高血钙的心电图改变

患者男性，34 岁，尿毒症，高血钙，心电图可见 ST 段缩短

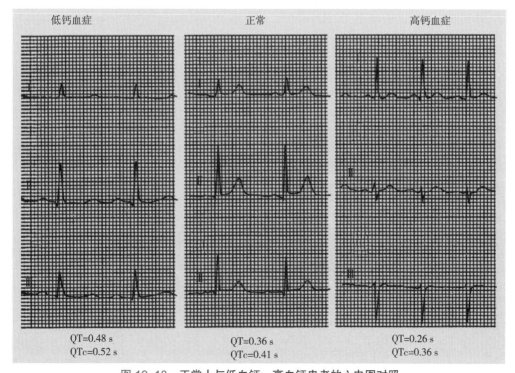

| 低钙血症 | 正常 | 高钙血症 |
|---|---|---|
| QT=0.48 s QTc=0.52 s | QT=0.36 s QTc=0.41 s | QT=0.26 s QTc=0.36 s |

图 19-18 正常人与低血钙、高血钙患者的心电图对照

低血钙 ST 段延长，QT 间期延长；高血钙 ST 段变短，QT 间期缩短，T 波紧跟 QRS 波群出现

# 第三节　药物影响及电解质紊乱心电图图例分析

扩展学习：请扫描下方二维码，继续学习药物影响及电解质紊乱心电图图例分析。

## 小结

本章主要介绍洋地黄类药物、β受体阻滞剂、奎尼丁、胺碘酮、普罗帕酮、索他洛尔等药物及低血钾、高血钾、低血钙、高血钙的心电图形成机制和心电图特点。

洋地黄对心电图的影响分为洋地黄影响与洋地黄中毒。洋地黄影响亦称"洋地黄效应"，其心电图特点为：ST-T呈"鱼钩形"下移的改变、QT间期缩短、T波低平。洋地黄中毒的心电图特点为：在应用洋地黄过程中突然出现频发性室性期前收缩形成二联律，或双向性心律、双向性心动过速、双重性心动过速、多源性与多形性室性期前收缩、房性心动过速伴二度房室传导阻滞、心房颤动合并自主性房室交界性心动过速、窦房阻滞、二度与三度房室传导阻滞等。

β受体阻滞剂可降低窦房结的自律性，使心率减慢；延缓心房和房室结的传导，延长心电图的PR间期。

奎尼丁使心肌细胞兴奋性降低，动作电位时间延长，有效不应期延长，减慢激动的传导，减慢心率。中毒剂量可产生宽大的QRS波群，如继续用药则可发生窦性静止、房室传导阻滞、室性期前收缩、室性心动过速或心室颤动而造成突然死亡。

胺碘酮主要延长动作电位时间和有效不应期，降低窦房结自律性，延长房室结的传导时间。其心电图改变为：窦性心动过缓、QT间期延长、T波低平或倒置、出现U波。亦可引起窦房、房室及室内传导阻滞，扭转型室性心动过速甚至心室颤动等。

普罗帕酮抑制细胞膜钠通道和阻滞钙通道，延长动作电位时间和心肌有效不应期，延长房室旁道前向和逆向传导，从而中止由旁道参与的折返性心动过速。用药过量时心电图上可见窦性心律过缓，PR间期延长，QRS波群时间延长，QRS波群增宽和QT间期延长等。

索他洛尔能延长QT间期，如QT间期延长超过25%，必须停药。

低血钾使心肌应激性增加，在心电图上表现为ST-T及U波改变，部分患者可出现心律失常。

高钾血症虽少见，但预后极为严重。其心电图改变随血钾升高的浓度而发生不同改变：当血钾浓度＞5.5mmol/L时，表现为T波高尖，基底部狭窄，QT间期缩短；当血钾浓度＞6.5mmol/L时，QRS波常增宽，呈均匀弥漫型，R波振幅逐渐降低，S波加深，ST段压低，S波与T波相连成近似直线状；当血钾浓度＞7.0mmol/L时，P波振幅减小，时间延长，PR间期延长；当血钾浓度＞8.8mmol/L时，P波消失或难以辨认，出现窦-室传导；当血钾浓度＞10mmol/L时，QRS波群可与T波融合而呈正弦波，可出现快速性心律失常如室速、室扑、室颤，或出现缓慢室性逸搏心律、心室静止。

低血钙可使动作电位"2"位相延长，引起ST段平直延长，QT间期延长。高血钙加速心肌复极，使ST段缩短或消失，QT间期缩短。

附1　本章的学习重点

1. 掌握洋地黄影响与洋地黄中毒的心电图特点。

2. 熟悉普萘洛尔、奎尼丁、胺碘酮、普罗帕酮的电生理特点及心电图改变。

3. 掌握低血钾、高血钾、低血钙、高血钙对心脏电生理的影响和心电图特点。

附2　请扫二维码扩展学习

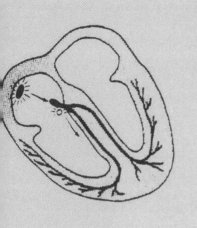

# 第二十章
# 心室预激心电图现象及预激综合征

# 第一节　概　述

心室预激（ventricular preexcitation）是一种先天性心脏异常，指在经正常房室传导系统传导的冲动到达心室之前，部分心室肌预先被来自心房的冲动所激动。这种从心房下传的激动是通过正常房室传导系统之外的旁道下传心室，而形成心室预激，称为心室预激心电图现象（ventricular preexcitation ECG phenomenon）。当心室预激旁道与正常房室传导系统形成一个连续的循环途径（折返环路）而发生快速心律失常时，则称为预激综合征（WPW syndrome）。

预激综合征（简称 WPW 综合征）是指窦性或室上性激通过附加旁道下传，使部分心室肌预先激动，导致心室肌正常激动之程序性、同步性、统一性受到扰乱，而形成的各种心律失常和特征性心电图改变。

房室间的附加旁道有（图 20-1）：

1. **房室旁道**　是从心房直接连至心室的肌束，又称 Kent 束。多位于右房室环处，有时左、右侧房室环外侧缘同时存在该束。

2. **结室旁道**　是直接连结房室结和心室肌的肌束，又称 Mahaim 纤维。

3. **房希（结）旁道**　系后结间束中有束纤维绕过房室结进入房室结下端或希氏束的肌束，又称 James 束。

4. **束室旁道**　是直接连接希氏束和心室肌的肌束，又称 Mahaim 纤维。

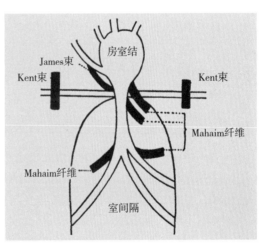

图 20-1　预激综合征的异常附加旁道示意图

此外还有房室结内加速传导、房室结内旁道等，是产生 LGL 综合征的解剖生理基础。上述旁道可单独单条存在，也可多条同时存在。房室环上多条房室旁道并存的称为"多条旁道"。房室旁道与其他旁道并存的称为"复合性旁道"。

1978 年 Gallagher 将预激综合征分为经典的预激综合征（即 WPW 综合征）、短 PR 间期综合征（即 LGL 综合征）和变异型预激综合征（variant with WPW syndrome）。本章将重点讨论经典预激综合征即 WPW 综合征，对短 PR 间期综合征和变异型预激综合征则做简要介绍。

# 第二节　WPW 综合征

WPW 综合征是预激综合征中最常见的类型（发病率 0.1% ～ 0.3%）。其解剖学基础是存在 Kent 束，现称房室旁道。房室旁道是由普通工作心肌细胞组成的，电生理上属快反应细胞（与房室结具有不同的电生理特征）。传导速度多比正路快，能双向传导；有效不应期在常规心率下多较正道长，但旁道有效不应期随心率加快而缩短，在心房颤动时明显短于正道。无自律性。少数旁道由类似房室结和窦房结的细胞组成，或在某些病理情况下旁道细胞，由于部分除极而变为慢反应细胞，呈慢反应旁路。

## 一、WPW 综合征心电图表现

心电图特征如下。

1. PR 间期 < 0.12s。

2. QRS 波群时间 > 0.10s，初始有粗钝的预激波（δ 波），δ 波的大小取决于旁道与正道下传心室的时差。差值大，δ 波大，较大的负向 δ 波易误认为心肌梗死，正向 δ 波可掩盖 MI；PJ 间期正常（< 0.27s）。

3. 有继发的 ST-T 改变。

4. 患者常有阵发性心动过速反复发作。

δ 波的方向与房室旁道的位置有关，根据胸导联 δ 波的方向，经典型预激综合征可分为 A、B、C 3 种类型。

1. A 型预激综合征　房室旁道终止于左或右心室的后底部，δ 向量从后向前，δ 波和 QRS 波群主波在 $V_1$ ～ $V_6$ 导联都呈正向，呈 R 或 RS 型（图 20-2）。

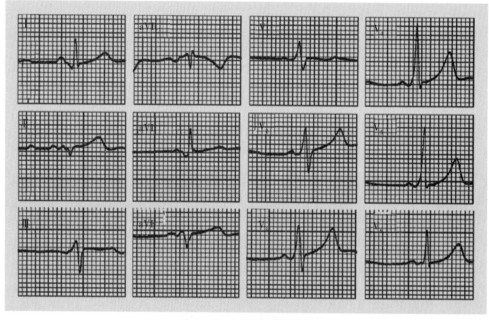

图 20-2　A 型预激综合征

2. B 型预激综合征　房室旁道终止于右心室前壁或侧壁，δ 向量从右向左，δ 波及 QRS 波群主波在 $V_1$ ～ $V_3$ 导联为负向，在 $V_4$ ～ $V_6$ 导联为正向（图 20-3）。

3. C 型预激综合征　房室旁道终止于左心室前壁或侧壁，δ 向量从左向右，δ 波及 QRS 波群主波在 $V_1$ ～ $V_3$ 导联为正向，在 $V_4$ ～ $V_6$ 导联为负向。

WPW 综合征是一临床实体（clinical entity），诊断应包括上述心电图特征和临床阵发性心动过速的病史。如只有心室预激的心电图表现，没有阵发性室上性心动过速病史，应称"心室预激心电图现象"。

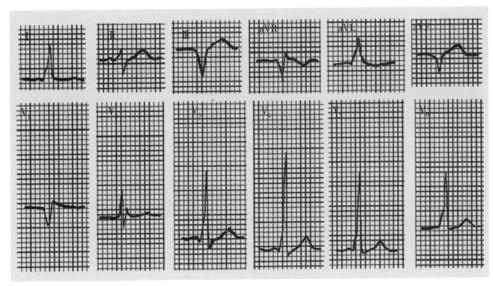

图 20-3　B 型预激综合征

## 二、WPW 综合征分型

WPW 综合征常依心电图和旁道前传功能分为显性、间歇性、不完全潜在性、潜在性和隐匿性预激 5 型。

1. 显性 WPW 综合征　旁道下传心室快于正路，心电图有典型心室预激表现。按胸导联 QRS 特点可进一步分为如下类型。

A 型：$V_1 \sim V_6$ 导联 QRS 波群基本向上。

B 型：$V_1$、$V_2$ 导联 QRS 波群基本向下，$V_4 \sim V_6$ 导联 QRS 波群基本向上。

C 型：$V_5$、$V_6$ 导联 QRS 波基本向下。

2. 间歇性 WPW 综合征　心室预激心电图间歇性出现，易被漏诊。但间歇出现亦有助于揭示被预激掩盖和合并的异常心电图。

3. 不完全潜在性　旁道下传心室时间接近或略慢于正道时，但仍能下传心室形成心室融合波。此时 PR 间期正常，无 δ 波，但有终末向量和波形改变（与心动过速对照）。

4. 潜在性（或隐性）WPW 综合征　旁道下传心室明显慢于正道，心电图无心室预激表现。但旁道有前传功能（经心房调搏可诱现），当伴心房颤动时，亦有发生快速心室反应的潜在危险。

5. 隐匿性 WPW 综合征　旁道无前传功能，只能逆传，心电图无心室预激表现。临床常因心动过速反复发作来诊。

## 三、WPW 综合征诊断应注意的几个问题

1. QRS 终末向量和波形　在旁道下传明显快于正路（δ 波明显）时，终末向量改变可以忽略；但在旁道下传接近正道或略慢于正道仍能下传心室（形成心室融合波）时，即不完全潜在性 WPW 综合征（PR 间期正常，无 δ 波），终末向量和波形改变为旁道预激心室的主要表现和诊断依据（图 20-4，图 20-5）。

2. 无 δ 波的 WPW 综合征　心电图无典型预激表现（PR 间期正常，无 δ 波），示旁道下传心室不快于正道，或无前传功能，但由于旁道的逆传仍可形成 AVRT 的反复发作。依旁道的前传功能及心电图表现可分为不完全潜在性、潜在性和隐匿性三种类型。

3. WPW 综合征　可以合并房室传导阻滞、合并束支传导阻滞、合并心肌梗死，而以现相应的心电图改变，应注意鉴别。WPW 综合征合并 MI、束支传导阻滞的诊断与鉴别最可靠的依据是设法消除 δ 波。消除 δ 波的方法有以下几种。

（1）用物理或药物加速正道传导（运动、阿托品、亚硝酸异戊酯等）或抑制旁道传导（如普罗帕酮）使正道下传快于旁道，可使部分患者 δ 波消除。

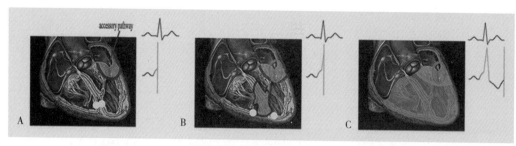

图 20-4（1）　显性 WPW 综合征影响 QRS 终末向量改变示意图

A. 旁道前传产生 δ 波；B. 旁道和正路同时除极心室；C. 旁道影响终末向量（刘仁光供图）

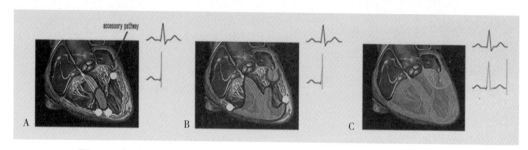

图 20-4（2）　不完全潜在性 WPW 综合征影响 QRS 终末向量改变示意图

A. 旁道下传接近正道，PR 间期不短，无 δ 波；B. 旁道和正道同时除极心室，形成室性室性融合波；C. 旁道影响终末向量（刘仁光供图）

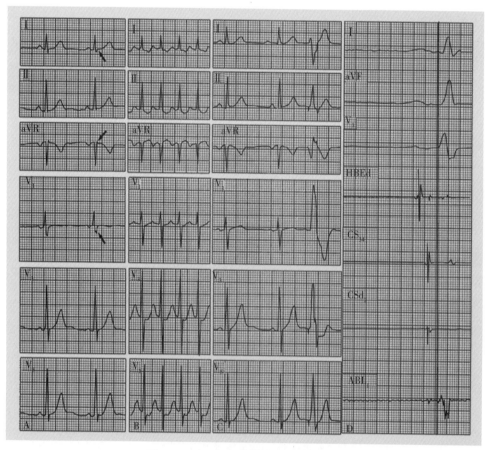

图 20-5　不完全潜在性 WPW 综合征

A. 窦性心律，无预激表现；B. 心动过速发作，QRS 终末向量发生改变；C. 消融后的心电图，第三个心搏为消融靶点心电图；显示 QRS 终末向量改变与旁道下传有关；D. 消融前窦性心律靶点图，靶点 V 波早于希氏束，几乎与体表 QRS 波群起点同时出现，提示旁道几乎与房室结同时将激动传入心室（刘仁光供图）

（2）食管心房调搏消除 δ 波，成功率可达 80%。

4. WPW 综合征伴快速性心律失常　WPW 综合征患者绝大多数是因快速性心律失常来院就诊，如不伴有快速性心律失常多无须治疗。其中以阵发性室上性心动过速（paroxysmal supraventricular tachycardia，PSVT）最为常见，其次为心房颤动（atrial fibrillation，AF），严重者可因心室颤动（ventricular fibrillation，VF）或快慢综合征引起猝死。

WPW 综合征伴房颤时 QRS 波群宽大畸形，应注意与房颤伴室内差异传导和房颤伴室性心动过速相鉴别。前者呈典型束支阻滞和分支阻滞型，只要注意波型特征和发生规律鉴别多无困难；与后者鉴别见表 20-1。

表 20-1　WPW 综合征伴 AF 与 AF 伴室速的鉴别要点

|  | W-P-W 综合征伴 AF | AF 伴室速 |
| --- | --- | --- |
| RR 间期差 | ≥ 130ms | < 130ms |
| 宽 QRS 波形 | 具有易变性（预激程度不同）初始向量与 δ 向量相同，常可见粗钝 | 同源波形相同（偶见心室融合波） |
| 窄 QRS 波规律 | 延迟出现（正道下传比重增加） | 提早出现（心室夺获） |
| 临床情况 | 有 SVT 反复发作史，发作前后有 WPW 综合征心电图表现 | 常有器质性心脏病，多在房颤、心力衰竭时加重，受心肌缺血、电解质紊乱、药物的影响等 |

## 四、旁道的心电图定位分析

### （一）房室旁道的解剖分布

绝大多数的房室旁道位于房室环附近，在瓣环与心外膜及心房反折之间某一部位与心室连接。过去曾根据房室环的水平面将房室旁道定位于 4 个解剖区域，即左侧游离壁区、后隔区、前隔区或右侧游离壁区。目前国内胡大一等依心脏左前斜观 X 线影像，将房室环分为左、右游离壁和左、右间隔部 4 个部分 13 个区，即：

1. 右游离壁分为：右侧前壁（RAL，三尖瓣环 9：30 ~ 12：30）、右侧壁（RL，三尖瓣环 8：30 ~ 9：30）、右后侧壁（RPL，三尖瓣环 6：00 ~ 8：30）。

2. 右间隔部分为：右前间隔即希氏束旁（RAS，靶点图有可分辨的希氏束电位）、右中间隔（RMS，冠状窦口上缘至右希氏束旁以下）、右后间隔（RPS，三尖瓣环 6：00 ~ 冠状窦口上缘以下）。

3. 左间隔部分为左前间隔即左希氏束旁（LAS，靶点图有可分辨的希氏束电位）、左中间隔（LMS，冠状窦上缘至左希氏束旁以下）、左后间隔（LPS，左侧距冠状窦口 1.5cm 内，向上不超过冠状窦上缘）。

4. 左游离壁分为左前壁（LA，二尖瓣环正上方）、左前侧壁（LAL，二尖瓣环的正前与正侧之间）、左侧壁（LL，二尖瓣环正侧壁）、左后侧壁（LPL，左后间隔与左侧壁之间）（图 20-6）。

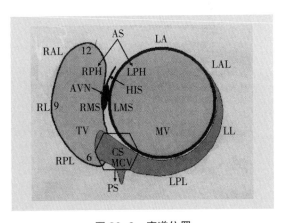

图 20-6　旁道位置

心脏左前斜观，将房室环分为间隔部、右侧游离壁、左侧游离壁。间隔部分为前间隔、中间隔、后间隔。前间隔分为右侧希氏束旁（RPH）和左侧希氏束旁（LPH）；中间隔分为右中间隔（RMS）和左中间隔（LMS）；后间隔（PS）分为右后间隔（RPS）、左后间隔（LPS）和心中静脉（MCV）；右侧游离壁自上至下依次分为右侧前壁（RAL）、正右侧壁（RL）、右后侧壁（RPL）；左侧游离壁自前至后依次分为正前壁（LA）、左前侧壁（LAL）、正左侧壁（LL）、左后侧壁（LPL）（MV. 二尖瓣环；TV. 三尖瓣环；HIS. 希氏束；AVN. 房室结）

（二）定位原则

1. 依据　40ms 的 δ 波方向("+"示位基线上,"−"示位基线下,"±"示双相、位基线或轻微偏离)和 QRS 主波方向。

2. 导联　$V_1$ 导联分左右(结合 aVL)aVF 定前后,右侧结合 II 导联和移行区,左侧结合 aVL 和 I 导联。

（三）简单定位方法

1. 看 $V_1$ 导联 QRS 主波方向和 δ 波(结合 I 、aVL 导联)可粗定左、右和间隔

| | | | |
|---|---|---|---|
| $V_1$ 主波 ↑ | δ + | ( I 、aVL ± /−) | 左游离壁 |
| $V_1$ 主波 ↓ rS(r 窄), | δ 小→ | I 、aVL ± /− | 左游离壁 |
| | δ ± → | I 、aVL+ | 左侧间隔 |
| $V_1$ 主波 ↓ rS(r 宽), | δ + | ( I 、aVL+) | 右游离壁 |
| $V_1$ 主波 ↓ QS, | δ − | ( I 、aVL+) | 右侧间隔 |

2. 右游离壁　aVF δ 波→ II δ 波,　结合移行区

（1）右前侧:　　　　　+, +,　　　　$V_4$、$V_3$

（2）右侧:　　　　　　± /−, +,　　　$V_3$

（3）右后侧:　　　　　−, ± /−,　　　$V_2$

3. 右间隔　aVF δ 波→ II δ 波, 结合移行区

（1）右前:　　　　　　+, +,　　　　$V_4$、$V_3$, 或 aVL 呈 QS(但 I 呈 R)

（2）右中:　　　　　　± /−, +,　　　$V_3$

（3）右后:　　　　　　−, −,　　　　$V_2$

4. 左间隔　aVF δ 波→ II δ 波

（1）左前:　　　+,　　　+

（2）左中:　　　±,　　　+

（3）左后:　　　± /−,　　−

5. 左游离壁　aVF δ → aVL δ 、波形,　　I δ 、　波形

（1）左前:　　　　+　　　−　　QS,　±　　窄 rs

（2）左前侧:　　　+/ ±　−　　QS,　−　　qs

（3）左侧:　　　　± /−　−　　QS,　−/ ±　qrs/qRs

（4）左后侧:　　　± /−　±　　±

(后→前: aVL 和 I 导联 QRS 倒置深度渐增；aVF 导联 δ 波逐渐增高。)

在预激向量较小,或有矛盾时,结合 QRS 波形和终末向量改变可有助诊断和定位。

附 1　体表心电图定位

1. PR 间期　右侧后间隔或前间隔旁路较左侧旁路离窦房结近,故前者 PR 间期其短,后者 PR 间期长(图 20-7,图 20-8)。

2. 不同部位房室旁道定位标准

（1）左侧房室旁道:① δ 波电轴位于 +90°～ +120°, I 、aVL 导联呈负向,$V_5$、$V_6$ 导联同时出现负向预激波, II 、III 、aVF 导联 δ 波为正向;② QRS 波群主波在 $V_1$、$V_2$、$V_3$ 导联呈正向,额面电轴位于 +60°～ +90°;③窦性心律时,

PR 间期可能正常，心室预激成分小。

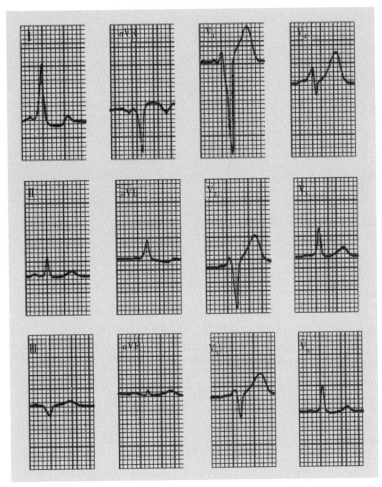

图 20-7　右侧房室旁道的心电图　PR 间期短

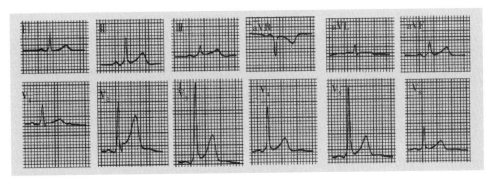

图 20-8　左侧房室旁道的心电图　PR 间期长

（2）右侧房室旁道：① δ 波电轴位于 -30°～ -60°，Ⅰ、aVL 导联呈正向，Ⅱ、Ⅲ、aVF 导联呈负向；②额面 QRS 电轴位于 -60° 左右，QRS 波群主波在 $V_1$～$V_3$ 导联呈负向；③窦性心律时，PR 间期短，心室预激成分较大。

（3）右侧后间隔旁路：① δ 波电轴位于 -30°～ -50°，Ⅰ、aVL 导联呈正向，Ⅱ、Ⅲ、aVF 导联呈负向；②额面 QRS 电轴指向 -30° 左右，QRS 波群主波在 $V_1$ 导联呈负向，预激波呈等电位；③$V_1$ 导联 QRS 波群呈 rS 型，$V_2$、$V_3$ 导联常呈 RS 型或 R 型。

（4）左侧后间隔旁道：① δ 波电轴指向 -60° 或更偏左，Ⅱ、Ⅲ、aVF、aVR 导联呈负向、$V_1$ 导联呈正向；②$V_1$ 导联 QRS 波群正向或双向，其他胸导联常呈正向。

（5）前间隔旁道：① δ 波电轴指向 0°～+60°，Ⅰ、Ⅱ、Ⅲ、aVL、aVF 导联呈正向，如果 aVL 导联呈负向，提示左前间隔旁道；②额面 QRS 电轴：右前间隔旁道为 0°～+30°，左前间隔旁道为 +60°～+90°；③无论是左或右前间隔旁道其 QRS 波群主波在 V₁～V₃ 导联均为负向。

附2：附加旁道定位的 Milstein 运算法则（图 20-9）

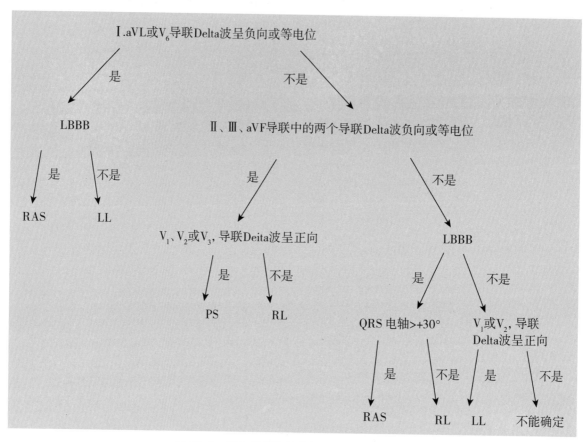

图 20-9　附加旁道定位的 Milstein 运算法则

LBBB. 左束支传导阻滞；LL. 左侧壁；PS. 后间壁；RAS. 右前间壁；RL. 右侧壁（引自 Milstein S，Sharma AD,Guiraudon GM ,et al.An algorithm for the electrocardiographic localization of accessory pathways in the Wolff-Parkinson-White syndrome[J]. Pacing Clin Electrophysiol, 1987;10:555-563.）

## 五、WPW 综合征伴快速性心律失常

WPW 综合征伴快速性心律失常以阵发性室上性心动过速（PSVT）最为常见，其次为心房颤动（Af），严重者可因心室颤动（Vf）或快慢综合征引起猝死。

### （一）伴阵发性室上性心动过速

WPW 综合征 80% 患者伴有 AVRT，亦可与房室结双径路并存，此时虽多为 AVRT。少数情况下旁道也可以旁观者存在，为房室结折返性心动过速（atrioventricular nodal reentrant tachycardia，AVNRT）。

1. 房室折返性心动过速（atrioventricular reentrant tachycardia，AVRT）　分为顺向型房室折返性心动过速（O-AVRT）和逆向型房室折返性心动过速（A-AVRT）。前者占 95%，后者占 5%。

（1）顺向型房室折返性心动过速（图 20-10）是经正道前传心室，旁道逆传心房。心电图表现如下（图 20-10）：①节律匀齐的窄 QRS 心动过速；②可辨认逆行 P 波，RP⁻ < PR 且 RP⁻ > 70ms；③如出现功能性束支传导阻滞时 RR 间期延长

≥35ms，是束支传导阻滞侧旁道参与折返的 O-AVRT 的有力证据；④P 与 QRS 必须是 1：1 的传导关系。

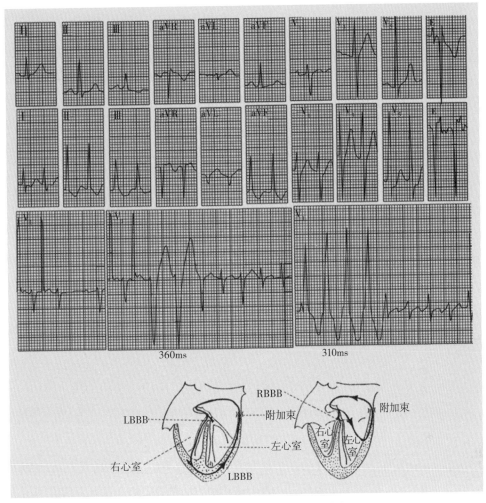

**图 20-10 顺向型房室折返性心动过速**

心电图上行为窦性心律，无预激表现；中行为 AVRT 心电图；下行为诱发心动过速，呈 LBBB 时 RR 间期 360ms，呈 RBBB 和正常时 RR 间期 310ms，示左侧旁道参与 AVRT

少数情况下 O-AVRT 心电图可表现不典型：①当旁道为隐匿性慢旁道时；②当伴有房室结双径路时。

（2）逆向型房室折返性心动过速（A-AVRT）：为宽 QRS 心动过速，心电图特点如下（图 20-11）：①完全心室预激波，初始向量与 δ 波方向相同（此型仅见于显性或间歇性 WPW 综合征）；②P⁻ 波不易辨认，如能辨认逆行 P 波，则 RP⁻ > P⁻R，P⁻ 与 QRS 保持 1：1 传导关系。其折返环路为心房—旁道—心室—正道—心房；多旁道者可经一条旁道前传心室，经另一条旁道逆传心房，组成心房—旁道（1）—心室—旁道（2）—心房的折返环路（图 20-12C）。

2. 房室结折返性心动过速 WPW 综合征与房室结双径路并存，此时 SVT 多为 AVRT，旁道以旁观者出现，实为 AVNRT。鉴别方法如下。

（1）P⁻ 波重在 QRS 中不易辨认，或引起 QRS 终末部变形（如 V₁ 导联终末出现假 r 波或 Ⅱ、Ⅲ、aVF 导联出现假 S 波）。

（2）如能明确 P⁻ 波，RP⁻ ≤ 70ms。

（3）心房、心室不是折返环路的必须组成部分，有时可出现房室或房室传导阻滞。

偶见 WPW 综合征伴 AVNRT 有前向传导阻滞，逆传心房激动可经旁道前传心室（见无辜旁道），酷似 A-AVRT（图 20-12D），此时仅凭常规心电图难以识别。

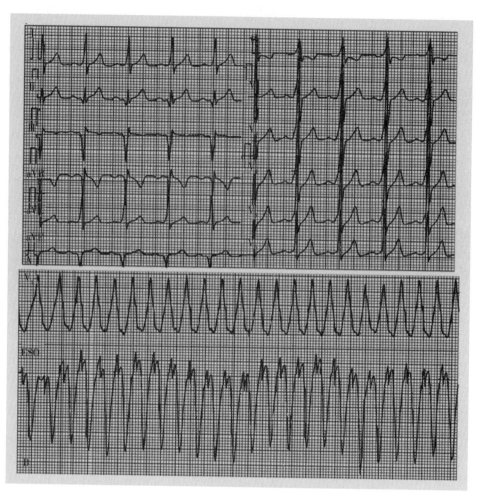

图 20-11　逆向型房室折返性心动过速（A-AVRT）

A.A 型预激；B.心动过速发作时的心电图，初始向量同 A，为 A-AVRT

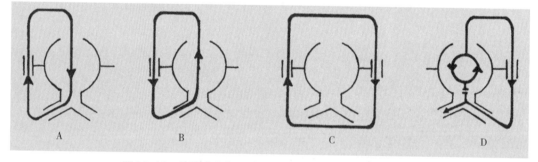

图 20-12　旁道参与折返或前传的 SVT 不同机制折返环路

A. O-AVRT；B. 单旁道逆传 AVRT；C. 多旁道；D.AVNRT 伴前向阻滞，逆传心房经旁道下传心室，酷似 A-AVRT

## （二）伴心房颤动

WPW 综合征伴 Af 达 11%～39%（明显高于普通人群 0.5%～2%）。显性多于隐匿性；多旁道多于单旁道；旁道成功消融后，Af 发生率可下降 91%。心电图特点如下（图 20-13）。

（1）Af 多呈阵发性，反复发作。

（2）心室率多呈极快速型。

（3）QRS 波群宽大畸形，具有多变性，其初始向量与 δ 波向量方向相同，心室率越快，旁道下传比重越大，QRS 增宽越明显。

（4）发作前后窦性心律有典型预激表现。

（5）药物作用：控制心室率应选用抑制旁道传导药物，如乙胺碘呋酮、普鲁卡因酰胺等。禁用洋地黄、维拉帕米等可能促进旁道传导的药物。

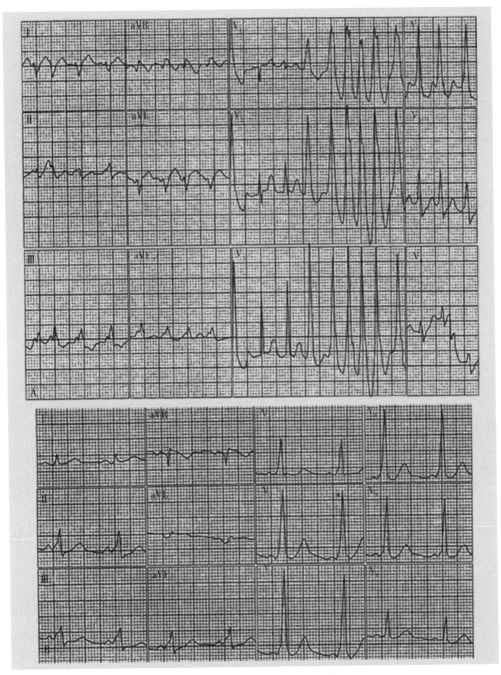

图 20-13　WPW 综合征伴心房颤动

A. W-P-W 综合征伴心房颤动；B. 转为窦性心律

## （三）伴心室颤动和快慢综合征

1. 伴心室颤动　发生 Vf 的主要危险因素与旁道有效不应期过短有关。旁道有效不应期＜ 300ms 为短不应期，易引起极快速心室率；旁道有效不应期＜ 250ms 或 AF 中最短 RR 间期＜ 250ms 应视为 VF 和猝死的高危患者。当发生房颤（或房扑）及快速（＞ 200 次 / 分）SVT 时，快速的心房激动可通过不应期短的旁道迅速下传心室，引起极快的心室率，甚至恶化为 VF 发生猝死。亦有学者认为多旁道、AF 与 AVRT 同时发生及伴有明显器质性心脏病者均应列入危险因素（图 20-14）。

2. 伴快慢综合征　WPW 综合征伴 AVRT 终止时，出现极缓慢性心律失常，可发生晕厥甚至猝死的另一个原因，称为快慢综合征。心电图特点如下。

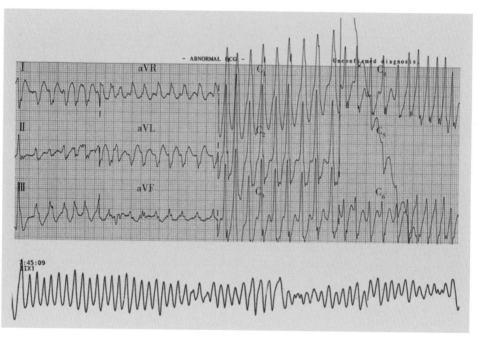

图 20-14  WPW 综合征伴心房颤动;诱发心室扑动、颤动

（1）AVRT 或 Af 反复发作，发作时心率＞200 次 / 分，伴有明显的 ST-T 改变。

（2）晕厥反复发作，且与心动过速终止同时发生，心电图示严重的窦性心动过缓、窦性停搏或窦房传导阻滞而呈现长 RR 间期，产生不同程度的急性脑缺血的临床表现，甚至猝死（图 20-15）。

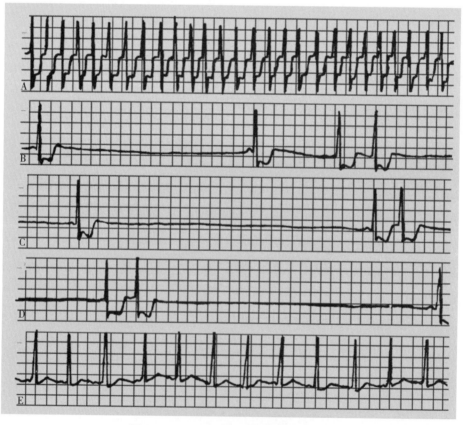

图 20-15  WPW 综合征伴快慢综合征

A. 心动过速发作时的心电图；B ～ D. 心动过速终止，出现窦性心动过缓、窦性停搏、窦房阻滞，最长 RR 间期达 5.7s；E. 窦性心律，显性预激

（3）平时心率和窦房结功能正常，且多见于20～40岁无器质性心脏病的WPW综合征患者。

快慢综合征与病态窦房结综合征中的慢快综合征，两者均有快速与缓慢性心律失常交替，临床都可有晕厥反复发作，易被混淆，两者鉴别要点详见表20-2。

表20-2 快慢综合征与慢快综合征的鉴别要点

| | 快慢综合征 | 慢快综合征 |
| --- | --- | --- |
| 基础心律失常 | WPW综合征伴AVRT或FA | 病态窦房结综合征伴有缓慢及快速性心律失常 |
| 平时心率和窦房结功能 | 正常 | 心率缓慢，窦房结功能异常 |
| 基础心脏病 | 多无 | 常伴有 |
| 晕厥诱发 | 多为AVRT终止后诱发 | 常为房扑、房颤终止后诱发 |
| 晕厥机制 | 急性（一过性）窦房结功能不全（可能与快速AVRT引起急性冠脉供血不足及过快心率对窦房结自律性的抑制有关） | 慢性窦房结功能不全（慢是起因） |
| 治疗和预后 | 射频消融可根治 | 难以治愈，严重者需置入起搏器 |

## 六、WPW综合征的治疗

治疗主要包括两个方面。

1. 终止心动过速 可依情况选用刺激迷走神经、药物治疗、食管心房调搏，必要时可直流电复律。对频频发作又不接受根治者，终止发作后可用药物预防复发。

2. 阻断旁道根治预激综合征 包括外科手术和导管射频消融等方法。

# 第三节 LGL综合征

LGL综合征的解剖基础是有房室结旁道，目前已提出3种，即房室结内旁道、心房-希氏束旁道和房室结解剖结构短小。其电生理基础是加速的房室传导现象（enhanced A-V conduction，EAVC），可伴房室折返性心动过速（AVRT）、房室结折返性心动过速（AVNRT）、心房颤动（Af）和心房扑动（atrial flutter，AF）。心电图表现如下。

1. 窦性心律，PR间期＜0.12s。
2. QRS波群时间正常（初始无预激波）。

临床常有阵发性心动过速反复发作。这样的心电图虽早有报道，但直到1952年Lown、Ganong、Levine才把它作为综合征描述，故称LGL综合征，因其以PR间期短为特征，又称短PR间期综合征（图20-16）。

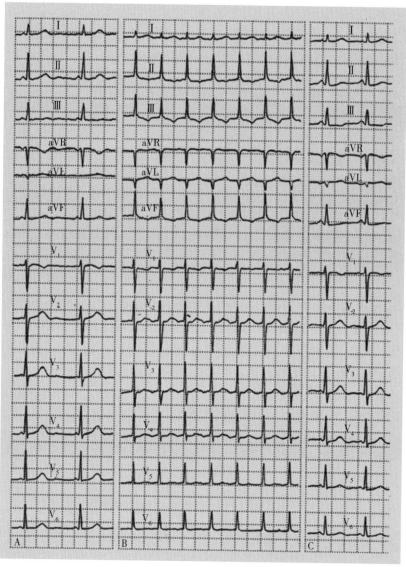

图 20-16　LGL 综合征

# 第四节　变异型预激综合征

变异型预激综合征的解剖生理基础为 Mahaim 纤维。Anderson 进一步将 Mahaim 纤维分为结束、结室和束室旁道。临床以慢传导房束和结束旁道为常见。

临床常伴左束支传导阻滞型心动过速。在明确 Mahaim 纤维诊断中应注意区别旁道类型（起、止点），并应注意与右侧房室旁道，右心室特发室速等相鉴别。

## 一、心电图表现（图 20-17）

1.PR 间期正常（甚至可延长）。

2.QRS 波群时间延长，起始部有 δ 波。

3. 可伴 ST-T 改变。

## 二、Mahaim 纤维与心动过速

在各型 Mahaim 纤维中除束室旁道尚未发现形成折返性心动过速外，慢传导房束、结束，慢传导房室、结室旁道都可引起折返性心动过速。

由于 Mahaim 纤维没有逆传功能，只能做前传支，表现为左束支传导阻滞型的特点。Mahaim 纤维可以与房室旁道、房室结双径路并存，使心动过速更为复杂，分析中应注意识别。

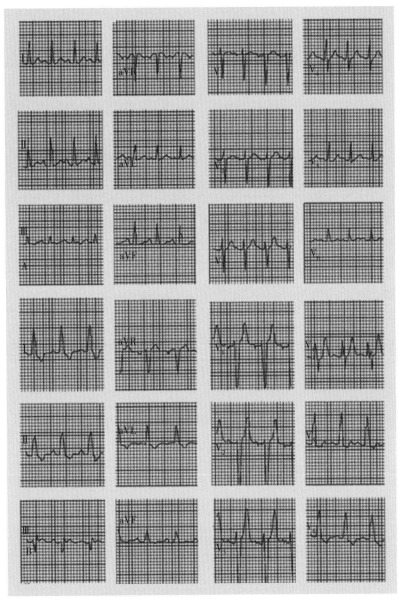

图 20-17　变异型预激综合征的心电图表现
A. 正常窦性心律；B.Mahaim 预激

Mahaim 纤维参与的折返性心动过速易被心房或心室期前刺激终止，对钙拮抗剂和 β 受体阻滞剂的反应也较好，射频消融是根治本病的有效方法。

# 第五节　预激性心动过速及其有关新概念

近年来提出预激性心动过速（preexcited tachycardia）和无辜性旁路（innocent bystander tracts）等新概念。

## 一、预激性心动过速

预激性心动过速特指预激综合征伴经旁路前

传心室的心动过速。包括经旁路（含房束和束室旁路）下传心室的各种室上性心动过速，如窦性、房性、房室折返、房室结折返性心动过速，心房颤动、扑动等。按心室节律是否规整可分为两类。

1. 室律不规整的预激性心动过速　主要见于预激伴房颤，也可见于伴房扑（传导比例不固定）

房性心动过速（伴房室阻滞）等。

2. 室律规整的预激性心动过速　主要见于预激伴房扑（固定 2 ：1 或 1 ：1 下传心室），逆向型房室折返和多旁路折返性心动过速（图 20-18），房室结折返性心动过速伴旁路前传心室等。

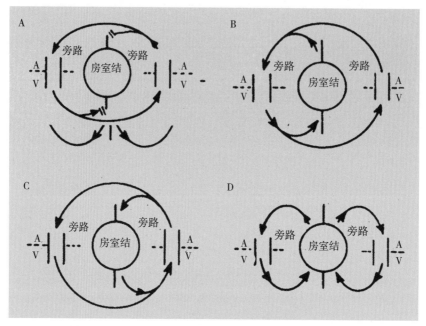

图 20-18　多旁道患者发生不同类型折返的预激心动过速

## 二、无辜性旁路

按旁路在心动过速中的作用可将其分为以下 3 种。

1. 折返旁路　旁路是心动过速折返环路的组成部分——房室折返性心动过速，其中顺向型占 95%，逆向型 5%，后者属预激性心动过速。

2. 旁观旁路　旁路既不是折返环路的组成部分，也不参与房室传导。可见于 WPW 综合征与房室结双径路并存时，此时 SVT 虽多为 AVRT，但少数情况下可为 AVNRT。

3. 无辜性旁路　旁路不是心动过速时折返环路的组成部分（有别于折返旁路），但却是心动过速下传心室的通路（不同于旁观旁路），使心动过速具有旁路前传的特征和影响。如房室结折返性心动过速伴旁路前传（图 20-19），房性心动过速、房颤、房扑等伴旁路前传的多种预激性心动过速。

无辜性旁路与预激性心动过速的关系：无辜性旁路的心动过速均为预激性心动过速，其临床意义同预激性心动过速；但在预激性心动过速中旁路的作用除无辜性旁路外，还包括旁路参加折返的逆向型和多旁路的房室折返性心动过速。

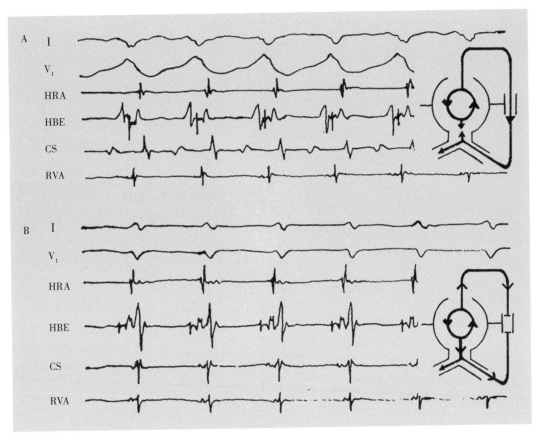

图 20-19 房室结折返性心动过速旁道下传心室，形成预激性心动过速

A. 体表心电图为预激性心动过速；B. 心内心电图

# 第六节 心室预激心电图现象及预激综合征图例分析

扩展学习：请扫描下方二维码，继续学习心室预激心电图现象及预激综合征图例分析。

## 小结

心室预激心电图现象指在经正常房室传导系统传导的冲动到达心室之前，部分心室肌预先被来自心房的冲动所激动的心电图现象。当发生快速性心律失常时，则称为预激综合征。

心室预激的解剖基础是房室间存在附加旁道。

目前认为有房室旁道（Kent束）、结室旁道（Mahaim纤维）、房希（结）旁道（James束）和束室旁道（Mahaim纤维）。

预激综合征分为经典的预激综合征（即WPW综合征）、短PR间期综合征（即LGL综合征）和变异型预激综合征。

WPW综合征解剖学基础是存在Kent束。心电图特征为PR间期<0.12s、QRS波群时间>0.10s、初始有粗钝的预激波（δ波）、继发的ST-T改变和常有阵发性心动过速反复发作。

经典型预激综合征可分为3种类型。

A型预激综合征δ波和QRS波群主波在$V_1 \sim V_6$导联都呈正向，呈R或RS型。B型预激综合征δ波及QRS波群主波在$V_1 \sim V_3$导联为负向，在$V_4 \sim V_6$导联为正向。C型预激综合征δ波及QRS波群主波在$V_1 \sim V_3$导联为正向，在

$V_4 \sim V_6$ 导联为负向。

WPW 综合征依心电图和旁路前传功能分为显性、间歇性、不完全潜在性、潜在性和隐匿性预激。

在 WPW 综合征诊断应注意以下几个问题：QRS 终末向量和波形、无 δ 波的 WPW 综合征、WPW 综合征合并房室传导阻滞、合并束支传导阻滞、合并心肌梗死时可以出现相应的心电图改变，可用消除 δ 波的方法进行鉴别。

WPW 综合征常伴快速性心律失常，主要有阵发性室上性心动过速（SVT）、心房颤动（Af），严重者可因心室颤动（Vf）或快慢综合征引起猝死。

旁路的心电图定位原则：$V_1$ 导联分左右（结合 aVL）aVF 定前后，右侧结合 II 导联和移行区，左侧结合 aVL 导联和 I 导联。简单定位方法方便实用。

WPW 综合征的治疗主要是终止心动过速和阻断旁道根治预激综合征，目前以导管射频消融治疗为首选。

LGL 综合征的解剖学基础是有房室结旁道，又称"短 PR 间期综合征"。心电图表现为：PR 间期＜0.12s、QRS 波群时间正常（初始无预激波），常有阵发性心动过速反复发作。

变异型预激综合征解剖生理基础为 Mahaim 纤维。心电图表现为 PR 间期正常（甚至可延长）、QRS 波群时间延长，起始部有 δ 波、可伴 ST-T 改变、常伴左束支传导阻滞型心动过速。

近年来，提出预激性心动过速和无辜性旁路等新概念。

附1　本章的学习重点

1. 预激综合征的概念及其解剖学基础。
2. 掌握 WPW 综合征的心电图特点。
3. 掌握 WPW 综合征的分型，各型的心电图特点。
4. 熟悉预激综合征的体表心电图定位诊断。
5. 熟悉 LGL 综合征、变异型预激综合征的解剖学基础及心电图特点。

附2　请扫二维码扩展学习

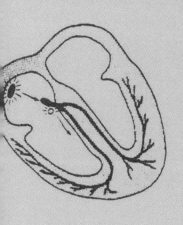

# 第二十一章
# 室内传导阻滞

# 第一节　概　述

室内传导阻滞（intraventricular block）是指发生在希氏束以下传导系统的阻滞，简称室内阻滞。包括：左束支传导阻滞（left bundle branch block，LBBB）、右束支传导阻滞（right bundle branch block，RBBB）、左前分支传导阻滞（left anterior branch block）、左后分支传导阻滞（left posterior branch block）、左中膈支传导阻滞（left middle phrenic branch block）及弥漫性室内传导阻滞（diffuse intraventricular block）。左束支较粗、分支早，在室间隔左侧中上部发出很多分支，呈扇形展开，主要分为两组纤维，即左前分支和左后分支，有学者认为有左中隔支，但没形成共识。左前分支较细，仅接受左前降支的血供，故易受损；而左后分支较粗，接受左冠前降支及右冠后降支的双重血液供应，不易发生传导阻滞。右束支分支较晚。

束支传导阻滞可以是某一分支单独阻滞，也可以是两束支同时发生阻滞，称为双支阻滞。如果三分支同时发生阻滞，则称为三支阻滞。一度、二度束支传导阻滞又称不完全性束支传导阻滞，三度束支传导阻滞，则称完全性束支传导阻滞。按阻滞的持续时间，可分为持久性、暂时性、间歇性束支阻滞（intermittent bundle branch block）。如束支传导阻滞发生在心率加速或心动过缓时，又称为心率依赖性束支传导阻滞（heart rate dependent bundle branch block）。

# 第二节　右束支传导阻滞

## 一、概述

正常情况下心室最早除极的部分是室间隔的左侧（图 21-1A），这个间隔除极在 $V_1$ 导联产生一个小 r 波，而在 $V_6$ 导联则产生一个小 q 波（图 21-1A），因为左侧室间隔是通过左束支的一个分支来激动的，所以右束支阻滞不会影响室间隔的激动顺序。

心室兴奋的第二个阶段是左、右心室同时除极（图 21-1B），右束支传导阻滞也不会影响该阶段，因为正常情况下左心室的电活动占优势，所以在右胸导联产生深 S 波，在左胸导联产生高 R 波（图 21-1B）。右束支传导阻滞导致 QRS 波群的变化是右心室总的兴奋时间延长所致，也就是说在左心室完成除极后，右心室还在继续除极。

　　右心室的延迟除极形成了心室兴奋的第三个阶段。此阶段的心电向量是指向右侧的，它代表了除极延迟和除极波在右心室的缓慢扩散。因此，放置在右胸导联（如 $V_1$ 导联）记录到这个阶段

心室的兴奋是一个宽的正向波（R′波），而由于右心室除极缓慢，向右侧扩散延迟，反映在左胸导联（如 $V_6$）上是一个宽的负向波（S波）（图21-1C）。

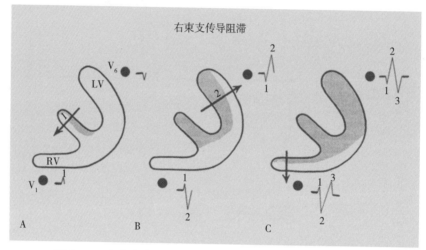

图21-1　右束支传导阻滞时的心室除极顺序（详见文内解释）

## 二、右束支传导阻滞心电图特点

　　在逐步理解整个除极过程的基础上，可以推导出右束支传导阻滞（RBBB）时各胸前导联的波形。RBBB时，$V_1$ 导联的典型图形是一个宽R′波的rSR′波群，而 $V_6$ 导联则出现有宽S波的qRS波群，右胸导联宽大的R′波和左胸导联的深S波

从胸部两侧表现了同一个问题：延迟除极的电流通过右心室缓慢扩散。做出右束支阻滞的初步诊断，应着重观察 $V_1$ 和 $V_6$ 导联，其特点如下。

### （一）完全性右束支传导阻滞（图21-2）

　　1. 成人QRS时限 ≥ 0.12s，4～6岁儿童 > 100ms，4岁以下儿童 > 90ms。

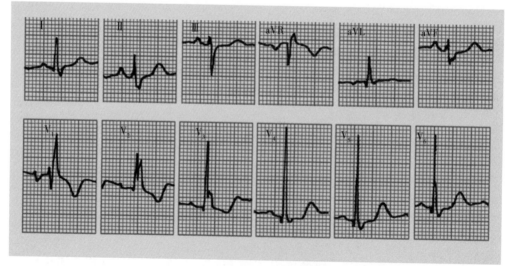

图21-2　完全性右束支传导阻滞

注意：$V_1$ 导联的rSR′波形和 $V_5$ 导联的qRS波形。$V_1$～$V_3$ 导联T波倒置在右束支传导阻滞中较常见

2.QRS 波群改变

（1）V₁、V₂ 或 V₃ᵣ 导联呈 Rsr′ 型、rsr′ 型、rsR′ 型，R′ 或 r′ 波时限通常比初始的 R 波宽。少数患者呈宽大而有切迹的 R 型。

（2）I、aVL、V₅、V₆ 导联出现宽大的 S 波，S 波时限大于 R 波时限，或 S 波时限 > 40ms。aVR 导联出现粗钝的 R 波。V₅、V₆ 导联 R 波时限正常，但 V₁ 导联 R 峰时限 > 50ms。

3.VAT$_{V_1}$ ≥ 0.06s。

4. 在以 R 波为主的导联上出现 ST 段压低，T 波倒置，而在有宽大 S 波的导联上 ST 段稍抬高，T 波直立。

在分析中我们会发现右胸导联的 T 波是倒置的。右胸导联的 T 波倒置是 RBBB 的特征性表现。也可见到 ST 段轻 - 中度压低，有时很像心肌缺血，这些变化属于继发性的改变，是因为受到了心室除极延迟的影响而发生的 ST-T 改变。继发性 ST-T 改变发生在伴有 rSR′ 型波群的导联上，如发生在其他导联（V₄ 和 V₅ 导联）出现 T 波倒置或 ST 段压低，表明是原发性的改变。原发的 T 波异常常见于局部缺血造成的 T 波倒置（见第十二章心电图（一）冠状动脉供血不足），或某些电解质紊乱（如高钾血症、低钾血症）（见第十九章）药物影响及电解质紊乱。

### （二）不完全性右束支传导阻滞（图 21-3）

成人凡 QRS 波群时限为 110～120ms；4～6 岁儿童为 90～100ms，8 岁以下儿童为 86～90ms，QRS 波群形态与完全性右束支传导阻滞基本相同者，可诊断为不完全性右束支传导阻滞。

## 三、右束支传导阻滞与临床联系

RBBB 可以见于没有任何心脏病的正常人，也可以是器质性心脏病的非特异性表现。如左向右分流的房间隔缺损，伴有肺动脉高压的慢性肺部疾病和心脏瓣膜病，如肺动脉瓣狭窄，以及心肌病和冠心病。在一些病例中（尤其是老年人），RBBB 可能系传导系统的慢性退行性变所致。在心脏外科手术之后可能也会出现短暂或永久性右束支传导阻滞。

急性肺动脉栓塞可引起急性右心负荷过重，从而引起右心室传导延迟，出现 RBBB，且通常伴有窦性心动过速（见第十七章）。

单纯的 RBBB 本身不需要任何特殊治疗。右束支传导阻滞可以是永久的，也可以是暂时的，有时只有当心率超过某个临界值时它才会表现出来（频率相关性右束支传导阻滞），是一种非诊断性判断。然而需要注意的是：近期发生过伴有 ST 段抬高的急性前壁心肌梗死患者，如伴发新出现的右束支传导阻滞，尤其是当右束支传导阻滞合并左前分支或左后分支传导阻滞及 PR 间期延长，则表明发生完全性心脏传导阻滞的风险性增加。ST 段抬高型的前壁心肌梗死伴发新出现的右束支传导阻滞是心肌广泛受损的标志，经常会出现心力衰竭甚至心源性休克。

查加斯病是一种克氏锥虫感染的寄生虫病，大多流行于拉丁美洲，可能会引起重度扩张型心肌病，并伴有心室内和房室传导异常，包括完全性心脏阻滞和快速性室性心律失常，在这种情况下出现右束支传导阻滞合并左前分支传导阻滞被广泛报道。

Brugada 图形是一种类似于右束支传导阻滞的特征性图形（伪右束支传导阻滞），其重要性在于它可能会增加快速性室性心律失常的风险（见第二十三章）。

注意：一种呈 rSr′ 波形的窄 QRS 波（成人时限 ≤ 100～110ms）其在 V₁ 或 V₁～V₂ 导联有非常小的终末 r′ 波（≤ 1～2mm），是一种正常的变异，而不应被过度解读为不完全性右束支传导阻滞。可用多维心电图及心电向量图进行鉴别。

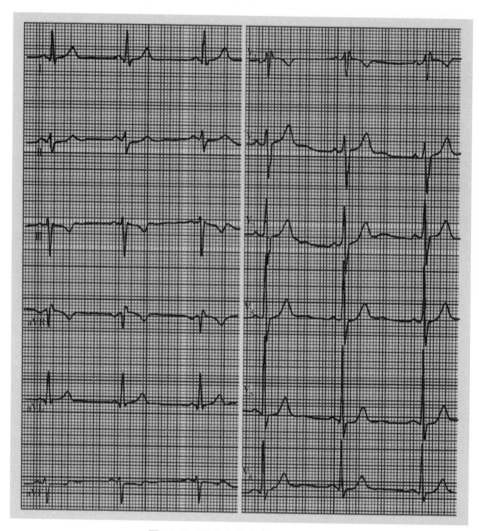

图 21-3　不完全性右束支传导阻滞

# 第三节　左束支传导阻滞

## 一、概述

正常情况下心室兴奋的第一阶段：室间隔左侧的除极，开始于左束支的一个分支，当左束支发生阻滞，便改变了激动开始的正常顺序。室间隔除极变为由右向左而不是从左向右。因此，左束支传导阻滞（LBBB）产生的心电图首要改变是 $V_1$ 导联正常间隔的 r 波和 $V_6$ 导联正常间隔的 q 波均缺失（图 21-4A）。而且左束支传导阻滞延长了左心室总的除极时间，导致 QRS 波群的异常增宽。$V_6$ 导联出现一个宽大且完全正向的 R 波（图 21-4B）。右胸导联（如 $V_1$ 导联）记录到一个负向的 QRS（QS）波，因为 LBBB 时左心室的电活动仍占据优势，因此也会产生比右心室更高的电压。图 21-4 说明了 LBBB 时心室的激动顺序。

LBBB 时，$V_1$ 导联 QS 波的尖端有时会有一个小切迹，从而形成了一个特征性的 W 形波。同样，$V_6$ 导联的 R 波顶点也会出现一个切迹，形成一个独特的 M 形波。

## 二、左束支传导阻滞的心电图特点

### （一）完全性左束支传导阻滞（CLBBB）（图 21-5）

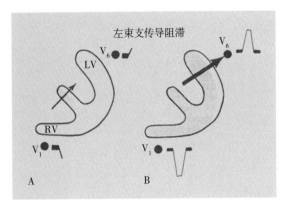

图 21-4　左束支传导阻滞早期（A）、随后（B）的心室除极顺序导致了 V<sub>1</sub> 导联上宽大的 QS 波和 V<sub>6</sub> 导联上宽大的 R 波

1. 成人 QRS 波群时限 ≥ 120ms，4～6 岁儿童 > 100ms；4 岁以下儿童 > 90ms。

2.QRS 波群形态改变

（1）V<sub>5</sub> 及 I 、aVL 导联呈 R 型，R 波顶端有切迹，其前无 q 波。

（2）V<sub>1</sub>、Ⅲ、aVF 导联呈宽深伴切迹的 S 波，V<sub>1</sub> 导联呈 rS 型（r 波较小）或无 r 波（呈 QS 波）。

（3）V<sub>5</sub>、V<sub>6</sub> 导联 VAT ≥ 0.06s。

3. 继发 ST-T 改变：凡有宽大伴切迹 R 波的导联，ST 段下移，T 波倒置；而呈 QS 型、rS 型的导联，ST 段上移，T 波直立。

图 21-6 是 LBBB 的经典例子，窦性节律，频率约为 80 次 / 分。注意 V<sub>1</sub> 导联上的宽 QRS 波群和 V<sub>5</sub>、V<sub>6</sub> 导联上宽且有切迹的 R 波（V<sub>4</sub> 为 M 形）。典型的 LBBB 在主波为 R 波的导联出现 ST 段压低和 T 波倒置（继发性复极化异常），而在 V<sub>1</sub>～V<sub>3</sub> 导联出现轻度的 J 点 /ST 段抬高。

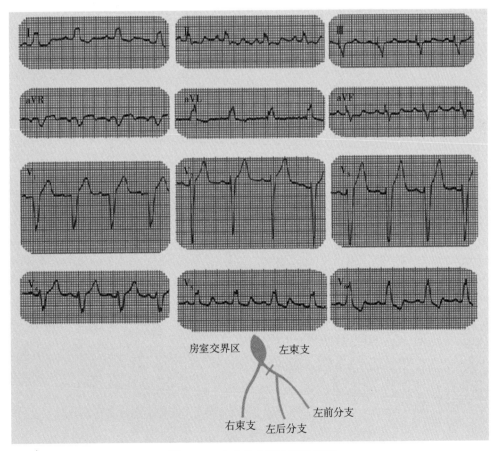

图 21-5　完全性左束支传导阻滞

注意：V<sub>1</sub> 导联典型的宽大 QS 波及 V<sub>6</sub> 导联宽大、顶点出现切迹的 R 波。V<sub>5</sub>～V<sub>6</sub> 导联 T 波倒置也是左束支传导阻滞的典型表现

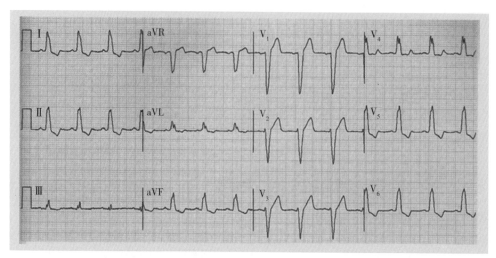

图 21-6 经典的左束支传导阻滞（LBBB）图例

## （二）不完全左束支传导阻滞（ILBBB）（图 21-7）

凡成人 QRS 时限 ≥ 120ms，4～6 岁儿童 > 100ms；4 岁以下儿童 > 90ms，波形与完全左束支传导阻滞基本相同者，可诊断为不完全性左束支传导阻滞。但需注意与左心室大、B 型预激综合征相鉴别，如出现间歇性、交替性、不完全性左束支传导阻滞，则诊断可能性大。

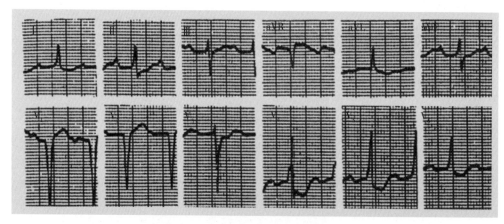

图 21-7 不完全性左束支传导阻滞

患者男性，61 岁。严重的三支病变及前间壁心肌梗死。心电图示一度房室传导阻滞，左心室肥厚及以前可能存在的前间壁心肌梗死。QRS 波群时间 0.10s，I、V₁～V₆ 导联无 Q 波，但 R 波起始部有顿挫、切迹。V₆ 导联室壁激动时间 0.06s

## 三、左束支传导阻滞与临床联系

### （一）左束支传导阻滞伴继发性 ST-T 改变

如图 21-5 所示，在高 R 波导联（如左胸导联）上 T 波倒置是左束支传导阻滞的特征，其 ST-T 改变属继发性 ST-T 改变。但如出现右胸导联 T 波倒置便反映了原发性 T 波异常，如局部心肌缺血（图 21-8）。

### （二）室内传导延迟

室内传导延迟（IVCD）的特点是 QRS 增宽（特别是 ≥ 0.12s），不具备典型右束支或者左束支传导阻滞的典型图形（图 21-9）。广义而言，室内传导延迟也包括典型的左束支和右束支传导阻滞，还包括更多非典型的 QRS 形态。在临床上，左心室大与室内传导延迟和左束支阻滞有时难以区分，需要借助于多维心电图或心电向量图明确诊断。

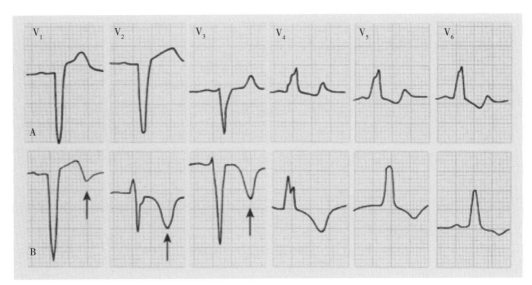

图 21-8　A. 典型的左束支传导阻滞。注意右胸导联 R 波递增不良及 QRS 波群与 ST-T 向量的不一致性，右胸导联 ST 段抬高而左胸导联 ST 段压低伴有 T 波倒置。B. 随后该患者心电图出现前壁心肌缺血或可能的梗死所导致 V₁～ V₃ 导联上原发性 T 波倒置（箭头所示）（引自 Goldberger AL. Myocardial infarction：Electrocardiographic differential diagnosis. 4th ed. ST. Louis：Mosby;1991. ）

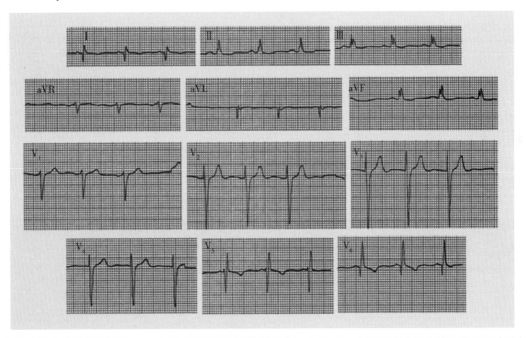

图 21-9　非特异性室内传导延迟（IVCD）的 QRS 波群异常增宽（≥ 0.12s），但不具有左或右束支传导阻滞特征的波形。这个患者出现这种波形是因为前侧壁心肌梗死的 Q 波

（三）完全性和不完全性左束支传导阻滞

　　CLBBB 时，QRS 波群出现上述特征性表现，且时限≥ 0.12s。ILBBB 时，QRS 波群的时限在 0.1～0.12s。ILBBB 会出现 r 波的递增缓慢或缺失，导致难以和梗死型 Q 波或左心室肥厚相鉴别，借助于多维心电图或心电向量图可以明确诊断。

（四）LBBB 通常是器质性心脏病的一种表现

　　可发生于长期高血压心脏病、心脏瓣膜病（如二尖瓣环钙化，主动脉瓣狭窄或主动脉瓣反流）、心肌病、冠心病、心力衰竭、心脏外科手术损伤、炎症及经导管主动脉瓣置换术（transcatheter aortic valve replacement，TAVR）等。大多数左束支传导阻滞的患者伴有潜在的左心室肥厚。传导系统

的退行性变也会导致左束支传导阻滞。临床上左束支传导阻滞通常不止一个因素引起，可能是多因素（如高血压和冠心病）共同促成。

### （五）左右心室激动收缩不同步

CLBBB 时，左、右心室激动收缩不同步，可以使心脏功能恶化，尤其是合并严重心脏疾病患者。CLBBB 长期存在能逐渐引起左心室扩张、收缩功能减退、进而发展为左束支传导阻滞性心肌病。

### （六）频率依赖性左束支传导阻滞

LBBB 可以是永久性的，也可以是暂时性的，也可能仅在心率超过某一临界值出现（心动过速或加速依赖性左束支传导阻滞）。少数情况下，LBBB 仅发生在心率降低至某种临界值以下（心动过缓或减速依赖性左束支传导阻滞）。

### （七）左束支传导阻滞合并心肌梗死

左束支传导阻滞与心肌梗死共存时，有 50%～70% 的心电图未能显现心肌梗死的图形，给诊断带来困难。需注意鉴别。

### （八）左束支传导阻滞合并心室预激

心室预激与束支传导阻滞的鉴别是学习心电图的一个知识点。其中 B 型心室预激时，房室旁道最先激动右心室，激动心室的顺序如同左束支传导阻滞，常规心电图易误诊为左束支传导阻滞。如心电图典型，鉴别尚不困难。根据有关报道心室预激能不同程度地缩短束支传导阻滞延长的 PJ 间期，使左束支传导阻滞图形变得不典型，给诊断带来困惑，可借助心电向量图或多维心电图进行诊断。

### （九）真性和假性左束支传导阻滞问题

ESC2012 年最新 CRT 治疗慢性心力衰竭的指南中指出，窦性心律患者 QRS 波呈 LBBB 图形且 QRS 波宽度 ≥ 130ms，EF ≤ 30%，为 CRT 治疗的主要适应证（ⅠA 类）。2011 年 Strauss 提出真性左束支传导阻滞的新概念及标准。即：① $V_1$、$V_2$ 导联的 QRS 波呈 QS 或 rS 形，且 r 波 < 0.1mV，aVL 导联的 q 波 < 0.1mV；② QRS 波时限，男性 ≥ 0.14s，女性 ≥ 0.13s；③ 在 Ⅰ、aVL、$V_1$、$V_2$、$V_5$、$V_6$ 等导联中至少有两个导联存在 QRS 波的切迹或顿挫。其临床意义在于提高左束支传导阻滞诊断的特异性。他认为传统标准诊断的左束支传导阻滞中，约 30% 的人为左心室肥厚伴左前分支传导阻滞或其他原因形成该图形，属于假性左束支传导阻滞。

# 第四节　束支传导阻滞的鉴别诊断

类似于完全性束支传导阻滞（左、右）及室内传导延迟的宽 QRS 波群还能见于以下几种情况。

## 一、心室起搏

心室起搏时心电图呈左或右束支传导阻滞图形（见第四十一章）。

如起搏电极放置在右心室，如右心室心尖部的起搏，会产生一个像左束支传导阻滞的 QRS 波群（右心室的提前激动等同于左心室的延迟激动）。可以推测出额面的平均 QRS 向量向左，Ⅰ和 aVL 导联指向正极，在 Ⅱ、Ⅲ、aVF 导联远离正极。

双心室起搏（用于再同步治疗）通常是心室的两个电极几乎同步方式起搏，一个电极置于冠状窦或者左后外侧的冠状静脉，另一个电极在右心室。这样起搏的 QRS 波群会像什么？答案是：如果左心室导联除极早于右心室 5ms，QRS 通常会像右束支传导阻滞的图形，在 $V_1$ 导联有一个高的 R 波，在 Ⅰ 导联有一个负向的 QRS 波群。这样的波形符合除极向量从左向右及从后向前的方向（见第四十一章）。

## 二、代谢及电解质紊乱

代谢及电解质紊乱的心电图也类似束支传导

阻滞（左束支传导阻滞或右束支传导阻滞）的波形，例如高钾血症（见第十九章）及某些药物毒性（如氟卡尼），阻滞钠离子流入浦肯野心肌细胞并减缓其传导速度。

## 三、心室预激

心室预激也会产生宽的 QRS 波群，是 WPW 波形及 WPW 综合征的一个标志。宽 QRS 的鉴别诊断已在第二十章介绍。

## 四、室性心动过速

医学生和临床医师应该注意：用左束支传导阻滞或右束支传导阻滞图形去描述室性心动过速（ventricular tachycardia，VT）可能造成混淆。一般来讲，要描述室性心动过速 QRS 波群的形态，而不是用束支传导阻滞来描述。不过右心室起源的室性心动过速通常显示为类似左束支传导阻滞的宽 QRS 波群形态。左心室或室间隔左侧起源的室性心动过速，通常会显示为类似右束支传导阻滞的宽 QRS 波群形态，这些重要的问题将在第三十二章进行讨论。

# 第五节　分支传导阻滞

分支传导阻滞或半支传导阻滞是一个不很复杂但很重要的问题。在这方面，本章已经详细阐述左束支传导阻滞和右束支传导阻滞的心电图。右束支是个单一通路，而左束支早在很多年前就已经被细分为左前分支和左后分支。所以，心室内的传导系统目前分为 3 支通路（1 条右路和 2 条左路），图 21-10 显示了心室内传导系统的结构。不过，这样来说明心室内的三支系统也是过于简单化，束支本身结构上更为复杂，与其说是单个的通路不如说像扇形分布更为确切。

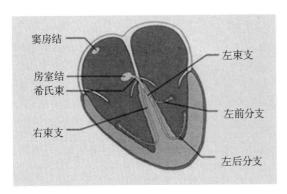

图 21-10　三束支传导系统。注意左束支分成了左前分支和左后分支

然而，临床上判断传导阻滞发生在三分支导系统的任何一处或多处都是有临床意义的。右束支传导阻滞的图形如前所述。而左束支传导阻滞的图形可发生以下两种方式之一：左前分支传导阻滞或左后分支传导阻滞。

## 一、左前分支传导阻滞

分支传导阻滞是左束支系统的部分阻滞，包括左前分支传导阻滞（LAB）或左后分支传导阻滞（LPB）。分支传导阻滞的主要诊断依据是肢体导联（额面）的平均 QRS 电轴，这与完全性（或不完全性）左、右束支传导阻滞的主要诊断依据为胸前导联（水平面）上特征性的 QRS 波群增宽明显不同。

左前分支传导阻滞是指左束支前上分支发生的传导阻滞，又称左前半支传导阻滞，较左后分支传导阻滞多见。实验和临床观察表明切断这些分支的主要影响是 QRS 波群额面电轴，QRS 波群持续时间的增加仅是次要的。明确地说，左前分支传导阻滞（LAB）引起显著的电轴左偏（-45°或更多）；左后分支传导阻滞（LPB）引起显著的电轴右偏（RAD）（+120°或更多）。

左前分支传导阻滞时，冲动沿左后分支下传，引起左心室后下壁除极，然后通过浦肯野纤维的吻合支，逐步传导至左前分支支配的左心室前侧壁。其心电向量的改变主要为初始 0.02s 向量向右向下，QRS 环呈逆钟向转位，QRS 环的主体向左上方展开，QRS 环平均电轴常左偏，在 -90°～

-30°。心电图特点如下（图 21-11）。

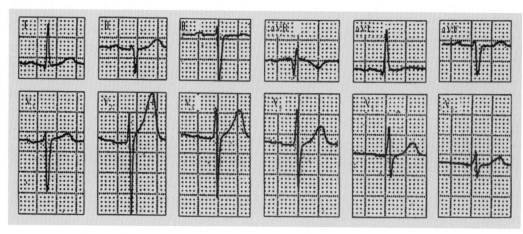

图 21-11　左前分支传导阻滞

1. 额面 QRS 电轴显著左偏，在 -90°～ -30°，其中＜ -45°者为不完全性左前分支传导阻滞；＞ -45°者为完全性左前分支传导阻滞；但＞ -90°者一般多不是左分支传导阻滞。

2. Ⅰ、aVL 导联呈 qR 型，Ⅱ、Ⅲ、aVF 导联呈 rS 型（即 $Q_Ⅰ S_Ⅱ$ 型），aVR 导联多呈 QR 型，即终末出现 R 波，$R_{aVL} > R_{aVR}$ 和 $S_Ⅲ > S_Ⅱ$。

3.QRS 时限＜ 120ms。

4.$V_4 \sim V_6$ 导联一般无 q 波，S 波较深。

此标准不适应婴儿时期就出现电轴左偏的先天性心脏病患者。

目前，有学者认为：

1. 左前分支传导阻滞有时会发生波形的变异：$V_1$ 导联可能会显示一个很小的 r 波和宽 S 波的 rS 波群。这通常提示室间隔是从左向右开始激动。但在 $V_6$ 导联仍显示没有 q 波起始的异常宽且有切迹的 R 波。

2. 左前分支传导阻滞有时会给出更精细的定义。例如，一些专家认为：包含了 R 波达峰时间（类本位屈折）偏移，在 $V_5$、$V_6$ 导联＞ 60ms。目测难以评估 QRS 起始到 R 波顶峰的时间，因此，这个标准没有被广泛应用。

3. 一些学者认为左前分支传导阻滞的电轴左偏≥ -30°。然而，这种图形最初的描述界定≥ -45°，建议使用此标准。一些学者对于左后分支传导阻滞建议使用电轴右偏≥ +90°～ 100°。然而，我们认为这些标准将会导致过多的假阳性诊断。

一个简单却非常有用的经验是：Ⅲ导联 S 波的深度大于Ⅰ导联 R 波的 1.4 倍或者 aVF 导联 S 波的深度大于或等于Ⅰ导联 R 波的高度（图 21-12），这样，平均 QRS 电轴≥ -45°就容易识别了。Ⅰ导联通常显示 qR 波群，aVL 导联有时也会显示 qR，Ⅱ、Ⅲ、aVF 导联显示 rS 波（如果存在下壁心肌梗死则呈 QS 型）。

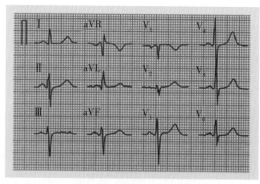

图 21-12　左前分支传导阻滞（半支分支阻滞）。QRS 电轴左偏，不伴有显著的 QRS 波群增宽（伴有左心房的异常）

总之，单纯的左前分支传导阻滞非常常见，没有特异性异常。左前分支传导阻滞可见于高血压、主动脉瓣疾病、冠心病、老年退行性变等，甚至找不到明确的原因。

诊断时，应与肺气肿、预激综合征、高血钾、急性心肌梗死、膈面心肌梗死相鉴别。多维心电图及心电向量图对左前分支传导阻滞的诊断、鉴别诊断有显著的优势。

## 二、左后分支传导阻滞

左后分支传导阻滞（LPB）是指左束支的后下分支发生了传导阻滞，亦称左后半支传导阻滞。左后分支传导阻滞时，激动沿左前分支下传，引起左心室前侧壁除极，然后通过浦肯野纤维的吻合支，逐步传至左后支支配的右心室后下壁。其心电向量改变主要为初始 0.02s 向量，向左后上仍属正常，QRS 平均向量及终末向量向下、向右，额面 QRS 环呈顺钟走行。心电图特点如下（图 21-13）。

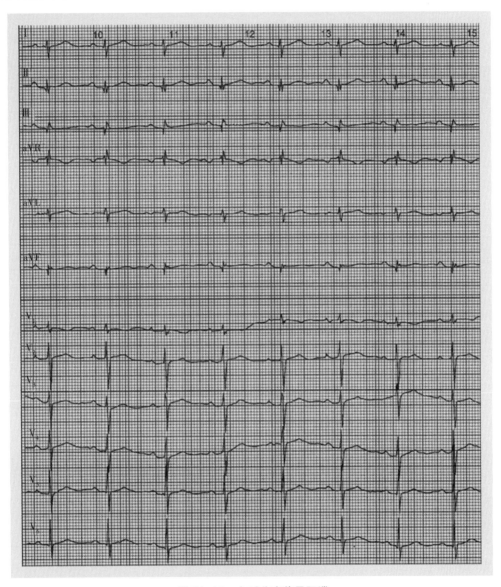

图 21-13　左后分支传导阻滞

1. 成人额面 QRS 平均电轴右偏 > +110°，如 > +120°，则为完全性左后分支传导阻滞。

2. I、aVL 导联呈 rS 型，II、III、aVF 导联呈 qR 型，即所谓 $S_I Q_{III}$ 型。

3. QRS 波时限正常或轻度延长。

单独的左后分支传导阻滞的诊断依据是平均 QRS 电轴 ≥ 120°，QRS 波群宽度 < 0.12s。通常在 I 和 aVL 导联显示 rS 波形，II、III、aVF 导联可见 qR 波形。但应注意，只有在排除导致电轴右偏的其他原因后，才能考虑左后分支传导阻滞的诊断。这些因素包括右心室肥大（RVH）、正常变异、肺气肿及其他慢性肺源性疾病、侧壁心肌梗死及急性肺栓塞（或其他引起急性或持续右心室负荷过重的原因如重症哮喘和肺动脉狭窄）等。

当然，左、右手反接导致电轴右偏或重度右偏是假的，但并不少见，必须予以排除。

左前分支传导阻滞相对多见，单独的左后分支传导阻滞罕见，多伴有右束支传导阻滞，如图 21-14 所示。

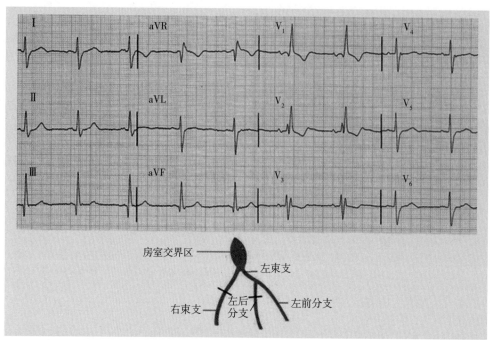

图 21-14　双束支阻滞：右束支传导阻滞伴左后分支阻滞。胸导联典型右束支阻滞图形，肢体导联显示电轴显著右偏

### 三、左中隔支传导阻滞

左中隔支传导阻滞（left middle phrenic branch block，LSFB）亦称"中隔支传导阻滞"，是指左束支间隔支发生的传导阻滞[*]，其心电向量特点为横面前向向量增大，使 QRS 波环体前移，QRS 波环最大向量在 +30° ～ +45°。心电图特点如下。

1. 右胸前导联 R 波高大，$R_{V_1}$、$R_{V_2}$ > $R_{V_6}$，$V_1$ 或 $V_2$ 导联 R/S > 1。

2. $V_5$、$V_6$ 导联多无 Q 波，若有 Q 波，则 $V_5$、$V_6$ 导联的 Q 波 < 0.01s。

3. QRS 时限 < 0.11s。

诊断时应除外正后壁心肌梗死、A 型预激综合征、右心室肥厚、肥厚型心肌病等。

## 第六节　双束支传导阻滞

双束支传导阻滞是指三分支中的任何两支发生阻滞。如左、右束支或左束支与二分支与左束支的一分支同时发生传导障碍，均为双束支传导阻滞。常见组合有：①右束支传导阻滞伴左前分支传导阻滞；②右束支传导阻滞伴左后分支传导阻滞；③左束支传导阻滞伴左前分支或左后分支传导阻滞；④左前分支传导阻滞合并左后分支传导阻滞（又称双分支阻滞）。临床上"双束支传导阻滞"的术语通常为右束支传导阻滞合并左前或左后分支传导阻滞（一些权威人士建议反对应用"双束支传导阻滞"这个术语，因为它过分单纯地用于病理解剖学，但其仍被广泛使用）。

---

[*] 左中隔支传导阻滞（也称左束支中隔支传导阻滞、左间隔分支阻滞等），在医学界存在一定的争议，尚未形成完全共识。自 1967 年 Rosenbaum 等提出左前和左后半支阻滞的概念后，2009 年美国心脏协会等不推荐使用左间隔分支阻滞（LSFB）术语，这使得 LSFB 一直备受争议。然而，近年来关于 LSFB 的报道日渐增多，因此有必要重新认识和理解这一术语及其相关的电生理现象。

## 一、双束支传导阻滞心电图特点

1. 双侧束支传导阻滞

（1）两束支（左束支及右束支）为程度一致的一度传导阻滞，PR 间期稍延长，QRS 波群正常。

（2）两束支（左束支及右束支）传导阻滞程度不一致时，QRS 波群表现为一侧束支传导阻滞图形。

2. 右束支阻滞合并左前分支传导阻滞（图 21-15）

（1）胸前导联表现为右束支传导阻滞图形。

（2）肢体导联电轴明显左偏。

（3）Ⅱ、Ⅲ、aVF 导联 S 波增深加宽，$S_Ⅲ > S_Ⅱ$。

（4）QRS 时限 > 0.12s。

3. 右束支传导阻滞合并左后分支传导阻滞（图 21-16）

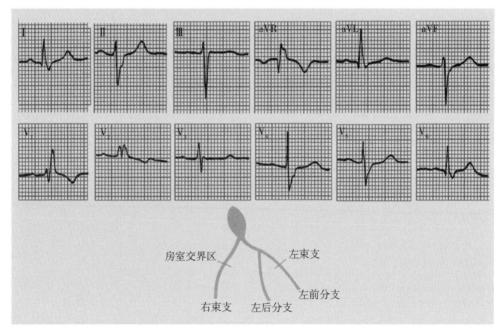

图 21-15　右束支传导阻滞合并左前分支传导阻滞。注意胸导联显示一个典型的右束支传导阻滞图形（$V_1$ 导联 rSR′ 型及 $V_6$ 导联 rS 型）。肢导联显示电轴左偏（QRS 电轴约为 -45°），符合左前分支传导阻滞。因此出现了包括右束支（RBB）及左束支（LBB）前分支的双束支传导阻滞

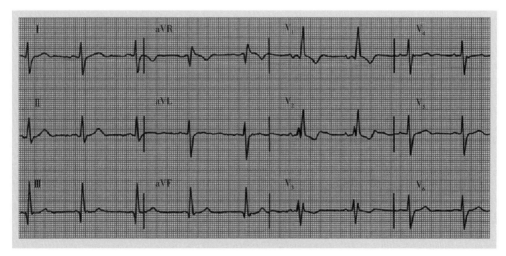

图 21-16　双束支传导阻滞

右束支传导阻滞伴左后分支传导阻滞。胸导联显示典型右束支阻滞图形，肢体导联显示心电轴显著右偏

（1）胸前导联表现为右束支传导阻滞图形。

（2）肢体导联表现为电轴明显右偏。

（3）排除引起电轴右偏的其他原因。

4. 左、右束支交替传导阻滞　表现为同一份

心电图中的 QRS 波群时而呈右束支传导阻滞图形，时而呈左束支传导阻滞图形。

5. 左前分支伴左后分支传导阻滞

（1）类似不完全左束支传导阻滞图形。

（2）V$_1$、V$_2$ 导联中有小 r 波，V$_5$、V$_6$ 导联中有小 q 波。

（3）因尚有左束支向隔支传导，QRS 时限 < 0.12s。

## 二、双束支传导阻滞与临床

双束支传导阻滞具有非常重要的临床意义。因为双束支传导阻滞时仅剩下一个分支。如剩下的第三个分支发生损伤就会产生三度房室传导阻滞（三分支阻滞的最严重形式）。

在急性心肌梗死时，出现急速发展的双束支传导阻滞通常是右束支传导阻滞合并左前分支传导阻滞（尤其是合并有 PR 间期的延长），可能是即将出现完全性心脏阻滞的重要预警指标，是安装临时起搏器的指征。但是，正常窦性心律下慢性双束支传导阻滞进展为完全心脏阻滞的概率很低，并不是安装永久起搏器的指征。

一些无症状的患者（特别是老年人）的心电图类似于图 21-14 中显示的右束支传导阻滞合并电轴左偏的左前分支传导阻滞，这种类型的慢性双束支传导阻滞患者通常不需要安装永久起搏器，除非已发展为二度或三度房室传导阻滞。

图 21-14 为双束支传导阻滞［右束支传导阻滞（RBBB）合并左后分支传导阻滞］。胸导联显示典型的右束支传导阻滞图形，肢导联显示显著电轴右偏（RAD）。两者合并［去除其他常见导致电轴右偏的因素，如右心室肥厚或侧壁心肌梗死（MI）］符合慢性双束支传导阻滞。这个老年患者有严重的冠心病。Ⅲ、aVF 导联显著的 Q 波提示下壁心肌梗死。

注意：双束支传导阻滞（尤其是右束支传导阻滞合并左前分支传导阻滞）伴有 PR 间期延长通常会误诊为三分支病变，这种设想是不正确的。的确，一个非常长的 PR 间期合并有右束支传导阻滞和左前分支传导阻滞很可能表明房室结病变合并有双束支传导阻滞，但是三分支病变不能以这种组合为基础去推断。

# 第七节　三支传导阻滞、梗死周围阻滞和缺血周围阻滞

## 一、三支传导阻滞

三支传导阻滞是指右束支、左前分支和左后分支均发生传导阻滞，又称"三分支传导阻滞""室内三支传导阻滞"。三支中往往一支传导阻滞程度较轻，而呈现出不同的心电图特点，主要有以下 4 种情况（图 21-17）。

1. 完全性三支传导阻滞：即右束支、左前分支、左后分支均完全被阻断。心电图表现为完全性房室传导阻滞，心室率常 < 40 次/分，QRS 波群宽大畸形，亦称为"低位性完全性房室传导阻滞"。

2. 完全性右束支、左前分支传导阻滞合并不完全性左后分支传导阻滞，心电图表现如下。

（1）PR 间期延长伴左前分支传导阻滞图形；同时有完全性右束支传导阻滞图形。

（2）若左后分支为二度传导阻滞，则可出现间歇性 QRS 波群脱漏。

3. 完全性右束支传导阻滞合并左前分支及左后分支部分传导阻滞，心电图表现为 PR 间期延长（或伴 QRS 波群脱漏）伴完全性右束支传导阻滞。

4. 左前分支、左后分支及左间隔支传导阻滞心电图表现与完全性左束支传导阻滞相同。

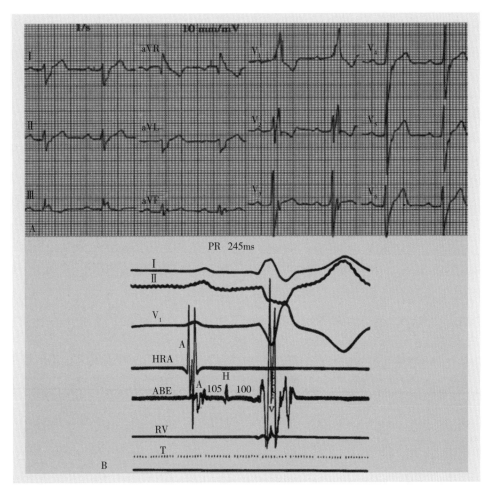

图 21-17 三支传导阻滞

A. 心电图；B. 希氏束电图

## 二、梗死周围阻滞和缺血周围阻滞

### （一）梗死周围阻滞（possible periinfarction block）

在下壁或侧壁心肌梗死时梗死区导联出现异常 Q 波，如果 QRS 波群终末增宽，且与 Q 波方向相反（QR 型），说明可能存在梗死区周围阻滞。

### （二）缺血周围阻滞（peri-ischemic block）

急性心肌缺血损伤时，QRS 波群时限一过性增宽伴 ST 段偏移。

在一份心电图中很少见到三分支阻滞伴有 1:1 房室传导。怎样能通过一份没有持续或间断发作的完全或高度房室传导阻滞的 12 导联心电图去推断三分支阻滞，答案是患者有时会出现交替的束支传导阻滞（右束支传导阻滞和左束支传导阻滞）。在一个心动周期的基础上或者在持续很长时间的监测中的不同时间段，这种类型的交替（注意不要把这误当作室性二联律！）是很少见的。因为有突然发生完全性心脏阻滞的高风险，交替出现的左束支传导阻滞和右束支传导阻滞是置入永久起搏器的指征。

# 第八节　时相性束支传导阻滞

时相性束支传导阻滞（phase-related Bundle Branch block）又称"心率依赖性支传导阻滞（heart rate dependent branch block）"，是指心率改变（增快或减慢）时出现的三时相或四时相传导阻滞。

## 一、三相束支传导阻滞

三相束支传导阻滞（three phase bundle branch block）又称"心动过速依赖性束支传导阻滞（tachycardia dependent bundle branch block）"，是指随心率加快而出现的束支传导阻滞，当心率减慢时，传导阻滞消失。发生此种改变的最低心率称为"临界心率（critical heart rate）"。三相束支传导阻滞并非都在心动过速时出现，有时心率在正常范围也可出现，但当心率稍有减慢时，束支传导阻滞即可消失（图21-18A）。

三相束支传导阻滞产生机制，主要是由于动作电位3位相延长，浦肯野细胞的极化不足所致。当心率加快，下传的冲动抵达病变组织时，正值其处于相对不应期或绝对不应期，故而引起传导减慢或传导受阻不能下传。其心电图特点如下（图21-19）。

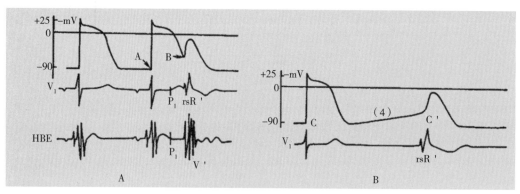

图 21-18　频率依赖性传导阻滞机制示意图
A. "3"时相传导阻滞；B. "4"时相传导阻滞

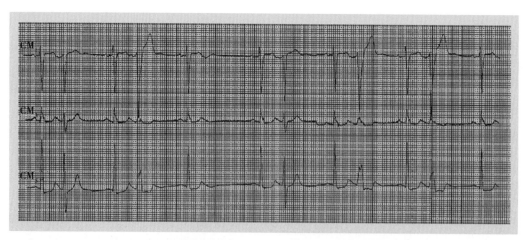

图 21-19　房性期前收缩伴 "3" 时相完全性左束支传导阻滞
窦性心搏与房性期前收缩交替形成二联律，第一与第二个房性期前收缩下传的 QRS 波群时间 120ms，呈完全性左束支传导阻滞图形。第三个房性期前收缩略伴时相性室内差异性传导

1. 束支传导阻滞在心率增快时发生，随着心率的减慢而中止；常突然出现，反复发作。

2. 常合并房室传导阻滞。

## 二、四相束支传导阻滞

四相束支传导阻滞（four phase bundle branch

block）又称"心动过缓依赖性束支传导阻滞（bradycardia dependent bundle branch block）"或"舒张期阻滞"，是指心率减慢慢时出现的传导阻滞，发生在动作电位的第4相，主要由于心脏传导组织的细胞极度化不足及舒张期自动故除极化所引起，静息膜电位降低，有效不应期延长，此时激动到达"0"位相上升速度减慢，形成传导阻滞。心电图表现如下（图21-18，图21-20）。

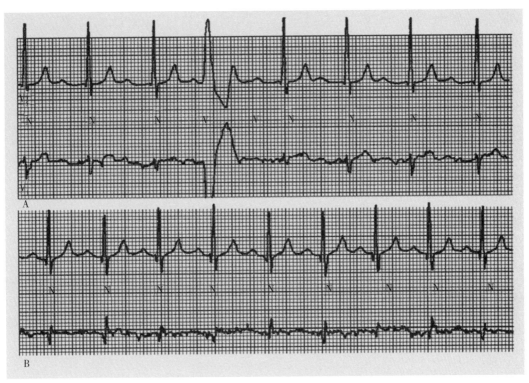

图 21-20　"4"时相传导阻滞

A. 心率150次/分时，无阻滞；B. 心率110次/分时，出现阻滞

1. 窦性心律慢时出现束支传导阻滞：①窦性心律不齐，慢时出现；②窦房传导阻滞、窦性停搏、期前收缩代偿间歇和心动过速终止等长心室周期时出现；③窦性心搏QRS呈束支传导阻滞，而房性期前收缩QRS正常（排除超长传导）。

2. 在一侧束支已有三度传导阻滞时，对侧束支发生慢心率依赖性束支传导阻滞，可表现为慢频率依赖的阵发性房室传导阻滞。

3. P波正常，PR间期固定为0.12～0.20s。

4. 正常传导的波形必须不是发生在超常相内。

5. 应除外心房颤动、心房扑动、交界性逸搏差异性传导、预激综合征及双侧束支传导阻滞。

上述表现诊断时还必须具备以下条件：①心率慢时出现的束支阻滞必须是心房激动沿正常传导径路下传的；②该现象可重复出现；③正常下传的QRS必须排除超长传导和心室融合波。

在慢心率依赖性束支中引起束支传导阻滞的最快心率为"临界心率"，其周期为"临界周期（critical period）"（常见范围在0.68～1.66s）。

慢心率依赖性束支传导阻滞易与室性逸搏相混淆，应注意鉴别，详见表21-1。

表 21-1　慢心率依赖性束支传导阻滞与室性逸搏鉴别要点

|  | 慢心率依赖性束支传导阻滞 | 室性逸搏 |
| --- | --- | --- |
| 宽QRS与P波关系 | 前有传导关系P波，PR固定 | 前无与之有传导关系P波 |
| 宽QRS波形特点 | 呈典型束支传导阻滞型 | 多不符合典型束支传导阻滞 |
| 宽QRS的RR间期 | 长RR间期不固定，多 < 1.5s | 逸搏间期固定，多 > 1.5s |

有时快心率依赖性束支传导阻滞可与慢心率依赖性束支传导阻滞并存，即在心率正常时不出现束支传导阻滞，而在心率临界加快和临界减慢时均出现束支传导阻滞（常见左束支），称为频率依赖性混合型束支传导阻滞。

## 第九节　束支传导阻滞时心脏肥大的诊断

存在束支传导阻滞的心室肥大的心电图诊断可能会造成一些特殊的问题，下面几条一般性的指导原则会有所帮助。

1. 右心室肥大伴有右束支传导阻滞时，通常存在电轴右偏。右束支传导阻滞时出现高尖 P 波，也暗示有潜在的右心室肥大。

2. 右束支传导阻滞时，判断左心室肥大的电压标准通常依然适用。不过，右束支传导阻滞经常会掩盖这些典型电压增加的表现。右束支传导阻滞同时出现左心房异常提示可能存在左心室肥大（图 21-21）。

3. 无论 QRS 波群电压如何，出现左束支传导阻滞就高度提示有潜在的左心室肥大。当发现左束支传导阻滞伴有明显的 QRS 高电压及左心房异常的迹象时，左心室肥大几乎就可以确诊。

4. 最后，再次强调多维心电图、心电向量图、超声心动图比常规心电图在诊断心脏扩大方面更加准确。

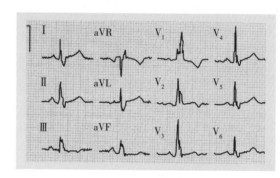

图 21-21　右胸前导联有时会出现宽而有切迹的 R 波（见 $V_1 \sim V_3$ 导联），而不是右束支传导阻滞中经典的 rSR′ 型。注意 $V_1 \sim V_2$ 导联继发的倒置 T 波

## 第十节　束支传导阻滞合并心肌梗死的诊断

急性心肌梗死合并束支传导阻滞的心电图诊断见第十三章。

## 第十一节　室内传导阻滞心电图图例分析

扩展学习：请扫描下方二维码，继续学习室内传导阻滞心电图图例分析。

## 小结

室内传导阻滞是指发生在希氏束以下传导系统的阻滞，简称室内阻滞。包括左束支传导阻滞、右束支传导阻滞、左前分支传导阻滞、左后分支传导阻滞、左中隔支传导阻滞及弥漫性室内传导阻滞。束支传导阻滞既可以是某一分支单独阻滞，也可以是两束支同时发生阻滞，称为双支传导阻滞。如果三分支同时发生阻滞，则称为三支传导阻滞。一度、二度束支传导阻滞又称不完全性束支传导阻滞，三度束支传导阻滞则称完全性束支传导阻滞。

右束支传导阻滞主要影响心室除极的第 3 个阶段，终末向量指向右前，在 $V_1$ 导联记录到一个宽 R′ 波的 rSR′ 波群，在 V₆ 导联上记录到一个宽的 S 波的 qRS 波群。完全右束支传导阻滞心电图表现为：①成人 QRS 时限 ≥ 0.12s，4 ～ 6 岁儿童 > 100ms；4 岁以下儿童 > 90ms。②V₁、V₂ 或 V₃R 导联呈 Rsr′ 型、rsr′ 型、rsR′ 型，R′ 或 r′ 其时限通常比初始的 R 波宽。少数患者呈宽大而有切迹的 R 型。③I、aVL、V₅、V₆ 导联出现宽大的 S 波，S 波时限 > R 波时限，或 S 波时限 > 40ms。aVR 导联出现粗钝的 R 波。V₅、V₆ 导联 R 波时限正常，但 V₁ 导联 R 峰时限 > 50ms。④VAT$_{V_1}$ ≥ 0.06s。⑤在以 R 波为主的导联上出现 ST 段压低，T 波倒置，而在有宽大 S 波的导联上 ST 段稍抬高，T 波直立。不完全性右束支传导阻滞者，QRS 波群时限为 110 ～ 120ms；4 ～ 6 岁儿童为 90 ～ 100ms，< 8 岁儿童为 86 ～ 90ms，QRS 波群形态与完全性右束支传导阻滞基本相同。右束支传导阻滞可以见于正常人，也可以是器质性心脏病的非特异性表现。处理时要密切结合临床。

左束支传导阻滞时改变了激动开始的正常顺序，使 V₁ 导联正常间隔的 r 波和 V₆ 导联正常间隔的 q 波均缺失。同时延长了左心室总的除极时间，导致 QRS 波群的异常增宽。完全左束支传导阻滞心电图表现为：①成人 QRS 波群时限 ≥ 120ms，4 ～ 6 岁儿童 > 100ms；4 岁以下儿童 > 90ms。②V₅ 及 I、aVL 导联呈 R 型，R 波顶端有切迹，其前无 q 波。③V₁、Ⅲ、aVF 导联呈宽深伴切迹的 S 波，V₁ 导联呈 rS 型（r 波较小）或无 r 波（呈 QS 型）。④V₅、V₆ 导联 VAT ≥ 0.06s。⑤继发 ST-T 改变。凡有宽大伴切迹 R 波的导联，ST 段下移，T 波倒置；而呈 QS、rS 型的导联，ST 段上移，T 波直立。凡成人 QRS 时限 ≥ 120ms，4 ～ 6 岁儿童 > 100ms；4 岁以下儿童 > 90ms，波形与完全左束支传导阻滞基本相同者，可诊断为不完全性左束支传导阻滞。左束支传导阻滞通常是器质性心脏病的一种表现。左束支传导阻滞时，左、右心室激动收缩不同步，可以使心脏功能恶化，应予以重视。

分支传导阻滞介绍了左前分支阻滞和左后分支阻滞。左前分支传导阻滞多见，表现为：①额面 QRS 电轴显著左偏，在 -90° ～ -30°；②I、

aVL 导联呈 qR 型，Ⅱ、Ⅲ、aVF 导联呈 rS 型（即 Q₁S₃ 型），aVR 导联多呈 QR 型；③R$_{aVL}$ > R$_{aVR}$ 和 R₁，S₃ > S₂；④QRS 时限 < 120ms；⑤V₄ ～ V₆ 导联一般无 q 波，S 波较深。单纯的左前分支传导阻滞非常常见，可见于高血压、主动脉瓣疾病、冠心病、老年退行性变等，甚至找不到明确的原因。多维心电图及心电向量图对左前分支传导阻滞的诊断、鉴别诊断有显著优势。左后分支传导阻滞少见，心电图特点为：①成人额面 QRS 平均电轴右偏 > +110°，如 > +120°，则为完全性左后分支传导阻滞；②I、aVL 导联呈 rS 型，Ⅱ、Ⅲ、aVF 导联呈 qR 型，即所谓 S₁Q₃ 型；③QRS 波时限正常或轻度延长；但应注意，只有在排除导致电轴右偏的其他原因后，才能考虑左后分支阻滞的诊断。左中隔支传导阻滞的心电图目前还没形成一致的意见。

双束支传导阻滞指三分支中的任何两支发生阻滞。常见的组合有：①右束支传导阻滞伴左前分支传导阻滞；②右束支传导阻滞伴左后分支传导阻滞；③左束支传导阻滞伴左前分支或左后分支传导阻滞；④左前分支传导阻滞全并左后分支传导阻滞（又称双分支传导阻滞）。双束支传导阻滞具有非常重要的临床意义，一旦第三分支损伤就会产生三度房室传导阻滞。

三支传导阻滞是指右束支、左前分支和左后分支均发生传导阻滞，有以下 4 种情况：①完全性三支传导阻滞；②完全性右束支、左前分支传导阻滞合并不完全性左后分支传导阻滞；③完全性右束支传导阻滞合并左前分支及左后分支部分传导阻滞；④左前分支、左后分支及左间隔支传导阻滞。梗死周围阻滞指梗死区导联出现异常 Q 波，如果 QRS 波群终末增宽，且与 Q 波方向相反（QR 型），说明可能存在梗死区周围阻滞。缺血周围阻滞指急性心肌缺血损伤时，QRS 波群时限一过性增宽伴 ST 段偏移。

时相性束支传导阻滞又称"心率依赖性传导阻滞"，是指心率改变（增快或减慢）时出现的"3"相或"4"相传导阻滞。

束支传导阻滞时心脏肥大的心电图诊断有一定困难，强调多维心电图、心电向量图、超声心动图比常规心电图在诊断心脏扩大方面更加准确。

附1　本章的学习重点

1.掌握室内传导阻滞的电生理机制及分类。

2.掌握左束支传导阻滞（完全和不完全）、右束支传导阻滞（完全和不完全）、左前分支传导阻滞、左后分支传导阻滞、左中隔支传导阻滞、双侧束支传导阻滞、三支传导阻滞的心电图特点及电生理机制。

3.掌握"3"相和"4"相传导阻滞的心电图特点及电生理机制。

4.掌握室内传导阻滞与临床的联系。

附2　请扫二维码扩展学习

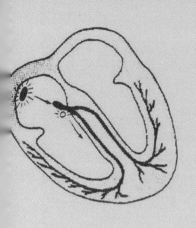

# 第二十二章
# 恶性肿瘤与心电图

## 第一节　概　述

　　掌握恶性肿瘤患者的心电图改变对于恶性肿瘤治疗期间所出现的心脏毒性的早期诊断、预防、治疗和监测有着极其重要的意义。近年来肿瘤心脏病学的发展取得了相当大的进步和成绩，恶性肿瘤患者的心电图变化也日益引起心电学界的重视。恶性肿瘤与机体之间是一种复杂的依存与抗衡关系，随着病程的发展，机体在与恶性肿瘤的抗衡中逐渐处于衰败状态，瘤细胞使机体整个代谢发生紊乱以及在神经激素、免疫等多方面的影响，加上患者的精神因素而表现出一系列的临床征候，其中必然影响到心脏，导致心电图的一些变化。许多抗肿瘤治疗方案具有潜在的心血管毒性，如放射治疗期间可发生急性放射性心脏损伤，化疗药物对心脏有一定毒性，心电图上发生有 ST-T 改变等变化，手术创伤、电解质紊乱、热疗等也会引起相应的心电图变化。

## 第二节　恶性肿瘤心电图改变的因素及病理机制

### （一）原发疾病及合并症

　　恶性肿瘤，尤其是中晚期恶性肿瘤患者，确诊时年龄偏大，部分患者常患有高血压、动脉硬化、冠心病、心律失常等心电图改变。患者思想负担过重、失眠、食欲缺乏、电解质紊乱而导致心律失常等多种心电图改变。

### （二）手术

　　术中对心脏的机械刺激、迷走神经或交感神经刺激，术后疼痛刺激、不敢咳嗽、排痰不利而致心肌缺氧等也可出现心电图异常改变。

### （三）放疗

　　放射治疗（简称放疗）不仅会杀伤肿瘤组织，也会杀伤正常组织，当放射量达 50Gy 时可引起心包积液，当超过 60Gy 时心肌坏死明显。据报道，放疗中和放疗后心电图异常的发生率高达 28.7%～61.5%，而原有心电图异常者放疗后会加重。

### （四）化疗

　　化疗药物对心脏产生近期和远期毒性反应。化疗药物引起心电图改变可能与自由基导致心肌细胞或线粒体生物膜上磷脂质中不饱和脂肪酸发生过氧化反应，改变膜结构和通透性有关。蒽环类药物造成心脏病变的机制推测可能与自由基的产生有关。在体内，此类药物在酶的作用下还原为半酰自由基、与氧反应形成活性氧自由基，并具有特殊的破坏细胞膜结构及功能的作用，另外，蒽环类药物还可能干扰心肌纤维膜钠-钾泵作用，并阻碍线粒体电子传递链。蒽环类化疗药物存在心脏毒性，可以引起心力衰竭、心肌缺血、心律失常等；多柔比星可影响肌动蛋白、肌钙蛋白和

肌球蛋白轻链 -2 的基因表达，并引起细胞内的钙蓄积；紫杉醇可影响心脏的自主节律与心脏传导，引起心律失常。

### （五）热疗

全身热疗的温度需要达到 41℃ 以上，并维持 1 ～ 2h，热疗可加重患者的心肌负荷，使心率增快、心排血量增加、耗氧量增加，心肌缺血。

# 第三节　恶性肿瘤及其治疗中的心电图改变

## 一、恶性肿瘤引起的心电图改变

恶性肿瘤侵犯心脏者十分少见，原发于心脏的恶性肿瘤更罕见，恶性肿瘤的心电图改变大多为继发性改变，少数系恶性肿瘤本身所致。一组 180 例恶性肿瘤患者的心电图分析显示：部分患者在原发病心电图改变的基础上，出现期前收缩、ST-T 改变。一组"恶性肿瘤患者 132 例心电图变化临床分析显示"：恶性肿瘤患者心电图异常发生率为 33%。表现为多个导联 T 波改变（压低或倒置）（图 22-1）、心律失常（如期前收缩、心动过速）、QRS 低电压（全身衰竭使心肌细胞电活动减弱、胸腔积液、腹水、恶病质、营养不良、贫血、低蛋白血症等），肺部、纵隔、食管肿瘤还可引起心电轴偏移（增大的肿瘤致心脏的位置发生偏移）。

恶性肿瘤晚期转移至心包，可发生心包积液、慢性心脏压塞，引起相应的心电图变化，如窦性心动过速、心脏电交替现象、QRS 低电压、ST-T 段改变等（见第十四章）。当心率＞ 120 次 / 分，出现上述心电图改变时，有助于恶性肿瘤心脏转移的诊断。

恶性肿瘤晚期，常合并电解质紊乱，如低血钾、低血钠等。低血钠使动作电位 "0" 位相的上升速度减低，心电图上可出现 QRS 波群时间的增宽；低血钾使心肌动作电位的 "2" 位相时间缩短，"3" 位相的下降缓慢，整个动作电位的时间延长，所以低血钾的突出表现为 ST 段下降，T 波平，OT 间期延长，U 波增大（见第十九章）。低血钾、

低血钠及全身衰竭可以引起各种心律失常。

## 二、恶性肿瘤放疗中的心电图改变

胸部肿瘤（包括乳腺癌、肺癌、食管癌、纵隔肿瘤等）放疗时，由于肿瘤与心脏位置毗邻，设计照射野时常不能完全避开心脏。放射治疗时可发生放射性心脏损伤，放射性早期损伤一般发生在放射治疗期间，晚期损伤一般发生在放疗结束后数月至数年。放射性心脏损伤程度与心脏受照体积、放射剂量、分割方式有关。轻度损伤无症状或只出现窦性心动过速等心电图异常，重者可引起心力衰竭直至死亡。异常心电图的发生率高达 28.7% ～ 61.5%，而原有心电图异常放疗后均加重。心电图异常的主要类型包括 ST-T 改变、房性或室性期前收缩、窦性心动过速或过缓及 QRS 波低电压，而一度房室传导阻滞和异常 Q 波等较少见。

## 三、恶性肿瘤化疗中的心电图改变

恶性肿瘤的化疗中不同药物和方案在产生治疗效果的同时也产生不少毒副作用。化疗药物引起的心电图改变包括心律失常、非特异性 ST-T 改变、低电压、左心室高电压、QT 间期延长、束支传导阻滞改变等多种形式（图 22-2）。患者年龄及化疗药物均可影响心电图的改变，不同药物对不同脏器产生不同的毒性反应，蒽环类化疗药

物存在心脏毒性可以引起心力衰竭、心肌缺血、心肌坏死、心律失常等，如多柔比星治疗高达20%的患者出现心脏毒性反应，心肌活检证实心肌有特异性损伤；心电图改变发生率达86%，并有与低镁血症相似的心电图改变。表柔比星虽然毒副反应有了明显降低，但心脏毒性的发生率依然较高。大剂量环磷酰胺可使少数患者发生非特异性心电图改变；氟尿嘧啶可使部分患者出现心前区疼痛，心电图ST段抬高和T波低平或倒置；丝裂霉素、顺氯氨铂、依托泊苷均可引起轻微而可逆的非特异性心电图改变；紫杉醇主要引起心律失常，表现为无症状性心动过缓，多发生于用药过程中，可能影响心脏自主节律与心脏传导。三氧化二砷（$As_2O_3$）在治疗恶性血液病时，可以出现QT间期延长、T波异常变化、房室传导阻滞等不同程度的心脏损害。

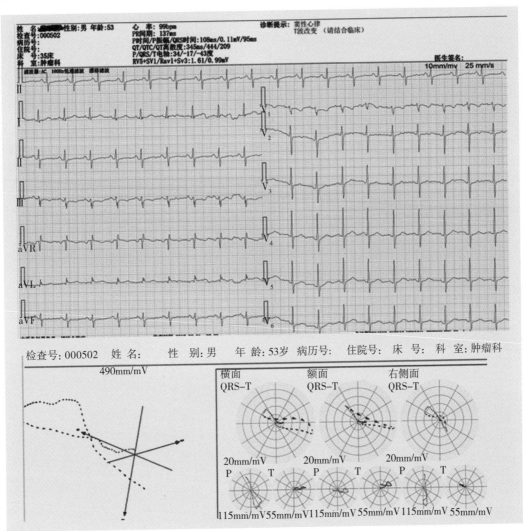

图 22-1　恶性肿瘤患者的心电图，常规心电图多导联T波低平。3D心电图显示T环中度异常

总之，在联合化疗方案中，化疗药物对心脏的毒性反应应予以重视，心电图多表现为非特异性改变，需注意观察和随访。

## 四、恶性肿瘤手术中的心电图改变

恶性肿瘤手术中心电图改变多发生在术后2d内，术后常规治疗1周左右大多消失或改善，具有短暂、可逆的特点。心电图改变多为术中对心脏的机械刺激自主神经、心房、心室、窦房结等，使心肌兴奋性升高，而产生窦性和房（室）性心律失常。由于术中肺组织受压，气体有效交换减少，可反射性引起心率增快或出现ST-T改变。患者术前由于进食困难或癌细胞的消耗等原因，容易造成身体内环境（如细胞内、外离子浓度等）不稳定，此时如稍有刺激，则容易产生各种异位心律失常。术后因疼痛刺激、不敢咳嗽、排痰不利而致心肌缺氧出现心电图异常改变，如窦性心动过速、房性期前收缩甚至 ST-T 改变。

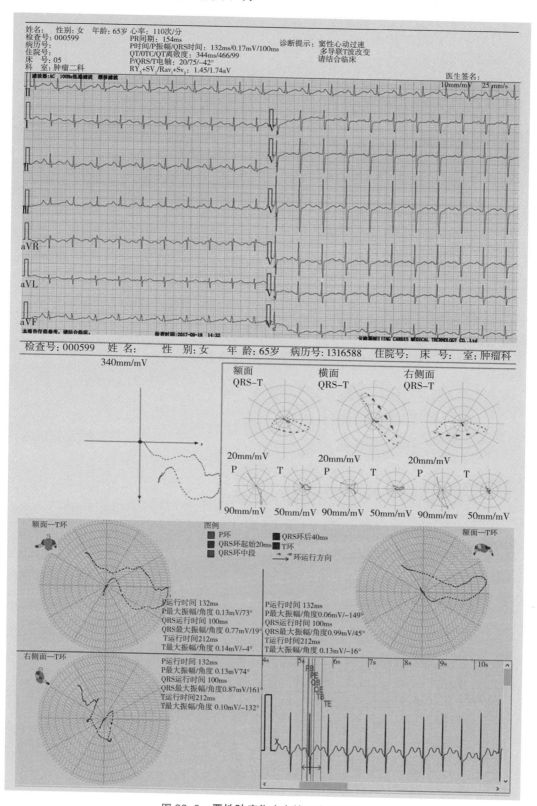

图 22-2　恶性肿瘤化疗中的心电图变化

常规心电图显示窦性心动过速，多导联非特异性 T 波低平。3D 心电图显示 T 环重度异常

# 第四节　恶性肿瘤心电图与临床联系

恶性肿瘤患者在治疗期间，不可忽视心脏的保护，心电图检查是十分重要的。长时间连续记录动态和静态情况下的心电变化，是发现一过性心律失常和心肌缺血最有效的方法。多维心电图检测可以提供心肌损伤的更多信息。放疗、化疗既能杀死肿瘤细胞，但同时也会对正常的组织细胞，尤其是心肌细胞有一定损害，同时可以对红细胞造成损害，导致红细胞数量减少或携氧能力下降，间接导致心肌供养缺乏和营养不足，相应出现心肌收缩减弱、心律失常或心肌缺血等表现。所以在恶性肿瘤患者治疗过程中，要经常进行心电图检查，合理应用保护心脏药物，纠正低血镁及低血钾等电解质紊乱、避免出现心肌损害等并发症，为更好地进行化学治疗打好基础。

# 第五节　恶性肿瘤心电图图例分析

扩展学习：请扫描下方二维码，继续学习恶性肿瘤心电图图例分析。

## 小结

掌握恶性肿瘤患者的心电图改变对于恶性肿瘤治疗期间所出现的心脏毒性的早期诊断、预防、治疗和监测有着极其重要的意义。

恶性肿瘤患者的心电图改变为：在原发病心电图改变的基础上，表现为多个导联 T 波改变（低平或倒置），心律失常（如期前收缩、心动过速）、QRS 低电压等。恶性肿瘤转移至心包，可发生心包积液、慢性心脏压塞，引起相应的心电图变化，如窦性心动过速、心脏电交替现象、QRS 低电压、ST-T 段改变等。恶性肿瘤晚期，常合并电解质紊乱，如低血钾、低血钠等，出现低血钾、低血钠的心电图改变及各种心律失常。

放射治疗时可发生放射性心脏损害，心电图出现 ST-T 改变、房性或室性期前收缩、窦性心动过速或过缓及 QRS 波低电压，房室传导阻滞和异常 Q 波等。

化疗时不同药物对不同脏器产生不同的毒性反应，也会出现不同的心电图改变。蒽环类化疗药物存在心脏毒性可以引起心力衰竭、心肌缺血、心肌坏死、心律失常等；多柔比星对心肌有特异性损伤，出现心肌损伤及与低镁血症相似的心电图改变。氟尿嘧啶治疗可出现 ST 段抬高和 T 波低平或倒置；紫杉醇主要引起心律失常。三氧化二砷（$As_2O_3$）治疗时可以出现 QT 间期延长、T 波异常变化、房室传导阻滞等不同程度的心脏损害。

术中对心脏的机械刺激、迷走神经或交感神经刺激、术后疼痛刺激、不敢咳嗽、排痰不利而致心肌缺氧等也可出现心电图异常改变。

恶性肿瘤患者在治疗期间，不可忽视对心脏的保护，心电图检查十分重要。长时间连续记录动态和静态情况下的心电变化，是发现一过性心律失常和心肌缺血最有效的方法。

附 1　本章的学习重点

1. 掌握恶性肿瘤及其治疗中心电图改变的特征，会用心电图检查预测化疗、放疗的毒性反应。

2. 掌握恶性肿瘤及其治疗中心电图改变因素及有关机制。

附 2　请扫二维码扩展学习

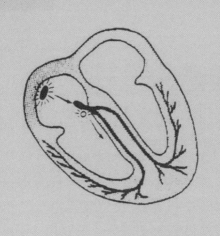

# 第二十三章

# 心电图特殊波

# 第一节　J 波（Osborn 波）

## 一、概述

心电图上从 QRS 波急转为 ST 段的连接点称之 J 点（J point），它标志着心室除极结束和心室复极开始。在心脏正常情况下，心室最后除极和心室最早复极之间存在着共同过渡区，在人体重叠时间约 10ms。如 J 点从基线移位则称 J 点偏移，常见于过早复极、过早复极综合征、急性心肌缺血、心包炎和束支传导阻滞等。如 J 点偏移呈特殊圆

顶或驼峰状时称之 J 波（J wave）（图 23-1）。心电图上 J 点抬高 ≥ 0.2mV、时程 ≥ 20ms 的圆顶状或驼峰状波称为 J 波。心电图具有 J 波特征的临床症候群，包括 Brugada 综合征（Brugada syndrome）、特发性心室颤动、急性冠脉综合征的超急期和早期复极综合征，统称为 J 波综合征（J wave syndrome）。J 波的发生率在正常心电图中占 2.5% ～ 18.2%，多见于早期复极综合征（early repolarization syndrome）。

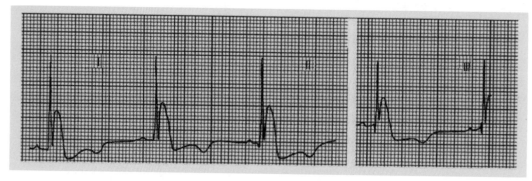

图 23-1　J 波示意图

## 二、形成机制

至今尚未完全阐明，有以下不同解释：如心房复极波、心室除极程序改变、神经肌肉间兴奋

传递延缓、室间隔基底部最后除极、除极与复极过程重叠、心室性期前收缩期复极或心室延迟除极等。目前认为：J 波的发生是由于心肌瞬时外向钾电流（$I_{to}$）增加，内外膜电位差和复极离散度

增大，心外膜心肌动作电位缩短而发生过早复极所致。心肌外膜与中、内层心肌细胞动作电位在"1"相的电位差是 J 波形成的细胞电生理学基础（图23-2）。J 波形成以后容易产生"2"相折返，引发室性心律失常。有学者认为特发性异常 J 波的发生机制与 Brugada 波没有本质区别，属离子通道异常性心电疾病。

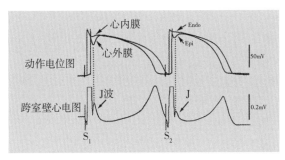

图 23-2　心电图的 J 波和外膜心肌复极"I"相的"切迹"同步出现，切迹越深，J 波越明显

继发性异常 J 波常与低温、高钙血症、神经源性疾病（如蛛网膜下腔出血、脑出血、脑挫伤、颈椎外伤或手术致颈交感神经损伤、脑死亡）等有关。

## 三、心电图特征

J 波大小由各导联中最显著 J 波的高度（mV）和宽度（s）的乘积表示。J 波以下壁及左胸导联最为常见，aVL 导联最为少见，故如仅描记单个导联亦有可能漏诊。J 波的心电图诊断标准是：J 点抬高≥ 0.2mV、持续时间≥ 20ms 时可诊断为 J 波。通常形成 J 波时常伴有 ST 段起始部的抬高（图 23-3A、B）。心率慢时 J 波明显，心率快时 J 波变小。同时与体温过低、高钙血症、中枢或周围神经系统受损等病症有关。其心电图特点如下。

1. QRS 波终末有明显的挫折波（J 波），同时多伴有 ST 段缩短和抬高，QT 间期缩短，T 波无异常，心前导联最为明显。

2. J 波以 $V_3$、$V_4$ 导联最为明显，可波及 $V_2$、$V_5$、$V_6$ 导联。

3. 可有反复发作而原因不明的室性心动过速、心室颤动病史（特发性 J 波）。

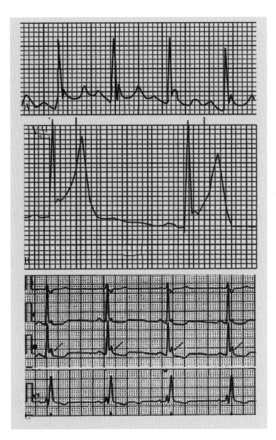

图 23-3　J 波的心电图特征

A. J 波；B. 早期复极的 J 点抬高；C. 完全性右束支传导阻滞心电图，肢体导联 QRS 波增宽，伴有切迹的 QRS 波终末部分类似 J 波（箭头所示）

## 四、临床联系

1. J 波见于意外机体低温（图 23-4）、高钙血症（图 23-5）、神经系统病变（如脑部外伤、蛛网膜下腔出血、催眠药过量致心肺骤停的复苏过程；在颈根部清扫手术后交感神经损伤等）、心脏交感神经末梢网状组织先天性发育缺陷及原因不明的特发性 J 波（idiopathic J wave）（图 23-6）。

2. J 波异常诱发心律失常。J 波明显增宽、升高，预示可能发生致命性恶性心律失常，称为病理性 J 波。

3. 临床最多见的是无症状的青壮年健康人，是功能性 J 波，可诊断为过早复极或早期复极综合征。

4. 对 40 岁以上的男性，有症状的患者，要特别警惕急性冠脉综合征超急期的可能性，唯一办

法是严密监护，每 5 ～ 10 分钟复查心电图。有症
状的患者还可能有 Brugada 综合征、特发性心室

颤动、急性心包炎、心肌病、食管炎、各种感染等。

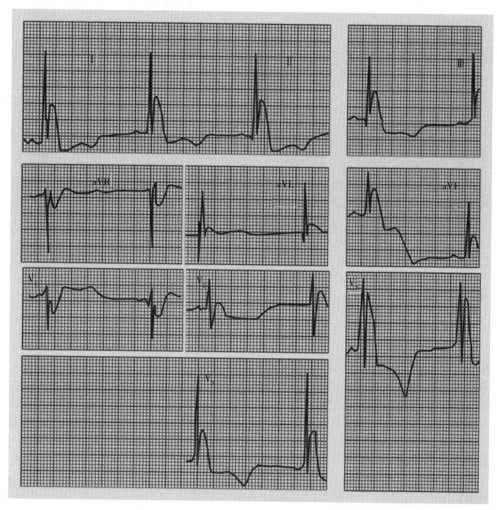

图 23-4　意外机体低温的心电图：巨大 J 波

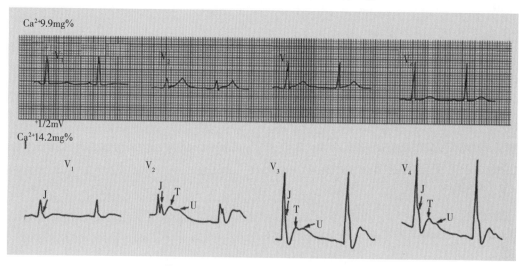

图 23-5　上颌窦癌术后继发性高血钙

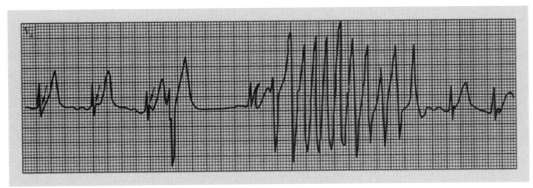

图 23-6　特发性 J 波

患者男性，32 岁。心电图示明显 J 波，于长心动周期后出现 TdP

# 第二节　U 波

## 一、概述

U 波是紧接 T 波后的一个低频、低振幅波，是心室复极的一部分。正常情况下，U 波与 T 波方向相同，心率缓慢时 U 波较高，心率较快时 U 波变小或消失。U 波的升高见于低血钾，U 波倒置见于冠心病。

## 二、发生机制

目前尚不十分清楚，但是有 3 种假说。

1.U 波是浦肯野纤维的复极波　该假说认为浦肯野纤维动作电位持续时间较长，在普通心室肌复极后浦肯野纤维复极形成了 U 波。也有学者不同意此假说。

2.U 波是部分心肌复极延迟的复极波　该假说认为：T 波是大部分心室肌的复极波，而 U 波是少部分心肌延迟复极所形成的。

3. 电－机械偶联引起的后电位　该假说认为：心室肌在舒张早期机械活动时的伸展动作可以作用于动作电位的终末，使单侧心室肌纤维的终末复极延长，而产生 U 波。

以上假说引起学术界的极大关注，需要进一步研究证实。

## 三、心电图特征

1. 正常 U 波　心率较慢时可以出现 U 波，U 波多与 T 波紧密相连形成 TU 融合波并与 T 波方向一致，直立的 U 波振幅不超过同导联 T 波的 25%、QTU 间期通常不超过 0.44s，没有任何临床病史和心脏病家族史（图 23-7）。

2. 异常 U 波　U 波振幅超过 T 波的 25%，或者 U 波绝对值＞2mV，或者 U 波倒置均被认为是异常 U 波，见于低温、低钾血症（图 23-8）、脑卒中、三度房室传导阻滞等。少数病例源于先天性离子通道异常，如各种类型的长 QT 间期综合征（LQTS），有时这类患者的心电图 U 波并不十分明显（T 波增宽或 TU 融合），而以 QT 间期延长为主。

## 四、临床联系

U 波异常表现为 U 波升高，U 波降低，U 波倒置。

1.U 波升高　当 U 波幅度＞2mm 时，可认为 U 波升高，＞5mm 为明显升高，多见于低血钾、脑血管意外、完全性房室传导阻滞、心动过速、高血钙及期前收缩，应用钙剂、洋地黄、儿茶酚胺类药物后。训练有素的运动员有时 U 波亦可升高。

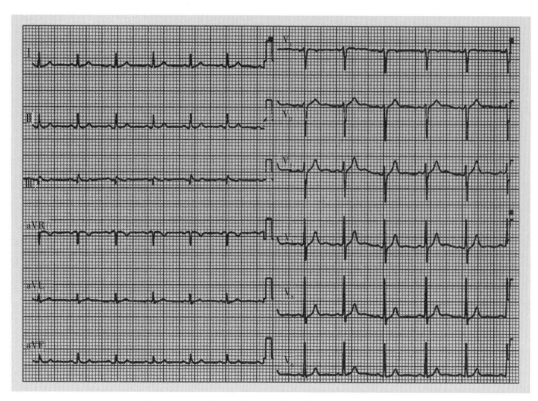

图 23-7　正常心电图，心前导联可见低振幅 U 波

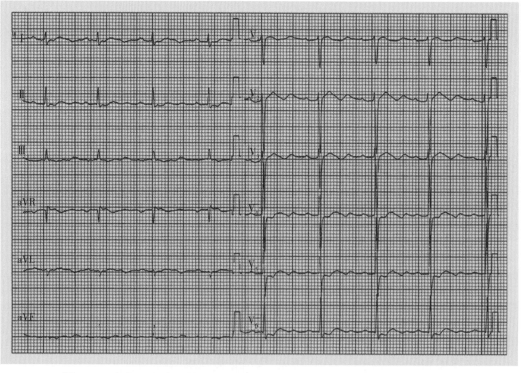

图 23-8　低钾血症的异常 U 波（血清钾 1.4mmol/L），多数导联 U 波≥T 波

2.U 波降低　无重要意义，需结合临床进行考虑。

3.U 波倒置　除 aVR、aVF、Ⅲ导联外，其余导联 U 波倒置，均有病理意义，多见于心肌缺血、心肌梗死、心室肥大、高血压、心脏瓣膜病等，并常伴有其他心电图异常。U 波倒置分为两型。

①初始型：倒置的 U 波先负后正，多见于高血压病等；②终末型：倒置的 U 波先正后负，多见于冠心病。

4.T-U 融合时 U 波的辨认　在部分患者中，可发生 T-U 融合，尤其在 QT 间期延长的患者，T 波可侵入 U 波的范围，掩盖 U 波或与 U 波发生融合。鉴别方法：可同步记录心电图和心音图，T 波终点和 U 波起点与第二心音的发生相一致。

5.与临床的联系　低血钾引起的 U 波升高同时会伴有相关的临床病症和电解质检查异常的证据，当血清钾＜ 3.0mmol/L 时，心电图即可出现 U 波。LQTS 可以出现异常 U 波，该病常伴有家族史或其他隐性遗传疾病。另外，异常 U 波常发生于某些重症疾病，如低温冻伤、脑卒中、三度房室传导阻滞等，在诊断时注意鉴别。

# 第三节　Epsilon 波

## 一、概述

Epsilon 波是在 1977 年由 Fontaine G 正式报告和命名的。Epsilon 波（Epsilon wave）是致心律失常右心室心肌病（ARVC）的特征性心电图表现，位于 QRS 波之后，多表现为向上的小棘波，振幅较低，可持续几十毫秒，是右心室心肌细胞延迟除极的一部分（图 23-9），ARVC 是一种罕见的遗传性心肌病，常伴发室性心律失常。Epsilon 波的命名是源于心电图的 Delta 波位于 QRS 波之前，而希腊字母 δ（Delta）排序第四，这种异常波位于 QRS 波之后，因此用排序第五的字母 ε（Epsilon）命名。Epsilon 波在右侧心前导联容易描记到，特别是 $V_1$、$V_2$ 导联，这种心电图终末向量增加的原因是右心室心肌传导速度（除极）度减缓，而非右束支传导阻滞，有学者也称它为右心室晚电位。

## 二、发生机制

正常情况，左、右心室除极几乎同步进行，产生 0.06 ～ 0.10s 的 QRS 波群。当右心室发育不良或部分心肌细胞萎缩、退化，被纤维组织代替，产生脂肪组织包绕心肌细胞的岛样组织，使右心室部分心肌除极延迟，形成 Epsilon 波。由于该波由右心室部分心肌除极产生，故在 $V_1$、$V_2$ 导联中最清楚。

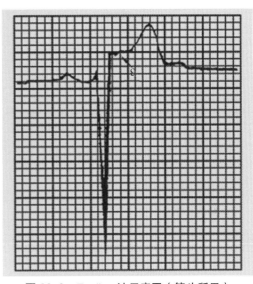

图 23-9　Epsilon 波示意图（箭头所示）

## 三、心电图特征

采取 Fontaine 双极导联记录，更容易发现 Epsilon 波。Fontaine 双极导联记录方法为：红色肢体导联电极放在胸骨柄作为阴极，黄色肢体导联电极放在剑突处作为阳极，绿色肢体导联电极放在胸导联 $V_4$ 处作为阳极，分别称为 $F_I$、$F_{II}$、$F_{III}$ 导联，用常规心电图记录 Ⅰ、Ⅱ、Ⅲ 导联位置，即可出现 $F_I$、$F_{II}$、$F_{III}$ 导联的心电图。亦可用提高增益的方法使 Epsilon 波变得更明显。其心电图特点如下。

1. 心电图 QRS 波时限＞ 0.11s。

2. $V_1$ ～ $V_3$ 导联 QRS 波终末出现明显增宽的"R"波（Epsilon 波）。

3. 非特异性 ST-T 改变，特别是心前导联 T

波倒置。

4. 心室晚电位异常，有报道认为阳性率可超过 85%。

5. 由于心室除极时间延长，常可诱发室性心律失常，如室性期前收缩或室性心动过速。

## 四、临床联系

Epsilon 波是致心律失常性右心室发育不良患者心电图中的一个特异表现，多发生在年轻人，男性多于女性，发病有一定的家族倾向，与基因异常有关，属常染色体显性遗传性疾病。当患者有反复室性心动过速或心室颤动发生时，应认真寻找 Epsilon 波，以发现致心律失常性右心室发育不良患者。同时应注意与右束支传导阻滞和 Brugada 波相鉴别。

1. 右束支传导阻滞　右束支传导阻滞的 R′ 波以振幅升高为主，而且多数以 R 波为主导联可见粗钝的 S 波，Epsilon 波的发生机制和形态学均有明显不同，稍加注意则不难诊断。

2.Brugada 波　QRS 波时限多不增加，J 波增大和 ST 段抬高是其特点。

# 第四节　Delta 波

## 一、概述

Delta（δ）波又称心室预激波，是预激综合征的特征性心电图表现。Delta 波的出现表明在房室间有附加传导通路（旁路）的存在，由于在心电图上心室预激波的形态类似希腊字母的 Δ（δ）故命名为 Delta 波。

## 二、发生机制

由于房室间存在解剖学上的附加传导通路，室上性激动在向下传导时提前到达心室，造成部分心室肌提前除极（预激）使心电图产生异常除极波（δ 波）。旁路不应期的个体变异较大（230～500ms），所以，不是所有预激患者都持续出现 δ 波，有些呈间歇性预激，部分旁路只有逆传功能，在普通心电图中看不到 δ 波。旁路不应期较短者，在某些特定条件下可诱发房室折返性室上性心动过速，如果心室率过快、特别是合并心房颤动时还可引发一系列的临床症状如低血压、晕厥等，特殊情况下还可能诱发室性心动过速、心室颤动等恶性心律失常，称为预激综合征。

## 三、心电图特征

1. 心室提前、缓慢除极，QRS 波起始粗钝，形成预激波（δ 波）。

2. QRS 波增宽，包括 δ 波在内 QRS 波总时间多数≥ 0.12s。

3.PR 间期缩短，由于心室除极的后一部分是经正常传导系统传导激动，心室除极时间不延长，所以 PJ 间期是正常的（图 23-10）。

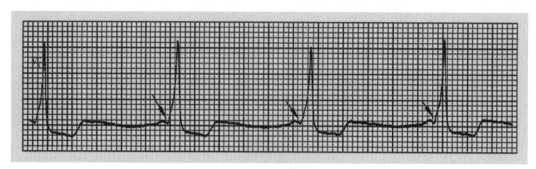

图 23-10　WPW 综合征的 Delta 波（δ 波）（箭头所示）

4.预激的分型：永久存在 δ 波称为显性预激，在体表心电图通常根据心前导联 δ 波和 QRS 波的方向，将显性预激分为 A、B、C 三个亚型。A 型预激的心电图表现是心前导联均以 R 波为主，δ 波多为正向，提示为左侧旁路；B 型预激的旁路多位于右侧，故 V₁、V₂ 导联 QRS 主波向下（rS 型），V₅、V₆ 导联 QRS 主波向上，类似正常心室除极，δ 波的方向与 QRS 波主波方向一致；C 型预激的 QRS 波和 δ 波在心前导联均为负向波。

## 四、鉴别诊断

由于 δ 波的存在常造成 QRS 波增宽，需要注意以下鉴别诊断。

1.室性期前收缩　室性期前收缩是提前出现，增宽的 QRS 波前无 P 波，舒张晚期的室性期前收缩有时其前可见到无关的 P 波，应当注意鉴别。另外，室性期前收缩的 QRS 波通常是整体增宽，而心室预激的 QRS 波是起始粗钝。

2.完全性左束支阻滞（CLBBB）　LBBB 的 QRS 波是整体增宽，PR 间期正常，无 δ 波，以 R 波为主的导联多不出现 q 波和 s 波，V₁、V₂ 导

联多呈 QS 波，心室预激则没有此特征。

3.室性心动过速　室性心动过速的 QRS 波是增宽的，但是 RR 间期较匀齐。当预激合并心房颤动时，室上性激动如果是通过旁路下传，则 QRS 波也是增宽的且频率较快，从频率和形态上看很难与室性心动过速区别，应当引起注意，鉴别要点如下：①预激合并房颤的 RR 间期非常不规律，而室性心动过速的 RR 间期相对规律；②连续观察心电图有时可见通过正常传导路径下传心室的窄 QRS 波，偶尔也能见到 δ 波，室性心动过速则没有，但是无论如何，预激合并房颤出现快速心室率时，与室性心动过速的临床症状和后果有非常相似的表现，临床应当引起高度重视。

4.心肌梗死　B 型预激在 V₁、V₂ 的负向 δ 波容易被误认为是病理性 Q 波，而误诊为陈旧前间壁心肌梗死，部分预激在下壁导联出现负向 δ 波也容易被误认为是下壁心肌梗死，应当注意鉴别（图 23-11），有一点是肯定的，即心肌梗死心电图的 PR 间期不会缩短，当然心肌梗死合并预激应另当别论，在临床心电图诊断中对显性心室预激要注意临床资料，必要时要询问病史、了解病情及复习以往心电图。多维心电图和心电向量图可以明确诊断。

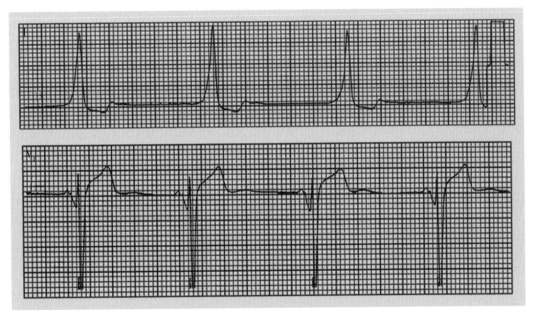

图 23-11　B 型显性预激，在 V₁ 导联的负向 δ 波酷似 Q 波

# 第五节　Brugada 波

## 一、概述

Brugada 波是类似 Osborn（J）波的一种除极波异常现象。1991 年由西班牙医生 Brugada 兄弟两人首先描述和报道，其心电图表现是心前 $V_1 \sim V_3$ 导联出现 ST 段抬高和类右束支传导阻滞图形，同时伴有猝死的临床表现，但是临床没有异常体征。这种在心电图可见 Brugada 波并伴有猝死病症者称之为 Brugada 综合征（详见第四十三章第八节），所以 Brugada 波是继 Brugada 综合征以后发现的一种心电特殊波。

## 二、发生机制

Brugada 波的发生机制与 J 波没有本质区别。正常情况下，心外膜层心肌与心内膜层心肌的动作电位存在一定的差异，两者动作位的"0"相上升速率无明显差别，静息电位水平也无明显差异。如果心外膜心肌动作电位"0"相幅度降低，"1"相尖峰波明显，"2"相圆顶波形态也相对明显，动作电位的时程（APD）在某些因素的影响下可明显缩短而产生 Brugada 波。心外膜与心内膜动作电位的差异主要是因 $I_{to}$ 在心外膜心肌细胞的分布占优势所致，$I_{to}$ 在心内膜心肌细胞的分布较少，这使心内膜动作电位曲线缺乏尖峰圆顶的特征，而且左、右心室动作电位的形态也有差异。同时在某些因素影响下心外膜心肌细胞动作电位与心内膜的复极电压梯度增大，还可导致 ST 段升高，

T 波倒置。Brugada 波 ST 段抬高及 T 波倒置就是心外膜心肌细胞动作电位在某些因素的作用下，"2"相圆顶波压低或消失的结果，而"I"相的尖峰波仍存在，使 Brugada 波更为明显。心外膜心肌细胞动作电位的上述变化，在右心室心外膜比左心室心外膜更明显，因为右心室心外膜的 $I_{to}$ 强度比左心室更大。因此，Brugada 波主要出现在右胸 $V_1 \sim V_3$ 导联。由于心肌细胞"2"相圆顶波的形成是 $I_{to}$、$I_{Ca}$、$I_{Na}$ 等离子流共同形成，所以凡能影响 $I_{to}$、$I_{Ca}$、$I_{Na}$ 的因素都能影响 Brugada 波。例如 $Na^+$ 通道阻滞剂缓脉灵、氟卡尼等能够减少钠内流，使 L 电流相对更强，促使"2"相圆顶波压低或消失，使隐匿性 Brugada 波出现或原有的 ST 段抬高更为显著。

## 三、心电图特征

1.Brugada 波　典型 Brugada 波的心电图特点是右侧心前导联（$V_1 \sim V_3$ 导联）J 点上移、ST 段抬高。此现象源于右心室肌的期前复极和（或）传导延迟，ST 段改变呈穹隆形或马鞍形及下斜型表现，偶尔有电轴左偏，或伴有 T 波倒置，某些病例可在其他导联（$V_4$ 导联）上出现 ST 段抬高，而且绝大多数 Brugada 波并无对应导联的 ST 段下移改变，QT 间期并不延长。ST 段抬高的诊断标准是：$V_1 \sim V_3$ 导联上 J 点至少抬高 0.1mV（图 23-12，图 23-13）。

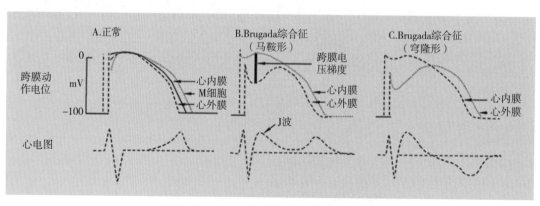

图 23-12　Brugada 波形成的电生理示意图

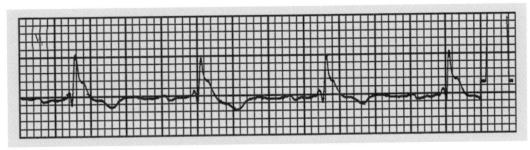

图 23-13　男性患者，查体发现 Brugada 样心电图表现，无病史和家族史

2. 类右束支传导阻滞　类右束支传导阻滞心电图表现是 Brugada 波的另一特点，但通常不典型，S 波不宽，而且多呈间歇性和多变性，有 40% 的病例可出现心电图的暂时正常化，缓脉灵药物激发试验可使其显现。ST 段抬高的程度在不同时间也有不同表现。

3. 分型　根据 Brugada 波引起 ST 段变化在心电图心前导联（V₁ ～ V ₃导联）的表现，可分成 3 个亚型。

Ⅰ型 Brugada 波（下斜型 ST 段抬高）：J 波和 ST 段抬高≥ 2mm，或峰值＞ 2mm，该波逐渐下降到负向 T 波，中间无等电位线。

Ⅱ型 Brugada 波（马鞍形 ST 段抬高）：J 波和 ST 段抬高≥ 2mm，T 波呈正向或双向，形成马鞍形状。

Ⅲ型 Brugada 波（混合型）：ST 段抬高≤ 1mm，表现为低马鞍形 ST 段抬高。

## 四、影响因素

1. 心率的影响　多数情况下，心率加快时 ST 段抬高的幅度降低，而心率减慢时 ST 段的抬高幅度增加，Brugada 波明显。

2. 运动的影响　运动可使交感神经兴奋性增强、心率加快而影响 ST 段，并使 Brugada 波幅度降低。

3. 抗心律失常药物　钙离子阻滞剂可使 Brugada 波更加明显，如阿义马林、普鲁卡因胺、氟卡尼和普罗帕酮，而异丙基肾上腺素可使心电图恢复正常。

4. 自主神经的影响　迷走神经兴奋时 Brugada 波明显，同时 ST 段抬高幅度加大，并增加室性心动过速和心室颤动的发生风险。交感神经兴奋时可降低 ST 段抬高的振幅、Brugada 波消失。

## 五、鉴别诊断

1. 右束支阻滞：QRS 波增宽，以终末向量延迟为主，时间＞ 0.11s，以 R 波为主的导联可见粗钝的 S 波，V₁ ～ V ₃导联无 ST 段抬高（合并前间壁心肌梗死除外）。

2. 急性前间壁心肌梗死：在 ST 段抬高的同时伴有心肌酶学改变和临床症状，一般不伴有右束支传导阻滞图形（合并右束支传导阻滞者除外）。

3. 临床上有晕厥、猝死或家族病史是 Brugada 综合征的有力证据。

# 第六节　Niagara 瀑布样 T 波

## 一、概述

心电图上出现巨大的倒置 T 波，由于此 T 波类似美洲 Niagara 瀑布的轮廓并常出现在脑血管意外患者，2001 年美国哈佛医学院 Hurst J W 教授将这种 T 波命名为 Niagara 瀑布样 T 波。Niagara 瀑布样 T 波亦可出现在交感神经兴奋性过高的急腹症患者和 LQTS 患者（图 23-14）。有文献也称交感神经介导性 T 波（sympathetic-mediated T-wave）。

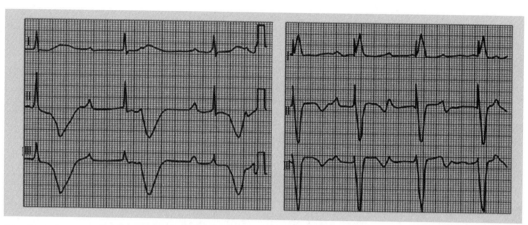

图 23-14　冠心病、三度房室传导阻滞并发的 Niagara 瀑布样 T 波（QT=0.68s），右心室起搏后 T 波形态发生改变

## 二、发生机制

Niagara 瀑布样 T 波的发生机制被认为与自主神经功能紊乱有关。当交感神经张力升高时，心电图可表现为频率加快、P 波升高、PR 间期缩短、T 波振幅降低或倒置。脑血管意外、颅脑损伤疾病常会伴有交感神经过度兴奋而引起巨大、倒置的 T 波。当交感神经过度兴奋时，儿茶酚胺大量分泌，间接或直接引起心肌细胞的损伤，冠状动脉痉挛，导致广泛的心肌缺血，而在心电图上引起这种特殊形态的巨大倒置 T 波。

## 三、心电图特征

1.T 波巨大倒置：体表心电图可见巨大的倒置 T 波，倒置的 T 波多数超过 1mV，少数可达 2mV，常出现在左侧心前导联。同时伴 QT 间期延长（图 23-15）。

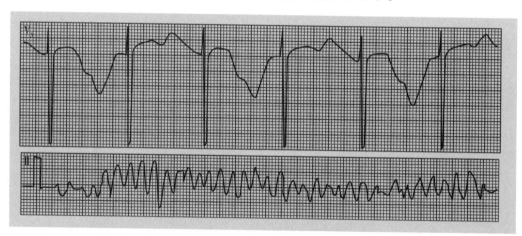

图 23-15　Niagara 瀑布样 T 波巨大倒置 T、U 波电交替，心室颤动

2.T 波畸形：T 波开口和顶部均异常增宽，最低点呈钝圆形，T 波前支与 ST 段融合、后支与 U 波融合是 T 波畸形的主要原因。

3. 倒置 T 波的演变：Niagara 瀑布样 T 波的变化较快，一般持续数日后自行消失。

4. 多不伴有 ST 段偏移及异常 Q 波。

5. 常伴发快速性室性心律失常。

## 四、临床联系

下列疾病可以出现 Niagara 瀑布样 T 波。

1. 各种颅脑病变　包括脑血管意外（脑出血、蛛网膜下腔出血、脑血栓形成）、脑梗死、脑肿瘤、脑损伤等。

2. 发生交感神经过度兴奋的其他疾病　包括各种急腹症、神经外科手术后、心动过速后、肺动脉栓塞等。

3. 完全性房室传导阻滞或双束支传导阻滞　当患者在发生恶性室性心律失常时，常引

起急性脑出血及阿–斯综合征，发作后常出现 Niagara 瀑布样 T 波。

# 第七节　Lambda 波

## 一、概述

　　Lambda（λ）波是以 QRS 波在下壁（Ⅱ、Ⅲ、aVF）导联 S 波消失并出现 ST 段下斜型抬高为特征的心电图表现，由于 R 波与下斜型抬高的 ST 段形似希腊字母 λ，故命名为 Lambda（λ）波。近期研究表明，λ 波是一种离子通道异常的心脏疾病，是预测心源性猝死较敏感的心电学指标。

## 二、发生机制

　　λ 波的发生机制目前尚不明确，可能与基因异常有关，有学者认为它与 Brugada 综合征是

同属于一类的心电疾病。但是，Potet 研究表明 SCN5A 基因上 G752R 位点的突变可能是形成 λ 波的原因。

## 三、心电图特征

　　1. 下壁（Ⅱ、Ⅲ、aVF）导联 S 波消失并出现 ST 段下斜型抬高，R 波的升支和降支出现顿挫，T 波倒置。

　　2. 顿挫的 R 波与下斜型抬高的 ST 段及倒置的 T 波形成一个类似希腊字母 λ 的特殊图形，同时多伴有恶性室性心律失常的发生（图 23-16）。

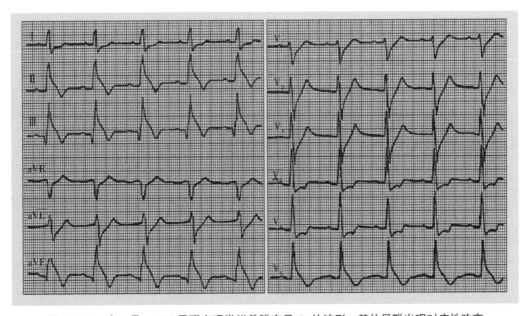

图 23-16　Ⅰ、Ⅲ、aVF 导联出现类似希腊字母 λ 的波形，其他导联出现对应性改变

## 四、鉴别诊断

　　在形态学上，λ 波明显有别于其他心电图特殊波形，在基因突变的位点上也不同于 Brugada

综合征，虽然都是 SCN5A 基因异常，但是 λ 波的形成原因是基因突变位点的不同（G752R）。

# 第八节　非梗死性 Q 波

## 一、概述

最新研究结果认为，心肌梗死时心电图病理性 Q 波的时间是 ≥ 0.03s。因此，正常情况下体表心电图以 R 波为主的导联可以存在时间不超过 0.03s、振幅不超过自身 R 波 1/4 的 q 波。在排除心肌梗死以后体表心电图出现病理性 Q 波，被称为非梗死性 Q 波（Non-Q-wave infarction），非梗死性 Q 波多见于心肌病、心室预激和心包炎。

## 二、发生机制

Q 波的发生是由于心室除极早期（0.04s）的初始向量背向记录电极所形成。造成初始除极向量改变的原因如下。

1.心肌（特别是外层心肌）的变性、坏死而失去局部向量，形成不可逆的病理性 Q 波（心肌梗死等）。

2.急性心肌缺血引起的短暂性代谢性电静止，细胞膜一过性通透性异常改变，心电图出现一过性 Q 波（急性冠脉综合征等）。

3.心室（异位）激动点位于记录电极部位下的心外膜，使得初始向量背离记录电极而形成初始的负向 Q 波（心室预激等）。

## 三、心电图特征

1.心肌病心电图的 Q 波　特别是梗阻性肥厚型心肌病，心电图以 R 波为主的导联可以见到异常 Q 波，也可以在 V₁、V₂ 导联出现 QS 波。心肌病心电图的 Q 波以幅度加深为主，Q 波宽度很少超过 0.03s，同时伴有 QRS 波整体增宽，但是很少超过 0.12s，多在正常值的高限。心肌病心电图还常出现左心室或双心室电压升高（图 23-17，图 23-18）。

2.心室预激心电图的 Q 波　心室预激在心电图的部分导联可见 Q 波，准确地讲应当是类 Q 波，因为它是负相的预激波（图 23-19，图 23-20）。

3.心包炎心电图的 Q 波　特别是急性心包炎，由于心外膜受损，可以在心电图上见到病理性 Q 波，这种 Q 波多是一过性的。

## 四、鉴别诊断

非梗死性 Q 波主要是与心肌梗死相鉴别。

1.与心肌梗死相鉴别　发生急性心肌梗死时会伴有相应的临床表现，如发病急、胸痛、低血压、心肌酶、肌钙蛋白明显升高。Q 波发生的导联有定位意义同时伴有 ST 段抬高。在陈旧性心肌梗死阶段，患者能够提供心肌梗死病史，同样 Q 波的发生有定位价值。

2.与心室预激相鉴别　心室预激在心电图上出现的 Q 波，多是负向 δ 波，即类 Q 波，同时多数导联可见 δ 波，多数患者没有临床病史，部分患者可有心动过速史。

3.与心包炎相鉴别　特别是急性心包炎均有感染病史，多数患者伴有发热、心动过速。

## 五、临床联系

非梗死性 Q 波的鉴别非常重要，多维心电图和心电向量图是鉴别非梗死性 Q 波的重要手段，建议选用。

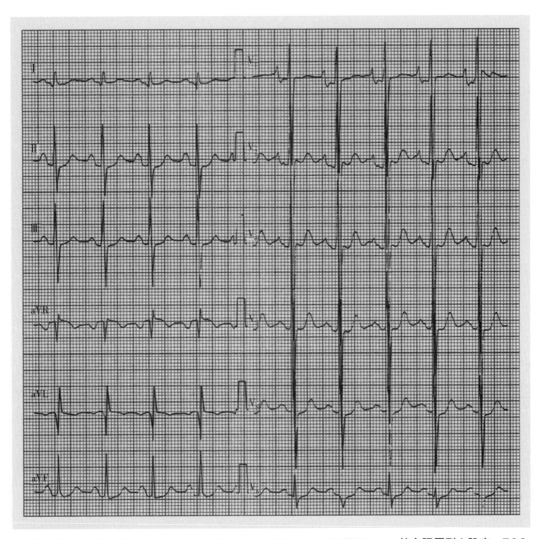

图 23-17　男性患者，26 岁，UCG：LA45mm，RA44mm，VS17mm，RVD28mm，符合肥厚型心肌病。ECG：P 波明显升高、增宽，QRS 电压升高、时间 0.11s，I、aVL 导联异常 Q 波

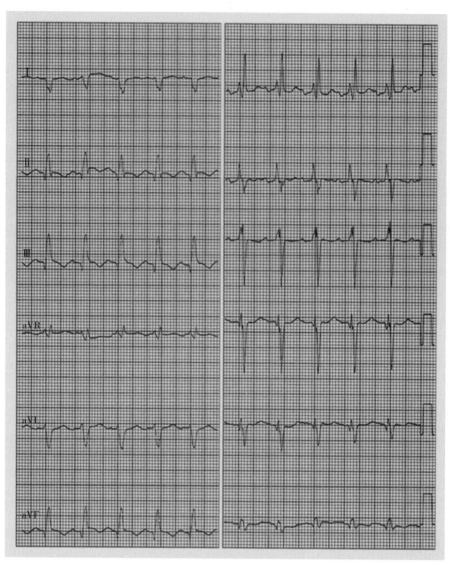

图 23-18　患者男性，45 岁，心肌病史。心电图 QRS 波增宽（0.13s），Ⅱ、Ⅲ、aVF、V₄ ～ V₆ 导联均可见异常 Q 波

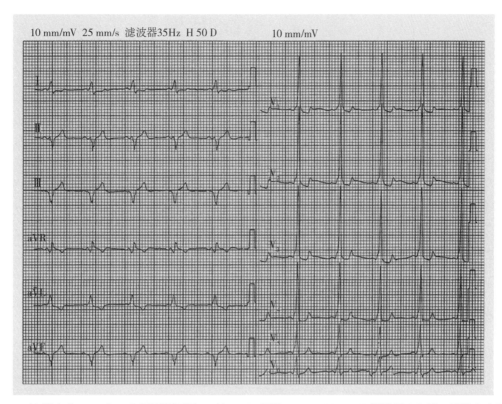

图 23-19　QRS 波增宽（0.14s），各导联均可见 δ 波，PR 间期 0.11s，III、aVF 导联呈 QS 型，显性心室预激（A 型）

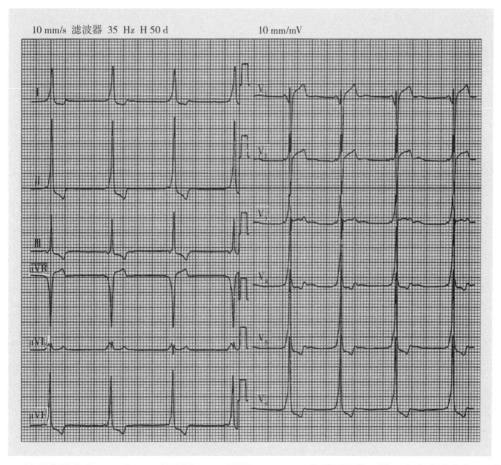

图 23-20　QRS 波显著增宽（0.16s），δ 波明显，PR 间期 0.08s，V₁ 导联可见类 Q 波，有心动过速史，B 型心室预激

# 第九节　Wolff 波

## 一、概述

Wolff 波（Wolff wave）的形态因与 δ 波相似而得名，是一种临床少见的室性心动过速，其宽 QRS 波群形态具有一定的特征性，即在 QRS 波群起始部有类似左侧旁道前向传导所形成的心室预激波（δ 波）。当室性心动过速的心室起源点位于左房室沟靠侧壁部位的心外膜下心肌时，室性心动过速激动发出后在心室的除极速度较慢而形成其 QRS 波起始部的一个速率缓慢而有顿挫的波。此外，其在室内的传导方向与左心室侧壁旁路参

与的逆向型房室折返性心动过速时心室激动顺序完全相同，两者的作用相加，最终形成形态类似 δ 波的 Wolff 波。

## 二、心电图特征

具有 Wolff 波特征室性心动过速的心电图表现如下。

1. 左心室室性心动过速特征（图 23-21），规则但不绝对规整的宽 QRS 波群心动过速，仔细观察分析可见到房室分离甚至窦性心室夺获现象。

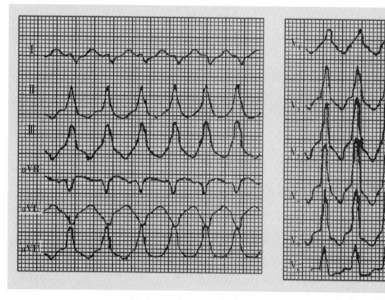

图 23-21　QRS 波群呈 Wolff 波特征的室性心动过速

2. 呈右束支传导阻滞型，QRS 主波在 V₁ 导联直立，I、aVL 导联倒置。

3. 宽 QRS 波群起始部分有明显钝挫而呈类心室预激波（δ 波）。

4. 预激定位分析宽 QRS 波群形态符合左心室侧壁旁路参与的逆向型房室折返性心动过速特征。

5. 不具备折返性心动过速的特点，即 RR 间期不绝对规整，心动过速不能被期前收缩刺激所诱发、终止或被超速刺激拖带，意外心搏不能终止心动过速等。

## 三、鉴别诊断

具有 Wolff 波特征的左心室侧壁源室性心动过速应与左侧旁道参与的逆向型房室折返性心动过速（AVRT）相鉴别。逆向型 AVRT 的宽 QRS 波群尽管具备左心室预激特征而与 Wolff 波形态类似，但具有折返性心动过速的特点而无自律性室性心动过速的基本条件：宽 QRS 波群的 RR 间期绝对规整，可被电生理程控刺激诱发或终止，心动过速可被折返径路内相关部位的超速刺激所拖带等。

# 第十节　QRS 碎裂波

## 一、概述

碎裂 QRS 波（fragmented QRS complex）是指心电图上 QRS 波群呈三相波（RSR′型）或多相波，或在 R 波某部出现异常明显的切迹或顿挫，但要排除完全性或不完全性束支传导阻滞所导致的 QRS 波群类似表现。碎裂 QRS 波在临床上比较多见，尤其是冠心病心肌梗死和心肌病患者的心电图表现最多，也最有临床意义。

## 二、心电图特征

碎裂 QRS 波的心电图特征多种多样（图 23-22）。

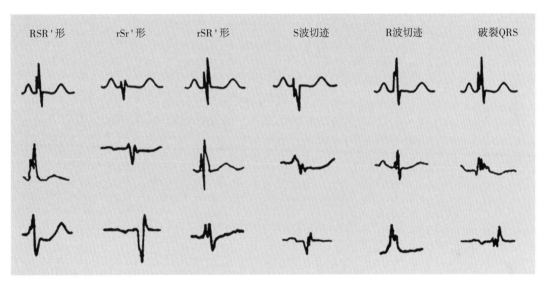

图 23-22　碎裂 QRS 波的多种形态

1.QRS 波呈三相波或多相波。典型者呈 RSR′型，但也有多种变异。多相波常由 R 波或 S 波的多个顿挫或切迹形成，S 波切迹多数发生在 S 波底部。

2.伴有或不伴有 Q 波。Q 波可能存在单个或多个切迹或顿挫，QRS 波群可呈 QR 或 Qr 型。

3.QRS 波时限多数 < 120ms。

4.除外完全性或不完全性束支传导阻滞及室内传导阻滞。

5.三相或多相碎裂 QRS 波常出现在冠状动脉供血区域所对应的 2 个或 2 个以上的导联。

6.同一患者同次心电图的不同导联，碎裂 QRS 波可表现为不同形态（图 23-23）。

## 三、形成机制

碎裂 QRS 波一直是临床与心电图领域讨论与关注的问题，其发生机制也有多种学说。

1. 梗死区内阻滞　心肌梗死区内有岛状的存活心肌组织时，存活的心肌除极将发生延迟和延缓并在病理性 Q 波或 QS 波中形成振幅较低、时限较窄的正向波，结果形成 S 波的切迹或顿挫，形成形态不规整的碎裂 QRS 波。

2. 梗死区周围阻滞　该理论认为，当心肌梗死主要位于心内膜下时，梗死心肌上方覆盖着相对正常的心肌组织，这些组织存在一定程度的心肌缺血，只能进行缓慢延迟的除极活动，结果是该部位的心肌除极不能按正常时从心内膜至心外膜的方向进行，心肌除极波将沿迂回的途径环绕心肌坏死区，并以切线或倾斜方向激动覆盖在其表面相对正常的心外膜下心肌组织。这种异常的除极方向使面对这一区域的心电图探查电极记录到晚发的 R 波，形成 QR 波或 QRS 波后半部出现多相或单相的 R 波（图 23-24）。

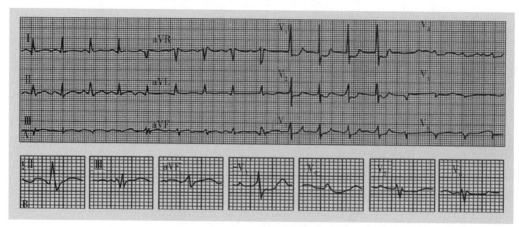

图 23-23　形态不同的碎裂 QRS 波

本例患者存在下壁、前壁、正后壁等多部位陈旧性心肌梗死，在不同导联上碎裂 QRS 波的形态不同。B 图是 A 图部分导联的放大图

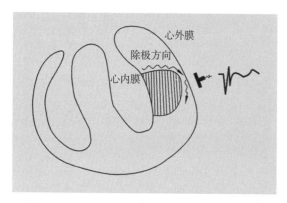

图 23-24　心肌梗死周围阻滞时心肌除极示意图

3. 多灶性梗死　多灶性梗死指梗死区的数量多，与多发性腔隙性脑梗死的情况雷同。当梗死弥漫交错（病变与正常组织间隙＜0.5mm）时，其与该区域发生均匀性心肌坏死一样，除引起心室除极的 QRS 波电压降低外，很少产生可以识别的心电图改变。当个别心肌梗死灶较大（2～3mm）并存在多灶性梗死时，QRS 波将出现显著的高频顿挫和碎裂。因此，当心电图对应导联出现多个 R 波顿挫或小 q 波时，应当考虑多灶性梗死。

4. 局部心肌瘢痕理论（regional myocardial scar theory）　应用心肌核素灌注显像新技术研究发现，对应导联的 QRS 波出现的多相波改变，甚至碎片状改变，都是心肌坏死瘢痕区引起的。因心肌坏死形成的瘢痕组织完全丧失电功能，使心室内的除极方向不断变化，结果是面向梗死区的心电图电极将记录到振幅和时限不等的多个 R′ 波或 S 波的顿挫，进而形成碎裂 QRS 波。心肌核素显像技

术证实，存在碎裂 QRS 波的心电图导联面对的心肌常存在心肌的运动障碍。

5. 细胞间阻抗的变化　应用共聚焦显微镜和免疫荧光染色的方法对心肌细胞缝隙连接的研究表明，心肌梗死后，心肌坏死区及邻近组织心肌细胞之间缝隙连接的数量、位置及功能均能发生一定程度的改变，并影响激动的传导。

6. 心室碎裂电位　心内电生理的研究结果：心内电生理检查时，诊断心室碎裂电位的标准是心室电位的振幅（mV）与持续时间（ms）的比值＜0.005，当其出现在 QRS 波的终末，则称晚发的心室碎裂电位。心室的碎裂电位与一些存活的心肌纤维被周围的结缔组织包绕、分割并引起一种特殊的病理状况有关。

因此，碎裂 QRS 波有着多种形态和多种组合，解释这些心电图改变的机制也存在多元性。

## 四、临床联系

1. 心电图碎裂 QRS 波与心肌梗死：目前已有的资料表明，心肌梗死时碎裂 QRS 波的发生率明显高于病理性 Q 波。有学者认为，碎裂 QRS 波的病理生理学意义接近或等同于等位性 Q 波，并与胚胎性 r 波的发生机制和临床意义相仿，因此，碎裂 QRS 波兼具病理性 Q 波和胚胎性 r 波的共同特征。在各部位心肌梗死患者中，以下壁心肌梗死时出现碎裂 QRS 波最为多见（图 23-25，图

23-26）。通过碎裂 QRS 波进行陈旧性心肌梗死　的诊断时需要具备更多的条件。

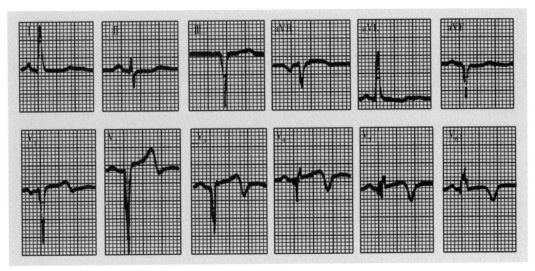

图 23-25　前壁、侧壁及下壁心肌梗死
$V_4 \sim V_6$ 导联可见明显的碎裂 QRS 波

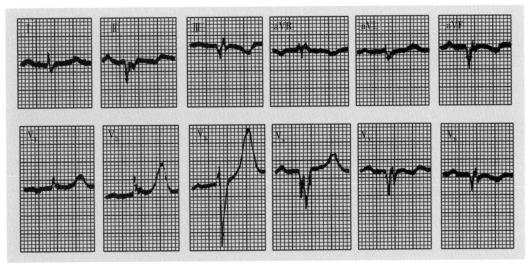

图 23-26　陈旧性下壁、前壁和正后壁心肌梗死
$V_5$、$V_6$ 等导联的 q 波后可见明显的 R 波

（1）有急性心肌缺血或心肌梗死的病史。

（2）对于无症状性心肌梗死，需要其他影像学检查证实存在心肌瘢痕或心肌运动的异常区。

（3）病史不确定，但有系列心电图做对比，证实原来的心电图并无碎裂 QRS 波。

（4）心电图 2 个或 2 个以上的导联存在碎裂 QRS 波，并按冠状动脉供血对应的导联区域分布。

（5）除外束支传导阻滞。

（6）除外假性碎裂 QRS 波（可用多维心电图或心电向量图进行鉴别）。

（7）对心脏事件的预警：心肌梗死患者的心脏事件包括再次心肌梗死，需要冠状动脉介入治疗及心源性猝死等。Mirhdesh 的资料显示，碎裂 QRS 波组全因死亡率明显高于无碎裂 QRS 波组。

2. 心脏事件的预测：多变量因素的分析结果也表明，碎裂 QRS 波阳性是心脏事件的独立预测性较强的因子。

3. 女性伴不典型心绞痛症状的患者和伴糖尿病、老年痴呆患者中碎裂 QRS 波的发生率较高。但少数情况时，晚期扩张型心肌病伴严重心力衰竭者心电图也能出现碎裂 QRS 波。

4.对全因死亡率的预警：晚近的资料表明，有碎裂 QRS 波者比无碎裂 QRS 波者的全因死亡率更高、更具危险性，其绝对值高出 8.2%，相对值高出 39.7%。该项研究认为，心电图有碎裂 QRS 波者心肌冠状动脉血流灌注异常的情况显著升高，其对心脏性死亡的预测价值与病理性 Q 波相同，但明显高于无碎裂 QRS 波组。此外，其对高危患者的预警作用也明显强于运动试验时出现的心电图复极异常、ST-T 改变、U 波改变等指标。

# 第十一节　心房碎裂波（CFAE 电位）与肌袖房性心律失常

## 一、概述

心房碎裂波又称 CFAE 电位（complex fractionated atrial electrogram；atrial splinter wave），由 Nademanee 于 2004 年首次提出。他在电生理检查中发现，心房颤动患者的心内心电图中伴随有一种特有的电位，这种电位是由 2 个或 2 个以上连续的心房碎裂波组成的紊乱基线，并具备短周长（常＜ 120ms）和低振幅（0.06 ～ 0.25mV）两个特点。心房碎裂波在心房的肺静脉口、房间隔、左心房顶部和冠状窦近端等部位常记录到。

## 二、房性碎裂波形成机制

房性碎裂波形成机制是：心房颤动时心房内存在着多个独立的子波，其传导方向及传导速度在时间与空间上存在着多态性、混沌现象及周期性变化。在心房碎裂波所发生的部位能记录到显著而活跃、缓慢传导的各向异性、局部微折返甚至是螺旋波形的电信号，从而认为是激动在房内的功能性折返，既是心房碎裂波产生的机制，又是维持心房颤动的关键。如果将产生心房碎裂波的部位进行射频消融，就相当于破坏了房颤存在的基质，应当取得更好的治疗效果。

## 三、房性碎裂波与临床联系

阵发性心房颤动患者，心房碎裂波多在肺静脉口处标测到，而慢性心房颤动患者的心房碎裂波可在多个部位出现。将这些部位当作靶点进行消融治疗，比如环肺静脉口隔离＋心房线性消融等，或使心房颤动终止，或使其变为更加有序的房速，有利于进一步成功消融房性心律失常。

心房碎裂波是基于心内标测心电图描记技术的一个发现，在普通体表心电图上不能表现。因此它不是一个可以用来描述体表心电图特征的术语。

## 四、肌袖房性心律失常

肌袖房性心律失常归属肌袖综合征（cuff syndrome），是近几年被提出并认可的一种临床并非少见的心律失常。心电图记录有 2 种或 2 种以上的肌袖性房性心律失常并存，发作时心电图示房性期前收缩、心房颤动、不纯心房扑动并存，房性期前收缩总数每 24 小时可达数千至数万个，是肌袖综合征的特征。心肌袖指缠绕于肺静脉和上腔静脉的心肌组织，这些组织可自发地产生单个或连续、有序或无序的快速电冲动，通过触发或驱动心房肌导致各种房性心律失常。临床特点为：中老年人多发，平均年龄 53 岁；多有阵发心悸胸闷，病史数年（0.5 ～ 20 年）；多数无器质性心脏病；发作时无明确诱因，活动或情绪激动后多见，白天多于晚间；2 种或 2 种以上房性心律失常并存；抗心律失常药物治疗效果欠佳；长期反复发作后，易转变为持续性或永久性心房颤动，需复律治疗。其临床和心电图特点如下。

1.中老年多发，平均年龄 53 岁，男性多于女性（3 : 2）。

2.平时多有阵发性心悸、气短、胸闷和乏力等症状，病史多为数月至数年（0.5 ～ 20 年）。

发作时常无明确诱因，以活动或情绪激动后发作多见，白天发作多于晚间，部分呈短阵发作的病例明显与呼吸有关，屏住呼吸后窦性心律稳定，有的与体位改变有关（平卧位发作），推测可能与自主神经功能变化和静脉壁的压力改变有关。

3. 多数患者无器质性心脏病史，部分病例有高血压史和（或）左心房增大。

4. 均有2种或2种以上的房性心律失常并存。

5. 抗心律失常药物治疗效果不佳。

6. 长期发作后，可有心房增大、心功能下降，部分患者转变为持续性心房颤动。

目前，导管射频消融治疗肌袖房性心律失常已经取得比较满意的临床效果。

# 第十二节 Pardee 波

## 一、概述

该征首次报道于1920年，狭义的概念是指正向巨大的T波与弓背向上的ST段抬高形成的融合波，为经典的Pardee波；广义概念中还包括Pardee T波（Pardee T waves）和Pardee Q波（Pardee Q waves）。

## 二、心电图特征

1. 经典的 Pardee 波　为正向巨大的 T 波与弓背向上型的 ST 段抬高（图23-27）。

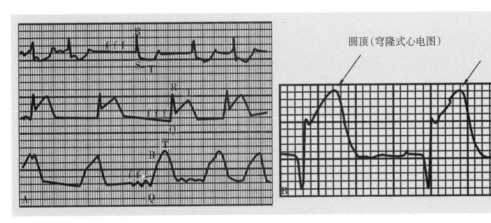

图 23-27　经典的 Pardee 波

2. Pardee T 波　是指急性心肌梗死超急期的直立高耸 T 波（超急性 T 波），也包括随后心肌缺血出现的深而对称的倒置 T 波（冠状 T 波）。

3. Pardee Q 波　是指新出现的深而宽大的病理性 Q 波（即梗死性 Q 波）。

## 三、临床联系

复习文献可知，Pardee 波实际是一典型的 ST 段抬高型急性心肌梗死（STEAMI），属于红血栓堵塞型大面积心肌梗死的体表心电图表现，尽早接受 PCI 治疗往往能获得较好的效果。对不典型表现的患者，应动态观察心电图有无 AMI 心电图演变征象，结合活动后胸痛的病史、心肌酶学及标志物检查，达到早期发现和治疗的目的。

对于典型急性心肌梗死心电图表现的诊断，我们主张不一定非要使用 Pardee 波的名词进行描述，毕竟临床医师知道 Pardee 者很少，但 Pardee 本人对临床心电学所做出的贡献，值得后人永远牢记与尊敬。

# 第十三节 喜马拉雅 P 波

## 一、概述

在标准记录的 12 导联体表心电图中，当 Ⅱ、Ⅲ、aVF 导联的 P 波高尖，振幅 > 2.5mm 时，常被描述为"肺性 P 波"，结合临床可诊断右心房异常；当"肺性 P 波"的振幅进一步升高，P 波振幅 > 5mm 时，则可用一新名词来描述：喜马拉雅 P 波。

早在 1966 年，Raul Camboa 等报道，86% 的三尖瓣闭锁和 70% 的肺动脉瓣闭锁患者，其 12 导联心电图 Ⅰ 和 Ⅱ 导联的 P 波特别高尖，称其为三尖瓣 P 波；随后的文献也将这种特殊的肺性 P 波称为 Camboa P 波或哥特 P 波。2003 年，Subash C.Reddy 将振幅 > 0.5mV 的巨大 P 波命名为更加形象的喜马拉雅 P 波（Himalayan P-Waves），并提出是先天性心脏病特征性心电图的表现之一。

## 二、心电图特征

P 波高尖，P 波振幅 > 5mm（图 23-28）。

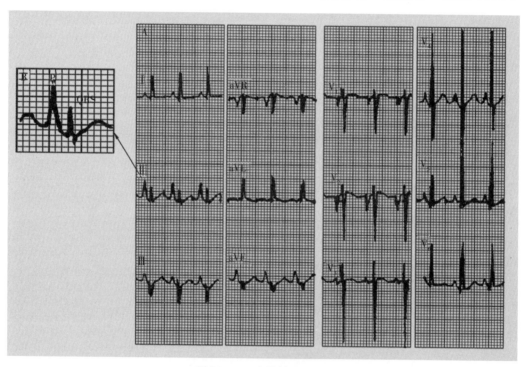

图 23-28 喜马拉雅 P 波

## 三、形成机制

喜马拉雅 P 波的形成可用多维心电图的变化来解释：右心房极度扩张时，P 波电动势向右、前下方显著增大，较正常的振幅明显增大，P 电轴右偏，表现在 Ⅱ、aVF 导联上，P 波异常高耸；同时心房除极电动势向前增大，在 $V_1 \sim V_2$ 导联上，表现为 P 波起始指数（IPIV$_1$）增大，P 波振幅增高。

## 四、临床联系

临床上，具有喜马拉雅 P 波心电图表现的患者多为发绀型先心病，如三尖瓣闭锁、肺动脉瓣闭锁、Ebstein 畸形及法洛四联症等。除右心房压力负荷过重引起右心房极度扩大的形成机制外，

先心病患者多为儿童或青少年，胸壁电阻力小，

也是容易形成巨大喜马拉雅 P 波的原因之一。

# 第十四节　QRS 波群丑征

## 一、概述

QRS 波群丑征（ugly sign）由 Moulton 于 1990 年提出。指在复发性心肌梗死、严重的心肌缺血或特发心肌病等严重器质性心脏病的临床背景下，若出现室性期前收缩、室性心动过速等异位心律失常时，QRS 波群时间明显延长，畸形、曲折、顿挫。

## 二、心电图特征

QRS 波群丑征的心电图特点是：宽 QRS 波群时间明显延长（＞160ms）；宽 QRS 波群顶端类本位屈折时间延长且有双峰样顿挫；此顿挫的两个波峰顶端间距＞40ms（测量方法见图 23-29）。

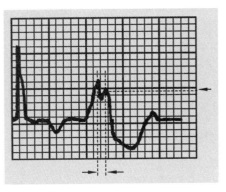

图 23-29　QRS 波群丑征

## 三、临床联系

临床出现心电图 QRS 波群丑征提示患者可能存在严重的左心室扩张、室内传导障碍和室壁运动功能障碍。其临床意义与 QRS 波群特宽型室性期前收缩、室性心动过速、同源心室分离等情况基本一致。

# 第十五节　圆顶尖角型 T 波

## 一、概述

圆顶尖角型（dome and dart）T 波指具有特征性的双峰 T 波，第一峰呈圆顶状，第二峰有一个向上的尖角波。见于部分先心病患儿。

## 二、心电图特征

1. 圆顶尖角型 T 波常出现在右胸导联（V$_1$～V$_3$ 导联）或 V$_3$R 导联。
2. 特征性的双峰，第一峰呈圆顶状，第二峰有一向上的尖角（图 23-30）。第一峰是左心室

复极电位，第二峰代表右心室复极电位。

## 三、发生机制

其发生机制为先心病房间隔缺损和室间隔缺损的患儿，右心室负荷增大影响心室复极的 T 波。右心室肥大产生的 T 波向量向右向前而且增大，因而继第一峰之后出现第二峰 T 波改变。因左心室位于左后方，T 波向量向右向前，在右胸导联轴的正侧，但 T 波向量的振幅不大，出现圆顶形第一峰。由于右心室复极时间此时并无明显延长，因而产生时限不增宽的尖角型 T 波。

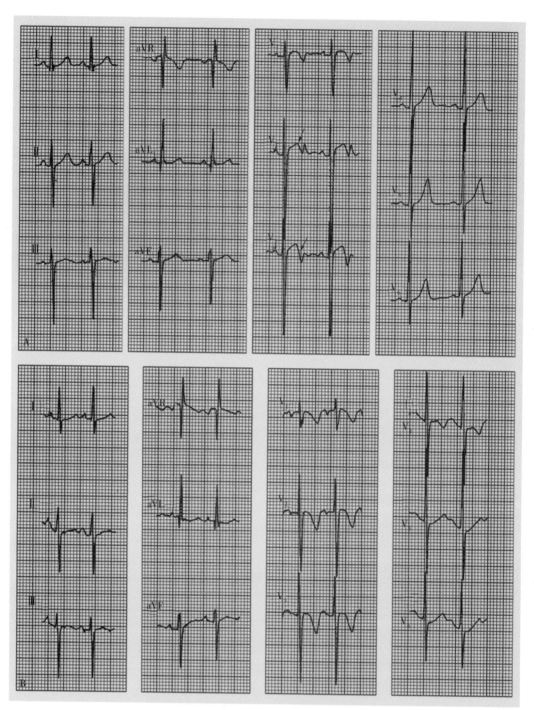

图 23-30　室间隔缺损修补术后尖角型 T 波消失

患者男性，4 岁，先天性心脏病，室间隔缺损

A. 示窦性心律，心率 91 次 / 分，QRS 电轴 52°，左前分支传导阻滞，V₂ 导联出现尖角型 T 波；B. 室间隔修补术后 20d 记录窦性心动过速，心率 126 次 / 分，尖角型 T 波消失

## 四、临床联系

圆顶尖角型 T 波常见于先心病房间隔缺损和室间隔缺损的患儿。手术修补缺损或封堵术后，圆顶尖角型 T 波可以消失。心电图圆顶尖角型 T 波除有助于先心病的诊断外，其形态怪异的 T 波可被误为房性期前收缩下传，应注意鉴别。

这种特殊形态的 T 波称为圆顶尖角型 T 波，仅见于先心病患儿，故有人称其为先天性 T 波。

# 第十六节 圆顶尖峰型 P' 波

圆顶尖峰型 P' 波（dome and dart P' wave）指起源于左心房内的异位心律。左心房心律具有诊断特征的心电图改变是 $V_6$（有时 $V_5$）导联的房性 P' 波倒置。其中如起搏点在左心房上部，则Ⅱ、Ⅲ、aVF 的房性 P 波直立；如起搏点在左心房下部，则Ⅱ、Ⅲ、aVF 导联的房性 P 波倒置；若起搏点在左心房后部，则 $V_1$ 导联房性 P 波呈圆顶尖峰型，即 P' 波开始部分呈圆顶状（反映左心房除极），终末部分呈尖峰状（反映右心房除极），即圆顶尖峰型 P' 波（图 23-31）。

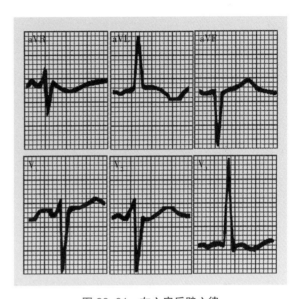

图 23-31 左心房后壁心律

Ⅱ、Ⅲ、aVF 导联 P 波倒置，PR 间期 > 0.12s，$P_{V_1}$ 波呈圆顶尖峰型，为左心房心律。本例存在左前分支传导阻滞

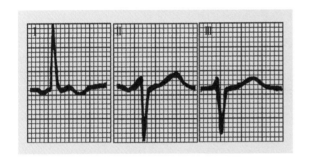

# 第十七节 巨 R 波

## 一、概述

急性大面积心肌缺血的极早期（数秒至数分钟）出现以 QRS 波群时间增宽、振幅升高为主要表现的一组心电图改变，在 ST 段抬高幅度最大的导联尤为明显，又称为急性损伤性阻滞。

## 二、发生机制

QRS 波群时间增宽与大面积心肌缺血引起心肌细胞传导延缓有关，振幅升高与缺血区心肌延迟除极造成没有与之相抵消的向量有关。当缺血加重引起心肌坏死或缺血改善恢复正常传导时，巨 R 波的心电图改变随之消失。

## 三、心电图特征

面向缺血区导联的 QRS 波群时间增宽、振幅升高，S 波消失，R 波下降肢与抬高的 ST 段融合呈单向曲线型（图 23-32）。

## 四、临床联系

1. 是急性大面积心肌缺血极早期的特征性心电图改变。

2. 易误诊为心室内传导阻滞、室性心律失常。

3. 正确识别及诊断对于早期干预、拯救濒死心肌具有重要意义。

4. 尚见于重症颅脑损伤及电击伤，如雷电、高压电、电复律等患者。

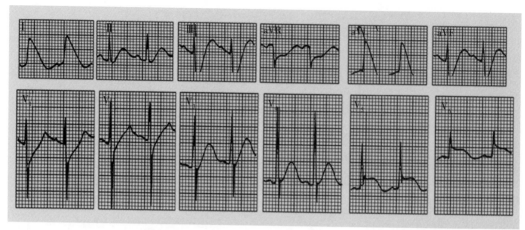

图 23-32　7 岁患儿，重症颅脑损伤出现高侧壁巨 R 波、前侧壁 ST 段抬高

# 第十八节　窄高 QRS 波

## 一、概述

　　窄高 QRS 波指 QRS 波群时间短于正常，伴 R 波振幅异常升高。多见于下壁、左胸前导联，可伴有非特异性 ST-T 改变。患者常有反复发作晕厥、运动导致先兆晕厥或有家族性心脏猝死等临床表现。

## 二、发生机制

　　1. 离子通道改变　快 $Na^+$ 通道功能增强，致 0 期上升速度加快、幅度增大，心室除极速度加快，进而容易产生触发活动。

　　2. 心肌细胞之间联系增强　心室肌细胞之间缝隙连接密度增大，导致细胞之间联系改善及传导速度加快。

　　3. 浦肯野纤维分布改变　浦肯野纤维数量增多或浦肯野纤维穿越心室壁程度增加，导致跨壁传导时间缩短，QRS 波群变窄。

## 三、心电图特征

　　1. QRS 波群变窄，时间短于正常。

　　2. R 波振幅异常升高，起始上升肢异常陡峭，以下壁、左胸前导联明显。

　　3. 同一导联的非特异性 ST-T 改变具有多变性；T 波多呈正、负双向（图 23-33）。

## 四、临床联系

　　可能代表一个新的临床病种，作为一个新的心电图指标预测致命性室性心律失常。

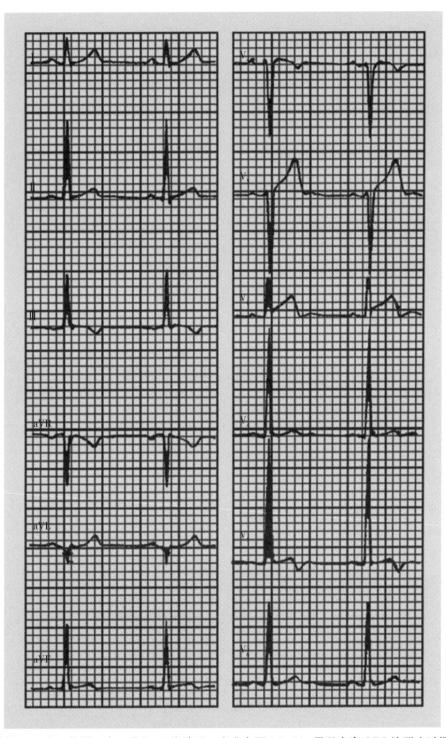

图 23-33　患者男性，41 岁，晕厥 3 次，其父 42 岁猝死。定准电压 0.5mV，显示窄高 QRS 波群（时间 55 ～ 77ms）、左心室高电压（$R_{V_5}$ 电压 3.0mV）、前壁轻度 T 波改变

# 第十九节　交感肺性 P 波

## 一、概述

　　慢性肺源性心脏病（简称肺心病）由胸廓或肺动脉的慢性病变引起的肺循环阻力升高导致心电图上 P 波高尖，称为肺性 P 波，最常见的病因为慢性支气管炎、阻塞性肺气肿、右心室肥大、肺源性心脏病。如果患者无慢性肺病、右心房肥大及右心房传导阻滞等证据，常认为与自主神经兴奋性升高有关，称为交感肺性 P 波。

## 二、心电图特征

　　P 波电压 ≥ 0.25mV，时限正常，波形高尖。最大向量向下、向前、自左向右偏移，在 II、III、aVF 和右胸导联较明显。如为肺心病患者该 P 波电压升高常伴有肢体导联低电压，P/R II 比值 > 0.5 具有诊断意义，敏感度为 53%，特异度为 100%。右心房扩大者 P 轴多右移。一般以 P 电轴 ≥ +80 为异常标准，对肺心病诊断的敏感度为 56.7%，特异度为 100%。排除肺部问题后可以考虑交感肺性 P 波（图 23-34，图 23-35）。交感肺性 P 波常伴有交感神经和迷走神经张力改变对其影响的证据。

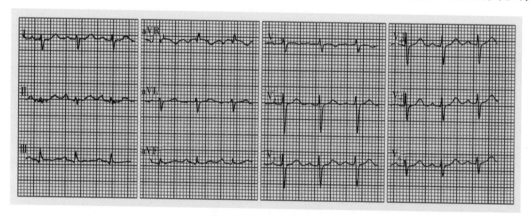

**图 23-34　慢性肺心病**

患者女性，54 岁，慢性支气管炎、肺气肿、肺心病。窦性心动过速，QRS 波群电轴 136°，QRS 波群低电压，V₄ ~ V₆ 导联 R 降低，S 波增深

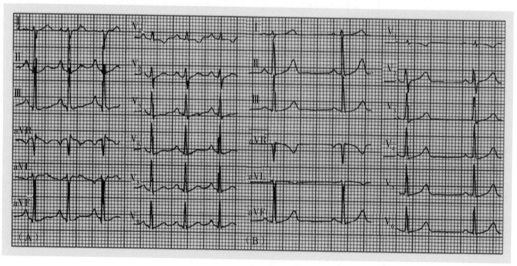

**图 23-35　交感肺性 P 波**

患者女性，40 岁，A 图显示交感活动占优势，窦性心动过速，P 波高尖，T 波低平；B 图显示迷走活动占优势，窦性心动过缓，P 波、T 波幅度降低

## 三、临床联系

年轻人在激动或运动状态下，伴发心动过速使可出现一过性交感肺性 P 波。目前认为交感神经的过度兴奋可能导致心脏电活动的不稳定性，但肺性 P 波引发室性节律异常尚无证据。如果因交感神经的过度兴奋导致短时间内危及生命的、反复发作的室性心律失常则需要紧急处理，被称为"交感电风暴"，是心源性猝死的原因之一。一些原发性心电疾病，如长短 QT 综合征、Brugada 综合征等患者多伴离子通道病变，因此"交感电风暴"发生率高。

# 第二十节 巨大 T 波

## 一、概述

巨大 T 波（giant T wave）系指 T 波异常升高或倒置并显著增宽者。根据其形态，可分为巨大倒置 T 波和巨大直立 T 波两种。

## 二、心电图特征

1. 巨大倒置 T 波 心电图主要表现为倒置 T 波的幅度增深，T 波时间及 QT 间期延长。一般在 V$_4$ ～ V$_6$ 导联明显（图 23-36）。

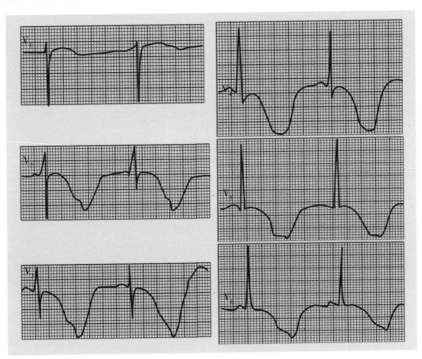

图 23-36 巨大倒置 T 波

2. 巨大直立 T 波 又称"T 波高耸"。指 T 波振幅 > 13mm（1.3mV）或超过 QRS 波群振幅者。

## 三、临床联系

1. 巨大倒置 T 波常见心肌梗死（尤其是心内膜下心肌梗死）、三度房室传导阻滞、脑卒中、心尖部肥厚型心肌病及心动过速后综合征，也可发现在晕厥后的心动过缓时，或新近发生的阿 - 斯综合征者。出现巨大倒置 T 波后，可出现心室停搏或心室颤动。

2. 巨大直立 T 波多见于心前导联。T 波与 QT 间期不一定延长，其恢复与病理改变的进程有关。主要见于心肌梗死的初始超急性损伤期、急性心

内膜下缺血、正后壁心肌梗死（V₁、V₂ 导联有高大 R 波，同时有巨大直立 T 波）、高血钾（P 波

往往振幅减低或消失）、变异型心绞痛、迷走神经张力升高及左心室舒张期负荷过重等。

# 第二十一节　心电图特殊波图例分析

扩展学习：请扫描下方二维码，继续学习心电图特殊波图例分析。

## 小结

本章分 20 节介绍心电图特殊波，包括该波的概念、形成原理、形态特征、鉴别诊断及临床意义。

1. J 波（Osborn 波）　QRS 波急转为 ST 段的连接点为 J 点，J 点从基线移位称 J 点偏移，J 点偏移呈特殊圆顶或驼峰状时称之 J 波。J 波形成的细胞电生理学基础是 $I_{to}$ 电流增加，内外膜电位差和复极离散度增大，心外膜心肌动作电位缩短而发生过早复极所致。J 波的诊断标准是：J 点抬高 ≥ 0.2mV、持续时间 ≥ 20ms。特发性 J 波属离子通道异常性心电疾病。继发性异常 J 波常与低温、高钙血症、神经源性疾病（如蛛网膜下腔出血、脑出血、脑挫伤、颈椎外伤或手术致颈交感神经损伤、脑死亡）等有关。J 波异常易诱发心律失常，应予以重视。

2. U 波　是心室复极的一部分，位于 T 波后的一个低频、低振幅波，正常与 T 波方向相同。形成机制尚不十分清楚，有 3 种假说。U 波升高见于低血钾、脑血管意外、完全性房室阻滞、心动过速、高血钙及期前收缩，应用钙剂、洋地黄、儿茶酚胺类药物后。U 波倒置可见于心肌缺血。

3. Epsilon 波　是 ARVC 的特征性心电图表现，位于 QRS 波之后，为一向上的小棘波，振幅较低，可持续数十毫秒，是右心室心肌细胞延迟除极的一部分。右心室发育不良或部分心肌细胞萎缩、

退化，被纤维组织代替，产生脂肪组织包绕心肌细胞的岛样组织，使右心室部分心肌除极延迟而致，易发生心律失常。

4. Delta（δ）波　又称心室预激波，是预激综合征的特征性心电图表现。

5. Brugada 波　Brugada 波的发生机制与 J 波没有本质区别。Brugada 波主要出现在右胸 V₁ ～ V₃ 导联。分为 Ⅰ 型（下斜型 ST 段抬高）、Ⅱ 型（马鞍型 ST 段抬高）、Ⅲ 型（混合型）3 个亚型。临床上有晕厥、猝死或家族病史者则为是 Brugada 综合征。

6. Niagara 瀑布波　为特殊形态的巨大倒置的 T 波。有文献称"交感神经介导性 T 波"。见于脑血管意外及交感神经过度兴奋疾病。

7. Lambda 波　是以 QRS 波在下壁导联 S 波消失并出现 ST 段下斜型抬高为特征的心电图表现。发生机制目前尚不明确。可能是一种离子通道异常的心脏疾病。

8. 非梗死性 Q 波　排除心肌梗死的病理性 Q 波。多见于心肌病、心室预激和心包炎。多维心电图和心电向量图是鉴别非梗死性 Q 波的重要手段，建议选用。

9. Wolff 波　为在 QRS 波群起始部有类似左侧旁道前向传导所形成的心室预激波（δ 波）。

10. QRS 碎裂波　指心电图上 QRS 波群呈三相波（RSR′ 型）或多相波，或 R 波出现切迹或顿挫，但要排除束支传导阻滞导致的类似表现和假性 QRS 碎裂波。多维心电图或心电向量图是鉴别真假碎裂 R 波的好方法。QRS 碎裂波在冠心病、心肌梗死、心肌病、对心脏事件的预警等有重要临床意义。

11. 心房碎裂波（CFAE 电位）与肌袖房性心律失常　CFAE 电位是由 2 个以上连续的心房碎裂波组成的紊乱基线。在肺静脉口、房间隔、左心房顶部和冠状窦近端等部位常记录到。为心房内

独立的子波，有多态性、混沌及周期变化，是维持房颤的关键。肌袖指缠绕于肺静脉和上腔静脉的心肌组织，可自发地产生单个或连续、有序或无序的快速电冲动，通过触发或驱动心房肌导致各种类型房性心律失常。

12. Pardee 波　指正向巨大的 T 波与弓背向上的 ST 段抬高形成的融合波。

13. 喜马拉雅 P 波　当肺性 P 波的振幅进一步增高，P 波振幅 > 5mm 时，用喜马拉雅 P 波表示。

14. QRS 波群丑征　指室性心律失常时，QRS 波群时间明显延长，畸形、曲折、顿挫。

15. 圆顶尖角型 T 波　指具有特征性的双峰 T 波，第一峰呈圆顶状，第二峰有一个向上的尖角波。见于部分先心病患儿。

16. 圆顶尖峰型 P' 波　指起源于左心房内的异位心律特征的心电图改变。

17. 巨 R 波　指 QRS 波群时间增宽、振幅增高为主要表现的一组心电图改变，是急性大面积心肌缺血极早期的特征性心电图改变。

18. 窄高 QRS 波　指 QRS 波群时间短于正常，伴 R 波振幅异常升高。可伴有非特异性 ST-T 改变。

患者常有反复发作晕厥、运动导致先兆晕厥或有家族性心源性猝死等临床表现。

19. 交感肺性 P 波　P 波电压 ≥ 0.25mV，时限正常，波形高尖，排除肺部问题后可以考虑交感肺性 P 波。年轻人在激动或运动状态下，伴发心动过速使可出现一过性交感肺性 P 波。

20. 巨大 T 波　指 T 波异常升高或倒置并显著增宽者。分为巨大倒置 T 波和巨大直立 T 波两种。常见于心肌梗死、心肌缺血、脑卒中、心尖部肥厚性心肌病及心动过速后综合征等。

附 1　本章的学习重点
1. 本章介绍的 20 个心电图特殊波的概念、图形特点及形成机制。
2. 20 个心电图特殊波的临床意义。
附 2　请扫二维码扩展学习

# 第三部分
# 心律失常

**在这一部分你将学习：**

1. 心律失常的定义、分类、发生机制和分析方法、多维心电图在心律失常分析中的应用。

2. 窦性心律失常，主要有窦性心动过速、窦性心动过缓、窦性心律不齐、窦性停搏。

3. 游走心律，如窦房结内游走心律、窦房结－交界区游走性心律、心房内游走心律、交界区内游走心律和心室内游走心律。

4. 特殊的房性心律：如特殊的房性心律、冠状窦性心律、冠状结性心律和左心房心律。

5. 房室交界区心律概述、房性逸搏和房性逸搏心律、房室交界性逸搏和房室交界性逸搏心律、室性逸搏和室性逸搏心律、加速的逸搏与加速的自主性心动过速。

6. 期前收缩、室上性心动过速、室性心动过速、心房扑动、心房颤动、心室扑动与心室颤动。

7. 心律失常中几种常见基本现象及心电图部分相关概念：主要有文氏现象、隐匿性传导、超常传导、魏登斯基现象、单向传导阻滞、差异性传导、蝉联现象、裂隙现象、钩拢现象、节律重整、拖带现象、电张性 T 波改变现象与心脏记忆现象、传入阻滞、传出阻滞、二联律法则和 Ashman 现象、折返激动、反复搏动及反复心律、并行心律、干扰与干扰性房室脱节等。

8. 心脏传导阻滞：主要有窦房传导阻滞、房室传导阻滞等

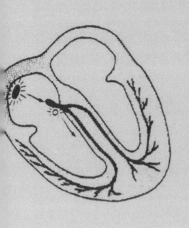

# 第二十四章

# 心律失常概述

## 第一节 心律失常的定义与分类

### 一、心律失常的定义

正常情况下，心脏激动起源于窦房结，窦房结按一定频率发放激动，并按一定顺序和传导速度下传心房、房室结、希氏束、束支（分支）、浦肯野纤维，最后传到心室肌使之除极。在这个过程中，不仅激动起源有一定的规律，而且它的传递顺序及在各部位的传导速度也都有一定的规律。凡激动的起源或频率、传导的速度或径路任何一个环节发生异常而引起的心率过快、过慢或不规整统称为心律失常（arrhythmia）。心律失常是临床各科，尤其是心脏病学和心电图学的重要部分，常见于心脏病患者，也可见于正常人。

### 二、心律失常的分类

正常起源于窦房结的激动频率为 60～100 次 / 分（目前有人认为是 55～75 次 / 分），心律整齐，称为窦性心律（sinus rhythm）。如激动不是起源于窦房结，而是起源于心房、房室交界区、心室等，称为异位搏动（ectopic beats）。如异位搏动连续发出 3 次以上，便称为异位节律（ectopic rhythm）。如窦房结自律性降低，或不能按时发出激动，或窦性激动传导受阻，异位起搏点便发出激动以维持心脏的搏动，称为被动性异位搏动（或心律），如房性、房室交界性或室性逸搏（或逸搏性心律）等。如异位起搏点的自律性升高，在窦性激动到达之前，抢先发出一个或一系列激动，称为主动性异位搏动（或心律），如期前收缩、阵发性心动过速、扑动和颤动等。

如激动不能按正常速度和顺序到达各部位，称为传导异常。传导异常分为 3 类：一类是生理性（或病理性）干扰和干扰性房室脱节；另一类是传导阻滞，如窦房传导阻滞、房室传导阻滞、束支传导阻滞等；第三类是由房室间异常传导途径引起的，如心室预激心电图现象和预激综合征。

激动起源异常和传导同时存在，即构成复杂心律失常，如异位心律伴传出阻滞、反复心律或并行心律等。

心律失常分类方法很多，本书仅介绍最常用的 3 种分类方法。

（一）按病理生理基础分类（图24-1）

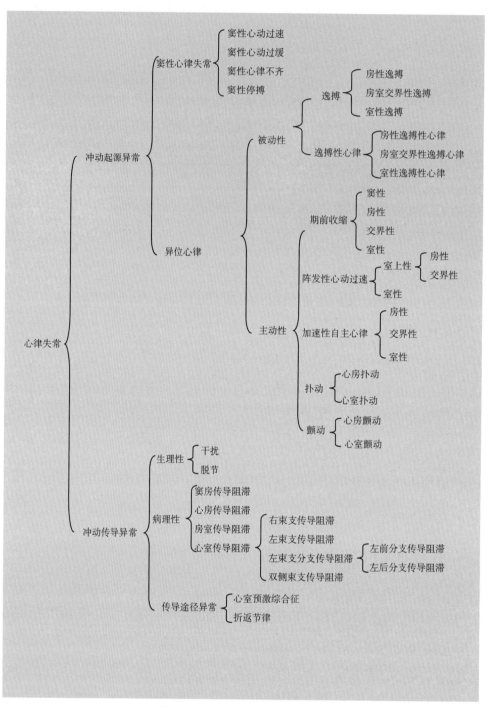

图 24-1　按病理生理基础分类

（二）以解剖部位为基础分类（图 24-2）

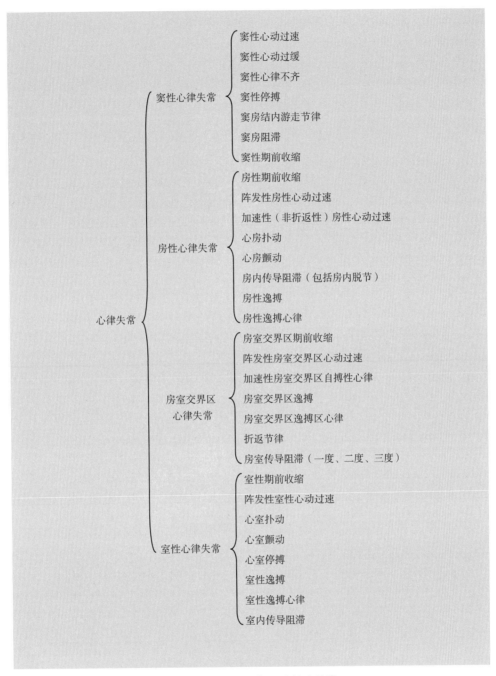

图 24-2　以解剖部位为基础分类

（三）以临床表现为基础分类（图24-3）

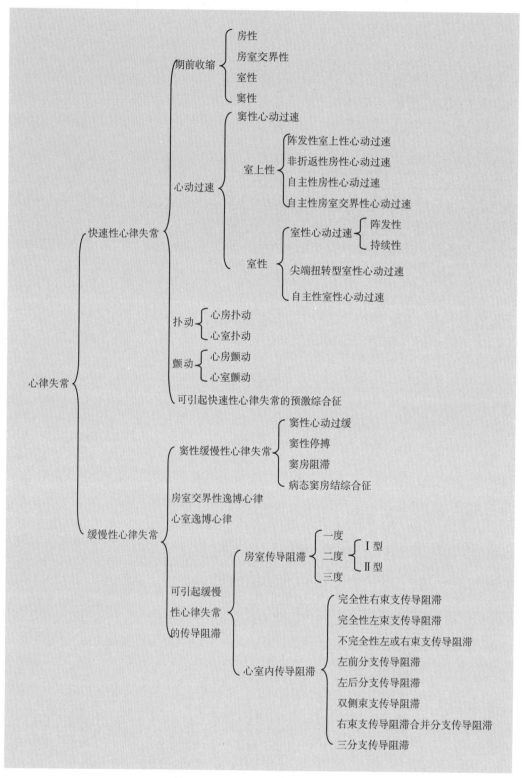

图24-3　以临床表现为基础分类

# 第二节　心律失常的发生机制

心律失常的发生机制，概括起来有以下几个方面。

## 一、心肌细胞自律性改变

生理与病理因素均可影响心肌细胞的自律性，如心肌缺血、缺氧，电解质紊乱，内环境 pH 改变、自主神经功能紊乱及药物作用等，都可以改变窦房结与低位节律点的自律性，而引起心律失常（图24-4）。

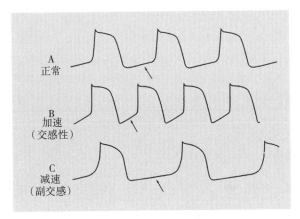

图 24-4　起搏细胞动作电位示意图

A.正常窦性心律；B.过度的交感神经激活，自律性升高，心率加快；C.过度副交感神经激活，自律性降低，心率减慢

1. 窦房结自律性升高，可引起窦性心动过速。
2. 窦房结自律性降低，可引起窦性心动过缓、房性、交界性、室性逸搏或逸搏性心律。
3. 低位节律点自律性升高，可引起期前收缩、非折返性房性心动过速、加速性室性或交界性自搏性心律。

## 二、折返激动

折返激动（图24-5）是指由心脏发出的一个下传激动遇到单向传导阻滞后，又从另一个途径逆向传回原处再次引起部分心肌的激动。折返激动形成必须具备以下 3 个条件。

1. 在解剖上或功能上具有不同不应期而分开的环行"双轨"传导途径。

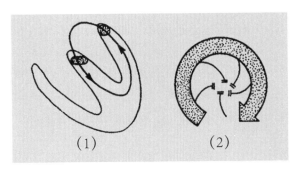

图 24-5　心脏折返激动模式图

（1）固定环路顺序折返。由房室交界区（长椭圆形区）、心室肌、房室旁道（短椭圆形区）和心房肌构成折返环路；（2）主导环路随机折返。在主导环路中央，由于各个方向的激动波前相遇，形成功能性传导障碍

2. 传导途径的一部分具有单向传导阻滞。
3. 传导途径的另一部分传导速度缓慢。折返激动（reentrant movement；reentry excitation）是期前收缩、阵发性心动过速、扑动或颤动等心律失常的发生机制之一。当折返过程沿着固定的线路间歇发生时，可形成配对性期前收缩；当折返过程重复持续一段时间，并代替了正常节律时，称为阵发性折返性或反复性心动过速；当存在着许多微折返时，则可形成心房或心室扑动或颤动。窦房结、心房内、交界区或附加旁道内，均可发生折返激动。

## 三、传导异常

传导异常指心脏激动传导的顺序或到达的时间发生异常，包括传导延缓、传导中断、优先传导、旁道传导及一些复杂的传导障碍现象，如超常传导、伪超常传导、魏登斯基现象、文氏现象等，将在后面章节中做详细介绍。

1. 传入阻滞　又称"保护性传导阻滞"，指包括来自窦房结等主导心律的激动，不能侵入某一异位起搏点而使其发生节律重整，因此该异位起搏点的激动可不受窦房结或基本心律的影响与控制，能够独立持续地形成激动。传入阻滞实际上是单向传导阻滞，是心脏的保护机制之一，通常是并行心律等心律失常发生的基础。

2. **传出阻滞** 又称"外出阻滞"，是指起搏点与周围心肌交界部位之间的一种单向阻滞，即一个起搏点的激动，由于某种原因不能通过与周围心肌的交界部位以激动心房或心室，从而有规律的心律突然出现一次或多次漏搏现象。传出阻滞分为窦房传出阻滞、异位–心房传出阻滞、异位–交界区传出阻滞及异位–心室传出阻滞。

3. **单向阻滞** 属于传导阻滞的一种特殊类型，是指在病理情况下，由于某种心肌组织的病变程度不同，该部位组织只能允许一个方向传来的激动通过，相反方向传来的激动则不能通过。其发生机制可能是由于心肌组织的某部分抑制程度不同，出现了递减性传导所致。单向阻滞是形成并行心律、反复心律，完全性房室传导阻滞时心室夺获及干扰性房室脱节的重要因素，也是形成折返激动，为发生期前收缩及心动过速提供必要条件。

4. **递减性传导** 是指激动传导过程中所发生的动作电位"0"相上升速度与幅度逐渐减低，因而引起进行性的传导延缓以至传导中断。在病理情况下，当膜电位显著降低时，递减性传导发生。递减性传导可发生于心脏的任何部位；在生理情况下，递减性传导多见于房室结。大部分传导受阻都要经过递减传导的过程。

5. **三相传导阻滞** 又称"时相3阻滞"或"收缩期阻滞"。是指传导障碍发生于心肌细胞动作电位的第3时相。三相传导阻滞是快心率依赖性传导阻滞，常在心率增快时出现，而在心率减慢后消失。可为生理性，亦可为病理性。其发生机制是：在动作电位第3相，心肌细胞膜电位尚未恢复到正常水平（–90mV），也就是复极不全，膜电位升高（负值减少），因此除极速度及幅度均小，而使传导减慢或受阻。

6. **四相传导阻滞** 又称"时相4阻滞"或"舒张期阻滞"。是指传导障碍发生于心肌细胞动作电位的第4相，是一种与心率有关的间歇性束支或分支传导阻滞，在心率减慢时发生。其发生机制主要是心肌传导组织细胞极化不足，此时若有激动到达，"0"位相上升速度减慢，从而导致传导阻滞。

7. **超常传导** 又称"超常期传导"。是指在心脏传导功能受抑制的情况下，本应被阻滞的早期激动，却意外地发生了传导功能暂时改善的矛盾现象。正常心肌细胞不会发生超常期传导，它的发生意味着在已发生传导阻滞的情况下，其阻滞情况暂时略有改善。

8. **魏登斯基现象** 是心脏在传导性和自律性受抑制的状态下得到临时改善的一种保护性反应。魏登斯基现象包括魏登斯基易化作用和魏登斯基效应两方面。前者是指某一阻滞区的一侧受到一次强烈刺激后，该刺激虽未通过阻滞区却降低了阻滞区的应激阈值，使来自另一侧原来不起反应的阈下刺激得以通过；后者是指某阻滞区受到一端来的强刺激后，阻滞区的应激阈值暂时降低，使同一端接踵而来的原来不能引起反应的阈下刺激能够引起兴奋并通过阻滞区。常见的魏登斯基现象主要出现在高度或完全性房室传导阻滞的病例。上述传导阻滞时心脏传导功能的暂时恢复由魏登斯基易化作用开始，以魏登斯基效应维持。这对于维持有效的心搏量，改善心肌缺血，避免发生因高度房室传导阻滞而引起的心室过久停搏，有着重要的临床意义。

9. **分层传导阻滞** 指在传导障碍区存在着近端延迟区和远端阻滞区。近端延迟区距离激动部位较近，主要为传导延迟，与相对不应期有关；远端阻滞区距离激动部位较远，主要为传导阻滞，与绝对不应期有关。由于两者的功能特点不同，因此当近端传导延迟时，远端有充分的时间得以恢复，能使激动下传；但当近端出现传导加速时，由于激动过早地到达尚未恢复的远端层面而发生传导阻滞。

10. **文氏现象** 又称"二度Ⅰ型传导阻滞"。指心脏不同部位的传导速度呈周期性逐渐减慢，最终发生一次完全性传导阻滞的现象。文氏现象是二度传导阻滞的一种特殊表现形式，也是心律失常的基本现象之一。

11. **双途或多途传导** 指激动在交界区内通过2个或2个以上通道传导的现象，又称"双通道或多通道传导"。

12. **房室结内双径路传导** 即激动在房室结内双径路传导。房室结内双径路是指房室结内传导纤维在某些生理和病理情况下分离成两条传导径路，分别称为"快径路"或"慢径路"。前者又称"β径道"，传导速度快；后者又称"α径道"，传导速度慢。

13. 隐匿性传导　是一种在体表心电图上并无直接表现的传导异常现象。其产生机制是激动部分地通过心脏传导组织，虽未到达心房或心室，但却可以产生新的不应期，从而对下一次激动的传导或激动的形成发生影响，而产生相应的心电图改变。隐匿性传导是心律失常的基本现象之一。

14. 心室内差异传导　又称不完全性室内干扰、差异性心室内传导、生理性心室内传导阻滞等，指室上性激动在通过尚处于相对不应期的心室传导阻滞区时，由于受到相对干扰，QRS波群发生畸形的现象。心室差异传导分为时相性和非时相性心室内差异传导两类。

## 四、触发活动

触发活动是指在病理情况下，心肌于一次正常动作电位激发之后，再次由后除极（或后电位）触发，而产生的一次异位激动。如该异位激动也形成一次后除极，则可再次触发一次异位激动，从而引起一连串的异位搏动。根据后除极在动作电位时相中的早晚，可分为早期后除极和延迟后除极两种。早期后除极通常发生在动作电位的"2"位相或"3"位相早期；延迟后除极通常发生在复极完成或终末时。近年的研究证明，触发活动可能是引起临床心律失常的重要机制之一。洋地黄中毒所致快速性心律失常可能与此有关。

# 第三节　心律失常的分析方法

## 一、发现方法

### （一）常规心电图

常规心电图是发现心律失常的主要方法。凡怀疑有心律失常的患者均应进行心电图检查。但由于常规心电图记录时间短，对于偶发的重要心律失常往往记录不到，需借助下列检查。

### （二）动态心电图监测

24h（甚至更长）动态心电图监测可以定量记录心律失常的发生，根据生活日志，可以分析患者的症状与心律失常的关系，对心律失常的定性诊断提供依据。

### （三）CCU 心电监测

对危重患者进行床旁心电监测是发现心律失常的重要方法。

### （四）远程心电监测

远程心电监测是近几年发展起来的发现心律失常的一种很好的方法，包括有线传输监测和无线传输监测。

### （五）记忆循环监测

对于观察有间歇症状性心律失常的起始部分有重要意义。在症状出现时，患者用手工激活打开检测仪的记忆监测功能，可以显示伴随症状出现的一个心律失常的起始发作情况。

### （六）侵入性方法记录心电图

无创的有食管导联心电图和食管调搏。有创的有心内电图。

## 二、诊断线索

### （一）窦性心律的诊断线索

1. 心电图上窦性P波为主导，不论其是否下传（如合并房室传导阻滞）和室内传导如何，即可做出窦性心律的诊断。

2. 如心率＜40次/分，应考虑合并2：1窦房传导阻滞,运动后心率加倍,提示 2 ∶ 1 窦房传导阻滞解除。窦性心动过缓很少<40次/分。

3.正常窦性心律很少绝对均齐,但 PP 间期相差不大于 0.12s,如大于 0.12s 考虑窦性心律不齐、文氏型窦房传导阻滞、游走节律点等。

4.PP 期间突然明显延长,最可能是窦性停搏或莫氏 Ⅱ 型窦房传导阻滞,同时也应排除未下传的房性期前收缩。

5.P 波形态多变,伴有 PP 间期和 PR 间期变化,可能为游走性节律(房内或窦房结游走至束房室交界区)。

### (二)房性心律的诊断线索

1.发现提早出现的 P 波,形态与窦性 P′ 波不同,不管其是否下传心室、P′R 间期是否延长、QRS 波群是否宽大畸形等均不影响房性期前收缩的诊断。

2.心室率 140 ～ 150 次/分时,除考虑房性心动过速外,也要考虑心房扑动伴 2 ∶ 1 房室传导,此时注意 Ⅱ、Ⅲ、aVF 导联基线呈波浪形而不是等电位线,V₁ 导联有时可以看到类似 P 波的 F 波,按压颈动脉窦可暴露被掩盖的 F 波。

3.T 波双峰时要注意是否有两个 P 波,其中有一个 P′ 波重叠在 T 波上。

4.心房颤动时,心室率>180 次/分,QRS 波群宽大畸形,应考虑伴预激综合征。

5.心房颤动时出现长 RR 间期时,如为偶发,可能是隐匿性传导所致,如反复出现、其周期相等,可能为二度房室传导阻滞合并交界性停搏。

6.慢性心房颤动患者服用洋地黄后如心律变为规整,多数是并发了房室传导阻滞或交界区以下的异位心律,为洋地黄过量的表现。如心室率 70 ～ 130 次/分,QRS 波群群呈室上性,为自主性交界性心动过速;如心室率 40 ～ 50 次/分,为完全性房室传导阻滞并发室性逸搏性心律。

7.慢性心房颤动患者服用洋地黄出现 RR 间期"渐短突长"或"短 - 长周期"者,可能是并发了自主性交界性心动过速合并文氏性传导阻滞,也可能为洋地黄过量的表现。

8.持续时间较长的心房颤动,其 f 波可能变得十分纤细而不易辨认,易误认为交界性心律,

此时注意心房颤动时 RR 间期极不均齐,加大定标电压后,在 V₁ 导联上可能见到 f 波。

### (三)交界性心律的诊断线索

1.发现逆行 P 波,即 Ⅱ、Ⅲ、aVF 导联 P 波倒置,aVR 导联 P⁻ 波直立,P′R 间期≤ 0.12s,即可诊断交界性搏动。注意 aVR 导联的 P 波倒置也不能否定交界性搏动的诊断。

2.自主性交界性心动过速(NPJT)可以与窦性心律并存,此时多发生房室分离。心房由窦房结或心房异位起搏点控制,心室由交界区起搏点控制。当窦性心律明显减慢时,交界区起搏点可取代窦房结成为心脏的起搏点。

3.长间歇之后出现的室上性 QRS 波群多为交界性逸搏,如其前有窦性 P 波,PR 间期< 0.12s,或其前或其后出现逆行性 P 波,逆行性 P 波的 PR 间期< 0.12s,RP 间期< 0.16s。

4.交界性心律的心室律绝对均齐,如出现不均齐,应注意有无心室夺获(包括隐匿性夺获)。

### (四)室性心律的诊断线索

1.如 QRS 波> 0.12s,多数为室性异位搏动,但应注意室上性搏动合并室内差异性传导,如原有束支传导阻滞时,QRS 波群亦宽大畸形。

2.提前出现的 QRS 波群,如其前无相关的 P 波,代偿间歇完全,多数为室性期前收缩。但有时室性期前收缩代偿间歇又可不完全(约 45%),其机制为室性期前收缩逆传至心房及窦房结,重建窦性周期,出现代偿间歇不完全。

3.宽 QRS 波群心动过速,85% 为室性心动过速。室上性心动过速伴室内差异性传导的 QRS 波群亦宽大畸形,此时应注意寻找相关的 P 波或其他根据,如没有充分的依据,不能将宽 QRS 波群心动过速诊断为室上性心动过速合并室内差异性传导。

4.室性心动过速 RR 间期不均齐,室上性心动过速 RR 间期均齐,但单形性室性心动过速的 RR 间期亦可均齐。

5.如心电图上出现心室夺获,室性融合波是室性异位搏动的可靠证据。

6.室性心动过速多伴有血流动力学障碍,如

血压降低。充血性心力衰竭等，但亦有一部分室性心动过速患者血流动力学处于稳定状态。

7.室性期前收缩的联律间距如大致相等（差距≤0.05～0.06s），为单源（形）性室性期前收缩，如联律间距明显不等，应注意有无并行心律的可能。

8.心动过速的 QRS 波群方向呈交替变化称为双向性心动过速，多见于洋地黄中毒或严重器质性心脏病。

### （五）房室传导阻滞和房室分离的诊断线索

1.在 PR 间期恒定的情况下，PR 间期突然延长，P 波突然下传受阻，可能是前一心搏在交界区内产生隐匿性传导或隐匿性交界性期前收缩所致。

2.PR 间期迅速缩短，然后 P 波消失，又出现于 QRS 波群之后，提示房室分离。

3.在不完全性房室分离时（窦性心律与交界性心律），PR 间期≥0.12s 的 QRS 波群不一定是心室夺获。心室夺获的另一个诊断条件必须是提早出现。

4.心室率缓慢（45 次/分）多考虑房室传导阻滞，如≥60 次/分多为房室分离，但先天性房室传导阻滞例外。

## 三、基本分析方法

### （一）心律失常分析步骤

当心电图出现下列改变时，应考虑心律失常的存在：①心率＞120 次/分或＜40 次/分；②P波、QRS 波群单个或多个提早或延迟出现；③P波或 QRS 波群形状改变；④P 波与 QRS 波群之间关系改变；⑤P 波或 QRS 波群之间节律不齐；⑥无心房活动。当怀疑心律失常时，在描记常规12 导联心电图之后，应选择 P 波清晰的导联，如Ⅱ、Ⅲ、aVF、$V_1$、$V_3R$ 导联等，做较长时间的描记，以供分析。心律失常分析一般可按下述步骤进行。

1.全面了解临床资料 如过去类似心律失常发作史、心脏病史、服药史及各种检查资料等。

2.分析 P 波

（1）如肯定 P 波存在，则应观察：①P 波形态，确定它是正向传导的窦性 P 波，还是房性 P波或逆向传导的交界性（或室性）P⁻波；②P 波频率，确定是心动过速、过缓或停搏；③P 波节律，如节律不整，应观察是否与呼吸有关，或与 PP 间插的 QRS 波群有关。

（2）如找不到 P 波，则应观察：①P 波是否隐藏在 QRS 波群、ST 段或 T 波中，这种情况常见于阵发性房性或交界性心动过速，此时可用压迫颈动脉窦、屏气等方法减慢心率，以使 P 波显露；②是否有 F 波（心房扑动）或 f 波（心房颤动）；③少数严重心脏病患者，尤其是濒死患者，可出现心房静止，而无 P 波出现。

3.分析 QRS 波群

（1）观察 QRS 波群形态及 QRS 间期，以确定是正常的室上性激动、室上性激动伴束支传导阻滞或室内差异性传导，还是室性激动。如同个导联 QRS 波群有多种形态，则应注意区别是多源性室性激动，还是室性融合波或室内差异性传导。

（2）测量 QRS 波群间距是否规整，如不规整，则应注意有无期前激动及期后激动或完全不规整。

4.分析 P 波与 QRS 波群之间的关系

（1）观察每个 P 波后是否有 QRS 波群，还是几个 P 波后才出现一个 QRS 波群，或 P 波与QRS 波群无关（完全性房室脱节或完全性房室传导阻滞）。

（2）测量 PR 间期：PR 间期固定还是逐渐延长（文氏现象），或是无固定的 PR 间期（P 波与QRS 波群无关）。

5.用梯形图解分析心律失常 对于复杂的心律失常，可用梯形图解进行分析，不仅使分析简洁明了，还能启发和加深理解心律失常。

6.注意识别假心律失常 如基线摆动引起的"假 P 波"或"假颤动波"；干扰引起的"假QRS 波群"。

7.心电图上分析心房与心室波相互关系的原则 ①两者间距相等的次数越多，两者有关的结论越可靠；②周期变化时仍能维持原有关系者，两者相关的结论更可靠；③两者间距不等，但有一定的变化规律，其规律重复次数越多，两者相关的结论越可靠；④不相关的两个节律不可能长期保持固定关系；⑤不规则的节律不会产生规则的节律；⑥晚出现的波群不会产生早出现的波群；⑦频率快可以产生频率慢，相反情况较少见；⑧规则的节律经过不规则传导不会产生规则的节律；⑨对基础心律各波发生规律无影响的重叠波，强烈提示为伪差。

根据以上分析，确定：①基本心律的性质；②心律失常的类型；③是单纯性心律失常，还是复杂性心律失常；④心律失常是否需要治疗，特别是有无紧急处理的必要。

（二）心电图梯形图解方法

1925 年 Thuas Lesis 首先利用梯形图（又称 Lewis 线）分析心律失常。20 世纪 60 年代以来，梯形图的内容又得到了充实和改进，成为分析心律失常，尤其是分析复杂性心律失常的一种必要手段。由于国内、外地梯形图的内容和标志方法尚无统一规定，本书仅根据一般惯例对梯形图的绘制方法做一介绍。

1. 常用符号与缩写字母

（1）常用符号及其代表意义：见图 24-6。

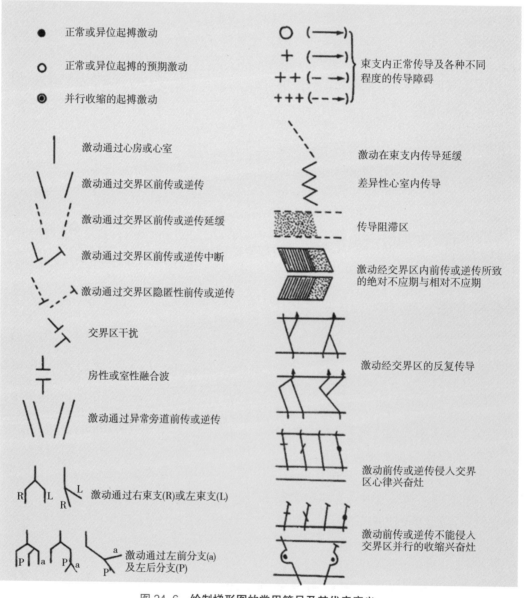

图 24-6　绘制梯形图的常用符号及其代表意义

（2）常用缩写字母及其代表意义

S　窦房结

A　心房

V　心室

E-V 或 E～V　异 - 室联结处

S-A 或 S～A　窦房联结处

E-J 或 E～J　异 - 交界区联结处

A-V 或 A～V　房室交界区

E-A 或 E～A　异 - 房联结处

E　异位

VPS（V）　室性期前收缩

AFB（FB）　房性融合搏动

VFB（FB）　室性融合搏动

J　房室交界区起搏点

F　扑动波

f　颤动波

VE　室性逸搏

JE　交界区逸搏

ASP（A）　房性期前收缩

JPS（J）　交界区期前收缩

R　右束支

L　左束支

d　左前分支

P　左后分支

AVC　室内差异性传导

AVB（C）　房性夺获搏动

VCB（C）　室性夺获搏动

2. 梯形图绘制方法（图 24-7，图 24-8）　梯形图附在有关心电图下方。根据需要先画 4～8 条平行线，分成 3～7 个格，在每个格的左边标明部位，如 S（窦房结）、A（心房）、A-V（交界区）、V（心室）等，其中交界区所占的一格应

宽大些；然后依 P 波和 QRS 波群在相应格内定出房、室搏动的起点，如 $P_1$、$P_2$、$P_3$、$R_1$、$R_2$、$R_3$ 等；根据 P-QRS-T 波的特点，判断起搏点的位置，在图解纸上标明起搏激动；连接定向传导线；定出各种时间；找出阻滞和干扰；根据 P 波与 QRS 波群的关系，间接推测交界区的情况，如激动在交界区的传导方向和途径，有无隐匿性传导，有无阻滞，有无干扰，有无起搏激动存在，有无反复搏动，有无节律重整现象等；找出主要矛盾和重点问题；综合分析诊断。绘制梯形图有手工绘制和电脑软件绘制。

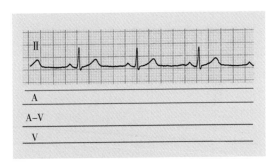

图 24-7　梯形图的绘制方法——4 线 3 区图

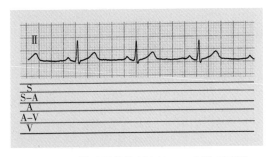

图 24-8　梯形图的绘制方法——6 线 5 区图

# 第四节　心律失常的辅助诊断方法

心律失常的诊断主要依靠临床资料，对常规心电图做全面分析，有时需要借助一些辅助方法协助诊断，如心内电生理检查、颈动脉窦按压、运动试验、动态心电图、心室晚电位、食管导联心电图等。本节仅介绍后 5 种辅助诊断方法。

## 一、颈动脉窦按压（CSM）

按压颈动脉窦可通过兴奋迷走神经，抑制房

室传导组织的自律性、兴奋性、传导性而用于对某些心律失常的鉴别诊断。

1. 鉴别阵发性室上性心动过速与室性心动过速　阵发性室上性心动过速合并室内差异性传导酷似室性心动过速，CSM 终止心动过速高度提示为阵发性室上性心动过速伴室内差异性传导。

2. 鉴别房性心动过速与其他类型室上性心动过速　CSM 后心房率不减慢提示房性心动过速；如立即终止，则为折返性心动过速。

3.鉴别 1 ： 1 传导的心房扑动与室性心动过速　心房扑动伴 1 ： 1 房室传导酷似室性心动过速，CSP 可使心室率减慢，暴露被掩盖的 F 波。

4.鉴别 1 ： 2 传导的心房扑动与窦性心动过速　CSP 使心室率减慢，暴露被掩盖的 F 波。

5.协助诊断洋地黄中毒　洋地黄中毒早期，心电图改变可不明显，CSP 可出现明显的房室传导阻滞，或自主性交界性心动过速等。

## 二、运动试验

1.消除预激图形　运动试验有兴奋交感神经、抑制迷走神经的作用，减少激动的传导，消除预激图形。

2.二度Ⅰ型和Ⅱ型房室传导阻滞的鉴别　运动可改善房室传导，使心率增快，改善Ⅰ型房室传导阻滞，而使Ⅱ型房室传导阻滞加重。

## 三、动态心电图（DCG）

DCG 对常规心电图不易"捕捉"的一时性心律失常具有独特的诊断价值。可用于：

1.对已知的心律做定性、定量分析。

2.诊断不典型的病态窦房结综合征。

3.评估可能为一时性心律失常引起的反应，如心悸、晕厥、眩晕、阵发性呼吸困难等。

4.评价对心律失常治疗的反应。

## 四、心室晚电位（VLP）

1.预测持续性室性心动过速、心室颤动　凡 VLP 阳性者，以后发生持续性室性心动过速和猝死的危险性较大，应进行有创的电生理检查。

2.鉴别室性心动过速的性质　器质性心脏病并发的室性心动过速 VLP 多呈阳性。

3.评估不明原因的晕厥　如 VLP 阳性提示晕厥的原因可能是室性快速性心律失常所致。

4.判断抗心动过速手术效果　对顽固性室性心动过速实施手术治疗，如心内膜切除术、室壁瘤切除术，效果较好者，VLP 转为阴性。

## 五、食管导联心电图

食管导联因电极紧靠左心房后壁，故 P 波高大，易于识别，对心动过速的诊断和鉴别诊断有很大价值，主要用于以下几种情况。

1.阵发性室上性心动过速的分型诊断　食管导联心电图可清楚的显示 RP′ 间期和 P′R 间期。窦房结折返性心动过速（SART）、心房内折返性心动过速（IART）、心房内异位自律性心动过速（AET）的 RP′ > P′R，而房室折返性心动过速（AVRT）和房室结折返性心动过速（RP < PR），且 P 波均量逆行性。

2.室性心动过速与室上性心动过速伴差异性传导的鉴别　食管导联因可清楚地显示 P 波（或 P′ 波），并可清楚地确定 P 波（或 P′ 波）与 QRS 波群之间的关系，故可用于室性心动过速与室上性心动过速伴差异性传导的鉴别，如 P 波与 QRS 波群无关，高度提示室性心动过速。

3.不典型心房扑动和心房颤动　遇有心率快而规整，心房扑动波不易识别的心电图时，与室上性心动过速不易鉴别；当心房颤动的 f 波极为纤细且不易辨别，食管导联可清楚地显示 F 波或 f 波，而确定心房扑动或心房颤动。

4.室上性心动过速伴 2 ： 1 房室传导阻滞的诊断　SART、IART 或 AET 等合并 2 ： 1 房室传导阻滞时，多只显示 1/2 的 P 波，其余 P 波埋没在 T 波中，此时易诊断为窦性心律，食管导联心电图可清楚地显示埋没在 T 波中的 P 波而确诊。

## 六、食管调搏术

食管调搏术对心律失常诊断很有价值，在一定程度上可取代心内电生理检查（见第四十章）

# 第五节　多维心电图在心律失常分析中的应用

多维心电图包括一维线性心电图（简称一维心电图，1DECG）、二维平面心电图（简称二维心电图，2DECG）、三维空间立体心电图（简称三维心电图，3DECG）、四维空间时域心电图（简称四维心电图，4DECG）等。一维心电图（包括常规 12 导联心电图、正交心电图、头胸导联心电图、F 导联心电图等）在心律失常中的应用优势已形成共识，在本节中不再赘述。但在 1DECG 领域仍有很多复杂、疑难心律失常的分析和诊断问题难以解决，如宽 QRS 波群心动过速的鉴别诊断、不典型心室预激波形的鉴别、复杂室内阻滞的鉴别诊断、各种期前收缩的定位诊断、预激旁道的定位诊断等。在这种情况下，2DECG、3DECG、4DECG 可以提供更多的诊断信息，甚至可以起到一目了然的诊断作用。现简要分述如下。

## 一、帮助识别低平及波幅较小的 P 波

多维心电图诊断系统可以自主放大心电图波形，有利于 P 波低平、波幅较小图形的识别。正常心电图仪心电图走纸速度设计是 25mm/s，电压设计 1mm=0.1mV，1 大格 =0.5mV。由于心房肌较薄，在正常情况下 P 波振幅较低。在一些病理情况下，尤其在快速性心律失常时 P 波可能重叠在 T 波上，难以识别。此时，可将走纸速度调快，P 波振幅调高，使 P 波容易识别（图 24-9）。

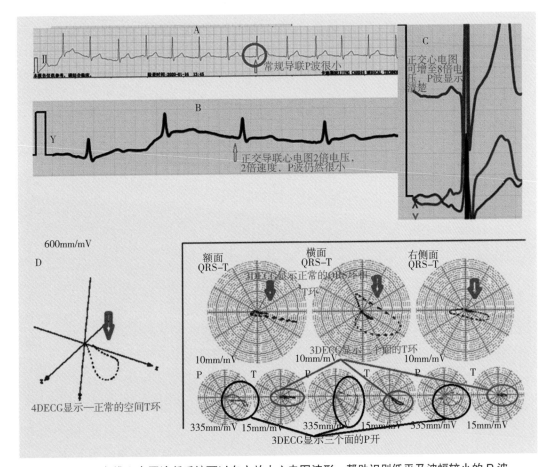

图 24-9　多维心电图诊断系统可以自主放大心电图波形，帮助识别低平及波幅较小的 P 波

A. 为 1DECG 中常规心电图，各导联 P 波波幅小，难以识别。B. 为 1DECG 中正交心电图，各导联 P 波波幅稍增大，可以识别。C. 为放大至 8 倍电压的正交心电图（1DECG）波形，P 波显示清楚。D. 为 3DECG 的 P 环、2DECG 三个面的 P、QRS、T 环。进一步证实 1DECG 显示的 P 波正常

## 二、有利于进行心房颤动高危因素的筛查

　　1DECG 检查的预测心房颤动指标主要是 P 波离散度、信号平均心电图的心房传导时间和心房除极末均方差（RMS）振幅等，2DECG、3DECG、4DECG 对 P 环形态分析与 1DECG 相比有明显优势，心房电活动异常，如心房颤动、紊乱性房性心律，在 1DECG 上 P 波的变化可能不大而 P 环会有异常，可以很清楚地分辨心房除极及复极变化，对于心房颤动和心房扑动射频消融前的定位有重要价值。北京安贞医院一组 42 例研究报道：分别在射频消融术术前及术后采集窦性心律 1DECG、2DECG、3DECG 分析心房传导时间，P 环除极方向及振幅与射频消融术术后复发的关系，认为随着病史时间延长，心房传导时间延长，心房除极方位及振幅发生变化，心房颤动患者的心房发生电重构和结构重构，两者共同作用导致了心房颤动的发生与维持。

## 三、宽 QRS 波群的鉴别诊断简单明确

　　宽 QRS 波群的定性及宽 QRS 波群心动过速的诊断、鉴别诊断一直是 1DECG 诊断的难点和重点。具体表现为室上性心搏伴室内差异性传导、束支阻滞、预激与室性心搏如何进行鉴别，因此，国内外学者总结出 Wellens 流程（1978 年）、Kindwall 流程（1988 年）、Brugada 流程（1991 年）、Vereckei 流程（2007 年）、aVR 单导联新流程等，但这些流程都存在一定的假阳性、假阴性。2DECG、3DECG、4DECG 为宽 QRS 波群的定性及宽 QRS 波群心动过速的诊断、鉴别诊断提供有效的方法和技术。

### （一）QRS 波群的方位

　　在 2DECG、3DECG 上表达直接，非常容易识别（图 24-10）。

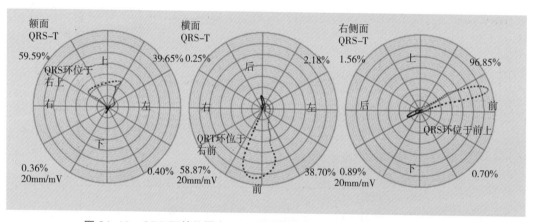

图 24-10　QRS 环的位置在 3DECG 直接显示，位于右前上，一目了然

### （二）QRS 环起始位置和 QRS 环的光点分布特点

　　室上性 QRS 波群和起源于心室的 QRS 波群有明显的的区别。室上性 QRS 伴差异性传导起始位置与窦性相同（图 24-11），随后的运行方向发生变化，而室性 QRS 环起始位置及运行方向与窦性明显不同。室上性 QRS 伴差异性传导的 QRS 环与正常的 QRS 环（初始 20ms 及终末 20ms 密集，中间稀疏）雷同，而室性 QRS 环的光点表现为基本均匀一致（可以先稍密集后稀疏）。室上性 QRS 伴束支传导阻滞（左或右）有束支传导阻滞的典型图形，非常容易鉴别（见第二十一章）。逆向型房室折返性心动过速（A-AVRT）的宽 QRS 波群起始部光点密集、不规则（见第二十章）（图 24-12）。

### （三）QRS 起始与终末之比

　　4DECG 的 QRS 起始与终末之比，即空间 VI/VT，视图明显，如大于 1，考虑为室性 QRS 波群。

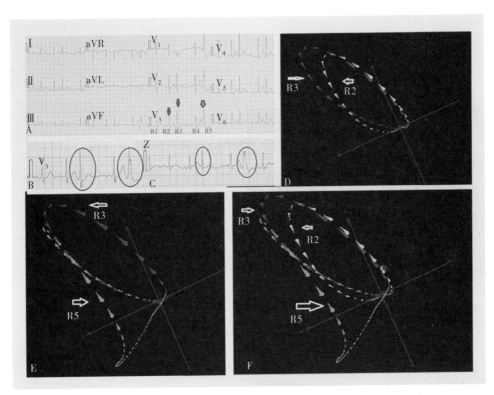

**图 24-11　室上性期前收缩同屏显示示意图**

A. 显示 3 个形态不同的 QRS 波群（箭头所指处）；B. V₃ 导联放大显示；C. Z 导联放大显示；D. R2 和 R3 同屏显示，显示起源相同的室上 QRS 波群；E. R3 和 R5 同屏显示，也显示起源相同的室上性 QRS 波群；F. R2、R3、R5 同屏显示，起源相同，在运行中路径改变，但都符合室上性 QRS 环的特征，所以 R3、R5 是室上性期前收缩伴室内差异性传导

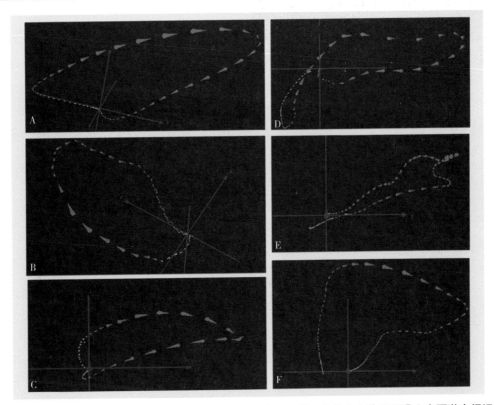

**图 24-12　正常 QRS 与室性 QRS、右束支传导阻滞、左束支传导阻滞、左前分支传导阻滞心室预激空间运行轨迹对比**

A. 正常室上性 QRS 环；B. 心室预激 QRS 环；C. 左前分支阻滞 QRS 环；D. 右束支传导阻滞 QRS 环；E. 左束支传导阻滞 QRS 环；F. 室性异位搏动 QRS 环

（四）不同 QRS 环同屏显示

3DECG、4DECG 有多个 P、QRS、T 环同屏显示对比的功能。可以多个（目前的机型可以同屏显示 5 个不同形态的 QRS 环），通过同屏显示对比，可明确地分辨出室性或室上性 QRS 环的区别（图 24-13）。

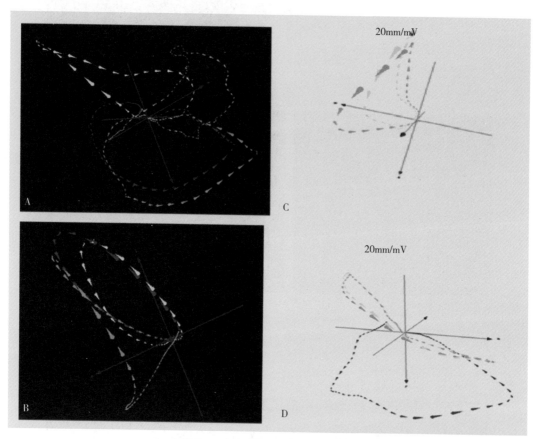

图 24-13　不同 QRS 环同屏显示

A. 4 个不同 QRS 环同屏显示；B. 3 个不同 QRS 环同屏显示；C. 2 个相同 QRS 环同屏显示；D. 2 个不同 QRS 环同屏显示

## 四、提高室内传导阻滞的诊断符合率

（一）鉴别真假右束支传导阻滞

见第二十一章。

（二）明确左束支传导阻滞的部位和程度

见第二十一章。

（三）提高左前分支传导阻滞诊断符合率

见第二十一章。

（四）复杂室内传导阻滞的诊断一目了然

见第二十一章。

## 五、预激综合征合并束支传导阻滞的诊断

预激综合征合并束支传导阻滞时，束支传导阻滞常常被掩盖，3DECG、4DECG 可以清楚地显示预激图形和束支传导阻滞图形，明确诊断（见第二十章）。

## 六、正确测定 Q-T 离散度，为心脏猝死的预测提供正确数据

3DECG、4DECG 可以正确地确定 QRS 环及 T 环的空间起点和终点。空间 Q-T 离散度的测量数据可靠。

## 七、心律失常的异位激动点空间定位和传导途径判断

3DECG、4DECG 有空间方位、时间明确，图形直观，方便心律失常的异位激动点空间定位和传导途径判断。

## 八、T 波交替

3DECG、4DECG 不仅考虑到 T 环的大小（长宽厚和面积）因素，也考虑到 T 环运行的方向，对 T 波交替的研究可提供更多的信息。

另外，在心室早复极研究中的应用、解释某些心电现象等，需要更进一步的观察及研究。

# 第六节　心电散点图在心律失常分析中的应用

## 一、概述

心电散点图是对大量心电数据的非线性分析方法。在分析散点图中有多种方法，如时间散点图、Lorenz 散点图、差值散点图、三维心电散点图等。其中两种方法被广泛应用，即时间散点图和 Lorenz 散点图。两者均是以 RR 间期数据变化为基础来研究心律失常现象。不同的是时间散点图是以时间为序列进行有序的排列表达，突出了时间连续性，虽然是二维构图，但实为一维线性；而 Lorenz 散点图则是用两组数据分别代表横坐标与纵坐标来表达 1 个点的位置在平面上进行构图，虽然缺少时间连续性，但本质是二维平面表达方法。心电散点图在大样本心电数据的分析方面，具有常规心电图检测无法比拟的优势，特别是在心律失常方面，其地位无可取代。李方洁、向晋涛等观察了多种心律失常在散点图中的表现，认为通过该方法分析心电图并结合其逆向技术，能够快速准确地诊断心律失常。现将这两种方法简介如下。

### （一）时间散点图

时间散点图（图 24-14）的具体形成是提取单一的、连续的 RR 间期数据并以时间顺序为横坐标进行排列，例如图 24-15 的心电图，通过测量每一个 QRS 与前一个 QRS 之间的间距得出 RR 间期的数据分别为 682ms、688ms、686ms、681ms、699ms，把这些数据录入 Excel 表格中（表 24-1），再以发生的先后时间进行排序可得出图 24-15，图 24-16。

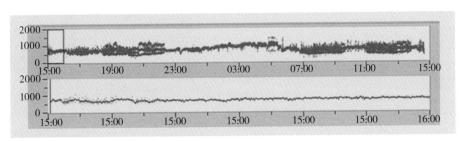

图 24-14　时间散点图，横坐标为时间，纵坐标是 RR 间期时间距离（单位：ms）

表 24-1　时间散点图数据列表

| 时间 | 距离 | 单位 |
| --- | --- | --- |
| 1 | 682 | ms |
| 2 | 688 | ms |
| 3 | 686 | ms |
| 4 | 681 | ms |
| 5 | 699 | ms |

从图 24-14 和图 24-16 的对比中可以看出图 24-14 排列非常紧密，图 24-16 相对稀疏，原因是动态心电图每天产生 10 余万次心搏，如果不采用"浓缩"排列很难用一张长度约为 30cm 的图进行表达，于是图 24-16 必须把横坐标压缩 10 000 倍以上才可以解决直观表达的问题。

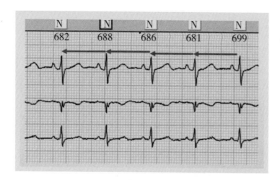

图 24-15　心电图实例（解释见正文）

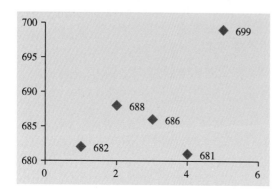

图 24-16　心电图实例（解释见正文）

## （二）Lorenz 散点图

Lorenz 散点图的构图是两组数据表达一个 QRS 点，两组数据分别是这个 QRS 的前 RR 间期和后 RR 间期，前间期在坐标图中为横坐标，后间期为纵坐标。以图 24-17 的 R4 室性期前收缩为例，其前间期为 555ms，后间期是 1001ms，可以做出图 24-18，以横坐标为 555ms，纵坐标为 1001ms，确定室性期前收缩这个点在坐标中的位置。

## （三）诊断心律失常的原理

一般状况下在窦性心律占优势的动态心电图中，窦性心律会形成一个连续不断的频率带（图 24-19 红箭所指），而频发异位搏动或短阵的异

位心动过速，由于存在突发突止的特征往往会出现"截断"现象（图 24-20 黑箭所指），而且窦性心律中的 QRS 在一般情况下前间期基本等于后间期，所以在 Lorenz 散点图中一般窦性心律主律区吸引子以 45° 线为中心呈棒状向两侧分布（图 24-21 红箭所指）。

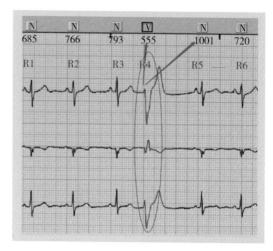

图 24-17　示意图（解释见正文）

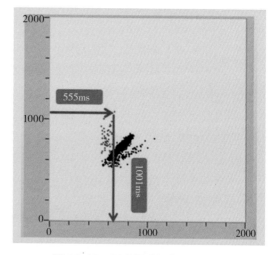

图 24-18　示意图（解释见正文）

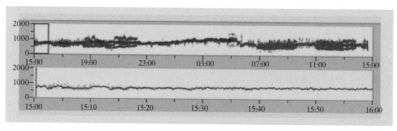

图 24-19　示意图（解释见正文）

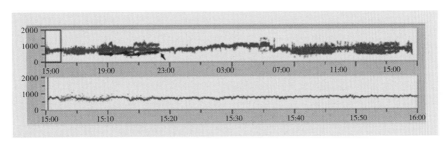

图 24-20　示意图（解释见正文）

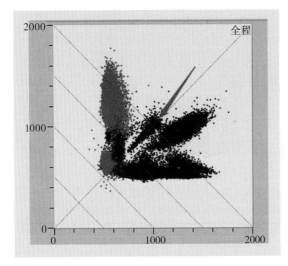

图 24-21　示意图（解释见正文）

相对不同性质的心律失常在两种散点图中的表现是多种多样的，有的心律失常在散点图表现更具特色。例如频发期前收缩，在频发状态时无论是在时间散点表现为单立的频率带，形成独特的分层现象，还是在 Lorenz 散点图中都可以表现为独立的吸引子、呈现不同分区的吸引子。现举例如下。

1. 室性期前收缩散点图特征　在心电图中以室性期前收缩为参照点表现为前间期缩短，一般小于相邻正常窦性 RR 间期，所以在时间散点图是中位于最底层的频率带，位于中间层的多为窦性频率带，而室性期前收缩的后间期往往是相对长于前两个间期的，所以最上层多为室性期前收缩的后间期的频率带。图 24-22（红箭为期前收缩带；蓝箭为窦性频率带；黑箭为期前收缩后间期的窦性心搏频率带），有比较明显的分层现象。Lorenz 散点图特点，由于室性期前收缩形成了前短后长的特点，室性期前收缩本身形成的吸引子往往与横坐标呈垂直关系分布于窦性区的上部左侧（图 24-23A 红箭所指的红色部分）；室性期前收缩前间期的窦性心搏为室性期前收缩前点，它的特征是前长后短，而且室性期前收缩前点的后间期实际为室性期前收缩的联律间期一般固定，

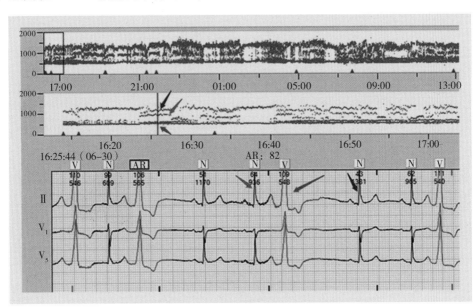

图 24-22　示意图（解释见正文）

它所形成的吸引子分布于最下部，并与横坐标相对平行（图24-23B箭所指），室性期前收缩的后间期（室性期前收缩后点）往往是前长后短，它形成的吸引子位于45°线下窦性主频率带形成的吸引子略下分布（图24-23C红箭所指）。一般状况下，频发室性期前收缩所形成的Lorenz散点图，分为室性期前收缩点、窦性主频率带、室性期前

收缩后点、室性期前收缩前点4个吸引子区域即表现为4分布特征（图24-23D）。

2. 心房颤动散点图特征 心房颤动由于RR间期绝对不规整，所以产生成了累计几万个绝对不同的RR间期数据，所以心房颤动的Lorenz散点图往往呈扇形、喷射型分布于45°线两侧（图24-24）。

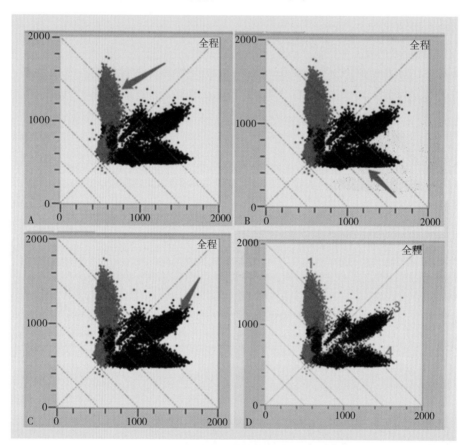

**图 24-23　室性期前收缩散点图的特征示意图**

A. 室性期前收缩本身形成的吸引子位置；B. 室性期前收缩前点；C. 室性期前收缩后点；D. 室性期前收缩散点图示意图：1 为室早点吸引子；2 为窦性主频率吸引子；3 为室性期前收缩后点吸引子；4 为室性期前收缩前点吸引子

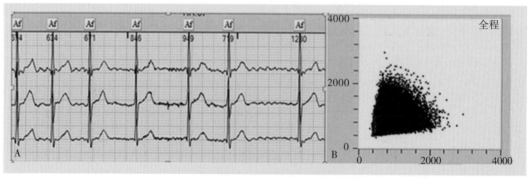

**图 24-24　心房颤动的散点图**

A. 心电图；B. 心房颤动的 Lorenz 散点图

3. 心房扑动的散点图特征　心房扑动时 RR 间期会随房室不同的传导比例发生"倍数式"变化，所以心房扑动的 Lorenz 散点图特征多是"蜂窝煤孔"式、多点、均匀分布，但越是远离 0 点越会显得稀疏（图 24-25）。

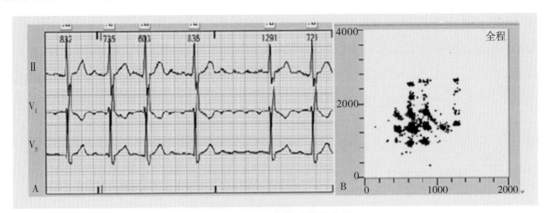

图 24-25　心房扑动的散点图
A. 心电图；B. 心房扑动的 Lorenz 散点图

## 二、心电散点图在心律失常诊断中的应用

1. 散点图在心律失常诊断中的可行性和可靠性　各种心律失常都有其特定的 RR 间期变化模式，并且形成的 RR 散点图符合几何数学规律，其实际形成的图形与用数学原理模拟出来的图形基本一致，从理论上确立了散点图在心律失常诊断中的可行性和可靠性。对多种散点图及其逆向技术（散点图还原成相应心电图）结合起来综合分析，能够快速把握心脏整体主导节律，从而高效处理海量心电数据，提高诊断的速度及准确性，在快速诊断心律失常方面具有较好的临床应用价值。

2. 利用心电散点图诊断心律失常所需观察的主要参数　主要观察图形中子图的数目、形态、位置、斜率等。数目是指在一幅 RR 散点图中有几个子图；形态是指图形分布的形状，如"彗星形""扇形"等；位置是指图形在坐标系中的位置；斜率是指 B 线（B 图的长轴）的斜率，B 图是靠近坐标原点和 X 轴的一个子图，是期前收缩前点形成的散点集等。

3. 三维心电散点图　三维心电散点图是运用非线性图形方法描述的连续心电 RR 间期图，其在二维散点图 X 轴（即 RR1）、Y 轴（即 RR2）的基础上，增加了一维时间轴 Z 轴，以在三维空间中表示不同时间片的散点（如每 3 小时组成的一片散点，选用一种颜色来表示某种心律失常）；

还可以根据危险分层，选定不同颜色来区分各种心律失常，以刻画不同时间片内心律失常的分布情况，用于筛查心电散点图中心律失常发生的频率和时间。对于心房颤动、心房扑动、室性、室上性期前收缩等心律失常的发生时刻和频率，三维心电散点图可分别构成三维时间散点图和三维频率散点图。由于增加了时间和频度信息，医生可以更准确地评价患者发生心律失常的情况并指导用药，现已成为临床快速诊断心律失常的新技术之一。

4. 散点图在心律失常诊断中的应用　主要用于各类期前收缩、心房颤动、心房扑动、心房颤动伴室性期前收缩、心房颤动伴室内差异性传导、心房颤动伴心室预激或预激综合征、心房颤动伴双径路、逸搏心律、阵发性异位心动过速、房室传导阻滞等。

5. RR-Lorenz 散点图　应用效率较高，可以一目了然地整体把握单位时间（1h 或 24h 等）内的心律，包括期前收缩、阵发性异位心动过速、心房颤动、逸搏心律等心律失常，对于并行心律及宽 QRS 波的诊断及鉴别诊断优于 t-RR 散点图；尤其是交界性逸搏在以往动态心电图的海量数据中常会被误认为窦性心搏而遗漏，数量较多时人工校正难以完成准确统计，而散点图成功解决了这一难题。但是 RR-Lorenz 散点图没有标记散点发生的时间而缺乏节律与时间的一一对应关系，而节律的发生是与时间相关的，该节律与出现的相应临床症状或体征需要时间吻合来印证，这是临床诊断的必要依据，结合 t-RR 散点图能够弥补此不足。

6.t-RR 散点图　更适合心电图工作者的思维习惯，更容易理解接受，在动态心电图分析中有很大的应用及推广价值。当有复杂节律出现时，RR-Lorenz 散点图中不同节律的散点集容易出现重叠或融合而影响判断，此时四象限散点图更利于分析。

7.差值散点图　从另一个角度提供了 RR 间期的变化信息，目前在心房颤动的自动化诊断中发挥了很大作用，其诊断心房颤动的敏感度达96.1%，特异度达 85.4%，诊断心房颤动负荷量的准确率高达 98.5%。但是目前对各种心律失常在差值散点图上的特征尚未得到很好的阐释和总结，有待进一步研究。

# 第七节　心律失常的诊断内容及结论

在掌握心律失常心电图特点基础上，进一步结合临床和心电图的动态（发作前、用药后）分析，做出心律失常的诊断：①基本心律，窦性？异位？频率？②心律失常类型，起源异常？传导异常？两者兼有？③如为起源异常，部位？主动性（期前收缩、过速、扑动、颤动）？被动性（逸搏、逸搏心律）？④如为传导异常，阻滞部位？程度？是生理性还是病理性？

对需要紧急处理的心律失常应及时与负责该患者的临床医师联系，对复杂的心律失常应学会应用梯形图解进一步加以分析和解释。

扩展学习：请扫描下方二维码，继续学习复杂疑难心电图的分析方法和技巧。

扩展学习：请扫描下方二维码，继续习学心律失常心电图梯形图图解法。

扩展学习：请扫描下方二维码，继续学习临床心电图分析难点解析。

## 小结

正常起源于窦房结的激动频率为 60～100 次/分（目前有人应认为 50～75 次/分）称为窦性心律。凡激动的起源或频率、传导的速度或径路任何一个环节发生异常而引起的心率过快、过慢或不规整统称为心律失常。

心律失常分类方法很多，本书仅介绍最常用的 3 种分类方法，即按病理生理基础分类、以解剖部位为基础分类、以临床为基础分类。

心律失常的发生机制主要为心肌细胞自律性改变、折返激动、传导异常和触发活动。

心律失常的一些诊断方法和技术有常规心电图、动态心电图监测、CCU 心电监测、床旁心电监测、远程心电监测、记忆循环监测和侵入性方法记录心电图。

介绍了心律失常的一些诊断线索：窦性心律的诊断线索、房性心律的诊断线索、交界性心律的诊断线索、室性心律的诊断线索、房室传导阻滞和房室分离的诊断线索。

当心电图出现下列改变时，应考虑有心律失常存在：①心率＞120 次/分或＜40 次/分；②P

波、QRS 波群单个或多个提早或延迟出现；③ P 波或 QRS 波群形状改变；④ P 波与 QRS 波群之间关系改变；⑤ P 波或 QRS 波群之间节律不齐；⑥无心房活动。

心律失常分析步骤为：①描记常规 12 导联心电图之后，应选择 P 波清晰的导联，如 Ⅱ、Ⅲ、aVF、$V_1$、$V_3R$ 导联等，做较长时间的描记，以供分析；②全面了解临床资料；③分析 P 波；④分析 QRS 波群；⑤分析 P 波与 QRS 波群之间的关系；⑥复杂的心律失常，用梯形图解分析心律失常；⑦注意识别假心律失常。通过分析确定：①基本心律的性质；②心律失常的类型；③是单纯性心律失常，还是复杂性心律失常；④心律失常是否需要治疗，特别是有无紧急处理的必要。

心电图梯形图解方法是分析复杂心律失常的一种必要手段。要掌握常用符号、缩写字母及其代表意义。梯形图有四线三区、六线五区绘制方法。可用手工绘制或和电脑软件绘制。

诊断心律失常的辅助方法有颈动脉窦按压、运动试验、动态心电图、心室晚电位、食管导联心电图和食管调搏术。

多维心电图在心律失常分析中是一种很有用的技术，包括 1DECG、2DECG、3DECG 和 4DECG。在 1DECG 诊断心律失常的基础上，要充分发挥 2DECG 和 3DECG 的作用。如可帮助识别低平及波幅较小的 P 波，有利于进行心房颤动高危因素的筛查，使宽 QRS 波群的鉴别诊断简单明确，提高室内阻滞的诊断符合率，预激综合征合并束支阻滞的诊断，正确测定 Q-T 离散度，为心脏猝死的预测提供正确数据，心律失常的异位激动点空间定位和传导途径判断，分析 T 波交替，心室早复极研究中的应用，解释某些心电现象等。

心电散点图是对大量心电数据的非线性分析方法，有时间散点图、Lorenz 散点图、差值散点图、三维心电散点图等。其中前两种方法被广泛应用，即时间散点图和 Lorenz 散点图。两者均是以 RR 间期数据变化为基础来研究心律失常现象。各种心律失常都有其特定的 RR 间期变化模式，并且形成的 RR 散点图符合几何数学规律，其实际形成的图形与用数学原理模拟出来的图形基本一致，从理论上确立了散点图在心律失常诊断中的可行性和可靠性。对多种散点图及其逆向技术（散点图还原成相应心电图）结合起来综合分析，能够快速把握心脏整体主导节律，从而高效地处理海量心电数据，提高诊断的速度及准确性，在快速诊断心律失常方面具有较好的临床应用价值。

心律失常诊断内容及结论包括：①基本心律，窦性？异位？频率？②心律失常类型，起源异常？传导异常？两者兼有？③如为起源异常，部位？主动性（期前收缩、过速、扑动、颤动）？被动性（逸搏、逸搏心律）？④如为传导异常，阻滞部位？程度？是生理性还是病理性？对需要紧急处理的心律失常应及时与负责该患者的临床医师联系。

**附 1　本章的学习重点**

1. 理解心律失常的概念，掌握心律失常的分类。

2. 理解心律失常的发生机制。

3. 学会如何分析心律失常，会绘制梯形图。会初步用梯形图分析心律失常。

4. 了解心律失常的一些诊断线索和发现心律失常的方法。

5. 了解诊断心律失常的辅助方法、多维心电图、散点图在分析心律失常中的应用。

**附 2　请扫二维码扩展学习**

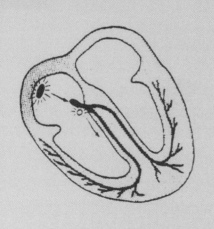

# 第二十五章

# 窦性心律失常

凡激动起源于窦房结所形成的心律，称为窦性心律。窦性心律失常包括窦性心动过速、特发性窦性心动过速、窦性心动过缓、窦性心律不齐、窦性停搏、窦房结内游走节律、窦性并行心律和窦房传导阻滞等窦性心律失常。本章介绍前5种心律失常。

## 第一节　正常窦性心律

正常窦性心律的心电图特点如下（图25-1）。

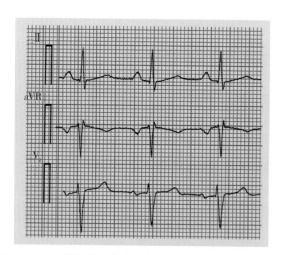

图25-1　正常窦性心律（窦性心律伴1：1房室传导）

1. 窦性P波：P波形态呈锥形，顶端钝圆、较光滑、在 I 、II 、aVF、V$_5$、V$_6$导联中直立，在 aVR 导联中倒置。
2. 频率：成人在 60 ～ 100 次 / 分（目前有人认为 55 ～ 75 次 / 分）；初生婴儿在 130 ～ 150 次 / 分；2 岁左右在 110 ～ 120 次 / 分；4 岁左右在 75 ～ 130 次 / 分；6 岁左右为 65 ～ 110 次 / 分；8 岁以上同成人。
3. PR 间期 > 0.12s，但一般不超过 0.20s。
4. 同一导联中，PP 间距相互间的差异 < 0.12s。

支配心脏的神经是由交感神经和副交感神经组成的自主神经。交感神经兴奋引起心率加快和心肌收缩力量增强；副交感神经兴奋引起心率减慢和房室交界区传导减慢。

## 第二节　窦性心动过速

窦性心动过速（sinus tachycardia）是指频率超过正常范围的窦性心律，为临床上最常见的一种窦性心律失常。其心电图特点如下（图25-2）。

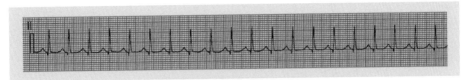

图 25-2　窦性心动过速

窦性心动过速的心律常不是绝对匀齐，且频率易受神经因素的影响，在压迫眼球或按压颈动脉窦时，心率可逐渐减慢，但不能使其突然转为正常。

1. 具有窦性 P 波：心率过快时，P 波常与 T 波重叠，应注意辨认。

2. P 波的频率在成人＞ 100 次 / 分，多数在 100 ～ 130 次 / 分，一般不超过 160 次 / 分。在初生婴儿、2 岁幼儿、4 岁儿童，P 波频率分别超过 150 次 / 分、125 次 / 分、115 次 / 分。

3. PR 间期 0.12 ～ 0.20s，有时伴有 ST 段斜形压低及 T 波低平等改变。

引起窦性心动过速的常见原因有发热、贫血、缺氧、感染、出血、低血压、休克、甲状腺功能亢进、心功能不全、心肌炎、缩窄性心包炎和神经官能症等。正常人情绪激动，体力活动，烟、酒、茶及咖啡的摄入，疼痛或应用阿托品、肾上腺素等药物时，均可出现窦性心动过速。

在治疗上主要应针对病因进行治疗，可应用镇静药及 β 受体阻滞剂控制心率。

# 第三节　特发性窦性心动过速

特发性窦性心动过速（idiopathic sinus tachycardia），又称不适宜性窦速、非阵发性窦速、慢性非阵发性窦速等，多发生于 20 ～ 30 岁的年轻女性。本病的特点如下。

1. 休息状态下心率快，可＞ 100 次 / 分。

2. 有心动过速发作时的症状。

3. P 波呈窦性。

4. 卧位时心率慢，直立位心率快。24h 动态心电图示平均心率明显增快，以白天升高明显。

5. 短时活动时，心率不适宜地增加；心动过速发作可呈间发性、持续性或无休止性。

6. 合并心肌病、心力衰竭时，心率可异常持续增快，可达 200 次 / 分左右。

7. 对 β 受体阻滞剂疗效差。

本病须与一般性窦性心动过速、窦房结折返心动过速、折返性房性心动过速、自律性房性心动过速相鉴别。

# 第四节　窦性心动过缓

窦性心律的频率＜ 60 次 / 分，称为窦性心动过缓（sinus bradycardia）。其心电图特点如下（图 25-3）。

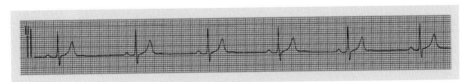

图 25-3　窦性心动过缓

1. 具有窦性 P 波。

2. P 波频率在成人＜ 60 次 / 分，一般在 40 次 / 分以上，在儿童＜60次/分，在婴儿＜100次/分。

3. PR 间期＞0.12s，有时可有轻度延长，但不超过 0.02s。常伴有窦性心律不齐，有时可出现交界性逸搏。

窦性心动过缓常伴有呼吸性节律不齐，且易受心外神经张力的影响，如情绪激动时心率增快，平卧及休息时则更缓慢。引起窦性心动过缓的生理因素有正常人安静睡眠时，过分体力劳动者或运动员等；病理性心动过缓则常见于颅内压升高，黄疸，神经官能症，冠心病、心肌炎，病态窦房结综合征，甲状腺功能减退，营养不良，血钾升高或 pH 改变，某些急性传染病的恢复期，尿毒症，某些药物的影响如普萘洛尔、洋地黄、麻醉药等。

窦性心动过缓一般无须特殊处理，但心率＜40次/分时，应对症治疗，必要时可安装永久性心脏起搏器。

# 第五节　窦性心律不齐

窦房结发出激动的频率时快时慢，在同一次描记的心电图上，长 PP 间期与短 PP 间期之差＞0.12s，称为窦性心律不齐，分为呼吸性窦性心律不齐、非呼吸性窦性心律不齐和室性时相性心律不齐 3 类。其心电图特点如下（图 25-4）。

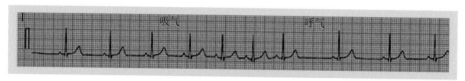

图 25-4　呼吸性窦性心律不齐

1. 具有窦性 P 波。

2. PP 间期长短不等：同一导联最长 PP 间期与最短 PP 间期之差超过 0.12s。

3. PR 间期 0.12～0.20s，一般比较固定。P 波形态可有轻微改变。

4. 明显窦性心律不齐时，可出现交界性逸搏。

5. 呼吸性窦性心律不齐为最常见的一种，表现为吸气时心率增快，呼气时心率减慢，快慢变化的周期与呼吸周期一致。其发生机制与呼吸迷走神经张力变化有关。

6. 非呼吸性窦性心律不齐，临床上少见，其 PP 间期长短亦呈周期性交替，周期约为 15s 或更长，其变化与呼吸无关。

7. 室性时相性心律不齐，表现为夹有 QRS 波群的 PP 间期较不夹有 QRS 波群的 PP 间期为短，长 PP 间期与短长 PP 间期相差超过 0.02s，常见于高度或完全性房室传导阻滞、室性期前收缩及人工心脏起搏时。

# 第六节　窦性停搏

窦房结在某一时间内不能发出激动，使心脏暂时停止活动，称为窦性停搏（sinus arrest），又称"窦性静止""窦性暂停"，是一种常见而重要的心律失常。其心电图特点如下（图 25-5）。

（一）短暂性窦性停搏

1. 有窦性 P 波。

2. 某些 PP 间期明显长于其他 PP 间期，长 PP 间期常超过 1.5s，且与正常 PP 间期不成倍数。

3. 可有交界性逸搏。

（二）持久性窦性停搏

1. 较长时间无窦性 P 波。

2. 可见一系列异位起搏点（房室交界性或室性）发出激动，完全取代窦房结的活动。

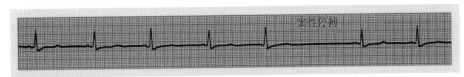

图 25-5　窦性停搏

窦性停搏主要因为迷走神经反射所致，如刺激颈动脉窦或压迫眼球时，或应用洋地黄及奎尼丁过量时；少数病例由窦房结本身疾病所致。窦性停搏可自然恢复正常，但也可因低位的逸搏不能及时发出而猝死。因此，出现较长间歇的窦性停搏和发作频繁时，应及时采取措施，如应用阿托品、异丙基肾上腺素等，必要时也可安装心脏起搏器治疗。

# 第七节　窦房结功能障碍和窦房传导阻滞

窦房结功能障碍见第四十三章第一节。

窦房传导阻滞（sinoatrial block）见第三十七章第一节。

# 第八节　窦性心律失常心电图图例分析

扩展学习：请扫描下方二维码，继续学习窦性心律失常心电图图图例分析。

## 小结

凡激动起源于窦房结所形成的心律，称为窦性心律。窦性心律失常包括窦性心动过速、窦性心动过缓、窦性心律不齐、窦房结内游走节律与窦性停搏等。正常窦性心律的心电图特点为：P波形态在 I、II、aVF、$V_5$、$V_6$ 导联中直立，在 aVR 导联中倒置，频率为 60～100 次/分，PR 间期 > 0.12s，PP 间期相互间的差异 < 0.12s。

窦性心动过速是指频率超过正常范围的窦性心律。窦性心律的频率 < 60 次/分，称为窦性心动过缓。窦房结发出激动的频率时快时慢，在同一次描记的心电图上，长 PP 间期与短 PP 间期之差 > 0.12s，称为窦性心律不齐。分为呼吸性窦性心律不齐、非呼吸性窦性心律不齐和室性时相性心律不齐 3 类。窦房结在某一时间内不能发出激动，使心脏暂时停止活动，称为窦性停搏。

特发性窦性心动过速是指休息状态下心率增快，多发生于 20～30 岁年轻女性，有心动过速发作时的症状，心动过速发作可呈间发性、持续性或无休止性；对 β 受体阻滞剂疗效差。

附 1　本章的学习重点

1. 掌握窦性心律的心电图特点。

2. 掌握窦性心动过速、特发性窦性心动过速、窦性心动过缓、窦性心律不齐和窦性停搏的心电图特点。

附 2　请扫二维码扩展学习

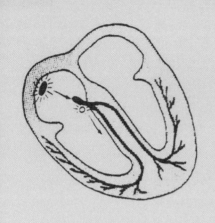

# 第二十六章

# 游走心律及特殊的房性心律

## 第一节　游走心律

心脏的游走性起搏点常见于窦房结内游走、窦房结向房室交界区间游走、心房内游走、交界区内游走、心室内游走。由于起搏点游走形成的心律称为游走心律（wandering rhythm）。

### 一、窦房结内游走心律

窦性起搏点在窦房结的头部、体部及尾部之间来回游走，称为窦房结内游走心律，常伴有窦性心律不齐，其心电图特点如下。

1. 同一导联中窦性 P 波形态不一。

2. PR 间期 > 0.12s，可长短不等，但仍在正常范围内。

3. PP 间期不等，最长间期与最短间期之差超过 0.12s。因起搏点在窦房结内头尾之间游移所致。其变化有一定规律性，即 PP 间期短者，P 波大，PR 间期长，表示起搏点在窦房结头部；PP 间期长者，P 波小，甚至轻微倒置，PR 间期短，表示起搏点在窦房结尾部。

窦房结内游走心律常见于健康人，也可见于洋地黄引起者（图 26-1，图 26-2）。

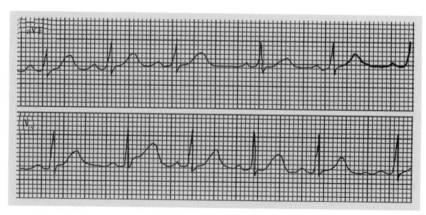

图 26-1　窦房结内游走心律

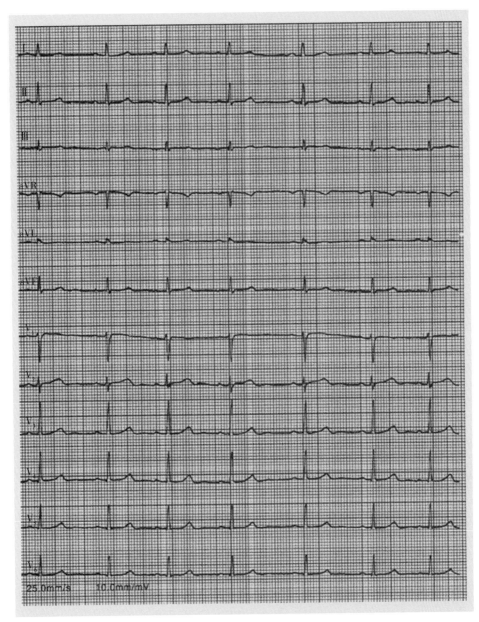

图 26-2　窦房结内游走心律

## 二、窦房结 – 交界区游走性心律

由于迷走神经张力的变化，心脏起搏点游走于窦房结及交界区之间，称为窦房结 – 交界区游走性心律。其心电图的特征如下。

1.同导联中，P 波周期性内直立转为倒置。
2.PR 间期，由 > 0.12s 逐渐转为 < 0.12s。
此心律常见于儿童或迷走神经张力升高的成人，无重要临床意义（图 26-3，图 26-4）。

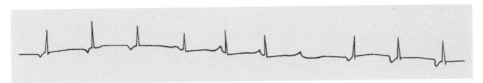

图 26-3　窦房结 – 交界区游走性心律

PR 间期不等，第 4 ～ 7 个 QRS 波群为正常窦性激动，后 3 个 QRS 波群前有逆行 P 波，PR 间期较短

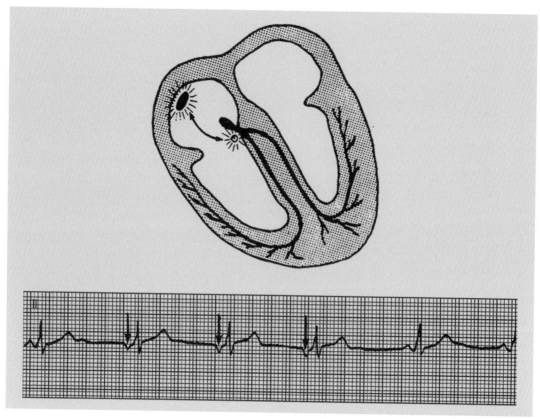

图 26-4 窦房结 – 交界区游走性心律

## 三、心房内游走心律

心房内游走心律又称多源性房性逸搏心律。心脏起搏点游走于左、右心房的不同部位，称为心房内游走心律。其心电图特征如下。

1. 有 2 种或 2 种以上不同房性 P 波，若为逆行 P 波，但 PR 间期＞ 0.12s。

2. P'P 间期可长短不一（但在 0.12 ～ 0.20s）。

3. P'P' 间期可长短不一，互差可＞ 0.12s，频率 50 ～ 100 次 / 分。

4. 一般 P' 波正电压者，P'R 间期较长，否则 PR 间期较短（图 26-5）。

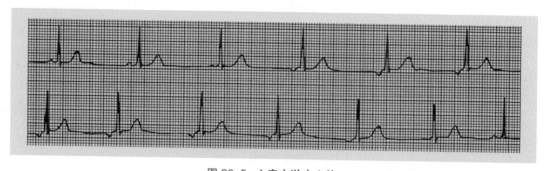

图 26-5 心房内游走心律
Ⅱ 导联显示形态各异的 P 波，PR 间期＞ 0.12s，为起搏点在窦房结与异位心房起搏点之间移动

心房内游走心律可发生在临床各种情况，如洋地黄过量、药物中毒、病态窦房结综合征和不同类型的器质性心脏病，偶见于正常人（尤其是睡眠时）。

## 四、交界区内游走心律

交界区内游走心律又称多源性交界性逸搏心律，即心脏起搏点在交界区内游走形成的逸搏心律。其心电图特征如下。

1. 室上性 QRS 波群之前、之中、之后交替出现逆行 P 波，在前则 P⁻R 间期 < 0.12s，在后则 R⁻P

间期 < 0.20s，或埋藏于 QRS 波群中。

2. P'R 或 RP⁻ 间期长短不一（图 26-6）。

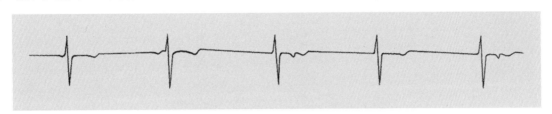

图 26-6　窦性停搏，交界区内游走心律

P 波倒置，位于 QRS 波群前、中、后，PP 间期与 RR 间期均不匀齐

## 五、心室内游走心律

心室内游走心律又称多源性室性逸搏心律，即心脏起搏点在心室内游走形成的逸搏心律。其心电图特征如下。

1. 有 2 种或 2 种以上宽大畸形 QRS 波群。当 2 个室性异位激动交替控制一次心搏时，称为交替性双源性室性逸搏心律。

2. 心室率多在 40 ~ 100 次 / 分，RR 间期多长短不一。

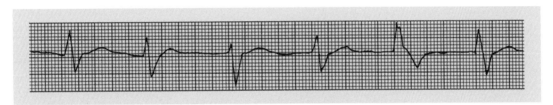

图 26-7　心室内游走心律

# 第二节　特殊的房性心律

本节介绍如下几种特殊的房性心律。

## 一、冠状窦性心律

冠性窦即冠性静脉进入右心房入口处，如果冠状窦附近的组织自律性升高，连续 3 个以上的

冠状窦性搏动即为冠状窦性心律（coronary sinus rhythm）。冠状窦性心律又称右心房下部心律，属房室交界性心律的范畴。发生机制为：①起搏点位于冠状窦附近；②起搏点位于房室交界区，同时伴有一度下行传导阻滞。其心电图特点如下（图 26-8）。

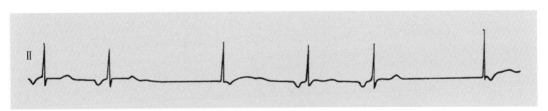

图 26-8　冠状窦性心律，交界性逸搏伴室内差异性传导

P_Ⅱ 倒置（3、6 除外），PR 间期 > 0.12s。第 3、6 个 QRS 波群延迟出现，形态略异，其前无逆行 P 波，系交界性逸搏伴室内差异性传导，其后逆行 P 波由于房室干扰未下传

1. P⁻ 波为逆行 P 波（Ⅱ、Ⅲ、aVF 导联 P 波倒置、

aVR 导联 P 波直立）。

2.P'R 间期 > 0.12s。

3.QRS 波群为室上性。

4.应与左心房心律相鉴别，后者 V₁ 导联有圆钝尖形的 P 波，V₁、V₅ 导联 P 波倒置。

冠状窦性心律多见于正常人，病理情况下见于急性风湿热、洋地黄中毒、急性下壁心肌梗死。呈短阵发作，当窦率加速时即转为窦性心律。

## 二、冠状结性心律

冠状结性心律（coronary nodal rhythm）目前认为是预激综合征的变异型，称 LGL 综合征。也有人把它划归交界性心律的范畴。其特点如下。

1.P 波直立（Ⅰ、Ⅱ 导联 P 波正向，aVR 导联 P 波倒置）。

2.PR 间期 ≤ 0.12s。

3.QRS 波群时间、形态正常。

## 三、左心房心律

当异位起搏点位于左心房时，称之为左心房心律（left atrial rhythm）。左心房心律的异位节律点可位于左心房的前壁、后壁、上部或下部，由于激动的起源部位不同，心房的除极向量随之发生改变，但无论是起源于哪个部位，其激动方向总是从左至右，所以 V₆ 导联总是倒置而其他导联的 P 波可有所不同。其心电图特征如下（图 26-9）。

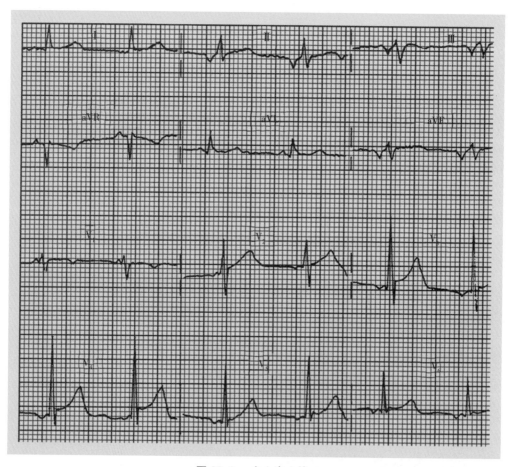

图 26-9　左心房心律

1.左心房 P 电轴通常在 -60°～+150°，故 Ⅰ、V₆（或为等电位）、Ⅱ、aVF 导联 P 波倒置。

2.V₁ 导联 P 波直立，出现特征性圆顶尖峰状，此点为辅助诊断标准。

3.PR 间期有长有短，无固定规律，一般在 0.12～0.20s，少数可缩短至 0.10s。

左心房心律多见于器质性心脏病，如冠心病、风湿性心脏病、高血压心脏病、慢性肺源性心脏病、各种先天性心脏病等，临床应予以重视。

# 第三节　游走心律及特殊的房性心律心电图图例分析

扩展学习：请扫描下方二维码，继续学习游走心律及特殊的房性心律心电图图例分析。

## 小结

本章介绍窦房结内游走、窦房结向交界区间游走、心房内游走、交界区内游走、心室内游走和特殊心房律的心电图特点。

由于起搏点游走形成的心律，称为游走性心律。窦性起搏点在窦房结的头部、体部及尾部之间来回游走，称为窦房结内游走心律。其心电图特点为：同一导联中窦性 P 波形态不一；PR 间期＞ 0.12s，可长短不等；PP 间期不等，最长间期与最短间期之差超过 0.12s。

心脏起搏点游走于窦房结及交界区之间，称为窦房结 – 交界区游走性心律。其心电图的特征为：同导联中，P 波周期性内直立转为倒置；PR 间期，由＞ 0.12s 逐渐转为＜ 0.12s。

心脏起搏点游走于左、右心房的不同部位，称为心房内游走心律。其心电图特征为：有 2 种或 2 种以上不同房性 P 波，PR 间期＞ 0.12s；P'R 间期可长短不一。

心脏起搏点在交界区内游走形成的逸搏心律为交界区内游走心律。其心电图特征为：室上性 QRS 波群之前、之中、之后交替出现逆行 P 波，在前则 P⁻R 间期＜ 0.12s，在后则 RP′ 间期＜ 0.20s，或埋藏于 QRS 波群中；P⁻R 间期或 RP′ 间期长短不一。

心脏起搏点在心室内游走形成的逸搏心律为心室内游走心律。其心电图特征为：有 2 种或 2 种以上宽大畸形的 QRS 波群，心室率多在 40 ～ 100 次 / 分，RR 间期多长短不一。

冠状窦性心律，又称右心房下部心律。心电图特点为：P⁻ 波为逆行 P 波（ Ⅱ、Ⅲ、aVF 导联 P 波倒置、aVR 导联 P 波直立 ）；P⁻R 间期＞ 0.12″；QRS 波群为室上性。

冠状结性心律目前认为是预激综合征的变异型，称 L–G–L 综合征。

异位起搏点发源于左心房时，称之为左心房心律。心电图特征为：P 波在 Ⅰ、$V_6$（或为等电位 ）、Ⅱ、aVF 导联 P 波倒置；$V_1$ 导联 P 波直立，出现特征性圆顶尖峰状；PR 间期一般在 0.12 ～ 0.20s，少数可缩短至 0.10s。

附 1　本章的学习重点

1. 掌握游走心律的概念，窦房结内游走、窦房结向交界区间游走、心房内游走、交界区内游走、心室内游走节律的心电图特点。

2. 了解如下几种特殊房性心律的心电图特点：冠状窦性心律、冠状结性心律、左心房心律。

附 2　请扫二维码扩展学习

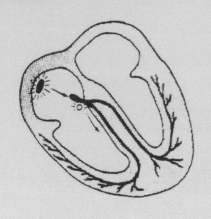

# 第二十七章
# 房室交界区心律概述

## 第一节　房室交界区的结构

　　房室交界区（atrioventricular junction）是心脏传导系统位于心房与心室相连接部位的特殊心肌结构，位于房室隔内。房室交界区可分为房区（A区）、房结区（A-N区）、结区（N区）、结希区（N-H区）和希区（H区）5个区。房室交界区的范围基本上与房室隔右侧面的 Koch 三角一致（图27-1）。

的解剖重建研究中发现，房室结存在着2条后延伸：右侧后延伸（right posterior extension）和左侧后延伸（left posterior extension）（图27-2）。分别相当于 Becker 和 Anderson 早期研究的后区和深区。

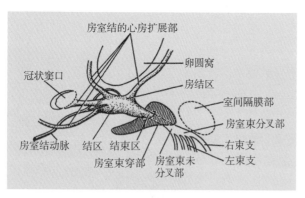

图 27-1　房室交界区的位置和分布（改自电生理基础）

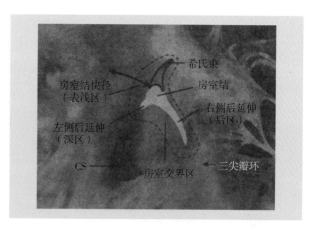

图 27-2　人类房室交界区的可能范围（虚线内区域）。（仿自 Inoue S 和 Becker AE. Circulation）

　　目前对房结区（A-N区）的研究有了较大的进展。Becker 和 Anderson 将心房肌与真房室结之间的移行细胞区分成 3 个小区，即表浅区、后区和深区。表浅区汇入房室结的前上部分，后区汇入房室结的后下部分，深区将左心房和房室结的深部连接在一起。Enoue 和 Becker 在人类房室结

　　研究发现：表浅区有较短的传导时间和较小的递减特性，为房室结快径的传入和传出途径。后区（右侧后延伸）和深区（左侧后延伸），尤其是后区，更明显的递减特性和更长的传导时间，为房室结慢径的解剖学基础。

　　根据以上解剖特点，逆向传导的 P 波形态和

QRS 波群的关系如下。

房室结快径逆传：逆行 P 波与 QRS 波群非常接近。

房室结慢径逆传：逆行 P 波与 QRS 波群距离较远。

分别经房室结快径和慢径逆传：心电图有上述两种表现。

无交界区 – 心房传导：表现为交界区产生的 QRS 波群与窦性或房性心律分离。

# 第二节　房室交界区的功能

房室交界区和房室结的功能如下。

1. 兴奋传导功能　正常人心房肌和心室肌并不互相直接延续，分别止于心肌纤维环的上方或下方，心房肌的兴奋不能直接传导到心室肌，因此，心房肌的兴奋只能由房室交界区传到心室肌，有时心室肌的兴奋也可传到心房肌，即房室交界区的传导是双向性。兴奋经房室交界区可以分离成为快、慢两条传导路径。兴奋在房室交界区传导速度最慢（房室传导延搁），可以使心房肌先兴奋和收缩，心室肌后兴奋和收缩，防止发生房室收缩重叠。

2. 过滤冲动的作用　由于房室结细胞兴奋的不应期很长，可以由心房传来的高频冲动有的落在房室结兴奋的有效不应期内而不能下传心室，进入心室的冲动大大减少，以保证心室肌的正常兴奋和收缩频率，有利于心脏的泵血功能。

3. 起搏作用　房室交界区为潜在起搏点区，房室交界区的每个部位（房室结的结区除外）都有起搏作用。

# 第三节　关于交界性心律一些观点的澄清与房室交界区的自律性强度

## 一、关于交界性心律一些观点的澄清

1. 上、中、下房室结性心律　目前认为：P 波和 QRS 波群前后的关系，不仅取决于节奏点的位置，更重要的是要考虑激动逆向心房及下行心室的传导速度。

2. 冠状窦性心律　目前趋向认为是起源于冠状静脉窦附近的房性节律或房性心动过速，而非交界性心律或交界性心动过速。

3. 冠状结性心律　目前认为是 Lown–Ganong–Levine 综合征是预激综合征的变异型或由于房室结传导功能增强所致。

4. 房室结折返性心动过速　此种类型心动过速的折返环并非仅限于房室结或交界区，交界区的心房肌也参与了折返。

5. 双重性交界性心律　过去认为交界区有 2 个节奏点共存，目前认为更可能是心房下部的房性心动过速（表现为逆行 P 波）伴不同程度房室传导阻滞合并交界性心动过速。

6. 逆行 P 波　不仅是交界区激动逆向传导所致，更可能为心房下部的激动所致。

## 二、房室交界区的自律性强度

正常房室交界区的自律性为 40 ～ 60 次 / 分；< 40 次 / 分为自律性降低；> 60 ～ 100 次 / 分为自律性轻度升高；> 100 次 / 分为自律性升高（表 27–1）。

表 27-1　心脏起搏点自律性强度

| 起搏点自律性 | 心律失常 | 频率（次／分） |
| --- | --- | --- |
| 丧失 | 交界性停搏 | |
| 降低 | 过缓的交界性逸搏或过缓的交界性逸搏心律 | < 40 |
| "正常" | 交界性逸搏或逸搏心律 | 40 ～ 60 |
| 轻度升高 | 加速的交界性逸搏或加速的交界性逸搏心律 | 60 ～ 100 |
| 中度升高 | 交界性期前收缩或交界性心动过速 | 100 ～ 250 |

## 小结

房室交界区是心脏传导系统位于心房与心室相连接部位的特殊心肌结构，位于房室隔内。房室交界区可分为房区（A 区）、房结区（A-N 区）、结区（N 区）、结希区（N-H 区）和希区（H 区）5 个区。目前有研究对房结区分成 3 个小区，即表浅区、后区和深区。Enoue 和 Becker 研究发现房室结存在着 2 条后延伸，即右侧后延伸和左侧后延伸，分别相当于后区和深区。表浅区为房室结快径的传导途径，后区为房室结慢径的传导途径。

房室交界区的功能有兴奋传导功能、过滤冲动的作用和起搏作用。

关于交界性心律一些观点的澄清主要有上、中、下房室结性心律，冠状窦性心律，冠状窦结性心律，房室结折返性心动过速和双重性交界性心律。

房室交界区的自律性：正常房室交界区的自律性为 40 ～ 60 次 / 分；< 40 次 / 分为自律性降低；> 60 ～ 100 次 / 分为自律性轻度升高；> 100 次 / 分为自律性升高。

附 1　本章的学习重点

1. 掌握房室交界区的结构，理解房室交界区的功能。

2. 了解关于交界性心律一些观点的澄清及房室交界区的自律性强度分类。

附 2　请扫二维码扩展学习

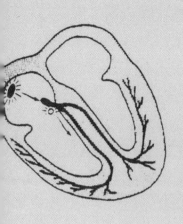

# 第二十八章

# 逸搏与逸搏心律

## 第一节 概 述

当窦房结受到抑制不能产生激动或激动频率减低，或窦房传导阻滞、房室传导阻滞造成基本心搏延迟发生时，其他自律性较低的潜在低位起搏点便发出激动，形成心搏或心律，仅发生 1～2 次心搏者称为逸搏，如发生 3 次或 3 次以上则称为逸搏心律（escape rhythm）。

逸搏与逸搏心律是被动性异位心律，具有生理性保护作用，可防止由于停搏造成严重的血流动力学障碍。可为一过性或持久性。随着人工心脏起搏器的广泛应用，逸搏心律明显减少。

根据心脏起搏点的自律性强度，将逸搏和逸搏心律分为 4 级。

自律性强度 1 级：过缓的逸搏及过缓的逸搏心律。

自律性强度 2 级：逸搏及逸搏心律。

自律性强度 3 级：加速的逸搏及加速的逸搏心律（加速的自律性节律）。

自律性强度 4 级：期前收缩及阵发性心动过速。

根据起搏点部位不同，分为窦性、房性、房室交界性、室性逸搏或逸搏心律 4 种，以交界性逸搏或逸搏心律多见，其临床意义取决于原发疾病的性质。

有 3 个原因可导致窦房结的自律性降低而发生逸搏：①生理性窦性频率减慢；②生理性或病理性副交感神经活性增强；③病理性起搏障碍。图 28-1 表示当窦房结的自律性降低时，低位的心房、希氏束、心室 - 浦肯野纤维就以自身的频率发出激动，即房性、房室交界性、室性逸搏。

1. 生理性窦性频率减慢 见于良好训练的运动员、呼吸周期的呼气相、休息或睡眠时等。

2. 生理性或病理性副交感神经活性增强 如颈动脉窦按摩、颈动脉窦高敏感、用力（如 Valsalva 动作）、按压眼球、颅内压增高、从平卧突然直立、应用扩张静脉导致血容量增加的药物等。

3. 病理性起搏障碍 见于具有起搏能力的窦房结细胞受损，如病态窦房结综合征（图 28-2）；也见于副交感活力增强等。

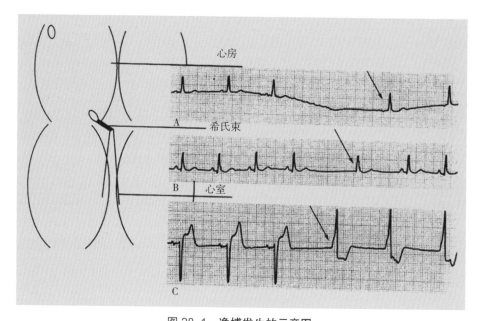

**图 28-1　逸搏发生的示意图**

示意图中的小卵圆图形代表窦房结、房室结、希氏束及束支到心室。A.房性逸搏；B.房室交界性逸搏；C.室性逸搏

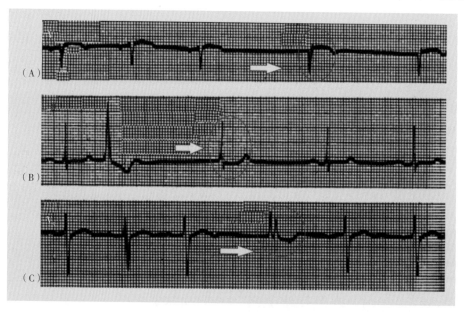

**图 28-2　病理性起搏障碍心电图**

A、B.房室交界性逸搏；C.室性逸搏

# 第二节　房性逸搏和房性逸搏心律

## 一、房性逸搏

房性逸搏（atrial escape）是指窦性停搏或窦房传导阻滞时，房性异位起搏点因摆脱了窦房激动的频率抑制，而产生 1 ～ 2 次有效激动，其心电图特点如下。

1. 在较窦性周期为长的间隙之后，出现房性 P 波，其形态根据异位起搏点的位置而异。如起源于心房上部，P 波直立，也可与窦性 P 波相似；如起源于心房下部，则为逆行 P 波。偶尔房性激动和窦性激动在心房内形成房性融合波。

2. 每个 P′ 波之后大多继以室上性 QRS 波群，

P′R 间期为 0.12 ～ 0.20s。

3. 如出现多个逸搏，则每个逸搏周期常相等。

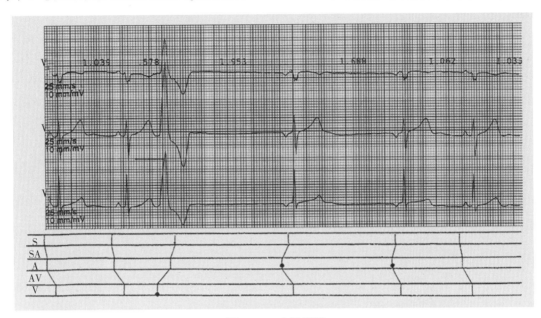

图 28-3 房性逸搏

窦性停搏室性期前收缩，第 4.5 个心搏为房性逸搏

## 二、房性逸搏心律

当房性逸搏连续发生 3 次或 3 次以上，即称

为房性逸搏心律（atrial escape rhythm）。其心电图特点如下（图 28-4）。

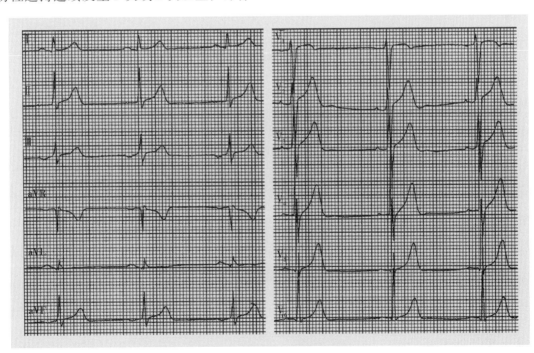

图 28-4 右心房中下部逸搏心律

I 、aVL、V₃ ～ V₆ 导联 P′ 波直立，II 导联 P′ 波平坦，III 、aVR、aVF、V₁ 导联 P′ 波倒置，P′R 间期 140ms，心率 58 次 / 分，为右心房中部逸搏心律

1. 窦性 P 波消失，出现一系列（连续 3 个或 3 个以上）延缓出现的房性 P′-QRS-T 波，其特点

与房性逸搏相同。

2. 心房率与心室率相等，缓慢而规则，一般为 50 ～ 60 次 / 分。

3. 起源于心房下部者，P 波呈逆行性。应注意与房室交界性逸搏心律伴一度前向传导阻滞相鉴别。

## 三、左心房逸搏心律

异位起搏点位于左心房（左心房后壁或左心房前壁）所形成的心律，称为左心房逸搏心律（left atrial escape rhythm）。其心电图特点如下（图 28-5）。

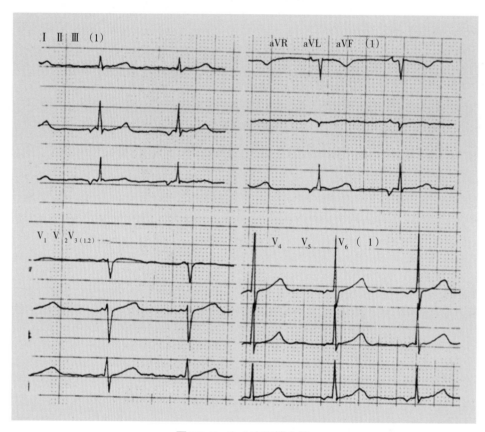

图 28-5　左心房逸搏心律

1. Ⅰ、Ⅱ、aVF、V$_6$ 导联 P 波倒置，aVR 导联 P 波直立。

2. 起搏点位于左心房后壁时，V$_1$ 导联 P 波直立，呈圆顶尖峰形，即 P$_{V_1}$ 起始部钝圆（左心房除极波），后半部尖顶（右心房除极波）；V$_2$ ～ V$_3$ 导联 P 波直立，亦可双向或平坦。

3. 起搏点位于左心房前壁时，V$_1$ ～ V$_6$ 导联全部倒置，偶尔 V$_1$ ～ V$_2$ 导联 P 波直立。

4. 心律缓慢而规律，多为 45 ～ 60 次 / 分，P′R 间期为 0.12 ～ 0.20s。

# 第三节　房室交界性逸搏和房室交界性逸搏心律

## 一、房室交界性逸搏

当窦性节律点发出的激动过于缓慢，或激动因故不能传入心室时，房室交界区的潜在起搏点发出 1 ～ 2 次激动并控制心室，称为房室交界性逸搏（AV junctional escape beats），它是一种最常见的被动性异位搏动，是防止心室长时间停搏的保护性机制。其心电图特点如下（图 28-6，图

28-7）。

1. 在一个较窦性心动周期长的间歇之后，出

现一个室上性 QRS 波群。如伴有"4"相传导阻滞，则 QRS 波群宽大畸形（图 28-6）。

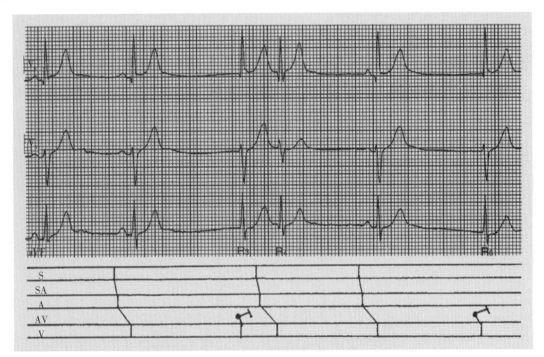

图 28-6　交界性逸搏出现于窦性心律不齐的慢相

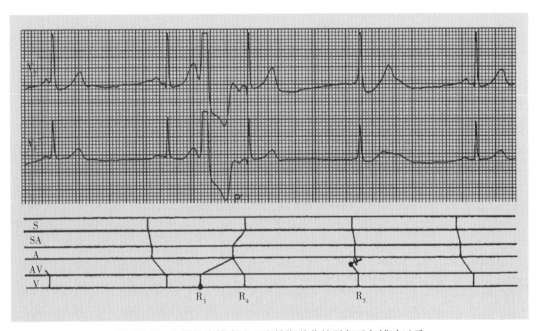

图 28-7　交界性逸搏出现于室性期前收缩引起反复搏动以后

2. 延迟出现的 QRS 波群与 P′波的关系有以下 3 种情况。

（1）QRS 波群之前出现逆行 P 波（Ⅱ、Ⅲ、aVF 导联 P 波倒置，aVR 导联 P 波直立），P⁻R 间期 < 0.12s。

（2）QRS 波群之后出现逆行 P 波，RP⁻ 间期 < 0.20s。

（3）交界性逸搏前后偶尔可出现窦性 P 波，但与 QRS 波群无关（如窦性 P 波出现在 QRS 波群之前，PR 间期必须 < 0.12s），而是交界性逸

搏与窦性激动发生房室干扰所致（参见本书第三十六章干扰与干扰性房室脱节）。

3.多个逸搏出现时，逸搏周期常相等。

## 二、房室交界性逸搏心律

当房室交界性逸搏连续发生3次或3次以上，称为房室交界性逸搏心律（atrioventricular junctional escape rhythm）。心电图特点如下（图28-8，图28-9）。

1.房室交界性逸搏连续出现3次或3次以上。

2.心律缓慢而匀齐，频率为40～60次/分。

3.QRS波群与逆行P波及窦性P的关系同房室交界性逸搏。

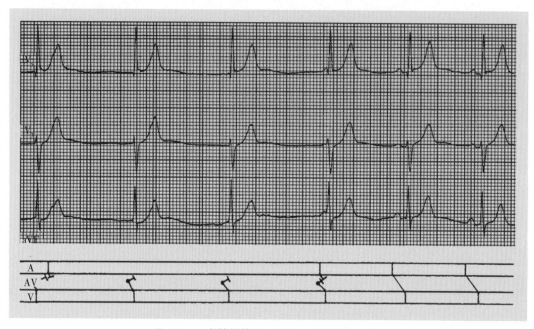

图28-8　窦性停搏伴一过性交界性逸搏心律

## 三、交界性逸搏－夺获心律

交界性逸搏－夺获心律，又称"伪反复心律"，是指在交界性逸搏之后，有一个窦性激动下传，当这个激动到达房室交界区时，适逢房室交界区已脱离绝对不应期，所以能下传并激动心室。其心电图特点如下（图28-10）。

1.在交界性逸搏之后，紧接有一个窦性激动下传心室，心电图上呈现2个室上性QRS波群中夹有一个窦性P波，PR间期＞0.12s。

2.有时逸搏－夺获心律连续发生，称为逸搏－夺获二联律。

3.与反复心律的区别为：后者2个室上性QRS波群中夹有逆行P波。

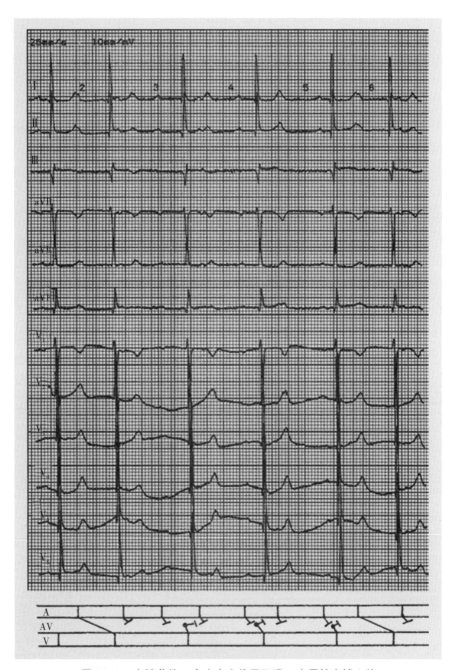

图 28-9　窦性节律、高度房室传导阻滞、交界性逸搏心律

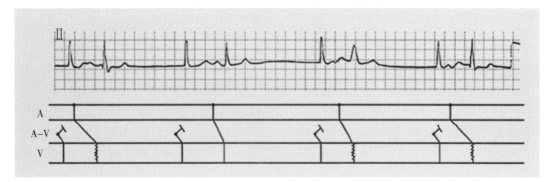

图 28-10　交界性逸搏 – 夺获心律

# 第四节　室性逸搏和室性逸搏心律

## 一、室性逸搏

室性逸搏（ventricular escape）是一种少见的被动性心律，是指窦房结与房室交界区的起搏功能均低下或抑制，或窦性激动不能通过交界区下传，而交界区又未发出逸搏时，由心室被动性发出 1～2 次激动，称为室性逸搏。心电图特点如下（图 28-11）。

1. 在一个较长的间歇之后，出现一个宽大畸形的 QRS 波群，时间 ≥ 0.12s，T 波与主波方向相反。

2. QRS 波群之前无相关的 P 波。偶尔可见 QRS 波群后出现逆行 P 波，这是室性逸搏激动逆行夺获心房所致。

3. 可与窦性或交界性激动形成室性融合波（ventricular fusion wave）。

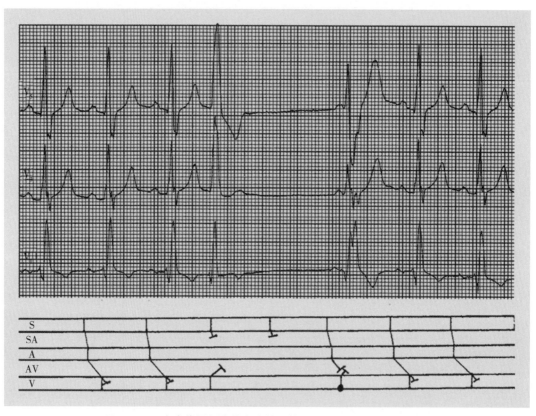

图 28-11　窦房传导阻滞伴发室性逸搏、完全性右束支传导阻滞

## 二、室性逸搏心律

室性逸搏心律（ventricular escape rhythm），又称心室自主心律或心室自搏性心律，是指室性逸搏连续出现 3 次或 3 次以上者。其心电力图特点如下（图 28-12，图 28-13）。

1. 心室率缓慢，常在 40 次 / 分以上。

2. RR 间距均齐，起搏点位置较低或心室率极为缓慢时，也可不均齐。

3. QRS 波群宽大畸形，QRS 波群时间 ≥ 0.12s。异位起搏点位置越低，QRS 波群宽大畸形越明显，心室率越慢。

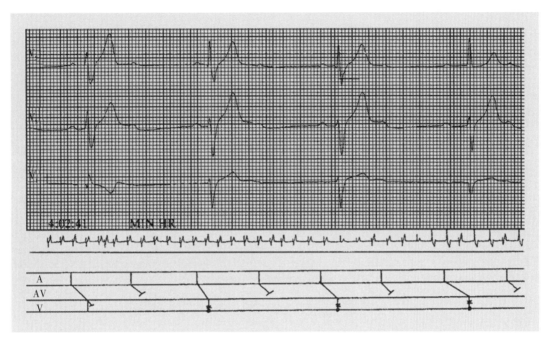

图 28-12    窦性心律、二度房室传导阻滞、室性逸搏心律，形成不完全性干扰室内脱节

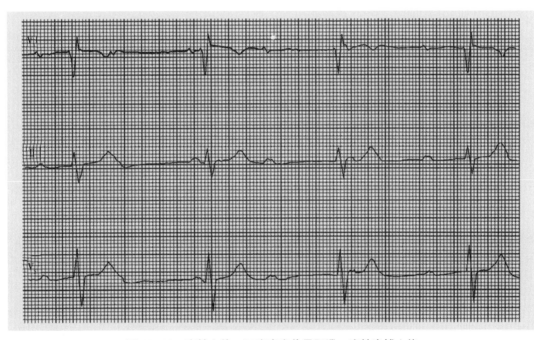

图 28-13    窦性心律、三度房室传导阻滞、室性逸搏心律

# 第五节    逸搏与逸搏心律心电图图例分析

扩展学习：请扫描下方二维码，继续学习逸
搏与逸搏心律心电图图例分析。

## 小结

当窦房结受到抑制不能产生激动或激动频率减低，或窦房传导阻滞时，自律性较低的潜在的低位起搏点便发出激动，形成心搏或心律，仅发生 1～2 次心搏者称为逸搏，分为房性、房室交界性、室性逸搏。如发生 3 次或 3 次以上者则称为逸搏心律。逸搏和逸搏心律具有生理性保护作用，其临床意义取决于原发疾病的性质。

有 3 个原因可导致窦房结的自律性降低：①生理性窦性频率减慢；②生理性或病理性副交感神经活性增强；③病理性起搏障碍。

房性逸搏是指窦性停搏或窦房传导阻滞时，房性异位起搏点被动地发出激动。心电图特点为：在较窦性周期长的间隙之后，出现房性 P 波，根据异位起搏点位置不同而形态各异。偶尔可见到房性融合波；P'R 间期＞ 0.12s。房性逸搏连续发生 3 次或 3 次以上，称为房性逸搏心律。

异位起搏点位于左心房（左心房后壁或左心房前壁）所形成的心律，称为左心房逸搏心律。

当窦性节律点发出的激动过于缓慢，或激动因故不能传入心室时，房室交界区的潜在起搏点发出 1～2 次激动并控制心室，称为房室交界性逸搏；连续发生 3 次或 3 次以上，称为房性逸搏心律。心电图特点为：在一个较窦性心动周期长的间歇之后，出现一个室上性 QRS 波群。逆行 P 波可出现在 QRS 波群之前，PR 间期＜ 0.12s。出现在 QRS 波群之后，RP 间期＜ 0.20s，或在 QRS 波群之中。

交界性逸搏 – 夺获心律，又称伪反复心律，是指在交界性逸搏之后，紧接着有一个窦性激动下传心室，心电图上呈现 2 个室上性 QRS 波群中夹有 1 个窦性 P 波，PR 间期＞ 0.12s。

当窦房结与房室交界区的起搏功能均低下或抑制，或窦性激动不能通过交界区下传，而交界区又未发出逸搏时，由心室被动发出 1～2 次激动，称为室性逸搏。连续发生 3 次或 3 次以上，称为室性逸搏心律。

附 1　本章的学习重点

1. 掌握逸搏和逸搏心律的概念。

2. 掌握导致窦房结自律性降低的 3 个原因。

3. 掌握房性、房室交界性、室性逸搏和房性、房室交界性、室性逸搏心律的心电图特点。

4. 掌握伪反复心律的心电图特点及与反复心律的鉴别。

附 2　请扫二维码扩展学习

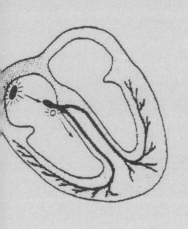

# 第二十九章
# 加速的逸搏与加速的
# 自主性心动过速

# 第一节　概　述

加速的逸搏与加速的逸搏心律是指某些原因使心脏异位起搏点自律性升高（自律性达到3级，见第二十八章第一节），发出一冲动频率增快，超过了窦房结的频率时所产生的一种心律失常。过去称为"非阵发性心动过速"，多数学者认为"非阵发性心动过速"一词不太确切，但至今命名尚未统一。也有学者称之为加速的逸搏心律、自主性心动过速、自身性心动过速、异位节律自身性心动过速、快速自主节律过速、低频性阵发性心动过速、加速的异位自主心律等。本书采用"加速的自主性心动过速"。加速的自主性心动过速以交界性多见，室性次之，房性少见。常见于洋地黄中毒、急性心肌梗死、急性风湿性心脏炎等，亦可见于正常人。加速的逸搏心律具备如下特点。

1. 频率　通常为60～100次/分，常与窦性心律发生竞争，时而由窦房结控制心脏，时而由异位起搏点控制心脏，可形成完全性及不完全性房室脱节、房性或室性融合波。当窦性心律与异位加速性自主节律的频率相等时，心房可由窦房结控制，心室则由异位起搏点控制，而产生同步现象（synchronization）。当心房和心室的激动频率几乎相等时，可产生同期性房室分离，在心电图上P波逐渐靠近它后面的QRS波群，随后P波隐没于QRS波群之中，持续数秒至十几分钟。

2. 发作及终止形式　多数逐渐发生，缓慢停止，这是因为异位频率接近窦性心律的频率，特别是在两种心律的转换过程中，给人以"非阵发"的感觉。即使是加速的自律性异位心律以阵发形式出现，但是由于这种心律接近或略快于窦性心律的频率，在后一种情况下，加速的异位心律的PR或RR间期略短于窦性心律的PP间期，因此发作多开始于舒张期终末部分，配对时间很长，终止时也无特别长的代偿间歇。

3. 配对时间　加速的异位自主心律与窦性搏动之间没有固定的配对时间，故产生的机制与折返无关。

4. 频率恒定及规则程度　自主性室上性心动过速的频率在迷走张力增加及解除时倾向于波动，当迷走张力增加时，自主性室上性心动过速可逐渐减慢，停止刺激迷走神经后又可逐渐恢复至原有心率。

5. 期前收缩　加速的自主性节律在发作间期无期前收缩，而阵发性心动过速在发作间期常有期前收缩。

6. 保护性传入传导阻滞　加速的异位自主心律，其异位起搏点周围不存在保护性传入传导阻滞，一旦窦性心律的频率超过异位起搏点频率时，心脏即由窦性心律所控制。

7. 症状　加速的异位自主心律发生于舒张中期或晚期,对心搏量的影响较小,频率也不太快,故患者的自觉症状较少,是一种良性心律失常。

根据起源部位不同,加速的逸搏与加速的自主性心动过速可分为窦房交界性、房性、交界性及室性4种类型。

# 第二节　加速的窦房交界性逸搏与加速的窦房交界性自主性心动过速

窦房交界区起搏点自律性强度三级,频率在50～60次/分,出现1次或连续2次搏动,称为加速的窦房交界性逸搏,连续出现3次或3次以上为加速的窦房交界性自主性心动过速。

过速。

## 一、产生机制

窦房交界区起搏细胞自律性轻度升高,发放1次或连续发放激动,并下传心房,形成加速的窦房交界性逸搏或加速的窦房交界性自主性心动

## 二、心电图特征

1. 略有提早的 P′ 波　与基本性节律比较,P′波略为提早出现,P 波形态与基本节律的窦性 P 波相同,激动的出口与窦性相同。窦房交界性激动进入心房的出口与窦性激动者不同,P′ 波形态与窦性 P 波不同(图 29-1)。

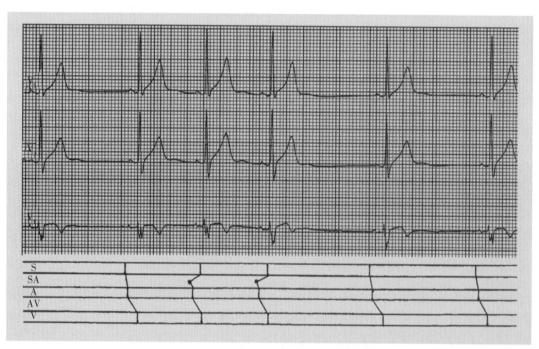

图 29-1　成对出现的加速的窦房交界性逸搏

基本心律为显著的窦性心动过缓,心率 38 次/分。第 3、4 个心搏略为提早出现,频率 62 次/分,为加速的窦房交界性逸搏

2. 联律间期　联律间期指窦房交界性 P 波起点至前一个窦性 P 波起点的一段时间,应在 60～100次/分。

3. P′R 间期　无房室传导障碍存在者,P′R 间

期正常。合并"3"时相房室传导阻滞者,P′R 间期延长 > 210ms。伴发预激综合征者 P′R 间期 < 120ms。

4. QRS 波群　QRS-T 波群与窦性相同,如合

并"3"时相束支传导阻滞或分支阻滞，或伴预激综合征时可不同；代偿间歇略比1个基本窦性心动周期长。

## 三、诊断与鉴别诊断

1. 诊断

（1）提早出现的 P′ 波联律间期在 60～100ms；因出现在舒张中、晚期，很少伴时相性室内差异性传导。

（2）代偿间歇长于 1 个基本窦性心律周期。基本窦性节律多为窦性心动过缓。

2. 鉴别诊断

（1）窦性期前收缩：窦性期前收缩的特点是 P 波提早的程度较为明显，波形与基本窦性心律的 P 波相同，代偿间歇等于一个基本窦性心律周期。而加速的窦房交界性逸搏提早的程度较轻，P′ 波形态与窦性 P 波相同，也可略有不同，代偿间歇略长于 1 个窦性周期。

（2）窦房交界性期前收缩：发生机制可以是自律性强度中度升高或折返，联律间期＜600ms。而加速的窦房交界性逸搏的发生机制是自律性强度轻度升高，联律间期＞600ms。

（3）右心房上部期前收缩：期前收缩起自右心房上部，提早的程度较为明显，联律间期＜600ms，P′ 波形态与窦性 P 波略有不同，代偿间歇明显长于一个窦性心律周期。加速的窦房交界性逸搏的联律间期＞600ms，其代偿间歇比房性期前收缩的短一些。房性期前收缩多见，加速的窦房交界性逸搏罕见。

## 四、临床联系

加速的窦房交界性逸搏常在窦性心动过缓或窦性心律减慢以后出现，可误判为窦性心律不齐或房性期前收缩。因属于少见的心律失常，文献报道较少，临床意义有待于进一步观察与研究。

# 第三节　加速的房性逸搏与加速的房性自主性心动过速

心房内异位起搏点自律性强度轻度升高，为三级，出现 1 个房性心搏为加速的房性逸搏，出现一系列房性心搏为加速的房性自主性心动过速。由于窦性及房性自律性的不稳定性，可产生窦－房之间此起彼伏的竞争现象。在交替过程中，可引起对方节律重整（rhythm restructuring）。

## 一、产生机制

心房传导系统内的起搏细胞"4"时相除极化上升速度轻度加快，到达阈电位的时间缩短，即可产生加速的房性逸搏。在某些病理生理情况下，心房肌也可出现自律性，其自律性强度轻度升高时，即可产生加速的房性逸搏和加速的房性自主性心动过速。

## 二、心电图特征

### （一）提早出现的房性 P 波

单个或连续 2 个提早出现的 P′ 波，形态与窦性 P 波不同。P′ 波出现于舒张中、晚期，清晰可辨。可根据 P′ 波方向、形态做出定位诊断。

1. 起源于右心房上部，Ⅰ、Ⅱ、aVF、$V_3$～$V_6$ 导联 P′ 波直立，aVR 导联 P′ 波倒置。形态与窦性 P 波略有不同。

2. 起源于右心房下部，Ⅰ、aVL、$V_1$～$V_6$ 导联 P′ 波直立，Ⅱ、Ⅲ、aVF 导联 P′ 波倒置。

3. 起源于左心房前上部，Ⅰ、aVL、$V_4$～$V_6$ 导联 P′ 波倒置，Ⅱ、Ⅲ、aVF 导联 P′ 波直立。

4. 起源于左心房前下部，Ⅰ、Ⅱ、Ⅲ、aVF、$V_1$～$V_6$ 导联 P′ 波倒置，aVR 导联 P′ 直立。

5. 起源于左心房后上部，Ⅰ、V₄ ～ V₆ 导联 P′ 波倒置，Ⅱ、Ⅲ、aVF 导联 P′ 波直立，V₁ 呈圆顶标枪形（尖峰状）。

6. 起源于左心房后下部，Ⅰ、Ⅱ、Ⅲ、aVF、V₄ ～ V₆ 导联 P′ 波倒置，V₁ 导联 P′ 波呈圆顶标枪形（尖峰状）。

## （二）联律间期

联律间期在 600 ～ 1000ms。联律间期的长短代表异位起搏点自律性强度的高低。联律间期＜600ms 者，为房性期前收缩；＞1000ms 者，为房性逸搏。因此，联律间期为 600 ～ 1000ms 的房性搏动，才被称为加速的房性逸搏。加速的房性自主性心动过速为连续 3 次或 3 次以上的 P′ 波，频率为 70 ～ 140 次 / 分，多在 100 次 / 分左右，节律规整。

## （三）P′R 间期

无房室传导障碍者，P′R 间期正常。合并 P′R 间期延长者，提示"3"时相一度房室传导阻滞。

## （四）QRS 波群

QRS-T 波形时间与窦性 QRS-T 相同。合并"3"时相束支传导阻滞及其分支阻滞者 QRS 波群增宽畸形。

## （五）代偿间歇

多产生不完全性代偿间歇（图 29-2，图 29-3）。

## （六）伴有窦房竞争者较少见

房性起搏点与窦性起搏点的频率接近，且两者的自律性均不稳定，可产生窦房竞争现象，有以下表现。

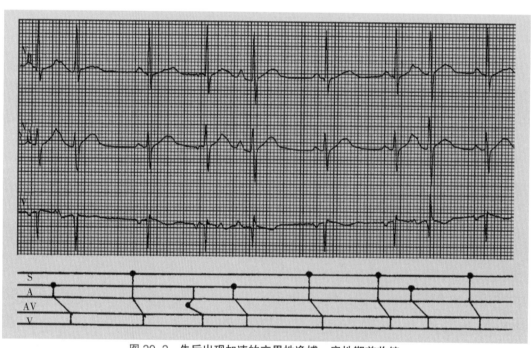

图 29-2　先后出现加速的交界性逸搏、房性期前收缩

1. 窦性心律与房性心率接近，后者多快于前者，常形成房性融合波，多在两种心律交替过程中出现，形态各异，外形介于窦性 P 波与房性 P 波之间，组成加速的房性自主性心动过速，QRS 波群形态一致，不形成室性融合波。若房性异位起搏点在左心房下部，在额面电轴上房性 P 波的激动方向是由左下向右上，故Ⅱ、Ⅲ、aVF 导联 P 波倒置。而窦性 P 波在额面轴上的激动方向是

从右上至左下，故Ⅱ、Ⅲ、aVF 导联 P 波直立。发生房性融合波时，则呈双向。可近似窦性 P 波，其负向波较小；也可近似左心房性 P 波，其正向波较少；或正、负向波大致相等，兼有窦性 P 波与房性 P 波的特点。

2. 当窦性频率超过房性频率时，只形成单一的窦性心律；反之只形成单一的房性心律。此两种心律互相竞争，在交替过程中可引起对方节律重整。

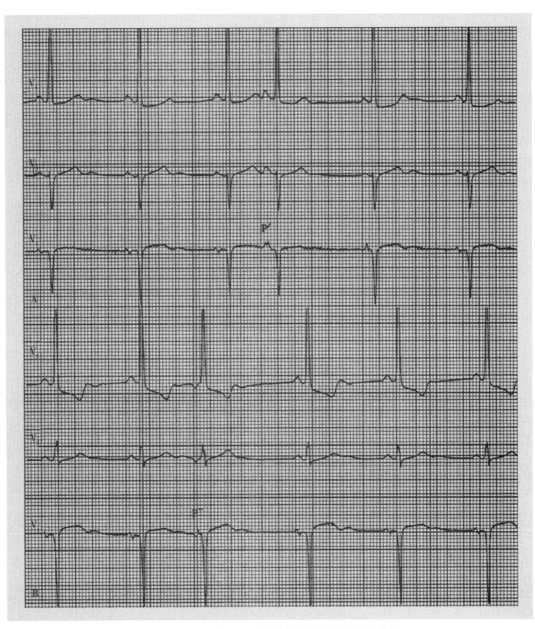

图 29-3　先后出现加速的房性逸搏及房性期前收缩

第 4 个心搏提早出现，联律间期 700ms，为加速的房性逸搏。宽大畸形的 QRS 波群呈右束支传导阻滞图形，其前有 P′ 波，PR 间期 200ms，为房性期前收缩伴时相性心室内差异性传导

## 三、诊断与鉴别诊断

### （一）诊断

1. 加速的房性逸搏诊断要点　①提早的 P′ 波为房性；②联律间期在 600 ～ 1000ms。

2. 加速的房性逸搏心律诊断要点

（1）连续 3 次或 3 次以上的 P′ 波，频率 70 ～ 140 次 / 分，多在 100 次 / 分左右，节律规整。

（2）P′R 间期＞ 0.12s。

（3）房性 P 波，P′ 波与以前心电图上的窦性 P 波不同，如发生于心房下部，P′ 波可呈逆行性。

（4）QRS 波群呈室上性（图 29-4 ～图 29-7）。

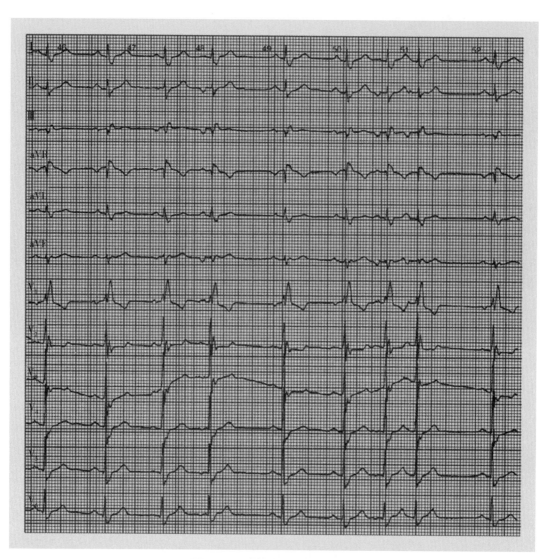

**图 29-4　房性自主性心动过速**

患者男性，69 岁，冠心病，心电图示有 3 种 P 波。窦性 P 波：PP 间期 840ms，心率 71 次 / 分，P 波时间 120ms，为不完全房内传导阻滞；逆行 P 波：P′波在 II、III、aVF、V₄ ~ V₆ 导联倒置，P′R 间期 160ms，为起至左心房前下部的期前收缩；房性融合波：形态介于窦性 P 波与房性 P 波之间

### （二）鉴别诊断

1. **房性并行心律**　房性并行心律起搏点周围存在着保护性传入阻滞，它以固有的节律发放激动，产生并行心律。其联律间期长短差别非常显著，可以以房性期前收缩、加速的房性逸搏或房性逸搏的形式出现。房性搏动之间的时距相等，或有一定的倍数关系。而加速的房性逸搏只出现在心动周期的舒张中期或晚期。该起搏点周围无保护性传入阻滞机制，基本心律的心房率加快以后消失，其联律间期固定在 600 ~ 1000ms。

2. **非时相性心房内差异性传导**　房性期前收缩引起的非时相性心房内差异性传导又很像加速的房性逸搏。不同点是前者变形的 P 波不是提早发生的，它出现在窦性心律的序列中，而后者则略提早出现。

3. **房性期前收缩**　房性期前收缩的发生是折返或者由房性起搏点自主性中度升高（自主性强度属于 4 级）引起的。因此它的联律间期＜ 600ms。加速的房性逸搏的发生是房性起搏点自主性轻度升高（自主性强度属于 3 级）引起的，联律间期较长在 600ms 以上，但不超过 1000ms。

4. **心房扑动**　在诊断时应注意与 2：1 心房扑动相鉴别（表 29-1）。

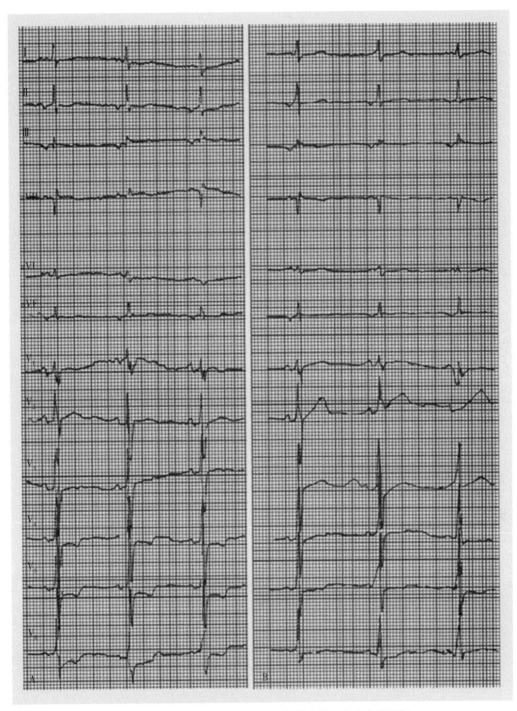

图 29-5　房性自主性心动过速，起搏点位于右心房前下部

A. 记录于心绞痛发作时；B. 记录于心绞痛缓解后

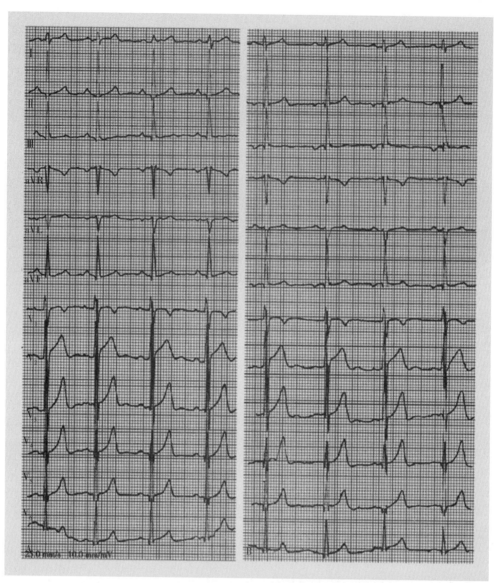

图 29-6    房性自主性心动过速，起搏点位于右心房下部
A.窦性心律；B.房性自主性心动过速

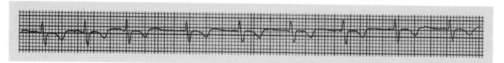

图 29-7    房性自主性心动过速（V₁导联）起搏点位于右心房中部

表 29-1    房性自主性心动过速与 2：1 心房扑动的鉴别

|  | 房性自主性心动过速 | 2：1 心房扑动 |
| --- | --- | --- |
| 心房率 | 70～140 次 / 分 | 常为 300 次 / 分 |
| 等电位线 | 有 | 无，呈锯齿状波 |
| 应用洋地黄史 | 多有 | 多无 |
| 心房节律 | P′–P′ 可不规则 | F–F 规则 |
| 伴室性期前收缩 | 常伴有 | 很少有 |
| 氯化钾治疗 | 常有效 | 多无效 |

## 四、临床联系

在各类加速的逸搏中，以加速的房性逸搏最多见。多为偶发，少数为频发。见于迷走神经张力升高、窦性心动过缓、高血压等。在正常人群中也不少见。

# 第四节　加速的交界性逸搏与加速的房室交界性自主性心动过速

房室交界区起搏点自律性强度为三级。当出现 1 个或连续发生 2 次交界性搏动，称为加速的交界性逸搏。连续出现 3 次或 3 次以上为加速的房室交界性自主性心动过速。

## 一、产生机制

1. 窦房结功能障碍：在病态窦房结综合征时，有时交界区起搏点自律性强度可突然轻度升高，形成加速的交界性逸搏或加速的交界性自主性心动过速。

2. 交界区起搏点自律性升高。

3. 期前收缩诱发：当正常的窦性心律，其频率仅稍快于交界性自主性心律时，在发生交界区或室性期前收缩之后，室性异位冲动可逆行传入交界区内，不仅使交界区提前激动，还可使交界区的自主性暂时性提高，使之稍高于窦性心律，形成加速的交界性逸搏。

## 二、心电图特征

1. 提早出现的 $P^-$-QRS-T 波群为交界性，P 波呈逆行性，在 Ⅱ、Ⅲ、aVF 导联倒置，$P^-$ 波电轴在 $-80°$ ~ $-100°$ 之间，在 $V_1$ 导联是直立的。P 波可位于 QRS 波群前、中、后（图 29-8）。

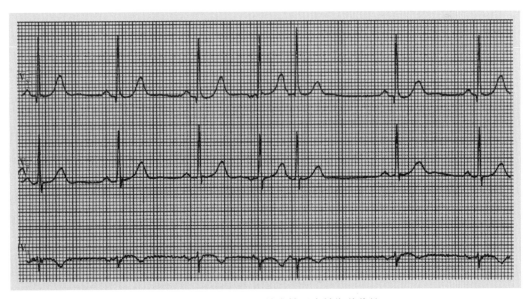

图 29-8　加速的交界性逸搏及房性期前收缩

患者男性，68 岁，冠心病、窦性心动过缓。记录于无症状心肌缺血发作时，$V_5$ 导联 ST 段在原有基础上又下降 0.125mV，达 0.225mV，伴 T 波倒置。第 4 个 $P^-$-QRS 波群为加速的交界区逸搏；第 5 个提早的 P′ 波联律间期 650mV，为房性期前收缩

2. 心室率为 70 ~ 130 次 / 分，大多在 70 ~ 100 次 / 分。一般来说心律是整齐的，但并不是固定不变。有时交界区的激动发出后，可出现外出性传导阻滞，心律可变为不规整，窦性激动

可以下传夺获心室，这种情况称为窦性逸搏（图　　29-9，图29-10）

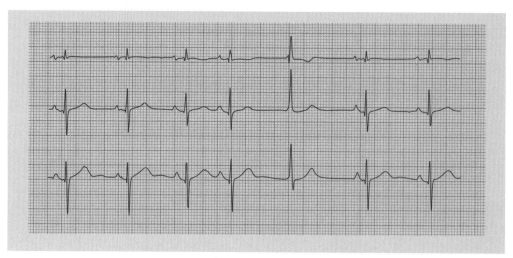

图29-9　加速的交界性逸搏，房性期前收缩
（引自笔者主编的《心电图学》第三版）

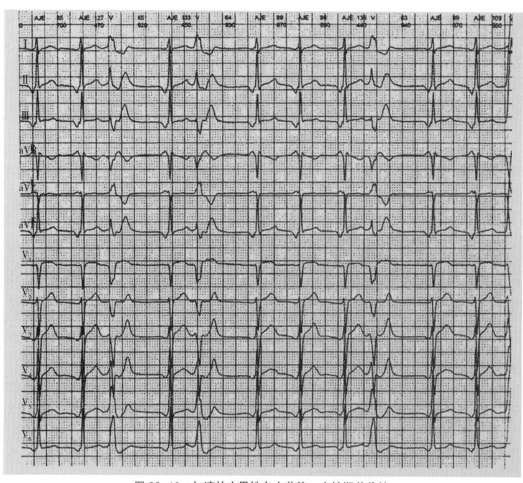

图29-10　加速的交界性自主节律，室性期前收缩

3.联律间期：交界性搏动的联律间期在600～1000ms。

4.代偿间歇：多数情况下，代偿间歇是完全的。若基本心律是交界性或心室起搏心律，则代偿间歇可能是不完全的。

5.房室脱节：是常见的心电现象。交界区激动虽可向前传到心室，但因有逆向性传导阻滞而不能上传心房，这时心房由窦房结控制，形成房室脱节。

6.窦性心律夺获心室。

## 三、临床类型

本症的临床类型可归纳为以下几种。

1.加速的房室交界性自主性心动过速与窦性心律呈竞争状态而交替出现。

2.交界区激动同时控制心房及心室的收缩。

3.交界区激动有前向传导阻滞，心房由窦房结控制，心室由交界区控制，形成房室脱节。

4.心房扑动或心房颤动时并发加速的房室交界性自主性心动过速。

## 四、诊断与鉴别诊断

### （一）诊断

加速的交界性自律性节律的心电图诊断要点：①提早发生的$P^-$-QRS波群为交界性；②联律间期在600～1000ms。③多数伴有完全性代偿间歇。④心室率为70～130次/分，大多在70～100次/分（图29-11，图29-12）。

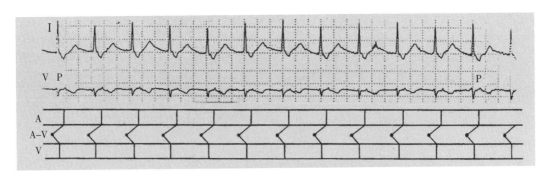

图 29-11　加速的交界性自主性心动过速

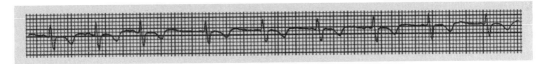

图 29-12　自主性交界性心动过速

患者女性，心肌炎，自主性交界性心动过速（$V_1$导联）

### （二）鉴别诊断

1.交界性并行心律　交界性并行心律在舒张中期或晚期出现时，酷似加速的交界性逸搏。鉴别要点是前者的联律间期明显不相等，彼此之间的时距相等或有一定的倍数关系；而后者的联律间期是固定的，基本心律伴不齐时，彼此之间的时距不等，也不会出现倍数关系。

2.交界性期前收缩　交界性期前收缩为提早发生的QRS波群，联律间期＜600ms。加速的交界性逸搏略为提早出现；联律间期＞600ms，但＜1000ms。

3.阵发性房室交界性心动过速　其主要不同是后者不出现窦性心律，心房和心室都由交界区节律点控制，因此，常有逆行P波，且多在QRS波群之前（表29-2）。

## 五、临床联系

加速的交界性逸搏见于心脏手术、心导管检查、病态窦房结综合征等，也可见于非器质性心脏病者。

表 29-2　房室性交界性自主性心动过速与阵发性交界性心动过速的鉴别

|  | 房室交界性自主性心动过速 | 阵发性交界性心动过速 |
| --- | --- | --- |
| 发作形式 | 常逐渐起始和逐渐停止 | 突发突停 |
| 心率 | 多介于 70 ~ 130 次 / 分 | 多介于 150 ~ 220 次 / 分 |
| 与窦性心律的关系 | 频率接近窦性心律，常与窦性节律相竞争，造成窦性和交界性心律交替或同时出现 | 频率明显快于窦性心律，不与窦性心律竞争 |
| 逆行 P 波 | 较少 | 常伴有 |
| 心室夺获 | 常见 | 少见 |
| 交界期前收缩 | 无 | 可见到 |
| 刺激迷走神经 | 可使心率逐渐减慢，也可消除发作，停止刺激后恢复原来节律 | 可使发作突然终止，或无效 |
| RR 间期 | 随迷走神经的兴奋和抑制而变化 | RR 间期恒定均等 |

# 第五节　加速的室性逸搏与加速的室性自主性心动过速

当窦房结及交界区起搏点高度受抑制，心室内异位起搏点自律性强度轻度升高（自主性强度 3 级），所引起的 1 个或连续 2 个室性搏动，称为加速的室性逸搏。连续出现 3 个或 3 个以上一系列室性搏动，称为加速的室性自主性心动过速，又称室性自主性心动过速、非阵发性室性心动过速、逸搏性室性心动过速、加速的室性逸搏性心律及缓慢性室性心动过速等。近年来，由于心电监测的开展，在急性心肌梗死患者有 8% ~ 36% 可出现这种心律。

## 一、产生机制

主要是窦房结及交界区功能障碍，窦性冲动不能下传心室时，心室异位起搏点被动兴奋性增加，频率较快时即发生室性自主性心动过速；心室潜在起搏点由于病理原因而兴奋起来，频率达到 60 次 / 分以上时，就成为室性自主性心动过速。引起心室起搏点异常兴奋的机制有 3 种情况：①心室起搏点即房室束支或浦肯野纤维的动作电位 4 时相舒张期除极曲线坡度变大、变陡时，是最主要的机制；②起搏点除极阈值降低；③静止期电位负值变少，更接近阈值时。这 3 种机制之一、之二，或者 3 种机制综合时，心室起搏点的除极频率增快，可出现室性自主性心动过速。

## 二、心电图特征

1. 提早出现的室性 QRS 波群：提早出现的 QRS-T 波群为室性，其前无提早的相关的心房波。根据 QRS 波群的形状与时间，可推测出室性 QRS 波群的起源部位。加速的室间隔逸搏，QRS 波群时间在 90 ~ 120ms，波形与窦性 QRS-T 大同小异；加速的心室肌性逸搏，QRS 时间 > 120ms，多在 140ms 左右，波形宽大畸形。起自右心室的类似左束支传导阻滞图形；起自左心室的类似右束支传导阻滞图形；加速的束支性逸搏，呈对侧束支传导阻滞图形；加速的分支性逸搏，呈右束支传导阻滞加对侧分支阻滞图形。

2. 联律间期：室性 QRS 波群的联律间期指前一基本心律的 QRS 波群起点至室性 QRS 波群起点的一段时间，在 600 ~ 1500ms。出现多个加速的室性逸搏时，它们的联律间期可有明显的差别，反映了室性起搏点自律性强度的不稳定性。

3. 室性融合波：窦性心律的频率在 40 ~ 75 次 / 分或在心房颤动情况下出现加速的室性逸搏，可经常出现房室干扰及室性融合波（图 29-13，图 29-14）。

4. 不伴有窦室竞争现象的室性自主性心动过速。由于窦性停搏，故不见窦性 P 波，或者是室性激动通过房室交界区来控制心房，引起逆行性 P 波（图 29-15 ~ 图 29-17）。

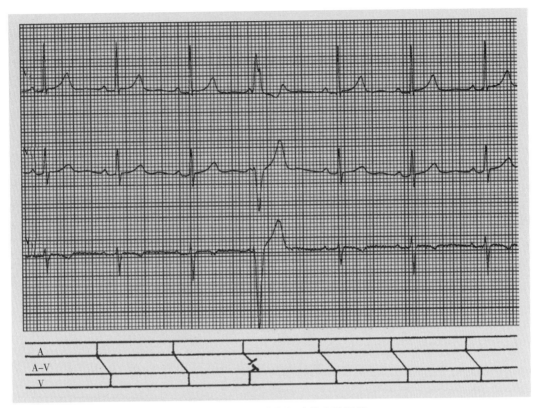

图 29-13　舒张晚期加速的室性逸搏

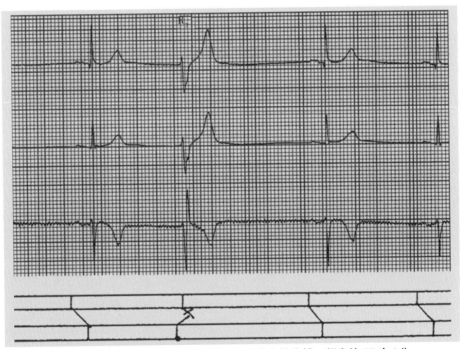

图 29-14　显著的窦性心动过缓、加速的室性逸搏，频率约 53 次 / 分

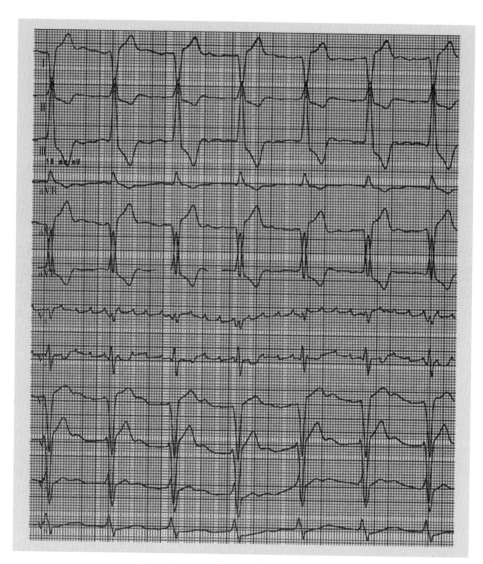

图 29-15　加速的室性自主性节律（一）

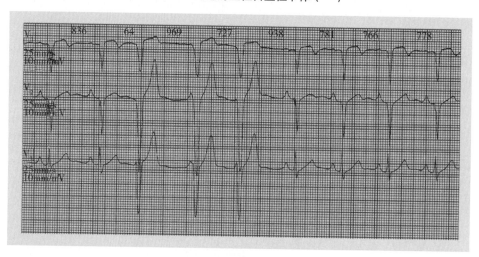

图 29-16　加速的室性自主性节律（二）

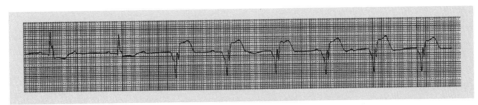

**图 29-17　一过性加速的室性自主性节律**

患者男性，69 岁，陈旧性下壁心肌梗死，二度Ⅱ型房室传导阻滞，一过性加速的室性逸搏性心律

5. 伴窦室竞争现象的加速的室性自主性心动过速，是指窦性心律与室性自主性心动过速并存的现象，多数成为不完全性干扰性房室脱节，少数成为竞争性干扰性房室脱节。窦室竞争有以下表现。

（1）窦性心律与加速的室性自主性心动过速频率近似，常出现等律性室性节律。

（2）窦性心律与加速的室性自主性心律交替出现，此长彼消。

（3）窦室夺获常见，可为完全性，所夺获的QRS 波群为窦性搏动；也可为不一性，所夺获的QRS 波群呈室性融合波。

6. 心动过速持续时间不长，常少于 30 个心室激动，发作起止均缓慢，呈非阵发性特点，常合并窦性心律不齐，RR 间期相差在 0.12s 以上。

### 三、诊断与鉴别诊断

#### （一）诊断

根据室性心搏联律间期为 600 ～ 1500ms 的特征，即可做出加速室性逸搏的诊断。

#### （二）鉴别诊断

须与室性并行心律和舒张中、晚期室性期前收缩相鉴别。

1. 室性并行心律　其特征是联律间期不等，彼此之间的时距相等；而加速的室性逸搏之间的时距明显不等，也不成简单的倍数关系。

2. 舒张中、晚期室性期前收缩　当窦性心率在 75 次 / 分以上时，出现的舒张晚期的室性期前收缩可以晚到窦性 P 波已出现，甚至与窦性激动形成室性融合波。不论它出现的时间多晚，其联律间期均小于 600ms。

### 四、临床联系

加速的室性逸搏多见于器质性心脏病，如风湿性心脏病、心肌病、冠心病等。基础心律多为窦性心动过缓或心房颤动等。有时也见于正常人。

## 第六节　加速的逸搏与加速的自主性心动过速心电图图例分析

扩展学习：请扫描下方二维码，继续学习加速的逸搏与加速的自主性心动过速心电图图例分析。

### 小结

加速的逸搏与加速的自主性心动过速是指某些原因使心脏异位起搏点自律性升高，发出一冲动频率增快，超过了窦房结的频率时所产生的一种心律失常。根据起源部位不同，加速的逸搏与加速的自主性心动过速可分为窦房交界性、房性、交界性及室性 4 种类型。加速的自主性心动过速以交界性多见，室性次之，房性少见。常见于洋地黄中毒、急性心肌梗死、急性风湿性心脏炎等，亦可见于正常人。异位自主性心动过速具备如下特点。

1. 频率通常为 60 ～ 100 次 / 分，常与窦性心律常发生竞争。

2. 多数逐渐发生，缓慢停止，配对时间很长，终止时也无特别长的代偿间歇。

3. 加速的异位自主心律与窦性搏动之间，没有固定的配对时间。

4. 当迷走张力增加时，自主性室上性心动过速可逐渐减慢，停止刺激迷走神经后又可逐渐恢复至原有心率。

5. 加速的自主性节律在发作间期无期前收缩，而阵发性心动过速在发作间期常有期前收缩。

6. 其异位起搏点周围不存在保护性传入传导阻滞，一旦窦性心律的频率超过异位起搏点的频率，心脏即由窦性心律所控制。

7. 患者的自觉症状较少，是一种良性心律失常。

窦房交界区起搏点自律性强度三级，频率在 50 ～ 60 次 / 分，出现 1 次或连续 2 次搏动，称为加速的窦房交界性逸搏，连续出现 3 次或 3 次以上为加速的窦房交界性自主性心动过速。诊断要点为：提早出现的 P' 波联律间期在 600 ～ 1000ms，很少伴时相性室内差异性传导；代偿间歇长于 1 个基本窦性心律周期。基本窦性节律多为窦性心动过缓。注意与窦性期前收缩、窦房交界性期前收缩、右心房上部期前收缩相鉴别。

心房内异位起搏点自律性强度轻度升高，为三级，出现 1 个房性心搏为加速的房性逸搏，出现一系列房性心搏为加速的房性自主性心动过速。房性自主性心动过速的诊断要点是：①提早的 P' 波为房性，如发生于心房下部，P' 波可呈逆行性；②连续 3 次或 3 次以上的 P' 波，频率在 70 ～ 140 次 / 分，多在 100 次 / 分左右，节律规整；

③联律间期在 600 ～ 1000ms；④ P'R 间期 > 0.12s；⑤ QRS 波群呈室上性。诊断时注意与房性并行心律、非时相性心房内差异性传导、房性期前收缩、心房扑动相鉴别。

房室交界区起搏点自律性强度为三级。当出现 1 个或连续发生 2 次交界性搏动，称为加速的交界性逸搏。连续出现 3 次或 3 次以上为加速的房室交界性自主性心动过速。诊断要点：①提早发生的 P⁻–QRS 波群为交界性；②联律间期在 600 ～ 1000ms；③多数伴有完全性代偿间歇；④心室率为 70 ～ 130 次 / 分，大多在 70 ～ 100 次 / 分。诊断时注意与交界性并行心律、交界性期前收缩、阵发性房室交界性心动过速相鉴别。

当窦房结及交界区起搏点高度受抑制时，心室内异位起搏点自主性强度轻度升高（自主性强度三级），所引起的 1 个或连续 2 个室性搏动，称为加速的室性逸搏。连续出现 3 次或 3 个以上一系列室性搏动，称为加速的室性自主性心动过速。根据室性心搏联律间期在 600 ～ 1500ms 的特征，即可做出加速室性逸搏的诊断。诊断时须与室性并行心律和舒张中、晚期室性期前收缩相鉴别。

**附 1  本章的学习重点**

1. 重点掌握加速的逸搏与加速的自主性心动过速的概念。

2. 掌握窦房交界性、房性、交界性及室性逸搏与加速的自主性心动过速的发生机制、心电图特点、诊断要点、鉴别诊断及临床意义。

**附 2  请扫二维码扩展学习**

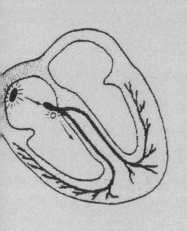

# 第三十章

# 期前收缩

## 第一节 概 述

期前收缩（premerstrual contractions；precontraction）又称过早搏动（premature beat），简称为"早搏"，是最常见的一种心律失常。指在正常心律或异位心律的基础上，由异位起搏点或正常起搏点提前发出的激动。按异位起搏点的起源不同分为窦性、房性、交界性和室性期前收缩；其中以房性期前收缩最常见，室性期前收缩次之，交界性期前收缩居第三位，窦性期前收缩罕见。

期前收缩在心电图上表现为提前出现的P-QRS-T波群、QRS波群或P波，其后有一个较正常RR间距或PP间距为长的代偿间歇（完全或不完全）。根据期前收缩的形态和配对时间，分

为单源性期前收缩、多源性期前收缩和多形性期前收缩；根据期前收缩发生的机制及其与期前收缩的关系，又分为配对型期前收缩、并行心律期前收缩和反复心搏；根据期前收缩发生次数的多少，可分为偶发性期前收缩（≤ 5 次 / 分）和频发性期前收缩（＞ 5 次 / 分）；频发性期前收缩与窦性节律可以成对或成组出现，形成二联律（期前收缩与窦性心搏交替出现）、三联律（每 2 个窦性心搏后出现 1 个期前收缩，或每 1 个窦性心搏之后出现 2 个期前收缩）等；若在 2 个正常窦性搏动之间夹着 1 个期前收缩，则称为插入性或间位性期前收缩。

## 第二节 期前收缩的产生机制

期前收缩产生的机制，目前认为主要有以下 3 个方面：①自律性升高；②激动折返；③触发活动。

### 一、起搏点自主性增高

心脏自律细胞位于窦房结、心房传导系统、房结区、结希区、希 - 浦系统。自主性的产生机制在于上述细胞的自发舒张除极或自发 "4" 时相除极。自律细胞内在节律的快慢取决于：①最大

静息电位；②阈值电位；③动作电位 "4" 时相除极的斜率。在病理情况下，非自主性细胞，如心房、心室的工作细胞，当其静息电位下降至 –60mV 以上时，也可出现自主性。在正常情况下，窦房结发出的冲动频率最快，从而使其他起搏点的自发除极未能达到阈值就被打断，故不能产生动作电位。在自主神经功能改变、心肌炎症、坏死、缺血、电解质紊乱等情况下，异位起搏点兴奋性升高，配对时间不固定的单源性期前收缩或多源性期前

收缩可以被认为是由异位起搏点自主性升高引起的。

## 二、折返激动

正常情况下，窦性激动顺序激动心脏后即消失，这时由所有的激动波前均被除极而处于不应期的组织所包围。在某些情况下，心脏内传导的激动在心脏搏动结束后并不消失，而在不应期结束后再次激动心房或心室，这种现象即为折返激动（exhumation excited）。

发生折返激动的必要条件有：①存在解剖或功能上的折返途径；②折返环路上的某个部位存在单向传导阻滞；③折返环路中传导速度与不应期的乘积小于折返环路周长。

在解剖性折返时，存在着固定的解剖学意义上的环行通路，其周围为绝缘组织，由于膜电位改变引起折返环路上的传导阻滞或延缓，而形成折返。在功能性折返时，当激动遇到长不应期纤维时发生传导阻滞，而通过短不应期纤维前传，并由已恢复应激性的长不应期纤维回传，这时并没有固定的解剖环路，折返环的长度完全取决于心肌的电生理特性。近年心肌的各向异性（anisotopic）所导致的折返亦受到重视。所谓心肌的各向异性即在不同方向上的心肌传导特性相对心肌纤维的走向而不同，垂直于心肌纤维走向的激动传导速度较慢，因而容易形成折返。

## 三、触发活动

后除极是由前一个动作电位引起的膜电位震荡。当后除极的振幅达到阈值时，即引起单个或连续的动作电位，在心电图上可表现为单个期前收缩、联律甚至心动过速。这种心律失常是由前一心脏电活动所触发，故称触发活动（trigger activity）。触发活动的产生机制尚未被完全阐名，$Ca^{2+}$ 的内向电流及 $Na^+/Ca^{2+}$ 交换在触发活动中的作用受到重视，维拉帕米可抑制触发活动，超速抑制不能中止触发活动，离体的心房组织及浦肯野纤维在蛙巴因、儿茶酚胺、高 $K^+$ 和高 $Ca^{2+}$ 的作用下可出现后除极化与触发活动，其中洋地黄所致触发活动的实验模型比较成熟，其特点是基本心率或驱动心率越快，后除极振幅越高，越容易达到阈电位，偶联间期也越短。在洋地黄中毒引起的期前收缩中，有一部分被认为是由触发活动所致。

## 四、并行心律（parallel rhythm）

心脏内除窦房结起搏点外，还存在着一个经常发放激动的异位起搏点，该起搏点周围有传入保护阻滞圈的保护，免受主导节律的影响。这两个起搏点并行地发放激动，当异位起搏点无传出阻滞及周围心肌正好处于应激期时，便可形成异位搏动，出现并行性期前收缩。其心电图特点是联律间期不等，两异位搏动之间时距相等或呈倍数关系，常有融合波出现。

# 第三节　窦性期前收缩

窦性期前收缩（sinus premature contraction）又称窦性早搏，简称窦早，指窦房结突然提早发生激动而控制心脏，是一种较少见的心律失常。

## 一、心电图特征

1. 提早出现的 P 波形态与窦性 P 波完全相同（图 30-1）。

2. 有固定的联律间期，代偿间歇不完全（联律间期 + 代偿间歇小于主导周期的 2 倍），提早的 P 波与其后的第 1 个正常窦性 P 波的间距和正常 PP 间距几乎相等。

3. 提早出现窦性 P 波之后的 QRS-T 波与窦性者相同。窦性期前收缩可以偶发，也可以多发，在诊断时应注意与窦性心律不齐、房性期前收缩相鉴别（表 30-1）。

表 30-1　窦性期前收缩与房性期前收缩的鉴别

|  | 窦性期前收缩 | 房性期前收缩 |
| --- | --- | --- |
| P 波形态 | 与窦性 P 波完全相同 | 与窦性 P 波不同 |
| P'R 间期 | 与窦性 PR 间期完全相同 | 不等于窦性 PR 间期 |
| P'P 间期 | 等于窦性 PP 间期 | 不等于窦性 PP 间期 |

## 二、鉴别诊断

窦性期前收缩十分罕见，容易误诊为房性期前收缩、窦性心律不齐或窦房传导阻滞。

### （一）与房性期前收缩相鉴别

1. 房性期前收缩的房性 P 波与窦性 P 波有或多或少的差别，而窦性期前收缩的 P 波就是窦性 P 波。

2. 房性期前收缩的代偿间歇为不完全代偿间歇，期前收缩至下一个心搏的间隔往往大于一个窦性周期；而窦性期前收缩为等周期代偿间歇，期前收缩至下一个心搏的间隔等于一个窦性周期。

### （二）与窦性心律不齐相鉴别

窦性心律不齐心率的变化是渐变的，且多与呼吸有关，借此可与窦性期前收缩相鉴别。

### （三）与窦房传导阻滞相鉴别

当窦性期前收缩呈二联律出现时，与窦房 3∶2 文氏型传导阻滞难以鉴别。Schamroth 认为，窦性心律恢复后的 PP 间期与二联律时较长的 PP 间期相等，则此二联律为窦性期前收缩二联律，若与二联律时较短的 PP 间期相等时，则此种二联律为 3∶2 文氏型窦房传导阻滞。

## 三、临床联系

窦性期前收缩不易被证实，一般也不引起临床症状。窦性期前收缩的存在提示期前收缩不一定都起源于异位起搏点，还可以起源于正常起搏点（窦房结）。

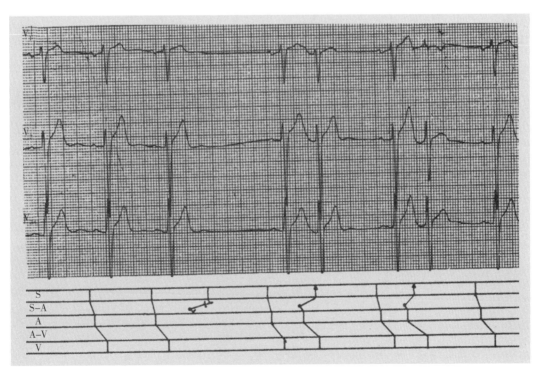

**图 30-1　窦性期前收缩**

窦性激动后出现一个长间歇，梯形图揭示它由隐匿性窦房交界性期前收缩造成，干扰了一次窦性激动的传出。第 5、7 个心搏为窦房交界性期前收缩，上行引起窦性心律节律重整，下传伴不同形态的时相性室内差异性传导。窦性 P 波时间 0.13s，为不完全性房内传导阻滞

# 第四节 房性期前收缩

房性期前收缩（atrial premature contraction）又称房性早搏，简称房早，指由房内异位起搏点提早产生的激动。

## 一、产生机制

房性期前收缩的发生机制目前认为主要有以下 4 种。

1. 异位起搏点自律性升高：在窦房结尚未发生激动或窦性激动尚未到达之时，房内异位起搏点抢先发出激动，使心脏除极。

2. 激动折返：由于心房肌的一部分不应期延长或存在单向传导阻滞，对正向传导来的激动不能应激，而当前一次激动从另一途径逆向传回原处时，该处心肌已脱离不应期，可以引起部分心肌再次激动，如折返过程的路线、速度固定，则可形成配对性房性期前收缩，其联律间期相同（可有 0.04s 的变异）。

3. 并行心律：是由于心房内存在具有保护性传入阻滞的起搏点，定时发放激动而形成期前收缩。

4. 触发活动。

## 二、心电图特点

1. 提前出现的 P′ 波的形态与窦性 P 波有一定差别。

2. P′R 间期 ≥ 0.12s。

3. P′ 波之后可继以一个正常或变异（差异性传导）的 QRS 波群，也可不继以 QRS 波群，称为未下传房性期前收缩或阻滞性房性期前收缩。

4. 代偿间歇多不完全（联律间期＋代偿间歇小于主导心律周期的 2 倍）（图 30-2～图 30-4）。

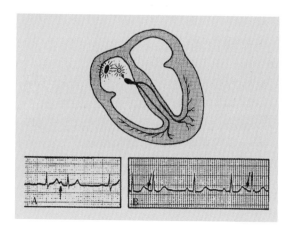

图 30-2　房性期前收缩的发生及心电图特点

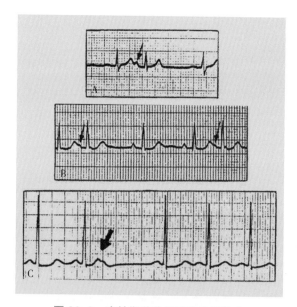

图 30-3　房性期前收缩的心电图特点

A 和 B 图中的房性期前收缩发生在相对不应期，其后有 QRS 波群；C 图中的房性期前收缩发生在绝对不应期，其后无心室除极（无 QRS 波群）

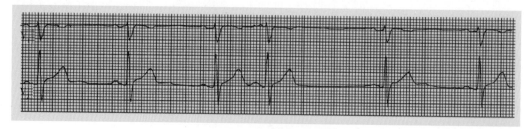

图 30-4　房性期前收缩

第 4 搏动为房性期前收缩

## 三、诊断时应注意的问题

1. 房性期前收缩 P 波有时可埋没在前一窦性激动的 T 波内，使 T 波变形，此时应注意与窦房阻滞或窦性静止相鉴别。

2. 提早出现的房性 P 波是诊断房性期前收缩时最重要的内容。同一导联上房性 P 波与窦性 P 波差异程度取决于异位起搏点在心房内的部位，该起搏点离窦房结越远，则 P 波的外形与窦性 P 波差别越显著。在不同的导联上，房性 P 波可表现为直立、双向、低平或倒置。若同一导联上房性 P 波外形不同，且配对间期不等，则再考虑激动起源于不同的心房内起搏点。舒张晚期出现的房性期前收缩可能因房性冲动与窦性冲动在心房内干扰，而出现房性融合波。较早出现的房性 P 波有可能与前一心搏的 T 波重叠，在心电图上仅见一提早出现的 QRS 波群，而未见明显的 P 波。此时应注意其前的 T 波是否升高、变尖或有切迹，以与交界性期前收缩相鉴别。

3. 房性冲动通过完全正常的途径下传到心室，故 PR 间期应在正常范围内。但若房性期前收缩出现较早，且基本心率较慢时，房性期前收缩传至房室交界区恰逢相对不应期，PR 间期可超过 0.20s，若恰逢绝对不应期，则可出现房性期前收缩未下传现象（图 30-5）。干扰引起的房性期前收缩未下传与房室传导阻滞不同，前者是由于生理性干扰而导致激动未下传，后者则是病理性的。若房性期前收缩未下传且 P 波难以辨认时，容易误诊为窦房传导阻滞。因此，在一份心电图中出现较长的 PP 间期时，应注意其间是否隐藏着未下传的 P 波（图 30-6）。

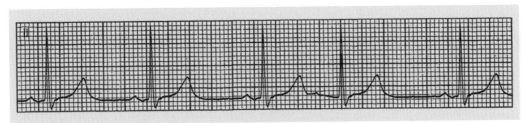

图 30-5　房性期前收缩伴 PR 间期延长

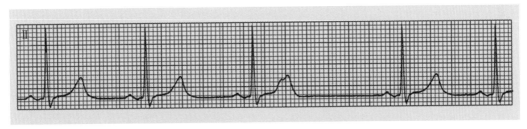

图 30-6　未下传的房性期前收缩

长间歇前的心搏不同于正常心搏时的 T 波，为未下传的房性期前收缩

4. 房性期前收缩的 QRS 波群外形与窦性的 QRS 波群完全相同。若房性激动通过心室时恰逢上一次激动的相对不应期，可出现差异性传导（图 30-7），或伴束支传导阻滞，导致 QRS 波群宽大畸形，易误诊为室性期前收缩。房性期前收缩伴差异性传导与室性期前收缩的鉴别要点在于：前者的 QRS 波群前有相关的 P 波，而后者没有。若 P 波难以辨认，以下几点有助于鉴别。

（1）由于不应期长短正比于 RR 间期的平方根，因此期前收缩之前的 RR 间期越长，则后面的不应期也越长，也更容易出现差异性传导。

（2）差异性传导时，$V_1$ 导联 QRS 波群外形出现束支传导阻滞图形的机会较大，有学者统计差异性传导时，50%～80% 将出现右束支传导阻滞图形。

（3）房性期前收缩时代偿间歇多不完全，而室性期前收缩时代偿间歇多完全。

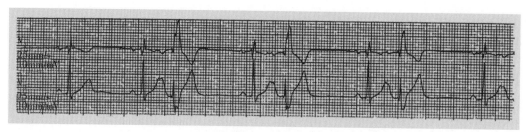

图 30-7　房性期前收缩伴室内差异性传导，呈二联律

5. 房性期前收缩时，由于异位起搏点与窦房结位于同一心腔内，故房性期前收缩容易侵入窦房结打乱窦房结原来的节律，而出现不完全代偿间歇。但不完全代偿间歇决不是诊断房性期前收缩的必要条件，因房性激动与窦性激动在窦房结附近发生干扰时，房性激动不能进入窦房结，窦房结的节律未被打乱，也可能出现完全代偿间歇。有学者统计，在房性期前收缩中 40% ～ 50% 的代偿间歇是完全的，因此代偿间歇对于房性期前收缩与室性、交界性期前收缩的鉴别价值是有限的。

## 四、临床联系

房性期前收缩可以发生于健康人，偶发的房性期前收缩临床意义不大。频发房性期前收缩、成串的房性期前收缩、多形性或多源的房性期前收缩，通常见于器质性心脏病患者，如二尖瓣病变、甲状腺功能亢进、冠心病、心肌病等。此外，房性期前收缩常作为一种触发活动而诱发折返性室上性心动过速、心房扑动或心房颤动等。

# 第五节　交界性期前收缩

交界性期前收缩（AV junctional premature contraction）又称交界性早搏，是指在窦性激动尚未发生之前由交界区提前发生的一次激动。

## 一、发生机制

交界性期前收缩的发生机制与第二节介绍的期前收缩产生的机制类似。因为交界区可兼有前向与逆向传导阻滞，故可出现前向阻滞型交界性期前收缩、传出阻滞型交界性期前收缩及隐匿性插入性期前收缩。交界性期前收缩可以为间位性，也可以形成二联律。

## 二、心电图特征

1. 提前出现 QRS-T 波群，而该 QRS-T 波群的形态和时间与正常窦性基本相同，或因有时相性室内差异性传导而变形。

2. 提前出现的 QRS-T 波群前后有逆行 P 波，如在 QRS 波群之前，P⁻R 间期 < 0.12s，如在

QRS 波群之后，RP⁻ 间期 < 0.20s，P⁻ 波也可隐没在 QRS 波群中。

3. 代偿间歇多为完全性（联律间期 + 代偿间歇等于主导周期的 2 倍），少数为不完全性（激动逆传入心房并侵入窦房结）（图 30-8）。

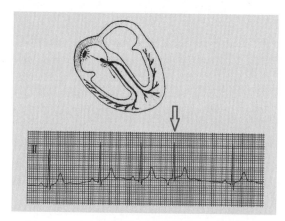

图 30-8　交界性期前收缩的发生及心电图特点

## 三、诊断时应注意的问题

1. 交界性期前收缩可起源于房室交界区内的

任何部位。交界性期前收缩时，心房的活动是由交界性冲动逆向传导至心房所致，传导途径与窦性心律相反，故在体表心电图上，心房电活动呈现逆行 P 波。逆行 P 波在 Ⅱ、Ⅲ、aVF 导联上倒置，在 aVR 和 Ⅰ 导联上直立、双向或平坦。

2. 交界性期前收缩时，P⁻ 波与 QRS 波群的关系取决于异位起搏点在房室交界区中的位置与该冲动前向传导和逆向传导的相对速度。由于交界性冲动同时向前及向后传导，故 P⁻R 间期缩短，此时的 P⁻R 间期不代表房室传导时间，而代表心房与心室除极的先后差异。当心房先于心室激动时，逆行 P 波出现在 QRS 波群前，P⁻R 间期多在 0.12s 以内；当心室先于心房被激动，逆行 P 波出现在 QRS 波群之后，此时 RP⁻ 间期多在 0.16s 以内；当心房与心室同时激动时，逆行 P 波被掩埋在 QRS 波群之内。需要指出的是：没有 P 波的交界性期前收缩，也可能由于房室结的迷路样结构及递减性传导而不能逆传至心房，此时也可不出现 P 波。当 P⁻R 间期延长甚至交界性期前收缩未能下传到心室时，必须考虑是由干扰或传导阻滞所致，前者 P⁻ 波发生早，在收缩中晚期，而后者 P⁻ 波发生晚。同样 RP⁻ 间期延长也可是干扰及传导阻滞所致，若同导联上交界性逸搏 RP⁻ 间期也大于 0.16s 时，则支持传导阻滞，因交界性逸搏时无干扰存在。

3. 交界性期前收缩的下传途径与窦性搏动相同，故 QRS 波群与窦性搏动相同。若交界性期前收缩下传时恰逢心室的相对不应期，则可发生室内差异性传导，QRS 波群宽大畸形，需注意与室性期前收缩相鉴别（图 30-9）。

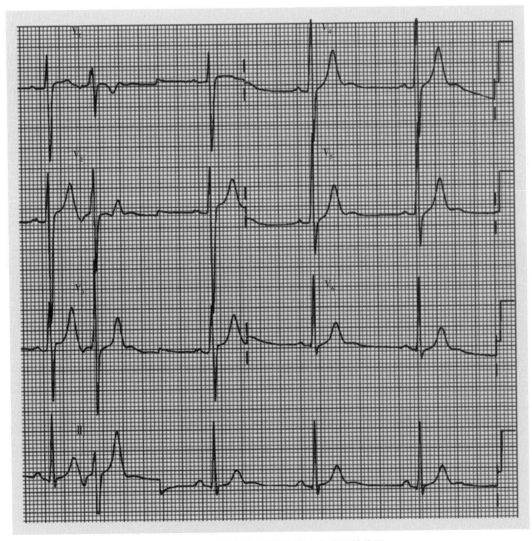

图 30-9　交界性期前收缩伴室内差异性传导

4. 交界性期前收缩是否在心室水平与窦性搏动干扰而产生室性融合波，意见不一。从理论上讲，由于交界区传导束的纵行分离，两种激动进入心室时间接近时，两者可各自使一部分心肌除极，从而产生室性融合波。

5. 与房性期前收缩相同，交界性期前收缩的代偿间歇是否完全，取决于逆行传导的冲动是否侵入窦房结。若交界性期前收缩逆行侵入窦房结，窦性节律顺延（rhythm postponed），可出现不完全代偿间歇；若交界性期前收缩逆行传导时在窦房结附近与窦性冲动发生干扰，未侵入窦房结，则出现完全代偿间歇。

## 四、临床联系

交界性期前收缩较室性期前收缩及房性期前收缩少见，它也可发生于健康人或器质性心脏病患者。

# 第六节　室性期前收缩

## 一、定义和分类

室性期前收缩（ventricular extrasystole），又称室性早搏，简称室早，是指在窦性激动尚未抵达心室前，心室内某一异位起搏点提前发生激动，引起心室除极。室性期前收缩是一种最常见的室性心律失常。室性期前收缩可起源于心室的任何部位。根据起源部位的不同可分为高位室间隔型期前收缩、右束支型期前收缩、左束支型期前收缩、左前分支型期前收缩、左后分支型期前收缩、右（左）心室上部期前收缩、右（左）心室下部期前收缩、室内游走型期前收缩和旁道期前收缩。

异位起搏点距希氏束越远，QRS 波群畸形越明显。如伴有室内传导阻滞，则可以增加 QRS 波群的畸形程度。由于室性激动沿心室肌传导，故 QRS 间期常 > 0.12s。在同一导联上，如各个室性期前收缩形态相同，联律间期相等，即为单源性室性期前收缩；如同一导联上各个室性期前收缩的形态不同，联律间期不等，则为多源性室性期前收缩；如在同一导联上各室性期前收缩的形态不同，但联律间期相等，称为多形性室性期前收缩；如同一导联上室性期前收缩的 QRS 波群主波方向有正有负，称为"双向性室性期前收缩"；如室性期前收缩前一窦性搏动的T波顶峰或附近，称为 RonT 现象，常可演变为阵发性室性心动过速甚至心室颤动。室性期前收缩如发生过频，可产生二联律、三联律、四联律；如 2 个正常窦性搏动之间出现 1 个室性期前收缩，称为"间位性室性期前收缩"，若室性期前收缩发生较迟，QRS波群之前可以见到窦性 P 波，此种期前收缩称为"舒张晚期室性期前收缩"，其 PR 间期较正常的短，如 PR 间期适当，可形成室性融合波；如心室内有一起搏点与主导起搏点（一般为窦房结）并存，两者互相竞争而激动心室，称为"室性并行心律（ventricular parasystole）"。

## 二、产生机制

室性期前收缩的发生机制主要是：①心室内异位起搏点的自主性升高；②折返激动；③并行心律；④触发活动，与房性期前收缩基本相同。由于多数室性期前收缩并不逆传入心房，窦房结仍保持其正常节律，故代偿间歇几乎都是完全的。

## 三、心电图特征

1. 提前出现宽大畸形的 QRS 波群，时间 ≥ 0.12s，其前无相关 P 波（图 30-10，图 30-11）。

2. T 波与主波的方向相反。

3. 代偿间歇多是完全的。

4. 单源性室性期前收缩表现为同一导联上异位激动的 QRS 波群形态相同，联律间期相等；多源性室性期前收缩表现为同一导联异位激动的 QRS 波群形态不同，联律间期不等。

5.室性并行心律表现如下。

（1）室性异位激动与其前 QRS 波群之间的联律间期是不恒定的。

（2）易发生室性融合波。

（3）异位搏动的长 RR 间期恰恰是短 RR 间期的倍数。

## 四、诊断时应注意的问题

### （一）QRS 波群的形态

室性期前收缩时，心室异位起搏点发出激动的传导途径以及心室的除极顺序和方向均不同于正常，且心室肌的传导速度远低于左、右束支及浦肯野纤维，故室性期前收缩时 QRS 波群出现宽大畸形，QRS 时间 > 0.12s。室性期前收缩时 QRS 波群的外形取决于异位兴奋灶在心室内的位置，异位兴奋灶离束支分叉越近，其 QRS 波群越接近正常。起源于室间隔的室性期前收缩，在某个导联上可以出现正常或接近正常的 QRS 波群外形，

容易引起误诊。因此，在判断期前收缩类型时应同时观察 2 个或 2 个以上的导联。发生较晚的室性冲动可与窦性激动同时激动心室而出现室性融合波，此时 QRS 波群外形介于正常与异常之间，室性融合波的出现对于室性期前收缩的诊断极为有利。

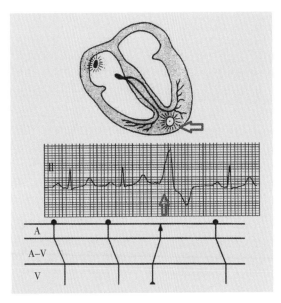

图 30-10　**室性期前收缩的发生及心电图特点**

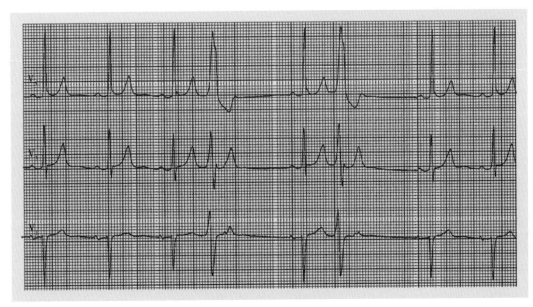

图 30-11　**室性期前收缩**

### （二）逆行 P 波

在体表心电图上，室性期前收缩伴逆行传导的现象，如 QRS 波群后逆行 P 波、窦房结干扰等，导致不完全代偿间歇者少见。但据报道，在食

管导联上，50% 以上的室性期前收缩可出现逆行P波。

### （三）多源性与多形性室性期前收缩

将室性期前收缩的配对时间与 QRS 波群形态

结合起来，室性期前收缩可分为 4 类。

1. 第 1 类　室性期前收缩配对间期固定且在同一导联上 QRS 波群外形相同，考虑为单源性室性期前收缩。

2. 第 2 类　室性期前收缩配对时间不固定而同一导联上 QRS 波群外形相同，可能是室性并行心律。

3. 第 3 类　室性期前收缩配对间期固定而同一导联上 QRS 波群外形不同，称为多形性室性期前收缩。

4. 第 4 类　室性期前收缩配对时间不固定而同一导联上的 QRS 波群外形不同，称为多源性室性期前收缩。

具有固定联律间期的室性期前收缩多由折返激动所致；而联律间期不固定的室性期前收缩可能与触发活动有关。过去认为 QRS 波群波形不同意味着期前收缩的来源不同，现在人们认识到室性期前收缩可因其激动传导方向不同而造成同一导联上 QRS 波群的形态不同，实验证明人工刺激心室内的同一位置，可产生 QRS 波群形态不同的期前收缩（图 30-12）。

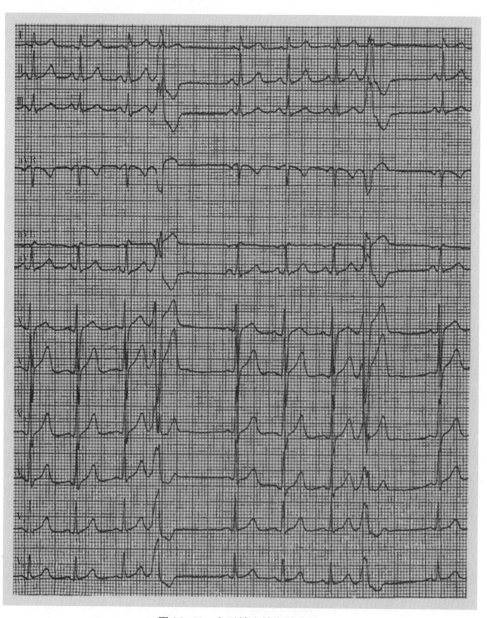

图 30-12　多形性室性期前收缩

### （四）联律与连发室性期前收缩

当每 1 个窦性搏动跟一个室性期前收缩时，称为室性期前收缩二联律；当每 2 个窦性搏动跟一个室性期前收缩时，称为室性期前收缩三联律；依次类推。洋地黄中毒时，室性期前收缩二联律是最常见的心律失常。室性期前收缩可以连续发生，2 个室性期前收缩连续出现时，称为成对室性期前收缩，3 个或 3 个以上室性期前收缩连续发生时，则为短阵室性心动过速。在急性心肌缺血时，连发的室性期前收缩可能导致室性心动过速甚至心室颤动（图 30-13）。

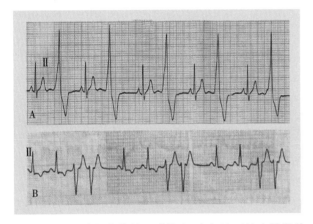

图 30-13　**室性期前收缩二联律（A）与连对的室性期前收缩（B）**

### （五）RonT 室性期前收缩

发生较早，出现于前一个心搏 T 波波峰前后的室性期前收缩，称为 RonT 室性期前收缩。21 世纪初人们就认识到，在心室不应期结束后立即给予电刺激可以诱发心室颤动。SmirK 首先使用了 RonT 这个概念，并指出 RonT 与猝死有关。以后的研究发现心肌梗死后，RonT 室性期前收缩可引起室性心动过速及心室颤动，提早指数（RP′/QT）达 0.85 时，对恶性心律失常具有报警意义。晚近的研究及临床观察对 RonT 是否为恶性心律失常的预兆提出了疑问。实际上配对周期较长的室性期前收缩也可能引起心室颤动，故有学者提出心肌梗死后心肌的易损期包括了整个心动周期（图 30-14）。

### （六）左心室室性期前收缩与右心室室性期前收缩

区分室性期前收缩来源于左心室抑或右心室，具有重要的临床意义。左心室型室性期前收缩常提示器质性心脏病，而右心室型室性期前收缩多见于健康心脏。心肌梗死后左心室型室性期前收缩较右心室型室性期前收缩更容易出现心室颤动。左心室型室性期前收缩与右心室型室性期前收缩在体表心电图上的鉴别要点如下（图 30-15）：左心室型室性期前收缩呈右束支传导阻滞图形，在 $V_1$ 导联上呈 R 或 qR 型，可见"兔耳征"（QRS 波群呈双峰形，左峰比右峰高），$V_6$ 导联上多呈 rS 或 QS 型；右心室型室性期前收缩呈左束支传导阻滞图形，$V_1$ 导联上主波向下，$V_1$ 导联上 R 波较宽（> 0.04s），额面电轴右偏，$V_4$ 导联上负向波较 $V_1$ 导联负向波更深。此外，还有学者提出室性期前收缩 QRS 波群呈右束支传导阻滞＋左前分支传导阻滞，提示期前收缩来源于左心室，QRS 波群呈右束支传导阻滞＋左后分支传导阻滞，提示期前收缩来源于左心室前壁。但近年来的研究表明，体表心电图在异位起搏点定位上的价值是有限的。

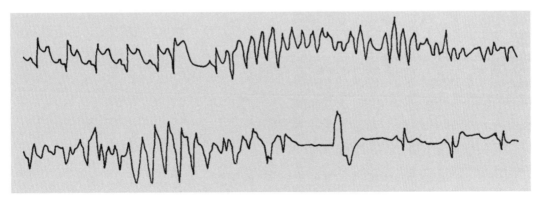

图 30-14　RonT 室性期前收缩诱发心室颤动

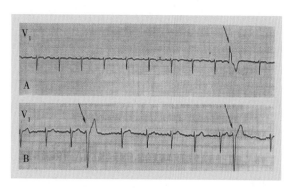

图 30-15　左心室型室性期前收缩（A）与右心室型室性期前收缩（B）

期不长。

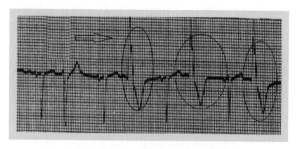

图 30-16　室性期前收缩二联律

## （七）二联律法则

Langendorf 指出，长间歇（如窦性停搏、窦房传导阻滞、房室传导阻滞、心房颤动时长 RR 间期、期前收缩后代偿间歇等）容易出现室性期前收缩。室性期前收缩后的长代偿间歇，使心肌产生一个较长的恢复时间，容易形成折返，为下一个期前收缩的产生提供了条件，因此形成一系列频率依赖的室性二联律，这种规律称为二联律法则。二联律法则也适用于房性期前收缩和交界性期前收缩。Schamorth 将室性期前收缩分为两类：一类出现在心率较慢时，常以二联律形式存在，当基本心律频率加快到期前收缩或代偿间歇缩短到一定程度时，期前收缩消失，这类期前收缩遵循二联律法则，称为继发性室性期前收缩或慢率性室性期前收缩（图 30-16）；另一类是原发性室性期前收缩，其特点是室性期前收缩配对前周

## （八）隐匿性二联律

有学者对一份连续记录的心电图做了仔细的观察，发现其中每 2 个相邻的室性期前收缩之间所夹的窦性搏动数目必然是奇数，如 1、3、5、7、……（图 30-17）。对此的解释是：这是一种连续的配对时间固定的室性二联律。在异位起搏点周围存在间歇的传出阻滞，因此每出现一次传出传导阻滞，室性期前收缩便隐匿一次，窦性搏动便增加 2 次。期前收缩隐匿 X 次，则窦性搏动增加 2X 次，因下一个室性期前收缩之前本来还应有一次窦性搏动，故两个相邻的室性期前收缩之间的窦性搏动数目为 2X + 1 次（如 1、3、5、7、……）。在隐匿性三联律中，每 2 个相邻的室性期前收缩之间的窦性搏动数目为 3X + 2 次（如 2、5、8、11、……）。依次类推。出现隐匿性联律的必要条件是窦性激动不能进入异位起搏点，异位起搏点周围存在间歇的传出阻滞。

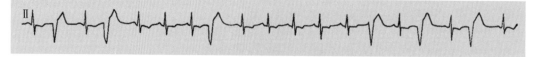

图 30-17　隐匿性二联律
每 2 个相邻的室性期前收缩之间的窦性搏动数目为奇数

## （九）插入性室性期前收缩

基本心率较慢而配对间期较短时，可能出现插入性室性期前收缩，其心电图表现为宽大畸形的 QRS 波群出现于 2 个窦性心搏之间，其后无代偿间歇，前后两个窦性心搏之间的时距为 1 个窦性心动周期，插入性室性期前收缩后的第 1 个窦性心搏的 PR 间期多延长（图 30-18）。室性并行

心律时插入性室性期前收缩出现的机会比较大。插入性房性期前收缩、插入性交界性期前收缩的发生机会，较插入性室性期前收缩少。

## （十）联律间期

室性心搏联律间期在 600 ～ 1500ms 为加速室性逸搏，室性心搏联律间期在 600ms 以内，才可做出室性期前收缩的诊断。

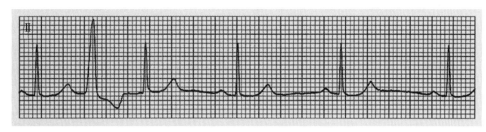

图 30-18　插入性室性期前收缩

## 五、临床联系

判断室性期前收缩是功能性还是病理性，需要治疗或不需要治疗，主要考虑以下 4 个方面因素：①是否有器质性心脏病的基础，如冠心病（尤其是急性心肌梗死）、心肌病、瓣膜疾病等；②心脏的功能状态，如有心脏扩大，LVEF < 40% 或心力衰竭等；③临床症状，如头晕、黑矇或晕厥先兆等；④心电图表现，如多源性室性期前收缩，成对、连发的室性期前收缩或在急性心肌梗死、QT 延长基础上发生的 RonT 现象。

### （一）室性期前收缩的 Lown 分级

Lown 分级能较客观地定量评估治疗前后患者室性期前收缩的情况，以此评估治疗效果。近年来的研究资料表明，Lown 分级高的室性期前收缩不一定是病理性的，在一些健康人中也可能出现，其危险性也有待于进一步确定。尽管存在争议，Lown 分级对急性冠脉综合征室性期前收缩危险性的评估仍具有一定的实用价值（表 30-2）。

表 30-2　Lown 分级

| 分级 | 心电图特点 |
| --- | --- |
| 0 | 无室性期前收缩 |
| 1 | 1h 少于 30 |
| 2 | 1h 多于 30 |
| 3 | 多形性室性期前收缩 |
| 4A | 成对的室性期前收缩 |
| 4B | 3 个或 3 个以上室性期前收缩联发 |
| 5 | RonT |

### （二）功能性与病理性室性期前收缩的鉴别（表 30-3）

表 30-3　功能性与病理性室性期前收缩的鉴别

| | 鉴别要点 | 良性室性期前收缩 | 病理性室性期前收缩 |
| --- | --- | --- | --- |
| 临床特点 | 病程 | 持续多年，健康状况良好 | 病程短，伴有其他症状 |
| | 与运动的关系 | 多消失或无关 | 运动增多 |
| | 初发期前收缩的年龄 | 青年人多见 | 儿童、老年人多见 |
| | 伴其他疾病或症状 | 多无，尤其是无器质性心脏病的表现，无冠心病危险因素 | 常见，尤其是期前收缩发生在器质性心脏病、心功能不全时 |
| 室性期前收缩心电图特点 | QRS 时限 | < 0.14s | 多 ≥ 0.16s，为特宽型期前收缩 |
| | QRS 波幅 | 很高，常 > 2.0mV | 在各导联上均 < 1.0mV，为特矮型期前收缩，或低于同一导联 QRS 波幅 |
| | QRS-T 波群形态 | QRS 波光滑、高尖、无切迹及顿挫，多呈 R 或 QS 型，ST-T 与 QRS 主波方向相反，倒置 T 波多圆钝，双支不对称 | QRS 波外形奇特，有多个切迹及顿挫或平顶形期前收缩或在左胸导联呈 QR、QRs、qR 型，ST-T 与 QRS 主波方向相同，T 波类似 "冠状 T 波" |
| | QRS 起源部位 | 多起源于右心室，以单源性多见 | 多起源于左心室，以多形性、多源性多见 |
| | 联律间期长短 | 多发生在舒张早、中期 | 联律间期 < 0.43s，为特早型期前收缩或提早指数 < 0.90s 的 RonT 现象期前收缩或 RonP 现象的舒张晚期期前收缩 |
| | 联律情况 | 多无或少 | 多有，常呈二、三联律或成对发生 |
| 合并其他心电图异常 | | 多无或少 | 可合并其他类型的期前收缩、阻滞、心房颤动、异常 Q 波、左心室肥大伴 ST-T 改变、原发性 ST-T 改变或期前收缩后 P 波、ST 段、T 波、U 波改变等 |

# 第七节　房室旁路性期前收缩

肯特束的慢旁路是由希 - 浦系统传导组织构成，具有自律性。现已证明在旁路束纤维内或旁路束插入心房和心室的部分均易产生异位激动，所形成的期前收缩大多以并行节律点的性质单个出现，有时也可形成异位心律。其心电图表现为：①提早出现宽大畸形 QRS-T 波群，类似于既往预激综合征时 QRS-T 波群，但更宽，表现为完全预激波形特点。②其 QRS-T 波前后可有逆行 P 波或逆行 P 波重叠在 QRS 波之中或无逆行 P 波，这取决于该期前收缩激动有无逆传心房或逆传与前传的时间差，若逆传快于前传，逆行 P 波出现在 QRS 波之前，此时与心房下部期前收缩伴完全性预激难以鉴别；若逆传和前传同时到达心房和心室，则逆行 P 波重叠在 QRS 波之中，若逆传慢于前传，则逆行 P 波出现在 QRS 波之后。③有完全性和不完全性代偿间歇。

# 第八节　期前收缩后心电图变化

期前收缩后心电图变化指期前收缩后基本心律在起源、传导和兴奋上的异常改变。最常见于期前收缩后的第 1 个心搏，偶尔也可见于期前收缩后的 3 个以内的基本心搏，包括期前收缩后 P 波、PR 间期、QRS 波群及 ST-T 改变（表 30-4），期前收缩后代偿间歇、期前收缩起搏点移位、期前收缩后窦性心律不齐等，也属期前收缩后心电图变化。

表 30-4　期前收缩后的 P 波、QRS 波群、T 波改变

| 期前收缩后心电图改变 | 表　现 | 形 成 原 理 |
| --- | --- | --- |
| P 波改变 | 畸形 | 窦性激动在窦房结内受干扰 |
| PR 间期改变 | PR 间期 < 0.12s | 代偿间歇交界区传导组织充分休息，而使传导增强或期前收缩后出现预激 |
|  | PR 间期较基本心律延长 | 期前收缩后 P 波传导途径改变 |
| QRS 波群波形改变 | QRS 波群波形较基本心律时不同，如原有的束支传导阻滞消失 | 窦性激动传导途径改变或束支功能改变 |
| ST-T 改变 | ST 段压低，T 波升高、平坦或倒置 | 不明 |

# 第九节　期前收缩对心脏基本心律的影响

期前收缩对于基本心律来说虽是一个相对短暂的现象，但基本心律总是难免要受到它的影响。这种影响中最重要的一个内容就是节律重整：产生期前收缩的起搏点提前发生的有效激动侵入基本心律起搏点，冲消或抑制该起搏点潜在的激动，而使基本心律被打断，出现节律及频率的改变，这种现象称为节律重整。

在节律重整中，最常见的现象是不完全代偿间歇。在窦性心律基础上出现房性期前收缩时，由于房性期前收缩的起搏点距离窦房结较近，故异位起搏点提前发生的激动只要在窦房结周围未受干扰，就很容易侵入窦房结，冲消窦房结正在积聚之中的激动，而按照新的起点重新积聚激动，并按窦房结固有的频率释放。从理论上讲，房性期前收缩与下一个窦性搏动之间应该间隔一个窦性周期，但是由于房性激动传到窦房结，再由窦房结传到心房，需要一定的时间，故期前收缩至下一个窦性搏动的周期应大于一个窦性周期，再

加上配对周期仍应小于窦性周期的 2 倍，故而产生不完全代偿间歇（在某些窦房结恢复时间明显异常的病态窦房结综合征病例中，单次房性期前收缩即足以产生窦性停搏）。

由此可知，不完全代偿间歇，实际上是期前收缩后基本节律的顺延。发生节律顺延的基本条件是基本节律起搏点缺乏保护机制（例如完全性干扰性房室脱节等）。室性期前收缩之所以不容易发生不完全代偿间歇，就是因为在正常情况下房室交界区存在生理性单向传导阻滞，异位激动不能逆传所致。

除节律顺延外，异位起搏点侵入基本心律起搏点时，甚至可以降低基本心律起搏点的自律性，使其重新积聚激动的时间延长，而使期前收缩后间期较基本心律心动周期明显延长，此为期前收缩后的节律抑制（rhythm suppression）。在某些病态窦房结综合征患者中，单次房性期前收缩即可引起窦性停搏。

其他相对少见的节律重整现象如期前收缩后节律提前、期前收缩后窦性心律不齐等。

除节律重整外，期前收缩对基本心律的另一类影响是期前收缩诱发其他心律失常，尤其是快速性心律失常，例如当房性期前收缩发生过早时，PP′ ≤ 1/2PP，容易引起心房扑动或心房颤动。同时房性期前收缩易引起折返性心动过速。RonT 室性期前收缩容易诱发室性心动过速，甚至心室颤动。

# 第十节　期前收缩的临床意义

期前收缩的临床意义在于：①是否反映器质性心脏病的存在；②是否影响血流动力学。由于期前收缩本身难以引起血流动力学的改变，所以这一点的实质是期前收缩是否有可能诱发或预示足以引起血流动力学改变的心律失常。

由于室性期前收缩较常见，且室性期前收缩可能诱发室性心动过速甚至心室颤动，故本节主要讨论室性期前收缩的临床意义。

判断一个室性期前收缩是功能性还是病理性，是良性还是恶性，需要治疗或不需要治疗，主要应考虑以下 4 个方面的因素：①是否有器质性心脏病的基础，如冠心病（尤其是急性心肌梗死）、心肌病、瓣膜疾病等；②心脏的功能状态，如有心脏扩大，LVEF < 40% 或心力衰竭等；③临床症状，如头晕、黑矇或晕厥先兆等；④心电图表现，如多源性室性期前收缩，成对、连发 ≥ 3 个室性期前收缩，或在急性心肌梗死、QT 延长基础上发生的 RonT 现象。

其他有助于判断室性期前收缩临床意义的线索包括：①关于 Lown 分级（表 30-2）。Lown 分级最初是为急性心肌梗死后判断室性期前收缩的预后而提出的标准，以后也用于慢性缺血心脏病。对于 Lown 分级的批评主要在于它人为地将某些特征性室性期前收缩给予较高的分级地位，事实上目前对 Lown 分级中最高一级 RonT 是否具有预后意义，是否像过去认为的那样严重，无论从理论上到临床观察上都提出了疑问。②室性期前收缩的宽度与外形。功能性室性期前收缩的 QRS 时间多 < 0.12s，而器质性室性期前收缩 QRS 时间多 > 0.18s，左心室性期前收缩较右心室性期前收缩更多见于器质性心脏病，在心肌梗死时也更易出现恶性心律失常，对此尚存不同意见。另外，QRS 波群外形奇特、有多个切迹及顿挫的室性期前收缩，也被认为是病理性室性期前收缩的表现。③既往曾认为，70% ～ 80% 的并行心律性室性期前收缩是病理性的，但现在也有报道称在健康青年中并行心律室性期前收缩并不少见；心肌梗死后并行心律室性期前收缩患者的猝死率，并不高于有普通室性期前收缩的患者。

房性期前收缩可以发生在健康人，偶发的房性期前收缩临床意义不大。频发房性期前收缩、成串的房性期前收缩及多源的房性期前收缩，通常见于器质性心脏病患者。

交界性期前收缩较室性期前收缩及房性期前

收缩少见，它也可发生于健康人或器质性心脏病患者。

# 第十一节 心电图诊断期前收缩的步骤和注意事项

在心电图上诊断期前收缩的步骤和注意事项如下。

## 一、明确是否为期前收缩

期前收缩在心电图上表现为提早出现 P-QRS-T 波群、QRS-T 波群或 P 波。但并非所有提早出现的心搏都是期前收缩，如逸搏心律中的夺获心搏及反复心搏。然而，这样的鉴别通常不是一眼就看得出来的。所以，第 1 步得出的结论通常是"这是一个提早出现的心搏，有可能是一个期前收缩"。

## 二、根据 P-QRS-T 波群判断期前收缩的类型

1.寻找 P 波　通常是判断期前收缩类型的第 1 步，应选择 P 波比较清楚的导联进行分析。P 波不明显时，应特别注意是否隐藏在 QRS、ST 段或 T 波之中。此时容易犯的错误有两个：一个是漏掉隐藏着的 P 波，另一个是将任何看上去像 P 波的波形都当作 P 波。体表心电图上某些特殊导联如 $S_5$ 导联（正极置于第 5 肋间胸骨旁，负极置于胸骨柄）等，可以显示较清晰的 P 波。

2.QRS 波群外形与宽度　对于判断期前收缩来源是室性及室上性有重要意义。室上性期前收缩 QRS 波群外形及宽度多正常，室性期前收缩 QRS 波群畸形宽大。然而畸形宽大的 QRS 波群外形尚见于室上性冲动伴差异性传导、束支传导阻滞或预激综合征。对此，应根据 QRS 波群形态学及窦性搏动时 QRS 波群外形加以鉴别。某些学者认为根据 QRS 波群外形判断冲动来源，应作

为判断心律失常类型的第 1 步，这种看法是基于这样一种现实情况得出的：在现代心脏监护病房内，长时间观察患者心电监测的人是护士，根据 QRS 波群的形态学鉴别心律失常远较寻找 P 波、判断 P 波与 QRS 波群的关系方便，而准确率也并不低。

3.注意 P 波和 QRS 波群的关系　房性期前收缩及交界性期前收缩的 QRS 波群都有相关的 P 波，有相关 P 波的 QRS 波群一定不是室性心搏。当一个逆行 P 波与前后两个 QRS 波群都有关系时，通常是反复心搏。

4.代偿间歇　对于鉴别期前收缩类型意义不大。

## 三、分析期前收缩的传导情况

对于一个典型的期前收缩来说，根据其 P-QRS-T 波群来判断其类型并不困难。然而，期前收缩的前向及逆向传导，在不同水平与基本心律冲动的相对干扰和绝对干扰所产生的各种变异，使某些期前收缩及其前后的波形复杂化，造成了诊断上的困难。这时，应着重观察期前收缩出现的时相、联律间期、代偿间歇、期前收缩后心电图变化等内容。

## 四、根据心电图特点判断其临床意义

尤其在室性期前收缩时，应注意是否是联律，是否连发，是否是多形性，有无 RonT 现象，是左心室或右心室期前收缩等，这些对于鉴别期前收缩的性质有重要意义。

# 第十二节　期前收缩心电图图例分析

扩展学习：请扫描下方二维码，继续学习期前收缩心电图图例分析。

## 小结

期前收缩是最常见的一种心律失常，指在正常心律或异位心律的基础上，由异位起搏点或正常起搏点提前发出的激动。分为窦性、房性、交界性和室性期前收缩。

根据期前收缩的形态和配对时间，分为单源性期前收缩、多源性期前收缩和多形性期前收缩；根据期前收缩的发生机制及其与期前收缩的关系，又分为配对型期前收缩、并行心律期前收缩和反复心搏；根据期前收缩发生次数的多少，分为偶发性期前收缩和频发性期前收缩；期前收缩与窦性节律可以形成二联律、三联律、插入性期前收缩。期前收缩产生的机制，目前认为主要有：①自律性增高；②激动折返；③触发活动。

窦性期前收缩指窦房结突然提早发生激动而控制心脏。心电图特点为提早出现的 P 波形态与窦性 P 波完全相同，有固定的联律间期，代偿间歇不完全。窦性期前收缩十分罕见，容易误诊为房性期前收缩、窦性心律不齐或窦房传导阻滞。

房性期前收缩是指由房内异位起搏点提早产生的激动。心电图特点为提前出现的 P′ 波形态与窦性 P 波有一定差别，P′R 间期 ≥ 0.12s，P′ 波之后可继以一个正常或变异（差异性传导）的 QRS 波群，亦可不继以 QRS 波群，称为未下传房性期前收缩或阻滞性房性期前收缩，代偿间歇多不完全。房性期前收缩可以发生于健康人；频发、成串、多形性或多源的房性期前收缩，通常见于器质性心脏病患者。

交界性期前收缩指在窦性激动尚未发生之前由交界区提前发生的一次激动。心电图特点为提前出现 QRS-T 波群形态和时间与正常窦性基本相同，前后有逆行 P 波，或隐没在 QRS 波群之中，代偿间歇多为完全性。QRS 波群或因有时相性室内差异性传导而变形。交界性期前收缩较少见，发生于健康人或器质性心脏病患者。

室性期前收缩指在窦性激动尚未抵达心室前，心室内某一异位起搏点提前发生激动，引起心室除极，是一种最常见的室性心律失常。根据起源部位的不同可分为高位室间隔型期前收缩、右束支型期前收缩、左束支型期前收缩、左前分支型期前收缩、左后分支型期前收缩、右（左）心室上部期前收缩、右（左）心室下部期前收缩、室内游走型期前收缩。心电图特点为：提前出现宽大畸形的 QRS 波群，时间 ≥ 0.12s，其前无相关 P 波；T 波与主波的方向相反；代偿间歇多是完全的。根据 QRS 波群形态、联律间期又分为单源性室性期前收缩，多源性室性期前收缩，双向性室性期前收缩，室性期前收缩二联律、三联律、四联律；间位性室性期前收缩、舒张晚期室性期前收缩等。区别室性期前收缩是功能性还是病理性非常重要，主要应从以下 4 个方面进行区别：①是否有器质性心脏病的基础；②心脏的功能状态；③临床症状；④心电图表现。

房室旁路性期前收缩大多以并行节律点的性质单个出现，心电图表现为提早出现宽大畸形 QRS-T 波群，表现为完全预激波形特点；其 QRS-T 波前后可有逆行 P 波或逆行 P 波重叠在 QRS 波之中或无逆行 P 波；有完全性和不完全性代偿间歇。

期前收缩可造成基本心律的节律重整，也可诱发其他心律失常，尤其是快速性心律失常。

期前收缩的临床意义在于：①是否反映了器质性心脏病的存在；②是否影响血流动力学。

在心电图上诊断期前收缩的步骤和注意事项如下：明确是不是期前收缩；根据 P-QRS-T 波群判断期前收缩的类型；分析期前收缩的传导情况；根据心电图特点判断其临床意义。

附1　本章的学习重点

1. 掌握期前收缩的概念、分类。

2. 掌握期前收缩的发生机制。

3. 掌握窦性期前收缩、房性期前收缩、交界性期前收缩和室性期前收缩的心电图特点及诊断时应注意的问题。

4. 掌握功能性室性期前收缩与病理性室性期前收缩的鉴别。

5. 掌握窦性期前收缩、房性期前收缩、交界性期前收缩和室性期前收缩的临床意义。

6. 掌握心电图诊断期前收缩的步骤和注意事项。

附2　请扫二维码扩展学习

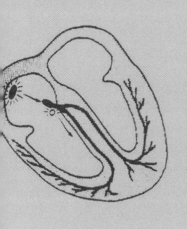

# 第三十一章
# 室上性心动过速

## 第一节　概　述

心动过速是指快速心搏连续 3 次或更多地出现，其频率超过 100 次 / 分（也有 100 次 / 分以内的），节律规则或不规则的心率。按起搏部位分为窦性心动过速（见第二十五章）和异位性心动过速。异位性心动过速常为发作性，起始终止突然，频率多为 160 ～ 250 次 / 分，称为阵发性心动过速；另一种心率不太快（70 ～ 120 次 / 分），开始和终止均非突然，称为加速的自主性心动过速（或自主性心动过速、非阵发性心动过速）（见第二十九章）。异位性心动过速又可分为室上性心动过速和室性心动过速。本章介绍阵发性室上性心动过速的心电图特点及临床有关问题。

室上性心动过速（supraventricular tachycardia，SVT）字面意思是静息时心房率＞100 次 / 分，其机制包括来自 His 束或 His 束以上的组织（《2019ESC 室上性心动过速患者管理指南》）。

传统上，SVT 被用于描述除室性心动过速（VT）和心房颤动之外的各种心动过速，如由 AP 引起的 AVRT 实质上并非室上性心律。本书仍沿用传统分类来介绍 SVT。

近 10 余年来，通过大量心电生理研究，对阵发性室上性心动过速的发生机制有以下 4 种学说：①异位节奏点的自律性升高；②折返激动；③并行心律；④触发活动（见第二十四章）。

SVT 指发作性短阵或持续较长时间的房性或交界性心动过速。根据其解剖部位和发生机制不同分为下列 8 型：窦房折返性心动过速、心房内折返性心动过速、房室交界区折返性心动过速、持续性交界区反复性心动过速、房室折返性心动过速（预激综合征环形运动）、自律性房性心动过速、多源性房性心动过速、其他非折返性室上性心动过速（图 31-1）。

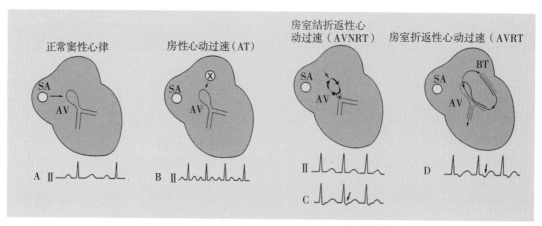

**图 31-1　阵发性室上性心动过速的 3 种主要类型**

A. 正常窦性心律。B. 单源性房性心动过速时,窦房结外的起搏点(X)以快频率自发地发放激动。C. 房室结折返性心动过速时,心脏激动起源于房室结(交界区)折返的兴奋波。由于冲动几乎同时激动心房和心室,逆传的 P 波隐藏在 QRS 波群中或出现在 QRS 波群之前或之后(箭头)。D. 相同类型的折返机制(环形运动)可出现在 WPW 综合征的旁道。注意:在 Ⅱ 导联的逆行 P 波(箭头)出现会在 QRS 稍后

# 第二节　窦房折返性心动过速

　　窦房折返性心动过速(sinoatrial reentry ttachy-cardia,SNRT)过去又称为窦房结内折返性心动过速和阵发性窦性心动过速,指发生在窦房结与邻近心房组织间的折返激动。窦房结的细胞呈慢反应电位,其激动传导缓慢,各群组细胞之间的除极时间不甚一致,当一个房性期前收缩到达窦房结边缘时,从已脱离不应期的部位进入到窦房结内缓慢传导,而从另一部位传出,再次激动心房,如此反复循环,便形成了 SNRT。在正常情况下,窦房结(慢反应电位)和心房肌(快反应电位)之间有一个交界区,容易发生折返,可能成为部分无器质性心脏病患者 SNRT 的发生机制。在病理情况下,此处细胞的不应期长短差别增大,更容易发生折返。SNRT 需要适时的期前收缩诱发。SNRT 心电图特点如下(图 31-2)。

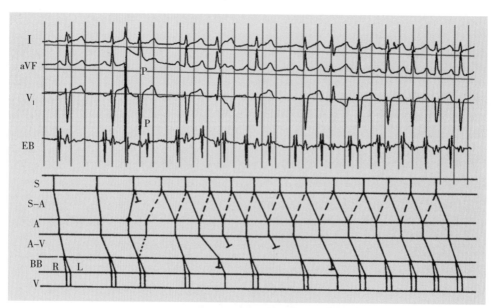

**图 31-2　心房 RS₂ 诱发窦房折返性心动过速**

1.心率120～140次/分,多呈1：1房室传导。

2.突然发作,呈阵发性、快慢两种频率跳跃式转换,起始和终止有时不是很规则,适时的房性期前收缩可诱发或中止其发作。

3.P波在QRS波群之前,PR间期＞0.12s,P波形态与窦性P波极为相似,QRS波群正常。

4.如有窦性期前收缩,其配对间期与心动过速发作时的配对间期相同。

5.心动过速中止后的间歇等于或略长于窦性周期。

6.药物或刺激迷走神经的方法可中止其发作

或诱发房室传导阻滞。

SNRT是一种极少见的室上性心动过速类型,可见于任何年龄,半数是由器质性心脏病引起的,也可见于正常人。诊断时需与窦性心动过速进行鉴别。窦性心动过速并非突发突停,刺激迷走神经方法仅能使其频率轻微减轻,而不能使其中止。

对SNRT的治疗可考虑应用β受体阻滞剂或Ⅳ类抗心律失常药,如维拉帕米、地尔硫䓬及中药治疗。较少用Ⅲ类抗心律失常药。导管射频消融治疗是目前推荐的治疗方法,但远期疗效仍有待观察。

# 第三节　房性心动过速

房性心动过速(atrial tachycardia)是指起源于心房组织与房室结传导无关的一类室上性心动过速,在儿童及老年人群中发生率较高。发生率占全部室上性心动过速7%～10%。

## 一、房性心动过速的分类

1.按起源部位分类　分为单源性房性心动过速、多源性房性心动过速、局灶性房性心动过速。

2.按发作持续时间分类　分为短暂性或阵发性房性心动过速,无休止性或持续性房性心动过速。

3.按生理机制分类　分为自主性房性心动过速、折返性房性心动过速、触发活动性房性心动过速。

## 二、自主性房性心动过速

源于心房内自律细胞的自主性升高,达到自主性4级。其快速连续的发放冲动而致的心动过速。也可能与触发活动有关。心电图特点如下(图31-3,图31-4)。

1.心房率在100～250次/分,常在150次/分左右。

2.由房性期前收缩诱发,发作开始后心率有逐渐加速过程(温醒现象,Warming-up),其后心房律趋向规则。

3.P波为异位性,其形态与窦性P波不同,但第1个异位P波和其后一系列快速P波形态、极性相同。P′R间期＞0.12s,P′R间期＜RP′间期。

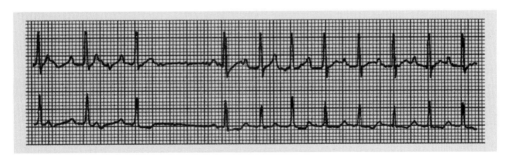

图31-3　房性心动过速

前面3个QRS分别为房性心动过速以2：1和4：1下传心室引起,下传的P′R间期200～300ms。第3个QRS波群后出现一段2140ms的长间歇,随后恢复窦性心律,在这一窦性心律的T波终末出现一个房性期前收缩,PR间期160ms,联律间期320ms,由此房性期前收缩诱发随后的房性心动过速,呈房室1：1下传心室。房性心动过速自动终止后的长间歇是由于窦房结的超速抑制造成的,其时间＞1500ms,提示窦房结起搏功能障碍

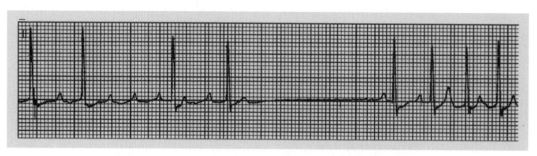

图 31-4　房性心动过速；窦性停搏；窦房结起搏功能障碍

4.QRS 波群多呈室上性。

5.可伴有房室传导阻滞，尤其是按摩颈动脉窦时。

6.刺激迷走神经的方法可使心率减慢，但不能使之中止。

## 三、心房内折返性心动过速

当心房内 3 条结间束、房间束出现功能上的纵行分离，或心房肌内不应期不一致而发生功能上的纵形分离时，即可形成折返环路，而发生心动过速。其心电图特点如下（图 31-5）。

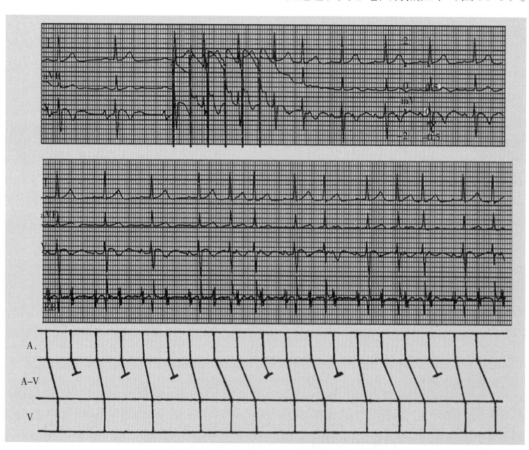

图 31-5　心房刺激诱发心房内折返性心动过速

1.心率 100 ～ 150 次 / 分，也有＞ 150 次 / 分者。

2.突然发作，突然中止，或先慢后中止。可由适时的房性期前收缩诱发或中止发作，发作时可出现房室传导阻滞。

3.P 波的形态及电轴与窦性 P 波不同（取决于折返环的位置），PR 间期＞ 0.12s，PP 间期规则，QRS 波群正常（除非有室内差异性传导或束支传导阻滞）。

4.药物或刺激迷走神经可中止发作或诱发房室传导阻滞。

心房内折返性心动过速几乎都见于器质性心脏病患者，约占室上性心动过速的50%。慢性反复性房性心动过速是一种特殊类型的折返，它是由于窦性心律突然增速造成房内传导径路上某处的不应期相对延长，产生传导径路的功能性分离，形成环路，从而引发房性心动过速。其心电图表现除前述特点外，还有以下特点：①慢性长期存在、反复发作、自行中止；②症状轻，抗心律失常药物疗效不佳，预后良好；③由窦性心律加快引起，即窦性心动周期缩短至一个临界程度时，即可引发房性心动过速的短阵发作。

## 四、多源性房性心动过速

多源性房性心动过速又称紊乱性心房律，是自主性房性心动过速的一种特殊类型。发生机制是心房内有多个节奏点或并行节奏点争相控制心房所致，常是心房颤动的先兆。心电图特点如下（图31-6）。

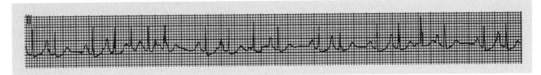

图31-6　紊乱性心房律

1. 心房率100～250次/分，偶有低于100次/分者，常为120次/分。

2. 同一导联心电图上有两种或两种以上不同形态的异位P′波、P′P′间期和P′R′间期。

3. P′P′之间有等电位线。

4. P′R′间期多变，常伴有房室传导阻滞。

5. 一幅图上既可有间断的窦性心律，也可出现短阵性心房颤动。

## 五、触发活动性房性心动过速

由心房后除极而触发的房性心动过速称触发活动性房性心动过速。依靠体表心电图很难与折返性房性心动过速相鉴别。结合心脏电生理特点，触发活动性房性心动过速的特点如下。

1. 心房$S_2$刺激的联律间期与心动过速的折返期间呈正相关。即随着期前收缩刺激联律间期的缩短，被触发的激动也随之提前。

2. 部分心动过速能经刺激迷走神经的方法或静脉注射腺苷等药物终止。

## 六、房性心动过速的定位诊断

1. 起源于窦房结附近的房性心动过速，P′波形态与窦性P波十分相似。

2. 起源于右心房上部的房性心动过速，Ⅱ、Ⅲ、aVF导联P′波直立。

3. 起源于右心房下部的房性心动过速，Ⅱ、Ⅲ、aVF导联P′波倒置。

4. 如Ⅰ、aVL导联P′波倒置，提示房性心动过速激动起源于左心房，P′波额面电轴91°～180°。

5. 多源性房性心动过速时，同一导联的P′波有3种或更多的形态，且P′P′、P′R及RR间期均有变化。

## 七、房性心动过速诊断的注意问题

1. 房性心动过速下传取决于房性心动过速的频率和房室结当时的传导状态。

2. 当房性心动过速呈1：1下传心室时，容易与房室结依赖性室上性心动过速相混淆。当房性心动过速频率较慢时，需与窦性心动过速相鉴别。

3. 房性心动过速可伴有不同程度的房室传导阻滞，而造成心室节律不整。

## 八、房性心动过速的治疗

1. 病因治疗。针对引起房性心动过速的原因进行治疗，如纠正药物或异常代谢的影响，如低血钾、洋地黄过量、肺部感染、二氧化碳潴留等。

2. 刺激迷走神经，可终止折返性房性心动过速及部分触发性房性心动过速，而对自律性房性心动过速常无效。

3. 可根据病情选用药物治疗，如腺苷、洋地黄、维拉帕米、胺碘酮、β受体阻滞剂、普罗帕酮等。

4. 对慢性持续性或无休止性房性心动过速，可采取根治性射频消融治疗。

# 第四节　房室结折返性心动过速

## 一、概述

房室结折返性心动过速（atrioventricular nodal reentrant tachycardia，AVNRT）指在房室结内或房室交界区存在双径路，由其折返引起的心动过速。房室结在部分人群中存在传导速度和不应期截然不同的传导通路，表现为房室结出现纵向的功能分离，即房室结双径路。多数情况下，快径路位于房室结内，而慢径路的心房插入点位于Koch 三角内，这一区域位于下腔静脉口，冠状窦口和三尖瓣环之间。快径路由 β 细胞构成，传导速度快而不应期长；慢径路由 α 细胞构成，传导速度慢而不应期短。正常时窦性冲动沿两条径路下传，快径路下传快，先到达希氏束，当经慢径路下传的冲动到达希氏束时，希氏束正处于不应期中，只有当沿慢径路下传的冲动下传到希氏束时，快径路已脱离不应期，冲动沿快径路又逆传心房，使之重新激动，并再次沿慢径路下传激动心室，引起慢快型房交界区折返性心动过速。如因慢径路不应期反比快径路长，则过早的冲动恰落于慢径路的不应期，冲动沿快径路下传而沿慢径路逆传形成快慢型房室交界区折返性心动过速（图 31-7）。

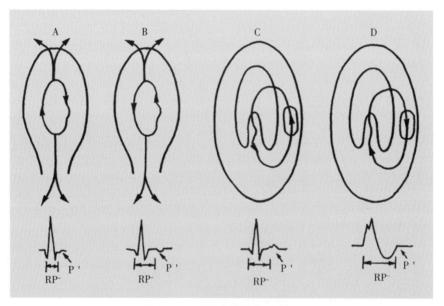

图 31-7　房室结双径路示意图

A. 慢快型房室结双径路折返，环行激动由慢径路前传，快径路逆传；B. 快慢型房室结双径路折返，与图 A 所述折返方向相反；C. 房室结前传型房室折返，环行激动经房室交界区前传，经旁道逆传；D. 旁道前传型房室折返，与图 C 所述折返方向刚好相反

## 二、心电图特征

1. 由适时的房性期前收缩诱发或中止发作，

心率 150 ～ 200 次 / 分。

2. P 波呈逆行型：慢快型者，由于前向慢传

导与逆行快传导的时间关系，常导致心室和心房同时除极，P 波多重叠在 QRS 波群之中，或仅在 QRS 波群之后（RP⁻ 间期＜ 0.12s）（图 31-8，图 31-9）；快 – 慢型者，由于下传迅速，逆传较慢，

故 P⁻ 波远落后于 QRS 波群，而靠近下一个 QRS 波群，RP⁻ 间期＞ P⁻R 间期，即 RP⁻ 间期＞ 1/2RR 间期（图 31-10 ～图 31-13）。

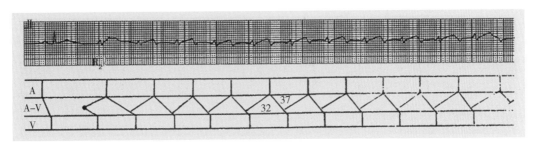

图 31-8 慢快型 AVNRT 心动过速

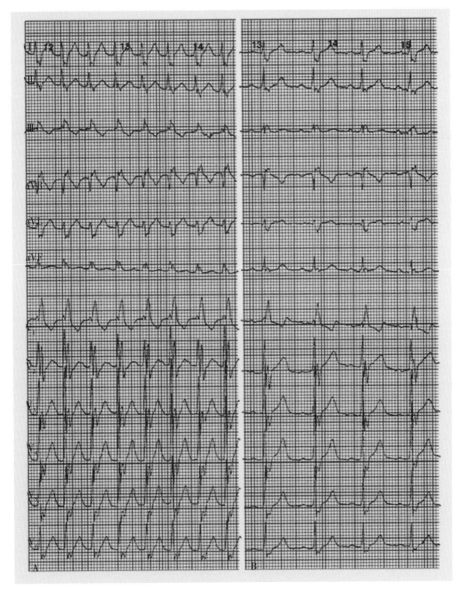

图 31-9 慢快型 AVNRT 合并完全性 RBBB

电生理检查证实为慢快型 AVNRT，A. 记录于心动过速发作时，各导联均看不到 P 波，心率 168 次 / 分，QRS=128ms，QT/QTc=304/440ms，QRS 终末部分宽钝，V₁ 呈 rsR 型，符合慢快型 AVNRT。射频消融术后 AVNRT 终止

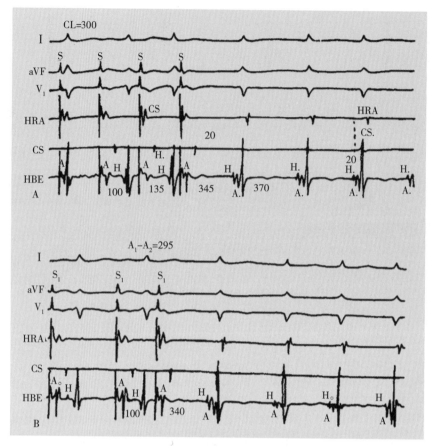

图 31-10　AH 间期的突然延长及 AVNRT

A. 在心房起搏周期为 300ms 时，可观察到不典型的文氏现象，在文氏周期中，AH 间期由 135ms（第 3 次心搏）突然增加至 345ms（第 4 次心搏），
提示传导由快径路转向慢径路，并引发 AVNRT；B. 心房起搏基本周期为 500ms，$A_1A_2$ 间期为 295ms，$A_2$ 在快径路传导受阻，转由慢径路传导，
$A_1A_2$ 间期突然延长至 340ms，并引发心动过速

3.QRS 波群正常。如伴室内差异性传导或束支传导阻滞，则 QRS 波群畸形。

4.药物或刺激迷走神经可中止发作。

5.一般情况下，两条径路很少能同时表现。当自主神经改变了径路的传导速度和不应期，在心电图上同时出现两条径路以不同速度下传，一次 P 波下传 2 次，引起 2 个 QRS 波群，PR 间期一短一长。

### 三、诊断时应注意的问题

1.慢快型房室结折返性心动过速与顺向型房室折返性心动过速的鉴别：以下 5 点有助于鉴别。①V₁ 导联的假 r′ 波；②Ⅱ、Ⅲ、aVF 导联的假 s 波；③逆传 P 波；④RP 间期；⑤出现 ST 段改变。

V₁ 导联逆传 P 波的极性对于区别 AVRT 的旁道位置有帮助。心电图算法见图 31-14。

2.快 – 慢型房室结折返性心动过速需与房室折返性心动过速、PJRT、房性心动过速等相鉴别。但体表心电图难以提供可靠依据，需借助与电生理检查进行鉴别。

### 四、临床联系

房室结折返性心动过速常见于中老年人，多无器质性心脏病患者。慢快型约占 90%，快慢型只占 10%。可采取迷走神经刺激疗法（图 31-15）、药物终止发作。导管射频消融术是治疗 AVNRT 安全有效的方法。

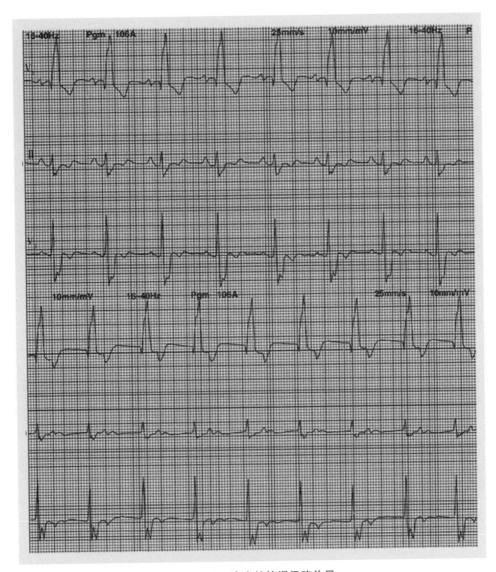

图 31-11 房室结快慢径路传导

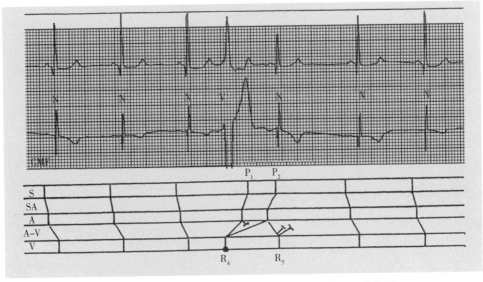

图 31-12 室性期前收缩伴房室结内快慢径路逆行心房传导

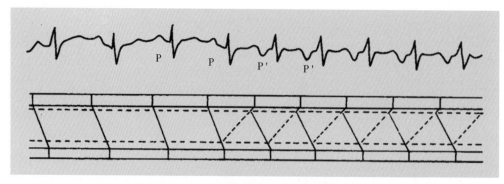

图 31-13　快慢型 AVNRT 的发作

起始发作时 PR 间期不延长，发作时 Ⅱ、Ⅲ、aVF 导联 P′ 倒置，RP′ 间期＞ P′R 间期，在 PP 间期为 540ms 时，激动经快径路（实线）正传、慢径路（虚线）逆传，形成快慢型 AVNRT

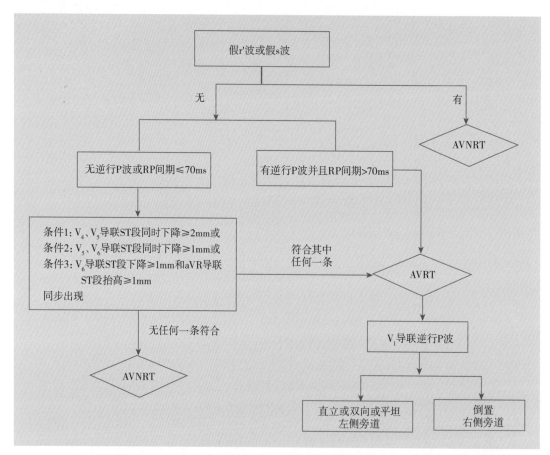

图 31-14　区分典型的 AVNRT 与顺传型 AVRT 并初步判断旁道位置的 12 导联心电图鉴别算法

（引自陈刚，王方正．常规心电图对典型的房室结折返性心动过速和顺传型房室折返性心动过速的鉴别作用 [J]．中华心律失常杂志，2005．VOL9NA4：257-258）AVNRT．房室结折返性心动过速；AVRT．房室折返性心动过速

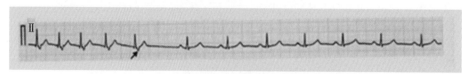

图 31-15　由颈动脉窦按摩终止的 AVNRT

颈动脉窦按摩是一种增加迷走神经张力的手法，阻滞发生在激动沿房室结"慢"径路下传时，在激动心室之前。因此，心律失常终末的 QRS 波群缺失，心电图异常表现在逆行 P 波（在 Ⅱ 导联上倒置，由箭头标示）。P 波类似"S"波，在 AVNRT 中常被称为假"S"波。注意：在房室结慢径路中的轻微延迟可见于心律失常终止之前，伴有较长的 RR 间期，窦性心律突然开始

# 第五节　持续性交界区反复性心动过速

## 一、概述

　　持续性交界区反复性心动过速（persistent junctional repetitive tachycardia ，PJRT），又称反复性无休止性交界区心动过速，是一种少见的窄QRS波群室上性心动过速。PJRT 实际上是一种误称。目前真正的术语应称为持续性房室折返性心动过速（PAVRT）。其发作机制实际上是心脏激动经房室结前传而经具有递减性传导特性的特殊慢旁路逆传构成折返环路的一种顺向性房室折返性心动过速。但 PJRT 已广泛出现在文献之中，因此人们根据心动过速的临床特点和心电图特殊表现，仍然把这种反复无休止发作性心动过速称之为 PJRT。根据 24h 心搏数是否超过 90%，分为无休止型和阵发型两型。

　　PJRT 的实质是由房室旁路参与的心动过速，是具有递减传导特性的隐匿性慢旁路参与的心动过速。前传经房室结，逆传经隐匿性慢旁路，两者均具有传导速度相对较慢和递减传导的特点，心动过速的可激动间隙较宽，因而 PJRT 常表现为反复性无休止性发作，并可引起心动过速性心肌病。PJRT 的逆传旁道常位于后间隔区，也可位于右房室环任何部位及左房室环的后部及侧部，可多旁道并存。多数旁路是具有快速传导功能的快旁路，少数为具有递减传导特性的慢旁路。

## 二、心电图特征

　　1. 窦性心律时 P 波、PR 间期、QRS 波群正常，无预激波。

　　2. 心动过速发作时，心室率为 140～240 次 / 分，PR 间期无延长表现；P 波电轴＜ 0°或＞ 80°。

　　3. Ⅱ、Ⅲ、aVF 导联及 $V_3$～ $V_6$ 导联 P 波负向，aVR 导联正向。

　　4. 窄 QRS 波群心动过速。

　　5. 心动过速可由窦性心动过速、房性期前收缩、室性期前收缩、交界性期前收缩诱发。

　　6. 心动过速占 24h 心搏数的绝大部分。

　　7. 逆行 P 波常位于 QRS 波群后面较远，使 $RP^-/P^-R \geqslant 1$（图 31-16）。

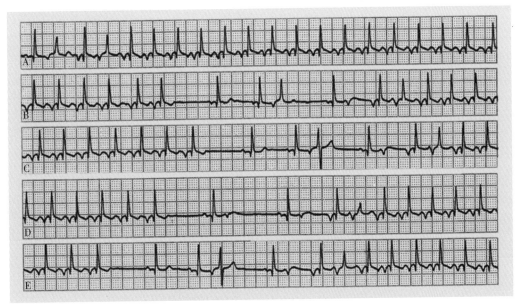

图 31-16　持续性交界区反复性心动过速

患者女性，19 岁，心悸 2 年。A ～ E 为连续Ⅲ导联记录，心动过速为反复发作型，心动过速之间仅隔几个窦性周期。心内电理检查证实为慢旁道位于右侧，并经射频消融术根治心动过速（引自《临床心电学杂志》2012 年 10 月第 21 卷第 5 期李学斌）

## 三、临床意义

PJRT 多见于儿童或青少年，由于心动过速长时间发作，易导致心动过速性心肌病（tachycardia cardiomyopathy，TCMP）。PJRT 对药物的反应性较差，因此射频消融是根治 PJRT 的最主要方法，其成功率达 98%。

# 第六节　房室折返性心动过速（预激综合征环形运动）

## 一、概述

房室折返性心动过速（atrioventricular reentrant tachycardia，AVRT）是经心房、心室及正常房室结系统参与折返，经旁道前传或逆传的一种室上性心动过速。约占室上性心动过速的 50%。房室旁道（见第二十章）可分为显性房室旁道、隐匿性房室旁道和慢传导房室旁道。显性房室旁道具有前传功能，心电图上可显示出预激波；隐匿性旁道没有前传功能，只有逆传功能。慢旁道是具有递减传导功能的隐匿性房室慢旁道。旁道的传导速度快，有效不应期长，而正常的房室传导系统传导速度相对较慢，有效不应期短。根据引起心动过速的房室折返途径不同，可分为"顺向型"和"逆向型"两种。

## 二、顺向型房室折返性心动过速

顺向型房室折返性心动过速是较常见的类型，产生机制是适时的房性期前收缩刺激的配对间期短至临界值时，可落入旁道的有效不应期内，此时冲动沿正常房室传导系统前向传导而激动心室，然后已经脱离不应期的旁道逆传激动心房，再沿正常途径下传，如此反复折返即形成顺向型房室折返性心动过速。隐匿型预激综合征、房室旁道有前向阻滞，但有逆传能力，这种特性更有利于折返，隐匿型预激综合征只形成顺向型折返性心动过速。顺向型折返型心动过速约占房室折返性心动过速的 90%，其心电图特点如下（图 31-17）。

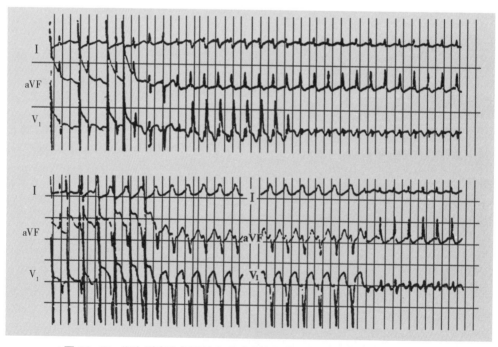

图 31-17　顺向型房室折返性心动过速伴旁道对侧及同侧束支功能性阻滞

1. 心率多在 150 ～ 240 次 / 分，发作时始终呈 1 ∶ 1 传导。

2. P⁻ 波紧跟在 QRS 波群之后，RP⁻ 间期＜ P⁻R 间期，这是由于从心室逆传至心房的速度快于从心房下传到心室的速度之故。

3. QRS 波群形态正常，有时也可出现旁路侧的功能性束支传导阻滞图形，伴心率减慢，RP⁻ 间期延长，其原因是房室传导快，折返周期短于束支不应期，同侧束支传导受阻后，激动必须绕道对侧束支才能到达旁道，使折返环路延长。

4. P⁻ 波的形态，取决于旁道在心房的插入位置，如 I 导联 P⁻ 倒置，应考虑左侧房室旁道的存在。

5. QRS 波群电压交替（＞ 1mV），是顺向型房室折返性心动过速的特征性表现。

6. 药物或刺激迷走神经可中止发作，但不改变房室传导关系。

## 三、逆向型房室折返性心动过速

逆向型房室折返性心动过速较少见，其产生机制是房室交界区的不应期病理性（或药物性）延长，适时的房性期前收缩刺激沿旁道前向传导，然后经正常房室传导系统逆传激动心房，再经旁道下传，如此反复折返即形成逆向型房室折返性心动过速。心电图特点如下。

1. 心率 150 ～ 240 次 / 分，发作时始终呈 1 ∶ 1 传导。

2. P⁻ 波倒置，靠近下一个 QRS 波群之前。

3. QRS 波群宽大畸形。QRS 波横向电轴取决于旁道在心室的插入位置，如 V₁ 导联主波向下，V₅ 导联主波向上，提示为右侧旁道；如 V₁ 导联主波向上，V₅ 导联主波向下，提示左侧旁道；如 V₁ ～ V₅ 导联主波向上，提示基底部旁道。

4. 药物和刺激迷走神经可终止发作，但不改变 1 ∶ 1 的房室传导关系。

逆向型房室折返心动过速酷似室性心动过速，但宽 QRS 波群之前有倒置的 P⁻ 波，且 RR 间期绝对整齐，可资鉴别。

## 四、临床特征

1. 旁道的定位诊断参阅第二十章。

2. 治疗：可采取迷走神经刺激疗法。导管射频消融术是治疗 AVRT 首选安全有效的方法。药物终止发作应注意洋地黄类、维拉帕米、β 受体阻滞剂可缩短旁道的不应期，反而有助于心动过速的持续，应列为禁忌。

# 第七节　其他非折返性室上性心动过速

## 一、房室结双径路同时下传所致心动过速

房室结双径路同时下传所致心动过速是指房室结的快、慢两个径路同时下传，但传导速度明显不同，使一次窦性激动造成两心室兴奋。心电图特点如下（图 31-18）。

1. 心室率是心房率的 2 倍，无心房回搏。

2. 第 2 个心搏多出现室内差异性传导，形似室性期前收缩二联律。

3. 当两条径路传导发生变化，如周期传导阻滞，则使心电图复杂化，极易误诊。

## 二、房室传导加速性心动过速

房室传导加速性心动过速是由房室间的传导加速所致。心电图特点类似间隔旁道传导，其不同点是该类心动过速对刺激迷走神经敏感，可传导延迟，而后者则无反应。

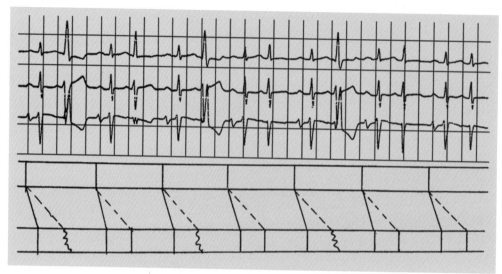

图 31-18 房室结双径路 1 : 2 传导形成非折返室上性心动过速

# 第八节 室上性心动过速与临床联系

## 一、诊断与鉴别诊断

室上性心动过速（supraventricular tachycardia, PSVT）诊断与鉴别诊断有时是困难的，甚至对一些经验丰富的心脏学家来说也是困难的。即使 P 波存在，也可能不够明显，因为它们隐藏于 T 波或 ST 段之中，尤其是在单个监护仪导联中。有时，解释出该心律失常的确切机制也是不可能的（尤其是当其启动和终止未被记录到时），除非采用一种有创的电生理检查研究。现将 PSVT 的鉴别诊断总结于表 31-1。

表 31-1 室上性心动过速（PSVT）的鉴别诊断

| 类型 | 窦性心动过速 | 房性心动过速 | AVNRT | AVRT |
|---|---|---|---|---|
| 启动 / 终止 | 逐步发生 | 突发 | 突发 | 突发 |
| 心率 | 伴着呼吸和运动有轻微变化 | 几乎恒定在 100 ~ 225 次 / 分之间 | 几乎恒定 | 几乎恒定 |
| 经典启动 | 逐步发生，伴有窦性 P 波的加速 | 房性期前收缩与随后的 AT 中 P′ 波完全相同 | 由伴有长 PR 间期的房性期前收缩来启动 | 由房性期前收缩或室性期前收缩启动 |
| SVT 中的 P 波 | 窦性 | 均相同（除了 MAT），但不同于窦性 | 经常在 V₁ 导联出现假 R′ 波，在 Ⅱ、Ⅲ 和 aVF 导联出现假 S 波，或隐匿性 P 波 | 在 Ⅱ、Ⅲ 和 aVF 导联倒置，通常紧跟在 QRS 波群之后 |
| 刺激迷走神经或腺苷注射 | 心率减慢，伴有短暂的房室阻滞；P 波连续 | 很少终止；通常出现短暂的房室阻滞 | 无效，或者 PSVT 瞬间终止（通常结束于 P′ 波） | 无效，或者 PSVT 瞬间终止（通常结束于 P′ 波） |
| SVT 的终止；最后波形 | P-QRS 的频率逐步变慢；不会突然终止 | QRS 波群 | P′ 波或 QRS 波群 | P′ 波或 QRS 波群 |

注：本组不包括心房颤动或扑动；房性心动过速（AT）、房室结折返性心动过速（AVNRT）和房室折返性心动过速（AVRT）组成了 PSVT 组

最有临床价值的诊断和治疗方法可以终止 PSVT，其目的是在房室交界区传导中实现阻滞，这些方法包括迷走神经的兴奋，独特的 Valsalva 动作（患者用力屏住呼吸，就像排便时的动作）、颈动脉窦按压（CSM），以及药物干预，尤其是腺苷注射。需要注意以下问题。

1. 当进行颈动脉窦按压和腺苷注射时，连续的心电图监护是重要的，可以记录对干预方法的反应情况。复苏设备（如体外除颤器）应时刻备用，以防发生意外。

2. 腺苷的作用可被甲基黄嘌呤阻断（如茶碱），可以被双嘧达莫增强。腺苷在电生理层面上最突出的作用是诱发心房颤动（能或不能自动终止）。腺苷注射常产生极其不适的感觉，如大多数频发的症状和体征涉及面部发红，伴有呼吸困难的支气管痉挛，甚至在心律失常终止后出现短暂的心脏停搏等。为了解除患者的顾虑，应提前告知他们会感到一些不适的具体情况。

## 二、治疗

### （一）急性 PSVT 的治疗

急性 PSVT 的治疗应首选刺激迷走神经（如做 Valsalva 动作、CSM，图 31-15），然后腺苷注射。许多患者找到适合自己的方法来终止这种心律失常（如咳嗽、深呼吸、做 Valsalva 动作、蹲下、把面部浸入冷水中或颈动脉窦按压等）。

刺激迷走神经终止 PSVT 具有高度特异性和适度敏感性，可为折返机制提供线索，应命名为 AVNRT 或 AVRT，而非 AT。如果没有腺苷或忌用腺苷时，静脉使用 β 受体阻滞剂或钙通道拮抗剂也是有效的，但有可能造成血压过低。这些长效的药物有益于伴有极高交感神经张力的患者，此类患者的心律失常常被腺苷终止后很快复发。地高辛也可使用。而同步化的体外心脏电复律很少用于终止 PSVT。

### （二）PSVT 的长期治疗

PSVT 的长期治疗需要依据其发作的频率和症状的程度。如果发作频率少而症状轻，其终止后无须特殊处理。在严重病例中，可以考虑使用房室结阻滞剂或抗心律失常药来进行预防性治疗，但射频消融的疗效非常好（在 AVNRT 和 AVRT 中，其有效率在 97% 或以上），危险性很低，应积极采用。

### （三）《2019 版 ESC 室上性心动过速患者管理指南》重点推荐

①维拉帕米不推荐用于病因不明的宽 QRS 波心动过速。②在所有折返性心律失常和大多数局灶性心律失常中，在详细说明潜在的风险和获益之后，导管消融应作为患者的首选。③对于房颤消融术后的 AT，无论是局灶性还是大折返性，消融应尽可能推迟至房颤消融术后 3 个月以上。④对于典型的或不典型的 AVNRT，可从右间隔或左间隔对房室结延展的解剖区域进行消融。⑤无论典型或不典型的 AVNRT 均可在几乎无房室传导阻滞的风险下消融。⑥不要在 SVT 患者中使用索他洛尔。⑦对于有完全性左束支传导阻滞、缺血性心脏病或结构性心脏病的患者，不要使用氟卡尼或普罗帕酮。⑧不要在预激合并房颤患者中使用胺碘酮。⑨无症状性预激患者发生心搏骤停/心室颤动的风险为每年 2.4‰。⑩对于无症状性预激的患者，无论是从事高风险职业还是竞技运动员，推荐采用有创性电生理检查进行风险评估。⑪ 如果患者接受电生理检查评估，发现旁道具有高风险特征，应进行导管消融。⑫ 如果可能，在妊娠的前 3 个月应避免使用所有的抗心律失常药物。如果有必要使用 β 受体阻滞剂，只能使用选择性 $β_1$ 受体阻滞剂（阿替洛尔除外）。⑬ 如果在妊娠期间需要进行消融，需使用无射线标测。⑭ 消融治疗是 SVT 相关的心动过速性心肌病（TCMP）的首选治疗方法。如果 TCMP 不能消融，应考虑进行房室结消融联合双心室或希氏束起搏。⑮2019 年室上性心动过速药物治疗变迁，见表 31-2。

表 31-2　2003—2019 年室上性心动过速药物治疗变迁

| 项目 | 2003 版指南 | 2019 版指南 |
|---|---|---|
| 窄 QRS 波心动过速的急性期管理 | | |
| 　维拉帕米和地尔硫䓬 | I | Ⅱ a |
| 　β 受体阻滞剂 | Ⅱ v | Ⅱ a |
| 　胺碘酮和地高辛 | | 未提及 |
| 宽 QRS 波心动过速的急性期管理 | | |
| 　普鲁卡因胺 | I | Ⅱ a |
| 　腺苷 | Ⅱ b | Ⅱ a |
| 　胺碘酮 | I | Ⅱ b |
| 　索他洛尔和利多卡因 | | 未提及 |
| 不恰当窦性心动过速的治疗 | | |
| 　β 受体阻滞剂 | I | Ⅱ a |
| 　维拉帕米 / 地尔硫䓬和导管射频消融 | | 未提及 |
| 体位性心动过速综合征的治疗 | | |
| 　盐和液体摄入 | | |
| 　高枕睡眠、弹力袜、选择性 β 受体阻滞剂、氟氢可的松、可乐定等药物 | Ⅱ a | Ⅱ b |
| 局灶性房性心动过速的治疗 | | 未提及 |
| 　急性期 | | |
| 　氟卡胺 / 普罗帕酮 | Ⅱ a | Ⅱ a |
| 　β 受体阻滞剂 | I | Ⅱ b |
| 　胺碘酮 | Ⅱ a | Ⅱ a |

# 第九节　室上性心动过速心电图图例分析

扩展学习：请扫描下方二维码，继续学习室上性心动过速心电图图例分析。

## 小结

阵发性心动过速常为发作性，起始终止突然，频率多为 160～250 次 / 分。其发生机制有以下 4 种学说：①异位节奏点的自主性升高；②折返激动；③并行心律；④触发活动。

阵发性室上性心动过速系指发作性短阵或持续较长时间的房性或交界性心动过速。根据其解剖部位和发生机制不同分为以下 8 型：①窦房结折返性心动过速；②心房内折返性心动过速；③房室结折返性心动过速；④持续性交界区反复性心动过速；⑤房室折返性心动过速（预激综合征环形运动）；⑥自律性房性心动过速；⑦多源性房性心动过速；⑧其他非折返性室上性心动过速。

窦房结折返性心动过速是窦房结内或窦房交界区折返形成的心动过速。心电图特点为：①心率 120～140 次 / 分，多呈 1：1 房室传导；②突然短程发作，快慢两种频率跳跃式转换；③适时的房性期前收缩可诱发或中止其发作；④ P 波形态与窦性 P 波极为相似，QRS 波群正常，PR 间期＞ 0.12s；⑤心动过速中止后的间歇等于或略长于窦性周期；⑥如有窦性期前收缩，其配对间期与心动过速发作时的配对间期相同；⑦药物或刺激迷走神经的方法可中止其发作或诱发房室传导阻滞。可暂用β受体阻滞剂或Ⅳ类抗心律失常药，如维拉帕米、地尔硫䓬治疗。导管射频消融治疗是目前推荐的治疗方法。

房性心动过速指起源于心房组织，与房室结传导无关的室上性心动过速，分为自主性房性心动过速、心房内折返性心动过速、多源性房性心动过速、触发活动性房性心动过速等。自主性房性心动过速是由于心房异位节律点的自主性增高所致心动过速。心电图特点为：心房率在100～250次/分，突发突停；常由房性期前收缩诱发，发作开始后心率有逐渐加速过程（温醒现象，Warming up phenomenon），其后心房律趋向规则；P波形态与窦性P波不同，P′R间期＞0.12s，QRS波群多呈室上性；刺激迷走神经的方法可使心率减慢，但不能使之中止。心房内折返性心动过速系结间束、房间束出现功能上的纵行分离，或心房肌内不应期不一致而引起折返。心电图特点是：心率100～150次/分，突发突停；可由适时的房性期前收缩诱发或中止发作，P波的形态及电轴与窦性P波不同，PR间期＞0.12s，PP间期规则，QRS波群正常；药物或刺激迷走神经可中止发作或诱发房室传导阻滞。心房内折返性心动过速几乎都见于器质性心脏病患者，约占室上性心动过速的50%。慢性反复性房性心动过速是一种特殊类型的折返，它是由于窦性心率突然增速造成房内传导径路上某处的不应期相对延长，产生传导径路的功能性分离，形成环路，从而引发房性心动过速。多源性房性心动过速是自主性房性心动过速的一种特殊类型，常是心房颤动的先兆。触发活动性房性心动过速是由心房后除极而触发的房性心动过速。根据Ⅱ、Ⅲ、aVF导联和Ⅰ、aVL导联P′波的形态可对房性心动过速进行定位诊断。房性心动过速的治疗包括病因治疗、刺激迷走神经、药物治疗和射频消融治疗。

房室结内折返性心动过速指在房室结内或房室交界区双径路折返引起的心动过速。分为慢快型和快慢型。前者P波多重叠在QRS波群之中，或紧在QRS波群之后（RP⁻间期＜0.12s）；后者P⁻波远落后于QRS波群，而靠近下一个QRS波群，RP⁻间期＞P⁻R间期，即RP⁻间期＞

1/2RR间期。房室结折返性心动过速常见于中老年人，多无器质性心脏病，射频消融术是治疗AVNRT安全有效的方法。

持续性交界区反复性心动过速是一种少见的窄QRS波群室上性心动过速，近年证实是具有递减传导功能隐匿性房室慢旁道参与的顺向性房室折返性心动过速（AVRT）。RFCA是治疗PJRT的首选方法。

房室折返性心动过速（AVRT）是经心房、心室及正常房室结系统参与折返，经旁道前传或逆传的一种室上性心动过速。分为"顺向型"和"逆向型"两种。前者系冲动沿正常房室传导系统前向，沿旁道逆传形成反复折返；后者沿旁道向前，沿正常房室传导系统逆传形成反复折返。前者QRS波群形态正常；后者QRS波群宽大畸形。用药和刺激迷走神经均可终止发作。导管射频消融术是治疗AVRT首选安全有效的方法。

其他非折返性室上性心动过速尚有房室结双径路同时下传所致心动过速和房室传导加速性心动过速。

室上性心动过速（PSVT）诊断与鉴别诊断有时是困难的，主要诊断要点总结见表31-1。使用最有临床价值的诊断及治疗方法来终止PSVT，这些方法包括迷走神经兴奋、独特的Valsalva动作（患者用力屏住呼吸，就像排便时动作）、颈动脉窦按压（CSM），以及药物干预，但需要注意要进行连续的心电图监护、备用好复苏设备。

室上性心动过速（PSVT）急性期治疗首选刺激迷走神经的方法，也可以用β受体阻滞剂、钙通道拮抗剂或地高辛等。洋地黄类、维拉帕米、β受体阻滞剂可缩短旁道的不应期，反而有助于心动过速的持续，预激综合征所致房室折返性心动过速应列为禁忌。PSVT的长期治疗需依据其发作的频率和症状的程度。发作频率少而症状轻，其终止后无须特殊处理。严重病例，射频消融的疗效非常好，应积极采用。

最后介绍了《2019版ESC室上性心动过速患者管理指南》重点推荐的14条建议。

附1 本章的学习重点

1.掌握室上性心动过速的概念、分类及发生机制。

2. 掌握窦房结折返性心动过速的发生机制、心电图特点及临床意义。

3. 掌握房性心动过速的概念、分类。了解自律性房性心动过速、心房内折返性心动过速、多源性房性心动过速和触发活动性房性心动过速的心电图特点。

4. 了解房性心动过速的定位诊断、房性心动过速诊断的注意问题及房性心动过速的治疗。

5. 掌握房室结折返性心动过速的分型、各型的心电图特点及其临床意义。

6. 会鉴别房室结折返性心动过速与房室折返性心动过速的心电图。

7. 了解持续性交界区反复性心动过速的心电图特点。

8. 掌握房室折返性心动过速的发生机制、分型及其心电图特点。

9. 了解房室结双径路同时下传所致心动过速及房室传导加速性心动过速的心电图。

附 2　请扫二维码扩展学习

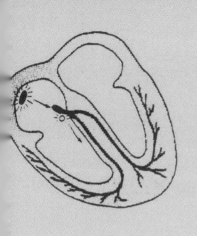

# 第三十二章
# 室性心动过速

# 第一节 概 述

## 一、定义

起源于希氏束分叉处以下，连续 3 个或 3 个以上（程序刺激引起连续 6 个以上），频率＞100 次 / 分以上的心动过速，称为室性心动过速（ventricular tachycardia，VT）。近年来有学者认为必须连续 6 个或 6 个以上的室性异位搏动方能称为室性心动过速。

## 二、分类与分型

根据发作持续时间、QRS-T 波形特征、发作形式、与期前收缩的关系、发生机制、基础心率的 QT 间期及病因，VT 的分类与分型如下。

### （一）根据发作持续时间不同分型

1. 非持续型 VT　又称短阵性 VT。由连续 3 次及 3 次以上的室性 QRS 波群构成，频率 100 次 / 分以上的心动过速，发作持续时间＜ 30s，或连续出现的室性 QRS 波群数目＜ 100 个。

2. 持续型 VT　VT 发作持续 30s 以上，频率 100 次 / 分以上的心动过速，或室性 QRS 波群连续出现 100 个以上，不能自行终止，需药物或非药物治疗使其终止。

### （二）根据起源部位分型

1. 肌性 VT　室性心动过速 QRS 时间≥ 120ms，QRS 波群宽大畸形，希氏束电图 V 波前无 H 波。

2. 分支性 VT　心动过速的 QRS 时间≤ 120ms，呈对侧束支传导阻滞或对侧分支阻滞图形，希氏束电图显示 V 波前有 H 波，HV 间期缩短＜ 20ms。

### （三）根据 QRS-T 特征分型

1. 单形性 VT　自始至终心动过速的 QRS-T 波群一致。

2. 多形性 VT　心动过速的 QRS-T 波形呈连续性变化，心室率达 250 次 / 分以上。

3. 扭转型 VT（TDP）　属于多形性 VT 的特殊类型，心动过速的 QRS 主波围绕基线进行扭转。

4. 多源性 VT　心动过速的 QRS-T 波群形态至少有 2 种，室性 RR 间距不等。

5. 双向性 VT　心动过速的 QRS 电轴左偏和电轴右偏交替。根据 RR 间距规则性分为 2 型。

Ⅰ型：RR 周期长短交替；Ⅱ型：RR 周期不规则。见于重症心脏病和洋地黄中毒。

### （四）根据发生机制分型

1. 折返性 VT　激动在心室内快速折返形成 VT，占 VT 的 70% ～ 80%。

2. 自律性 VT　室内异位起搏点自律性强度增高引起 VT，少见。

3. 触发活动性 VT　早期后除极和延迟后除极诱发的 VT。

4. 并行心律性 VT　心动过速频率大多较慢，在 70 ～ 140 次 / 分，少数可高达 200 次 / 分左右，心电图中 RR 间期可有较大差异，较一般 VT 更容易导致房室脱节、心室夺获和融合波，VT 终止后常出现并行心律性室性期前收缩。

### （五）根据心脏基础情况分型

1. 器质性 VT　发生在器质性心脏病基础上的 VT。

2. 特发性 VT　有 VT 发作，查找不到器质性心脏病的证据。

3. 儿茶酚胺敏感性 VT　指交感神经和肾上腺素张力增高所引起的 VT。

4. 右心室发育不良性 VT　本病为先天性右心室发育不良，代之以脂肪或纤维组织，引起高度心室壁膨出和整个右心腔扩大。

### （六）根据室性心动过速的形态分型

可分为典型室性心动过速和非典型室性心动过速。前者包括阵发性室性心动过速、室性自主性心动过速、并行心律性室性心动过速；后者包括尖端扭转型室性心动过速、双向型室性心动过速、多源性室性心动过速、快 - 慢交替型室性心动过速和混乱性室性心动过速。

### （七）根据心脏结构正常患者室性心律失常分类

可分为低危和高危两大类。低危患者的室性心律失常为单形态的（monomorphic），有流出道室性心律失常、特发性左心室室性心律失常，其他起源于左房室瓣环、右房室瓣环、乳头肌、血管旁心外膜的心律失常，大部分预后良好，少数可发生猝死。高危患者的室性心律失常为多形态的，常有基因异常，长 QT 综合征、Brugada 综合征、儿茶酚胺源性多形性室性心律失常、短 QT 综合征、特发性心室颤动均属于此类。该类患者有较高的引起心源性猝死的可能性，发作时常有 2 种或 2 种以上的形态，称为多形性室性心律失常；部分患者需安装埋藏式心脏复律除颤器。

## 三、产生机制

室性心动过速的产生机制包括自主性升高、折返激动及触发机制（见第二十四章）。

# 第二节　临床常见室性心动过速的心电图及处理原则

本文根据临床特点、发生机制和心电图特征，参照 2006 年 ACC/AHA/ESC 的室性心律失常的电生理分类，将室性心动过速分为以下几种类型：短阵型室性心动过速、持续型室性心动过速、特发性室性心动过速、束支折返性室性心动过速、双向型室性心动过速、多源性室性心动过速、多形性室性心动过速与尖端扭转型室性心动过速、并行心律性室性心动过速、短联律间期多形性室性心动过速、短 QT 综合征与多形性室性心动过速。

## 一、短阵型室性心动过速

短阵型室性心动过速（short formation ventricular tachycardia），又称非持续性室性心动过速（non-sustained ventricular tachycardia），或重复性心室除极，常表现为重复 3 ～ 7 次的室性快速心率，最多数分钟即恢复窦性心律。多见于器质性心脏病患者，如心肌病、各种原因导致的心力衰竭、缺血性心脏病，也可见于正常人。短阵型室性心动过速的发生机制可以是来自良性束支内的大循环性折返，或是来自有危险性的室内微小循环性折返。

### （一）心电图特征

1. 连续 3 个或 3 个以上的室性搏动。

2. 室性心率可低至 100 次／分左右，且多不规整。

3. 发作时间＜ 30s，常反复发作。

4. 发作间歇在窦性心律中可有单发的或成对的室性期前收缩（图 32-1，图 32-2）。

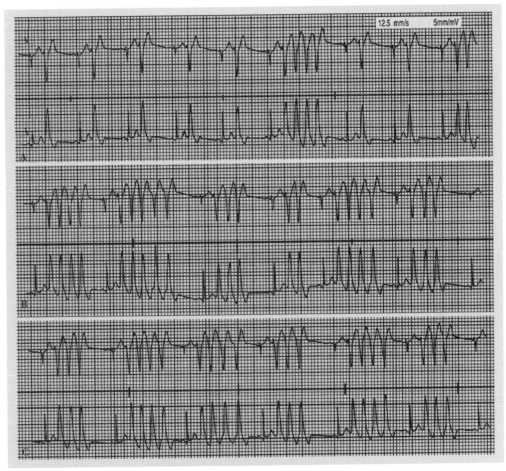

**图 32-1　短阵反复发作的单形性 VT**

患者男性，32 岁，特发右心室性 VT，24h VT 发作 1842 阵，VT 与室性期前收缩波形相同，三条心电图为连续记录

### （二）临床联系

短阵型室性心动过速的临床处理要综合考虑患者的情况，兼顾减轻症状和降低心源性猝死两个目的。无症状或症状很轻者无须特殊治疗，但应向患者做好解释，注意随访。有症状者可选用 β 受体阻滞剂，钙离子拮抗剂，Ⅰ_B、Ⅰ_C 类抗心律失常药或Ⅲ类抗心律失常药。对药物治疗无效的起源于右心室流出道的室性心动过速可考虑导管射频消融治疗。对器质性心脏病者，要对其预后进行评估，必要时应用Ⅲ类抗心律失常药或置

入 ICD。

## 二、持续型室性心动过速

持续型室性心动过速（sustained ventricular tachycardia，SVT）是指持续数分钟至数天的发作性室性心动过速，又称反复发作型连续的室性心动过速。其特点有：①反复发作性，突发突停；②持续性，每次发作多＞ 30s；③可产生一定的血流动力学障碍。

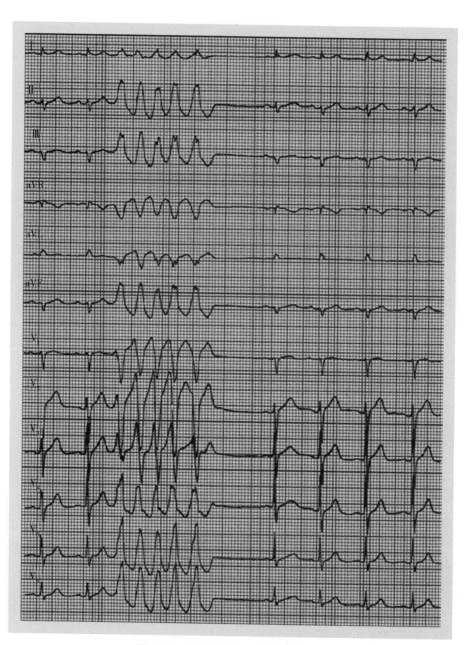

图 32-2　特发短阵右心室流出道 VT

（一）心电图特征

1. 连续 3 次以上的室性搏动。

2. 心室率 130～200 次/分，多在 160 次/分左右。节律基本规整，RR 间距长短相差 ＜0.04s。

3. QRS 波群宽大畸形（＞0.12s），有继发性 ST-T 改变。

4. 如有窦性 P 波或异位 P 波，则其频率可快可慢，但与 QRS 波群无关，即呈房室分离现象。

5. 可出现心室夺获或室性融合波。

6. 突然发生，突然停止，终止时有完全性代偿间歇（图 32-3）。

（二）临床联系

这种心律失常多伴随着器质性心脏病，尤其是缺血性心脏病、心肌病，也见于无器质性心脏病。前者称为器质性心脏病性室性心动过速，后者称为特发性室性心动过速。

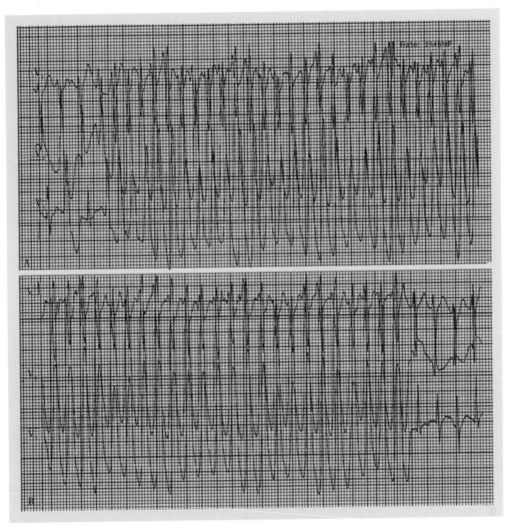

图 32-3　**特发性持续性 VT**

男性，35 岁。A 与 B 为非连续记录。A. 显示 VT 发作开始的方式，以单形室性期前收缩的形式出现。B. 显示 VT 终止时无代偿间歇，说明 VT 发作时有房室脱节，此阵 VT 持续 3 分 21 秒终止

缺血性心脏病的急性期发生的室性心动过速与折返激动有关；再灌注阶段与触发活动有关；陈旧性心肌梗死后室性心动过速与折返激动有关，用信号平均心电图分析可发现晚电位阳性。

心肌病室性心动过速的机制复杂，多与折返激动有关；致心律失常性右心室心肌病可产生多种形态的室性心动过速。临床可表现为右心室扩大、心力衰竭、室性心动过速，甚至猝死。器质性心脏病性室性心动过速要积极处理，以防发生猝死。

无器质性心脏病的特发性室性心动过速有专文介绍。

## 三、特发性室性心动过速

特发性室性心动过速（idiopathic ventricular tachycardia，IVT）是指发生在结构正常的心脏，没有电解质异常和已知离子通道异常的室性心动过速。约占所有室性心动过速的 10%。根据起源部位和心动过速时的 QRS 波群形态又分为右心室特发性室性心动过速、左心室特发性室性心动过速。右心室特发性室性心动过速又分为右心室流出道、流入道、心尖部和肺动脉肌袖的特发性室性心动过速。左心室特发性室性心动过速又分为左心室分支折返性、左心室流出道、主动脉窦和二尖瓣环特发性室性心动过速。其心电图多表现为单形性非持续型室性心动过速（图 32-4）。

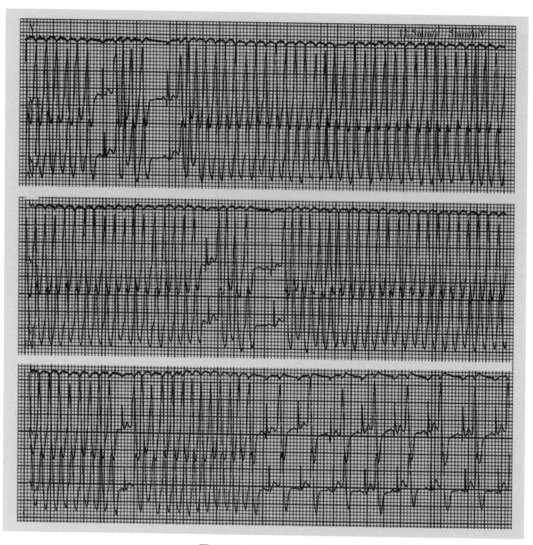

图 32-4　特发性单形 VT

（一）心电图特征

1. 短阵反复发作型特发性 VT 的心电图特征

（1）呈短阵反复发作，多由 3 ～ 7 个室性 QRS 波群构成，历时数分钟。

（2）24h 发作阵数从几十阵到几百阵，有时可达 1000 余阵。常持续数日，也可长达数年之久。

（3）心动过速频率＞100 次 / 分，多在 150 次 / 分左右。

（4）室性心动过速的 QRS 波群形态一致，且与同导联上的室性期前收缩形态相同。

（5）特发性左心室性 VT 比右心室性 VT 多见。

（6）一般不发展为心室颤动。

2. 持续性 VT 的心电图特征　心动过速常呈束支传导阻滞图形，每阵室性心动过速发作持续发作 30s 以上，心动过速波形一致，室性 RR 周期基本规则。常可通过注射异丙基肾上腺素诱发者，多为右心室性 VT，而左心室性 VT 不易被异丙基肾上腺素诱发，易被程序刺激激发，多在情绪激动后发作（图 32-5）。

（二）特发性 VT 的起源部位

临床心脏电生理研究显示特发性右心室性心动过速多起源于右心室流出道，室性心动过速类似左束支传导阻滞图形。也可起自右束支，呈左束支传导阻滞图形。左心室性 VT 可起自左心室的任何部位，但大多起源于左心室的左后分支处，心电图呈右束支传导阻滞合并左前分支传导阻滞图形。起源于左后间隔附近且靠近左后分支处时，类似右束支阻滞图形合并显著电轴左偏。左前分支性 VT 呈右束支传导阻滞合并左后分支传导阻滞图形。分支性室性心动过速的 QRS 时间多≤120ms（图 32-6）。

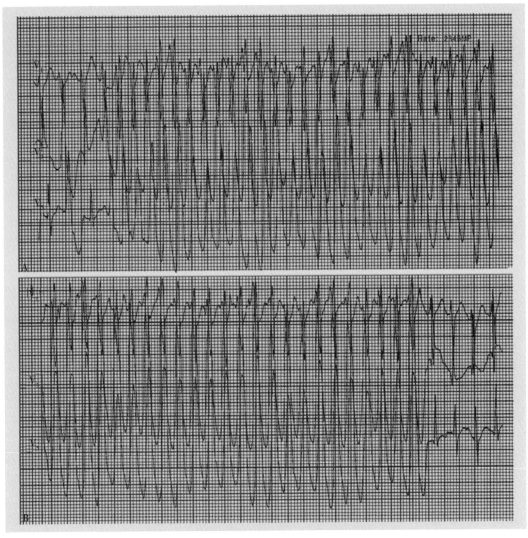

**图 32-5　特发性持续性 VT**

患者男性，35 岁。A 与 B 为非连续记录。A. 显示 VT 发作开始的方式，以单形室性期前收缩的形式出现。B. 显示 VT 终止时无代偿间歇，说明 VT 发作时有房室脱节

1. **右心室特发性心动过速**　又分为右心室流出道、流入道、心尖部和肺动脉肌袖的特发性室性心动过速。心电图特点如下。

（1）通常表现为左束支传导阻滞图形、额面电轴右偏或正常。

（2）QRS 波群较宽，多在 140 ～ 160ms。

（3）额面电轴右偏或正常。起源于近间隔部时Ⅰ导联主波向下（QS/Qr），额面电轴右偏；起源于流出道游离壁偏三尖瓣环时，Ⅰ导联主波向上（R/Rs），电轴正常。介于两者之间，Ⅰ导联 QRS 波群较小。

（4）胸前 $V_1$ ～ $V_6$ 导联 R 波振幅逐渐升高，一般在 $V_3$、$V_4$ 导联开始移行，起源点越高（越接近肺动脉瓣）或越偏向流出道游离壁，移行越早。

（5）肺动脉肌袖性室性心动过速，aVR/aVL 导联，Q 波的深度之比，$V_2$ 导联 R/S 值高于 RVOT 组。

（6）起源于右心室流入道或心尖部的特发性室性心动过速较少见，其Ⅱ、Ⅲ、aVF 导联主波向下，呈 LBBB 伴心电轴左偏。此部位是致心律失常右心室心脏病（ARVC）病变的好发部位，应注意排除。

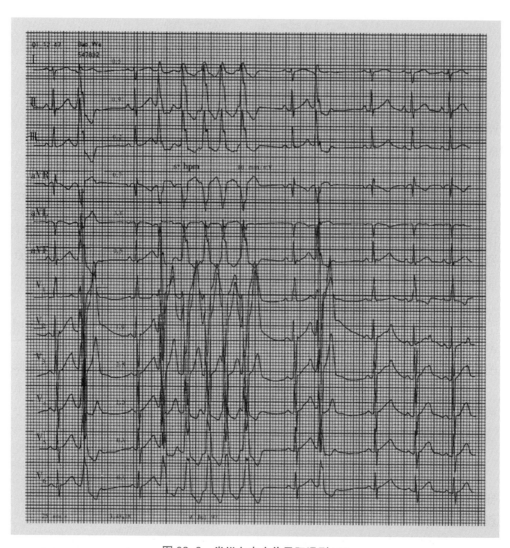

图 32-6 类似左束支传导阻滞型 VT

患者男性，12 岁，先天性心脏病、肺动脉瓣狭窄。导管进入右心室流出道，发生室性期前收缩及短阵 VT

2 左心室特发性室性心动过速

（1）左心室分支折返性室性心动过速：通常表现为运动相关性室性心动过速，也称维拉帕米敏感性室性心动过速，发病年龄 15 ～ 40 岁，男性多见。90% ～ 95% 发作时呈 RBBB 和心电轴左偏。

（2）左心室流出道室速：又称维拉帕米、腺苷敏感性室性心动过速。通常认为起源于室间隔的内部而出口位于室间隔的左侧。由于 CAMP 介导的细胞内钙超负荷而引起的触发活动所致。心电图表现为右束支传导阻滞，胸前导联 QRS 波群呈单向 R 波，心电轴右偏。部分患者可出现左束支传导阻滞，心电轴右偏，胸前导联 QRS 波群移行提前（V$_2$ 导联）。

（3）主动脉窦起源的室性心动过速：此型少见，表现为反复单形性室性心动过速，可伴发单形性室性期前收缩。Ouyang 等认为 V$_1$ 或 V$_2$ 导联 R 波时限 ≥ 50%QRS 波宽度，R/S ≥ 30% 有助于诊断。

（4）起源于二尖瓣环的室性心动过速：有报道 V$_6$ 导联出现 S 波，下壁导联出现晚期切迹，有助于此型的诊断。可通过 A 型预激体表心电图判断左侧旁道位置的方法来判断定室性心动过速起源点位于二尖瓣环位置。

综上所述，当 V$_1$ 导联主波向上时起源于游离壁，V$_1$ 导联呈 rS 型时位于后间隔部位，I 、aVL 导联起始 Q 波越大，II 、III 、aVF 导联 R 波越大，起源位置越偏前。

## 四、束支折返性室性心动过速

束支折返性室性心动过速（bundle branch reentry ventricular tachycardia，BBR-VT）约占 VT 的 6%。属于单形 VT 中的一种类型。BBR-VT 开始，心电图上常有传导延迟的表现，可以呈典型的左束支传导阻滞或右束支传导阻滞。一侧束支前向传导阻滞，另一侧束支传导延缓，激动到达心室，逆传至另一侧束支，引起折返性心动过速。束支折返搏动多呈左束支传导阻滞图形，即激动经左束支逆传至希氏束，再由希氏束 - 右束支前传心室，很少呈右束支传导阻滞图形。BBR-VT 的电生理指标有：①窦性心律时，HV 间期延长；②有临界程度的 HPS 逆向传导延迟才能发生 BBR-VT。③BBR-VT 的 HV 间期≥窦性心律的 HV 间期。④V 波前有 H 波或右束支电位（RB 波），H 波在 RB 波之前，常见的顺序是 VH-RB。少见的顺序是 V-H-LB（左束支电位）。⑤房性期前刺激经希氏束下传可以终止 BBR-VT。⑥左、

右心室刺激能终止 BBR-VT。⑦射频消融右束支能治愈 BBR-VT。⑧BBR-VT 的频率一般在 200 次 / 分以上。

BBR-VT 的常见病因有扩张型心肌病、缺血性心脏病、风湿性心脏瓣膜病。

## 五、双向型室性心动过速

### （一）心电图特征

双向型室性心动过速（bidirectional ventricular tachycardia）是指心动过速发作时，同一导联心电图上出现两种形态相反的 QRS 波群，按波动顺序就交替出现，在心电图上显示 QRS 波群主峰一搏向上、一搏向下，或在某些导联上表现为一搏较高、一搏较低，或表现为一搏较宽、一搏较窄。双向型室性心动过速多见于洋地黄类药物中毒，也见于儿茶酚胺敏感性多形性室性心动过速。其心电图特点如下（图 32-7）。

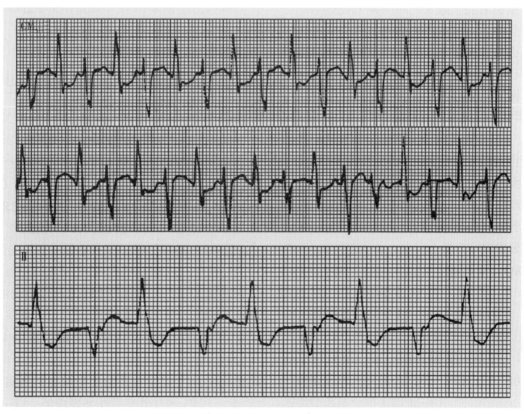

图 32-7 双向型室性心动过速

1.心室率140～180次/分。

2.QRS波群畸形、增宽，其主波方向呈正负反向交替出现，交替顺序可以呈不同形式。

3.肢导联心电轴交替出现左偏或右偏。

4.V$_1$导联常呈右束支传导阻滞图形。

### （二）临床联系

1.儿茶酚胺敏感性多形性室性心动过速　是一种原发性心脏电紊乱，多发生于无器质性心脏病患者，以运动或情绪激动时出现双向或多形性室性心动过速，导致晕厥和猝死为特征。静息心电图正常，QT间期正常，心率偏慢，动态心电图可见到窦性静止、窦房传导阻滞，发作时表现为双向性室性心动过速，也有部分表现为不规则的多形性室性心动过速或心室扑动。β受体阻滞剂是治疗此型室性心动过速的适应证。

2.洋地黄中毒　洋地黄中毒后出现呈RBBB图形的室性心动过速，频率在140～180次/分，额面电轴左偏和右偏交替出现。

## 六、多源性和多形性室性心动过速

多源性室性心动过速又称"心室紊乱心律"，是指心室内由多个异位起搏点控制，形成多源的，甚至多类室性自主性异常。QRS波群呈现3种以上形态（图32-8～图32-10），且不规则，是一种严重的心律失常，常可迅速转为心室扑动和心室颤动。

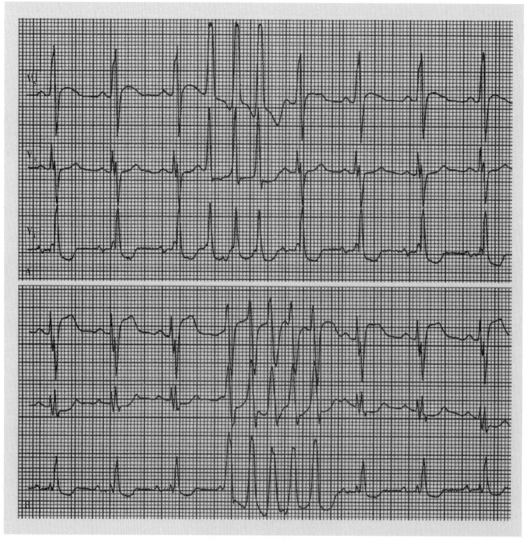

图32-8　多源性VT

患者男性，61岁，扩张型心肌病，完全性右束支传导阻滞。A与B显示两阵VT的波形和频率都不相同

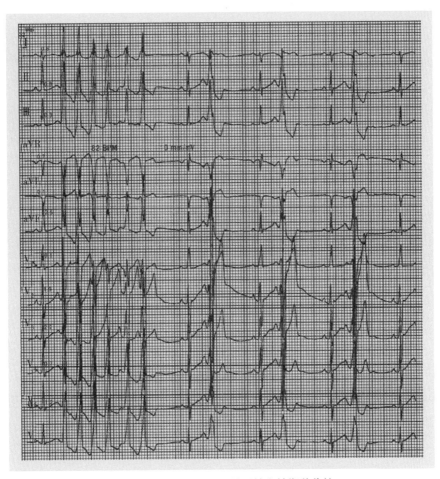

图 32-9 多形性 VT，单形性室性期前收缩

患者男性，63 岁，冠心病。室性期前收缩、室性心动过速发生于右冠状动脉造影时

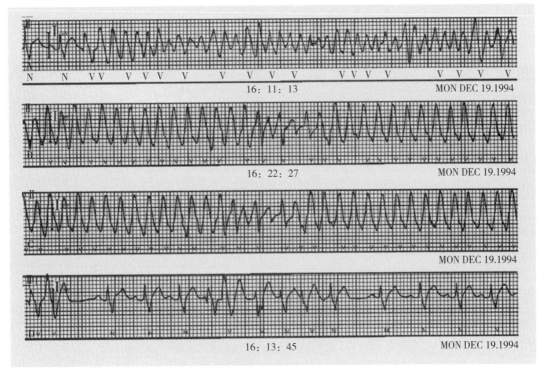

图 32-10 快速多形性 VT

## 七、并行心律性室性心动过速

并行心律性室性心动过速是室性自主心律的又一种类型，有人称之为加速的并行心律。心脏除窦性起搏点外，心室内并存着一个异位起搏点，且因有传入阻滞，故可按自身节律不断发出激动。当其激动连续出现时，就形成心动过速。心电图特点如下（图 32-11）。

1. 每一短阵发作的第 1 个室性异位搏动与其前窦性激动的联律间期不固定。发作间歇期期前收缩与期前收缩的间期恰好是心动过速发作的 RR 间隔的整倍数。

2. 频率一般在 70 ～ 120 次 / 分。

3. 常形成室性融合波。

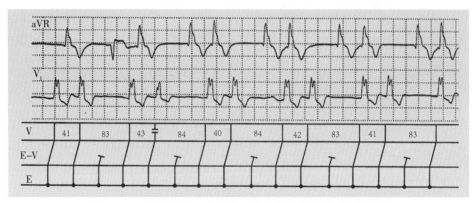

图 32-11　心房颤动、并行性室性心动过速伴异 – 肌交接区

伴异 – 肌交界区外出二度传导阻滞呈 3：2 传导、不完全性干扰性房室脱节、室性融合波（下行 R₄）

## 八、尖端扭转型室性心动过速

尖端扭转型室性心动过速（torsade de pointe；tip torsion vetricular tachycardia，Tdp）是指发作性 QRS 波群主波围绕基线扭转，其波峰方向特殊的快速室性心律失常。其发生机制是由于心室肌弥漫性传导障碍引起的心肌复极延长和不一致，造成心室肌与浦肯野纤维之间形成多发性快速折返的结果。根据临床特点和心电图表现分为两型：① QT 间期延长型扭转型室性心动过速；② QT 间期正常型扭转型室性心动过速。心电图特点如下（图 32-12）。

1. 发作之前常先有室性期前收缩，发作常以 R 波落在 T 波上的室性期前收缩开始。

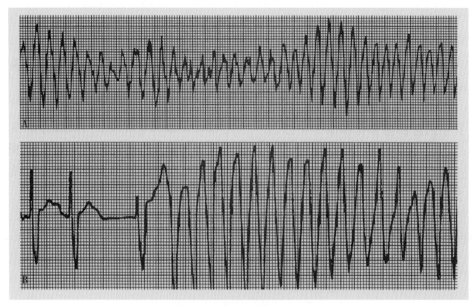

图 32-12　尖端扭转型室性心动过速

2. QRS 波群宽大畸形，波形的方向围绕基线呈周期性扭转，一般每隔 3 ～ 10 次心搏扭转 1 次。

3. 心室率 160 ～ 280 次 / 分，平均 220 次 / 分。

4. 发作间歇期可为正常窦性心律，也可为窦性心动过缓、窦房传导阻滞、交界性心律、高度或完全性传导阻滞、心房颤动或其他异位心律。

5. 发作间歇期心电图可有 T 波增宽、低平或振幅增大，直立或倒置，U 波明显与 T 波融合，QT 间期延长（亦可正常）。

## 九、短联律间期多形性室性心动过速

短联律间期多形性室性心动过速是由短联律间期（< 300ms）的室性期前收缩触发尖端扭转型多形性室性心动过速。通常室性期前收缩的联律间期在 220 ～ 280ms。绝大多数呈左束支传导阻滞图形伴心电轴右偏。中青年多见，一般不伴有器质性心脏病。发作频率在 200 次 / 分以上，常反复发作，伴眩晕、晕厥，甚至猝死。维拉帕米是唯一有效的治疗药物。药物治疗无效应置入 ICD。

## 十、短 QT 综合征与多形性室性心动过速

室性心动过速发作多为极短联律间期室性期前收缩触发尖端扭转型多形性室速或室颤，伴有持续性单形性室速（见第四十三章）。

## 十一、室性心动过速与临床联系

室性心动过速是临床急症，应针对病因及类型的不同采用药物、电复律等紧急处理。治疗包括停用可以导致心律失常的药物，以及应用药物、电复律、可置入性装置、导管消融和外科手术等特殊的抗心律失常治疗。

低危患者的治疗目的是：①减轻症状，或预防猝死的发生；②减少心律失常的数量，预防猝死的发生。当患者症状不明显，猝死危险性低且心律失常数量不多时，治疗可用钙通道阻滞剂、β 受体阻滞剂、Ⅰ 类或 Ⅲ 类抗心律失常药物及射频消融等。

高危患者有较高的引起心源性猝死的可能性，要针对室性心动过速不同的类型（见前文）进行紧急处理。若血流动力学不稳定，应首先考虑电复律。若血流动力学稳定，可给予 β 受体阻滞剂、胺碘酮、利多卡因等。当药物治疗无效时，考虑导管消融或 ICD 治疗，并注意纠正诱发因素及治疗原发病。

# 第三节　室性心动过速心电图图例分析

扩展学习：请扫描下方二维码，继续学习室性心动过速心电图图例分析。

## 小结

起源于希氏束分叉处以下，连续 3 个或 3 个以上（程序刺激引起连续 6 个以上），频率 > 100

次 / 分以上的心动过速，称为室性心动过速。

根据发作持续时间、QRS-T 波形特征、发作形式、与期前收缩的关系、发生机制、基础心率的 QT 间期及病因等可将室性心动过速分为多种类型。本文介绍常见的 10 种室性心动过速。室性心动过速的发生机制包括自主性升高、折返激动及触发机制。

短阵型室性心动过速为重复 3 ～ 7 次的室性快速心律，最多数分钟即恢复窦性心律。多见于器质性心脏病患者，也可见于正常人。心电图特点为：①连续 3 个或 3 个以上的室性搏动；②室性心率可低至 100 次 / 分左右，且多不规整；③发作时间 < 30s，常反复发作；④发作间歇在窦性

心律中可有单发的或成对的室性期前收缩。无症状或症状很轻者无须特殊治疗；有症状者可选用β受体阻滞剂，钙拮抗剂，$I_B$、$I_C$类抗心律失常药或Ⅲ类抗心律失常药。药物治疗无效的起源于右心室流出道的室性心动过速可考虑射频消融治疗。

持续型室性心动过速是指持续数分钟至数天的发作性室性心动过速。心电图特点为：①连续发作的室性搏动。②心室率130～200次/分，多在160次/分左右。节律基本规整，RR间距长短相差<0.04s。③QRS波群宽大畸形（>0.12s），有继发性ST-T改变。④如有窦性P波或异位P波，则其频率可快可慢，但与QRS波群无关，即呈房室分离现象。⑤可出现心室夺获或室性融合波。⑥突然发生，突然停止，终止时有完全性代偿间歇。

特发性室性心动过速是指发生在结构正常的心脏，没有电解质异常和已知的离子通道异常的室性心动过速。分为右心室特发性室性心动过速、左心室特发性室性心动过速。其中右心室特发性室性心动过速又分为右心室流出道、流入道、心尖部和肺动脉肌袖的特发性室性心动过速。左心室特发性室性心动过速又分为左心室分支折返性、左心室流出道、主动脉窦和二尖瓣环特发性室性心动过速，其心电图多表现为单形性非持续型室性心动过速。

束支折返性室性心动过速可以呈典型的左束支传导阻滞或右束支传导阻滞，多呈左束支传导阻滞图形，频率一般在200次/分以上。常见病因有扩张型心肌病、缺血性心脏病、风湿性心脏瓣膜病。射频消融右束支能治愈BBR-VT。

双向型室性心动过速是指心动过速发作时，同一导联心电图上出现2种形态相反的QRS波群，按搏动顺序就交替出现，多见于洋地黄类药物中毒，也见于儿茶酚胺敏感性多形性室性心动过速。

多源性室性心动过速又称"心室紊乱心律"，指心室内有多个异位起搏点控制，形成多源的，甚至多类的室性自主性异常，常可迅速转为心室扑动和心室颤动。

并行心律性室性心动过速是室性自主心律的又一种类型，有人称之为加速的并行心律。

尖端扭转型室性心动过速是指发作性QRS波群主波围绕基线扭转，其波峰方向特殊的快速室性心律失常。根据临床特点和心电图表现分为：① QT间期延长型扭转室性心动过速；② QT间期正常型扭转室性心动过速。

短联律间期多形性室性心动过速系由短联律间期（<300ms）的室性期前收缩触发尖端扭转型多形性室性心动过速。维拉帕米是唯一治疗的有效药物。药物治疗无效应置入ICD。

短QT综合征引起室性心动过速发作多为极短联律间期室性期前收缩触发尖端扭转型多形性室性心动过速或心室颤动。

室性心动过速是临床急症，应针对病因及室性心动过速类型的不同，采用药物、电复律、可置入性装置、导管消融和外科手术等特殊的抗心律失常治疗，并注意纠正诱发因素及治疗原发病。

附1　本章的学习重点

1. 掌握室性心动过速的概念及分类。

2. 了解室性心动过速的发生机制。

3. 掌握短阵型室性心动过速、持续型室性心动过速、特发性室性心动过速、束支折返性室性心动过速、双向型室性心动过速、多源性室性心动过速、并行心律性室性心动过速、尖端扭转型室性心动过速、短联律间期多形性室性心动过速、短QT综合征引起室性心动过速的心电图特点及诊断。

4. 掌握室性心动过速的临床处理原则。

附2　请扫二维码扩展学习

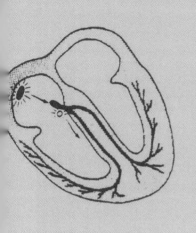

# 第三十三章

# 心房扑动和心房颤动

## 第一节 概 述

心房扑动和心房颤动常见于器质性心脏病。心房扑动的发病率较心房颤动少，心房颤动的发病率可能仅次于期前收缩而属心律失常的第二位。两者可为阵发性，每次发作可经历数分钟至数日。若超过2周仍不能停止发作者多变为持续性，有些患者可保持数年至数十年不等，多数心房扑动可变为心房颤动。其发病机制有环行运动学说、单点激动学说、多发性折返激动学说等（图33-1）。

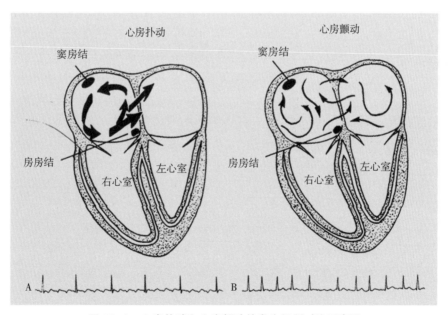

**图33-1 心房扑动和心房颤动的发生机制对比示意图**

A.心房扑动的发生机制，为起源于右心房的大的折返波，逆时钟方向传导；B.心房颤动的发生机制，是由于多源性折返波和（或）多源性心房自律点引起

# 第二节　心房扑动

## 一、定义

心房扑动（atrial flutter，AF）又称心房震颤，简称房扑，是一种较阵发性房性心动过速频率更快的快速而规则的主动性房性异位心律失常。心房率为 250～350 次 / 分，以发作性居多，且不稳定。常是窦性心律与心房颤动相互转变过程中的一种短暂现象，较心房颤动和阵发性心动过速少见。

## 二、产生机制

根据激动顺序标测、起搏拖带及重整技术和三维标测技术的应用，已基本明确心房扑动的发生机制是由于激动绕着解剖或功能屏障区的大折返（图 33-2）。折返部位位于右心房或左心房。

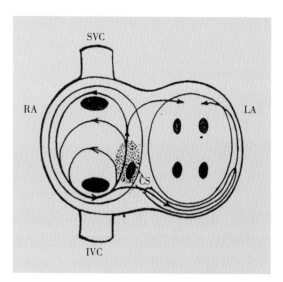

**图 33-2　心房扑动折返模式图**

SVC. 上腔静脉；IVC. 下腔静脉；RA. 右心房；LA. 左心房；CS. 冠状静脉窦；点区：代表缓慢传导区

### （一）解剖基础

右心房和左心房存在许多生理性解剖障碍，如二尖瓣环、三尖瓣环、冠状窦口、肺动脉和上下腔静脉入口，以及界嵴、殴氏小嵴和心脏手术的切口瘢痕等。另外，心房肌纤维的退行性变也是折返形成的解剖学基础。

引起折返的关键基质是上述解剖区域的缓慢传导。目前认为，房扑多是围绕三尖瓣环逆时针或顺时针方向的大折返，一般位于右心房的下腔静脉口至三尖瓣之间的峡部（cavo-tricuspid isthmus，CTI），故称为峡部依赖性房扑或典型房扑。其又可出现双环折返或低环折返。双环折返性房扑指两种房扑同时共有典型房扑折返路径的一部分；低环折返房扑指折返环通过界嵴绕下腔静脉折返。

不经峡部的房扑统称为"非峡部依赖性房扑"。折返环围绕右心房内的瘢痕组织、房间隔膜部、手术切口或位于左心房。体表心电图上多出现非典型房扑的特点。

另外，心房肌病变、肌束的厚薄不一、功能障碍也可成为折返形成的条件。

### （二）折返激动

折返激动是形成心房扑动的主要机制。折返激动有 2 种类型，即大折返和微折返。大折返是解剖折返，微折返是功能性折返。其特点如下。

1. 大折返的特点　①激动环绕着心脏结构某一解剖障碍区进行；②传导途径中有一单向阻滞区（缓慢传导区）；③折返环的头端与尾端存在可应激间隙；④早搏刺激可通过可应激间隙进入折返环。

2. 微折返的特点　①折返环的大小、部位不固定，时刻在变化；②组织不应期决定折返激动的波长，不应期越短，波长越短，折返就越快；③环的首尾之间无可应激间隙。早搏难以进入折返环，也不能终止折返。

现在认为，典型的房扑机制是心房内大折返和微折返综合的结果。

## 三、分型

过去曾将房扑分为 I 型房扑和 II 型房扑，后来分为典型房扑、非典型房扑和手术切口型房扑。2001年，Scheinman根据房扑的发生机制分为峡部依赖性房扑、非峡部依赖性房扑和右心房扑动。峡部依赖性房扑又分为双环房扑、低环房扑；非峡部依赖性房扑又分为上环（upperloop）、瘢痕性和界嵴性房扑；左心房扑动又分为瘢痕性、肺静脉、二尖瓣环和卵圆窝房扑。

临床上的分类方法如下。

1. 典型房扑　又分为逆钟向折返型房扑和顺钟向折返型房扑。前者常见，后者少见。其折返环为前缘为三尖瓣环，后缘为终末嵴、下腔静脉、殴氏小嵴、冠状窦和卵圆窝。典型房扑又称峡部依赖性房扑。

2. 不典型房扑　包括非峡部依赖性房扑、与右心房手术瘢痕相关的房扑、环绕肺静脉折返或消融后出现的房扑等。不典型房扑折返环位置不固定，各导联F波一般无规律。但间隔性房扑的心电图有其特殊性，即肢导联均没有明显的扑动波，几乎成为等电位线，而胸前导联，尤其V<sub>1</sub>导联可见振幅较小的扑动波，存在等电位线，类似P波。

## 四、心电图特征

1. P波消失，代之以频率为250～350次/分、形态相同、间隔匀齐的锯齿状F波（AFL），FF期间无等电位线，在某些导联中可连续呈波浪型（图33-3）。

2. QRS波群与F波比值（房室传导比值）固定，心室律规则（RR间距相等）。当QRS波群与F波比值不固定或存在不同程度的隐匿性传导时，心室律可不规则（RR间距不等）。

3. QRS波群形态和时间正常，或因F波的影响而稍有差异。

4. FR间距多相等，少数因隐匿性传导可不相等。

5. 房室传导比值多为偶数，如2∶1、4∶1等（图33-4），呈奇数比例传导者少见，如1∶1、3∶1、5∶1等。成人很少见到1∶1房室下传

的房扑（图33-6），但在预激综合征合并房扑时，心房激动可以从旁路1∶1下传到心室，形成极快速、宽大的QRS波群心动过速，需要紧急处理。当5∶1、6∶1下传时，如能排除药物的影响，便应考虑是否存在房室传导阻滞。

6. 少数F波的大小形态，间隔相互之间略有差别，称为不纯性房扑，是介于扑动和颤动之间房性异位心律（图33-5）。

7. 若呈2∶1房室传导比例，心室率在150次/分左右且规则者，应与室性心动过速及窦性心动过速相鉴别。

8. 典型房扑

（1）常见型房扑：F波形态在Ⅱ、Ⅲ、aVF导联呈负向波，下降支平缓，上升支陡直，FF间期无等电位线，V<sub>1</sub>导联直立，可见等电位线，V<sub>6</sub>导联呈负向（图33-6）。

（2）少见型房扑：F波形态在Ⅱ、Ⅲ、aVF导联呈正向带切迹，较圆顿或呈波浪样，凸面向上；V<sub>1</sub>导联呈正向。

9. 心房扑动伴二度Ⅰ型干扰性房室传导障碍即心房扑动伴干扰型文氏现象，可能是由于房室结递减性传导所致，即心房率快时，心房激动使房室交界区造成不正常状态，使下一心房激动到达后在房室交界区传导逐渐减慢，直到发生传导阻滞。表现为FR间期逐渐延长后发生漏搏，RR间期呈渐短突长现象（图33-7）。

10. 高度及完全性房室传导阻滞：由于心肌病变严重或洋地黄等药物作用，心房扑动可伴发高度或完全性房室传导阻滞。心电图表现为4∶1以上的房室传导者，可诊断为高度房室传导阻滞，伴有心室夺获。当发生完全性房室性传导阻滞时，F波与QRS波群无固定的时间关系，QRS波群规则出现，心室率多在60次/分以下，QRS波群形态与起搏点位置有关。如QRS波群呈室上性，频率40～60次/分，为交界性逸搏性心律，其节律绝对规则。如QRS波群宽大畸形，≥0.12s，节律绝对规则或基本规则，频率25～40次/分，为室性逸搏心律（图33-8）。

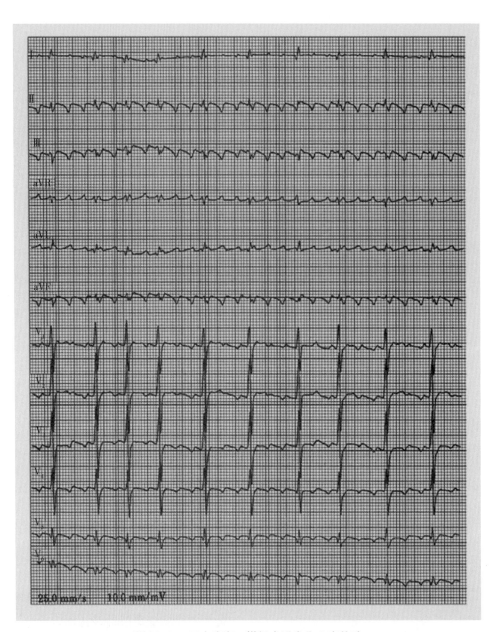

图 33-3　三支病变，搭桥术后发生心房扑动

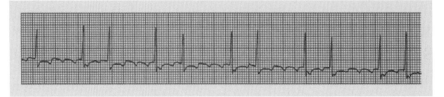

图 33-4　冠心病，心房扑动呈 2：1～4：1传导

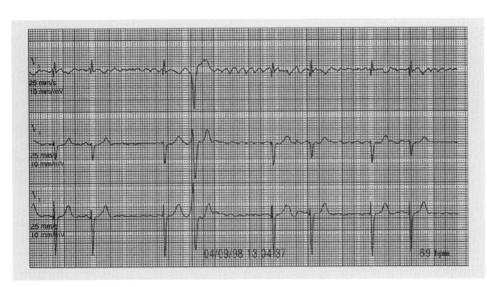

图 33-5 不纯性心房扑动

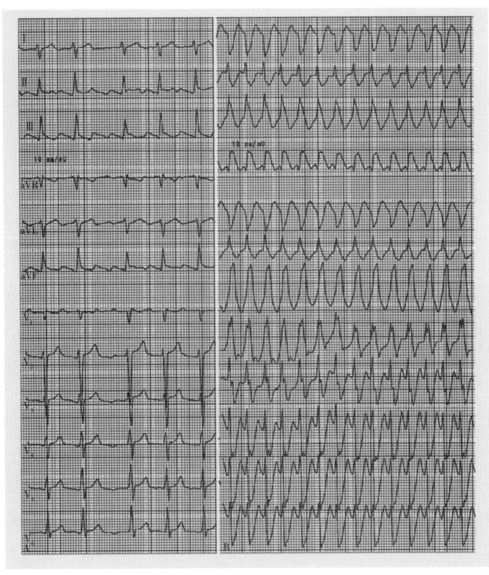

图 33-6 心房扑动

A. 不纯性心房扑动，不规则下传；B. 心房扑动，呈 1：1 下传，频率 250 次 / 分，呈完全性右束支传导阻滞图形

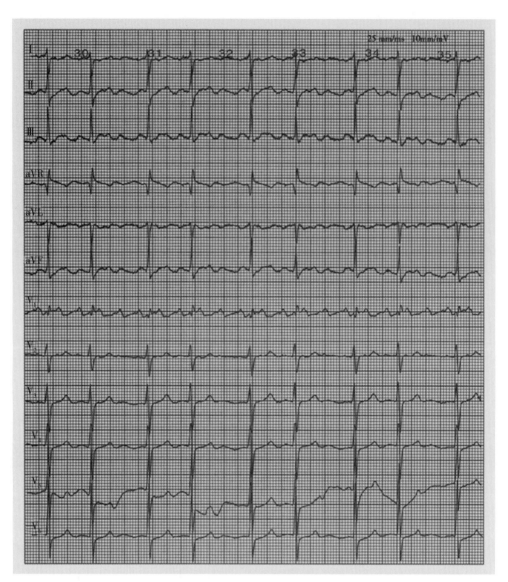

图 33-7　心房扑动伴交替性文氏周期

## 五、临床联系

心房扑动很少发生于正常心脏，可出现在瓣膜病、慢性缺血型心脏病、心肌病、高血压心脏病、急性心肌梗死、慢性阻塞性肺疾病、肺梗死、心脏外科手术后。心房扑动常在不同时间出现于同一患者。

心房扑动可出现过快的心率或过慢的心率，而致患者出现心悸、头晕、心绞痛、心力衰竭等。也容易形成心房内血栓，甚至可导致体循环栓塞。

心房扑动需与房性心动过速、室性心动过速相鉴别。详见窄 QRS 波群和宽 QRS 波群心动过速的鉴别诊断相关章节。

心房扑动的治疗包括直流电复律、抗心律失常药、抗凝药和导管消融。如心房扑动患者有严重的血流动力学障碍，应立即施行直流电复律，成功率可达 95% ～ 100%。药物复律可静脉给予依布利特、索地洛尔或 $I_C$ 类抗心律失常药物。需要强调指出的是，对房扑持续时间超过 42h 的患者，在复律前均应给予抗凝治疗。

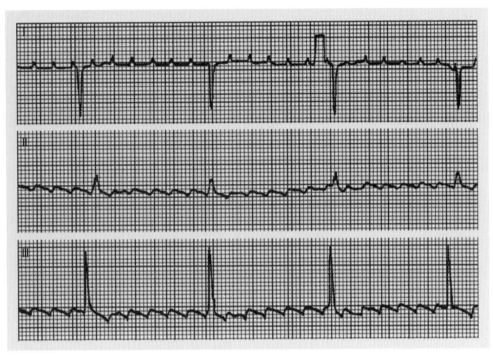

图 33-8　心房扑动伴完全性房室传导阻滞

# 第三节　心房颤动

## 一、定义

心房颤动（atrial fibrillation），又称心房纤颤，简称房颤，是一种频率更快的不规则的主动性房性异位心律失常。房内肌纤维出现不协调的乱颤，频率为 350～600 次／分，仅一部分传入心室，心室搏动快慢不一，是常见的心律失常之一，可为阵发性或持久性（＞6个月）。

## 二、产生机制

现有资料认为，房颤是局灶自律升高和多子波折返机制。

### （一）自律性局灶机制

此机制认为起源于心房的局灶发放高频电激动即可导致房颤。目前资料表明肺静脉是最常见的局灶起源点，也可位于上腔静脉、界嵴、Marshall 韧带、左心房左后游离壁和冠状窦。组织学研究显示，具有电生理特性的心房肌可以延伸到肺静脉，即心肌袖细胞，其不应期短，易出现递减传导，尤其是肺静脉和心房的交界部位的心肌纤维排列具有高度的非均一性，是心房各向异性传导最为显著的部位，易于形成折返。

### （二）多子波假说

认为前向波通过心房时形成自身延长的子波，房颤的维持有赖于心房内一定数量（至少3～5个）的折返子波同时存在。

### （三）心房电重构

如房颤持续时间＜24h，药物治疗和电转复具有较高的成功率，房颤持续时间越长，转复和维持窦律的可能性越小，即形成"房颤导致房颤"的说法。房颤逐渐增加的倾向与发作时间延长后心房肌有效不应期进行缩短有关，这种现象称为"电生理重构"。电生理重构使细胞内钙超载，导致钙离子失活，缩短动作电位时限和心房不应期，有利于诱发持续性房颤。因此心房电重构在房颤的维持机制中起着重要作用。

### （四）其他诱发房颤与维持房颤的因素

有炎症、自主神经功能紊乱、心房缺血、心房过度牵张、各向异性传导、心房肌老化的结构改变等。

## 三、分型

### （一）从临床实用的角度分型

1. 初发性房颤　即首次发作的房颤。

2. 复发性房颤　患者发作≥2次的房颤。

3. 阵发性房颤　如房颤能自行终止的复发性房颤。

4. 持续性房颤　如房颤连续发作＞7d，则为持续性房颤。

5. 永久性房颤　持续性房颤如不能用药物或电复律方法转变或不能维持窦性心律则称为永久性房颤。

### （二）根据临床特征分型

1. 孤立性房颤　一般指单纯性房颤，无心肺疾病者（年龄＜60岁）。预后良好。

2. 家族性房颤　指家族中有发生孤立性房颤者。

3. 非瓣膜病性房颤　指无风湿性二尖瓣疾病或瓣膜置换术患者发生的房颤。

## 四、心电图特征

1. P波消失，代之以一系列频率350～600次/分的f波。f波的波幅、形态各不相等，f波在风湿性心脏病二尖瓣病变或甲状腺功能亢进症患者较粗大，在冠心病患者低小。

2. QRS波群形态与窦性相同。心室率多为120～180次/分，节律绝对不整，如兼有不完全性房室传导阻滞，则最长RR间距≥1.5s，并出现交界性或室性逸搏，其逸搏周期在1.5s以上。如伴有完全性房室传导阻滞，则心室率缓慢匀齐，频率40～60次/分。预激综合征伴有心房颤动时室率可达200次/分以上，多数具有δ波。

3. 常伴有干扰性房室传导障碍（包括隐匿性传导）和室内差异性传导等（图33-9）。

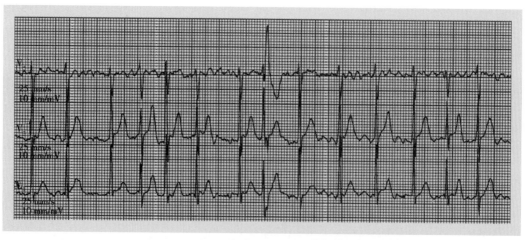

图33-9　特发性心房颤动伴时相性室内差异性传导

4. 心房颤动除根据f波的振幅分为粗颤和细颤外，还可根据心室率的快慢分为较慢型、快速型及特快型心房颤动4种。

（1）较慢型心房颤动：该型的心室率＜100次/分，常在60次/分以上，见于慢性心房颤动（图33-10）。常发生在器质性心脏病较久，交界区有

器质性病变，用洋地黄、普萘洛尔等药物治疗后的心房颤动，或压迫眼球或压迫颈动脉窦后的心房颤动。老年人心房颤动，除交界区病变外，迷走神经张力升高也是重要因素。少数健康人的良性心房颤动，无器质性心脏病，预后良好，有学者称之为特发性心房颤动。

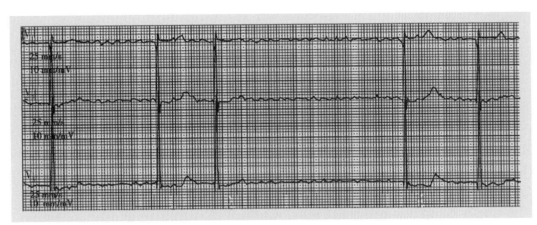

图 33-10　风湿性心脏病，慢性心房颤动

（2）快速型心房颤动：心室率 100～180 次 / 分，新近发生的未经治疗的心房颤动多属此型，是常见且典型的心房颤动（图 33-11）。可见于各种病因所致的心房颤动。

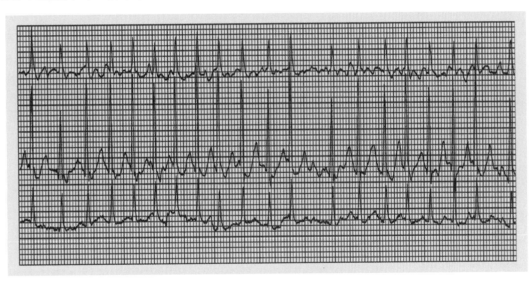

图 33-11　二尖瓣脱垂伴快速型心房颤动

（3）特快型心房颤动：心室率＞180 次 / 分，偶尔高达 250 次 / 分，多见于预激综合征伴心房颤动（图 33-12），当心房颤动的心室反应快速时，RR 间期常较规则。根据心房颤动的持续时间，分为阵发性和持续性心房颤动。心房颤动患者发作时间持续不到 1d 时，称阵发性心房颤动，短者仅持续 1～2s，多数持续数分钟至数天，起止多突然。持续 1d 以上时称持续性心房颤动，可持续数年以上而成为永久性心房颤动，偶尔可于持续十几年后自行消失。阵发性心房颤动的心室率偏快，持续性者则偏慢。

Lindsay 则根据心室反应将心房颤动分为：①中度，60～100 次 / 分；②缓慢，60 次 / 分以下；③快速，100 次 / 分以上。

（4）不纯心房颤动：当以节律绝对不规则的 f 波为主，偶尔夹有少数节律规则的 F 波时，称为不纯心房颤动，反之称为不纯心房扑动，如同时兼有心房扑动及心房颤动的特征，则称心房扑动 - 心房颤动。

5. 心房颤动的发作及终止：心房颤动可突然发生，也可由房性期前收缩的 P 波或室性期前收缩的逆行 P 波落在心房易损期而产生，或由心房扑动、房性心动过速发展而来。心房颤动可突然中止，或先减慢后再终止，或经过不纯性心房扑动、心房扑动、房性心动过速等过渡阶段后再终止。心房颤动停止后至窦性心律恢复前可有一个较窦性周期长的间歇，这与心房扑动或房性心动过速    停止后的情况相似，可能与超速抑制有关。

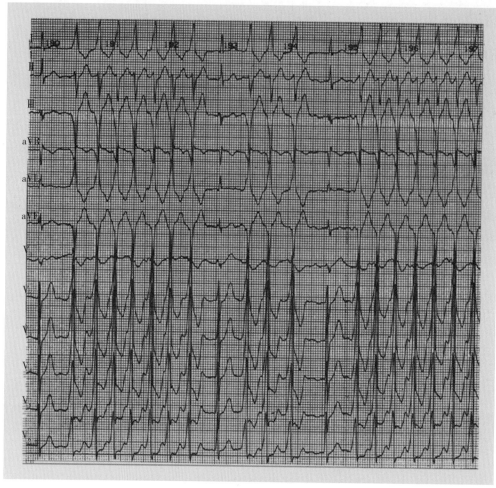

图 33-12    心房颤动伴阵发性预激综合征

6. 心房颤动合并房室传导阻滞：心房颤动时可以发生各种程度的房室传导阻滞，休息时心室率在 60 次 / 分左右，心律不规则，则可考虑合并一度房室传导阻滞。这种病例是否确有一度房室传导阻滞，只有在转为窦性心律后，如观察到有 PR 间期延长，方能确定。符合以下两条标准之一者，可以诊断为二度房室传导阻滞：① RR 间期长达 1.5s 以上，心室率在 40 次 / 分以下。在长达 1.5s 的长间歇内，心房颤动的异位冲动一直未能下传，虽然部分病例可能与隐匿性传导有关，但仅用隐匿性传导来解释是不合理的。临床观察长 RR 间期多出现于洋地黄过量或心房颤动的晚期，而早期心房颤动及未用洋地黄的患者，从不出现长 RR 间期。因此，在大多数病例，长达 1.5s 以上的 RR 间期是由二度房室传导阻滞引起的。若出现 3 次以上，可避免偶然的巧合，使诊断更为可靠。②出现交界性或室性逸搏达 3 次以上。逸搏的出现说明心室率已慢到危及循环功能的程度，心电图上可见到在不规则的心室率中出现长而恒定的 RR 间期，在交界区逸搏时，其逸搏周期为 1 ~ 1.5s，相当于 40 ~ 60 次 / 分，逸搏的 QRS 波群呈室上性，其形态与其他 QRS 波群相同，或因伴非时相性室内差异性传导而与正常 QRS 波群外形稍有不同。在室性逸搏时，QRS 波群宽大畸形 ≥ 0.12s，其逸搏周期为 1.5 ~ 2.4s。在交界性逸搏时，由于 QRS 波群与正常的相同，故诊断依靠延迟出现、固定的逸搏周期及恒定的 RR 间距来确定。交界性逸搏或室性逸搏（包括室性融合波）所占的时间超过所有心电图记录时间的 1/2，可以诊断为高度房室传导阻滞。在绝对规则的交界性逸搏心律中，偶有提前出现的 QRS 波群，为心室夺获，为几乎完全性房室传导阻滞。

7. 心房颤动可合并室性期前收缩、室性心动过速、交界性心动过速、预激综合征等各种心律失常（图 33-13）。

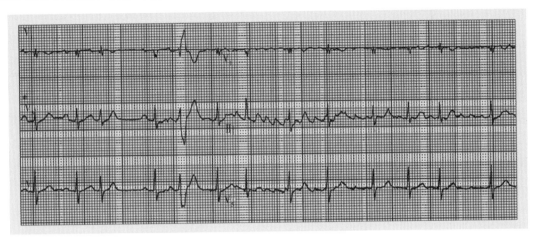

图 33-13　心房颤动合并室性期前收缩

## 五、临床联系

心房颤动是临床最常见的一种心律失常，95% 发生于器质性心脏病患者，尤其是有严重心肌病变的患者。在并发心力衰竭的心脏病患者，心房颤动的发病率可高达 60% 以上。

心房颤动时，除基础心脏病引起的血流动力学改变外，心房的颤动可使心房的收缩功能丧失，心室的收缩变为不规则，引起以下血流动力学改变：①心排血量减少约 40%；②血压及脉压降低；③房室瓣关闭不全，引起血液反流；④体力活动时心率明显变快；⑤冠状动脉血流量减少。

患者突然感到心悸、气短、心前区疼痛、精神不安。老年患者可因心率过快而出现眩晕，甚至晕厥，有时可出现心力衰竭及休克。治疗措施如下。

1. 阵发性心房颤动　对于发作时间短、发作不频繁而又无明显症状者，嘱其休息，服用镇静药即可。对于发作时间长、发作频繁或心室率快而易于出现心力衰竭者，应予以积极治疗。首选洋地黄（合并预激综合征或疑及合并心室预激者禁用洋地黄）使心率减慢，观察心率，1 ～ 2d 后不恢复窦性心律者，可用 β 受体阻滞剂、胺碘酮、奎尼丁转复。发作频繁的心房颤动，应用胺碘酮、奎尼丁预防发作。

2. 持续性心房颤动　可用直流电转复或药物转复。

3. 导管射频消融　目前房颤射频消融技术比较成熟，成功率大大提高。

# 第四节　心房扑动和心房颤动心电图图例分析

扩展学习：请扫描下方二维码，继续学习心房扑动和心房颤动心电图图例分析。

## 小结

心房颤动的发病率属于心律失常的第二位，心房扑动的发病率较心房颤动为少。其发病机制有环行运动学说、单点激动学说、多发性折返激动学说等。

心房扑动是一种较阵发性房性心动过速频率

更快的快速而规则的主动性房性异位心律失常。发生机制是由于激动绕着解剖或功能屏障区的大折返。折返部位位于右心房或左心房。目前临床上分为典型房扑和非典型房扑。心电图特点为 P 波消失，代之以频率为 250 ～ 350 次 / 分、形态相同、间隔匀齐的锯齿状 F 波（AFL），QRS 波群与 F 波比值多呈 2：1、4：1 等，少数呈奇数比例传导，如 1：1、3：1、5：1 等。F 波的大小形态，间隔相互之间略有差别，称为"不纯性房扑"。典型房扑：F 波形态在 Ⅱ、Ⅲ、aVF 导联呈负向波，V₁ 导联直立，可见等电位线，V₆ 导联呈负向波。少见型房扑：F 波形态在 Ⅱ、Ⅲ、aVF 导联呈正向带切迹，较圆钝或呈波浪样，凸面向上；V₁ 导联呈正向。心房扑动伴二度 Ⅰ 型干扰性房室传导障碍：即心房扑动伴干扰型文氏现象，表现为 FR 间期逐渐延长后发生漏搏，RR 间期呈渐短突长现象。高度及完全性房室传导阻滞表现为 4：1 以上的房室传导。

心房颤动是一种频率更快的不规则的主动性房性异位心律失常。发生机制是由于局灶自律性增高、多子波折返机制、心房电重构和炎症，自主神经功能紊乱，心房缺血，心房过度牵张，各向异性传导，心房肌老化的结构改变等。目前临床上分为：初发性房颤、复发性房颤、阵发性房颤、持续性房颤和永久性房颤。根据临床特征，房颤还分为孤立性房颤、家族性房颤和非瓣膜病性房颤。根据心室率的快慢分为较慢型、快速型及特快型心房颤动 3 种。心电图特点为：P 波消失，代之以一系列频率 350 ～ 600 次 / 分，波幅、形态各不相等的 f 波。QRS 波群形态与窦性相同。心室率多为 120 ～ 180 次 / 分，节律绝对不整。兼有不完全性房室传导阻滞，则最长 RR 间距 ≥ 1.5s，并出现交界性或室性逸搏；如伴有完全性房室传导阻滞，则心室率缓慢匀齐，频率 40 ～ 60 次 / 分。预激综合征伴有心房颤动时室率可达 200 次 / 分以上，多数具有 δ 波。较慢型心房颤动的心室率 ＜ 100 次 / 分，常在 60 次 / 分以上，快速型心房颤

动的心室率 100 ～ 180 次 / 分；特快型心房颤动的心室率 ＞ 180 次 / 分，偶尔高达 250 次 / 分，多见于预激综合征伴心房颤动。心房颤动患者发作时间持续不到 1d 时，称为阵发性心房颤动；持续 1d 以上时称持续性心房颤动，可持续数年以上而成为永久性心房颤动。当以节律绝对不规则的 f 波为主，偶尔夹有少数节律规则的 F 波时，称为不纯心房颤动，如同时兼有心房扑动及心房颤动的特征，则称心房扑动 - 心房颤动。符合以下两条标准之一者，可以诊断为二度房室传导阻滞：①RR 间期长达 1.5s 以上，心室率在 40 次 / 分以下。②出现交界性或室性逸搏达 3 次以上。心房颤动可合并室性期前收缩、室性心动过速、交界性心动过速、预激综合征等各种心律失常。

心房颤动是临床最常见的一种心律失常，95% 发生于器质性心脏病患者。治疗措施为：①阵发性心房颤动者嘱其休息，服用镇静药即可；②发作时间长、发作频繁或心室率快者首选洋地黄使心率减慢，观察心率，1 ～ 2d 后不恢复窦性心律者，可用 β 受体阻滞剂、奎尼丁、胺碘酮转复。发作频繁的心房颤动，应用胺碘酮、奎尼丁预防发作；③持续性心房颤动可用直流电转复或药物转复；④目前房颤射频消融技术比较成熟，成功率大大提高。

附 1 　本章的学习重点

1. 掌握心房颤动、心房扑动的概念、发生机制和心电图特点。

2. 掌握心房颤动、心房扑动心电图的诊断与鉴别诊断。

3. 掌握心房颤动、心房扑动的处理原则。

附 2 　请扫二维码扩展学习

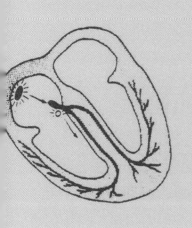

第三十四章

# 心室扑动与心室颤动

心室扑动和心室颤动是最严重的心律失常，心室呈蠕动状态，已丧失了有效的整体收缩能力，各部分心室肌处于一种快速而不协调的乱颤状态。从机械效应来说，与心室停搏没有区别，常为心脏病或其他疾病临终前的心电图变化。心室扑动、心室颤动与心房扑动及心房颤动的产生机制基本相似，所不同的是异位起搏点位于心室内。主要有以下两种说法：①是由于激动折返形成环形运动或多源性折返所致；②是在心室内有单一的或多发的兴奋灶所致。从病理学角度上看，心肌缺氧、药物中毒等提高了心肌的应激性，缩短了不应期，引起两个心室的除极不平衡，而使心室不应期不一致，易引起心室的激动折返。沿固定途径发生的折返形成心室扑动；多数异位点引起的多发性折返则形成心室颤动。

## 第一节　心室扑动

心室扑动（ventricular flutter，VF）又称"心室震颤"，简称"室扑"，是指心室各部分发生快速微弱无效的收缩，是介于阵发性室性心动过速和心室颤动之间的异位心率，常是心室颤动的前奏，是一种最严重的心律失常。发生机制为浦肯野纤维自律性增强形成单个或多个异位起搏点，或浦肯野纤维与心室肌细胞复极不均匀，导致反复折返运动。心电图特点如下（图34-1，图34-2）。

1. 基线消失，QRS-T互相融合无法区分。

2. 表现为较均齐的振幅高大的"正弦曲线样"大扑动波，频率为150～250次/分。

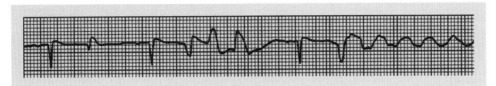

图 34-1　多形性室性心动过速、心室扑动

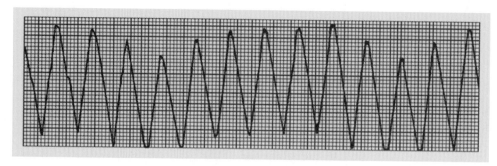

图 34-2　心室扑动

# 第二节　心室颤动

心室颤动（ventricular fibrillation，Vf）又称"心室纤颤"，简称"室颤"，是指心室各部分发生快速微弱者无力不协调的乱颤，常是临终前的表现。发生机制与心室扑动基本相同，不同点是扑动的折返途径比较规则，而颤动的折返途径极其错综复杂。根据颤动波的粗细分为粗波型室颤和细波型室颤。根据颤动波的频率可分为快速型室颤和缓慢型室颤。根据病因及临床可分为原发型室颤和继发型室颤。其心电图特征如下（图 34-3，图 34-4）。

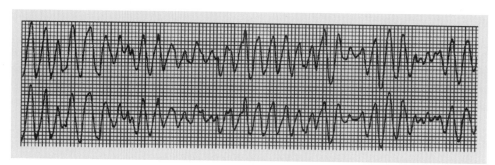

图 34-3　快速性心室颤动

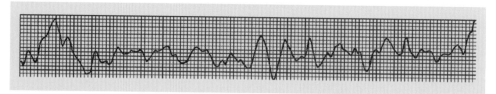

图 34-4　沿基线上下出现不一致的心室颤动波

1.QRS 波完全消失，代之以形态不同、大小各异频率极不均匀的不规则的波群，频率为 250 ～ 500 次 / 分。

2. 粗波型室颤波幅较大，细波型室颤波幅较小。

3. 发作前可先有频发的室性期前收缩。

# 第三节　心室扑动和心室颤动的临床联系

心室扑动和心室颤动是致命的心律失常，是导致心源性猝死的主要机制，是各种恶性心律失常发展的结果，一旦发现，应立即进行心肺复苏。抗心律失常药虽然有可能减少室速、室颤的发作，但不能有效预防心源性猝死。《2005ACC/AHA 心力衰竭治疗指南》将 ICD 置入列为有心搏骤停、血流动力学不稳定性室速、室颤病史的心力衰竭患者二级预防的Ⅰ类适应证；而 LVEF ≤ 0.3 心功能Ⅱ级或Ⅲ级患者一级预防的Ⅰ类适应证；LVEF 有 30% ～ 35% 心力衰竭，心功能Ⅱ级或Ⅲ级患者一级预防猝死的的Ⅱa 类适应证，说明 ICD 置入已列为对恶性室性心律失常治疗的首选。射频消融触发室颤的室性期前收缩，虽然有希望防治室颤的复发，但应当只在无力或坚决拒绝 ICD 治疗的患者中使用。

# 第四节　心室扑动和心室颤动心电图图例分析

扩展学习：请扫描下方二维码，继续学习心室扑动与心室颤动心电图图例分析。

## 小结

心室扑动和心室颤动是最严重的心律失常，常为心脏病或其他疾病临终前的心电图变化。产生机制主要有：①激动折返形成环形运动或多源性折返所致；②是心室内有单一的或多发的兴奋灶所造成。

心室扑动指心室各部分发生快速微弱无效的收缩，是介于阵发性室性心动过速和心室颤动之间的异位心律，常是心室颤动的前奏。心电图特点为：①基线消失，QRS-T 互相融合无法区分；②表现为较均齐的振幅高大的"正弦曲线样"大扑动波，频率为 150 ～ 250 次 / 分。

心室颤动指心室各部分发生快速微弱无力不协调的乱颤，常是临终前的表现。心电图特点：① QRS 波完全消失，代之以形态不同、大小各异频率极不均匀的不规则的波群，频率为 250 ～ 500 次 / 分；②发作前可先有频发的室性期前收缩；③粗波型室颤波幅较大，细波型室颤波幅较小。

心室扑动和心室颤动是致命的心律失常，是导致心源性猝死的主要机制，是各种恶性心律失常的发展结果。一旦发生，应立即紧急心肺复苏。

附 1　本章的学习重点
掌握心室扑动和心室颤动的心电图特点、心肺复苏的方法。
附 2　请扫二维码扩展学习

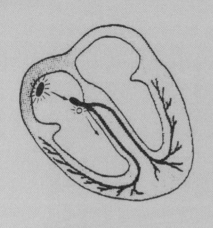

# 第三十五章
# 心律失常中几种常见基本现象及心电图部分相关概念

在笔者主编的《心电图学（第1版）》介绍了37种心律失常中常见基本现象和37个心电图相关概念。第2版中介绍了39个心律失常中常见基本现象和143个心电图相关概念。本书仅简单介绍临床常见的文氏现象、隐匿性传导、超常传导、魏登斯基现象、单向传导阻滞、差异性传导、蝉联现象、裂隙现象、钩拢现象、节律重整、拖带现象、电张性T波改变现象与心脏记忆现象、传入阻滞、传出阻滞、二联律法则和Ashman现象、折返激动、反复搏动及反复心律、并行心律的心电图表现。详细内容及其他心律失常中常见基本现象及心电图部分相关概念，请参阅笔者主编的《心电图学（第2版）》《心电图学第2版修订版》第四篇常见心电现象及心电图部分相关概念或《心电图学第3版》第四篇常见心电现象及相关概念。

## 第一节　文氏现象

文氏现象（Wenckebach phenomenon）即二度Ⅰ型传导阻滞，是指心脏任何部位的传导速度呈进行性延迟，终于不能通过而发生一次漏搏的传导阻滞现象。文氏现象所致的心室或心房电活动呈规律的周期性改变，也称为文氏周期。文氏现象可发生于心脏的各个部位，如窦房交界区、房室交界区、各种期前收缩的折返区域、异位心房（室）交界区、希氏束、左右束支及其分支，以及旁道内等，但以房室交界区最为多见。文氏现象分为典型与不典型两种，本文仅介绍典型文氏现象的心电图特征。

### 一、房室传导阻滞文氏现象

房室传导阻滞的文氏现象（图35-1）包括一度Ⅰ型房室传导阻滞、二度Ⅰ型房室传导阻滞。

**（一）一度Ⅰ型房室传导阻滞**

一度Ⅰ型房室传导阻滞，又称文氏型或传导延迟递增型，表现为PR间期延长的程度逐渐加重，到一定程度又逐渐减轻，如此周而复始。

**（二）二度Ⅰ型房室传导阻滞**

1.PR间期进行性延长。

2.PR间期的增量进行性缩短。

3.在长RR间期之前，RR间期进行性缩短。

4.长间期的长度等于2个窦性周期之和减PR间期的总增量（即长间期的长度短于任何两个窦性周期的长度）。

5.长间期后的第1个RR间期最长，长间期前的末一个 RR 间期最短（图 35-2）。

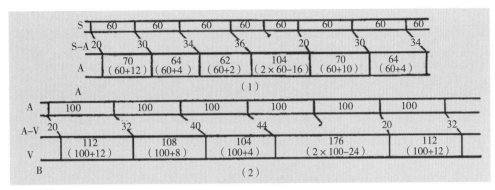

图 35-1　典型文氏周期示意图

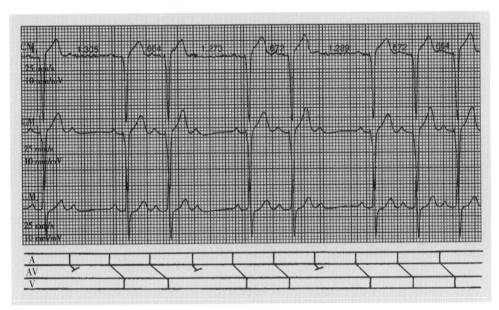

图 35-2　房室传导阻滞的文氏现象

## 二、窦房传导阻滞文氏现象

　　一度与三度窦房传导阻滞在心电图上无法诊断出来，只有二度窦房传导阻滞，才能在心电图上进行诊断。二度窦房传导阻滞中的文氏现象表现（图 35-1，图 35-3）为二度Ⅰ型窦房传导阻滞。其心电图特点如下。

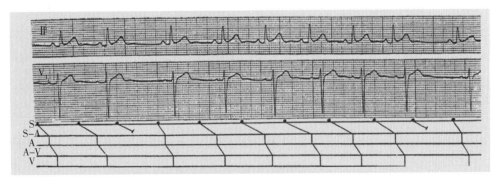

图 35-3　二度Ⅰ型窦房传导阻滞

心电图显示 PP 间期逐渐缩短，之后出现长 PP 间期，周而复始反复出现

1. 长 PR 间期之前，出现 PP 间期进行性缩短。

2. 最长 PP 间期小于最短 PP 间期的 2 倍。

## 三、房室交界区激动外出传导阻滞的文氏现象

起源于房室交界区的异位激动，一方面向下传至心室，另一方面又逆行上传至心房，在其下行及逆传过程中，均可产生伴有文氏现象的传导阻滞。

1. 房室交界区激动下行传导阻滞的文氏现象（图 35-4）

（1）QRS 波群前无逆行 P 波者，表现为长间期之前 RR 间期进行性缩短，长 RR 间期短于最短 RR 间期的 2 倍，QRS 波群时限 < 0.11s。

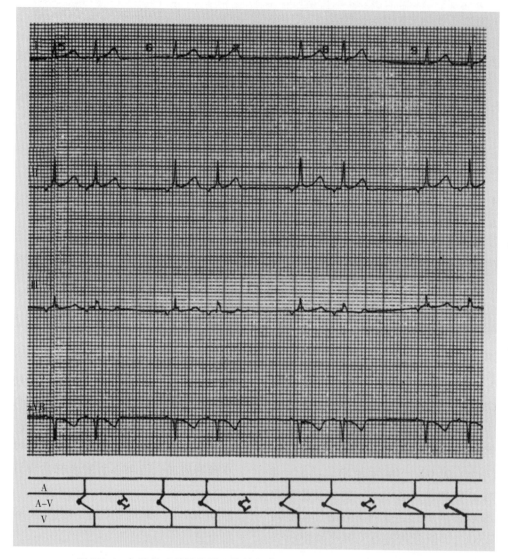

**图 35-4　加速性交界性逸搏心律伴同步双向性 3 ∶ 2 文氏型传出阻滞**

从梯形图按照文氏周期公式计算出文氏周期 0.44s，心率 136 次 / 分。加速性交界性逸搏心律伴同步双向性 3 ∶ 2 文氏型传出阻滞，逆传速度大于前传速度，P⁻ 波位于 QRS 波群之前，P⁻R 间期 0.08 ～ 0.10s

（2）QRS 波群前有逆行 P 波者，表现为 P⁻R 间期逐渐延长，RR 间期进行性缩短，有 R 波脱漏现象，最短的 P⁻R 间期 < 0.12s，P⁻P⁻ 间期相等。

（3）逆行 P 波发生在 QRS 波群之后，表现为 RP⁻ 间期逐渐缩短，RR 间期进行性缩短，有 R 波脱漏现象，最长的 RP⁻ 间期 < 0.20s。逆行 P 波

按时发生，P⁻P⁻间期相等。

2. 房室交界区逆行传导阻滞的文氏现象

（1）在长的 P⁻P⁻间期之前，P⁻P⁻间期进行性缩短。

（2）逆行 P 波出现在 QRS 波群之前者，P⁻R间期缩短，长 P⁻R 间期＜ 0.12s。

（3）逆行 P 波出现在 QRS 波群之后者，RP⁻间期逐渐延长，最短的 RP⁻ 间期＜ 0.20s。

（4）QRS 波群按时发生，RR 间期相等，QRS 波群时间＜ 0.11s。

## 四、束支传导阻滞文氏现象

1. 完全性文氏型束支传导阻滞　表现为 QRS波群时限逐渐延长，从正常范围逐渐增加到超过0.11s，即从正常 QRS 波群逐渐变为不完全性束支传导阻滞，最后变为完全性传导阻滞图形，以后又重复上述现象（图 35-5）。

2. 不完全性隐匿性文氏型束支传导阻滞　表现为第 1 个 QRS 波群的时限及图形正常，以后连续数个 QRS 波群均呈完全性束支传导阻滞图形，以后又重复上述现象（图 35-5）。

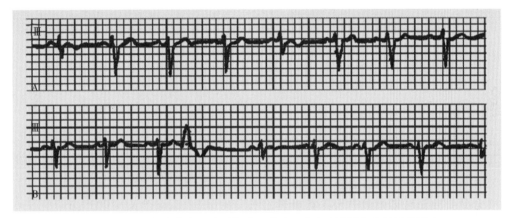

图 35-5　左束支分支内文氏型传导阻滞（不完全隐匿性与直接显示性）

A. 是 4∶3 有完全隐匿性文氏现象；B. 直接显示性文氏现象，后段第 5 ~ 8 个心搏组成一个文氏周期，第 5 个心室内传导正常，自第 6 ~ 8 个心搏电轴左偏的程度逐渐加重

# 第二节　隐匿性传导

隐匿性传导（concealed conduction）是指一个窦性或异位兴奋激动了心脏的特殊传导组织，但未能传到心房或心室，在体表心电图上不能显示P 波或 QRS 波群，但由于它已激动了一部分心脏特殊传导组织，产生了一次新的不应期，对于下一次激动的形成或传导均产生影响，而使心电图上出现相应改变的一种现象（图 35-6）。其本质是递减性传导（reduced conduction）。

隐匿性传导是心律失常中常见的现象之一，它可发生于心脏传导系统的任何部位，如窦房交界区、心房区、房室交界区、左右束支、浦肯野纤维、旁道内，其中以房室交界区最为多见。可下传也可逆传。隐匿性传导最易发生在心动周期的绝对不应期到相对不应期的过渡阶段，这一短暂的时间称为

"临界状态（critical state）"。在体表心电图上，隐匿性传导并无直接表现，需借助于其后激动因受干扰而发生变化的规律来识别。下面以房室交界区隐匿性传导为例介绍其心电图特点。

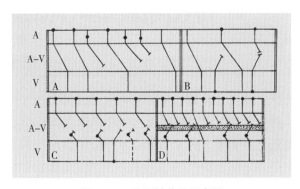

图 35-6　隐匿性传导示意图

## 一、隐匿性传导对下次房室传导的影响

1.间位性期前收缩（交界性、室性期前收缩）后的第1个窦性PR间期延长。因期前收缩隐匿地逆传至房室交界区，并使之产生新的不应期，导致窦性P波下传时遇到新的不应期而延迟下传。

2.室性期前收缩引起完全性代偿期。室性异位搏动隐匿地逆传至交界区产生新的不应期，使窦性搏动下传受阻。

3.文氏型房室传导阻滞时，心室脱漏后的第1个PR间期意外地延长。

4.未下传的房性期前收缩在交界区隐匿性传导，使下一次窦性P波下传受阻或传导缓慢（图35-7）。

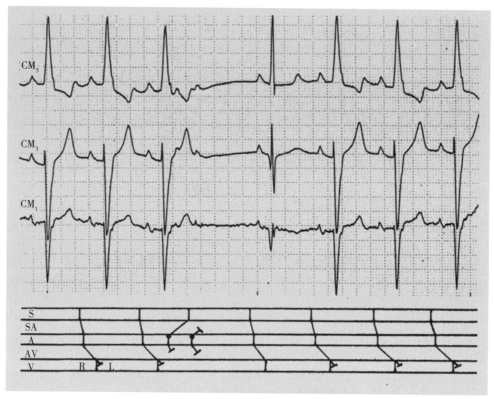

图35-7　房性期前收缩伴隐匿性传导

5.心房颤动时的极不规律心室率，部分原因为房颤波在房室交界区呈现隐匿性传导。

6.隐匿性房室交界区传导在某些情况下可加速传导性能，在交界处引起超常传导。

## 二、隐匿性传导对下次激动形成的影响

1.在高度房室传导阻滞时，由于隐匿性传导使交界性逸搏不能发生，而代之以室性期前收缩。

2.房室交界处隐匿性折返导致交界性逸搏心律出现不规整。

3.在交界性心律伴不完全性房室脱节时，窦性激动仅能隐匿传至交界区而不能夺获心室，使交界处逸搏延缓出现。

## 三、出现下列情况时，应考虑隐匿性传导的可能

1.两个P波连续受阻。

2.期前收缩后第1个窦性心搏PR间期延长，或期前收缩后的第1个窦性P波受阻。

3.不典型的文氏现象，如心室脱落后的第1个心搏的PR间期增量最大等。

4.心房颤动时的心室律绝对不齐，结性逸搏延迟出现，室性期前收缩后有类代偿间期。

5.不易解释的PR间期延长或P波突然受阻。

6.房室脱节时，交界性周期突然延长。

7.阵发性房性心动过速或房扑时，受阻P（或F）波之后心搏的PR（或FR）间期延长，或多个

P 波连续受阻。

8.房室交界区出现超常传导。

# 第三节　超常传导

超常传导（supernormal conduction）是指在心肌传导功能受抑制的情况下，本应被阻滞的早期激动，却意外地（或反常地）发生了传导功能暂时改善的矛盾现象。超常传导可发生于存在有传导阻滞的任何部位，而以房室交界区、希氏束及束支多见。在心动周期中，发生超常期传导的时相，有学者认为在相对不应期与应激期交界处，可因人、因时而异。

## 一、房室交界区超常传导

1.高度或三度房室传导阻滞时，早期出现的 P 波可通过房室交界区下传并夺获心室，而位于这个 P 波稍前或稍后的 P 波却被阻滞，或以较慢的速度传入心室。

2.高度房室传导阻滞时，交界性或室性逸搏后，逸搏激动隐匿地逆传至交界区，产生一个超

常期，如窦性 P 波恰好落在这一超常期，就可以下传到心室。此又称为魏登斯基现象。

3.二度 I 型房室传导阻滞时，逐渐延长的 PR 间期突然缩短。

4.不完全性房室脱节时，短 RP 间期反而能产生心室夺获。

5.一度房室传导阻滞时，短 RP 间期后出现短 PR 间期，较长的 RP 间期之后反而出现长的 PR 间期。

## 二、心室内超常传导

束支传导阻滞时，早期下传的室上性激动反而引起形态正常的 QRS 波群，束支传导阻滞时室性期前收缩后的窦性 QRS 波群形态正常化；房颤伴室内传导阻滞时，提早出现的 QRS 波群形态反而正常（图 35-8）。

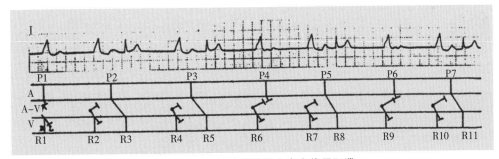

图 35-8　交界性逸搏伴左束支传导阻滞

窦性夺获的 QRS 波形态正常，可能是左束支超常传导

超常传导是一种少见的电生理现象，临床上见到的一些超常传导现象，不一定完全是超常传导所引起，应注意排除"伪超常传导"和"空隙现象"，前者主要见于迷走神经张力突然减弱，

隐匿性传导突然解除；交界区内纵向分离造成的双径路传导现象；传导系统内的分层阻滞现象；束支传导阻滞中蝉联现象的消失等；后者是因房室结和希氏束的不应期不一致，产生空隙期所致。

# 第四节　魏登斯基现象

魏登斯基现象（Wedensky phenomenon）是心脏在传导性和自律性受抑制的状态下得以暂时

改善的一种保护性反应，分为魏登斯基易化作用（Wedensky facilitation role）与魏登斯基效应两种

情况（图 35-9）。魏登斯基易化作用又称魏登斯基促进作用，是指某一阻滞区域受到一次强烈刺激作用之后，对于来自另侧原先不起反应的阈下刺激，此时能够通过阻滞区的一种现象。魏登斯基效应是指某一阻滞区域受到一次强烈刺激之后，使其应激阈值降低，对同侧接踵而来的原来不起反应的阈下刺激，此时能够通过该阻滞区的一种现象。

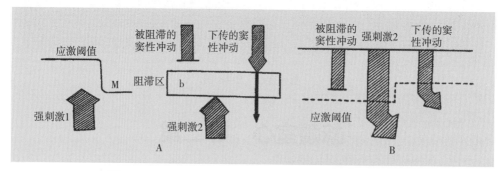

图 35-9　魏登斯基易化作用（A）和魏登斯基效应（B）

A. 虚线代表阈值，实线 b 代表阻滞区，M 代表强刺激引起阈值降低，1、2 为强度相等的两个刺激，刺激 1 在阈值以下未引起反应，刺激 2 超过已降低的阈值而引起反应；B. 魏登斯基效应：在魏登斯基易化作用后，刺激 2 能通过阻滞区保持传导作用。魏登斯基现象目前认为是超常传导的一种形式，可发生在房室交界区及束支内。常见的魏登斯基现象主要出现在高度或完全性房室传导阻滞的病例。引起魏登斯基现象的强刺激主要是室性或交界性逸搏，临床观察发现，引起魏登斯基效应的强刺激多为室性逸搏，而引起魏登斯基易化作用的多为交界性逸搏

魏登斯基现象心电图特点：在高度房室传导阻滞的情况下或结性逸搏之后，可有一个或连续几个窦性 P 波下传心室（图 35-10，图 35-11）。

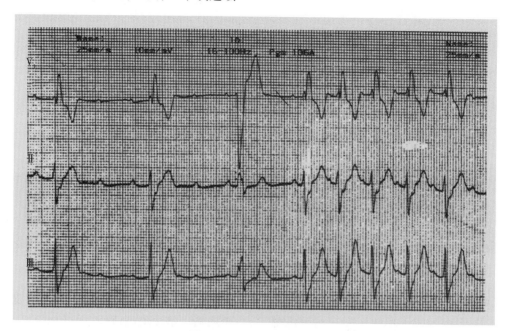

图 35-10　魏登斯基现象

室性逸搏之后出现数次窦性 P 波下传心室。下传的 QRS 波群呈右束支传导阻滞加左前分支传导阻滞图形

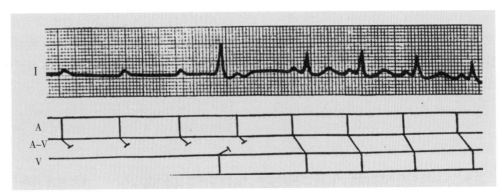

图 35-11　高度房室传导阻滞时的魏登斯基现象

第一个 QRS 波群为室性逸搏，超常的逆行进入房室结产生了隐匿性传导。室性逸搏作为刺激使对侧被阻滞的窦性激动下传，此为魏登斯基易化作用。第一个下传的窦性激动又作为强刺激使同侧被阻滞的激动连续下传，此为魏登斯基效应

# 第五节　单向传导阻滞

正常心肌纤维具有双向传导兴奋的性能。在某些病理情况下，心肌组织只允许激动沿一定的方向传导，而来自相反方向的激动不能通过，称为单向传导阻滞（图 35-12）。

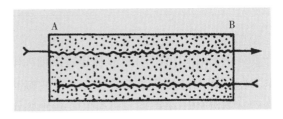

图 35-12　单向传导阻滞原理示意图

单向传导阻滞（one-way block）多发生在房室结，也可发生于异位节律点周围。产生单向传导阻滞的原因可能是由于心肌组织病变程度不一致造成某一部位的心肌组织呈递减性传导所致。单向传导阻滞可见于下列情况。

1.并行心律：异位节律点与周围心肌之间存在着单向阻滞，即传入阻滞，阻止了窦性激动的侵入，因而异位节律点不受干扰，可按其固有频率发出激动和基本心律并行。

2.反复心律（repeated rhythm）：由于不应期不同或者传导抑制程度的差异，造成传导组织内有两条不同情况的通道，一条可以双向传导，另一条只能单向传导（单向阻滞）。当交界性激动通过双向径路逆行传至心房时，激动又可沿着另一径路下行返回心室，从而形成反复心律。

3.三度房室传导阻滞时，室上性激动完全被阻滞，偶尔心室的激动可以逆行传至心房形成心房夺获。

4.干扰性房室脱节时，由于房室结内经常存在着单向阻滞，因而频率较高的交界性（或结下）激动不能传入心房或窦房结，从而形成房室脱节。

5.间位性房性期前收缩时，提前的房性激动一般都能侵入窦房结，使窦房结受抑制，在心电图上产生房性期前收缩后的不完全代偿。如果窦房结周围存在传入阻滞（单向传导阻滞），则房性激动不会侵入窦房结和打乱其固有频率，因而可以形成间位性房性期前收缩。

# 第六节　差异性传导

差异性传导（differences in conduction）是指激动经过正常传导系统时，由于恰逢其相对不应期而发生生理性干扰，造成传导顺序发生变异而致心电图波形改变的现象，1912 年由 Lewis 命名。差异性传导可以发生在心房、房室交界区和心室，分别称为房内差异性传导、房室交界区差异性传

导（干扰性 PR 间期延长）和室内差异性传导。1963 年 Schamroth 等将室内差异性传导分为时相性室内差异性传导和非时相性室内差异性传导两类。前者指早期室上性激动落在前一激动的相对不应期所致的 QRS 波群改变；后者指交界性逸搏或心律时激动通过房室交界区和心室的径路不正常，而造成 QRS 波群改变。前者比后者多见，故一般所指的差异性传导即指时相性室内差异性传导而言。

## 一、产生机制

室内特殊传导系统各部分的不应期长短不同，同时各部分的不应期对激动频率改变的反应也不相同。当异位激动，如房性期前收缩、阵发性房性心动过速、心房颤动、心房扑动、房室交界性期前收缩、房室交界性心动过速、反复心搏等发生于心动周期的早期，在下行传导中遇到部分室内传导系统的生理不应期，便以较慢的速度传导，或者从已脱离不应期的其他部分传导系统传至心室，引起心室除极和复极顺序的改变，以致出现宽大、畸形的 QRS 波群。图 35-13A 表示双侧束支的生理不应期一致，当异位激动抵达时，双侧束支均脱离不应期，激动得以正常下传；图 35-13B 中表示左、右束支不应期不一致〔分别以虚（右）实（左）线表示〕，当异位激动抵达时，左束支已恢复应激性，而右束支仍处于相对不应期中，因此激动沿左束支下传心室，呈右束支传导阻滞图形。时相性室内差异性传导的 QRS 波群

的畸形程度与异位激动出现的时间有关，越提早出现，QRS 波群宽大畸形的程度越显著。

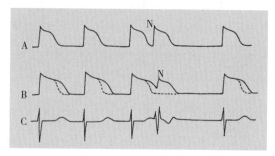

图 35-13　室内差异性传导机制示意图

非时相性室内差异性传导发生机制是由于异位起搏点在房室交界区位置不正常，即位于房室交界区周围部分，在下传时常沿着一条特殊的径路抵达心室，使一侧心室较另一侧提早发生激动，由于两侧心室激动的程序不同，致使 QRS 波群的形态发生改变。

## 二、心电图表现

1. 时相性室内差异性传导（图 35-14～图 35-16）

（1）QRS 波群宽大畸形：有 80%～85% 呈右束支传导阻滞图形，少数呈左束支传导阻滞或左束支分支传导阻滞图形。QRS 波群时间多为 0.12～0.14s。右束支传导阻滞图形多呈三相波（rsR′、rsr′），也有单相或双相波。有时右束支传导阻滞与分支传导阻滞合并存在，以合并左前分支传导阻滞为多见。

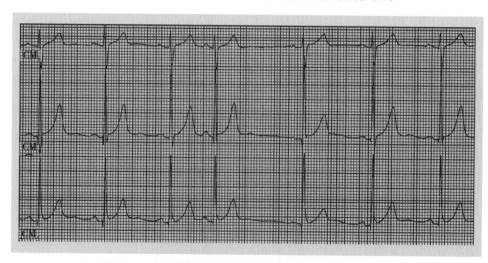

图 35-14　房性期前收缩引起非时相性室内差异性传导

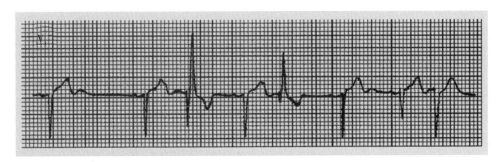

图 35-15　房性期前收缩伴时相性室内差异性传导，第 3、5、7 个 QRS 波群宽大畸形。其前有 P 波

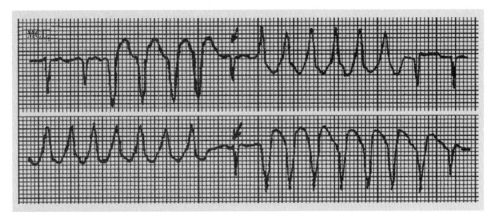

图 35-16　房性三时相性多相室内差异性传导伴蝉联现象

（2）宽大畸形的 QRS 波群形态多变：在同一导联中，可显示两种或多种不同类型的差异性传导。即使只有一种类型的差异性传导，其程度也常不同。

（3）宽大畸形的 QRS 波群呈单个或多个出现：在心室率增快时，宽大畸形的 QRS 波群，可以连续出现。其机制是在心室率增快时，过早抵达的激动越容易遇到不应期而发生差异性传导。

（4）宽大畸形的 QRS 波群多提前出现：前面多可见到一个与其相关的窦性 P 波或异位 P 波。这个 P 波多数是"期前"出现。心房颤动、心房扑动、房室交界区心律则没有 P 波。

2. 非时相性室内差异性传导

（1）表现为"期后"一宽大畸形的 QRS 波群。

（2）QRS 仅有轻度畸形，时间多在正常范围。

## 三、影响因素

1. 与距前一心搏的距离（RR 间期）有关　异位激动发生得越早（RR 间期短），室内差异性传导的可能性越大，QRS 波群畸形越明显，反之畸形越轻微。

2. 与期前收缩前心搏的 RR 间期的长短有关　当前一心搏 RR 间期较长时，其不应期也较长，则容易发生差异性传导。

3. 与房室结的传导速度有关　当发生房室传导延迟时，即使是异位激动与前一搏动的配对间期过短，由于 PR 间期延长，激动到达希 - 浦系统时已脱离不应期，室内差异性传导反而消失。

## 四、鉴别诊断

1. 时相性室内差异性传导与异位心律的鉴别　详见表 35-1。

如 QRS 波群的形态有如下特征者多考虑室性期前收缩：① $V_1$ 导联呈单相或双相，R 波高于 R′波；② $V_1$ 导联与 $V_6$ 导联图形相似；③ $V_1 \sim V_6$ 导联均以负向波为主；④ $V_1$ 导联呈 QS 型；⑤ I 导联呈 QS 型；⑥ QRS 波群时间 > 0.14s；⑦畸形 QRS 波群不像左或右束支传导阻滞图形。

表 35-1　时相性室内差异性传导与室性异位心搏的鉴别

| 鉴别点 | 时相性室内差异性传导 | 室性异位心搏 |
|---|---|---|
| 相关异位 P 波 | 多有（在 QRS 波群前或后），房颤、房扑时无 | 无 |
| 心室率快 | 快时易出现 | 多见于心室率缓慢时 |
| V₁ 导联 QRS 波群形态 | 呈右束支传导阻滞图形，多呈三相波，初始向量正常 | 多呈单相或双相型，初始向量多有改变 |
| QRS 波群时间 | 一般不超过 0.12 s | 多超过 0.12 s |
| 配对间期 | 多不固定 | 固定 |
| 同一导联 QRS 形态 | 多变 | 固定 |
| 代偿间歇 | 不完全 | 完全 |
| Ashman 现象 | 有 | 无 |
| 小剂量洋地黄试验（房颤时） | 减少 | 增多 |

2. 非时相性室内差异性传导与室性逸搏相鉴别　两者均是期后延缓出现的心搏，鉴别有时较为困难。其鉴别要点为：①前者心室率多超过 40 次 / 分；后者室率多在 40 次 / 分以下；②前者 QRS 波群仅有轻度畸形，而后者 QRS 波群畸形明显；③前者 QRS 波群时间多在正常范围，后者多超过 0.12s。

3. 交界性期前收缩伴室内差异性传导与室性期前收缩相鉴别　两者十分相似，如可见到逆行 P 波（可在 QRS 波群之前或之后）或无逆性 P 波但伴有不完全性代偿间歇，则为交界性期前收缩伴室内差异性传导，否则多考虑室性期前收缩。

4. 室上性心动过速伴室内差异性传导与室性心动过速相鉴别　主要注意寻找有无相关的 P′ 波，如常规导联不清晰可加做 S₅ 导联或食管导联。

## 五、临床特征

室内差异性传导是继发于其他心律失常发生的生理性传导变异，可随心律失常的纠正而自行消失，本身并无重要临床意义。其重要性是需与较严重的室性心律失常相鉴别。也有学者认为左束支传导阻滞型室内差异性传导提示有隐匿性左束支传导障碍。配对间期较长后出现右束支传导阻滞型差异性传导提示可能有右束支的传导障碍。

# 第七节　蝉联现象

蝉联现象（reelected phenomenon；retention phenomenon）传统指一侧束支传导情况依赖于另一侧束支传导情况的现象，Rosenbaum 称之为依赖现象。当快速室上性激动经正常房室传导系统下传时，由于一侧束支不应期长或其他原因发生功能性传导阻滞不能下传，激动在沿另一侧束支下传的同时通过室间隔向对侧束支发生了隐匿性传导，使其不应期后延，当随后的室上性激动再次下传到束支时，依然沿前次能够下传的束支下传，而对侧束支此时仍处于前一次激动跨室间隔隐匿性传导后的不应期中，继续出现功能性传导阻滞。在激动传导的方向上只要出现两条传导径路，包括解剖学的或功能性的，都有可能发生蝉联现象。

## 一、发生蝉联现象的基本条件

1. 在激动传导方向上出现了传导速度与不应期不一致的两条径路。其不应期或传导速度相差达 40 ～ 60ms 或以上。

2. 基础心率突然增快或发生期前收缩，提前的室上性激动在下传时可遇到一条径路的有效不应期而发生功能性传导阻滞。

3. 室上性激动沿不应期短的径路下传时，同时存在向对侧径路发生了隐匿性传导。

## 二、常见的蝉联现象心电图特征

### （一）束支间的蝉联现象

束支及其分支间发生的蝉联现象，在心电图上表现为连续出现数个或持续性束支传导阻滞或分支传导阻滞图形。此现象曾错误地被解释为快速的室上性心律失常伴连续的时相室内差异性传导。束支间的蝉联现象的心电图特点如下：

1. 阵发性室上性心动过速合并短阵式持续性束支传导阻滞　右束支不应期较左束支长，蝉联现象多呈现右束支传导阻滞图形；室上性心动过速发生于左束支内的蝉联现象也会时常发生，但没有右束支蝉联现象多见。左前分支与左后分支内也可发生蝉联现象，但很少见。

2. 心房扑动或心房颤动伴束支蝉联现象　因心房扑动或心房颤动的频率更快，故发生蝉联现象的机会比房性心动过速更多（图35-17，图35-18）。

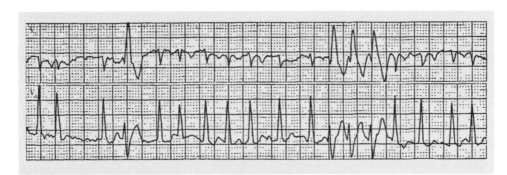

图 35-17　心房颤动伴 3 相右束支蝉联现象

P 波消失，RR 节律绝对不齐，频率 165 次 / 分；R12 ～ 14 在长 RR 间期后提前出现连续经左束支下传心室经浦肯野纤维网穿室间隔后隐匿性激动右束支，形成右束支蝉联现象，无类代偿间歇。心电图诊断：①心房颤动伴快速心室率；②部分呈右束支蝉联现象（引自苏桂珠，彭晓榕，张绪平 . 实用心电学杂志，2009 ）

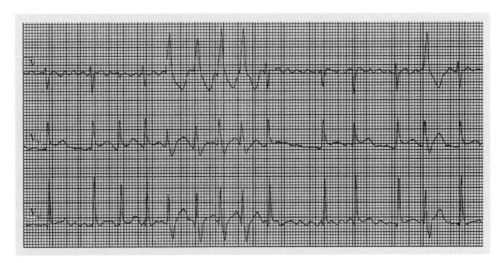

图 35-18　心房颤动伴右束支蝉联现象

心电图系连续记录心房颤动，图中显示束支蝉联现象由室性期前收缩诱发，室性期前收缩造成双束支不应期不一致，随后 f 波下传的激动在右束支连续发生干扰，而产生右束支蝉联现象

3. 窦性心律伴束支蝉联现象　窦性心律伴束支的蝉联现象比房性快速性心律失常时少见。束支的蝉联现象既可被发生的期前收缩诱发，又可被期前收缩所终止（图35-19）。

4. 交替性左、右束支传导阻滞　窦性心律，室上性心动过速伴左、右束支传导阻滞图形交替，是左、右束支内蝉联现象造成的。房性期前收缩伴左、右束支传导阻滞交替，也是束支内蝉联现象造成的（图35-20）。

第 1 个房性期前收缩下传时，右束支处于不应期中，房性期前收缩激动沿左束支下传激动左心室，然后激动通过室间隔隐匿性逆传至右束支使其除极，此时，房性期前收缩的 QRS 波群呈右束支传导阻滞图形。由于右束支除极较晚。其与下一个窦性心搏之间的时距缩短，故其后不应期也随之缩短，当第 2 个房性期前收缩下传心室时，右束支已过了不应期，而左束支处于不应期中，故激动沿着右束支下传首先激动右心室，房性期前收缩的 QRS 波群又呈现左束支传导阻滞图形。

此时，激动又可隐匿性逆传至左束支，使其延迟除极，其与下一个窦性心律的时距变短，其后不应期也随之缩短，这样再一次的房性期前收缩下传心室时，左束支度过了不应期，右束支处于不应期中，房性期前收缩的 QRS 波群再次呈现右束支传导阻滞图形。如此双侧束支交替性蝉联现象不断发生，左、右束支功能性阻滞的图形则反复交替地出现。

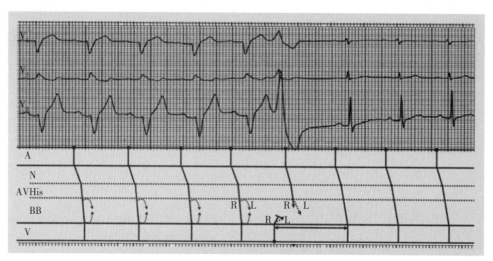

图 35-19　室性期前收缩解除同侧束支蝉联现象

提前出现起源于左心室的类右束支传导阻滞室性期前收缩后，因 RR 间期延长，解除了同侧的左束支蝉联现象，呈正常下传的 QRS 波形

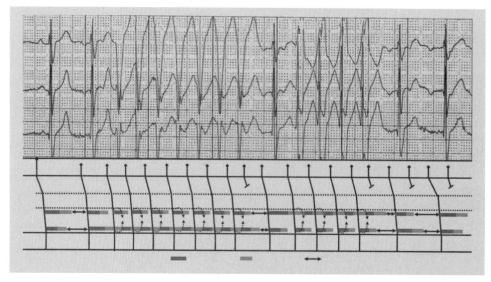

图 35-20　房性心动过速伴左、右束支交替性蝉联现象

窦性心律，提前房性期前收缩诱发短阵房性心动过速，第 3 个 QRS 波群之后连续出现经右束支下传的左束支蝉联现象，因一次房性期前收缩未下传出现长 RR 间期，终止了蝉联现象；经过一次长时间双束支正常下传的 QRS 波群后，左、右束支短长不一的不应期互换，左束支不应期短于右束支不应期，之后激动连续经左束支下传并经浦肯野纤维网穿室间隔隐匿性激动右束支，出现右束支蝉联现象（引自张克宁，方爱娟，彭钰张，等 . 交替蝉联现象的动态心电图分析 [J]. 临床心电学杂志，2015.）

### （二）预激综合征的蝉联现象

预激综合征的蝉联现象分为房室传导系下传型和旁道下传型两型。

（1）房室传导系下传型：旁道的不应期长，而房室交界区的不应期短（相差 40～60ms 或以上）时，较快的室上性激动下传时旁道处于不应期不能下传，激动沿正常房室传导系统下传，表现为原来沿旁道和正常房室传导系统下传的室性融合波消失，QRS 波群变为正常。激动沿房室交界区下传心室的同时，又向旁道产生逆向隐匿性传导，

这种连续的隐匿性传导，产生旁道持续的功能性传导阻滞。

（2）旁道下传型：当正常房室传导系统的不应期长，而旁道的不应期短（相差 40～60ms 或以上）时，较快的室上性激动下传时，正值房室传导系不应期，而沿旁道下传，表现为 QRS 波群更加宽大畸形，呈现完全性预激的 QRS 波群。室上性激动而沿旁道下传时，同时又向正常房室传导系产生逆向隐匿性传导，引起持续性功能性传导阻滞（图 35-21）。

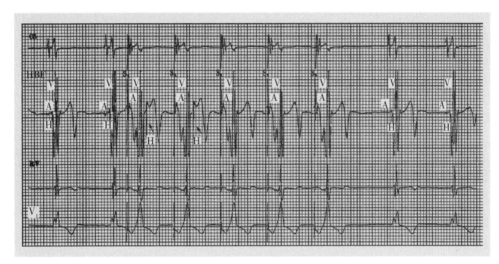

**图 35-21　预激综合征旁道下传型蝉联现象**

患者为 A 型预激综合征，旁道位于左侧。图中第 1、2、8、9 个心搏为窦性心律，激动沿旁道与房室结下传，形成室性融合波，希氏束（HBE）记录可见 A-H 间期正常，H 波与 V 波融合。第 3～5 个心搏为高右房 $S_1S_1$ 电刺激引起，$V_1$ 导联心电图可见 PR 间期更短，下传的 QRS 波宽 0.20s 以上，图形与室性下传的 QRS 波群不一致，经希氏束电图证实 $S_1$ 刺激经旁道下传激动心室，变为完全性预激，同时经房室结下传激动希氏束引起 H 波，但 H 波已位于 QRS 波群后（箭头所示）。第 3～5 个心搏均一样，说明由旁道下传的激动向房室传导系逆向的隐匿性传导使第 5～7 个心搏激动只沿旁道下传，正常房室传导系处于持续性传导功能阻滞，发生了蝉联现象（引自陈清启. 心电图学 [M]. 2 版. 济南：山东科学技术出版社，2016）

隐匿性预激综合征的旁道仅有逆传功能，而无正向传导功能，因此不会发生房室传导系与旁道之间的蝉联现象。

### （三）房室结快、慢径路间的蝉联现象

房室结有双径路存在时，室上性激动经房室结下传时可发生快、慢径路间的蝉联现象。分为慢径路下传型和快径路下传型两型。

（1）慢径路下传型：当快径路传导速度快、不应期长，而慢径传导速度慢、不应期短（相差 40～60ms 或以上）时，快径路易先进入不应期，室上性激动下传可遇到快径的不应期而发生功能性传导阻滞，激动沿慢径路下传，心电图上表现

为 PR 间期突然跳跃式延长。慢径路下传的同时还向快径路产生连续的隐匿性传导，使其发生持续性功能性传导阻滞（图 35-22）。

（2）快径路下传型：当慢径路传导速度慢、不应期长，快径传导速度快、不应期短（相差 40～60 ms 或以上）时，慢径路易先进入不应期，室上性激动下传可遇到慢快径的不应期而发生功能性传导阻滞，激动沿快径路下传。但正常情况下，都以快径路为优势传导路而下传，慢径路的传导情况被掩盖，因此，快径路下传型的心电图，与慢径未进入不应期前的心电图表现无区别，因此体表心电图上无法诊断此型蝉联现象。

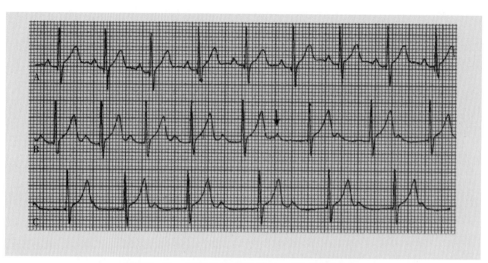

图 35-22　房室结双径路慢径下传型蝉联现象

A. 为窦性激动沿房室结快径路下传；B. 快径路下传出现了文氏型延缓并阻滞，在箭头处变为慢慢径路下传；C. 也是慢径下传。可以看出，慢径连续下传时，向快径路发生隐匿性传导，使快径路出现持续性功能性传导阻滞，蝉联现象出现（引自陈清启 . 心电图学 [M]. 2 版 . 济南：山东科学技术出版社，2016.）

## 三、鉴别诊断

1. 心房颤动伴发的束支间蝉联现象与一般性单侧束支持续功能性阻滞相鉴别。单侧束支持续性功能性阻滞是因过快的室上性激动下传时连续遇到某一束支的有效不应期而发生，不伴有跨室间隔的束支间隐匿性传导。鉴别方法为：用发生束支传导阻滞时的最短 RR 间期与正常形态的 RR 间期比较，前者比后者长时可能为蝉联现象，否则可能为一般性束支功能性阻滞。

2. 心房颤动伴发的束支间蝉联现象与连发的室性期前收缩或室性心动过速相鉴别。

（1）室性期前收缩或室性心动过速时的 QRS 波群在 $V_1$ 导联多数（94% 以上）呈单相（R）或双相（qR、RS 或 QR）波，在 $V_6$ 导联（85%）有深 S 波。而束支间蝉联现象时在 $V_1$ 导联 QRS 波群 70% 显示为三相波（rsR′、rSr′、RsR′），仅

30% 的 QRS 波群为单相波或双相波。

（2）室性期前收缩或室性心动过速有代偿间期，有室性融合波等特点。

（3）心房颤动伴有束支间蝉联现象时，持续性功能阻滞的束支 85% 为右束支，这与右束支不应期比左束支不应期较长有关，也与右心室内膜开始激动的时间正常时就比左心室内膜晚 5 ~ 10ms 的生理现象有关。

（4）蝉联现象时初始向量与激动正常下传时 QRS 波群相同，而连发的室性期前收缩或室性心动过速的 QRS 波群的初始向量 96% 与正常下传的 QRS 波群起始向量不同。

（5）结合临床鉴别，如心房颤动伴心力衰竭的患者，洋地黄不足时易发生蝉联现象，而过量时则易出现连发室性期前收缩或室性心动过速。

3. 阵发性室上性心动过速伴有束支间蝉联现象时要与阵发性室性心动过速相鉴别。

# 第八节　裂隙现象

裂隙现象（gap phenomenon; fissure phenomenon）是心电图和心脏电生理中的一种伪超常传导现象，其本质是激动传导方向上不同水平面的不应期各不相同造成的。由于不同部位的不应期和

传导速度离散度较大，在心动周期的某一时段内到达远端的激动不能传导，而较早或较晚的激动能下传的现象，此种现象称为裂隙现象。这一时段称为裂隙带。

## 一、心电图特征

联律间期不同的期前收缩出现相互矛盾的现象，即联律间期短的激动下传受阻，而联律间期更短或联律间期长的激动反而下传（图35-23）。

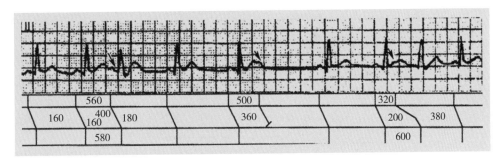

图 35-23　裂隙现象的心电图

图为3个不同联律间期的房性期前收缩下传过程中发生的裂隙现象。联律间期为560ms的房性期前收缩下传心室，传导时间为180ms，联律间期为500ms的房性期前收缩未能下传心室。联律间期更短（320ms）的房性期前收缩又能下传心室，传导发生延缓时间为380ms（引自陈清启心电图学 [M]. 2版. 济南：山东科学技术出版社，2012.）

## 二、电生理机制

在正常情况下，激动下传落入近、远端的应激期，激动正常下传。当期前收缩来的较早，联律间期较短，激动到达时近端已脱离了不应期，但落入远端水平面的有效不应期而被阻止。但当期前收缩来的更早时，联律间期更短，当激动到达近端时，局部心肌处于相对不应期，传导延缓，当其传导远端时，远端心肌组织已脱离了不应期，使激动得以下传。其本质不是传导发生的改善，而是一种伪超常传导。

## 三、临床联系

了解裂隙现象，有助于正确理解和阅读复杂、疑难心电图。

# 第九节　钩拢现象

钩拢（rope hook）即趋同（convergence），与同步化系同一概念。钩拢现象是等频脱节中的特殊心电现象，指在互相形成干扰性或传导阻滞性脱节的双重心律中，一系列相对应的心搏同时出现，两种心搏钩拢在一起的现象。

## 一、发生机制

Segers于1946年将两片青蛙心肌通过电解质溶液相联系，当两片心肌的频率趋向一致时，即可引起同相运动。两片心肌的频率相差越小，越容易发生钩拢现象（慢频率的节律点逐渐增速而接近快的主节律点。当两片心肌的频率相差较大（超过25%）时，则不出现钩拢现象。发生机制目前认为：

1. 窦房结的影响：窦房结的电脉冲影响着心房的电活动和机械活动，而心房的电活动和机械活动则影响着心室的心搏量及主动脉的血压。

2. 主动脉内压信息反馈：主动脉内压作为信息反馈至窦房结，窦房结进行调整纠正已出现的偏差。如室性期前收缩出现时，由于此时的心室未充分充盈，收缩后动脉压比正常较低，反馈至窦房结，使其频率增加，提高心房对心室充盈的影响，以纠正主动脉压低的偏差。

3. 当心脏内存在两个起搏点时可以发生干扰现象，通常表现为副节律点对主节律点的负性变时作用，负性传导作用，使主导节律点的自主性下降，传导缓慢。钩拢现象则相反，表现为暂时出现的副节律点对主导点产生正性变时作用干扰，使主节律点的频率增快。甚至主导节律点的频率和副节律点的频率接近或同步化。

因此也可以说钩拢现象是一种正性变时作用的干扰现象，是体内生理调节的一个结果，有重要的生理意义。

## 二、分类及心电图特点

钩拢现象分为不完全性钩拢现象和完全性钩拢现象。

1. 不完全性钩拢现象　是指双重心律之间完全等频但钩拢较差，即 P 波与 QRS 波群时距较大。可有下列几种情况。

（1）P 波在舒张早、中期时，无关的 PR 间期固定长，此种情况易误诊为窦性心律。

（2）P 波在舒张晚期时，无关的 PR 间期 < 0.12s，易误诊为短 PR 综合征。

（3）P 波在收缩期，且心室率快时，易误诊为伴有干扰性房室传导延缓的单一的窦性或房性心动过速；心室率慢时，呈完全性房室脱节。

高度钩拢现象最易形成窦律竞争现象和不完全性干扰性脱节，如可见到一系列波形易变性较大的房性融合波、室性融合波等。

2. 完全性钩拢现象　指双重心律中两种心搏互相完全钩拢在一起，既频率完全相同，又同时出现，表现为真正的完全同步现象，称为完全性钩拢现象。心电图表现如下。

（1）一系列波形相同的房性融合波。

（2）一系列波形彼此相同的室性融合波。

（3）波形彼此相同的 R 与 P 重叠波，即 P 波埋在 QRS 波群中。

完全性钩拢现象，易被误诊为单一的异位心律，尤其是缺乏窦性或异位心搏做对照时更易漏诊。

根据双重性心律钩拢的持续时间将钩拢现象分为短暂性（持续时间 < 3s）、较久性（持续时间 > 3s 者）和持久性（钩拢现象见于一次心电图记录的全部时间者），其中短暂性者相当于暂时的同步现象，而持久性者即是持久的同步现象。

3. 临床常见的钩拢现象

（1）三度房室传导阻滞时的钩拢现象：表现为含有 QRS 波群的 PP 间期比不含有 QRS 波群的 PP 间期短，即发生在 QRS 波群后的 P 波常来的较早（图 35-24）。过去有人将此现象称为时相性窦性心律不齐。

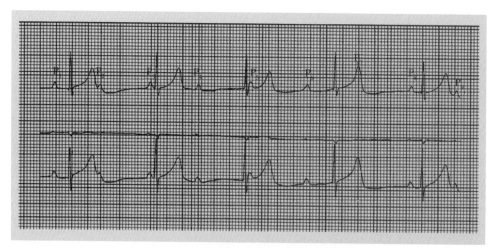

**图 35-24　三度房室传导阻滞时的钩拢现象**

本图为三度房室传导阻滞患者的动态心电图记录，其中 $P_1P_2$、$P_3P_4$、$P_6P_7$、$P_8P_9$ 间期因都含有 QRS 波，间期为 800 ～ 840ms，而不含有 QRS 波的 $P_2P_3$、$P_7P_8$ 间期为 920 ～ 1000ms，前者 PP 间期明显提前，因发生了钩拢现象所致，而图中 $P_5$ 与前 QRS 重叠，即还未产生正性变时性作用时，窦性 P 波已发出，其间期未受影响

（2）室性期前收缩时的钩拢现象：表现为室性期前收缩对其后的窦性 P 波产生正性变时作用，使其稍提前出现（图 35-25）。但必须区别室性期前收缩后的 P 波一定是窦性 P 波。

（3）阵发性房室交界区心动过速时的钩拢现象：较为常见。表现为：①发生钩拢前的窦性心律较慢；②心动过速发生后，由于其正性变时作用使窦性频率加快；③心动过速发生后出现的P波是窦性心律加快的直立P波，而不是逆行P波（图35-26）。

（4）心室起搏的钩拢现象：表现为当心室起搏频率稍高于窦性心律时，产生房室同步现象，使窦性心律等于或接近心室起搏率。

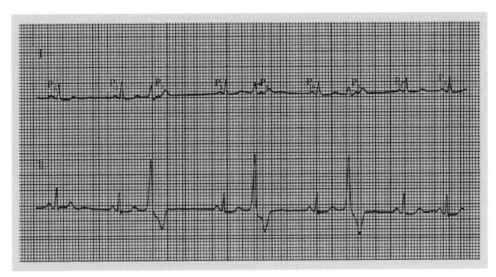

**图35-25　室性期前收缩引起的钩拢现象**

本图为Ⅰ和Ⅱ导联同步记录的心电图，第一个室性期前收缩后的$P_3$为直立P波，$P_2$-$P_3$间期为640ms，明显短于不含室性期前收缩的$P_1$-$P_2$间期（880ms），系室性期前收缩引起的钩拢现象，此后的第2、第3个室性期前收缩均引起了同样现象，而$P_7$-$P_8$、$P_8$-$P_9$间期都缩短到660ms，窦性心率的增快是正性变时作用的结果

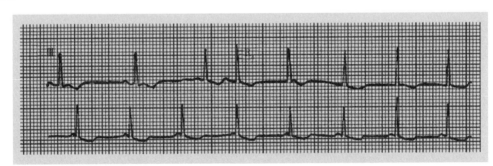

**图35-26　交界性心动过速引起的钩拢现象**

本图为Ⅲ导联的连续记录，窦性心率开始为55～60次/分，$R_4$为交界性期前收缩，并引起交界性心动过速，频率为75～80次/分，交界性心动过速发生后，对窦性频率的正性变时作用使窦性心律提高到75～80次/分，并形成等频脱节

## 三、诊断时的注意事项

1. 完全性钩拢现象者则较难识别，此时，设法改变窦性心律的频率，有助于鉴别。

2. 注意与等频现象进行鉴别，钩拢现象和等频现象不同。前者是频率不同的两种心率之间形成的正性变时作用，后者是两种心律频率相等的情况。但钩拢现象持续一段时间，同时存在的两种心律可能会形成等频心率，但并不意味钩拢现象一定会出现等频心率。故等频现象与钩拢现象不可混淆。

钩拢现象具有重要的临床意义，掌握钩拢现象的有关理论和心电图特征，可防止双重心律的误诊和漏诊。加深对起搏点间干扰现象的理解，增强识别复杂心律失常的能力。

# 第十节　节律重整

当心脏中有两个起搏点先后发生激动时，被整起搏点（即基本心律的起搏点，通常是频率较慢或发生激动较迟的起搏点）在没有保护机制的条件下，可受主整起搏点（通常是先发放激动或速率较快的起搏点）所形成的有效激动的影响而发生节律重新调整，心电图表现为主整起搏点的有效激动抑制被整起搏点的激动，使被整起搏点的基本心律被打断，或延后，或提前，或节律（或频率）发生改变，这种现象称为节律重整（rhythm reset；rhythm reforming）。

## 一、分类

节律重整分为直接节律重整和间接节律重整两类。

### （一）直接节律重整

直接节律重整指被整起搏点直接为主整搏点提前发出的激动侵入而被冲消或抑制，发生了节律的改变。正常情况下，窦房结是心脏的最高起搏点，通过对频率较低的潜在起搏点的节律重整来实现窦性心律。同样，异位起搏点的提前激动也能对窦房结实施节律重整，故除具有保护机制的并行心律外，心脏四大类起搏点（窦房结、心房、交界区、心室）都可发生节律重整。直接的节律重整的心电图表现如下。

1. 期前收缩后节律顺延，简称节律顺延，节律顺延是节律重整中最基本和最常见的一种现象。指被整起搏点的激动被主整起搏点提前发出的一次或若干次快速激动侵入而发生提前除极，未能形成有效激动，被整起搏点即在提前除极的位置重新开始"4"时相缓慢除极，并按其固有频率重建周期。表现为期前收缩后出现不完全性代偿间歇。同腔性提前搏动指主整搏动和被整搏动的起搏点处于同一心电双腔单位中，前者容易侵入后者而产生节律顺延。如窦性心律伴房性期前收缩、窦性心律伴窦性期前收缩、房性心律伴另一房性期前收缩、交界性心律伴交界性期前收缩、室性心律伴另一室性期前收缩、交界性心律伴室性期前收缩、室性心律伴交界性期前收缩等；异腔性提前搏动指主整搏动和被整搏动的起搏点处于异腔心电双腔单位中，如窦性心律伴室性期前收缩等。

2. 期前收缩后节律抑制或超速抑制。

3. 期前收缩后窦性心律不齐或超速抑制后的心律不齐。

4. 期前收缩后节律提前和期前收缩后频率加速等。

除期前收缩外，并行心律、心室夺获、反复心搏等都可引起节律重整。

### （二）间接的节律重整

间接的节律重整指基本心律的起搏点并未被侵入，而是另一个起搏点所发出的激动，通过神经反射、血液供应或机械刺激等机制，对被整的基本心律起搏点（通常是窦房结）实施影响所发生的节律改变，如时相性窦性心律不齐、时相性房性心律不齐、期前收缩后反射性抑制等。

## 二、临床联系

1. 提高分析和识别复杂心律失常的能力　节律重整是一种相当常见的电生理现象，常存在于某些心律失常之中，使心律失常的心电图表现复杂化。熟悉节律重整的发生规律和心电图表现，可提高分析和识别复杂心律失常的能力。

2. 是起搏点缺乏保护机制的佐证　节律重整的存在说明该起搏点缺乏保护机制。如可以发生但又未能发生的节律重整大致反映保护机制的存在。此时，应进一步探索保护机制的部位、对象及性质等，以明确双重心律的诊断。

3. 辅助期前收缩的鉴别诊断　节律重整所表现的不完全性代偿间歇或等周期代偿间歇，对期前收缩的鉴别诊断有一定价值。

## 三、分析节律重整的注意事项

1. 干扰现象　节律重整是发生在起搏点内的干扰现象。形成起搏点内干扰的条件：①有严格的时相性，即主整起搏点是适时发生的期前激动；②主整起搏点与被整起搏点必须在同一个"双心房单腔"或同一个"双心室单腔"或两者互相邻近；③被整起搏点缺乏保护机制。

2. 节律重整是隐匿性传导的一种特殊表现形式　任何室上性激动下行隐匿性传导，或室性激动逆行性隐匿传导都可引起交界区起搏点的节律重整，从而引起多种多样的心电图表现。

3. 节律重整与期前收缩后代偿间歇的关系　期前收缩后代偿间歇受基本心律的影响较大。

（1）窦性心律不齐可改变期前收缩后代偿间歇：窦性心律不齐的慢相可使原来的无代偿间歇、次等周期、等周期、不完全的及完全的代偿间歇分别呈现为次等周期、等周期、不完全的、完全的以及超完全的代偿间歇等；代偿间歇若与窦性心律不齐的快相相结合，可呈现与上述相反的变化。由于节律重整而致节律提前或延后，给分析带来困难。若图形做得足够长，应尽量距期前收缩远些的地方取 RR 间期为宜。

（2）期前收缩后节律抑制：任何一个起搏点的提前除极都会暂时抑制这个起搏点的自律性，这种结果会使原有的心率变慢，并使其周期拉长。提前越早所产生的抑制程度也越大。期前收缩后节律抑制的最常见例子是窦性心律伴房性期前收缩，即期前收缩在使窦房结提前除极的同时也可抑制窦性起搏点的自律性，使下一个周期拉长而影响到代偿间歇的不完全性。除房性期前收缩外，窦性心律合并室性或交界性期前收缩伴室房传导、异位心室节律时的窦性夺获、交界性或室性心律合并室性期前收缩、交界性心律合并室性期前收缩有逆行性隐匿传导等都可在使基本心律起搏点提前除极时抑制其自律性。此外，期前收缩后节律抑制时根据抑制程度的不同可分别产生不完全、超完全或特超完全性代偿间歇，偶尔由于时间上的巧合也会产生完全性代偿间歇。从以上情况可以看出，必须结合心电图的其他表现综合判定代偿间歇是否完全来判定是否为室性期前收缩，因期前收缩后节律抑制或窦性心律不齐的快、慢相同样可以影响到代偿间歇的长短，这就需要在解释其临床意义时加以注意。

# 第十一节　拖带现象

拖带现象（entrainment phenomenon；towing phenomenon）指主导心律通过电紧张电流，对具有半保护的异位起搏点在频率上起调节作用。其简单的解释是：以略快于心动过速的频率进行超速起搏，能够造成对心动过速的夺获，停止起搏，原有的心动过速迅速恢复。此作用是快频率依赖性的，多见于并行心律时。其发生与两种心律的频率差距无关，可呈各种比率的拖带关系。此种现象在心房扑动、房室结折返性心动过速、房室折返性心动过速、并行心律、室性心动过速均可见到。

## 一、产生机制

拖带现象产生的机制为：折返径路内存在可激动间隙，起搏脉冲在可激动间隙打入折返环，并循折返径路向两侧传导。起搏激动沿折返环顺路向下传导与折返激动相遇，发生干扰而形成融合波，沿逆钟向下传的起搏激动进入折返环的缓慢传导区，并继续下传形成一次新的折返激动，使心动过速发生一次节律重整。连续起搏时，心动过速被起搏脉冲连续重整，使原心动过速频率加速到起搏频率而形成拖带现象。当起搏停止时，最后一次起搏脉冲仍将沿折返环逆钟向激动，并继续形成折返而恢复原有心动过速的频率（图 35-27）。

## 二、电生理特点

1. 心动过速的频率跟上刺激频率　产生拖带的刺激频率常快于心动过速的频率，刺激激动进入折返环向两个方向传导，逆向传导与刺激前的最后一个心动过速波或前一刺激产生的顺向波发生碰撞使折返发生"短路"，刺激产生的顺向波并没有完成整个环路运行，环行运行时间缩短，使心动过速的频率跟上刺激频率。

2. 拖带中的融合波  如房室折返性心动过速（AVRT）发生拖带时，由于心脏的一部分由刺激波激动，另一部分为折返环传出的激动波激动，两者的联合作用出现的心房或心室融合波，且随着刺激频率的递增，出现进行性融合波。

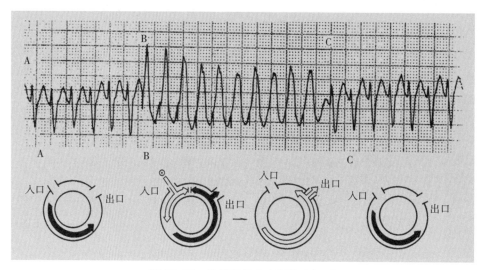

图 35-27  拖带现象心电图发生机理

A.室速发作; B.心室超速起搏,室率增快; C.停止起搏,室速频率恢复起搏前水平,室速能被心室起搏拖带(引自陈清启《心电图学》[M].第2版修订版)

3. 刺激停止，AVRT 恢复  AVRT 的拖带实质是心动过速的反复终止和反复重建。因最后一个刺激产生的顺向波遇不上刺激产生的逆向波（刺激已停止），因此 AVRT 恢复的第一个过速的波形没有融合，其回复周期等于刺激周期，尔后的心动过速波形形态、周期均与前相同。

4. AVRT 终止  刺激在折返环终发生双向阻滞，AVRT 终止。当刺激频率进一步增加时，逆向波和最后一次心动过速或前一次刺激引起的顺向波发生碰撞使心动过速终止，刺激的顺向波又遇上折返环的不应期而发生传导阻滞不能重建心动过速，心动过速终止。因此，刺激在折返环中发生单向传导阻滞是拖带产生的基础，当发生双向传导阻滞时，心动过速终止（图 35-28）。

## 三、确定拖带现象的体表心电图标准

Waldo AL 等于 1986 年提出了诊断拖带的 4 个标准，对拖带现象的确定有一定的帮助。其中 3 条与体表心电图直接相关。

1. 同一部位应用同一频率超速起搏进行拖带时，体表心电图出现固定的融合波。若仅最后一次起搏夺获折返环并从出口引起心肌融合波，也提示拖带成功。

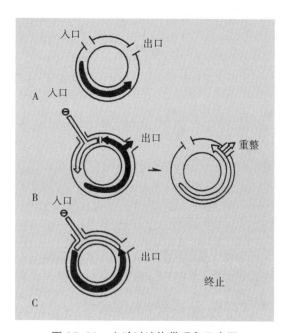

图 35-28  心动过速拖带现象示意图

A.折返环示意图,折返环内有心动过速在传导,黑区代表组织处于有效不应期,白区代表组织处于应激期; B.为心脏超速起搏后,引起心动过速的节律重整,频率增快; C.期前刺激更提前,落入其不应期,心动过速终止(引自陈清启.心电图学 [M].第 1 版.济南:山东科技出版社, 2002.)

2. 在同一部位用不同超速起搏频率拖带心动过速时，所形成的融合波形态不同，起搏频率越快，形成的融合波程度越大，这一现象称为拖带的进行性融合。因为起搏频率加快时，起搏夺获 起搏周围部位心肌的面积越来越大，占融合波的比例越高，形成进行性融合波。

3. 当超速起搏频率增加到一定程度时，可以进入心动过速的终止区，表现为超速起搏停止后心动过速也被终止。心动过速能被终止的现象可反证起搏心律与心动过速心律不呈分离状态，而是能够互相影响。

### 四、临床联系

1. 以稍高于拖带频率进行起搏来终止心动过速 识别拖带现象，明确拖带频率范围，可以用稍高于拖带频率进行起搏来终止心动过速，以期安全有效。

2. 鉴别折返性室性心动过速和触发活动性室性心动过速 Kay 等观察了 19 例持续性室性心动过速，79% 有拖带现象，提示大部分持续性室性心动过速的机制为折返。触发活动性室性心动过速虽可用程序刺激诱发和终止，但一般无拖带现象发生。

3. 房室交界区心律失常的诊断 如主导心律为窦性心律，当窦房结发生病变不能发放激动或窦房传导阻滞时，常出现逸搏心律。

AVJ-2 ∶ AVJ-1 ∶ NSR=2 ∶ 6 ∶ 9 AVJ-1 约为窦性心率的 66%；AVJ-2 约为窦性心率的 22%；这种数学关系在房室交界区心律失常中起着重要作用。

折返是理解心律失常电生理机制的重要基石。而拖带是针对折返性心律失常进行判读的电生理检查手段，是复杂心律失常的诊治利器。心电学领域相关医师，应掌握拖带的概念、刺激方法、体表及腔内心电图判断标准，在临床实践中，熟练运用拖带进行心律失常的诊断与鉴别。

## 第十二节 电张性 T 波改变现象与心脏记忆现象

电张调整 T 波改变（change of T wave in electric tension adjustment；Electratonic adjustment T-wave change），又称心脏记忆现象（cardiac memory phenomenon），是指在特发性室性心动过速时，心电图与心动过速发作前对比，相同导联 T 波转为倒置。它不代表心肌缺血，是由于心肌复极程序不同于正常所致。电张调整 T 波改变应与原发性或继发性 T 波改变相区别（图 35-29）。

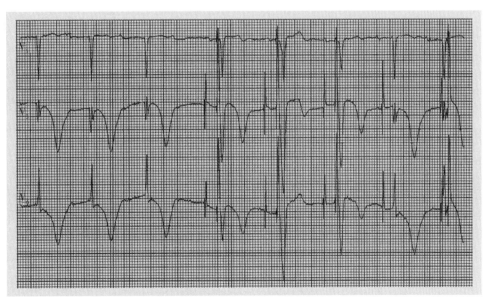

图 35-29 电张调整 T 波改变

### （一）原发性 T 波改变

原发性 T 波改变是由心室复极过程发生异常而引起的 T 波改变，心电图表现为 T 波方向和（或）形态的改变，发生于心肌缺血、心室肥厚、任何类型的心肌炎、电解质紊乱及多种药物影响，而非特发性急性心动过速后。

### （二）继发性 T 波改变

继发性 T 波改变指继发于心室除极异常（心室除极改变，复极随之改变）的 T 波低平或倒置，除有 T 波与 QRS 主波方向相反之外，多伴有 QRS 波群的时限增宽等变化。

电张调整性 T 波改变出现在室性心动过速发作的窦性心律时，心室除极程序正常，而复极程度异常。此种改变也常见于右心室起搏的病例。

电张调整性 T 波改变的机制目前尚不清楚，有的学者认为，在心室除极顺序恢复正常之后，心脏仍能"记忆"室性心动过速时的复极顺序，故 T 波仍与 QRS 主波方向相反。亦有学者解释为：室性心动过速时，心肌受累，心肌纤维拉长，即便室性心动过速停止，心肌复极也异常，导致 T 波的改变。

# 第十三节　传入阻滞

传入阻滞，又称保护性传导阻滞。指包括来自窦房结等主要心律的激动不能侵入某一异位起搏点而使其发生节律重整。因此该起搏点的激动可不受窦房结或基本心律的影响或控制，能独立、持续地形成激动。传入传导阻滞常是并行心律等心律失常的发生基础（参见本章第五节）。

# 第十四节　传出阻滞

传出阻滞（exit block；efferent blook）也称"外出传导阻滞"，是指起搏点的激动由于某种原因不能通过与周围心肌交界部位以激动心房或心室，从而使规则的心律突然出现一次或多次漏搏或传出延迟的现象。"传出阻滞"一词由 Kaufman 和 Rotherger 于 1920 年提出，他们认为：并行心律时某些心脏激动之所以不能传出，即因为其起搏点周围有传出阻滞之故（图 35-30）。

传出阻滞：可分为窦房传出阻滞、异位 – 心房传出阻滞、异位 – 交界区传出阻滞、异位 – 心室传出阻滞 4 类，其中以窦房传出阻滞较为常见。

传出阻滞心电图表现：一个起搏点发出的激动，只有当其离开了起搏点并通过了起搏点与周围心肌交界部位而激动了周围的心房或心室时，心电图上才会有所表现，因此，心电图无法诊断一度及三度传出阻滞，对于二度传出阻滞也只能根据间接征象来加以推断。故一般的传出阻滞均对二度传出阻滞而言。二度传出阻滞又可分为二度 I 型传出阻滞与二度 II 型传出阻滞。

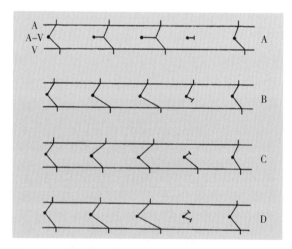

图 35-30　房室交界区心律合并各种文氏型传出阻滞图解
A. 文氏型传出阻滞；B. 下行阻滞；C. 逆行阻滞；D. 下行阻滞合并逆行阻滞

二度 I 型传出阻滞，亦称文氏型传出阻滞，特点为 P′P′ 间期或 RR 间期呈进行性缩短；二度 II 型传出阻滞心电图表现为：①规则的基本心律（窦性或异位心律）中突然出现漏搏，此时发生漏搏而引起的长间歇（长 PP 间期或长 RR 间期）为基本心律的 PP 间期或 RR 间期的整倍数；②规则的心律突然出现心率加倍或减半时，常提示 2：1 传出阻滞的消除或出现；③可出现二联律，是由起搏点（窦性或异位）出现 3：2 传出阻滞所引起；④可通过对异位起搏点实际周期长度的推算诊断传出阻滞（见并行心律）。

# 第十五节　二联律法则和 Ashman 现象

## 一、二联律法则

二联律法则是指联律间期固定的期前收缩（室性、房性、房室交界性）往往发生在长的心动周期之后，即一个长的心动周期后诱发的期前收缩，其后又有一个长回归周期，故易形成期前收缩二联律。"二联律法则"又称为长短周期现象（short and long period phenomenon）。造成较长心动周期的原因有：显著窦性心律不齐的慢相、心房颤动的长 RR 间期、窦房传导阻滞及房室传导阻滞引起的长间歇、原发性期前收缩引起的代偿间歇等。近年来的研究表明，一些恶性心律失常的发生也与"二联律法则"相关。

### （一）发生机制

二联律法则即长短周期现象的发生机制仍不肯定，多数学者认为：

1.长心动周期后"4"时相除极时膜电位降低，易形成单向传导阻滞和缓慢传导，为激动折返创造了条件。

2.心动周期长度增加时，离散度相应增加，这种心室肌的除极不同步及复极的离散是折返心律失常的促发因素。浦肯野纤维和心室肌的不应期的长短影响更大，这样就造成了局部组织间不应期的离散，也利于折返和心律失常的形成。

3.1987 年 Herre 和 Thames 提出，当心动周期（RR 间期）延长时，血流动力学也同样出现长间歇，引起动脉血压降低,增加了心交感神经的活性,交感神经张力的增加，促进了心律失常的诱发。

### （二）临床联系

1.室性心动过速与心室颤动的发生常与长短周期现象相关，在长短周期现象发生前常有平均心率增快的现象。

2.在长短周期现象中发生的恶性心律失常多为多形性室性心动过速、尖端扭转型室性心动过速，很少为单形型室性心动过速。

3.运动诱发的室性心动过速与该现象有关。

4.起搏器治疗可消除长短周期现象，故可以预防和治疗其引起的恶性心律失常。

## 二、Ashman 现象

Ashman 现象（Ashman phenomenon）是指心肌细胞不应期的长短与前一搏动的心动周期的长度有关，即在同一导联中，长 RR 间期时心肌细胞的不应期长，短 RR 间期时，心肌细胞的不应期短，若在长 RR 间期后有一适时并提早出现的室上性搏动，很容易发生时相性室内差异性传导（右束支发生"3"时相传导阻滞）而致 QRS 波群宽大畸形（图 35-31）。

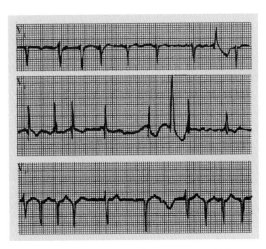

图 35-31　室性期前收缩 Ashman 现象

### （一）产生机制

Ashman 现象的产生是由于长 RR 间期后心肌的不应期延长，当提早出现的室上性激动传至心室时，恰逢心室处于相对不应期，此时激动只能沿已经从不应期中恢复过的心肌中传布。由于右束支的不应期较左束支长（约为 16%），故容易产生右束支的"3"时相传导阻滞。

### （二）心电图特征

1. 长的 RR 间期之后提前出现畸形 QRS 波群，其 QRS 波群有易变性。

2. 常见右束支传导阻滞图型（占 80%～85%）。

3. 畸形的 QRS 波群后无代偿间歇。

4. 多呈三相波型（rsR′，rsr′），约占 70%，QRS 初始向量与窦性者同。

5. 畸形的 QRS 波群之前，多有一个与之相关的 P 波（心房颤动，心房扑动或不伴逆行 P 波交界性心律除外）。

# 第十六节　折返激动

## 一、概念

折返激动是指心脏某一激动循一条传导途径传出，但由于传导径路的不应期不同，却又从另一条传导途径折返回原处，使该处再一次激动，这便是激动的折返现象（reentry phenomenon）。该冲动所引起的心脏再次除极称为折返激动。连续性折返搏动则形成折返心律或为折返性心动过速（reentrant tachycardia）。折返现象几乎存在于心脏的各个部位，诸如窦房结、心房、房室交界区或心室，但以房室交界区最为多见。折返激动可形成各种快速性心律失常，迄今已知由折返机制引起的心律失常有：①期前收缩；②绝大多数的室上性心动过速；③大多数的室性心动过速；④预激综合征并发的心动过速；⑤反复搏动（心房或心室回搏）等。

## 二、折返激动的形成条件及发生机制

绝大部分折返激动为环形折返，即一条径路传出，称为顺传支；另一条径路传回，称为逆传支，形成一个完整的折返环路。要形成折返必须具备以下 3 个条件。

1. 两条传导径路：折返的形成必须具备解剖上或功能性纵向分离成为两条或多条传导速率及不应期不同的径路。

2. 折返环路的单向阻滞。

3. 折返环路中的另一条径路传导缓慢，并超过快径路的不应期。

折返激动的过程以心室内的"浦肯野纤维-心室肌环路"为例来说明折返激动的过程（图 35-32）。图中浦肯野纤维的主支分 1、2 两个分支，正常情况下如图 35-32A 所示，激动从主支下传同时通过 1、2 两分支向心室肌纤维传导并相遇，因各自遭遇到对方的不应期而共同消失。图 35-32B 为单纯传导缓慢的情况，由于 1、2 两支均传导缓慢，在其激动到达心室肌纤维前，心室肌已接受从其他方向传导的激动，并由 1、2 两支做逆向传导，但均因遭遇对方的不应期而共同消失，故不形成折返激动。图 35-32C 只有单向阻滞，而并无传导减慢的情况，在 2 支处有一单向阻滞区，激动不能通过此区域做顺向传导，但可做逆向传导，结果是兴奋激动从主支传出后在 2 支处受阻，而 1 支下传兴奋心肌，同时又可逆行通过 2 支又回到主支，但因传导较速，当其传回主支时，主支尚未脱离不应期，不能接受刺激，故不能形成折返激动。图 35-32D 为既有单向阻滞，又有传导减慢的情况，当激动从主支传出后，在 2 支因单向阻滞而受阻，激动沿 1 支下传至心室，通过 2 支逆传至主支，由于传导减慢，当激动传至主支时，主支已脱离不应期，再次接受刺激而形成折返激动，如此周而复始，形成异位心律。

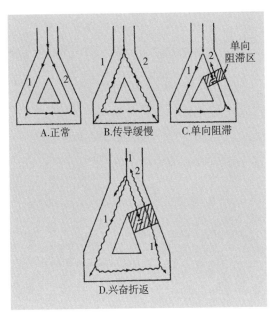

图35-32 心室内折返激动示意图

## 三、折返激动的分类

### （一）按折返径路的性质分类

1. 解剖决定型折返 指存在特殊解剖结构形成的环行折返环路，可见于心脏的诸多部位，如旁路与正道之间的折返环路，束支、分支与心室肌之间的折返环路等。

2. 功能决定型折返 指无特殊结构，但在一定情况下，使实体组织分化成传导性能不同的径路而形成的折返。又分为主导环折返、8字形折返、各向异性折返、螺旋波（spiral wave）折返。功能决定型折返在一定条件下与解剖学结构也有密切关系。

### （二）按折返的部位分类

分为窦房结折返、心房内折返、房室交界区折返、房室折返和心室内折返。

### （三）按折返的范围分类

分为大循环圈折返（big loop reentry）和微循环圈折返（microcircuit reentry）。

### （四）按折返的形式分类

分为环形折返和反射型折返。

### （五）按折返发生动作电位的时相分类

分为"0"相折返和"2"相折返。

## 四、折返激动诱发、维持与消除

折返激动仅有形成折返的3个基本条件，还不足以形成折返，常需由其他心搏诱发。例如室性期前收缩需要窦性搏动来诱发，形成偶联间期相等的室性期前收缩二联律；房室结折返和房室折返可被心房或心室搏动诱发。折返激动持续的条件，主要是折返环上每一部分心肌的有效不应期均短于折返周期（即折返激动经环路各部位传导时间的总和）所引起。只要破坏折返条件中的一条，都能使折返性心动过速终止，如抗心律失常药物（如普萘洛尔）等都有延长心肌组织不应期的作用，而使原来折返径路的单向阻滞变为双向阻滞，使折返中断；期前收缩穿入折返径路使折返中断，或造成折返环路外周组织不应期延长使折返终止；外科手术或射频导管消融阻断房室结或旁路传导，可根治房室结或房室折返性心动过速等。

## 五、几种常见的折返

### （一）窦房结折返

窦房结折返（sinus node reentry，SNR）可分为窦房结内折返和窦房折返。它们形成的折返性心动过速均称为阵发性窦性心动过速（图35-33）。

### （二）心房内折返

心房内折返被用来解释快速性房性心律失常。激动循同一折返径路周而复始的运行，不断向外传播而产生规则的房性期前收缩、折返型房性心动过速或心房扑动。当心房肌或房内传导束存在不应期和传导性不均齐时，且心房折返环路小而不固定，便可形成众多散乱折返，为不规则的心房颤动。

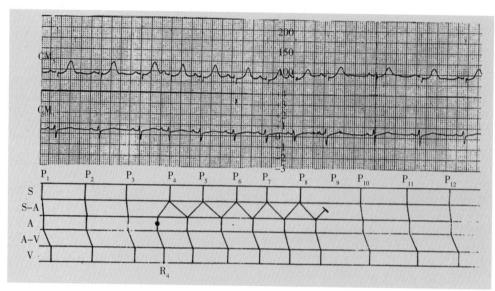

图 35-33　窦房折返性心动过速（SART）

本图为连续描记的 CM₅、CM₁ 监护导联心电图。P₁～P₃、P₁₀～P₁₂ 为窦性 P 波，PR 间期 0.13s，QRS 波群形态正常，P′₄ 提前出现，波形与窦性 P 波不同，为房性期前收缩，继房性期前收缩之后连续出现 5 个频率较快的 P 波，形态与窦性 P 波相同，频率 100 次/分，绝对规整，心动过速结束后有一等周期代偿间期。心电图诊断为窦性心律，房性期前收缩，房性期前收缩引发窦房折返性心动过速

### （三）房室交界区折返

主要指房室结内折返。房室结至少纵向分离为两条径路，彼此连接成环状，使激动从一条顺传径路，即 α 径路（慢径路）折回到另一条逆传径路，即 β 径路（快径路）而完成折返。但是这两条径路在房室结内如何排列，并不清楚。通常根据其有无共同径路，分为 4 种假设类型：Y 型、菱形、倒 Y 型、平行型。折返激动在心电图上可表现为 1～2 个折返（反复心搏）、多次折返（反复心律）和连续折返（反复性心动过速）。

### （四）房室折返

房室折返指由正道与显形或隐匿性旁路引起房室折返或折返性心动过速。折返环路包括正路、旁路、心房和心室在内的房室大折返，一般都为平行型折返模式。

### （五）心室内折返

心室内折返是产生快速性室性心律失常（室性期前收缩、室性心动过速、心室扑动及心室颤动）的电生理基础（图 35-34）。包括束支折返、浦肯野纤维与心室肌交界性折返、并行收缩节奏点内折返。

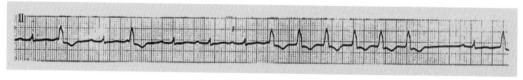

图 35-34　折返性室性期前收缩和室性心动过速

为连续描记的 II 导联心电图。心律不齐。R₂、R₄ 提前出现，其形态宽大畸形，后有一完全性代偿间期，为室性期前收缩。自 R₇ 后，连续出现 6 个提早出现的 QRS 波群，形态与室性期前收缩的 QRS 相同，RR 规整距离，其联律间期与室性期前收缩相同。基本心律的 PR 间期延长 0.23s。心电图诊断为窦性心律，室性期前收缩，引发短阵折返性室性心动过速，一度房室传导阻滞

1. 束支折返　也称希-浦系折返（HPSR），是一种心室内大折返。连续折返形成束支或浦-希系折返性心动过速。

2. 浦肯野纤维与心室肌交界性折返　当浦肯野纤维分叉 2 发生单向阻滞时，窦性下传激动只能沿分叉 1 传到心室，形成正常 QRS 波群，接着

激动再折回到分支 2 阻滞区近端，并缓慢通过该区（图 35-32B）到达其远端及折返的终点（图 35-32C），也就是异位起搏点向心室肌传播，形成折返性室性期前收缩，如折返连续发生则为折返性室性心动过速（图 35-32D）。

3. 并行收缩节奏点内折返　并行收缩（房性、房室交界性和室性）是一个具有单向保护性阻滞的自律性节奏点。少数情况下，其发出的冲动通过自身或其周围组织的折返环路，形成折返，使并行节奏点的周期重整，丧失原来的倍数关系。折返激动如能传出，则形成与其他并行收缩搏动形态相同的 P 波或 QRS 波群，为显性折返激动。如不能传出则为隐匿性折返激动。显性折返的心电图表现为：出现与并行收缩形态相同的短间期异位搏动，该短间期长度往往恒定，但不是并行收缩的最大公约数，除此以外的长异位搏动间期则具有倍数关系。隐匿性折返的心电图表现为长异搏间期不是所测定的并行收缩周期长度的倍数而有余数，此余数恰是短间期的长度或其倍数，但如同时也不能侵入节奏点则无余数，有时显性与隐匿性折返可以并存或交替出现。

### （六）反复搏动

反复搏动是折返激动的一个类型。由房室交界性或心室发出的冲动，可以通过房室交界区的某一传导径路而逆传至心房，然后此激动又沿房室交界区的另一传导径路返回，再次激动心室，这样由同一冲动两次激动心室而产生的一组搏动，称为反复搏动，如连续出现则称为反复心律。反复心律产生的电生理基础，除了异位起搏点的自律性增强之外，主要以房室交界区的传导障碍为基础（见本章第十七节反复搏动及反复心律）。

## 六、临床联系

折返是快速性心律失常发生的主要机制，折返现象常导致复杂心律失常，造成诊断上的困难。折返性心律失常由某种心脏病变或药物作用引起，也可能是功能性的，在分析心电图时应密切结合临床，以选择正确的治疗措施。

1. 折返激动可以为期前收缩、折返性心动过速，或扑动，或颤动。
2. 折返激动无处不在，可发生于心内任何部位。
3. 大部分功能性期前收缩为折返性。
4. 折返性期前收缩常可引发心动过速。
5. 药物治疗折返性期前收缩或折返性心动过速是将局部的单向阻滞变为双向阻滞，使折返不能发生。但药物剂量往往偏大，且药物停用后容易复发，故治疗效果不理想。
6. 应用射频消融术可根治折返性期前收缩或折返性心动过速。

# 第十七节　反复搏动及反复心律

任何起搏点发出的激动引起心房或心室除极之后，沿房室交界区的另一条传导径路折返回来，再次激动心房或心室，称为反复搏动（repetitive beat）。如果连续折返，则引起一系列反复搏动，即反复心律（repetitive rhythm），引起心动过速者称之为反复性心动过速（recurrent tachycardia）。根据反复搏动的起源部位分为 3 大类：①房性反复搏动；②交界性反复搏动；③室性反复搏动。

反复心律实质上是激动折返的一种形式，产生反复心律需要 3 个基本条件：①在一定部位（常见于房室交界区）存在着至少两条激动折返的传导径路；②不同传导径路具有不同程度的不应性或存在单向传导阻滞；③有足够长的折返时间。如图 35-35 所示，由交界区起搏点发出的激动一方面下传到心室，引起一个 QRS 波群；另一方面，激动缓慢地通过抑制较轻的交界区（点区）逆传到心房，产生一个逆行 P 波。在逆行上传通过交界区的过程中，激动又折返回来（以虚线表示），通过受抑制较重的交界区，即单向传导阻滞区（斜线区），再次激动心室，引起第 2 个 QRS 波群，这一组搏动即为交界性反复心律。同理可推论窦性、房性和室性反复心律。

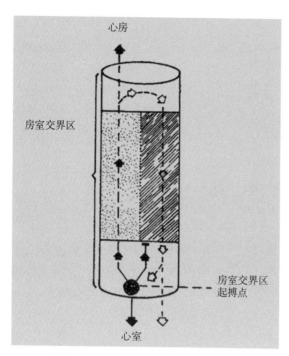

图 35-35　交界性反复心律产生图解

## 一、房性反复心律

　　窦性或异位心房激动使心房除极后下传到心室，在下传到心室的途中，又通过交界区的另一径路折返回来，再次激动心房，产生 P（或 P'）-QRS-P'（逆行）序列，称为房性反复心律。房性反复心律较常见，多发生于房室传导阻滞伴有显著的 PR 间期延长出现之后，或房性期前收缩或房性逸搏伴有 PR 间期延长后（图 35-36）。其心电图特征如下。

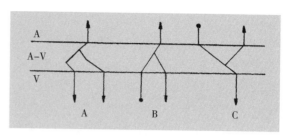

图 35-36　反复心律示意图
A. 房室交界性；B. 室性；C. 房性

　　1. 心电图呈 P-QRS-P'（逆行）或 P-QRS-P'（逆行）-QRS 的序列。

　　2. PR 间期或 P'R 间期延长；偶尔 PR 间期不延长，而有一个较长的 RP' 间期（可达 0.20s 或更长）（图 35-37）。

　　3. RP' 间期亦可以很短，常发生在 WPW 综合征患者。

　　4. QRS 波群呈室上性的，有时可伴室内差异性传导。

　　5. 逆行性 P 波，其平面额面电轴在 −110°～ −90°，在 Ⅰ、Ⅱ、Ⅲ、aVF 导联倒置，在 V₁ 导联直立。

　　如房性反复心律连续出现，可形成反复性心动过速，表现为一系列快速的室上性 QRS 波群，频率 120～160 次 / 分，每两个 QRS 波群之间夹有一个逆行 P 波，亦可出现时相性室内差异性传导，发作终止时最后一个心搏的室上性 QRS 波群，有或无逆行 P 波（图 35-38）。

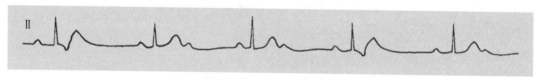

图 35-37　房性反复搏动
二度房室传导阻滞（2：1），下传的 PR 间期延长，1、4QRS 波群之后有一个逆行 P 波

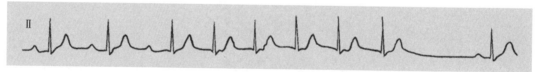

图 35-38　房性反复搏动的房性心动过速

## 二、交界性反复心律

　　从房室交界区发出的激动通过交界区下传到

心室，同时逆传到心房，激动在逆传到心房的途中又沿交界区的另一径路折返回来，再次激动心室，引起 QRS-P⁻（逆行）-QRS 的序列，称为交

界性反复心律。此种心律常见于交界性起搏点引起的心律失常，如交界性心律、交界性期前收缩等，特别是当存在文氏型逆行性房室传导时，其起源部位是房室交界区或希氏束内。其心电图特征如下。

1. 心电图呈 QRS-P⁻（逆行）-QRS 序列，有 P⁻ 波的 RR 间距＜0.50s，如果存在前向性或逆向性房室传导阻滞，此 RR 间距可超过 0.50s。

2. 交界性 QRS 波群之后出现的逆行 P 波，RP⁻ 间期＞0.20s。

3.RP⁻ 与 P⁻R 成反比，夹有逆行 P 波的 RR 间期通常为 0.50s，RP⁻ 间期越长，则 P⁻R 间期越短，反之则越长（图 35-39）。

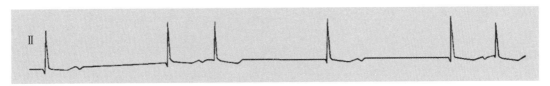

图 35-39　交界性逸搏，交界性反复搏动，一度逆向性传出阻滞

第 1、4 个 RR 间期为 1.96s，心率为 34 次 / 分，第 1、2、4、5 个 QRS 波群之后有逆行 P 波，RP 间期＞0.20s，说明交界性逸搏有一度逆向性传出阻滞，第 2、4 逆行 P 波又继以 1 个 QRS 波群，系交界性反复搏动

4. 有时交界性反复心律折返回来的激动通过单向传导阻滞区后，发生隐匿性房室传导，提前释放了房室交界区起搏点的兴奋，但未传到心室，故在逆行 P 波后无 QRS 波群，心电图呈 QRS-P⁻-QRS 序列，但 RR 时距大于交界区起搏点周期，此称为隐匿性交界区反复心律。

交界区反复搏动连续出现，则形成交界性反复性心动过速。

## 三、室性反复心律

即异位心室激动在使心室除极之后，又逆传入心房，在逆向传导的途中通过交界区的另一传导径路返回，再次激动心室，引起 QRS-P⁻（逆行）-QRS 波群的序列，称为室性反复心律。此心律较少见，多由室性期前收缩或插入性室性期前收缩伴逆行性心房激动且有一度房室传导阻滞引起。有时在室性心动过速及起搏引起的室性搏动也可见到室性反复心律。心电图特征如下。

1. 一组 QRS-P⁻（逆行）-QRS 序列，第 1 个 QRS 波群为室性期前收缩，宽大畸形，第 2 个 QRS 波群由 P⁻ 波折返下传入心室引起，即心室回搏，呈室上性，可伴有差异性传导。P⁻ 波在 Ⅱ、Ⅲ、aVF 导联倒置，在 aVR 导联直立。呈 QRS-P⁻-QRS 序列时，为完全性室性反复心律（图 35-40）。

2. 由于逆行性传导阻滞或干扰时，可不出现 P⁻ 波，而呈 QRS-QRS 序列，其 RR 间距小于一个正常 RR 间期，称为不完全性室性反复心律（图 35-41）。

3.RP⁻（逆行）时间较长。

4.PP⁻（逆行）时距小于窦性 PP 时距。

5. 有时室性期前收缩的逆行激动没有到达心房，当折返回来后，产生隐匿性传导，到达房室交界区，未达心室，形成隐匿性室性反复心律。表现为异位室性 QRS 波群后没有逆行 P 波与折返的 QRS 波群，但其后较远的窦性 P 波出现心室漏搏，颇似二度房室传导阻滞。室性反复搏动连续出现，可引起反复性心动过速。

## 四、伪反复心律

伪反复心律，即逸搏 - 夺获心律，是指在出现一次或一阵交界性逸搏之后，出现一个窦性激动，由此产生 P 波并下传心室。其心电图特征如下。

两个 QRS 波群之间夹有正常的 P 波，呈 QRS-P-QRS 序列（这个 P 波下传的激动可夺获心室，产生 QRS 波群）。

其 P 波呈逆行性或窦性，是鉴别反复心律和伪反复心律的主要依据。

反复心律并不代表特殊病因，多继发于异位心律（房性期前收缩、室性期前收缩等），出现交界性反复心律或交界性反复心动过速时，意义同交界性心动过速，多见于洋地黄中毒。

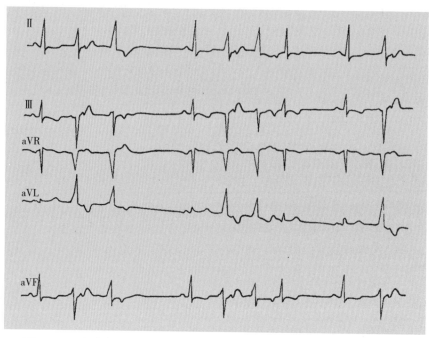

**图 35-40　频发多源性室性期前收缩，逆行心房传导伴室性完全性反复心律**

R₂、R₅、R₆、R₉ 为多源性室性期前收缩，室性期前收缩后均有逆行 P 波（P⁻），R⁻P 间期逐渐延长分别为 0.16s、0.16s、0.32s、0.16s，当间期为 0.32s 时，P⁻ 波后继一室上性 QRS 波群，P′R 间期为 0.15s

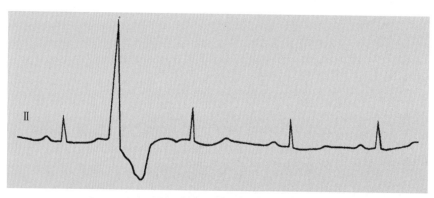

**图 35-41　室性期前收缩引起的不完全性反复心律**

室性期前收缩后连续两个逆行 P 波（P⁻），前一个埋在室性期前收缩的 T 波降肢中，后一个下传，其后有 QRS 波群，RP⁻ 间期为 0.14s，考虑为室性期前收缩逆行心房传导产生不完全性室性反复心律

# 第十八节　并行心律

并行心律（parallel rhythm）指心脏内并存两个独立发放激动的起搏点，其中一个被传入阻滞所保护，称被保护起搏点，通常是异位起搏点；另一个未被传入阻滞保护，称无保护起搏点，通常指窦性起搏点。两个起搏点均按照其固有的频率发出激动，互相竞争激动心房或心室，形成双重心律，即并行心律。异位起搏点由于有"传

入阻滞"的保护，不受窦房结的抑制，频率一般稍慢于窦性心律的频率；当其发放激动的频率超过窦性频率，且无传出阻滞时，则异位起搏点即控制了整个心脏的活动，产生并行心律性心动过速。

并行性心律多发生于窦性节律时，也可发生于其他异位心律时，如心房颤动、心房扑动等。

并行心律可分为窦性、房性、房室交界性和室性4种，最常见的是室性并行心律。室性并行心律可与房性并行心律并存，但极少见，偶有报道室性并行心律发自于心室的两个部位。

## 一、发生机制

并行心律的发生机制，目前认为有"3"时相阻滞、"4"时相阻滞学说和高频学说。

1. "4"时相除极学说　认为并行心律的发生是由于并行起搏点的自律性增强，使"4"时相阈电位上移（趋向于"0"时相）和（或）膜反应性降低而引起激动和传导异常。

2. "3"时相阻滞学说　认为并行心律的起搏点具有"传入"和"传出"的保护性阻滞。所谓"传入阻滞"，是指并行灶周围由不同程度受损细胞环绕构成保护性阻滞区，其传入阻滞早期是"3"时相阻滞。所谓"传出阻滞"，是指相反方向的保护性阻滞，防止并行心律的异位激动向外传递。并行心律的起搏点发放的激动，只有当传出阻滞消失，而且激动恰遇心动周期的反应期，才能引起心房和（或）心室的激动（图35-42）。

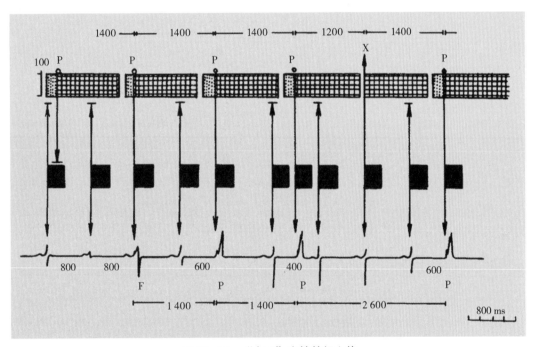

**图35-42　"人工"室性并行心律**

方格条代表3时相阻滞范围，黑点条块代表4时相阻滞范围，黑色条块代表并行节奏点的周围心室肌的正常不应期，P代表并行节奏点激动释放。当窦性激动恰好通过3时相和4时相阻滞之间狭窄的正常传导窗口（X），侵入并重建异位起搏点，从而使并行节奏点的周期发生变化

3.高频学说　认为这种异位节律点自律性异常升高，激动的频率可高达300次/分左右，其周围组织始终处于不应期，使异位节律点对外来的激动几乎不能应期，从而得到"保护"。

## 二、心电图特点

### （一）典型并行心律

并行心律的心电图，诊断标准有如下4条，其中第1、2条为主要诊断诊据，第3条有辅助诊断作用，第4条是兼有的ECG改变（图35-43）。

1.配对间期不等　室性异位搏动和前一个QRS之间的距离不固定，期前收缩的联律间期相差＞0.08 s。但如并行心律的频率和基本节律的频率相等或为其2～3倍时，其联律间期貌似固定。此种情况少见，因窦性心律易变，不会持续太久。

2.异位搏动间存在整数倍数关系　即有一

个最大公约数或最小公倍数。其中最短的异位搏动间期即为最大公约数，其差异一般不超过

0.05 ～ 0.12s。

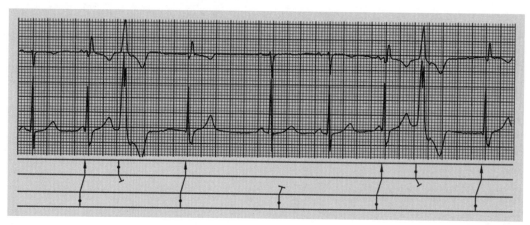

图 35-43　并行心律舒张晚期室性期前收缩（R₃、R₈）及加速的室性逸搏（R₄、R₉）伴折返性室性期前收缩

3. 常有房性及室性融合波　当并行心律和基本心律发出的激动同时到达心脏时，每个激动各激动心房或心室的一部分，则产生房性或室性融合波。

4. 基本心律的重整　在同腔性并行心律，如房性并行心律或异腔性并行心律不伴室房传导阻滞时，窦性起搏点可被并行心律的异位灶发放的激动所侵入，而引起节律重整，产生不完全代偿间歇。

（二）临床常见并行心律

1. 窦性并行心律　通常窦房结无传入阻滞，异位节律点的激动，既然激动了心房理应易于传入窦房结使之发生节律重整，窦性PP间距的规律性则被打乱。如果出现联律间期不固定的期前收缩激动逆传心房时，仍出现完全性代偿间歇，又能除外窦房交界区干扰时，说明窦房交界区出现传入性保护机制，可形成窦性并行心律。窦性并行心律罕见。其心电图表现如下。

（1）窦性心律时同时伴有房性、房室交界性或室性期前收缩及逸搏逆传心房。

（2）窦性PP间距节律规整，逆行P波不能重整窦性节律，呈完全性代偿间歇。

（3）夹有异位心房激动的长窦性PP周期是窦性周期的倍数，可见房性融合波。

2. 房性并行心律　房性并行心律较少见。心电图上出现两组形态不同各自有其规律的P波。

一组源自窦性节律，另一组源自心房异位节律，后者的节律常较窦性节律慢而规则，但由于其存在着"传入阻滞"，不被窦性节律打扰。房性并行心律的诊断根据如下。

（1）规律地出现畸形P'波，P'P'间距慢于窦性者，为 35 ～ 55 次 / 分。且异位 P'P' 间的距离相等或呈一定倍数，或有一个最大公约数。

（2）P' 波和前一心动的联距不固定，可长可短。相差常 > 0.08s。但逆配对间期固定。因为在房性并行心律，被保护的房性起搏点与无保护的窦性起搏点是位于同一心房单位内，窦房结因此常被异位激动所激动，而引起窦性心律重整，而异位并行周期则持续被打乱，故在房性期前收缩后出现一个固定长度的不完全代偿间期，产生固定的逆配对现象。

（3）假如和窦性P波同时激动心房，可产生房性融合波。

3. 房室交界性并行心律　房室交界性并行心律较为常见，其心电图特征如下。

（1）以交界性期前收缩形式出现：多在舒张中晚期，易呈插入性，少数有逆行P波，P⁻R < 0.12s 或 RP⁻ < 0.16 ～ 0.18s。逆行 P 波如能侵入窦房结，引起窦性节律重整，则产生不完全代偿间期。如无逆行 P 波，激动不侵入窦房结，则产生完全性代偿间期。交界性期前收缩和期前窦性 P 波没有恒定间距，相差 > 0.08s。

（2）房室交界性节律之间有固定节律：即长

异位搏动是短异位搏动的简单倍数。

（3）融合波（fusion wave）：房室交界性并行心律的异位搏动，如逆传入心房，有可能与窦性激动同时激动心房，产生房性融合波（atrial fusion wave），而室性融合波则罕见。

4. 室性并行心律　室性并行心律是最常见的并行心律。不但室性异位起搏点因受到传入阻滞的保护而不被窦房结的激动侵入，而且窦性起搏点也受到生理性房室传导阻滞的保护也不被室性异位起搏点的激动侵入，故室性并行心律与窦性心律存在，通常不引起窦性节律重整。临床所见室性并行心律的心电图表现形式如下。

（1）不存在传出阻滞的并行心律：其频率一般低于窦性心律的频率，只要不在窦性激动的不应期，异位搏动预期出现。如果其频率超过窦性心律的频率，中间不插入窦性搏动，即为一并行心律性心动过速。

（2）存在传出阻滞的并行心律：即使不处于心室肌不应期，预期应出现的异位搏动不出现，说明异位起搏点与心室肌之间存在传导阻滞，通称为传出阻滞。表现为莫氏 II 型传导阻滞的并行心律，预期显现的心率往往较窦性心率慢。

（3）不典型的并行心律：如并行灶周围有显性和隐性折返，或并行灶周围有外出文氏现象，或多重性并行心律，或文氏型传出阻滞型并行心律，或配对间期相等型并行心律，或电紧张调频型并行心律等均可使室性并行心律不典型，有时由于异位搏动间期的数值大，常规测量方法找不到最大公约数时，可用正数法求最大公约数。例如：假设 3 个异位搏动间期为 7.76s、4.56s 及 3.02s，用正数法求最大公约数，方法如下：①去掉小数点，乘 776、456、302。②去掉后位数，乘 77、45、30。③45 及 30 的最大公约数 15，而 77 段舍 5 乘 75 后才能除尽。④再加 0 乘 750、450 及 300，求最大公约数。最大公约数 150 左右。⑤ 776÷150=5，776÷5=155.2。⑥ 456÷150=3，456÷3=152。⑦ 302÷150=2，302÷2=151。⑧最大公约数均值 =（最大值＋最小值）/2=（155.2+151）/2=153.1。⑨均值变异范围 =±（均值－最小值）/均值 =±（153.1-151）/153.1=±1.3%。如均值变异范围＜±5%，则为并行心律。

5. 变异性并行心律　主要有以下几种。

（1）间歇性并行心律（图 35-44）。

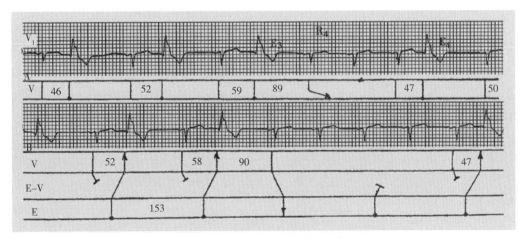

**图 35-44　间歇性室性并行心律**

A、B 连续记录，窦性激动不断通过阻滞区到达室性并行心律起搏点，并引起室性并行心律的节律重整

（2）并行心律伴文氏型传出阻滞。

（3）并行心律伴交替性文氏型传出阻滞。

（4）联律间期文氏型、逆文氏型、固定型并行心律。

（5）并行心律伴并行灶内或周围组织显性和隐匿性折返。

（6）房室旁道性并行心律（图 35-45）。

（7）分支性室性并行心律。

（8）与束支传导阻滞有关的室性并行心律。

（9）隐匿性并行心律。

（10）并行心律伴间歇性外出一度阻滞。

（11）并行心律周期周围传出魏登斯基现象。

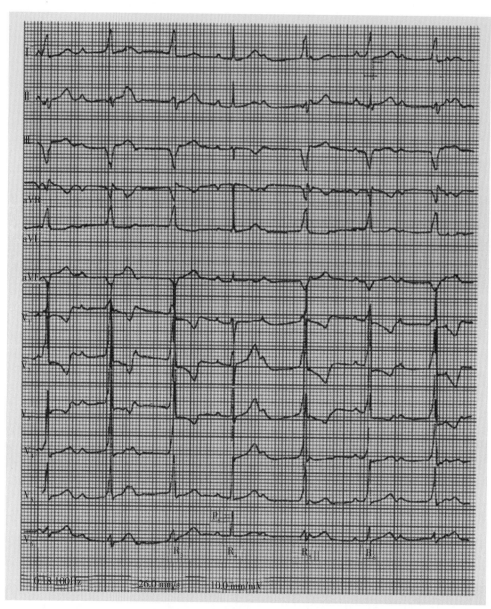

**图 35-45  起自旁道的加速的并行心律**

患者女性，45 岁。扩张型心肌病、心功能 II 级。窦性 P 波规律出现，PP 周期匀齐，心房率 92 次 / 分。$P_5$ 下传夺获 $R_4$，$P_5R_4$ 间期 0.24s，$R_4$ 时间 0.07s，QT 间期 0.04s。其余 P 波与宽大畸形 QRS 波群无固定时间关系，有些 P 波出现于 T 波终了后不能下传心室，提示二度房室传导阻滞，很可能属于一度 I 型。宽 QRS 时间 0.16s，其 RR 周期匀齐，心室率 63 次 / 分。$R_3R_5$ 周期恰好等于 2 倍宽 QRS 周期，说明 $R_4$ 未侵入 QRS 起搏点，没有引起其节律重整。提示起自旁道的并行心律。$R_6$ 为室性融合波

（12）并行灶周围外出多径路传导。

（13）多重性并行心律（图 35-46）。

（14）电紧张调频性并行心律。

## 三、鉴别诊断

1. 房性、交界性、室性并行心律与房性、交界性，室性期前收缩相鉴别　前者的联律间期不固定，差值常 > 80ms，后者的联律间期较固定；

前者有固定的最小异搏周期，长异搏周期可呈短周期的倍数或有最大公约数，后者则无此种关系；前者融合波多见，后者少见。

2. 房性并行心律与心房分离相鉴别　它们的共同点是均显示两个独立的心房节律，一个被窦房结所激动，另一个是从心房的任何一个地方发出的异位灶。它们的不同点是：前者当房室传导系统及心室处于相对不应期或应激期时，房性激动多能下传心室，后者心房激动多局限于一侧心

房或一侧心房的部分区域，故房性激动不能下传心室。前者P波与窦性P波相似或稍大，后者P波为小块心房肌除极化所引起，故P波小而畸形，类似房扑波或房颤波，频率30～50次/分。前者

异位搏动间有整数倍数关系，后者PP间期规则。前者患者一般情况较好，后者多见于严重心肺疾病。

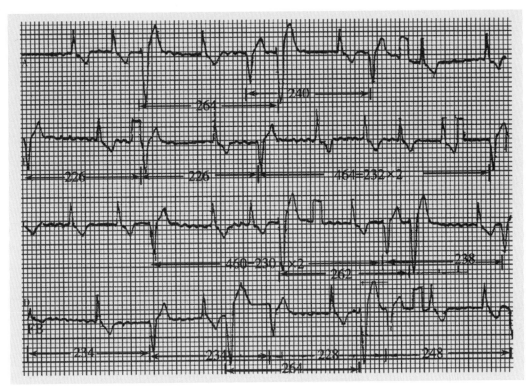

**图 35-46　心房颤动伴双重室性并行心律**

心房颤动，心室率70次/分。双重室性并行心律的周期不相同，一组为226～248ms，另一组为262～264ms。4条第1个QRS波群为室性融合波

3. 与期前收缩性心动过速相鉴别　并行心律性心动过速须与期前收缩性心动过速相鉴别，不在发作间歇时，难以区别。如出现发作间歇，此间歇为最短期前收缩间期的整数倍数时，则可确诊为并行心律性心动过速。

4. 室性并行心律与加速的室性逸搏心律相鉴别　并行心律时长的异位搏动间期为短的异位搏动间期的整倍数，可求出最大公约数，其联律间期明显不固定，多以期前收缩形式出现；而后者多以舒张晚期期前收缩的形式出现，也无联律间期明显不固定等情况，联律间期大多与窦性或室性周期相近；前者室性频率常为30～50次/分，一般＜60次/分，后者室性频率60～100次/分，前者室性融合波较少见，多于舒张晚期时出现融合波，后者室性融合波较多见，特别在窦律与室律竞争过程中易于出现。

## 四、临床联系

并行心律多发生于老年人及有心脏病的患者，约15%见于健康者。男性约为女性的2倍。室性并行心律比室上性并行心律伴发心脏病的发生率高。房性并行心律，多发生在正常健康者。常见的心脏病有高血压、冠心病、风湿性心脏病、肺源性心脏病、心肌病、先天性心脏病等。某些病例在发生心绞痛后或心力衰竭后出现室性并行心律，有些在吸烟后出现。非心脏病者（如低血钾、肾炎、尿毒症、白血病、硬皮病等）也偶见报道。有的病例持续发生室性并行心律，无病因可寻，少数病例在运动后出现并行心律。因此，处理并行心律主要是针对病因，对并行心律性室性心动过速可给予利多卡因等。

并行心律持续的时间可长可短，长者可达数年，但多数为暂时性，经过数月或数日自行消失。

有的病例与期前收缩交替发生。

文献所载如室性并行心律发自于心室两个部位，提示患有严重的器质性心脏病，预后较差。

# 第十九节　心律失常中常见基本现象心电图图例分析

扩展学习：请扫描下方二维码，继续学习心律失常中常见基本现象心电图图例分析。

## 小结

本章仅介绍文氏现象、隐匿性传导、超常传导、魏登斯基现象、单向传导阻滞、差异性传导、蝉联现象、裂隙现象、钩拢现象、节律重整、拖带现象、电张调整性 T 波改变现象与心脏记忆现象、传入阻滞、传出阻滞、二联律法则和 Ashman 现象、折返激动、反复搏动及反复心律、并行心律等心电现象的心电图表现。

文氏现象即二度 I 型传导阻滞，是指心脏任何部位的传导速度呈进行性延迟，终于不能通过而发生一次漏搏的传导阻滞现象。文氏现象可发生于心脏的各个部位，以房室交界区最为多见。分为典型与不典型文氏现象两种。本章介绍了典型房室传导阻滞的文氏现象、窦房传导阻滞的文氏现象、房室交界区激动外出传导阻滞的文氏现象和束支阻滞的文氏现象。

隐匿性传导是指一个窦性或异位兴奋激动了心脏的特殊传导组织，但未能传到心房或心室，在体表心电图上不能显示 P 波或 QRS 波群，但由于它已激动了一部分心脏特殊传导组织，产生了一次新的不应期，对于下一次激动的形成或传导均发生影响，而使心电图上出现相应改变的一种现象。在体表心电图上，隐匿性传导并无直接表现，需借助于其后激动因受干扰而发生变化的规律来识别。出现下列情况时，应考虑隐匿性传导的可能：①两个 P 波连续受阻；②期前收缩后第 1 个窦性心搏 PR 间期延长，或期前收缩后的第 1 个窦性 P 波受阻；③不典型的文氏现象，如心室脱落后的第 1 个心搏 PR 间期增量最大等；④心房颤动时的心室律绝对不齐，结性逸搏延迟出现，室性期前收缩后有类代偿间期；⑤不易解释的 PR 间期延长或 P 波突然受阻；⑥房室脱节时，交界性周期突然延长；⑦阵发性房性心动过速或心房扑动时，受阻 P（或 F）波之后心搏的 PR（或 FR）间期延长，或多个 P 波连续受阻；⑧房室交界区出现超常传导。

超常传导是指在心肌传导功能受抑制的情况下，本应被阻滞的早期激动，却意外地（或反常地）发生了传导功能暂时改善的矛盾现象。超常传导可发生于存在传导阻滞的任何部位，而以房室交界区、希氏束及束支多见。

魏登斯基现象是心脏在传导性和自律性受抑制的状态下得以暂时改善的一种保护性反应，分为魏登斯基易化作用与魏登斯基效应两种情况。魏登斯基易化作用也称"魏登斯基促进作用"，是指某一阻滞区域受到一次强烈刺激作用后，对于来自另一侧原先不起反应的阈下刺激，此时能够通过阻滞区域的一种现象。魏登斯基效应是指某一阻滞区域受到一次强烈刺激后，使其应激阈值降低，对同侧接踵而来的原来不起反应的阈下刺激，此时能够通过该阻滞区的一种现象。

单向阻滞指在某些病理情况下，传导组织只允许激动沿一定的方向传导，而来自相反方向的激动不能通过的一种现象。单向阻滞可见于下列情况：并行心律、反复心律、干扰性房室脱节等。

差异性传导是指激动经过正常传导系统时，由于恰逢其相对不应期而发生生理性干扰，造成传导顺序发生变异而致心电图波形改变的现象。可以发生在心房、房室交界区和心室，分别称为房内差异性传导、房室交界区差异性传导和室内差异性传导。室内差异性传导分为时相性室内差异性传导和非时相性室内差异性传导两类。室内差异性传导本身并无重要的临床意义，其重要性是需与较严重的室性心律失常相鉴别。

蝉联现象又称依赖现象。指由于两条径路的不应期不一致，不应期短的一侧在下传的同时向对侧发生了隐匿性传导，出现对侧功能性传导阻滞的现象。发生蝉联现象的基本条件有：①在激动传导方向上出现了传导速度与不应期不一致的两条径路。其不应期或传导速度相差达40～60ms或以上。②基础心率突然增快或发生期前收缩；③室上性激动沿不应期短的径路下传时，同时存在向对侧径路发生了隐匿性传导。分为束支间的蝉联现象，预激综合征的蝉联现象，房室结快、慢径路间的蝉联现象等。

裂隙现象是心电图和心脏电生理中的一种伪超常传导现象，其本质是激动传导方向上不同水平面的不应期各不相同造成的。心电图表现为联律间期短的激动下传受阻，而联律间期更短或联律间期长的激动反而下传的矛盾传导现象。

钩拢现象是等频脱节中的特殊心电现象，指在互相形成干扰性或传导阻滞性脱节的双重心律中，一系列相对应的心搏同时出现，两种心搏钩拢在一起的现象。表现为暂时出现的副节律点对主导节律点产生正性变时作用干扰，使主节律点的频率增快。甚至主导节律点的频率和副节律点的频率接近或同步化。也可以说钩拢现象是一种正性变时作用的干扰现象。

节律重整现象为主整起搏点的有效激动抑制被整起搏点的激动，使被整起搏点的基本心律被打断，或延后，或提前，或节律（或频率）发生改变的现象。分为直接节律重整和间接节律重整两类。心电图表现为期前收缩后节律顺延、期前收缩后节律抑制、期前收缩后窦性心律不齐或超速抑制后的心律不齐、期前收缩后节律提前和期前收缩后频率加速等。

拖带现象指主导心律通过电紧张电流，对具有半保护的异位起搏点在频率上起调节作用。以略快于心动过速的频率进行超速起搏，能够造成对心动过速的夺获，停止起搏，原有的心动过速迅速恢复。多见于并行心律时，在心房扑动、房室结折返性心动过速、房室折返性心动过速、并

行心律、室性心动过速均可见到。

电张调整T波改变，又称心脏记忆现象，是指在特发性室性心动过速时，心电图与心动过速发作前对比，相同导联T波转为倒置。它不代表心肌缺血，是由于心肌复极程序不同于正常所致。

传入阻滞也称"保护性传导阻滞"。指包括来自窦房结等主要心律的激动不能侵入某一异位起搏点而使其发生节律重整。

传出阻滞也称"外出传导阻滞"，是指起搏点的激动由于某种原因不能通过与周围心肌交界部位以激动心房或心室，从而使规则的心律突然出现一次或多次漏搏或传出延迟的现象。分为窦房传出阻滞、异位–心房传出阻滞、异位–交界区传出阻滞、异位–心室传出阻滞4类。

二联律法则是指联律间期固定的期前收缩（室性、房性、房室交界性）往往发生在长的心动周期之后，即一个长的心动周期后诱发的期前收缩，其后又有一个长的回归周期，故易形成期前收缩二联律，又称为长短周期现象。发生机制为长心动周期后"4"时相除极时膜电位降低，易形成单向传导阻滞和缓慢传导，为激动折返创造了条件。

Ashman现象是指心肌细胞不应期的长短与前一搏动的心动周期的长度有关，即在同一导联中，长RR间期时心肌细胞的不应期长，短RR间期时，心肌细胞的不应期短，若在长RR间期后有一适时并提早出现的室上性搏动，很容易发生时相性室内差异性传导（右束支发生"3"时相传导阻滞）而致QRS波群宽大畸形。

折返激动是指心脏某一激动循一条传导途径传出，但由于传导径路的不应期不同，却又从另一条传导途径折返回原处，使该处再一次激动的折返现象。折返激动的三要素为：①具备解剖上或功能性纵向分离成为两条或多条传导速率及不应期不同的径路；②折返环路的单向阻滞；③折返环路中的另一条径路传导缓慢，并超过快径路的不应期。按折返的部位分为窦房结折返、心房内折返、房室交界性折返、房室折返和心室内折返。按折返发生动作电位的时相分为"0"相折返和"2"相折返。

反复心律指任何起搏点发出的激动引起心房或心室除极之后，沿房室交界区的另一条传导径

路折返回来，再次激动心房或心室的现象。如果连续折返，则引起一系列反复搏动，称之为反复性心动过速。根据反复搏动的起源部位分为房性反复搏动、交界性反复搏动、室性反复搏动。反复心律实质上是激动折返的一种形式。

伪反复心律即逸搏 – 夺获心律，是指在出现一次或一阵交界性逸搏之后，再出现一个窦性激动，由此产生 P 波并下传心室。

并行心律指心脏内并存两个独立发出激动的起搏点，其中一个被传入阻滞所保护，称为被保护起搏点，通常是异位起搏点；另一个未被传入阻滞保护，称为无保护起搏点，通常指窦性起搏点。两个起搏点均按照其固有的频率发出激动，互相竞争激动心房或心室，形成双重心律，即并行心律。分为窦性、房性、房室交界性和室性 4 种，最常见的是室性并行心律。心电图特点为：①期前收缩的联律间期不等，相差＞ 0.08s；②异位搏动间存在整数倍数关系；③常有房性及室性融合波；④基本心律的重整。临床常见有窦性并行心律、房性并行心律、房室交界性并行心律、室性

并行心律、变异性并行心律等。并行心律常发生于老年人及有心脏病的患者，约 15% 见于健康者。

**附 1　本章的学习重点**

1. 掌握文氏现象、隐匿性传导、超常传导、魏登斯基现象、单向传导阻滞、差异性传导、蝉联现象、裂隙现象、钩拢现象、节律重整、拖带现象、电张性 T 波改变现象与心脏记忆现象、传入阻滞、传出阻滞、二联律法则和 Ashman 现象、折返激动、反复搏动及反复心律、并行心律等心电现象的概念和心电图表现、诊断、鉴别诊断及临床意义。

2. 理解上述心电现象的电生理机制。

**附 2　请扫二维码扩展学习**

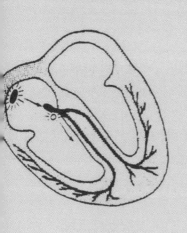

# 第三十六章

# 干扰与干扰性房室脱节

当心肌被激动并正处于生理性不应期时，对接踵而来的刺激不能应激（落于绝对不应期）或应激异常缓慢（落于相对不应期），这种现象称为干扰（interference），属于生理传导障碍。

从不同的方向传来的两个冲动，在心脏某处相遇，由于该处心肌应激后处于绝对不应期，两个冲动的继续传导均被中止，而各自控制心脏的一部分，称为干扰性脱节（interference dissociation）。

根据干扰发生的部位可分为窦房干扰、房内干扰、房室交界区干扰、室内干扰4种。根据脱节的程度可分为完全性干扰脱节和不完全性干扰脱节两种。前者是指心房和心室分别由两个节律点所控制而相互无关；后者是指有心房或心室夺获搏动。根据夺获程度和性质的不同，可分为全部夺获（夺获搏动）、部分夺获（融合搏动）、意外夺获（超常传导）和企图夺获（隐匿性传导）。

# 第一节 干 扰

## 一、窦房干扰

1. 窦房结内干扰　异位激动侵入了窦房结，干扰或打乱了窦房结的固有频率，表现有提早出现的异位P波前后的两个窦性P波的间距小于两个正常PP间距之和（图36-1）。

2. 窦房交界区干扰　干扰发生在窦房交界区。提早的异位激动与窦房结激动在窦房交界区相遇，发生干扰，异位激动并未侵入和抑制窦房结的固有频率，故提早的异位搏动之后有完全性代偿间期。表现为提早出现的异位房性P波前后的两个窦性P波的间距等于两个正常PP间距之和（图36-2）。

## 二、房内干扰

1. 房性融合波　由两个节律点发出的激动从不同的方向同时到达心房，由于心房处于不应期，一方节律点的激动不能传入另一方节律点激动过的心房肌，因此两个起搏点各自激动心房的一部分，所形成的P波称为房性融合波。心电图特点如下（图36-3）。

（1）同一导联心电图中有3种形态的P波，即窦性P波、异位P波、融合P波。

（2）房性融合波的PP间距（期前间期）基本等于或小于正常的PP间距。

2. 房内差异性传导　指异位激动之后的第1个或若干个窦性P波发生畸形，心电图特点如下。

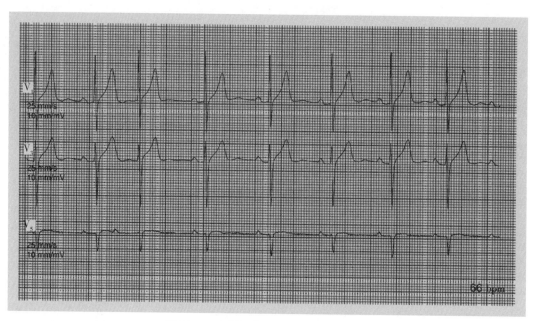

图 36-1　房性期前收缩代偿间期不完全

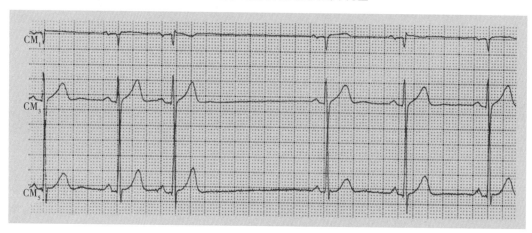

图 36-2　房性期前收缩代偿间期完全

窦性周期 1.0～1.2s，心率 57 次 / 分，第 3 个 P' 波以前发生，其形态与窦性略有不同，为房性期前收缩。它的联律间期加代偿间期大于两个窦性周期

（1）一般多发生于较长的代偿间歇之后。

（2）畸形 P 波呈正向传导，PR 间期＞ 0.12s，而非逆行性 P 波。

（3）房内差异性传导往往单个出现，偶尔也可 2～3 个 P 波接连发生，以第 1 个 P 波畸形更为明显。畸形的 PP 间距与基本窦性 PP 间距相近。

（4）诊断时应与游走心律、房性逸搏、交界性逸搏、房性融合波、多源性房性期前收缩、人工伪差相鉴别。

## 三、房室交界区干扰

当房室交界区正处于上次激动的绝对不应期

或相对不应期时，另一个激动接踵而来，则激动不能下传或传导延缓，称为房室交界区干扰，分为窦性激动干扰异位激动、异位激动干扰窦性激动、异位激动自身干扰 3 类。

### （一）窦性激动干扰异位激动

1. 房性期前收缩未下传　提前出现的房性异位 P 波，落于前次搏动的 T 波前肢，其后无 QRS 波群。诊断时应与窦房传导阻滞、房室传导阻滞、窦性心律不齐、窦性停搏相鉴别。

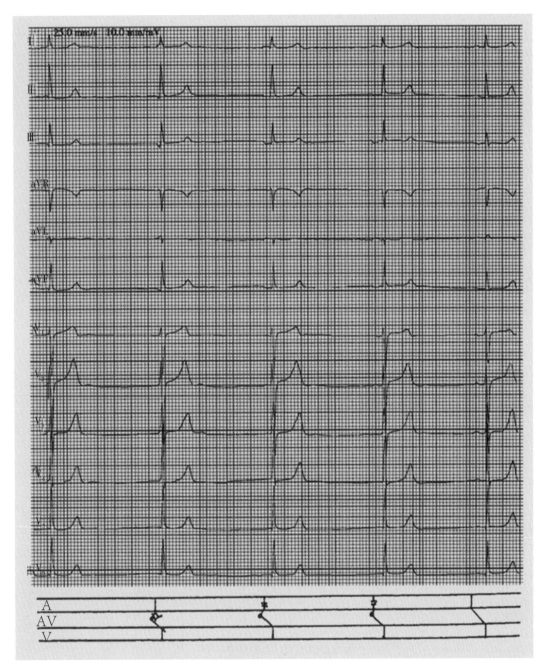

图 36-3　房性融合波

2. 房性期前收缩伴房室传导延缓　提前出现的房性异位 P 波，落在前次搏动的 T 波之中，其后有 QRS 波群，PR 间期延长，常 > 0.20s（同图中常不伴干扰的异位房性 PR 间期）。

应注意与交界性期前收缩及室性期前收缩相鉴别（图 36-4）。

（二）异位激动干扰窦性激动

1. 房性期前收缩干扰窦性激动　表现期前收缩之后第 1 个 PR 间期延长。应注意与期前收缩伴逆行心房激动（心房夺获）相鉴别（图 36-5）。

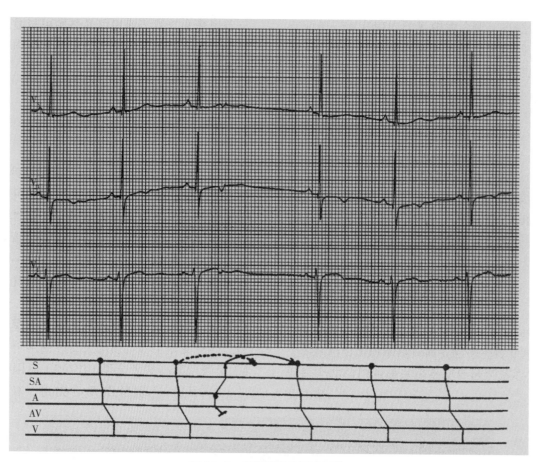

图 36-4　房性期前收缩未下传

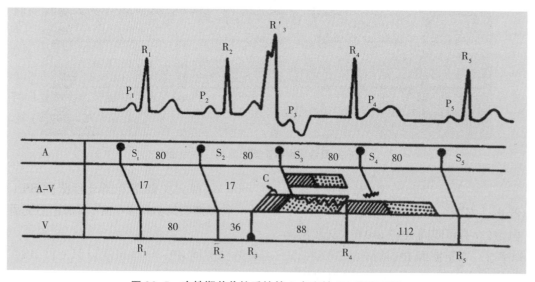

图 36-5　室性期前收缩后的第 1 个窦性 PR 间期延长

2. 逸搏夺获中的干扰　心电图特点为：①交界性、室性逸搏或逸搏心律之后可见一"提早"出现的窦性 P 波，其后有 QRS 波群，PR 间期延长（大于其他正常的 PR 间期）。②其连续夺获，形成夺获心律，则 PR 间期可逐渐正常。

3. 室性期前收缩干扰性窦性搏动　当窦性激动下传至交界区时，正逢室性异位激动在交界区形成的有效不应期，因而发生干扰，两者分别激动心房与心室。其心电图特点如下。

（1）室性期前收缩与窦性 P 波的关系有 3 种形式：窦性 P 波出现在 QRS 波群之前（P 波与 QRS 波群无关，PR 间期必须＜ 0.12s）；窦性 P

波出现在 QRS 波群之后；窦性 P 波埋没于 QRS 波群之中。

（2）窦性 PP 间距相等。

4. 交界性逸搏干扰窦性搏动　窦性激动下传与交界性异位激动在房室交界区相遇时，该区正处于有效不应期，窦性激动不能下传至心室，交界性激动也不能逆传至心房，两者各自控制心房或心室。其心电图特点为：交界区逸搏与窦性 P 的关系有 3 种形式，即窦性 P 波出现在 QRS 波群之前，PR 间期必须 ＜ 0.12s；窦性 P 波出现在 QRS 波群之后，常重叠于 ST 段上；窦性 P 波埋没在 QRS 波群之中，可使 QRS 波群变形。

### （三）异位激动自身干扰

表现为干扰性文氏现象（详见第三十五章第一节）。

## 四、室内干扰

室内干扰包括室性融合波及室内差异性传导两种。

### （一）室性融合波

两个来源不同的激动在心室内相遇，各自控制心室肌的一部分，共同形成的 QRS 波群。

1. 同一导联中可出现 3 种 QRS 波群：室上性 QRS 波群、室性异位搏动的 QRS 波群及介于两者之间的 QRS 波群（图 36-6）。

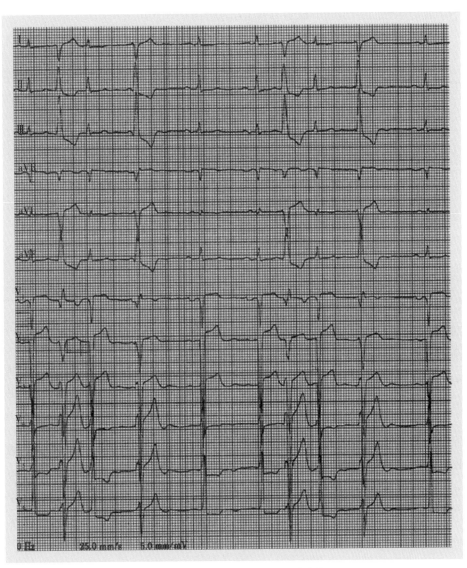

图 36-6　并行节律型室性期前收缩

2.PR 间期小于正常窦性 PR 间期，多在 0.10～0.16s。

3.融合波之前的 RP 间距略短于或基本等于正常的 RP 间距。

4.室性融合波的 QRS 波群与窦性 QRS 波群终末部形态不同（两者终末向量不同，初始向量相同）。

### （二）室内差异性传导

室内差异性传导是指室上性激动下传通过处于相对不应期的心室传导组织时，由于受到相对干扰，而使 QRS 波群增宽、畸形，又称不完全性室内干扰。其心电图特点如下（图 36-7～图 36-9）。

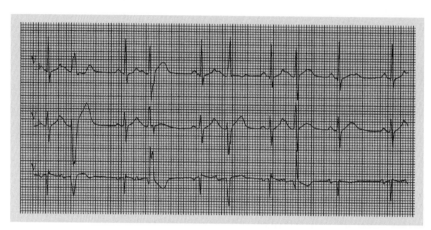

图 36-7　房性期前收缩伴左、右束支传导阻滞型室内差异性传导

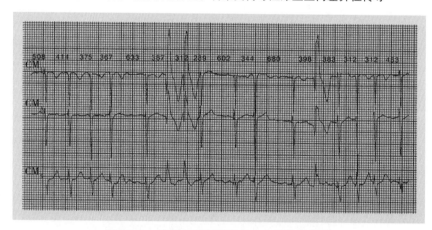

图 36-8　快速心房颤动引起室内差异性传导

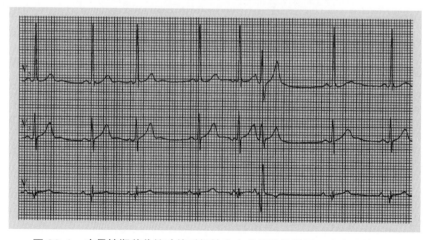

图 36-9　交界性期前收缩动伴时相性室内差异性传导及不完全代偿间歇

1. 提早出现的室上性激动的 QRS 波群畸形，出现越早，畸形越显著。

2. 畸形 QRS 波群常呈右束支传导阻滞图形（$V_1$ 呈 3 相波型，即 rsR′ 型）。

3. 畸形 QRS 波群与窦性 QRS 波群初始向量一致。

4. 有的心室内差异性传导也可以连续发生，出现连续数个宽大畸形的 QRS 波群。

# 第二节　干扰性房室脱节

心房和心室分别由两个起搏点控制，并行发出激动，并互不相关地进行活动，称干扰性房室脱节，亦称房室分离（atrioventricular dissociation）。

正常情况下，心脏的活动由频率最快的窦房结控制。当窦房结的频率降低或低位起搏点的频率升高时，低位起搏点即可发生冲动，控制心室，并逆传至房室交界区。低位起搏点（房室交界区、心室）的频率虽高于窦房结，但由于房室交界区存在着生理性单向阻滞，使低位起搏点的搏动也不能逆传入心房。于是心房、心室就分别由窦房结及低位起搏点所控制，这就形成了干扰性房室脱节。

干扰性房室脱节分完全性和不完全性两种。当心房、心室在一段时间内一直由两个起搏点控制，两者形成的冲动完全无关时，称完全性干扰性房室脱节；在房室脱节中，若仅有个别的心房激动通过交界区下传而控制了几次心室搏动（心室夺获）时，称为不完全性干扰性房室脱节（图 36-10）。其心电图特点如下。

## 一、完全性房室脱节

1. P 波为窦性 P 波，常表现为窦性心动过缓，PP 间距相等。

2. QRS 波群的形态取决于起搏点的位置，如起搏点位于房室交界区，则 QRS 波群为室上性；如位于心室内，则 QRS 波群宽大畸形。RR 间距相等。

3. P 波与 QRS 波群无关，心室率大于心房率。本病应注意与完全性房室传导阻滞相鉴别，后者心房率大于心室率。

## 二、不完全性房室脱节

1. 夺获的 QRS 波群提早发生，其前有相关的窦性 P 波，PR 间期 > 0.12s。

2. 夺获的 QRS 波群形态一般应与窦性者相同。若落于心室不应期则可发生室内差异性传导。若窦性激动下传，低位起搏点也发出激动并在心室内两者相遇时，可形成融合波，称为部分夺获。

3. 隐匿性夺获：表现如下。

（1）呈匀齐的 RP 间距中，突然出现一个较长的 RR 间距。

（2）在构成长间歇的前一个 QRS 波群稍后有一个窦性 P 波，此 P 波系侵入交界区引起新的不应期的窦性激动。

4. 心房夺获：房室交界区发出的激动逆行上传至心房，产生逆行 P 波。

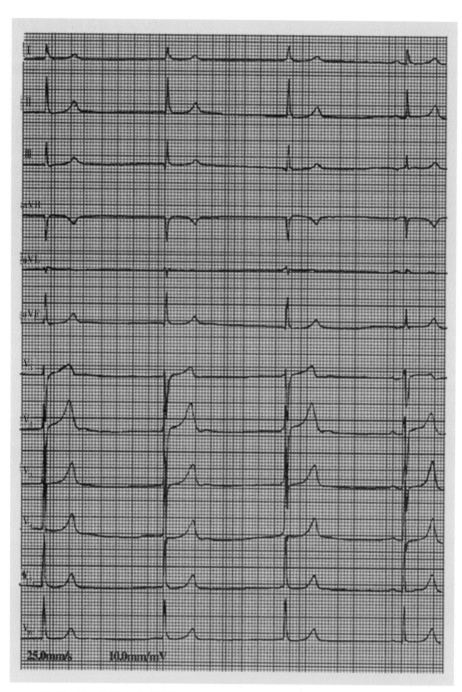

图 36–10　窦性心动过缓伴交界性逸搏心律，形成不完全性干扰性房室脱节

# 第三节　干扰与干扰性房室脱节心电图图例分析

扩展学习：请扫描下方二维码，继续学习干
扰与干扰房室脱节心电图图例分析。

## 小结

当心肌被激动并正处于生理性不应期时，对接踵而来的刺激不能应激（落于绝对不应期）或应激异常缓慢（落于相对不应期），这种现象称为干扰。从不同的方向传来的两个冲动，在心脏某处相遇，由于该处心肌应激后处于绝对不应期，使两个冲动的继续传导均被中止，而各自控制心脏的一部分，称为干扰性脱节。根据干扰发生的部位可分为窦房干扰、房内干扰、房室交界区干扰、室内干扰4种。根据脱节的程度可分为完全性干扰脱节和不完全性干扰脱节两种。根据夺获程度和性质的不同，可分为全部夺获（夺获搏动）、部分夺获（融合搏动）、意外夺获（超常传导）和企图夺获（隐匿性传导）。

窦房干扰分为窦房结内干扰和窦房交界区干扰。房内干扰表现为房性融合波或房内差异性传导，诊断时应与游起心律、房性逸搏、交界性逸搏、房性融合波、多源性房性期前收缩、人工伪差相鉴别。房室交界区干扰分为窦性激动干扰异位激动、异位激动干扰窦性激动、异位激动自身干扰3类。室内干扰的心电图表现为室性融合波及室内差异性传导。

心房和心室分别由两个起搏点控制，并行发出激动，并互不相关地进行活动，称为干扰性房室脱节。当心房、心室在一段时间内一直由两个起搏点控制，两者形成的冲动完全无关时，称为完全性干扰性房室脱节；在房室脱节中，若仅有个别的心房激动通过交界区下传而控制了几次心室搏动（心室夺获）时，称为不完全性干扰性房室脱节。完全性干扰性房室脱节应注意与完全性房室传导阻滞相鉴别，后者心房率大于心室率。

附1　本章的学习重点
1. 掌握干扰、干扰性脱节的概念、电生理机制。
2. 掌握干扰性房室脱节的分类、心电图特点。
3. 掌握完全性干扰性房室脱节与完全性房室传导阻滞的鉴别要点。
附2　请扫二维码扩展学习

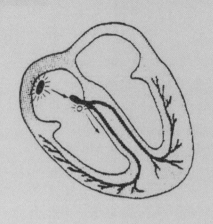

# 第三十七章
# 心脏传导阻滞

心脏传导阻滞（heart block），简称"传导阻滞"，是指心脏冲动传导的延迟或阻滞。根据阻滞的部位可分为窦房传导阻滞、房内传导阻滞、房室传导阻滞、室内传导阻滞4类。根据阻滞的程度可分为一度、二度和三度传导阻滞，其中一度、二度传导阻滞称为不完全性传导阻滞，三度传导阻滞称为完全性传导阻滞。传导阻滞多数是由于心肌的不应期病理性延长、少数是由于心脏传导系统的某一部位组织结构的中断或先天性畸形所致。

# 第一节　窦房传导阻滞

窦房传导阻滞（sinoatrial block），简称窦房阻滞，是指窦房结冲动不能正常通过窦房交界区传出，使窦房传导时间延长或心房及心室发生一次或多次漏搏，甚至窦房结激动完全不能传出。根据阻滞程度，可分为一度、二度和三度窦房传导阻滞。窦房阻滞大多呈暂时性，也可能是病态窦房结综合征的表现之一。若窦房传导阻滞与房室传导阻滞同时出现，则称为双结病变。

## 一、一度窦房传导阻滞

一度窦房传导阻滞是指窦性冲动通过窦房交界区时，仅发生窦房传导时间延长，体表心电图无法明确诊断。有学者认为若同时伴有二度窦房传导阻滞，则可通过梯形图分析，推断一度窦房传导阻滞的存在（图37-1）。单纯性一度窦房阻滞须应用心腔内、食管内体表测定窦房结电位的方法（如窦房结恢复时间的测定），方能明确诊断。

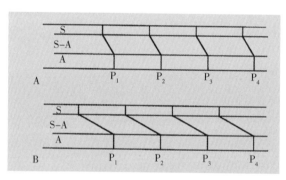

图 37-1　正常窦房传导与单纯的一度窦房传导阻滞
A. 正常窦房传导；B. 一度窦房传导阻滞

图37-2为窦房结电图，SN、A、V、T分别代表窦房结电位、高位右心房除极波、心室除极波、心室复极波。参考线分别画在通过窦房结电位开始变得明显的点到高位右心房除极波起始点，SACT是两根参考线之间的间期。利用间接方法（右房调搏法或经食管心房调搏法）也可以计算出窦房传导时间。目前，从国内外各家报道的结果来看，在有或无窦房结功能障碍的患者，直接

或间接测量 SACT，均具有良好的相关性。

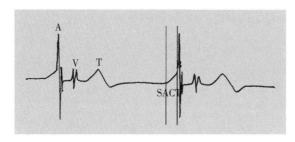

图 37-2　应用窦房结电图测量窦房传导时间

## 二、二度窦房传导阻滞

二度窦房传导阻滞是指窦性冲动有一部分通过窦房交界区，另一部分被阻滞未能通过窦房交界区而出现 P 波脱漏。根据阻滞的程度和特点可分为二度Ⅰ型、二度Ⅱ型、二度Ⅲ型窦房传导阻滞。

### （一）二度Ⅰ型窦房传导阻滞

二度Ⅰ型窦房传导阻滞又称文氏型窦房传导滞，是指窦性冲动在窦房交界区中的传导速度减慢直至最后激动不能传出，而发生心房漏搏的一种现象。心电图特点如下（图 37-3，图 37-4）。

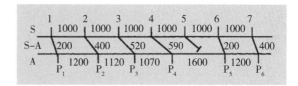

图 37-3　二度Ⅰ型（文氏型）窦房传导阻滞梯形图解

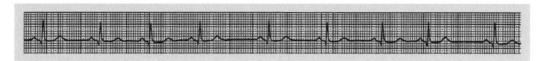

图 37-4　二度Ⅰ型（文氏型）窦房传导阻滞，传导比例 5∶4

1. 窦性 P 波，PR 间期正常。

2. PP 间距逐渐缩短，直至窦性 P 波脱落，而出现一个较长 PP 间距；长 PP 间距前的 PP 间距小于 PP 间距后的 PP 间距；长 PP 间距小于任何 2 个短 PP 间距之和。

3. 各长 PP 间距相等（即等同传导时间）。

4. 上述变化呈周期性。

诊断时应与窦性心律不齐、房性期前收缩未下传相鉴别。

### （二）二度Ⅱ型窦房传导阻滞

二度Ⅱ型窦房传导阻滞又称莫氏型窦房传导阻滞，是指窦性冲动在传入心房时呈间歇性，而无一定规律性的发生心房漏搏。心电图特点如下（图 37-5）。

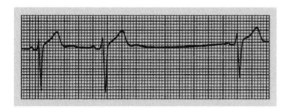

图 37-5　二度Ⅱ型窦房传导阻滞

1. 窦性 P 波，PR 间期正常。

2. 在规则的 PP 间期中，出现一个无 P-QRS-T 波群的长间歇。长 PP 间距等于短 PP 间距的倍数（常为 2 倍或 3 倍）。

3. 可出现房性或交界性逸搏。如为 2∶1 窦房传导阻滞时，其心电图表现与窦性心动过缓相似，但在应用阿托品或运动后，心率常突然增加 1 倍。

### （三）二度Ⅲ型窦房传导阻滞

二度Ⅲ型窦房传导阻滞是指窦房传导时间不定的二度窦房传导阻滞。心电图特点如下。

1. 窦性 P 波，PR 间期正常。

2. PP 间距忽长忽短，长短不一，与呼吸周期无关。

3. 诊断时注意与窦性心律不齐相鉴别。

## 三、三度窦房传导阻滞

三度窦房传导阻滞又称完全性窦房传导阻滞，是指窦性冲动在窦房受阻而不能传入心房。在心电图上无窦性 P 波。难以与窦性静止或窦室传导相鉴别。如试用阿托品后患者出现二度窦房传导阻滞，则应考虑三度窦房传导阻滞的存在。也有学者认为，在长时间 P 波脱落后出现房性逸搏，

有助于三度窦房传导阻滞的诊断，窦性停搏时一般不出现房性逸搏。高血钾时易出现的窦 - 室传导，可结合临床及高血钾心电图变化进行鉴别。

# 第二节　房室传导阻滞

房室传导阻滞（atrioventricular block）是指冲动自心房传至心室的过程中，由于房室交界区不应期病理性延长，致使冲动在房室交界区发生传导延迟，部分被阻断或完全被阻断。根据阻滞程度，分为一、二、三度房室传导阻滞。根据房室传导阻滞持续的时间，分为暂时性和持久性房室传导阻滞。根据阻滞的类型可分为莫氏 I 型（文氏型）、莫氏 II 型及其他类型。根据阻滞的部位可分为高位阻滞和低位阻滞。近年来发现阵发性房室传导阻滞（PAVB）可分为慢心率依赖型（4相性 PAVB）和快心率依赖型（3 相 PAVB）。

Watanabe 和 Dreife 根据 QRS 波时间或心室除极方式，将房室传导阻滞分为 A 型（QRS 波群时间<0.11s，阻滞部位在房室结）和 B 型（QRS 波群时间> 0.12s，阻滞部位在希氏束分支以下）。

## 一、一度房室传导阻滞

一度房室传导阻滞（图 37-6）是指由于房室交界区相对不应期延长而引起房室传导时间延长，但每个冲动均能通过房室交界区到达心室。可分为 3 型。

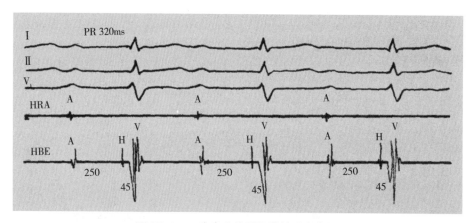

图 37-6　一度房室传导阻滞希氏束电图

I 型（PR 间期延长渐变型或文氏型）：PR 间期延长程度逐渐加重，到一定程度又逐渐减轻，周而复始。

II 型（PR 间期延长固定型）：PR 间期延长固定不变。

III 型（PR 间期延长不固定型）：PR 间期长短不固定，且无一定规律。

心电图改变符合下列条件之一者，即可诊断为一度房室传导阻滞（图 37-7）。

1.PR 间期> 0.20s；PR 间期大于相应心率最

高值（见附录 5）。

2.心率相同的情况下，两次心电图对比，PR 间期延长> 0.04s（PR 间期可在 0.21s 内）。

3.心率较慢时 PR 间期正常，心率增快时（如应用阿托品后）PR 间期反而延长> 0.04s，又称为隐匿性一度房室传导阻滞。为房室交界区相对不应期病理性延长之故。应注意与干扰性 PR 间期延长（如期前收缩后 PR 间期延长等）、左心房大及房内传导延缓所致的 PR 间期延长相鉴别。

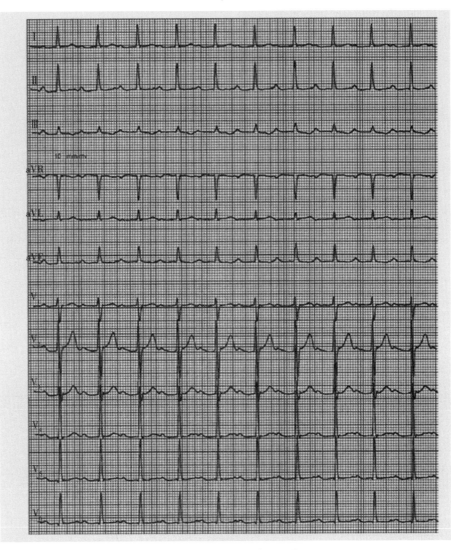

图 37-7　一度房室传导阻滞

## 二、二度房室传导阻滞

二度房室传导阻滞是指房室交界区由于病理性不应期延长，使冲动在房室交界区的传导间歇地受到阻滞（须除外干扰现象），不能传入心室。根据阻滞的程度和特点，可分为二度Ⅰ型、二度Ⅱ型、高度和几乎完全性房室传导阻滞等。

### （一）二度Ⅰ型房室传导阻滞

二度Ⅰ型房室传导阻滞又称文氏型房室传导阻滞，是指房室交界区的传导速度进行性延迟，以致最后冲动不能通过交界区而发生心室漏搏的一种现象。心电图特点如下（图 37-8 ～图 37-10）。

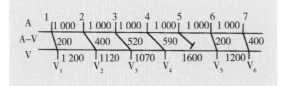

图 37-8　二度Ⅰ型（文氏型）房室传导阻滞梯形图解

1.PR 间期逐渐延长，RP 间期逐渐缩短，直至 P 波后 QRS 波群脱漏，脱漏后的长 RR 间距小于两个短波 RR 间距之和；长 RR 间距前的 RR 间距小于长 RR 间距后的 RR 间距。

2.房室传导比率常为 3∶2、4∶3 或 5∶4 等。

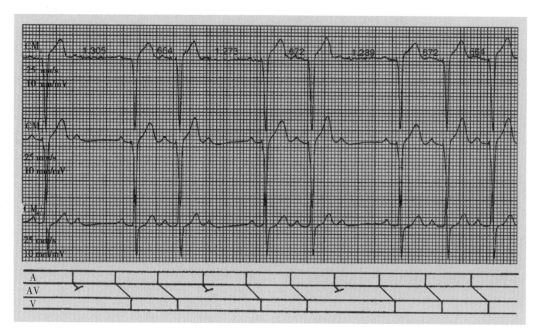

图 37-9　二度Ⅰ型（文氏型）房室传导阻滞，传导比例 4：3

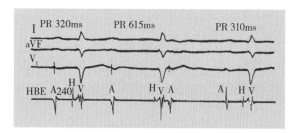

图 37-10　二度Ⅰ型（文氏型）房室传导阻滞希氏束电图

3.上述现象周而复始出现。

### （二）二度Ⅱ型房室传导阻滞

二度Ⅱ型房室传导阻滞是指 PR 间期固定，突然出现 QRS 波群脱漏的房室传导阻滞，又称莫氏型房室传导阻滞。心电图特点如下（图 37-11）。

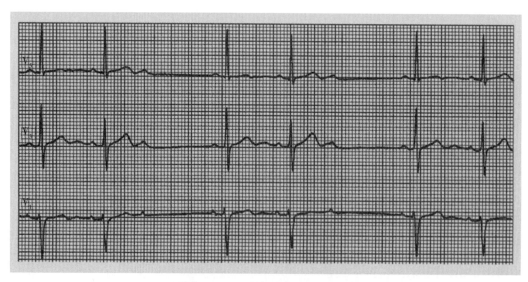

图 37-11　二度Ⅱ型房室传导阻滞

1.PR 间期固定（可正常或延长），在间隔一个或数个 P 波之后突然出现 QRS 波群脱漏，脱漏的长 RR 间距等于 2 个短 RR 间距之和。

2.PP 间距（窦性心律不齐除外）相等。

3.脱漏的长 RR 间距常小于 2 个短 RR 间距之和。

## （三）高度房室传导阻滞

高度房室传导阻滞是指房室传导阻滞的传导比例≥2：1，或 QRS 波群连续脱漏 2 次以上者。高度房室传导阻滞是二度房室传导阻滞中较为严重的一种，仅次于几乎完全性房室传导阻滞，常是发生完全性房室传导阻滞的前奏。心电图特点如下。

1.PR 间期正常或延长（常固定），突然出现 QRS 波群脱漏。

2.PP 间距规整，伴有窦性心律不齐、时相性窦性心律不齐或窦房传导阻滞时，PP 间距可不规整。

3.可有各种房室传导比例，以偶数比例（4：1、6：1、……）多见。

4.长 RR 间距等于 3 个或 3 个以上短 RR 间距之和。

5.异位心律（如心房颤动、心房扑动、房性心动过速等）时，亦可出现高度房室传导阻滞。

## （四）几乎完全性房室传导阻滞

几乎完全性房室传导阻滞是指绝大部分的心房冲动在房室交界区被阻滞，不能下传激动心室，仅偶有 1～2 个心房冲动下传激动心室的房室传导阻滞。心电图特点如下。

1.绝大多数 P 波未能下传心室。

2.偶尔下传的 P 波有固定的 PR 期，QRS 波群提早出现。

3.下传的 P 波可能是完全性房室传导阻滞中的超常期传导，也可能是在房室交界区未被完全阻滞。

## （五）希氏束电图特点

阻滞部位约 80% 在房室结，表现为 AH 间期进行性延长，直到完全被阻滞，而 HV 间期正常（图 37-12）。少数也可见到希氏束内阻滞或希氏束远端阻滞，表现为 HH′ 间期或 HV 间期进行性延长，直到完全被阻滞。

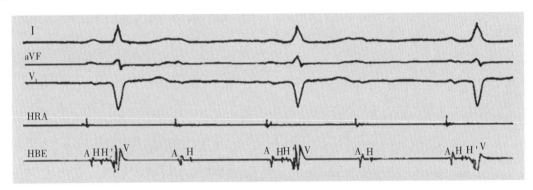

图 37-12 二度 II 型房室传导阻滞希氏束电图

# 三、三度房室传导阻滞

三度房室传导阻滞，又称完全性房室传导阻滞，是指房室交界区的绝对不应期极度延长，房室传导被完全阻断，致使心房的冲动完全不能下传激动心室。此时心房和心室分别由两个起搏点控制，通常是窦房结控制心房，交界区或心室起搏点控制心室，形成完全性房室脱节。根据胸导联 QRS 波群的形态分为两型，即 I 型（右束支传导阻滞型）和 II 型（左束支传导阻滞型）。

## （一）心电图特征

1.P 波与 QRS 波群各自按固有的频率有规律地出现，PP 间距相等，RR 间距相等，P 与 QRS 波群无固定关系（PR 无固定间期）。

2.心室率慢而规整，多为 30～50 次/分。

3.心房率＞心室率（RR 间距＞PP 间距）。

4.QRS 波群形态正常，时间＜0.12s，频率在 40～60 次/分，说明低位起搏点的位置在房室束分叉以上；如 QRS 波群宽大畸形，频率在 30～40 次/分，则说明低位起搏点在房室束分叉以下。

5.心房颤动或心房扑动伴三度房室传导阻滞时，表现为 P 波消失（可见到 f 波或 F 波）、RR 间距相等（图 37-13）。

6. 三度 Ⅰ 型房室传导阻滞表现为 $V_4R \sim V_1$ 导联的 QRS 波群主波向上，呈 rR′、qR 或 rsR′ 型，即右束支传导阻滞型，表明起搏点在左束支；

三度 Ⅱ 型房室传导阻滞表现为 $V_4R \sim V_1$ 导联的 QRS 波群主波向下，呈 rSr、rS 或 QS 型，即左束支传导阻滞型，表明起搏点在右束支。

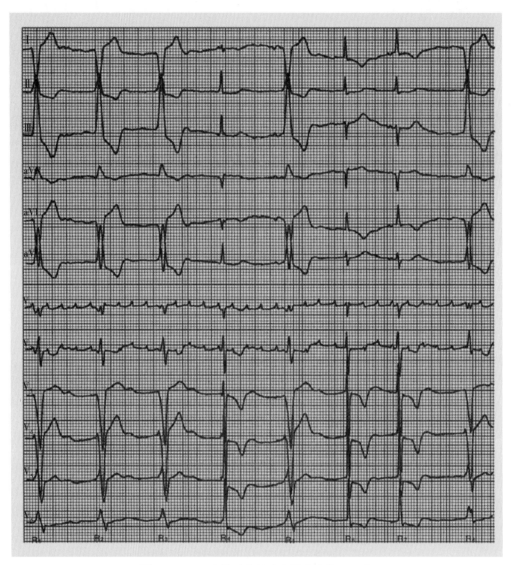

图 37-13　心房扑动合并完全性房室传导阻滞

（二）希氏束心电图特征

阻滞部位可位于房室结、希氏束内或希氏束远端。

1. 房室结内阻滞　较少见，多为先天性疾病所致；急性下壁心肌梗死也可出现一过性完全性房室结内阻滞，希氏束电图示 AH 阻滞，AV 无固定关系，A 波后无 H 波，V 波前有 H 波，HV 间期固定。

2. 希氏束内阻滞　A 波后有 H 波，AH 间期正常且固定，V 波前有 H 波，HH′ 完全阻滞。

3. 希氏束远端阻滞　最常见，A 波后有 H 波，AH 间期固定且正常，但 H 波后无 V 波，HV 完全阻滞（图 37-15）。

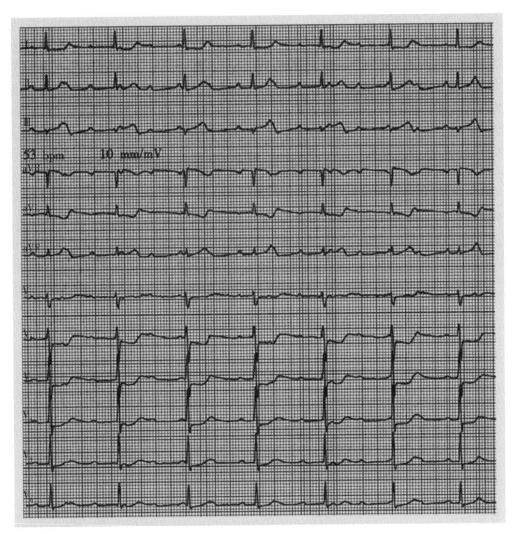

图 37-14　完全性房室传导阻滞

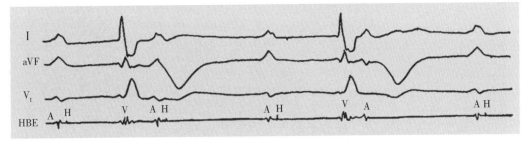

图 37-15　完全性房室传导阻滞希氏束电图

## 四、心房颤动时房室阻滞的分析

心房颤动时 P 波消失，代之以 350 ~ 600 次 / 分不规则的 f 波，无法用上述房室阻滞的诊断标准判断，目前尚无统一标准。但在心房颤动中房室阻滞较窦性心律更为常见。

### （一）生理性二度房室传导阻滞

1. 房颤时心房周期小于房室结生理有效不应期，生理性二度房室阻滞是房室结避免心室过快反应的保护机制。

2. 同时常由于伴隐匿传导（特别是隐匿传导连续出现时）及迷走神经张力影响，可引起长 RR

间期，易误认为二度房室传导阻滞。

#### （二）二度房室传导阻滞

1. 在持续和永久性房颤中二度房室传导阻滞有较高的发生率，并随房颤病程的持续而增加。

2. 对房室传导功能正常的房颤（仅有生理性二度房室传导阻滞），为控制心室率，临床需用药物减慢房室传导，将休息时心室率控制在 60～80 次/分（日常中等体力活动在 90～115 次/分），造成药物性二度房室传导阻滞。特别是最近公布的 AFFIRM 和 RACE 试验结果，使心室率控制更受重视（已列入一线干预对策），而心室率得到满意控制的房颤均已有二度房室传导阻滞。

#### （三）高度和三度房室传导阻滞

无论是病理性还是药物所致的高度或三度房室传导阻滞，均可由于心室率过缓而产生临床症状，严重时可产生晕厥，需及时调整治疗药物或安置心脏起搏器。

#### （四）房室传导功能的分析

在房颤中生理性二度房室传导阻滞是房室结避免过快心室反应的保护机制；控制心室率是治疗的需要，而将心室率控制至理想程度时，均已有二度房室传导阻滞，所以对房颤患者，从临床角度，无必要识别临床治疗需要的二度房室传导阻滞；亦无须与生理性二度房室传导阻滞相鉴别。关键是如何识别需要警惕和治疗的高度和三度房室传导阻滞，对此诊断尚无统一标准，下列几点可供诊断。

1. 心室全部为缓慢室性或交界性逸搏心律，可诊断三度房室传导阻滞。

2. 下列 3 点提示需警惕和治疗的高度房室传导阻滞：①缓慢的室性或交界性逸搏≥心搏总数 50%；②平均心室率≤50 次/分；③平均心室率＜60 次/分，伴 1.5s 长 RR 间期，或伴室性（或交界性）逸搏多次出现，或伴有过缓心律失常临床症状（黑矇、晕厥）者。

临床心电图出现上述表现，应警惕晕厥的发生，及时调整治疗药物或安置心脏起搏器。

### 五、房室传导阻滞与临床联系

迷走神经张力影响：可引起一度和二度 I 型房室传导阻滞，常见于运动员或少数正常人，多发生在夜间或卧位。

房室传导阻滞常见病因：急性心肌梗死、冠状动脉痉挛、病毒性心肌炎、心内膜炎、心肌病、急性风湿热、钙化性主动脉瓣狭窄、心脏肿瘤、先天性心血管病、原发性高血压、心脏手术、电解质紊乱、药物中毒、Lyme 病（螺旋体感染致心肌炎）、Chagas 病（原虫感染致心肌炎）、黏液性水肿等。Lev 病（心脏纤维支架的钙化），Lenegre 病（传导系统本身的原发性硬化变性疾病），可能是成人孤立性慢性心脏传导阻滞最常见的心电图。

一度房室传导阻滞患者通常无症状。二度房室传导阻滞可引起心悸与心搏脱漏。三度房室传导阻滞的症状取决于心室率和伴随病变，症状包括乏力、头晕、晕厥、心绞痛、心力衰竭等，严重者可致猝死。

主要是针对病因进行治疗。对房室传导阻滞本身一度和二度 I 型心室率不慢者，无须特殊治疗；二度 II 型和三度房室传导阻滞，如心室率显著缓慢伴有明显症状或血流动力学障碍者应予起搏治疗。药物治疗：阿托品可提高房室阻滞的心率，适用于阻滞位于房室结者；异丙肾上腺素适用于任何部位的房室传导阻滞，但对急性心肌梗死者慎用（因可能导致严重的室性心律失常），上述药物仅适用于无心脏起搏条件的应急情况。

## 第三节　室内传导阻滞

见第二十一章。

# 第四节 心脏传导阻滞心电图图例分析

扩展学习：请扫描下方二维码，继续学习心脏传导阻滞心电图图例分析。

## 小结

心脏传导阻滞是指心脏冲动传导的延迟或阻滞。根据阻滞的部位可分为窦房传导阻滞、房内传导阻滞、房室传导阻滞、室内传导阻滞4类。根据阻滞的程度可分为一度、二度和三度传导阻滞。

窦房传导阻滞指窦房结冲动不能正常通过窦房交界区传出，使窦房传导时间延长或心房及心室发生一次或多次漏搏，甚至窦房结激动完全不能传出。分为一度、二度和三度窦房传导阻滞。一度窦房传导阻滞仅发生窦房传导时间延长，体表心电图无法明确诊断。二度窦房传导阻滞分为二度Ⅰ型、二度Ⅱ型、二度Ⅲ型窦房传导阻滞。二度Ⅰ型窦房传导阻滞心电图特点为：PP间距逐渐缩短，直至窦性P波脱落，而出现一个较长PP间距；长PP间距前的PP间距小于PP间距后的PP间距；长PP间距小于任何2个短PP间距之和；二度Ⅱ型窦房传导阻滞是指窦性冲动在传入心房时呈间歇性，而无一定规律性的发生心房漏搏。心电图特点为：在规则的PP间期中，出现一个无P-QRS-T波群的长间歇。长PP间距等于短PP间距的倍数（常为2倍或3倍）；可出现房性或交界性逸搏。二度Ⅲ型窦房传导阻滞心电图特点为：PP间距忽长忽短，长短不一，与呼吸周期无关。三度窦房传导阻滞在心电图上无窦性P波。难与窦性静止或窦室传导相鉴别。

房室传导阻滞是指冲动自心房传至心室的过程中，由于房室交界区不应期病理性延长，导致冲动在房室交界区发生传导延迟，部分被阻断或

完全被阻断。根据阻滞程度，分为一、二、三度房室传导阻滞。

一度房室传导阻滞是指由于房室交界区相对不应期延长而引起房室传导时间延长，但每个冲动均能通过房室交界区到达心室。可分为Ⅰ、Ⅱ、Ⅲ三型。心电图表现为PR间期延长。

二度房室传导阻滞是指房室交界区由于病理性不应期延长，冲动在房室交界区的传导间歇地受到阻滞，不能传入心室。根据阻滞的程度和特点，可分为二度Ⅰ型、二度Ⅱ型、二度Ⅲ型、高度和几乎完全性房室传导阻滞。二度Ⅰ型房室传导阻滞又称文氏型房室传导阻滞，心电图特点为：PR间期逐渐延长，RP间期逐渐缩短，直至P波后QRS波群脱漏，脱漏后的长RR间距小于2个短RR间距之和；长RR间距前的RR间距小于长RR间距后的RR间距。二度Ⅱ型房室传导阻滞是指PR间期固定，突然出现QRS波群脱漏的房室传导阻滞，又称莫氏型房室传导阻滞。

高度房室传导阻滞是指房室传导阻滞的传导比例≥2∶1，或QRS波群连续脱漏2次以上者。

几乎完全性房室传导阻滞是指绝大部分的心房冲动在房室交界区被阻滞，不能下传激动心室，仅偶有1～2个心房冲动下传动激心室的房室传导阻滞。

三度房室传导阻滞，又称完全性房室传导阻滞，是指房室交界区的绝对不应期极度延长，房室传导完全被阻断，致使心房的冲动完全不能下传激动心室。

心房颤动时由于伴隐匿传导和心房周期小于房室结生理有效不应期，可以出现生理性二度房室传导阻滞。病理性或药物性的二度房室传导阻滞是存在的。从临床角度，无必要识别临床治疗需要的二度房室阻滞；也无须与生理性二度房室阻滞相鉴别。关键是如何识别需要警惕和治疗的高度和三度房室阻滞，下列3点提示需警惕和治疗的高度房室阻滞：①缓慢的室性或交界性逸搏≥心搏总数50%；②平均心室率≤50次/分；③平均心室率＜60次/分，伴1.5s长RR间期，

或伴室性（或交界性）逸搏多次出现，或伴有过缓心律失常临床症状（黑矇、晕厥）者。房室传导阻滞主要是针对病因进行治疗。二度Ⅱ型和三度房室传导阻滞如心室率显著缓慢伴有明显症状或血流动力学障碍应给予起搏治疗。

室内传导阻滞见第二十一章。

附1　本章的学习重点

1.掌握传导阻滞的概念和分类。

2.掌握二度窦房传导阻滞、三度窦房传导阻滞的心电图特点及电生理机制。

3.掌握一度、二度及三度房室传导阻滞的心电图特点。

4.掌握传导阻滞与临床的联系。

附2　请扫二维码扩展学习

# 第四部分

# 动态心电图、运动心电图、食管心电图、起搏心电图、心脏电生理检查和电生理心电图

**在这一部分你将学习:**

1. 动态心电图的检查方法、正常值、临床应用、分析与报告和动态心电图仪器方面的有关知识。

2. 心电图平板运动试验的方法、适应证、临床应用、心肌梗死后心电图负荷试验、蹬车运动试验和心电图药物负荷试验,如潘生丁试验、心得安试验、肾上腺素试验、ATP心电图试验、阿托品试验等。

3. 食管导联心电图及经食管电生理检查。

4. 人工心脏起搏器类型及特点、起搏心电图分析方法、各种类型起搏器的心电图、起搏功能异常心电图、感知异常心电图、与起搏器有关的心律失常和心脏起搏治疗的并发症和起搏系统故障。

5. 心脏电生理检查和电生理心电图,如心内电生理检查方法、窦房结电图、希氏束电图、单相动作电位和心脏刺激术。

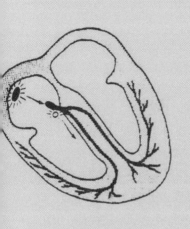

# 第三十八章

# 动态心电图

动态心电图（dynamic electrocardiogram，DCE）是通过动态心电图仪在患者日常生活状态下连续24h或更长时间记录其心电活动的全过程，并借助计算机进行分析处理，以发现在常规体表心电图检查时不易发现的心律失常和心肌缺血等，为临床诊断、治疗及判断疗效提供重要的客观依据。动态心电图分析仪首先由美国理学博士 Norman J. Holter 于1957年提出设想，1959年创建，1961年投入临床使用，又称 Holter 监测（Holter monitoring）。经过50年的不断发展，已由单导、双导发展到12导联、18导联动态心电图，可以一次连续记录24h或更长时间的心电信息。特别是12通道动态心电图在临床上显示了巨大的优越性，成为诊断心肌缺血和心律失常、分析起搏心电图高效、实用、准确、无创、可重复性的临床重要检查方法。动态心电图的分析技术也取得了显著的进展，其中主要包括栅状图（动态瞬时变化 RR 间期趋势图）、趋势图（主要包括心率趋势图、RR 间期趋势图、ST 段趋势图、室上性心律和室性心律异常事件趋势图等）、全览图、心搏模板、直方图、散点图、心房颤动总负荷、心肌缺血总负荷、起搏分析、窦性心律振荡、T 波电交替及心率变异分析等。

## 第一节　动态心电图仪器

30多年来，动态心电图仪虽然不断进行更新，型号繁多，特点各异，但基本上可分为记录系统与回放分析系统两部分。

### 一、记录系统

动态心电图记录系统包括记录器、体表电极、导联线和记录电缆。

#### （一）记录器（recorder）

记录器是给患者佩戴的心电图记录仪。

1. 磁带盒式记录器　优点是容量大、资料可做长期保存、有利于建立数据库，缺点是故障发生率高。

2. 固态盒式记录器　优点是处理速度快，缺点是容量小，采取压缩技术打印出来的图形失真。

3. 其他类型的记录器　有硬盘式、光卡式或电子芯片等，有与固态盒式记录器相同的优缺点，一般一台仪器配有2～10个记录器。

目前多采用的是电子芯片或存储卡存储，存储容量可超过2G，记录器的采样点也发展到1000Hz/s，有单独的起搏通道。外形也日趋美观、体积小、重量轻，方便佩戴（图38-1）。

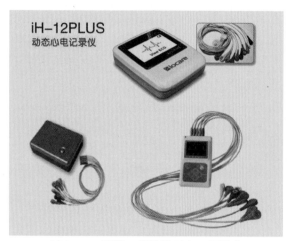

图 38-1 康泰、邦健的 Holter 记录盒

## （二）导联系统

动态心电图最初只有 1 个导联，1976 年发展到 2 个导联，进入 20 世纪 80 年代以来又进展到 3 个导联。20 世纪 90 年代末 12 导联同步动态心电图问世，是目前理想的记录方法。常用的导联体系简介如下。

1.2 导联动态心电图 导联电极的安放位置如下。

（1）（CM$_5$ + CM$_1$ 导联）：CM$_5$ 正极置于相当于 V$_5$ 导联位置上，CM$_5$ 负极置于胸骨右缘第 2 肋间。CM$_5$ 是常用的首先分析通道。对心肌缺血的检出率较其他导联高，QRS 波群主波向上，便于分析，QRS 波群振幅较大，波形相对稳定，可比性强。前壁心肌梗死、C 型预激综合征、重度右心室肥厚者，CM$_5$ 导联不宜作为首选导联。CM$_1$ 正极置于相当于 V$_1$ 导联位置上，CM$_1$ 负极置于胸骨左缘第 2 肋间。记录下来的心电图形与 V$_1$ 导联基本相似。CM$_1$ 导联显示 P 波较为清晰，对室性期前收缩与室上性期前收缩伴室内差异性传导的鉴别诊断和左、右束支传导阻滞的定位诊断等较为常用。但该导联 QRS 波群振幅较小，一般不作为首选分析通道。

（2）CM$_5$+CMF 导联：CMF 导联相当于 aVF 导联，正极置于左下腹部，负极置于胸骨柄上端，记录下来的心电图波形与 aVF 导联大致相似。右冠状动脉病变常用 CMF 导联。

2.3 导联动态心电图 即 CM$_5$+CM$_3$+CM$_1$ 导联。CM$_3$ 正极置于 V$_3$ 导联的位置上，负极置于胸骨柄上端，记录出来的波形与 V$_3$ 导联相似，用于监测前壁心肌缺血。

3.12 导联同步记录动态心电图 采用 10 个电极，安放位置依次为右肩（RA）、左肩（LA）、右下腹（RL）、左下腹（LL），构成 6 个肢导联。6 个胸导联安放位置同常规心电图（图 38-2）。

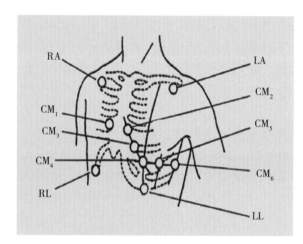

图 38-2 12 导联同步记录动态心电图电极安放位置

## 二、动态心电图回放分析系统

回放分析系统由计算机系统和分析软件组成。能对记录仪记录到的 24h 或更长时间的心电信号进行回放和分析，并可通过人机对话进行编辑、修改、判断；可长时间存储报告；最后打印出报告，由心电图医师做出诊断。

# 第二节 动态心电图人员的基本要求

## 一、心电技术人员的基本要求

1. 具有心电图医师职称或心电图技师职称。

2. 大专及以上学历。从事常规心电图工作 5 年以上。

3. 具备良好的医德医风和职业素质；服务意

识强，热爱心电图技术工作。

4.有吃苦耐劳的精神，工作认真负责、细致，一丝不苟；慎独、品质优秀、积极向上、努力学习业务技术，不断更新知识。有创新精神。

5.业务技术要求：

（1）能熟练操作计算机。

（2）有常规心电图或心电监护工作经验。

（3）掌握心血管解剖、生理、电生理、心血管疾病和心电图系统知识。

（4）熟练掌握复杂心律失常分析方法，熟练掌握起搏器心电图诊断。

## 二、心电诊断医师的基本要求

1.全日制大专及以上学历，临床医学专业。

2.具有执业医师资格证书，执业范围为内科并长期从事心血管内科诊疗工作主治医师以上职称。

3.具备良好的医德医风和职业素质；服务意识强，有吃苦耐劳的精神，工作认真负责、细致，一丝不苟；慎独、品质优秀、积极向上、努力学习业务技术，不断更新知识。有创新精神。

4.有综合性医院 5 年以上心电图常规检查及诊断的工作经验。

5.业务技术要求：

（1）能熟练操作计算机；熟练掌握心电图、动态心电图接收、处理等操作程序。

（2）系统掌握心血管病学、心电学系统的基本理论、知识和技能。

（3）熟练完成复杂、疑难异常心电图的检查、识别、分析诊断、回复工作。能完成技师出具的动态心电图报告的审核签字。

（4）熟练掌握复杂心律失常分析并且能绘制梯形图解释各类心律失常，熟练掌握起搏器心电图分析。

（5）努力学习动态心电学领域新理论、新技术。

# 第三节　动态心电图记录仪佩戴方法及注意事项

## 一、动态心电图记录仪的佩戴方法

1.提前预约。为保证检查质量，防止电极脱落，嘱患者检查前一日洗浴，检查时穿宽松、舒适的衣服；通知预约检查的住院患者携带病历，门诊患者携带本人有效身份证明，并留下联系电话备查。

2.了解患者的病史、体检及其他辅助检查结果、用药情况等，并记录之。

3.患者佩戴动态心电图检查前，先记录一份常规 12 导联心电图，供分析动态心电图时参考。

4.皮肤准备：患者取卧位或坐位，解开上衣，暴露胸部，确定电极安放位置。胸毛多者应剃除。然后用 75% 乙醇涂擦电极安放位置皮肤表面，待干燥后以小砂片轻磨皮面。然后安放电极。

5.电极安放位置见图 38-2。

6.连接记录器，安放电池，开机消除原有资料，开始记录。

7.记录时间可以 24h，也可根据设备情况做更长时间的记录。

8.交代患者日志的记录要求及佩戴记录仪时的注意事项。

## 二、动态心电图记录过程中的注意事项

1.在检查期间不要做 X 线、CT、磁共振、B超、脑电图、肌电图等影响动态心电图监测结果的各项检查；应远离强力电源和磁场，不宜接听手机，不听收音机，不骑摩托车，坐汽车时远离发动机、不用微波炉、电磁炉等，以免干扰心电信号，影响分析结果；检查期间避免雨、水等液体进入记录仪内而影响检查；避免不安全因素，严防磕、碰损害记录仪；严禁自行打开记录盒、随意移动电极及导联线。佩戴记录仪期间若发现

异常，须来院由医护人员处理。

2.佩戴动态心电图记录仪后，日常起居应与平时一样，可进行日常各项活动，如上班、散步、做简单家务等，不必刻意休息少动。受检者可根据病情和检查目的做相应活动，如住院患者可慢走、快慢交替走、上下楼梯，但要避免做扩胸运动、举重等剧烈的体育运动，以防止心电图波形失真、干扰过多或大量出汗引起电极片脱落等影响诊断分析。怀疑心绞痛者可有意选择可能诱发疾病发作的较为剧烈的运动，以便观察运动量与心肌缺血、心律失常的关系，为分析诊断参考。但病情严重者应遵照医嘱，不要贸然加大运动量。

## 三、佩戴动态心电图记录仪时的注意事项

1.宜动不宜静　佩戴记录仪后，日常起居应与佩戴前一样，应做适量运动，但不是运动越剧烈越好，特别是要避免双上肢的剧烈运动，以减少各种肌电干扰和伪差。根据病情和检查目的，住院患者可慢步、上下楼等；怀疑心绞痛者则可选择可能诱发疾病发作的较为剧烈的运动，以便观察运动量与心肌缺血、心律失常的关系，供医师诊断参考。不过病情严重者应遵循医嘱。

2.皮肤宜干燥不宜潮湿　在检查前一日洗澡并保持皮肤清洁干燥，电极贴在前胸皮肤上经导线与记录仪相连，如果皮肤湿漉漉的，电极与皮肤的接触就不好，甚至造成电极脱落，受检者只得重做。临床上常见有些受检者运动得大汗淋漓，结果不是部分电极脱落就是心电图干扰波太多而无法分析。

3.宜记日记　将24h内身体不适和运动时间详细登记，就可找出此时间段的心电图变化，为医师的诊治提供可靠依据。

## 四、取动态心电图记录仪时的注意事项

1.取记录仪应注意先取下电池，然后取下电极。

2.将记录仪内记录的心电信息回放到动态心电图回放分析系统进行分析、判断、编辑、修改。然后打印出报告（详见本章第五节和第七节）。

# 第四节　动态心电图检查的适应证

动态心电图的主要功能有心律失常分析、心肌缺血分析、起搏心电图分析。附加功能有心率变异性分析、窦性心律震荡检查、呼吸睡眠监测、T波电交替、QT间期离散度分析等。

## 一、心律失常

心房颤动、室性期前收缩、房性期前收缩、室性心动过速、阵发性室上性心动过速等快速性心律失常，严重程度的评估；房室传导阻滞、各种起搏点逸搏心律等缓慢性心律失常，危险程度的评估等。

### （一）有心律失常相关症状

1.Ⅰ类

（1）发生无法解释的晕厥、先兆晕厥或原因不明头晕的患者。

（2）反复发生无法解释心悸的患者。

2.Ⅱb类

（1）发生不能用其他原因解释的气短、胸痛或乏力的患者。

（2）怀疑一过性心房颤动或心房扑动时发生神经系统事件的患者。

（3）患者出现晕厥、先兆晕厥、头晕或心悸等症状，已鉴别出其原因并非心律失常，但治疗这种病因后症状仍持续存在者。

3.Ⅲ类

（1）患者有晕厥、先兆晕厥、头晕或心悸等症状，通过病史、体格检查或实验室检查（其他检查）已经确定病因。

（2）患者发生脑血管意外，无心律失常发生的其他证据。

## （二）无症状的心律失常

在无症状心律失常患者中，用动态心电图检测心律失常评估未来心脏事件发生风险的适应证。

1. Ⅰ类　无。

2. Ⅱb类　心力衰竭及高血压心脏病。

（1）心肌梗死后左心室功能不全的患者（EF ≤ 40%）。

（2）充血性心力衰竭患者。

（3）特发性肥厚型心肌病患者。

3. Ⅲ类

（1）持续心肌挫伤患者。

（2）高血压伴左心室肥厚患者。

（3）心肌梗死后左心室功能正常患者。

（4）非心脏手术患者进行术前心律失常评估。

（5）睡眠呼吸暂停患者。

（6）瓣膜性心脏病患者。

## （三）在无症状心律失常患者中，测定心率变异性评估未来心脏事件发生危险的适应证

1. Ⅰ类　无。

2. Ⅱb类

（1）心肌梗死后左心室功能不全患者。

（2）充血性心力衰竭患者。

（3）特发性肥厚型心肌病患者。

3. Ⅲ类

（1）心肌梗死后左心室功能正常患者。

（2）糖尿病患者评估糖尿病神经病变。

（3）存在可能干扰心率变异性分析的心律失常（如心房颤动）的患者。

## （四）评估抗心律失常治疗的效果

1. Ⅰ类　评估个体对抗心律失常药物的反应，其心律失常的基础频率特点是可重复，并且频发程度足以进行分析。

2. Ⅱa类　高危患者中检测抗心律失常治疗的致心律失常作用。

3. Ⅱb类

（1）评价心房颤动患者心室率的控制情况。

（2）门诊判定治疗期间反复发生的有症状或无症状的非持续性心律失常。

4. Ⅲ类　无。

# 二、心肌缺血

1. Ⅰ类　各种原因引起的胸痛、胸闷症状的患者。

2. Ⅱa类　怀疑变异型心绞痛。

3. Ⅱb类

（1）评估不能运动的胸痛患者。

（2）不能运动的血管外科患者进行术前评估。

（3）已知冠状动脉疾病（CAD）和不典型胸痛综合征患者。

4. Ⅲ类

（1）能运动的胸痛患者进行初次评估。

（2）无症状患者进行常规检查。

# 三、起搏器和ICD功能随访

## （一）Ⅰ类

1. 通过评价频繁发生的心悸、晕厥或先兆晕厥等症状来评估医疗器具的功能，以除外肌电抑制和起搏器诱导的心动过速，并且帮助改进参数设定（如频率适应和自动模式转换等）。

2. 在医疗器具问询未能确定诊断时评估可疑的部件失灵或功能障碍。

3. 评估频繁接受ICD治疗的患者对辅助药物治疗的反应。

## （二）Ⅱb类

1. 作为对连续遥测的替代或辅助方法，评估起搏器或ICD置入后即刻的术后起搏器功能。

2. 评估置入除颤器患者室上性心动过速发作时的心率。

## （三）Ⅲ类

1. 通过医疗器具问询、心电图或其他有用数据（如X线胸片等）足以确定潜在的原因/诊断时，评估ICD或起搏器功能障碍。

2. 对无症状患者进行常规随访。

## 四、儿科患者

### 1. Ⅰ 类

（1）发生晕厥、先兆晕厥或头晕的已知心脏疾病患者，以前证实为心律失常或为起搏器依赖者。

（2）其他方法不能确诊的与劳累相关的晕厥或先兆晕厥。

（3）评估肥厚型或扩张型心肌病患者。

（4）评估可能的或已证实的长 Q-T 综合征。

（5）先天性心脏病术后遗留明显血流动力学异常并发生心悸的患者。

（6）评估快速身体发育期抗心律失常药物的效果。

（7）未置入起搏器的、无症状的先天性完全房室传导阻滞。

### 2. Ⅱ a 类

（1）无合理解释的和无明显心脏病临床证据的晕厥、先兆晕厥或持续心悸。

（2）开始抗心律失常治疗后，特别是有显著致心律失常作用的药物治疗后评估心律。

（3）在与心脏手术或导管消融相关的一过性房室阻滞发生后评估心律。

（4）评估有症状患者的频率反应或生理起搏功能。

### 3. Ⅱ b 类

（1）评估先天性心脏病术后无症状患者，特别是遗留明显血流动力学异常或术后迟发心律失常发生率较高的患者。

（2）评估以前发作过心动过速的小儿（＜3岁）以确定先前未知的心律失常是否复发。

（3）评估可疑持续房性心动过速患者。

（4）心电图或运动试验可见复杂室性期前收缩的患者。

### 4. Ⅲ 类

（1）发生非心源性晕厥、先兆晕厥或头晕。

（2）无心脏病临床证据的胸痛。

（3）为遴选运动员，常规评估无症状的个体。

（4）无心脏病者发生短暂心悸。

（5）无症状的预激综合征。

## 五、其他

可用于医学科学研究和流行病学调查，如正常人心率的生理变动范围，宇航员、潜水员、驾驶员心脏功能的研究等。

# 第五节　动态心电图编辑、分析与诊断

## 一、ST-T 动态心电图分析诊断

ST 段改变表现为下降、抬高、延长或缩短。T 波改变表现为直立、高耸、低平、切迹、平坦、双向或倒置。判定 ST-T 改变的临床意义时，必须密切结合临床资料，方能做出正确的结论。

### （一）ST 段下降

ST 段下降可为一过性、暂时性或持久性，下降的程度可时轻时重，可以伴有症状，也可无症状。

1.缺血型 ST 段下降：在心肌缺血损伤区域的导联上，ST 段呈水平型、下斜型或低垂型下降大于或等于 0.10mV，QX/QT 大于或等于 50%，QRS-T 夹角大于或等于 90°（图 38-3）。ST 段原为抬高者，心绞痛发作时可以回至基线，或出现伪性改善，即原有 ST 段下降，心绞痛发作时 ST 段回至基线，其机制可能是对侧心肌缺血引起的 ST 向量发生相互抵消的缘故。在慢性冠状动脉供血不足基础上发生的心绞痛，ST 段可在原有下降的基础上再次明显下降。少数冠心病患者，心绞痛发作时无 ST-T 改变，其原因是：①心肌缺血的程度较轻；②缺血的范围较小；当动态心电图出现以下心电图表现者，提示心肌缺血的存在。

（1）出现一过性缺血型 T 波改变：心内膜下心肌缺血时，T 波高耸直立，基底部变窄，两肢对称，波顶变尖；心外膜下心肌缺血出现倒置的冠　　　状 T 波；穿壁性心肌缺血 T 波倒置进一步增深。

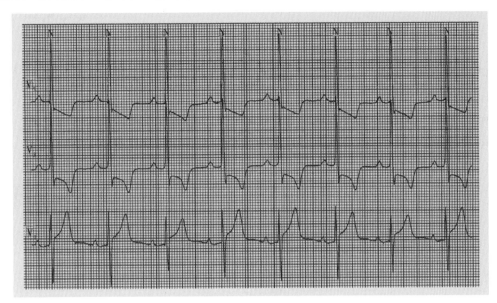

图 38-3　心绞痛发作时

ST 段呈缺血型下降伴 T 波倒置

（2）出现一过性 QT 间期延长。

（3）出现一过性 U 波倒置。

（4）出现一过性心律失常，以室性期前收缩多见，其次有房性期前收缩、房性心动过速、心房颤动、房室传导阻滞、束支传导阻滞、室性心动过速等。

2.T 波改变：T 波低平、平坦、双向或倒置。

3.QT/QTC 间期延长。

4.持续性 U 波倒置。

### （二）ST 段抬高

变异型心绞痛系病变部位的血管发生痉挛，导致血管几乎闭塞或完全阻塞，引起透壁性心肌损伤，而发生损伤型 ST 段抬高。冠状动脉造影显示某一支冠状动脉狭窄。变异型心绞痛持续时间长者，可发展为急性心肌梗死（图 38-4）。

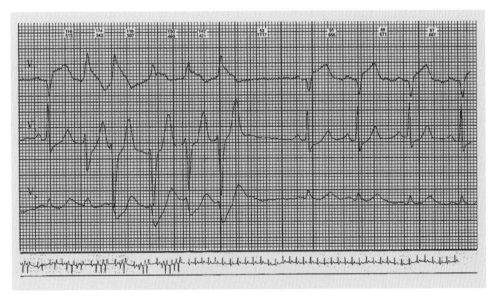

图 38-4　变异型心绞痛发作时

前壁导联 ST 段抬高，出现短阵室性心动过速

### （三）ST 段延长

ST 段平坦延长见于低钙血症、冠心病、心肌梗死、原发性 QT 间期延长、脑血管意外等。

### （四）ST 段缩短

见于高钙血症、心电机械分离等。

### （五）心肌缺血总负荷

心肌缺血总负荷在 1986 年由 Cohn 最早提出，它是反映心肌缺血的一个量化指标。心肌缺血总负荷 =ST 段下移幅度 × 发作阵数 × 持续时间。心肌缺血总负荷的概念对判断预后及指导治疗具有重要意义。一些研究证实，心肌缺血总负荷 >60mm·min 者，预后较好；心肌缺血总负荷 <60mm·min 者，预后较差。

### （六）动态心电图诊断心肌缺血时应注意的问题

1. 目前动态心电图诊断心肌缺血的标准多数学者仍沿用 Deanfield 医生提出的"三个一"标准，即以等电位线的基线为标准 ST 段呈水平或下斜型下移 ≥ 0.1mV，下移持续时间 ≥ 1min，2 次心肌缺血发作的时间间隔 ≥ 1min，如果原来已存在 ST 段下移，则要在 ST 段下移的基础上，ST 段呈水平型或下斜型再降低 ≥ 0.1mV。

2. ST 段的测量点通常以 J 点后 80ms 为准。同时，应当注意心率对 ST 段改变的影响。当心率超过 120 次 / 分时，ST 段下移的测量点应调整为 J 点后 50ms。为了消除心率对 ST 段改变评估的干扰，可以使用 ST 段改变与心率的比值（ST/HR）进行判断。当 ST/HR 比值达到或超过 1.2 微伏 /（次·分）时，认为存在异常（ST 段的单位为微伏，且 1mm 在心电图上等于 100 微伏）。

3. 注意与标准的 12 导联心电图相比，动态心电图检测与常规心电图有以下 3 点不同。

（1）记录动态心电图的体位不是静态的仰卧位，而是日常生活的各种体位和姿势。

（2）记录时的电极位置不是 12 导联心电图的位置。

（3）记录仪频响范围明显不同，标准心电图机频响为 0.05 ~ 150Hz，而动态心电图记录的频响为 0.05 ~ 60Hz。

（4）动态心电图的很多技术问题影响 ST 段偏移诊断的准确性，不同年代、不同厂家、不同软件的动态心电图记录仪对 ST 段偏移的检出有极大的影响。

## 二、心律失常的编辑

动态心电图的模板中往往有许多形态相近的多种类型的心律失常掺杂在一起，需要心电图工作者认真细致地分析、判断，然后再做分类编辑。

### （一）室性期前收缩

心电工程师对室性期前收缩的定义为：提早的 QRS 波群面积比窦性 QRS 波群面积大于或等于 10%。这种算法存在着不少问题，例如提早的 QRS 波群不一定都是期前收缩，比窦性 QRS 面积大于或等于 10% 的未必就是室性期前收缩。因此，在室性期前收缩模板中经常混杂有其他类型的心律失常。

1. 识别室性期前收缩的要点。

（1）提早的 QRS 波群之前无 P 波。

（2）QRS 波群时间在 0.12s 以上。

（3）有完全性代偿间歇。

（4）束支性室性期前收缩呈对侧束支传导阻滞图形，分支性室性期前收缩呈现右束支传导阻滞加对侧分支阻滞图形。室间隔室性期前收缩的 QRS 波群时间 < 0.12s。单源室性期前收缩在同一导联上波形相同，在不同时间里可以略有振幅的变化，多源性室性期前收缩 QRS 波群形态呈现几种固定的图形（不包括室性融合波）。目前的技术还不能把同一种类型的室性期前收缩归在一个模板中，而同一种室性期前收缩可散布在几个模板中。只要模板的容量够大，不一定是模板数目越多越好，一般情况下有 6 ~ 8 个模板即可。

2. 房性期前收缩伴时相性室内差异性传导：在室性期前收缩模板中常会有房性期前收缩伴时相性室内差异性传导。其特征如下。

（1）提早的畸形的 QRS 波群之前有提早的房性 P 波。

（2）PR 间期 ≥ 0.12s。

（3）下传 QRS 波群多呈一侧束支及其分支传导阻滞图形。

（4）有不完全代偿间期。

在确认为房性期前收缩之后，应将其归类于房性期前收缩。

3. 夺获心搏伴室内差异性传导：房室分离中的夺获心搏伴室内差异性传导也会出现在室性期前收缩模板中，诊断要点如下。

（1）夺获心搏是提早发生的。

（2）其前有相关的心房波。

（3）有不完全性代偿间歇。

4. 反复搏动伴室内差异性传导：反复搏动常由期前收缩引发，折返部位在房室结内，沿快径路下传者，RP′ > P′R，循慢径路下传者，RP′ < P′R。

5. 其他：在室性期前收缩模板中还会出现房室结双径路伴偶发或频发同步房室传导（即 1 个窦性 P 波后面紧随 2 个窦性 QRS 波群），交界性期前收缩伴室内差异性传导等。

6. 干扰与各种伪差可酷似室性期前收缩，应将其彻底去除。

一般来说单一的室性期前收缩不伴有其他心律失常，记录品质又好者，只要动态心电图仪器的分析能力强，就可在很短的时间内将室性期前收缩模板编辑完毕。但遇到复杂心律失常，则需要数十分钟或数小时才能完成。

## （二）室上性期前收缩

在室上性期前收缩模板中，房性期前收缩占 90% 以上，交界性期前收缩占 5% 左右，窦性期前收缩和窦房交界性期前收缩更少见。

## （三）室上性心动过速

对室上性心动过速的编辑要求做到以下几点。

1. 打印心动过速有头有尾。

2. 发生的阵数及时间分布。

3. 有无缺血型 ST-T 改变。

4. 对室上性心动过速进行分类。

室上性心动过速可进一步区分为自律性窦性心动过速、窦房结内折返性心动过速、窦房交界区折返性心动过速、自律性房性心动过速、房内折返性心动过速、自律性交界性心动过速、前传

型房室反复性心动过速、慢快型房室结内折返性心动过速、快慢型房室结内折返性心动过速、房室传导性心动过速等。

在室上性心动过速模板中还可能有阵发性心房扑动、心房颤动及频率快速的干扰伪差等。

## （四）室性心动过速

室性心动过速的检出率为 2.6% ~ 7%。单形性室性心动过速占 70% ~ 80%，其余为多形性室性心动过速、多源性室性心动过速、扭转型室性心动过速及双向性心动过速。每阵室性心动过速多由 3 ~ 10 个 QRS 波群构成，心室率 ≥ 100 次 / 分。持续 10s 以上，频率 > 180 次 / 分的室性心动过速可引起明显的症状，甚至发生晕厥。对室性心动过速的编辑应注意打印出室性心动过速的总阵数，每一次持续的时间及频率最快，持续时间最长的室性心动过速阵数。

## （五）停搏

对于心率较慢的患者，应将停搏的定义设计为大于 2.5s。心率较快者，可设定为 2.0s 以上。动态心电图检出的停搏可以是以下现象：①期前收缩的代偿间歇；②心动过速、心房扑动或心房颤动终止后的长间歇；③窦房传导阻滞；④窦性停搏；⑤房室传导阻滞；⑥高度双支及三支传导阻滞；⑦心室停搏；⑧全心停搏；⑨ QRS 波群振幅太小，仪器未能识别；⑩导联线脱落，或噪声大，仪器未做判断等。

## （六）其他模板的编辑

在 ST 段抬高的病例中，只有损伤型 ST 段抬高才有重要临床意义，应标出 ST 段抬高的程度及持续的总时间。

编辑完一份动态心电图资料以后，应及时打印出报告。如果有严重心律失常和 ST 段改变，应立即通知主治医师，并于当日发出报告。

目前，心电散点图、瀑布图、直方图、钱钉图、矩阵心电图（ECM）、三维心电图（3DECG）等编辑方法已编入动态心电图分析软件，大大提高了分析、编辑速度和准确性。

## 三、起搏心电图分析

起搏心电图的分析是评价起搏系统工作的一个重要而有效的工具，而起搏器功能的增强使得起搏心电图变得非常复杂。通过动态心电图（DCG）分析，了解起搏器起搏、感知功能及起搏器特殊功能，判断与起搏器有关的各种心律失常，为通过体外程控仪调整起搏器技术参数提供参考依据。

在分析起搏动态心电图时应注意以下几点。

1. 由于动态心电图的频响范围及较低的采样频率，对起搏器刺激信号的记录较差，常需要至少有一个通道有很高的采样频率作为起搏通道以识别起搏信号。

2. 分析起搏动态心电图时最主要的是评价起搏器的起搏及感知两个最基本的功能。这要求我们首先要有起搏心电图的知识，同时也要了解不同起搏器具有的不同功能，做好与临床的有效沟通对分析起搏动态心电图也有很大的帮助。

3. 在分析起搏动态心电图时需要注意：①起搏器的工作方式；②起搏器工作的基本参数；③起搏器的一些特殊参数，如模式转换心房率、最大传感器驱动频率等；④起搏器置入时间等。

4. 对起搏器一些特殊功能应当了解，如阈值管理功能、自动夺获功能、频率平滑功能、频率骤降反应、AV 间期搜索功能、模式转换等。

5. 起搏器引起的心律失常也是需要注意的问题，最常见的是起搏器引起的室性期前收缩，起搏器介导的心动过速常可引起患者明显的不适，分析 Holter 时要注意患者的日记情况，及时发现起搏器介导的心动过速可以为临床医师程控起搏器提供必要的依据。

## 四、心律变异的分析、窦性心律震荡检查分析、呼吸睡眠监测、T 波电交替分析、QT 间期离散度分析等

请参考相关专著，本书限于篇幅从略。

# 第六节　动态心电图正常值

1. 心律　为窦性心律，在运动时可出现窦性心动过速，睡眠时可出现窦性心动过缓或小于 2s 的窦性停搏。

2. 心率　需根据患者当时处于什么状态，如 40 次 / 分的心率于睡眠中记录是正常的，而在清醒时出现则为异常。在运动时心率可达 180 次 / 分，而在安静时出现则为异常。

3. 室上性心律失常　24h 内室上性期前收缩＜ 100 次或每小时＜ 5 次。可见短阵室上性心动过速，偶尔发生短暂的心房扑动或心房颤动。

4. 室性心律失常　约 50% 正常人可以发生室性心律失常。24 小时内室性期前收缩＜ 100 次或每小时＜ 5 次。偶尔在睡眠时发生短阵室性心动过速。

5. 传导阻滞　1% ～ 12% 正常人可以在睡眠时记录到一度和（或）二度 I 型房室传导阻滞。

6.ST-T 变化　正常人在运动时可以出现 ST 段上斜型压低，T 波低平。但影响 ST-T 变化的因素较多，需结合临床加以判断。

# 第七节　动态心电图报告的书写

不同厂家生产的动态心电图仪报告的格式不尽相同，但内容基本一致，主要如下。

1. 全部记录过程中的数据，包括每小时及 24h 的心搏数、平均心率、最高和最低心率及其发生的时间和状态。

2. 心率和 ST 段趋向图及异常的实时心电图。

3. 全部及分类后的异位搏动次数、频率、持续时间、形态特征及分布情况。

4.各种心律失常，包括 T 波及 QT 间期异常的实时心电图，注明其发生和持续时间，并对照生活日志做出评价。

5.生活日志记载发生症状时的实时心电图。

6.提供与药物治疗有关的资料。

7.关于记录质量和分析系统可靠性的评价。

8.结合临床资料，对分析结果提出诊断意见。

# 第八节　动态心电图临床应用

动态心电图检查可以帮助临床医师了解受检者在工作、休息、吃饭、睡眠等各种生活情况下，发作胸痛、胸闷、气短、晕厥等症状时的心电图变化，以及药物治疗与心电活动的关系，有利于估计预后、研究发病机制、明确诊断和指导患者的生活、饮食及合理用药。

## 一、对心悸、头晕、晕厥等性质的鉴别

确定患者的心悸、气短、头晕、晕厥等症状的发生是否与心律失常有关。受检查者头晕或晕厥发作时动态心电图正常，可除外心源性晕厥。引起心源性晕厥的心律失常有极速型心房颤动、室性心动过速、心室扑动及短暂的心脏停搏。动态心电图可以明确心悸是否由心律失常引起。引起心悸最常见的心律失常有期前收缩、短阵房性心动过速、心房颤动、心房扑动、二度房室传导阻滞、窦性停搏或室性心动过速等（图 38-5）。

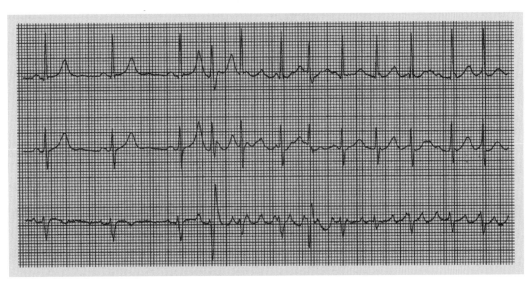

图 38-5　心悸的原因是阵发性心房扑动，房室传导比例 3 : 1～2 : 1

## 二、对病态窦房结综合征的诊断

动态心电图检查对病态窦房结综合征（sick sinus syndrome，SSS）的诊断及其预后判断具有重要意义。在窦性心律情况下出现下列情况之一者，提示病态窦房结综合征。①24h 全部窦性心搏数 < 8 万次；②最高窦性心率 < 90 次 / 分；③最低窦性心率 < 40 次 / 分；④平均窦性心率 < 50 次 / 分；⑤出现频发的窦性停搏（图 38-6）；⑥频发二度以上窦房传导阻滞；⑦慢 - 快综合征（slow -fast syndrome，SFS）即窦性心动过缓与房性心动过速；⑧心房扑动或心房颤动相互转变、交替出现。快 - 慢型心律失常相互转变过程中可出现短暂停搏。停搏 8s 以上常引起晕厥发作。更长时间的停搏可引起阿 - 斯综合征发作，甚至引起猝死。

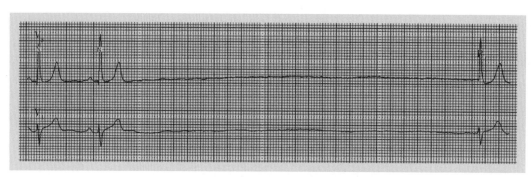

图38-6　病态窦房结综合征，窦性停搏5.88s

## 三、监测心肌缺血

动态心电图监测可以发现24h心肌缺血的阵数、缺血的程度及缺血的时间，为冠心病患者提供诊断和治疗依据。

## 四、捕捉心律失常

动态心电图监测可以捕捉到常规心电图不易记录到的一过性心律失常（图38-7）。其意义如下。

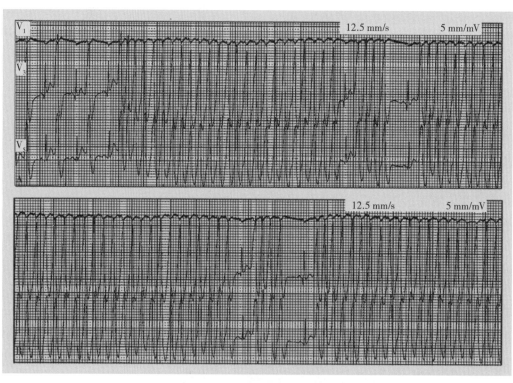

图38-7　短阵室性心动过速
A、B为连续记录

1. 某些心律失常可能是器质性心脏病的唯一表现。

2. 特宽型室性期前收缩（QRS波群时间>0.16s以上），不论是偶发还是频发，都提示有心肌病变。

3. 洋地黄类药物过量多表现为心律失常，应用洋地黄过程中如能记录到新的心律失常，提示洋地黄过量或洋地黄中毒。

4. R on T现象在室性期前收缩虽属少见，一旦出现说明心室肌不应期缩短，兴奋性升高，特发性心动过速的发生率高达90%以上。部分R on T现象可诱发心室颤动而发生猝死。

5. 预激综合征合并心房颤动的最短 RR 间距 < 220ms 者，有诱发心室颤动的危险性。

6. 捕捉心律失常有头有尾，可对不同性质及不同类型的心律失常进行诊断及鉴别诊断。

7. 利用发生的心律失常诊断疾病。如期前收缩后束支传导阻滞消失，说明不是三度束支传导阻滞。期前收缩终止了心动过速，说明心动过速的发生机制与折返有关等。

## 五、评价心律失常的危险性

1. 无症状的心脏病患者发生的短暂心脏停搏可以无任何症状。若停搏时间较长，可导致患者猝死，为安全起见，这类患者应置入人工心脏起搏器。

2. 冠心病患者有严重的心律失常，有较高的危险性；伴有心肌缺血、心功能不全、心脏扩大或传导障碍者，猝死的危险性增加。急性心肌梗死并发高级别室性期前收缩及快速室性心动过速者具有更高的危险性。

3. 扩张型心肌病患者发生的室性心动过速不论是否伴有症状，3 年存活率不到 50%，如能控制室性心律失常，可提高患者生存率，因此，扩张型心肌病患者是进行动态心电图监测的重要指征。

4. 风心病患者发生的多源频发性房性期前收缩，往往是心房颤动的先兆。24h 平均心率 > 100 次 / 分的心房颤动，称为快速性心房颤动，需要药物控制心室率，否则可诱发或加重心力衰竭。心房颤动患者夜间出现的偶发 RR 长间歇（≥ 2.0s），不一定是房室传导阻滞。如为频发 RR 长间歇，最高心室率低于 90 次 / 分者，才考虑合并有房室传导阻滞。

5. 预激综合征患者行动态心电图监测，可以帮助了解房室反复性心动过速的性质及伴发的其他心律失常（图 38-8）。

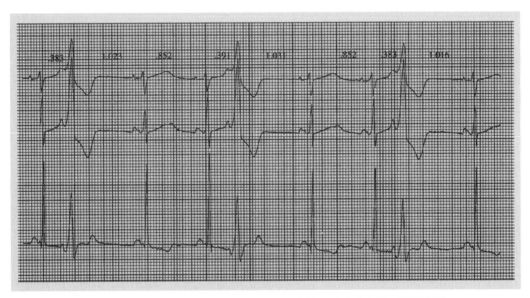

图 38-8　预激综合征在房性期前收缩和房性心动过速中显示的更典型

6. 约有 70% 的 QT 间期延长综合征患者死于心律失常，晕厥发作时动态心电图多显示扭转型室性心动过速。

## 六、评价抗心绞痛及抗心律失常药物的疗效

应用动态心电图评价抗心绞痛药物的有效指

标是：心绞痛发作次数减少，程度减轻，心肌缺血总负荷 [ST 段下降幅度 × ST 段下降总时间（mm · min）] 减小，预计生存时间延长。评价抗心律失常药物有效的标准是室性期前收缩数目减少 50%，成对室性期前收缩数目减少 90%，室性心动过速消失。

## 七、评定起搏器的功能

现代的动态心电图仪器系统，有专门的起搏器评定功能，可判定起搏器有无故障及其诱发的心律失常等。

## 八、其他

功能较全的动态心电图系统还可行心率变异分析、心室晚电位及动态血压监测、T 波电交替、窦性心律震荡等。在有如下症状的情况时，医师建议他们进行心电的动态监测。

1. 检出隐匿性心律失常　短暂的、特定情况下才出现的心律失常，常规 ECG 易漏诊，而 DCG 可以捕捉到短暂的异常心电变化，了解心律失常的起源、持续时间、频率、发生与终止规律，可与临床症状、日常活动同步分析其相互关系。

2. 监测快速性心律失常　可进一步了解其发生与终止规律，是否伴有病窦综合征或预激综合征（WPW 综合征，尤其间歇性）及其分型。

3. 观察缓慢性心律失常　了解其主要表现形式，有无窦房结功能不全。对快 – 慢综合征，通过 DCG 观测，协助选择抗心律失常药物，调整剂量或考虑其他治疗方法，为安装起搏器及类型选择提供客观依据。

4. 协助判断不同类型异位节律或传导阻滞的临床意义　通过 DCG 监测其发生频度与严重程度和日常生活或活动的相应关系，确定治疗方针。

5. 评价抗心律失常药物的疗效　DCG 是研究评价抗心律失常药物可靠的临床指标。

6. 发现猝死的潜在危险因素　心脏猝死最常见的原因是室速或室颤，发生前常有心电活动不稳的室性心律失常，它仅能依靠 DCG 才易发现其发生规律。对有可能发生猝死的二尖瓣脱垂、肥厚型或扩张型心肌病、QT 延长综合征患者，DCG 可及时并全面地发现猝死危险因素，有助于及时采取有力的治疗措施。

7 协助判断间歇出现的症状　如胸闷、心悸、眩晕、黑矇或晕厥是否为心源性。

8. DCG 连续监测 12 导联 ECG　对心肌缺血的检出率高，还可以进行定位诊断，尤其症状不典型的心肌缺血。心肌梗死或无症状心肌缺血具有无可代替的临床价值。ST-T 改变与时间同步的活动相关分析，有助于判断其心肌缺血的类型和选择药物。此外，还能检出心肌缺血时伴随的心律失常类型及频率，以及预测发生心脏猝死的可能性，以便于及早采取防治措施。

# 第九节　动态心电图图例分析

扩展学习：请扫描下方二维码，继续学习动态心电图图例分析。

## 小结

动态心电图可以连续记录 24h 或更长时间的全信息心电图，是一项高效、实用、准确、无创、可重复性的临床重要检查方法。

动态心电图仪包括记录系统与回放分析系统两部分。记录系统包括记录器、体表电极、导联线和记录电缆。记录器是给患者佩戴的心电图记录仪。目前导联系统多采用 12 导联同步记录动态心电图。回放分析系统由计算机系统和分析软件组成。

动态心电图的检查方法包括了解病史及各种检查结果、用药情况；皮肤准备；安放电极；连接记录器，安放电池，开机消除原有资料，开始记录。交代患者日志的记录要求及注意事项。到时取记录器。回放分析、判断、编辑、修改。然后打印出报告。

动态心电图正常值：①窦性心律，运动时可出现窦性心动过速，睡眠时可出现窦性心动过缓；可出现小于 2s 的窦性停搏。②睡眠中心率可为 40 次 / 分；运动时心率可达 180 次 / 分。③室上性期前收缩 24h 内 < 100 次或每小时 < 5 次。可见短阵室上性心动过速，偶尔发生短暂的心房扑动或心房颤动。④ 24h 内室性期前收缩 < 100 次或每小时 < 5 次。偶尔在睡眠时发生短阵室性心动过速。⑤睡眠时记录到一度和（或）二度 I 型房室传导阻滞。⑥运动时可以出现 ST 段上斜型压低，T 波低平。

动态心电图可用于：①心悸、头晕、晕厥等性质的鉴别；②对病态窦房结综合征的诊断；③监测心肌缺血；④捕捉心律失常；⑤评价心律失常的危险性；⑥评价抗心绞痛及抗心律失常药物的疗效；⑦评定起搏器的功能；⑧功能较全的动态心电图系统还可行心率变异分析、心室晚电位及动态血压监测、T 波电交替、窦性心律震荡等。

动态心电图分析包括：ST-T 段动态心电图分析诊断；心律失常的编辑（室性期前收缩的编辑、房性期前收缩的编辑、心房扑动和心房颤动的编辑、心动过速的编辑、停搏的编辑等）。

动态心电图的报告的出具包括：①全部记录过程中的数据；②心率和 ST 段趋向图及异常的实时心电图；③分类后的异位搏动次数、频率、持续时间、形态特征及分布情况；④对照生活日志做出评价；⑤提供与药物治疗有关的资料等。

附 1　本章的学习重点

1. 了解动态心电图仪器，包括记录器和回放分析系统。学会给患者正确佩戴记录仪。

2. 掌握动态心电图正常值。

3. 掌握动态心电图检查指征。

4. 学会分析、编辑动态心电图，正确出具动态心电图报告。

附 2　请扫二维码扩展学习

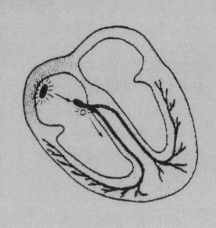

# 第三十九章
# 心电图负荷试验

冠状动脉粥样硬化引起冠状动脉管腔狭窄达50%～70%时，冠状动脉的最大储备能力已经明显下降，但平静时冠状动脉血流量尚可维持正常。有些冠心病患者冠状动脉狭窄达90%以上甚至某一支冠状动脉完全阻塞，因其侧支循环丰富，平静时仍可无心肌缺血现象，静息心电图可表现为正常。对于这些隐匿性冠心病患者，可给予心脏一定的负荷，诱发心肌缺血，以协助临床诊断。心电图负荷试验也被应用于急性心肌梗死恢复期，以帮助判断冠状动脉介入治疗的效果和适应证。心脏负荷试验的方法有双倍二级梯运动试验、三倍二级梯运动试验、踏车试验、活动平板试验、饱餐试验、缺氧试验、葡萄糖负荷试验及肾上腺素试验等。心电图双倍二级梯运动试验方法简便易行，20世纪60～80年代在我国得到了广泛普及与应用，中华医学会为此制定过阳性判定标准。但双倍二级梯运动试验的负荷量较小，假阴性率较高，因此对诊断冠心病的敏感性、特异性及准确性均不够高。同时，双倍二级梯运动试验不能记录运动时的心电图变化，为其另一大缺点。20世纪90年代以来，双倍二级梯运动试验已在我国大、中城市的医疗单位自动停止使用，取而代之的是活动平板运动试验和踏车试验，这也是近年来国外应用最多的负荷试验，与冠状动脉造影、运动核素心肌显像等结果对照，具有较好的相关性。经过深入细致的研究，可以肯定心电图负荷试验对缺血性心脏病有重要的应用价值。在检查中如能遵循周密的方案，严格筛选适应证，掌握禁忌证，也是比较安全的。本章主要介绍平板运动试验和常用的药物负荷试验。

# 第一节　心电图运动试验

## 一、活动平板运动试验

心电图平板运动试验（ECG treadmill exercise test）属于分级运动试验，它是通过次极量或极量运动，诱发冠状动脉病变所致的心肌缺血，用于诊断冠心病。

### （一）方法

让受检查者在有能调节坡度和转速的活动平板车上行走，按预先设定的方案进行。每3分钟自动调节一次坡度和速度。总趋势是坡度越升越陡，转速越来越快。一般分为7级。几乎所有的患者均达不到7级，即已达到终止的标准。Bruce

分级标准：根据年龄计算最大心率的 Bruce 方案比较适合于我国的受检查者，目前国内普遍采用该方案（表 39-1～表 39-3）。

表 39-1 Bruce 活动平板运动试验分级标准

| 级别 | 时间（min） | 速度（m/h） | 坡度（°） |
| --- | --- | --- | --- |
| 1 | 3 | 1.7 | 10 |
| 2 | 3 | 2.5 | 12 |
| 3 | 3 | 3.4 | 14 |
| 4 | 3 | 4.2 | 16 |
| 5 | 3 | 5.0 | 18 |
| 6 | 3 | 5.5 | 20 |
| 7 | 3 | 6.0 | 22 |

表 39-2 Bruce 修改的活动平板运动试验分级标准

| 级别 | 时间（min） | 速度（m/h） | 坡度（°） |
| --- | --- | --- | --- |
| 1 | 3 | 1.7 | 0 |
| 2 | 3 | 1.7 | 5 |
| 3 | 3 | 1.7 | 10 |
| 4 | 3 | 2.5 | 12 |
| 5 | 3 | 3.4 | 14 |
| 6 | 3 | 4.2 | 16 |
| 7 | 3 | 5.0 | 18 |

注：对于年龄较大的受检查，可采用 Bruce 修订的方案

表 39-3 分级运动试验按年龄预计心率表

| 年龄（岁） | 最大心率（极量级）（次/分） | 最大心率85%（次极量级） |
| --- | --- | --- |
| 25 | 200 | 170 |
| 30 | 194 | 165 |
| 35 | 188 | 160 |
| 40 | 182 | 155 |
| 45 | 175 | 150 |
| 50 | 171 | 145 |
| 55 | 165 | 140 |
| 60 | 159 | 135 |
| 65 | 153 | 130 |

## （二）运动量计算

1. 代谢当量（MET） 用于计算平板运动试验的运动量。运动中运动量与氧和能量消耗有关，因此氧耗量可以用于代表运动量。在静息时，个体每千克每分钟所消耗的氧，平均为 3.5ml/（min·kg），定为 1MET。在日常生活和运动中，一般至少有 5MET 的运动量。

分级运动试验（graded exercise test）心率预计标准是按年龄计算的，次极量运动试验是以最大心率的 85% 为标准（相当于 195- 年龄）。按年龄预计的心率见表 39-3。平板运动试验电极的粘贴位置见图 39-1。

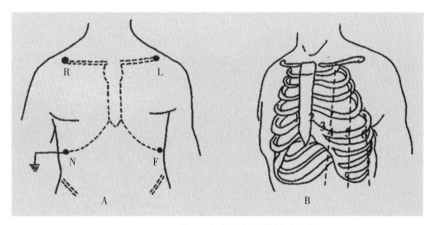

图 39-1 平板运动试验电极的粘贴位置
A. 相当于肢体导联；B. 胸导联

2. 机械功率和电功率 用于计算踏车运动试验的运动量。机械功率的单位是 kg·（次/分），1kg·（次/分）的氧耗量 2～2.4 次/分；电功率的单位是瓦（W），1W = 6.13kg·（次/分）。

## （三）检查步骤

1. 检查时间：应在进餐前或饭后 2h 以上。

2. 运动前记录卧位、坐位或立位 12 导联心电图、测血压各 1 次，运动中与 3min 及运动结束后

每分钟分别记录 12 导联心电图与血压各 1 次,观察至运动结束后 8min。如仍有心电图改变,应观察至 ST-T 恢复到运动前状态。

3. 医师和心电图技术员在运动中密切观察受检查者的临床情况,如有无心绞痛、头晕头痛、气喘及体力耐受等。

4. 注意事项:

(1)试验时必须有熟练掌握心肺复苏技术的医师、护士和技术员在场。

(2)应备齐心肺复苏的药品及设备,如除颤器、注射器等。

(3)试验前应详细询问病史,进行必要的检查,以排除其他严重疾病,严格掌握适应证。

(4)试验前应向受检查者详细介绍试验方法、目的及可能发生的不适,遇到不适应及时告诉医师。

(5)开始运动和终止运动都要逐渐进行,避免一开始就做猛烈运动或试验结束时突然停止运动,以防发生意外。

(6)运动中医师应密切观察患者有无不良反应,严密监测血压,技术员应及时观察心电图变化。

(7)如发生严重反应,立即就地抢救,病情稳定后可住院观察或进一步治疗。

5. 终止标准:①已达到预计的目标心率;②出现典型心绞痛;③出现缺血型 ST 段抬高与下降;④出现严重心律失常(频发室性期前收缩、室性心动过速、高度房室传导阻滞、双支传导阻滞等);⑤血压较运动前下降 ≥ 10mmHg 或收缩压 ≥ 210mmHg;⑥出现头晕、步态不稳;⑦下肢无力,不能继续运动。

### (四)阳性评定标准

1. 运动中出现典型心绞痛。

2. 运动中或运动后心电图出现 ST 段水平型或下斜型下降 ≥ 0.10mV,原有 ST 段下降者,运动后在原有基础上再下降 0.10mV 以上。

3. ST 段呈损伤型抬高 ≥ 0.20mV。

### (五)适应证

1. 用于诊断目的

(1)冠心病的诊断:冠心病引起心肌缺血的原因是心肌氧需和氧供之间的失衡。运动试验用于检出冠心病的原理是利用运动来增加心肌耗氧量,当冠状动脉存在病变,其供氧能力下降,心肌氧需和氧供之间的失衡,便可出现心肌缺血的心电图改变或出现心肌缺血的症状。

(2)胸痛的鉴别诊断。

(3)与运动有关的心律失常的检出。

(4)与运动有关的症状的鉴别诊断。

(5)鉴别冠状动脉介入治疗后再狭窄。

(6)早期诊断高血压。

2. 用于研究目的

(1)评估抗心肌缺血药物的疗效。

(2)评估抗心律失常药物的疗效。

(3)了解各种心血管病对运动的反应。

3. 用于评估目的

(1)评估冠心病预后。

(2)治疗疗效的评定:主要包括抗心肌缺血治疗疗效的评定,抗心律失常治疗疗效和改善心功能不全治疗疗效的评定。

(3)评估冠心病非药物治疗的疗效。

(4)评估心功能评定。

4. 用于康复治疗

(1)制订心肌梗死后患者运动量。

(2)制订心绞痛患者治疗后运动量。

(3)制订其他心血管患者的康复治疗情况。

5. 筛选

(1)特殊职业。

(2)无症状但有冠心病易患因素者。

### (六)禁忌证

有下列情况者不应进行活动平板运动试验:

1. 不稳定型心绞痛。

2. 急性心肌梗死初期。

3. 严重心律失常,包括高度以上窦房传导阻滞、房室传导阻滞、双束支传导阻滞、三支传导阻滞、窦性停搏、Lown 分级较高级别的室性期前收缩及室性心动过速等。

4. 左心功能不全及失代偿性心力衰竭。

5. 重症高血压或高血压尚未满意控制者。

6. 冠状动脉造影显示三支或左主干冠状动脉严重病变者。

7. 合并其他心血管疾病。

8. 药物影响或中毒尚未恢复者。

9. 电解质紊乱，尤其是低血钾未纠正者。

10. 安装固定频率心脏起搏器后。

11. 近期发生的快速性心房扑动或心房颤动。

12. 各种严重的急、慢性疾病，尤其是肺功能不全者。

13. 严重的运动系统疾病不能进行此项检查者。

### （七）评价分级

运动试验能人为地控制运动进程及规定受检者个体的功能性运动量，重复性能好，目前国内外已普遍应用。活动平板运动试验是运动试验中较好的运动形式，易达到目标心率，更符合生理性运动。因此，活动平板运动试验在诊断冠心病和评估冠心病患者病情程度和预后方面都有十分重要的作用。

1. 诊断隐匿性冠心病 根据国外大系列的活动平板运动试验与冠状动脉造影对照分析，对冠心病诊断的敏感度为56%～81%，特异度为72%～92%，假阳性率5%～10%。进一步分析单支病变的阳性率为61%，三支病变或左干病变加二支病变的阳性率为93%。在运动试验阳性的无症状者，5年内发生显性冠心病是试验正常者的13.6倍。运动试验阴性的冠心病患者中，92%为右冠状动脉及回旋支病变。一般病变程度轻，或者虽较重，但有良好的侧支循环。

2. 急性心肌梗死恢复期运动试验 通过急性心肌梗死恢复期运动试验，可以检出残存心肌缺血，为进一步介入治疗筛选病例。同时也可以帮助指导患者出院后的日常生活活动及估计其预后。

### （八）影响运动试验结果的因素

1. 假阳性反应（图39-2） 活动平板运动试验出现假阳性因素有：①青年及中年女性多见；②洋地黄、奎尼丁及其他抗心律失常药物的影响；③电解质紊乱；④饱餐以后；⑤过度换气；⑥胸廓畸形；⑦贫血；⑧心房复极波影响；⑨体位变化等。

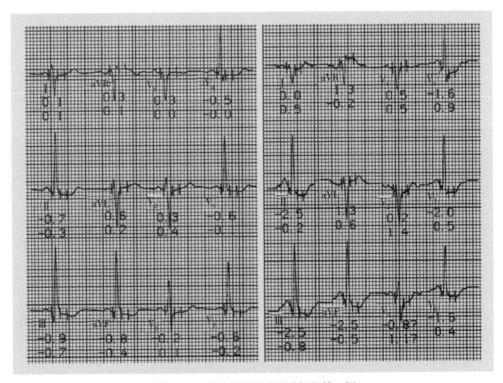

**图39-2 活动平板运动试验假阳性一例**

患者女性，46岁。因发作性胸痛、胸闷3个月住院检查，活动平板运动试验心电图 II、III、aVF、V₆ 导联ST段呈水平型下降达0.11～0.18mV，提示下壁、侧壁阳性。冠状动脉造影正常，排除冠心病诊断

2. 假阴性反应　运动试验出现假阴性的影响因素有：①抗心绞痛药物的应用；②运动量不足；③有陈旧性心肌梗死或仅有单支（多见于右冠状动脉）病变者，假阴性率为12%～27%，特别是男性多于女性（图39-3）。

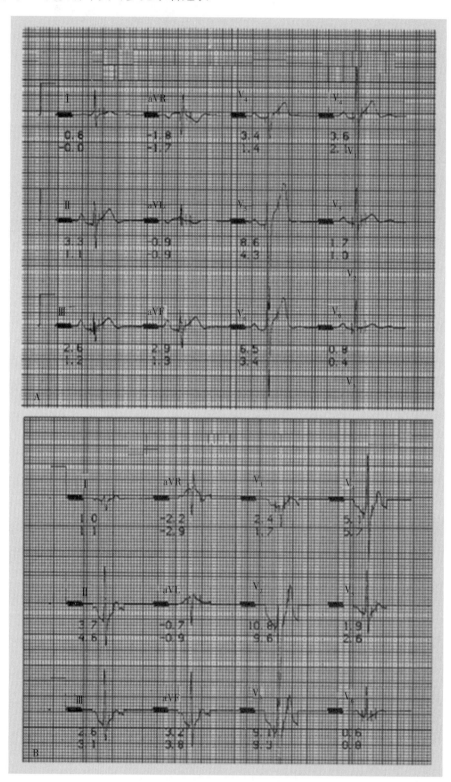

**图 39-3　活动平板运动试验假阴性**

患者男性，48岁，冠心病。劳力型心绞痛，活动平板运动试验9分钟31秒达目标心率，心电图未见明确心肌缺血征象。冠状动脉造影证实左前降支中段局限性狭窄达75%

## （九）并发症

文献报道运动试验导致死亡的发生率为（0.24～1.0）/10 000。危及生命的并发症包括急性心肌梗死、急性肺水肿及致命性心律失常，半数以上为心室颤动。如能严格掌握运动试验的适应证、禁忌证及终止试验的原则，正确估计病情，严密监护，具有能迅速而有效进行心肺复苏的设备及技能，可减少并发症及避免死亡。

## （十）关于运动试验阳性变化的意义

1.心绞痛 如能排除其他病因，运动诱发典型心绞痛，对心肌缺血具有重要的独立的诊断价值，若同时伴有缺血型 ST-T 改变，是可靠的缺血征象。运动耐力差，达不到 Bruce 二级运动量即出现胸痛、极度乏力，是左心功能不良的反应，提示缺血存在的可能性。

2.ST 段改变 ST 段改变包括 ST 段下降与抬高（图 39-4、图 39-5）。

（1）ST 段下降：运动中或运动后 ST 段呈水平型或下斜型下降≥ 0.10mV（J 点后 80ms）是公认心肌缺血的可靠指标。ST 段平缓上斜型下降≥ 0.20mV 伴有 ST 段延长者，也提示心肌缺血。ST 段下降≥ 0.20mV 者为强阳性，涉及的导联多，持续的时间长，或伴有重度心绞痛，皆为严重心肌缺血的征象。ST 段抬高≥ 0.20mV，是心外膜下冠状动脉发生闭塞性痉挛所致。痉挛多发生于血管病变的部位，亦可发生于无明显病变的血管上。

（2）ST 段抬高：弓背型抬高（J 点后 0.08s）≥ 0.1mV，判为异常。在陈旧性心肌梗死原有 QS 波的导联上，运动引起 ST 段抬高，与梗死周围区可逆性缺血或左心室舒张末压升高，左心室壁运动异常，左心室瘢痕组织与收缩心肌之间出现的一种物理力学电位及室壁瘤形成有关。在 QS 波导联上 ST 段抬高同时伴有其他导联 ST 段下降，预示除梗死相关血管病变外，还存在着其他冠状分支血管或多支血管病变。运动引起 ST 段抬高者比较少见，发生率约为 3.5%。

3.T 波改变 运动引起单独的 T 波倒置，不是确认心肌缺血的独立指标。在运动诱发缺血型 ST 段改变的恢复期伴有 T 波由直立转为倒置，继而又逐渐转为直立，是心肌缺血恢复期的特征。运动引起 T 波倒置，且呈冠状 T 波，同时伴有胸痛发作，被认为是心肌缺血的反应。运动引起 T 波倒置的因素较多，不是提示心肌缺血的可靠指标，应注意鉴别诊断。

4.U 波倒置 运动诱发一过性 U 波倒置，高度提示心肌缺血，多数是左冠状动脉前降支严重狭窄的标志。U 波倒置虽属少见，但特异性高。目前的活动平板运动试验的软件程序有某些缺陷，在多数导联上不能直接显示出 U 波来，因此，在一些重要导联上，无法记录到 U 波倒置现象

5.QRS 波群改变

（1）QRS 波群时间延长：有人认为运动引起 QRS 波群时间延长是心肌缺血的标志之一。

（2）QRS 波群振幅改变：对于运动引起 QRS 波群振幅改变作为心肌缺血的指征，目前仍有争议。正常人79%～90%运动后 R 波振幅降低，冠心病患者绝大多数 R 波振幅升高，ST 段下降，R 波振幅升高而无 ST 段下降者，可提示 ST 段变化为假阳性。临床上引起 QRS 波群振幅变化的原因还有体位、心脏在胸腔中的位置、心电轴、心电位、换气过度、心率、运动时间、激动的传导速度、除极程序、电解质浓度等。对运动引起 R 波振幅变化的机制与临床意义，仍需进一步深入研究。

6.运动诱发的心律失常 运动试验可诱发多种类型的心律失常，其中以室性期前收缩最多见。正常人剧烈运动时室性期前收缩的发生率为36%～42%，在器质性心脏病患者会更高，对冠心病的诊断意义较小。若在低负荷量运动时出现频发、多源、成对室性期前收缩或短阵室性心动过速（图 39-6），同时伴有缺血性 ST 段改变，提示有多支冠状动脉病变，且发生猝死的危险性较大。运动中还可发生房性期前收缩、房性心动过速、心房扑动、心房颤动、阵发性交界性心动过速、束支传导阻滞等，对冠心病的诊断不具有独立的价值。

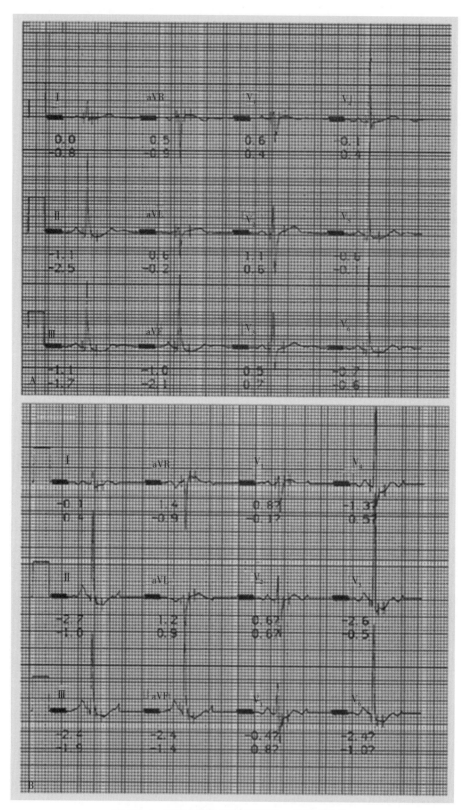

**图 39-4　活动平板运动试验下壁、前侧壁阳性**

患者男性，61 岁。冠心病。70% 极量级活动平板运动试验至 6 分钟 46 秒时，Ⅱ、Ⅲ、aVF、V₄ ～ V₆ 导联 ST 段呈缺血型下降 0.125 ～ 0.20mV。冠状动脉造影示三支病变

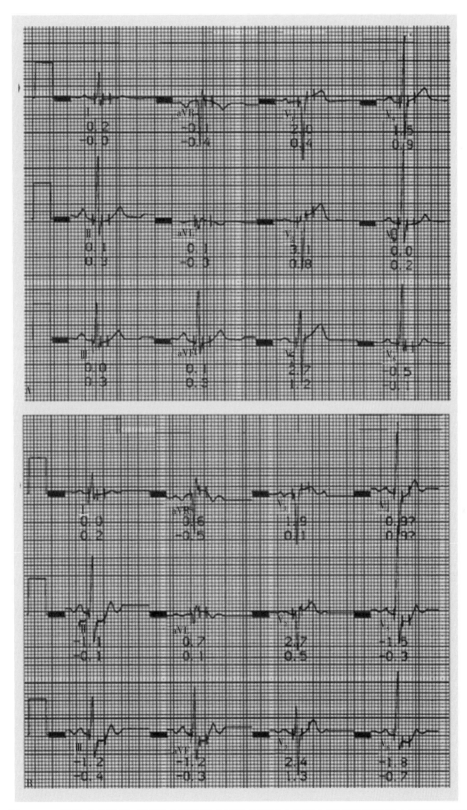

图 39-5　冠状动脉造影对照活动平板运动试验心肌缺血部位与冠状动脉造影血管病变对照

患者男性，65 岁。冠心病，劳力型心绞痛。运动试验 4 分钟 45 秒即出现心绞痛，Ⅱ、Ⅲ、aVF 导联 ST 段水平型下降 0.11 ～ 0.12mV，V$_5$、V$_6$ 导联 ST 段下斜型下降 0.15 ～ 0.18mV。冠状动脉造影证实，左前降支狭窄达 90%，左回旋支局限狭窄

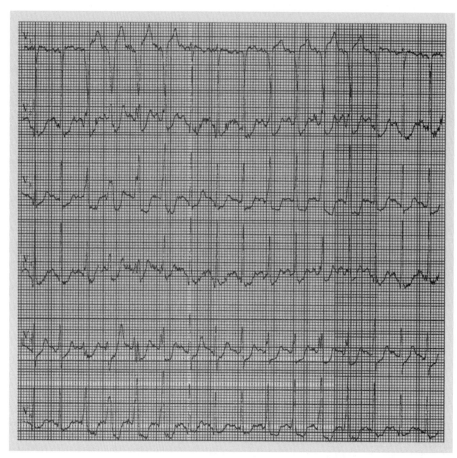

图 39- 6　活动平板运动试验前侧壁阳性，运动达 6min 时出现短阵室性心动过速

## 二、心肌梗死后心电图负荷试验

心肌梗死后的预后与左心室功能、残余心肌缺血及室性快速心律失常有明显关系。心肌梗死后心电图负荷试验（ECG stress test after myocardial infarction）有助于评价梗死后心功能与运动耐受量，检出心肌缺血及高危险性心律失常，对指导患者康复锻炼及评估恢复工作的可能性提供客观依据。

### （一）适应证

对急性心肌梗死早期进行分级运动试验尚存在分歧。一般主张不在急性心肌梗死早期进行心电图负荷试验。有人提出可在急性心肌梗死后 1 ～ 2 周进行心电图负荷试验，但实际上没有必要。因为在急性心肌梗死 1 ～ 2 周，患者往往有不同程度的左心功能不全、心律失常、梗死后心绞痛等，

不可能进行运动试验（图 39-7）。

### （二）方法

一般采用次极量分级运动方法，从低负荷量开始，逐渐增加负荷量。运动强度采用以下方法。

1. 症状限制　以出现心绞痛、呼吸困难、极度疲惫不能坚持继续运动为限。

2. 心率限制　以达到该年龄组预计最大心率的 60% ～ 85%，或 40 岁以下限制在 130 ～ 140 次 / 分，＞ 40 岁限制在 120 ～ 130 次 / 分，或比静息心率＞ 30 次 / 分作为目标心率。

3. 心电图限制　出现缺血性 ST 段下降 ≥ 0.20mV，抬高 ≥ 0.10mV，或室性心动过速，作为终止试验的标准。

4. 血压限制　收缩压下降＞ 1.33kPa（10mmHg）。

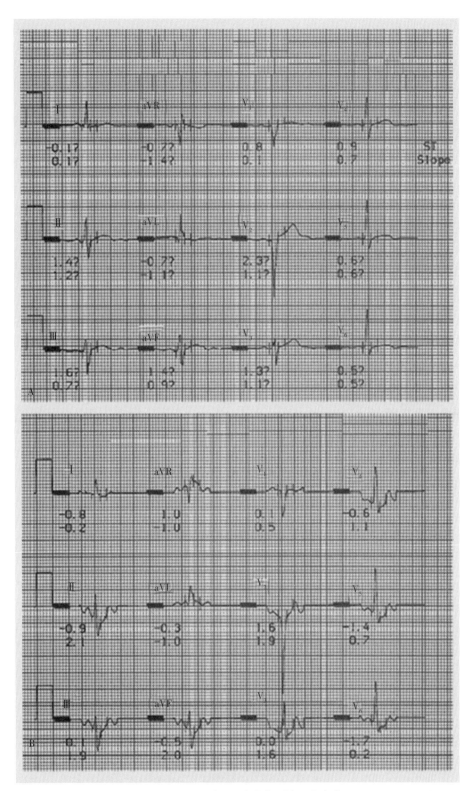

图 39-7　心肌梗死后活动平板运动试验

患者男性，40 岁。急性前间壁心肌梗死第 21 天，活动平板运动试验心电图 $V_4 \sim V_6$ 导联 ST 段水平或上斜下降 $0.1 \sim 0.5$mV

5.MET 限制　＜40 岁运动量达到 7 个 MET，＞40 岁限制在 3 ～ 5 个 MET 作为运动终点。

（三）评价

心肌梗死后运动试验引起 ST 段下降 ≥

0.20mV，心绞痛，室性期前收缩形成二联律，室性心动过速，血压下降者，预后不良。运动强度如果不能完成 4 ～ 5MET 者而被迫终止运动试验，1 年内死亡危险性较大。运动引起心绞痛的发生率为 5% ～ 40%，反映梗死后有残余心肌缺血。1 年内死亡率比运动试验阴性者高出 1 倍。运动引起 ST 段下降提示有残余心肌缺血。ST 段 ≥ 0.20mV 者多为 2 支或 3 支病变，其敏感度为 55% ～ 67%，特异度为 90%。如 ST 段显著下降伴有心绞痛，多支病变的敏感性增至 88%。ST 下降 ≥ 0.30mV，说明多支病变的程度严重。运动引起 ST 段抬高，1 年内心源性死亡的危险性明显提高。运动引起频发室性期前收缩、室性心动过速者，病死率明显提高。

如运动试验提示有残余心肌缺血，则为介入治疗适应证，如果多支冠状动脉血管病变，或左主干病变则通常需要外科冠状动脉旁路移植术。

## 三、蹬车运动试验

心电图蹬车运动试验（bicycle exercise ECG test）亦称次极限量蹬车运动试验。本试验是让受检者坐在特制的"自行车功量计"上，用脚蹬车，功量以 kg·m/min 计算。分 1 ～ 7 级，从低负荷量开始，即男性由 300kg·m/min 开始，每级增加 300kg·m/min，女性由 200 kg·m/min 开始，每级增加 200kg·m/min，踏车速度一般为 60r/min。每级运动 3min，直至达到次极量的心率后再维持运动 1 ～ 2min 后停止。其运动终点的指标，心电图描记与监护，判定标准及临床评价与次极量活动平板运动试验相同。

# 第二节　心电图药物负荷试验和其他负荷试验

## 一、心电图药物负荷试验

### （一）潘生丁试验

潘生丁试验（Dipyridamole test）是德国学者 Tauchert 等于 1976 年首先提出，并肯定了对冠心病的诊断价值。国内外不少学者曾进行了广泛的实验研究与临床应用，被认为是诊断冠心病较为准确、简易而安全的方法。

1. 原理　潘生丁（双嘧达莫）是一种作用较快速的冠状动脉扩张剂。其机制是通过抑制腺苷的摄取和酶解，使血浆腺苷浓度增加，腺苷选择性地使冠状动脉扩张。潘生丁还可抑制磷酸二酯酶，使 cAMP 浓度升高，也具有扩张血管的作用。大剂量潘生丁可产生"冠状动脉窃血"现象。因为它对严重狭窄或阻塞的血管，或供应侧支循环的血管也有狭窄时，很少或无扩张作用，而对冠状动脉正常的血管有明显的扩张作用，结果是血液从缺血区心肌向正常区域心肌转移，即产生冠状动脉窃血现象，使正常区域心肌血流量明显增加，缺血区心肌血流量则进一步减少，从而引起心绞痛发作和心电图 ST-T 改变。

2. 适应证　①疑有冠心病而又不宜做分级运动试验者；②对冠心病患者，尤其是心肌梗死后的预后进行评估；③心肌梗死后患者筛选介入治疗或冠状动脉旁路移植术适应者。

3. 禁忌证　①不稳定型心绞痛；②有严重并发症的急性心肌梗死；③未控制的严重心律失常；④顽固性心力衰竭；⑤重症肺和支气管疾病。

4. 方法　①受检前禁食 3h。②受检前停用氨茶碱等药物 24 ～ 48h。③受检前 12h 禁止吸烟、饮茶或饮咖啡。④停用血管活性药物。⑤受检者取仰卧位，记录对照 12 导联心电图。测卧位血压，注射双嘧达莫后即刻、2、4、6、8 及 10min 分别记录 12 导联心电图，同时记录血压。试验过程中连续心电监测，观察患者有无反应。若试验中注射氨茶碱拮抗缺血反应，则需观察至 30min。⑥给药剂量与方法：目前未规范化，但通常采用口服法，潘生丁片剂 300 ～ 375mg，于试验前及服药后 15、30、45min 分别记录心电图、血压各 1 次；

静脉注射法，常用有两种剂量：小剂量为0.56mg/kg，于10min内注入，最初4min注入0.56mg/kg，间歇4min，最末2min注入0.28mg/kg。⑦备用药物：备好氨茶碱及硝酸酯类药物，用药过程中或注射后若出现心绞痛或心电图缺血性ST段改变，应立即静脉注射氨茶碱50～150mg，于1～2min注入，或250mg（用生理盐水稀释20ml）于5min内注入，以减轻或缓解潘生丁的作用。如用氨茶碱无效，应尽快给予硝酸酯类药物。

5. 阳性结果判定　①出现典型心绞痛，经注射氨茶碱3min内缓解者；②ST段呈水平型或下斜型下降≥0.10mV，持续2min以上，原有ST段下降者，再呈缺血型下降0.10mV，并于注射氨茶

碱30min内恢复原状者（图39-8）。

6. 副作用　用药后约2/3的受检查者出现一过性头痛、头晕、头胀、面部潮红、皮肤微热、出汗、恶心等。严重的反应有低血压、心动过缓、室性心律失常，上述副作用经注射氨茶碱后多能迅速消失。偶有诱发冠状动脉痉挛，出现ST段抬高者，应立即给予硝酸甘油或钙离子拮抗剂。

7. 评价　潘生丁试验对诊断冠心病的敏感度为67%～93%，特异度为67%～100%。对于多支病变预测的敏感度高于单支病变。目前多与超声心动图或核素心肌断层显影联合应用，可提高其敏感度与特异度。

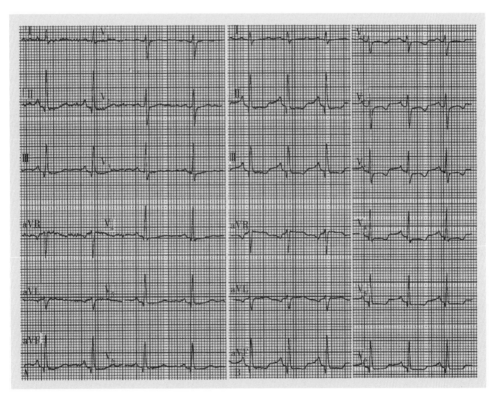

图39-8　潘生丁试验心电图阳性

A.试验前心电图T波低平；B.试验过程中Ⅱ、Ⅲ、aVF、$V_2 \sim V_6$导联ST段呈水平型下降0.05～0.10mV

## （二）心得安试验

心得安（普萘洛尔）为β受体阻滞剂，有阻断儿茶酚胺的作用，可减少心室肌细胞钠内流，增强心肌细胞内钾外流，从而使心肌不应期缩短，膜电位降低，QT间期缩短，心率减慢，并可使交感神经功能亢进引起的非特异性ST-T改变转为

正常。心得安试验（propranolol test）方法简便易行，容易被患者接受，一般无明显副作用。

试验前记录常规12导联心电图，口含心得安20mg，1.5h复查心电图。判定结果：服药后ST-T恢复正常者为阳性（图39-9），不变者或ST-T虽有变化，但仍属异常者，为阴性。

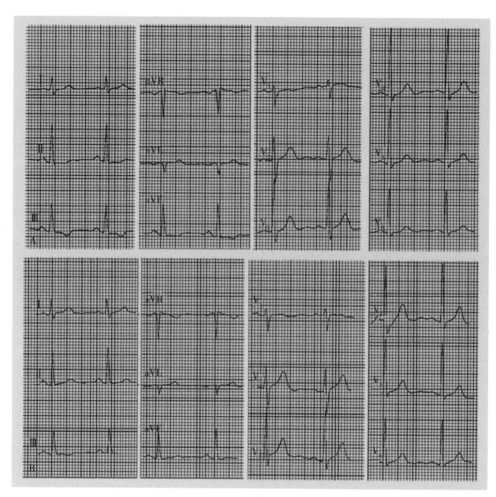

**图 39-9　心得安试验**

A.服心得安前心电图；B.服心得安 20mg 后 1.5h，Ⅱ导联 T 波转直立，Ⅲ导联 T 波倒置转浅，aVF 导联 T 波由倒置转低平，$T_{V_2} \sim T_{V_6}$ 改善

### （三）肾上腺素试验

早在 1930 年，Levine 等就惯用肾上腺素试验（epinephrine test）替代运动试验。由于当时单次皮下给药用量较大，故有一定危险性，未被人们所接受。自 1971 年以来采用静脉输注剂量的肾上腺素来诊断冠心病获得了明显的效果，是一项安全可靠的激发试验，临床上有一定的应用价值，尤其适用于不能运动而无法分析运动负荷试验的患者，但目前国内尚未广泛开展这项试验。

1. 原理　冠状动脉粥样硬化引起冠状动脉血流量减少，或冠状动脉储备能力降低，当心肌供氧量少于心肌耗氧量时，即出现心绞痛或发作心肌缺血。运动或情绪激动可诱发或加重心肌缺血。静脉输注生理剂量的肾上腺素，可兴奋心脏的 α 受体，一方面使窦性心率加快，收缩压升高，心肌收缩力增强，从而使心肌耗氧量增加，进一步降低了冠状动脉灌注压，最终导致心肌缺血；另一方面，使骨骼肌血管扩张，舒张压下降，同时回心血量亦减少，心率加快以后，快速充盈期缩短，冠状动脉血流量减少，发生心肌缺血。

2. 试验方法　1∶1000 肾上腺素 1ml 混合于 250ml 生理盐水或葡萄糖溶液中，配制成 4μg/ml 的肾上腺素溶液。患者取平卧位，静脉滴注，剂量由小到大，依次为每分钟 0.03、0.06、0.12、0.18、0.24 及 0.3μg。每个剂量梯度输注 5min，同时观察心率、血压，监测心电图及有无临床症状。给药前记录对照 12 导联心电图，每个剂量梯度输注中的即刻至 5min，都分别做一次 12 导联心电图。

3. 终止标准　①已达到阳性诊断标准；②出现心绞痛；③虽未达到剂量，已出现严重心律失常；④已达到最大剂量，仍未出现缺血型改变，不再进行试验。

4. 阳性标准　①ST 段呈水平型或下斜型下降

≥0.10mV；②ST 段呈损伤型抬高。单独的心绞痛或出现心律失常，则不能作为阳性标准。

5. 注意事项　试验前应停用心得安、硝酸甘油等药物。试验时准备好各种急救用的药品和除颤器。

6. 优点　与其他负荷试验比较，肾上腺素试验有以下优点：①适用于跛行、体弱不能运动、关节疾病、慢性肺部疾病等；②有利于精确测量血压变化；③可获得无伪差的心电图，便于心电图监护。

7. 安全性　静脉注射生理剂量的肾上腺素所引起的血流动力学改变及 ST 段变化，可全部在停药后 15min 内恢复正常。静脉注射给药过程中偶有室性期前收缩、室性心动过速。一般无严重并发症。少数患者可有头痛、心悸、肢体发凉等副作用。

8. 敏感度与特异度　肾上腺素试验用于诊断冠状动脉功能不全的敏感度为 63%～87%，特异度为 100%。据报道本试验诊断冠心病的准确性高于其他负荷试验方法。

### （四）ATP 心电图试验

ATP 心电图试验（ATP ECG Test）具有简便、易行、经济、安全、无创等优点。有人认为它是一种有价值的新的诊断冠心病的方法。

1. 原理　ATP 在细胞外通过一种酶系统迅速降解成腺苷酸而发挥作用。腺苷通过细胞膜进入阻力血管使之扩张，增加冠状动脉血流量。短时间内大剂量 ATP 静脉注射，可引起非选择性冠状动脉"窃血"而导致狭窄血管支配的心肌出现缺血，诱发心绞痛或 ST 段改变。

2. 方法　①试验前 2d 停用血管扩张剂、β 受体阻滞剂、钙拮抗剂及茶碱类血管活性药物。②建立静脉通道，以 0.2mg/kg 剂量 ATP 注射液加入 5% 葡萄糖 2ml，于 5～10ms 注入静脉，注入前及注入 20ms 开始记录心电图，以后每分钟记录 12 导联心电图各一份。观察至少 10min。③应准备好氨茶碱注射液，需要时加入 5% 葡萄糖稀释后静脉注入予以拮抗。

3. 判定标准　①出现心绞痛；②ST 段呈缺血型下降≥0.10mV；③U 波倒置；④严重心律失常，

重度房室传导阻滞。

4. 禁忌证　病态窦房结综合征、二度及二度以上房室传导阻滞、不稳定型心绞痛、急性心肌梗死、心功能不全、哮喘、有 ATP 药物过敏史者禁忌做 ATP 心电图试验。

### （五）阿托品试验

阿托品试验室诊断病态窦房结综合征时常用的方法。

1. 方法　静脉注射阿托品 1mg 或 0.03mg/kg，并观察心率变化，分别记下 1、2、3、4、5、10、15、20min 时的心电图，计算最快和最慢心率。

2. 诊断标准

（1）心率改变，低于 90 次 / 分为阳性。

（2）在药物试验中或试验后出现窦房传导阻滞、窦性停搏、交界性心律、心房扑动、心房颤动均为阳性，其意义较心率改变更大。

## 二、其他负荷试验

### （一）心房调搏试验（atrial pacing test）

1. 原理　经右心导管行右心房调搏，或经食管电极起搏左心房，使心率增快，增加心肌耗氧量而诱发心肌缺血。

2. 方法

（1）心导管法：将电极导管经静脉穿刺置于高位右心房。

（2）食管心房调搏（transesophageal atrial pacing）法：电极经食管置于接近左心房后部，进行定位、测阈值，有效起搏确立后，即每个起搏信号后均有一个 P'-QRS 波群为起搏成功，可开始试验。试验前记录 12 导联心电图，测量血压。开始以高于基础心率 10～20 次 / 分为起始调搏频率，以后每间隔 1min 增加频率 10～20 次 / 分，直至达到按年龄预计的最大心率的 85%～90%（心室率 140～170 次 / 分，如有三度房室传导阻滞，则起搏频率应取最大 1∶1 房室传导频率，或出现心绞痛、缺血型 ST 段下降≥0.20mV、收缩压下降≥2.66kPa（20mmHg）及严重心律失常为限。在调搏过程中，连续监测心电图，每 2 分钟测血压 1 次，并于快速起搏终止后即刻、2、4、6、8、10min 各记录 12 导联心电图。

3. 判定标准　心房调搏试验阳性标准。

（1）试验过程中出现心绞痛。

（2）出现缺血型 ST 段下降 ≥ 0.10mV，持续时间 2min 以上。

4. 评价　经右心导管进行心房调搏试验为有创性诊断治疗检查方法，需要在心导管室内进行。食管心房调搏法虽创伤不大，但患者不易接受。心房调搏试验引起的 ST 段下降持续时间较分级负荷试验短，一般在停止调搏后 2 ～ 4min 可基本恢复到对照水平。

## （二）缺氧试验（hypoxia test）

1. 原理　正常人吸入低氧后，动脉血氧饱和度降低，其心肌缺血可以通过增加冠状动脉血流量来补偿。冠状动脉粥样硬化患者则不相同，其病变血管支配的心肌发生缺血，可出现心绞痛及心电图缺血改变。

2. 方法　让患者吸入 10% 氧与 90% 氮的混合气体共 10 ～ 20min。或用标准的麻醉机吸入 6.5% 氧、4.5% 二氧化碳和 89% 氮混合气体，使血氧很快降低，血液酸碱度不变。试验应在进食后 2h 以上进行，至少休息 30min。检查前停用血管扩张剂 12h。记录 12 导联对照心电图，试验开始后每 2、5、7、10min 做 12 导联心电图各 1 份。第 10min 复查完毕心电图以后，给患者吸氧 1min，以后每 5 分钟复查 1 次心电图，直至心电图恢复原状为止。

3. 阳性判定结果　①出现典型心绞痛；②缺血型 ST 段下降 ≥ 0.10mV；③出现 T 波倒置呈冠状 T 波。

4. 禁忌证　有肺功能不全、贫血、心力衰竭者禁用此试验。

# 第三节　心电图负荷试验心电图图例分析

扩展学习：请扫描下方二维码，继续学习负荷心电图图例分析。

## 小结

心电图负荷试验的方法有双倍二级梯运动试验、三倍二级梯运动试验、踏车试验、活动平板试验、饱餐试验、缺氧试验、葡萄糖负荷试验及肾上腺素试验等。本章主要介绍平板运动试验和常用的药物负荷试验。

心电图平板运动试验（ECG treadmill exercise test）属于分级运动试验，它是通过次极量或极量运动，诱发冠状动脉病变所致的心肌缺血，用于诊断冠心病。方法是让受检查者在有能动调节坡度和转速的活动平板车上行走，按预先设定的方案进行。目前国内普遍采用 Bruce 活动平板运动试验分级标准。

用代谢当量（MET）用于计算平板运动试验的运动量。按每千克每分钟所消耗的氧，平均为 3.5ml/（min·kg），定为 1MET。

心电图平板运动试验必须有熟练掌握心肺复苏技术的医师、护士和技术员在场。备齐心肺复苏的药品及设备，如除颤器、注射器等。试验前应详细询问病史，进行必要的检查，严格掌握适应证。运动中密切观察患者有无不良反应，严密监测血压，技术员应密切观察心电图变化。终止标准为：①已达到预计的目标心率；②出现典型心绞痛；③出现缺血型 ST 段抬高与下降；④出现严重心律失常（频发室性期前收缩、室性心动过速、高度房室传导阻滞、双支传导阻滞等）；⑤血压较运动前下降 ≥ 10mmHg 或收缩压 ≥ 210mmHg；⑥出现头晕，步态不稳；⑦下肢无力，不能继续运动。如发生严重反应，立即就地抢救。

阳性评定标准：①运动中出现典型心绞痛；

②运动中或运动后心电图出现 ST 段水平型或下斜型下降 ≥ 0.10mV，原有 ST 段下降者，运动后在原有基础上再下降 0.10mV 以上；③ST 段呈损伤型抬高 ≥ 0.20mV。

适应证：主要用于冠心病的诊断、胸痛的鉴别诊断、与运动有关的心律失常的检出及与运动有关的症状的鉴别诊断。亦用于研究抗心肌缺血药物及抗心律失常药物的疗效；用于评估冠心病的预后、治疗的效果等。

有下列情况者不应进行活动平板运动试验：①不稳定型心绞痛；②急性心肌梗死初期；③严重心律失常；④左心功能不全及失代偿性心力衰竭；⑤重症高血压或高血压尚未满意控制者；⑥冠状动脉造影显示三支或左主干冠状动脉严重病变者；⑦合并其他心血管疾病；⑧药物影响或中毒尚未恢复者；⑨电解质紊乱、安装固定频率心脏起搏器后、近期发生的快速性心房扑动或心房颤动、各种严重的急慢性疾病及严重的运动系统疾病不能进行此项检查者。活动平板运动试验是运动试验中较好的运动形式，在诊断冠心病和评估冠心病患者病情程度和预后方面都有十分重要的作用。

心电图蹬车运动试验运动终点的指标，心电图描记与监护，判定标准及临床评价与次极量活动平板运动试验相同。

本章介绍了潘生丁试验、心得安试验、肾上腺素试验、ATP 心电图试验、阿托品试验等心电图药物负荷试验的原理、方法、适应证、禁忌证和阳性判定标准。也介绍了心房调搏试验、缺氧试验的有关知识。

附1　本章的学习重点

1. 了解心电图运动试验的原理。

2. 掌握活动平板运动试验的适应证、禁忌证、操作方法、阳性的判断标准及出现意外的抢救方法。

3. 了解心肌梗死后心电图负荷试验。

4. 了解以下几种心电图药物负荷试验的原理、方法及判断标准——潘生丁试验、心得安试验、肾上腺素试验、阿托品试验、ATP 心电图试验、心房调搏试验及缺氧试验。

附2　请扫二维码扩展学习

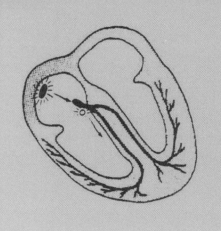

# 第四十章

# 食管导联心电图及经食管电生理检查

## 第一节 食管导联心电图

食管心电图（esophageal electrocardiogram）是将电极放置于食管内靠近左心房的部位记录心电图，食管心电图对房性心律失常及其他心律失常具有诊断及鉴别诊断的意义。

### 一、导管电极

1. 食管导联电极 为特制的食管电极导管，主要是降低起搏电压，以减轻患者局部疼痛。临床广泛应用的是 6F 或 7F 四极导管，远端两极间距 3cm，为起搏电极，近端两极间距 1cm，用于记录食管电图。

2. 双极球囊电极 1973 年开始应用，可降低起搏阈值，减少副作用。

3. 单极球囊电极 电极的一极进入食管，另一极作为无关电极置于前胸皮下，可进一步降低阈值。

4. 食管导电球囊电极导管 我院心内科郑方胜教授研制了一种经食管导电球囊电极导管，球囊电极外形呈圆柱形，长 9cm，直径 2.5cm，球囊的外表面自中心线向外 1.5 cm 处为非导电区，除了非导电区外球囊其余表面涂一层导电材料。整个球囊由非导电区分隔成两个导电部分，即远近端两个球囊电极。每一个球囊电极表面积多达

22cm²。自塑料导管的尾端用针管可以向导管抽、充气，使球囊瘪缩或膨胀。食管导电球囊电极导管外套管长约 28cm，该外套管与食管导电球囊电极导管配合使用，可使球囊导管易于由鼻孔插入或拔出。该食管导电球囊电极导管及外套管已获得国家专利。

### 二、食管导联心电图图形

食管导联心电图图形随电极和心脏相对位置的改变而不同，通常由下而上可描记到下列 4 种不同图形（图 40-1，图 40-2）。

#### （一）心室区图形

食管电极深度 40 ~ 45cm，电极位于左心室背面，P 波直立，但振幅较小，心室波较大，类似 $V_5$ ~ $V_6$ 导联的图形，可呈 qR 型或 RS 型或 QR 型，T 波直立或倒置。

#### （二）过渡区图形

食管电极深度 35 ~ 40cm，相当于心室与心房交界区，P 波双向或直立，振幅较小，心室波呈 QR 型或 Qr 型，T 波倒置或双向。

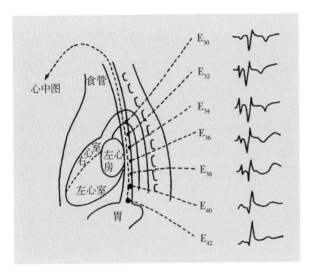

**图 40-1　食管导联心电图**
标志处为最佳刺激部位

**（三）心房区图形**

食管电极深度 30 ～ 35cm，电极相当于房室沟水平，P 波呈高尖或先正后负双向，振幅较大，心室波呈 Qr 型或 QR 型，T 波多倒置。

**（四）心房上区图形**

食管电极深度 25 ～ 30cm，食管电极位于心房上部，P 波倒置，心室波呈 Qr 型，T 波倒置。

## 三、操作方法

首先向患者讲清楚做食管导联心电图的目的和必要性及可能出现的反应，消除患者顾虑，以取得患者的合作，并指导患者练习吞咽动作。患者平卧记录 12 导联心电图做对照。用纱布将经过消毒的食管电极导管顶端涂上适量的润滑剂，将导管顶端略弯曲，然后从患者一侧鼻腔徐徐插入，动作要轻、慢、稳，尽量减小导管头部对咽喉壁的刺激。到达咽部时嘱患者深呼吸并做吞咽动作。当导管进入 35 ～ 40cm 或到达按身高（cm）测算公式计算 [（受检者身高 ＋ 200）÷ 10] 时，电极基本位于相当于左心房水平。将导管尾端电极与心电图导联（通常采用 $V_1$ 导联）连接后上下略微调节电极在食管内位置，待录得最大振幅双相或直立 P 波时将导管固定，描记心电图。

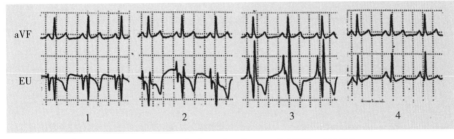

**图 40-2　单极食管导联心电图 4 个区域 P 波形态**

## 四、食管导联心电图的临床应用

**（一）指导食管心房或心室调搏的电极定位**

经食管心房或心室调搏时，起搏电极放置的位置是起搏成败的关键，食管导联心电图图形有助于食管电极的定位。心房调搏时，有高尖 P 波或振幅最大的正、负双向 P 波为最佳电极位置。

**（二）心肌梗死的定位诊断**

正后壁心肌梗死时，如能描记食管导联心电图，则可记录到正后壁心肌梗死时的正面心电图改变，即病理性 Q 波，ST 段弓背向上抬高及 T 波改变。但部分正常人也可在心室区记录到明显深大的 Q 波，故仍需注意 ST 段及 T 波的演变，结合酶学及临床综合考虑。

**（三）复杂心律失常的鉴别诊断**

诊断复杂心律失常的关键在于从心电图上辨认出 P 波及其与 QRS 波群之间的关系。由于食管导联记录的 P 波振幅较大，因此当体表心电图 P 波不够明显、心律失常的性质难以判断时，可描记食管导联心电图，以便做出正确诊断。

1. 在房性心律失常中的应用　当未下传房性

期前收缩的P波(下称P′)埋在T波中无法辨认时,体表心电图上出现长PP间歇,此时应注意鉴别。食管导联心电图显示清晰的P′波即可确诊。

2. 在窄型QRS波群心动过速中的应用　大部分可以从体表心电图,结合食管导联心电图做出正确的电生理诊断。

(1)房室结折返性心动过速(AVNRT):慢快型AVNRT,由于冲动循慢径路前传,沿快径路逆传,心房、心室几乎同时除极,故逆行P波隐藏在QRS波群中,体表心电图上无P波,食管导联心电图可清晰显示P波,且RP$^-$ < P$^-$R,RP$^-$间期 < 70ms。少数慢快型AVNRT者的P$^-$在QRS波群终末,食管导联心电图上RP$^-$ < 1/2RR,RP$^-$间期 < 70ms。快慢型AVNRT,食管导联心电图可清晰显示P$^-$波出现在下一个QRS波群之前可做出正确诊断。

(2)房室折返性心动过速(AVRT):①隐匿性房室折返性心动过速。在隐匿性旁路者,食管导联心电图,RP$^-$ < P$^-$R,RP$^-$间期 < 115ms,除外药物等因素的影响,则符合隐匿性Kent束参

与的AVRT。②显性房室旁路折返性心动过速。食管导联心电图示RP$^-$间期长( > 115ms),诱发房性期前收缩无干扰性P$^-$R延长,心动过速频率也较快,故与AVNRT鉴别不难。

3. 在宽QRS波群心动过速中的应用　临床上室性心动过速与室上性心动过速伴功能性或器质性束支传导阻滞、室上性心动过速伴预激综合征的鉴别诊断甚为困难,但由于治疗方法不同,故又必须加以鉴别。此时,食管导联心电图对鉴别诊断颇有帮助。

(1)阵发性室性心动过速(VT):VT时食管导联心电图示房室分离,结合临床及其他心电图特征,均可确诊。

(2)预激综合征并功能性束支传导阻滞:正路前传型房室折返性心动过速常伴旁路同侧的功能性束支传导阻滞,从而体表心电图上呈宽QRS波群心动过速,心动过速频率相对减慢,RR间期延长。食管导联心电图清晰显示逆行P波,RR间期的延长 > 30ms,即可明确诊断。

# 第二节　经食管电生理检查

经食管心脏电生理检查是一项经食管起搏心脏来进行临床心脏电生理诊断和治疗的技术。是利用食管与心脏解剖关系密切的特点,将电极导管经鼻腔送入食管,应用心脏刺激仪发放直流电脉冲,通过贴近心脏的食管电极对心房或心室进行调搏。同时记录体表及食管内心电图以获得心脏各部位的电生理参数,来揭示心律失常及其发生机制,诊断和治疗某些心律失常等。

## 一、基本操作

### (一)设备

1. 程序刺激器:一台能够发放各种程控和非程控电脉冲的心脏刺激仪。国产程序刺激器有多种型号,其功能和质量与进口设备雷同,均具备以下基本功能:①发放S$_1$S$_1$脉冲;②RS$_2$早搏程

序刺激;③S$_1$S$_2$、S$_1$S$_2$···S$_5$程序刺激;④紧急起搏。要求操作简单、频率和程控计数准确,起搏电压能在0 ～ 40V进行调节。

2. 起搏电极:一根专用2极、4极或6极食管电极导管,因起搏阈值与两电极的面积和间距成反比,适当增加电极面积和极间距能降低起搏阈值,采用调整极间距或多极起搏的方法能使起搏阈值降至10 ～ 25V。

3. 生理记录仪:一台带示波的心电图机或多导程控生理记录仪,如有冻结、储存功能则能有效捕捉瞬间出现的心电生理现象或进行心房标测以了解激动顺序。

4. 检查室内应备有氧气、抢救药品及心脏除颤器等以防止意外。

### (二)操作方法

1. 放置食管电极　患者平卧记录12导联心

电图作对照。用纱布将经过消毒的电极导管顶端涂上适量的润滑剂，将导管顶端略弯曲，然后从患者一侧鼻腔徐徐插入，动作要轻、慢、稳，尽量减小导管头部对咽喉壁刺激。当导管进入 35～40cm 或到达按身高（cm）测算公式计算［（受检者身高＋200）÷10］时，电极基本位于相当于左心房水平。将导管尾端电极与心电图导联（通常采用 $V_1$ 导联）连接后上下略微调节电极在食管内位置，待录得最大振幅双相或直立 P 波时将导管固定，导管尾端电极与刺激仪输出端连接后即可测试起搏阈值。

2. 测定起搏阈值 以快于自身心率 10～20 次/分的频率刺激，逐步将起搏电压从低调高，直至心房被稳定起搏后的最低电压即为起搏阈值。进行检查时刺激电压应高于起搏阈值 2～5V，以保证全部有效起搏心房。食管电极能有效起搏心房后，再按临床需要进行不同的心脏电生理检查。

3. 调节感知

（1）感知灵敏度：刺激仪的电脉冲需感知 R 波或 P 波后经过一个延时间期再发放，以防电脉冲落入心脏不应期和易颤期，可保证刺激安全有效。将感知灵敏度的旋钮由低向高缓慢旋转，当听到刺激仪中发出的蜂鸣声与示波器上的心搏一致时表明已感知正常。灵敏度过高会误感知较小的干扰信号，灵敏度过低则无法有效感知心电信号。

（2）感知不应期：刺激仪在感知 R 波或 P 波信号后不再感知其他信号的一段时间称为感知不应期，感知不应期设置应大于 RT 间期及小于 RR 间期，通常设置在 0.3s，可防止仪器对 R 波之后 T 波的再感知。

一般来说，电极在食管上端记录到的 P 波（负波为主）与 Ⅱ 导联 P 波起始几乎一致，代表左心房上部除极；食管下端 P 波（正波为主）与 $V_1$ 导联 P 波起始一致，代表左心房下部或侧壁除极，落后左心房上部除极 10～20ms；食管中部 P 波（正负双相），代表左心房后壁除极，落后于 $V_1$ 导联 P 波 10～20ms。可见分析心房激动顺序和 R-P-R 关系有助于室上速折返机制的鉴别。心动过速时，P 波往往淹没于宽 QRS 波群中，造成鉴别上的困难，食管导联可清晰显示 P 波，有助于

室性心动过速和室上性心动过速的鉴别。心房起搏成功的判定可参考以下 3 点。

1. 以高于自主心率 10% 的脉冲频率刺激心房，脉冲后跟有明确的 P 波和 QRS 波群。

2. 增加或降低起搏频率，心房率随之增加或减慢。

3. 停止起搏后出现明显的代偿间歇。

（三）刺激方法

临床应用的刺激方式、方法可分为以下几个方面：①按是否能程序控制分为程控刺激和非程控刺激两种；②按刺激频率分为起搏、超速、亚速、猝发等刺激；③按刺激程度的强弱分为阈上刺激和阈下刺激；④按发放方式可分为定时、定数和任意发放等。

1. 非程控刺激法 亦称 $S_1S_1$ 法，是一种恒定频率或变频的刺激脉冲，适用于测定窦房结功能和房室交界区功能、阐明房室结双径路、研究预激综合征机制、诱发和终止阵发性室上性心动过速、进行心脏负荷试验等。常用有以下几种（图40-3，图40-4）：①分级递增刺激法；②连续递增刺激法；③超速刺激法；④短阵猝发刺激法；⑤亚速刺激法。

2. 程控期前刺激法 又称早搏刺激（图40-5）。按事先编排好的程序进行期前刺激，可在基础刺激情况下发放期前刺激，也可在自身心率的基础上发放期前刺激。适用于心脏不应期测定、阐明房室结双径路、研究预激综合征机制、诱发和终止阵发性室上性心动过速、揭示常见的电生理现象等。常用的有以下几种：① $S_1S_2$ 刺激法；② $S_2S_3$ 或 $S_2S_3S_4$ 刺激法；③ $PS_2$ 或 $RS_2$ 刺激法。

各种期前刺激法刺激时，$S_1$ 基础刺激必须稳定有效起搏。因电生理特性与心动周期长短相关，基础心率稳定才能保证期前刺激得到的电生理数据准确。

（四）各波波形、间期及意义

1. 电脉冲刺激波 简称 S 波，在心电图上表现出高尖的钉状波。起搏电极极性相同时，在不同的导联上 S 波的方向不同；起搏电极的极性不同时，在同一导联上表现出不同方向的 S 波，根

据 S 波间距可测出起搏频率或期前刺激的偶联间期。然后观察每次 S 波后是否有紧密相关的 P 波，如无 P 波表示该次电脉冲起搏无效（心房处于有效不应期时例外）。

2. 心房激动波 电脉冲有效起搏心房后，会在 S 波后出现与窦性激动顺序不同的 P 波，食管导联 P 波领先于 $V_1$ 导联，系左心房先激动之故。P 波在 $V_1$ 导联最清晰，呈双峰直立状，故 $V_1$ 为常用的记录导联。当 P 波不清时，一般习用起始清楚的 S 波作为测量心房激动的起点。窦性心律和心房起搏时采用滤波双极食管导联与 $V_1$ 导联同步记录，还能粗略测出房间传导时限。

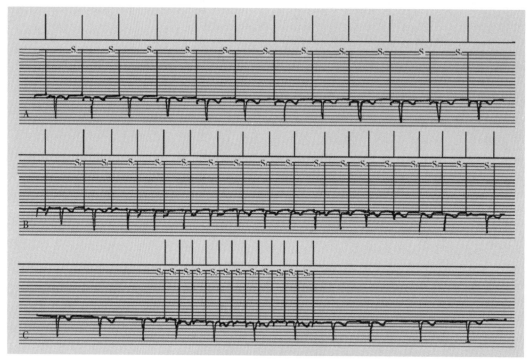

图 40-3　基本程序刺激

A ～ C 为 $S_1S_2$ 不同频率刺激

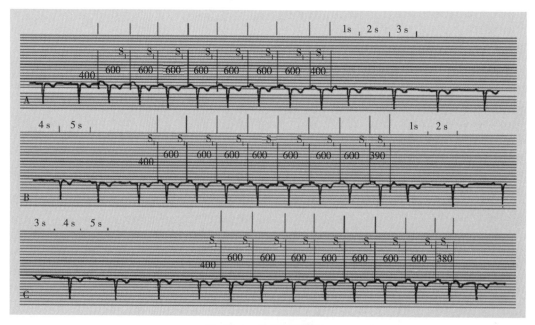

图 40-4　基本程序刺激

A ～ C 为连续记录

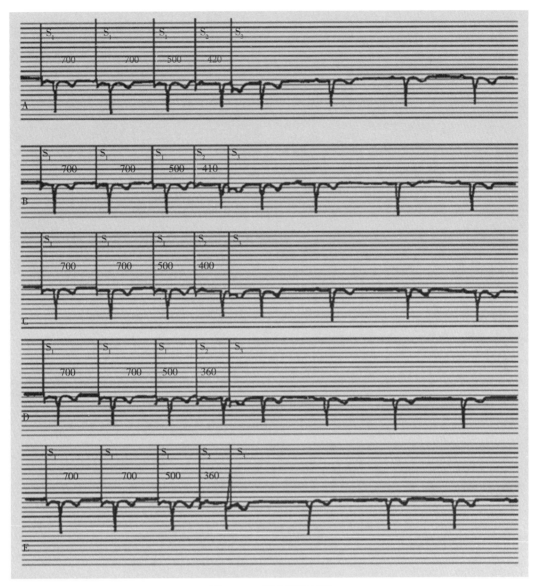

**图 40-5　基本程序刺激**

A～E 为程序递减扫描

3. 心室激动波　心房起搏时，正常情况下 QRS 波群形态应与窦性激动一致，当心房起搏频率和期前刺激偶联间期的改变或激动下传的途径不同时，QRS 波群形态会异常，此时要根据心脏电生理原则及其特性进行分析，要注意房室传导关系和 QRS 波群外形。例如可疑预激综合征患者，心房起搏频率增快或期前刺激偶联间期缩短，使房室结传导减慢或阻断，旁路传导速度更快于房室结。SR 间期缩短，QRS 波群逐渐呈现完全预激图形，从而明确诊断。

4. 波形、间期命名及测定

（1）$S_1$ 引起的 P、QRS 波群称为 $P_1$、$R_1$ 波。

$S_2$ 引起的 P、QRS 波群称为 $P_2$、$R_2$ 波。余分别以此类推（图 40-6）。

（2）SP 间期：从 S 波起始到 P 波起始。其意义与心内法不同，心内电生理检查时 SA 间期（电脉冲波至 A 波的时距）代表局部心房肌的传导时限。食管法因起搏电极在食管内，SP 间期仅代表电脉冲至心房开始激动时的时距（食管肌至心房外膜之间组织的传导时限）。有时，当期前刺激偶联间期缩短时会发生 SP 间期的延长，此时并不能代表心房内发生传导延缓。

（3）SR 间期：从 S 波起始到 QRS 波群起始，代表房室传导时间。

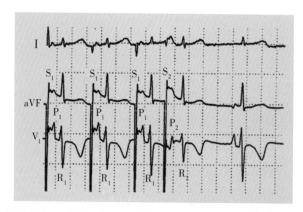

图 40-6　各波形、间期命名及测定（$V_1$ 导联 20mm/mV）

（4）$S_1R_1$ 间期：代表基础刺激时的房室传导时间。

（5）$S_2R_2$ 间期：代表 $S_2$ 期前刺激时的房室传导时间。

### （五）安全措施

经食管心房调搏通常是安全的，但偶有发生意外的报道（室速、窦停），需有一定的安全措施：①明确诊断为病态窦房结综合征并有晕厥者，在测定窦房结恢复时间时，应准备紧急起搏措施；②猝发刺激容易诱发心房颤动，正常房室传导者可不必处理，多能自行复律，对心室率过快者，必要时可以药物对症处理；③极少数心房起搏可诱发室速，因此，在进行快速刺激时应注意观察并备好抗心律失常药物；④ QT 间期延长者、既往有心动过速并伴晕厥者或有预激综合征患者，快速心房起搏可能诱发室速或室颤，因此，必要时心房起搏前应建立静脉通道并做好电复律准备。

## 二、临床应用

### （一）窦房结功能测定

窦房结功能检查适用于：①持续窦性心动过缓（＜ 50 次 / 分）尚无症状者；②不明原因的晕厥；③老年人服用抗心动过速药物、β 受体阻滞剂或钙拮抗剂前，排除隐性窦房结功能低下；④了解病态窦房结综合征者的逸搏功能。窦房结功能检查的电生理指标主要有以下几项。

1. 窦房结恢复时间（recovery time of sinoatrial node，SNRT）　以高于基础心率 10 ～ 20 次 / 分的起搏频率开始起搏心房，分次递增起搏至 170 次 / 分，每次刺激 30 ～ 60s，两次刺激之间间隔＞ 1min，最长的 $A_2A_3$ 间期为 SNRT，获得最长 SNRT 的心房起搏率称最佳起搏率。影响 SNRT 的因素主要有 3 个：①刺激时间；②刺激频率；③心脏基础周期。

SNRT 延长的形式：①第一窦性逸搏时间延长最常见；②停刺激后第 4 ～ 10 个窦性周期延长称为继发性延长；③交界区逸搏先于窦房结逸搏，说明房室交界处自律性高于窦房结自律性，如交界区逸搏时间＞ 1500ms，说明同时存在交界区逸搏功能减低。

SNRT 延长的评价：SNRT 延长，标志窦房结逸搏时间延长，它可源自窦房结本身 P 细胞起搏频率低下，但也可因 P 细胞受迷走神经抑制而使除极波延迟发放，两者鉴别可借助于阿托品试验或固有心率测定，阻断自主神经后，SNRT 仍延长，则意义更大，多提示存在窦房结器质性病变。病窦综合征者的 SNRT 延长检出率高达 93%。正常 SNRT ＜ 1500ms，但 SNRT 在 1500 ～ 2000ms 而无症状者，仍不应诊断病态窦房结综合征。

2. 校正窦房结恢复时间（correction of sinus node recovery time，SNRTc）　SNRT 受基础窦性周期的影响，窦性心动过缓者 SNRT 长于窦性心动过速者，为消除窦性心律对 SNRT 的影响，通常还采用检测 SNRTc，SNRTc = SNRT–SCL（自身心动周期长度）。正常 SNRTc ＜ 550ms；病态窦房结综合征的 SNRTc 延长率约占 85%。

3. 窦房传导时间（sinoatrial conduction time，SACT）　TEAP 测量 SACT 采用早搏刺激法（Strauss 法）或连续刺激法（Narula 法）间接推算 SACT。早搏法采用 $RS_2$ 程序刺激，取窦房结 Ⅱ 区测量之，SACT = $A_2A_3$ – $A_1A_1$；连续起搏法略短于窦性周期的 $S_1S_1$ 起搏心房 8 ～ 10 次，起搏终止后的窦性逸搏为 $A_3$，算法同前，两者所得结果基本一致。TEAP 测量 SACT 参考正常值＜ 300ms，代表房窦和窦房传导时间的总和。

心房 $RS_2$ 程序刺激，窦房结有 4 种反应。① Ⅰ 区反应：$S_1S_2$ 间期与 $A_1A_1$ 间期接近，$S_2$ 夺获心房（$A_2$），窦房结冲动适与 $A_2$ 相逢，$A_2$ 不能干扰窦房结节律，$A_3$ 按原有节律发放，造成 $A_1A_3=2A_1A_1$，此谓非重建反应。②Ⅱ区反应：$A_2$ 进入窦房结，$A_3$ 延迟发放，重建窦房结节律，形成 $A_1A_3 < 2A_1A_1$，$A_2A_3 > A_1A_1$，且随 $S_1S_2$ 间期的逐渐缩短 $A_2A_3$ 间期相对恒定不变，此谓重建反应，典型的Ⅱ区反应可占心动周期的 40%～50%，$RS_2$ 程序刺激利用Ⅱ区的重建反应，测量 SACT。③Ⅲ区反应：$S_1S_2$ 间期与窦房结区不应期相等，则 $S_2$ 不能进入窦房结，$A_3$ 按原有节律发放，造成 $A_1A_3 \geqslant A_1A_1$，$A_2A_3 < A_1A_1$，此谓插入反应。Ⅲ区反应有 3 种情况：a.心房肌处于有效不应期；b.窦房结处于有效不应期；c.存在窦房结传入阻滞。因受方法学的限制，3 种情况不易鉴别。在 $RS_2$ 程序扫查中，能见到插入反应者不足 30%（$A_1A_3=A_1A_1$ 称为完全插入，$A_1A_3 > A_1A_1$ 称为不完全插入）。④Ⅳ区反应：缩短 $S_1S_2$ 间期，造成窦房结区折返激动，形成 $A_1A_3 < A_1A_1$，此谓折返反应，亦很少见。

4. **窦房结区有效不应期**（effective refractory period of sinoatrial node，ERPsA）　造成插入性房性期前收缩（$A_2$）的最长 $S_1S_2$ 间期为 ERPsA，即Ⅲ区反应，正常范围 325ms±40ms，ERPsA 也受自主神经影响。

5. **固有心率**（intrinsic heart rate，IHR）　IHR 是评价窦房结功能的一项重要指标。IHR 是指用药物消除自主神经系统对窦房结自律性影响后，所显示的窦房结自主兴奋频率。窦房结功能正常者对药物的反应不明显，病态窦房结综合征在阻断自主神经之后，窦房结的自律性明显降低，而且对超速起搏的抑制反应更明显。IHR 的测定方法有两种：①先以普萘洛尔 0.2mg/kg 静脉注射，速度为 1mg/min，继而静脉注射阿托品 0.04mg/kg（2min 推入），观察两种药物注射后 4～10min 的心率改变，其中最快心率为 IHR；②普萘洛尔 5mg、阿托品 2mg 混合后静脉注射 5min，注药后 4～10min 最快心率为 IHR，前者普萘洛尔的用量较大，不太适合国人，而且后者的结果与前者接近，因此，现在国内大都采用第二种方法测定固有心率。IHR 的正常值，各家报道不尽相同，一般应大于 82 次/分，亦可用公式估计：$IHR_p=118.3-（0.57×年龄）$，＜45 岁的 95% 可信限为 14%，＞45 岁的 95% 可信限为 18%（±2SD），即 $IHR_p$ 与 $IHR_o$ 的差值，45 岁以下者＜28，＞45 岁者＜36 为正常。

### （二）房室传导功能测定

经食管心房调搏评价房室传导功能常用递增性 $S_1S_1$ 或 $S_1S_2$ 程序刺激，观测指标如下。

1.**SR 间期随起搏频率递增而延长**　PR 间期存在频率依赖性，随 $S_1S_1$ 间期的缩短 SR 间期而延长，并呈线性相关。从希氏束电图看 SR 间期延长主要由 AH 间期延长所致。因此，房室间传导频率依赖性来自房室结。有些房室传导功能低下者可表现在较低频率的刺激时出现较长的 SR 间期。

2. **房室传导文氏阻滞点**　正常情况下，随起搏频率的增加，SR 间期可逐渐延长而出现文氏型房室传导阻滞，递增性心房起搏到出现房室传导文氏现象的起搏率为文氏阻滞点，正常文氏阻滞点＞130 次/分，但有较大的变异范围，迷走神经张力增强的健康者，文氏阻滞点也可下降到 130 次/分以下，房室传导加速者文氏阻滞点也可达 200 次/分。

3. **房室 2：1 阻滞点**　递增性心房起搏，当发生 2：1 房室传导阻滞时的最低刺激频率称为 2：1 阻滞点，正常者的 2：1 阻滞点＞170 次/分。其阻滞部位亦为房室结，正常 2：1 阻滞点也有较大变异范围，在应用阿托品 2mg 静脉注射后，2：1 阻滞点＜150 次/分者，则提示房室传导功能低下。

4. **房室传导的裂隙现象**　裂隙现象的发生主要用分层阻滞学说来解释。由房室传导系统中 2 个或 2 个以上水平组织的传导和（或）应激性不同而形成，既距离激动点相对近侧组织（或区域）的有效不应期短于远端且相对不应期较长。较晚到达的冲动，因正值两处组织的应激期，冲动可以正常通过；当一个适时的冲动正值远侧组织处于有效不应期时则受阻不能下传；如联律间期更短到达的冲动时，则正值近侧组织相对不应期而使传导速度减慢，并使得远侧组织不应期得以恢复而有机会下传，这一现象称为"裂隙现象"。房室传导可表现多种裂隙现象，但应用食管心房调搏和体表心电图记录能查出的裂隙种类有限，且多为正常生理现象。

鉴于 TEAP 检查的方法学特点，有学者应用经食管电生理检查，归纳出 6 种类型的裂隙现象，包括食管电极周围组织与心房肌之间的裂隙、食管电极周围组织与房室交界区之间的裂隙、食管电极周围组织与房室旁道之间的裂隙、房室交界区与束支之间的裂隙、束支裂隙、房室交界区或束支内超常传导。

5. 房室传导不应期（atrioventricular conduction refractory period，AVRP）　不应期与自身心率有关，为便于比较，通常把基础刺激（$S_1S_1$）调节在 100 次/分，然后发放 $S_2$ 早搏脉冲，即采用 $S_1S_2$ 程序刺激法。房室传导不应期分为：①相对不应期（RRP），产生 $S_2R_2$ 延长时的最长 $S_1S_2$ 间期，正常为 400～630ms；②功能不应期（FRP），两次兴奋能通过某一平面（或组织）的最短 RR 间期，即产生 $R_1R_2$ 传导的最短 $R_1R_2$ 间期，正常为 370～500ms；③有效不应期（ERP），$S_2$ 后有 $A_2$ 无 $R_2$ 时最长的 $S_1S_2$ 间期，正常为 230～430ms。不应期超过正常值上限者，常提示房室传导功能低下，但房室传导功能障碍者房室传导不应期常可正常，因此，在评价房室传导功能上意义有限。

6. 心房有效不应期（effective refractory period of atrium，A-ERP）　TEAP 中测定 A-ERP 受其方法学的限制，成功率不是很高，但是，方法得当尚能做好。首先是要记录到起搏脉冲后清晰的心房除极波（A 波），这是检查成功的关键。采用 $S_1S_2$ 程序刺激，$S_1S_1$ 间期 600ms 或短于基础心动周期的 10%，$S_1S_2$ 间期从 500ms 开始反扫，扫查步长 10ms，A-ERP 为：$S_2$ 后无 $A_2$ 和 $R_2$ 的最长 $S_1S_2$ 间期。

经食管心房调搏检查中记录 $V_1$ 或其他右胸导联可获得满意的 A 波，但仍有少数病例（30%）在任何导联均记录不到 A 波，而 A 波又是确定心房有效不应期（A-ERP）和房室传导有效不应期（AV-ERP）的关键，此时应借助于 Ⅱ 区反应，它可使 AV-ERP 检出率提高近 20%。心房早搏刺激后呈 Ⅱ 区反应时，说明心房肌仍处在应激状态，这是心房接受刺激并上传至窦房结使其重建的表现。因此，在 P 波不清楚的情况下，$S_2$ 后无 $R_2$ 并呈 Ⅱ 区反应的最长 $S_1S_2$ 间期仍可认为是 AV-

ERP。P 波不清楚时确定 A-ERP 时还应具备 Ⅲ 区反应这一条件，当然 Ⅲ 区反应并不能肯定进入 A-ERP，这是受方法学限制所致。

7. 房室结加速传导　递增性心房起搏表现 1：1 房室传导的起搏率＞200 次/分，最高 1：1 传导时的 SR 间期＜0.2s，但对维拉帕米的反应正常。应用维拉帕米后文氏阻滞点、2：1 阻滞点均下降，SR 间期也延长，此为房室结加速传导现象，产生机制尚不清楚，可能为房室结传导的一种正常变异。它的临床意义是参与快速心律失常，在隐匿性旁道或 WPW 综合征合并房室结加速传导时，常可造成快速心率的室上速，心率可达 230～250 次/分，产生严重的血流动力学障碍。

### （三）房室结双径路的检测

房室结不同步传导是正常的生理现象，如果不同步的程度加大，将形成房室传导的双径路特性。应用 $S_1S_2$ 程序刺激反扫，固定 $S_1S_1$ 间期，当 $S_1S_2$ 间期等于快径路有效不应期时，房室传导由快经路转向慢经路，$S_2R_2$ 呈跳跃式延长，并常诱发折返性室上速。折返形成的 3 个基本条件：①环形通道。传导途经中的某一部分存在解剖或功能上的双经路，两者上下两端相连形成环形通路，分为 α 和 β 通路。②单向传导阻滞。如果两个通道同时向下传导激动就不能形成折返。③传导时间延迟。α 通道的传导时间必须延迟超过 β 通道的不应期，才能使激动向上传导形成折返，形成折返性心动过速还应具备第 4 个条件，即适时的早搏刺激。

判断标准：房室结内双径路，快径（FP）传导速度快，但有效不应期长，慢径（SP）传导速度慢，但有效不应期短。快径、慢径传导都具频率依赖性。因此，FP、SP 传导时间都随起搏频率增加而延长，表现 FP、SP 传导的 SR 间期都为连续传导曲线，但如从 FP 到 SP 传导，则 SR 呈跳跃式延长，形成不连续的房室传导曲线。跳跃转折点代表快径路有效不应期，一般在 280～360ms，跳跃式延长的最低限度为 60ms，即 $S_1S_2$ 间期缩短 10ms，$S_2R_2$ 间期突然延长 ≥60ms（心内 ≥40ms）。再继续缩短 $S_1S_2$ 间期产生 $S_2$ 阻滞，未下传心室，此即为慢径路有效不应期，一般在 240～280ms。

### （四）室上性心动过速的鉴别

经食管心房调搏可诱发不同折返的室上性心动过速，常见的有房室结内折返、房室折返、窦房折返和房内折返。

1. **房室结内折返**　占阵发性室上性心动过速的 50% 左右，都为房室结双径路所致，当采用 $S_1S_2$ 或 $S_1S_1$ 刺激并且其间期等于快径路（FP）不应期时，心房激动沿慢径路（SP）下传，构成 SR 间期延长，为 FP 逆传创造条件，于是形成心房激动由 FP 逆传控制，心室激动由 SP 下传控制，形成慢 - 快（SF）型房室结内折返。如 FP、SP 的不应期相近，FP 的下传速度快，SP 形成单相传导阻滞，则构成 FP 下传控制心室，SP 逆传控制心房，形成快 - 慢（FS）型房室结折返。可见，房室结双径路折返有两种方式，SF 型占 90% 以上，FS 型很少见。电生理特征如下。

（1）SF 型房室结内折返：①心率在 160～180 次 / 分；②心动过速在 PR⁻ 间期延长（跳跃）时出现；③室上性心动过速时 QRS 波正常，逆行 P 波隐藏于 QRS 波中，RP⁻ 间期 < 0.11s，故常规心电图不易识别 P⁻ 波；④P 波符合逆行波的特点；⑤伴束支传导阻滞时 QRS 波增宽，但不减慢心率；⑥心动过速终止时多为 P⁻ 波前向阻滞；⑦室上性心动过速发作中可伴 2：1 房室传导或 2：1 室房传导，因为心动过速在房室结内折返，FP⁻ 逆传 1：1 但 P 波下传为 2：1，或 SP 前传 1：1，但 FP⁻ 逆传 2：1。

（2）FS 型房室结内折返：①心率在 110～180 次 / 分；②心动过速起始时 PR 间期不延长；③室上性心动过速时 QRS 波正常，逆行 P 波位于 T 波之后，R⁻P 间期 > P⁻R 间期，P⁻R 间期 < 0.2s；④P⁻ 波符合逆行 P 波特点，$P_{II、III、aVF}$ 倒置，$P_{aVR}$ 直立；⑤心动过速终止时多为 SP⁻ 逆传阻滞。

2. **房室折返**　占阵发性室上性心动过速的 40% 以上，常由 $S_1S_1$、$S_1S_2$ 诱发，当 $S_1S_1$ 或 $S_1S_2$ 间期等于旁道不应期时，心房激动经房室结下传，SR 间期延长，为旁道脱离不应期创造逆传条件，于是形成正传型（IA）房室折返；如 $S_1S_1$、$S_1S_2$ 刺激都经旁道前传，形成完全性预激，为房室结

逆传创造条件，于是形成逆传型（IB）房室折返。因此，房室折返也有两种形式，正传型 QRS 波群正常，逆传型 QRS 波群增宽，两者分别占 90%、10%。

（1）IA 型房室折返：①心动过速时心率 160～200 次 / 分；②心动过速起始 PR 间期延长；③室上性心动过速 QRS 波正常，逆传 P 波位于 R 波之后，RP⁻ ≥ 0.12s，因此，室上性心动过速时心电图易识别 P⁻ 波；④P⁻ 波符合逆传特点，但心房激动顺序取决于旁道位置，左侧旁道食管电图（ESO）P 波先于 $V_1$ 导联，右侧旁道与之相反。

（2）IB 型房室折返：①心率 160～200 次 / 分；②心动过速起始 PR 间期短，QRS 波群增宽。逆传 RP⁻ 间期延长；③室上速时为完全预激图形，心电图逆传 P⁻ 波不可辨认，但食管心电图可显示 P⁻ 波，RP⁻ > P⁻R，P⁻R 间期 < 0.16s；④房室传导保持 1：1 关系，心动过速终止多为 P⁻ 波逆向阻滞。

3. **窦房折返**　窦房折返引起阵发性窦性心动过速，占阵发性室上性心动过速的 6% 左右，它可自然发作，由窦性期前收缩或房性期前收缩诱发，但也可由食管心房起搏诱发。心动过速的特征：①心率 100～120 次 / 分，最快也可达 180 次 / 分；②心动过速中 PR 间期正常，或略有延长；③心动过速常为间歇性发作，持续 10～20 次窦房折返，间隔 4～3 次正常窦性周期；④P 波形态符合窦性心律。

4. **房内折返**　构成阵发性房性心动过速者少见（占阵发性室上性心动过速的 4% 左右），构成心房扑动、心房颤动者多见。房性心动过速、心房扑动、心房颤动之间的区别，取决于折返环的大小、多少和折返频率。房性心动过速者房内折返环大，折返频率慢，房扑折返环小，环行速度快，房颤则为房内多发性微折返环所致，房性心动过速特征为：①心率在 180～230 次 / 分；②心动过速中 PR 间期延长，常伴房室传导阻滞；③P 波形态符合异位 P 波。

室上速多由折返引起，但也可由自律性增加引起，两者的大致区别为：折返者①室上性心动过速骤起骤止；②食管心房起搏极易诱发；③除窦房折返外，一般心率 > 160 次 / 分；④采用不

同形式的心房刺激容易终止。自律性增加者多为非阵发性房性心动过速和非阵发性交界性心动过速，其共同特点为：①心动过速通常不突发突止；②心率＜160次／分；③不易为食管心房刺激所终止；④交界性心律者，P′波紧随R波或与R波同步，符合逆传P波特征。

综上所述，经食管电生理检查可提高室上性心动过速的鉴别能力，一般情况可免除创伤性电生理检查。

# 第三节　食管导联心电图及经食管电生理检查图例分析

扩展学习：请扫描下方二维码，继续学习食管导联心电图及经食管电生理图例分析。

## 小结

本章分为两节，分别介绍了食管导联心电图和经食管心脏电生理检查。

通过食管导联电极从心脏背面描记的心电图，称为食管导联心电图。本节介绍了食管导联电极、食管导联心电图图形、食管导联心电图的操作方法和食管导联心电图的临床应用。食管导联心电图图形随电极和心脏相对位置的改变而不同分为心室区图形、过渡区图形、心房区图形和心房上区图形。食管导联心电图主要应用于指导食管心房或心室调搏的电极定位、心肌梗死的定位诊断、复杂心律失常的鉴别诊断、室性心动过速与室上性心动过速伴功能性或器质性束支传导阻滞、室上性心动过速伴预激综合征的鉴别诊断等。

经食管心脏电生理检查是一项经食管起搏心脏来进行临床心脏电生理诊断和治疗的技术。本节介绍了经食管心脏电生理检查所需要的设备，有程序刺激器、起搏电极和生理记录仪，并备有氧气、抢救药品及心脏除颤器。操作方法为放置食管电极、测定起搏阈值、调节感知灵敏度、测定感知不应期；根据检查目的发放刺激。刺激方式、方法分类：①按程序控制分为程控刺激和非程控刺激两种；②按刺激频率分为起搏、超速、亚速、猝发等刺激；③按刺激程度的强弱分为阈

上刺激和阈下刺激；④按发放方式可分为定时、定数和任意发放等。非程控刺激法：又称$S_1S_1$法，是一种恒定频率或变频的刺激脉冲，适用于测定窦房结功能和房室交界区功能、阐明房室结双径路、研究预激综合征机制、诱发和终止阵发性室上性心动过速、进行心脏负荷试验等。程控期前刺激法：又称早搏刺激，适用于心脏不应期测定、阐明房室结双径路、研究预激综合征机制、诱发和终止阵发性室上性心动过速、揭示常见的电生理现象等。

经食管心脏电生理检查时可出现电脉冲刺激波、心房激动波、心室激动波、SP间期、SR间期、$S_1R_1$间期、$S_2R_2$间期。主要应用于窦房结功能测定（窦房结恢复时间、校正窦房结恢复时间、窦房传导时间、窦房结区有效不应期、固有心率测定）、房室传导功能测定（SR间期、文氏型房室传导阻滞点、房室2∶1阻滞点、房室传导的裂隙现象、房室传导不应期、心房有效不应期、房室结加速传导测定）、房室结双径路的检测、室上性心动过速的鉴别等。

附1　本章的学习重点

1. 理解食管导联心电图4种不同图形。
2. 熟悉食管导联心电图的临床应用。
3. 掌握经食管电生理检查设备——心脏电生理刺激仪的性能和操作方法。
4. 掌握食管电生理检查的临床应用。

附2　请扫二维码扩展学习

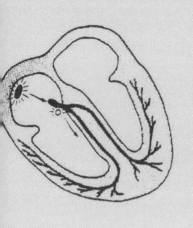

# 第四十一章
# 人工心脏起搏和起搏心电图

# 第一节 起搏心电图基础知识

## 一、心脏起搏概述

　　用低能量电脉冲暂时或长期（永久）地刺激心脏，使之发生激动，以治疗严重心动过缓，防止在缓慢心率基础上发生或反复发生快速性心律失常，特别是危及生命的室性快速心律失常，这就是临床上已广泛应用的人工心脏起搏术（artificial heart pacing）（图41-1）或抗心动过缓起搏（antibradycardia pacemaker），简称心脏起搏（cardiac pacing）。心脏起搏也可用以终止或控制除心室颤动以外的室上性和室性快速性心律失常，称为抗心动过速起搏（antitachycardia pacing）。埋植型心脏自动除颤器（AICD）在20世纪80年代已用于临床。1959年瑞典Senning医师将第一例起搏器置入人体，其后的40年，尤其是近10年来，心脏起搏器的研制和应用得到了飞速发展。

## 二、起搏器的类型

　　人工心脏起搏器（pacemaker）系统由一具脉冲发生器（起搏器）和与之匹配的电极导管组成。脉冲发生器可置于体外，或埋植于体内（埋植型）。

前者用于临时起搏，而长期（永久性）起搏则采用埋植型脉冲发生器（图41-2，图41-3）。

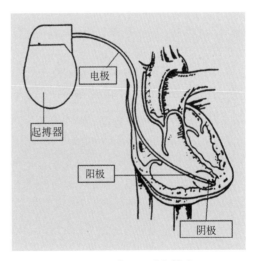

**图 41-1　人工心脏起搏术**

植入型起搏器，脉冲发生器（电池）的电极经左锁骨下静脉插入右心室

### （一）电极与导线

　　1.电极

　　（1）双极与单极：起搏器回路都需两个电极，两个电极都接触心脏者称为双极起搏，多用于临时起搏；一个电极接触心脏，另一个电极接触心脏以外组织者，称为单极起搏，多用于永久性起搏。

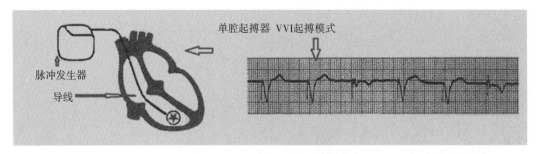

图 41-2　单腔右心室心尖部起搏

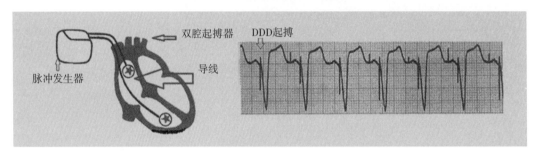

图 41-3　双腔起搏（右心房和右心室起搏）

（2）心内膜、心外膜、心肌电极：起搏电极经静脉送入心腔，接触心内膜者称为心内膜电极；起搏电极经室壁置入接触心外膜者称为心外膜电极；起搏电极刺入心壁心肌者称为心肌电极。

（3）电极形状：有柱状、盘状、针状、环状、螺旋状、楔状、笼状、翼状等。

2. 导线　临时性起搏电极导线多做塑料包鞘，质地稍硬而有柔性，易于插送。永久性起搏电极导线为螺旋型，以硅橡胶或聚氯酯包鞘，质地柔软，表面光洁，插送时用指引钢丝，导管恢复柔顺，可永久置于心腔内。

3. 电源　佩戴式起搏器电池因可随时更换，一般用 6V 或 9V 叠层或干电池；永久起搏器一般用锂电系列供电，预计用 6 ～ 8 年，有可能达到 14 ～ 15 年。

（二）人工心脏起搏的分类（表 41-1）

1. 根据起搏心腔分类

（1）心房起搏（AAI）。

（2）心室起搏（VVI），又可分为右心室心尖部和右心室流出道起搏。

（3）房、室顺序起搏（VDD 及 DDD 起搏）。

（4）双心房及单心室起搏（三腔起搏）。

（5）单心房或双心室起搏（三腔起搏）。

（6）双心房、双心室起搏（四腔起搏）。

2. 根据起搏方式分类

（1）生理性起搏

1）单腔起搏：心房起搏（AAI）、心房频率适应起搏（AAIR）、心室频率适应起搏（VVIR）。也有学者将 VVIR 起搏称为半生理性起搏（图 41-2）。

2）双腔起搏：双腔起搏（DDD）、双腔频率适应起搏（DDDR）、单电极 VDD 起搏（VDD、VDDR）、心房和心室抑制型房室顺序起搏（DDI）（图 41-3）。

3）三腔起搏：双心房、单心室起搏及单心房、双心室起搏。

4）四腔起搏：双心房及双心室起搏。

（2）非生理性起搏：VVI、VOO。

3. 根据应用时间分类　起搏器置入后根据时间分为两类。

（1）临时性起搏：一般起搏时间为 4 周，应用临时体外起搏器。

（2）永久性体内起搏：即将起搏器埋植于体内，在体内可连续工作 8 ～ 12 年。

目前，永久性起搏器的类型大致可分为 6 类：①单腔起搏器；②双腔起搏器；③多腔起搏器；④频率适应性起搏器；⑤抗心动过速起搏器；⑥植入型心律转复除颤器（表 41-1）。

表 41-1　起搏器类型

| 一、单腔起搏器 |
| --- |
| 1. 非同步型心室起搏（VOO） |
| 2. 抑制型按需心室起搏（VVI） |
| 3. 触发型按需心室起搏（VVT） |
| 4. 非同步型心房起搏（AOO） |
| 5. 抑制型按需心房起搏（AAI） |
| 6. 触发型按需心房起搏（AAT） |
| 二、双腔起搏器 |
| 1. 非同步房室起搏（DOO） |
| 2. 房室顺序起搏（DVI） |
| （1）约定式（committed） |
| （2）非约定式（noncommitted） |
| 3. 心房和心室抑制型房室顺序起搏（DDI） |
| 4. 房室同步（心房跟踪型）心室起搏（VAT） |
| 5. 心房同步心室抑制型起搏（VDD） |
| 6. 房室全自动型起搏（DDD） |
| 三、多腔起搏器 |
| 1. 双心房同步起搏器 |

续表

| 2. 双心房＋右心室三腔起搏器 |
| --- |
| 3. 右心房＋双心室三腔起搏器 |
| 4. 四腔起搏器 |
| 四、频率适应性起搏器 |
| 1. 频率适应性心室起搏（VVIR） |
| 2. 频率适应性心房起搏（AAIR） |
| 3. 频率适应性心房同步心室抑制型起搏（VDDR） |
| 4. 频率适应性房室全自动型起搏（DDDR）） |
| 5. 双传感器频率适应性单腔起搏器（dual sensor SSIR） |
| 6. 双传感器频率适应双腔起搏器（dual sensor VDDR 和 DDDR） |
| 五、抗心动过速起搏器 |
| 六、植入型心律转复除颤器（ICD） |

## 三、心脏起搏器的编码

为了统一逐日增多的各种类型起搏器的命名，国际心脏病学会联合会推荐使用 5 位字母代码起搏器命名法（表 41-2，表 41-3）。

表 41-2　ICHD/NASPE 5 位字母起搏器代码（1981）

| 位置 | 1 | 2 | 3 | 4 | 5 |
| --- | --- | --- | --- | --- | --- |
| 类目 | 起搏的心腔 | 感知的心腔 | 感知后反应方式 | 程控功能 | 抗心动过速功能 |
| | V—心室 | V—心室 | T—触发 | P—程控频率 | B—快速短阵 |
| | A—心房 | A—心房 | I—抑制或输出 | 刺激 | |
| | D—双腔 | D—双腔 | D—双重* | M—多项程控 | N—正常频率 |
| | O—无 | O—无 | C—交流 | S—扫描 | |
| | | | | R—逆转**（遥测功能） | E—体外控制 |

*.触发和抑制功能

**.在正常和缓慢心律时，起搏器被抑制，而在心动过速时，起搏器的反应为"逆转"方式，现已无此类起搏器

表 41-3　NBG 起搏器代码（1987）

| 位置 | I* | 2* | 3* | 4** | 5*** |
| --- | --- | --- | --- | --- | --- |
| 类目 | 起搏的心腔 | 感知的心腔 | 感知后反应方式 | 控功能 | 抗心动过速 功能 |
| | O—无 | O—无 | O—无 | O—无 | O—无 |
| | V—心室 | V—心室 | T—触发 | P—简单程控 | P—起搏(抗快速心律失常) |
| | A—心房 | A—心房 | I—抑制 | M—多项程控 | S—电击 |
| | D—双腔 | D—双腔 | D—双重* | R—频率调节 | D—双重（P＋S） |
| | | | | C—交流（遥测功能） | |

* 第 1～3 位，只用于抗缓慢性心律失常功能

** 一般情况下，第 4 位只表示这个器械是频率适应性的，因为都知道现代的埋植型起搏器具有 M 和 C 的功能

*** 第 5 位较少用，因为在心脏起搏工作中，抗快速心律失常的特点不是常见的。将来，ICD 可能会以相似的但多少有些不同的代码来表示

自左向右，每个位置字母代表的意义如下（表41-2）。

Ⅰ：代表起搏的心腔。分别由 A、V 和 D 代表心房、心室和双心腔。

Ⅱ：表示感知的心腔。亦分别由 A、V 和 D 来表示，另用 O 代表无感知功能。

Ⅲ：表示感知心脏自身电活动后的反应方式。有 T（触发型）、I（抑制型）、D（兼有触发和抑制型）、O（无感知反应）和 R（与一般起搏器相反，当患者心率增快时发放脉冲）5 种反应方式。

Ⅳ：表示起搏器程序控制调节功能的程度。有 P（1～2 种简单的程控功能）、M（2 种以上参数和多种程控功能）、O（无程控功能）和 R（频率反应功能）。

Ⅴ：表示抗心动过速功能。有 B（猝发成串脉冲刺激）、N（正常频率竞争刺激）、S（频率扫描刺激）、D（超速抑制）、E（体外控制脉冲刺激）和 O（无抗心动过速功能）。

对无后两种功能的起搏器，可只用前 3 个字母代表，此时则称为三位字母代码起搏器命名法。

## 四、起搏器简介

目前，永久性双腔起搏器实际上只有 VDD 和 DDD 两种在临床使用，尤其 DDD 起搏器用得最多。它们都具有多项功能参数程控性能，其中包括对起搏方式的程控，医师可根据患者的心律状况和具体需要，将 DDD 或 VDD 起搏器程控为某种起搏方式。以 DDD 起搏器为例，除了能够按照患者日常生活中不同时刻的自身心律情况，自动地以 DVI、VAT 或 AAI 方式进行工作，或处于全抑制状态（OOO 方式外），也可由医师根据患者的具体情况或需要，程控为以下的方式之一：DDD，DDI，DVI，VDD，VVI，VVT，AAI，AAT，DOO，VOO 等（图 41-4）。

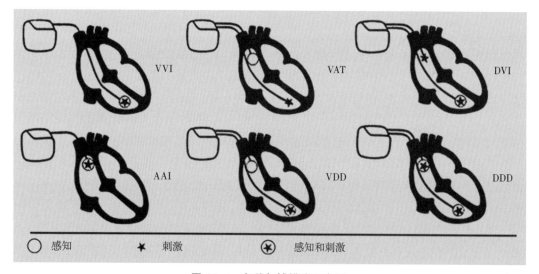

图 41-4　各种起搏模式示意图

（一）单腔起搏器

1.固定频率起搏器（AOO 或 VOO）　仅能发出起搏脉冲，而无感知功能，不能与自身心律同步而产生竞争心律，尤其是 VOO 起搏时，起搏脉冲如发放在心室自身心动的易损期，有可能引起快速性室性心律失常而危及生命。因而应用范围较窄，仅适用于完全性房室传导阻滞和永久性窦性过缓。目前则主要用于临时起搏进行心脏电生理检查。

2.P 波抑制型心房起搏器（AAI）　又称心房按需起搏器。能按照预定的频率发出脉冲，并能接受 P 波的控制，当自身心率快于或先于起搏脉冲时，被抑制而停止发放脉冲，而当自身心率低于起搏频率时，起搏器自动发放脉冲起搏心房。由于 AAI 是通过自然的房室传导途径使心室激动，保持了良好的血流动力学特点，故亦属于生理性起搏，此型主要用于病态窦房结综合征而房室传导功能良好者，但在患者出现心房颤动或心房扑动时 AAI 即失效。

3.触发型按需心房起搏（AAT）　系心房起搏，心房感知，触发型。当心房电极感知自身心房搏动后，触发起搏器提前发放一电脉冲，此电脉冲落在心房不应期即 P 波中，耗电多是其特点。近年来，房间传导阻滞应用双心房起搏使用该方式增多。当一侧心房出现期前收缩时，电极感知后触发另一侧电极同步起搏，确保心房起搏、窦性心律、心房异位搏动时均能使左右心房同时激动，从而预防房性心律失常。

4.右心房间隔下部起搏　是在冠状窦口上方使用螺旋电极将电极旋入到房间隔肌肉中，其优点是可使左、右心房同步起搏，从而预防由于心房间传导阻滞引起的房性心律失常，如房性心动过速、心房扑动、心房颤动。主要适应证是病态窦房结综合征，同时有房间传导阻滞伴房性心律失常。起搏心电图的特点是 P 波形态和窦性不同，Ⅱ、Ⅲ、aVF 导联 P 波向下，aVR 导联 P 波向上。

5.R 波抑制型心室起搏器（VVI）　能按照预定的周期发生起搏脉冲起搏心室，并能接受 R 波的控制，当自身心率快于或先于起搏脉冲时，它被抑制而停止发放起搏脉冲，从而避免发生竞争心律；而当自身心率低于起搏频率时，起搏器将发放脉冲，所以又称为心室按需型起搏器。因为按需型起搏器能排除竞争心律的危险，与 R 波触发型相比又节省功耗，所以在临床应用中使用最多，其适应证广泛，不但高度房室传导阻滞的患者采用，病态窦房结综合征等心律失常亦可使用，其最大缺点是房室不同步，可产生起搏器综合征。

右心室流出道或间隔部起搏：近年来，将右心室电极放置于右心室流出道或间隔部，采用螺旋电极旋入上述部位的肌肉中。其目的是尽可能接近希氏束处起搏，希望保持左、右心室间正常的电激动顺序和同步收缩，提高心排血量。

6.R 波触发型起搏器（VVT）　能发出预定节律的起搏脉冲，但当自身心率出现时，起搏器能立即被触发而发放一个脉冲，它将落在心动周期的绝对不应期内，而对心脏无效，下一个脉冲将以 R 波出现的时刻为起点重新安排，因此能达到起搏脉冲与 R 波同步的目的。

VVT 的不应期一般设计为 500ms，在外界电磁干扰或误触发时，以使最高的同步频率不超过 120 次 / 分（这种由不应期限止的同步频率称为"上限频率"），保证患者安全。此外，也避免高大 T 波的误感知而造成脉冲落入 T 波的现象。其优点是只要起搏器工作正常，起搏脉冲总是存在的，因而便于监测。但它与 R 波抑制型相比，多了一个无效脉冲，因此功耗较大，临床应用较少。

（二）双腔起搏器

1.P 波同步心室起搏器（VAT）　其特点是心房、心室各安置一个电极，起搏电极置于心室，感知电极置于心房，经过适当的 AV 延迟而建立人工房室传导。因为 P 波触发心室起搏，故心室率随心房率而改变，从而恢复了心房的调节功能，并可避免房室逆传导。此型仅适用于房室传导阻滞而窦房结功能正常的患者。其心房感知不应期为 500ms 左右，以避免快速心房率如数下传至心室而造成心动过速，保证心室率不超过 120 次 / 分。当患者心房率低于 60 次 / 分时，VAT 将会转成 VOO 起搏，以维持每分钟 60 次的"逸搏频率"。其主要缺点是心室无感知功能，可出现心室竞争心律，故目前较少应用。

2.P 波触发、R 波抑制心室起搏器（VDD）　此型仍可具有 VAT 的房室同步及随心房调节而自动加快心率的优点，但由于有 R 波抑制作用，故可避免心室竞争心律。其缺点是不能起搏心房，不能用于窦房结功能病变者。且可引起起搏器介导的心动过速。

3.R 波抑制型房室顺序起搏器（DVI）　其特点是心房心室顺序起搏，而感知电极置于心室，具有良好的生理性能。当心脏无活动时，心房先起搏，经过一段时间延迟之后，心室再起搏。如有自身心室活动，则 QRS 波将抑制后一脉冲的发放。其优点是房室顺序收缩，且不会产生起搏器介导的心动过速，适用于病态窦房结综合征或伴房室传导阻滞的患者。其缺点是对房性期前收缩或房性心动过速不能感知，且心房、心室都要安置电极而不方便。

4.全自动型（fully automatic model）起搏器（DDD）　这种起搏器是在房室顺序按需型的基础上发展起来的，1981 年问世，它具有房室顺序起搏，双腔感知，具有抑制或触发两种同步方式。借助于体外程控器，它可在 DDD、DVI、VVI、DOO 4 种类型之间选择。全自动型起搏器的功能已与人体心脏的活动相接近，比 DVI 具有更好的生理功能。主要适用于病态窦房结综合征、房室传导阻滞的患者。禁用于心房扑动、心房颤动的患者。其主要缺点是可以引起起搏器介导的心动过速。

DDD 起搏器可根据自身窦房结及房室传导功能的状态，自动转换以下 4 种起搏方式：①心房、心室双抑制，自身心房率快于起搏器的下限频率，自身 PR 间期短于程控的 AV 间期。②心房同步心室起搏，自身心房率快于起搏下限频率，自身 PR > AV 间期，心房感知、心室触发起搏。③心房起搏，心室抑制，自身心房率慢于起搏器下限频率，自身 PR < AV 间期。心房起搏，心室抑制。④房室顺序起搏，自身心房率慢于起搏器下限频率，自身 PR > AV 间期，此时房室均起搏。

### （三）多腔起搏器

1. 双心房同步起搏　近年来的研究表明，房间或房内传导阻滞可以引起左心房收缩延迟，使之与左心室同时收缩，从而使左心房失去对左心室的辅助泵作用。左、右心房同步起搏，可以人为消除房间传导阻滞，从而防止房性心律失常，改善左心室排血量。双心房同步起搏适用于房间传导阻滞伴房性心律失常。通常右心房电极置于右心耳，左心房电极置于冠状静脉窦。

2. 三腔起搏器　①双心房 + 右心室：双心房电极的安置为，一根电极放在右心耳起搏右心房，另一根电极放在冠状窦起搏左心房。右心室电极可以放在右心室尖部或右心室流出道或间隔部。适用于房间传导阻滞同时有房室传导阻滞的患者。②右心房 + 双心室：右心房电极安置在右心耳，双心室电极安置位置为，左心室电极，将特制的电极送入冠状窦的属支静脉（如心大静脉或左心室侧缘静脉）行左心室心外膜起搏。右心室电极可以放在右心室心尖部或间隔部。主要适用于难治性心力衰竭伴：①完全性左束支传导阻滞，QRS ≥ 0.14s；② VVI 右心室心尖部起搏下 QRS ≥ 0.20s。由于完全性左束支传导阻滞或右心

室心尖部起搏可以引起明显的左心室收缩和舒张不同步，造成二尖瓣功能性反流，左心室排血量下降。左、右心室同步起搏后，减轻或消除了完全性左束支传导阻滞，减少或消除二尖瓣反流，提高心排血量，从而改善心功能。目前主要适用于扩张型心肌病、缺血性心肌病所致的难治性心力衰竭。

3. 四腔起搏器　目前主要适用于扩张型心肌病、缺血性心肌病所致难治性心力衰竭，同时有房间传导阻滞和房室传导阻滞的患者。4 根电极的放置如下：右心房电极安置在右心耳，左心房电极放在冠状窦，右心室电极放在右心室心尖部，左心室电极放置于心大静脉或左心室侧缘静脉。

### （四）频率适应性起搏器

频率适应性起搏器是指利用正常窦房结功能以外的生理、生化指标，为满足机体代谢需求而自动调整起搏频率的起搏器。主要适用于：①窦房结变时性功能不良的患者（在活动时心率不能达到适当的水平或满足新陈代谢的要求）；②慢性心房颤动并且心室率缓慢的患者。

### （五）抗心动过速起搏器

近代临床电生理研究表明，大多数心动过速均源于折返机制。因此，只要发放一个恰当的电刺激进入折返环，就可引起该区域兴奋并沿折返环传导，逆钟向传导可能赶上折返激动的复极波而终止，顺钟向传导则与折返激动的波前相遇，使折返激动中断，心动过速终止。心动过速的识别主要根据心率、心动过速的突然性、稳定性和持续性，以及 QRS 波形态等指标。当起搏器判定为阵发性心动过速后，便发放电刺激终止心动过速。终止心动过速的方式有亚速起搏、超速起搏、短阵猝发起搏及程控期前刺激等。在安装抗心动过速起搏器前需进行腔内电生理检查，以确定心动过速的机制及有效终止方式。

由于不适当的心室刺激可加速室性心动过速甚至诱发心室颤动。因此，抗心动过速起搏器主要应用于折返性室上性心动过速的治疗。近几年来，射频消融技术飞速发展，使绝大多数折返性室上性心动过速得到根治，置入性抗心动过速起

搏器的应用也明显减少。

### （六）埋藏式自动心脏起搏电复律器（AIPCD）

通过两个独立的感知系统识别室性心律失常：一是频率感知通道，判断心率是否超过预设的触发放电频率；二是波形感知通道，根据概率密度函数（probability density function，PDF）检测 QRS 波和心电在等电位线概率减少程度，以此判断 QRS 增宽和心律失常特征。当满足预设的标准时，则触发电击脉冲。新型 AIPCD 采用分层治疗方式终止室性心律失常，即随着室性心动过速频率的增加和（或）时间延长采用不同的终止方式。

AIPCD 可以有效检出恶性室性心律失常并减少心源性猝死的发生率。适用于有室性心动过速和心室颤动发作史、药物治疗无效或不能耐受的患者。另外，对药物效果难以肯定或药物治疗有效，但电生理检查仍能诱发出室性心动过速者，也可选择应用。目前由于价钱昂贵和安置技术复杂等原因，在我国的应用受到一定限制，相信随着经静脉安置电极系统的问世及经济发展，AIPCD 的应用将越来越多，使更多的患者受益。

## 五、起搏脉冲信号

起搏信号，也称脉冲信号、刺激信号、刺激标记和钉样标记，代表脉冲发生器释出的脉冲电流。记录在体表心电图上的起搏信号表现为基线上的一条垂直线。心房起搏由起搏信号和其后的心房波（P 波）组成，如果房室传导完好，这个 P 波之后有 QRS 波群；心室起搏则由起搏信号和其后的 QRS 波群构成。两者分别是起搏器刺激夺获心房和心室的心电图表现。分析起搏器心电图首先是辨识起搏器的起搏信号，并把它与相应的心房反应（P 波及其下传的 QRS 波）或心室反应（QRS 波）区别开，找出其相应的关系。

起搏信号的振幅与两个电极间的距离密切相关。在双极起搏时，正、负两极间的距离小，起搏信号往往较小，在某些导联的心电图上甚至看

不见。而在单极性起搏，两个电极相距较远，起搏信号常较大，有时呈双相的形状（由于较大信号回到等电位线上时的"过冲现象"所致）后者有时可使伴随的 QRS 波明显变形（图 41-5）。

起搏信号的大小也与电极在心室内的位置、埋藏型起搏器在体内的位置和记录的导联有关。

## 六、起搏心电图分析技术及注意事项

### （一）基本分析方法

分析起搏心电图必须掌握普通心电图的知识，还应对起搏器技术参数、参数设置、计时周期、工作特性有详细了解。虽然先进的起搏器内置辅助分析、起搏资料存储和双向遥测功能，对分析复杂的双腔起搏心电图极有帮助，但标准的心电图机、分规、标尺和计算器仍是分析起搏心电图必不可少的工具。分析起搏心电图应从以下方法入手。

1. 详细阅读起搏器使用手册，了解起搏器类型、技术特性、工作特点及程控方式。

2. 了解置入起搏器的种类、目前所用的起搏方式、参数设置、工作特性、特殊设置及其计时周期。

3. 了解导线种类，单极导线还是双极导线。

4. 做 12 导联同步无伪差的心电图检查，同时 II 及 V1 导联记录时间应较长。此外，应备份无症状期的心电图，以备患者心绞痛发作时进行对比分析。

5. 分析心电图时首先找出脉冲信号，识别脉冲与 P 波或 R 波之间的关系，注意起搏和自身 P 波及 QRS 波形态变化。根据脉冲与 P 波、QRS 波群的关系及各波形的变化，判断起搏心腔、感知心腔及感知后的反应方式。

6. 了解患者心脏状况、自身心律情况及起搏后有无室房逆向传导。

7. 测量和分析 AV 及 VA 间期，判断起搏及感知功能状况如何，有无异常感知，如感知 F 波、f 波、肌电信号及自身心电信号等。并测量上、下限频率是否与起搏器所设置的频率相一致。

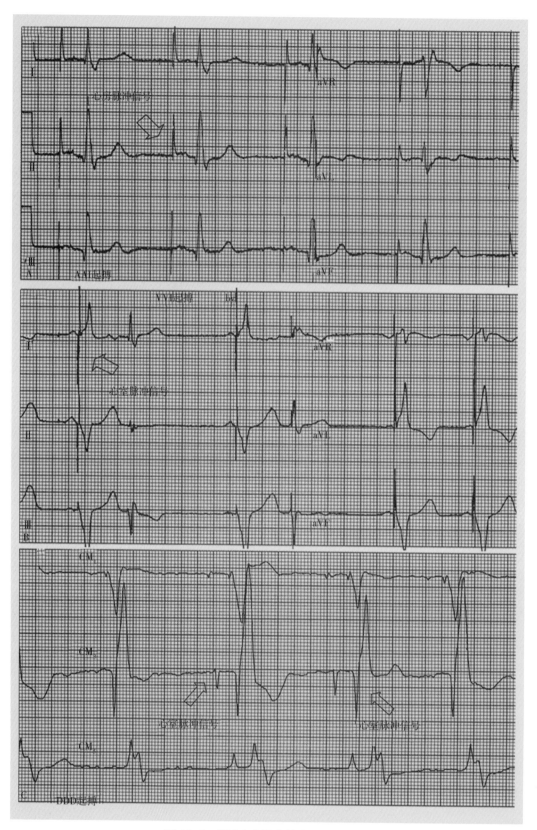

图41-5 起搏心电图中的脉冲标记信号

A.心房起搏，脉冲信号位于P波之前；B.心室起搏，脉冲信号位于QRS波之前；C.DDD起搏，心房脉冲信号位于P波之前，心室脉冲信号位于R波之前

8. 如无法了解起搏或感知故障，可应用带有起搏脉冲标记的动态心电图或程控仪脉冲标记心电图检查。

9. 必要时经程控仪显示或打印出计时周期图。还可遥测出存储的异常心电图资料及一些重要信息。

### （二）动态心电图在起搏心电图分析中的应用

动态心电图不间断的记录患者 24h 或更长时间在各种情况下的心电图变化，这对短暂发作的心律失常及起搏功能异常的捕获是十分有利的。对起搏功能异常的诊断不仅可以定性诊断，还可以定量诊断。因此，动态心电图是诊断起搏功能

异常的一种不可缺少的手段。

1. 动态心电图对起搏功能异常捕获的价值 有些起搏功能异常的患者可能间断发生，患者表现为阵发性头晕、胸闷、心慌等，而就诊时未发作，常规心电图无法捕获发作时的心电图，而动态心电图常可捕获发作时起搏功能异常的心电图。因此，对置入起搏器的患者行常规动态心电图检查。对有阵发性头晕、胸闷、心慌等症状的患者及时进行动态心电图检查。

2. 应用带脉冲标记的动态心电图仪（图 41-6） 有脉冲标记的动态心电图仪在设定的导联上标出脉冲标记，可清楚地看到有无脉冲及脉冲的发放时间，便于分析起搏及感知是否正常。

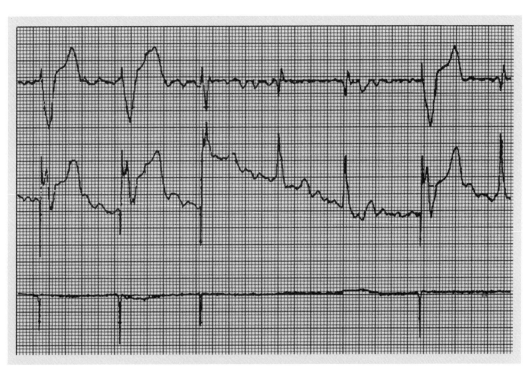

图 41-6 带有脉冲标记的动态心电图

第 3 条图形为脉冲标记。第 1、2、3 波群中有脉冲标记，第 4、5 波群为窦性心律，所以在相应的第 3 条中无脉冲标记，说明起搏脉冲发放受到抑制

因此在相应的第 3 条中无脉冲标记，说明起搏脉冲发放受到抑制。

### （三）心内心电图在分析起搏功能异常中的作用

心内心电图是利用程控仪经起搏系统遥测出来的心腔内心电图，在程控仪屏幕上可同时显示心内心电图和常规心电图。通过心内心电图观察

起搏功能更有帮助，可用来分析起搏或感知功能障碍。

### （四）分析起搏心电图时的注意事项

1. 注意有无误差 如走纸速度、电极位置、有无干扰等，排除由上述因素带来的心电图误差。

2. 分析动态起搏心电图的注意事项 在动态起搏心电图检查中，有时可见起搏心率快慢不一，

有的起搏周期长，有的起搏周期短，此时应注意排除动态心电图记录盒本身的问题，如电池电量不足、记录盒质量问题等。

3.分析心室起搏心电图的注意事项

（1）观察脉冲频率与所程控的起搏频率是否一致，同时注意脉冲出现的位置及时间。

（2）脉冲与 QRS 波群之间的关系：假如脉冲后无起搏 QRS 波群，提示导线移位、阈值升高、导线故障等，起搏 – 室内阻滞（S–QRS 阻滞）虽较少见，但亦有可能出现。可经程控仪提高输出电压或经 X 线检查进行鉴别。

（3）脉冲若在 QRS 波群之后或不应发放脉冲的时间提前发放，提示感知不足，可调整感知度解决感知不足的问题。

（4）自身心率快于基础频率时，起搏器感知后应自动停止脉冲发放（按需型 VVI）。

（5）自身心律与起搏脉冲同时或几乎同时出现产生心室融合波，或出现假融合为正常现象。

（6）无自身心律，较长时间又无起搏信号出现，应考虑有无过感知现象，过感知原因较多，应设法排除。

（7）在起搏之后 400 ～ 600ms（QRS 波群后）出现 P 波或联律间期较近的 R 波，应注意是否为逆行传导伴折返心律。

4.分析 AAI 起搏心电图的注意事项　心房起搏并发症较心室起搏多，有低感知、过感知、起搏功能障碍、房室传导延迟等。低感知的主要原因是由于 P 波幅度较低或有房性期前收缩。为了能够稳定地感知 P 波，起搏器感知灵敏性设置较高，通常设在 0.5 ～ 1.0mV，但过高的感知灵敏度易产生过感知，特别是使用单极导线时更常见。此外，据文献报道心房起搏远期故障率也较高，如起搏故障、感知故障及房室传导功能障碍等。所以对于心房起搏患者要定期进行临床随访，发现并发症及时纠正。在临床随访时应注意以下情况。

（1）脉冲与自身 P 波之间的关系：假如脉冲与 P 波无关或不能保持 1：1 传导，提示起搏功能障碍。起搏故障原因较多，应结合临床具体情况进行分析，如导线脱位或起搏阈值升高等。

（2）自身 P 波出现后仍有脉冲信号发放产

生竞争心律：提示心房电路感知功能障碍，应进一步检查其原因，但应注意和心房融合波相鉴别。

（3）过感知：过感知的原因较多，临床表现较复杂，心房感知度较高时易出现过感知现象。由于检查手段和方法不同，报道的 AAI 起搏的过感知发生率差异较大。过感知常见于下列原因，如肌电位、外界电磁信号、自身 R 或 T 波，分析心电图时应予注意。在逸搏间期内有无自身 P 波，如无 P 波，又无脉冲出现应考虑是否为过感知。起搏周期如有延长，应注意对 R 或 T 波感知而影响起搏周期。在心房起搏中过感知是一种最常见的并发症，过感知可能对依赖起搏器的患者有一定危险，较长时间的过感知将会导致长时间的起搏输出功能抑制，导致心脏停搏引起头晕或晕厥发作。在随诊时应对 AAI 起搏者询问有无心脏停搏感、头晕、黑矇及晕厥发作。有的患者活动患侧上肢时，如穿衣、刷牙、洗衣服、洗脚等动作易出现肌电干扰。随访时应进行心电图检查，让患者活动患侧肢体，如上肢向胸侧反复运动，此时注意心电图上有无肌电干扰。

（4）AAIR 起搏伴有过感知时，频率应答起搏频率达不到随运动增加心率的目的。临床上可能出现一种矛盾现象，即在剧烈运动时不是增加心率，反而减慢心率。此外，在部分 AAIR 起搏者中，起搏频率加快时心房脉冲落于 T 波或 ST 段处，患者出现类似起搏器综合征的临床表现。如有这些症状，可将 AAIR 起搏程控为 AAI 起搏方式，再观察这些症状是否消失。

（5）起搏故障：心房导线移位率高于心室导线，心房导线移位率为 4.6%，而心室导线移位率仅为 1.0%。导线移位后必然造成起搏功能障碍或伴有感知功能障碍。此外，应注意心房导线晚期移位率也较高。

（6）房室传导功能障碍：房室传导功能障碍发生率各家报道不一，房室传导功能障碍的临床表现也不尽相同，主要取决于传导障碍程度，轻者只有 PR 间期延长，重者可能出现二度Ⅱ型或三度房室传导阻滞，出现后患者可有晕厥发作。

5.分析 DDD 及 DDDR 起搏心电图的注意事

项 DDDR起搏器是一种最为复杂的起搏器，其计时周期较多，工作特性复杂，它可随运动、心律、心率及PR间期变化，自动进行工作方式转换。此外，自身心律与起搏器交互影响，使心电图变得复杂及多变，分析DDD和DDDR起搏心电图时应注意以下几点。

（1）DDD起搏器有5种工作方式，伴随着心率、PR间期的变化在体内自动转换，而DDDR起搏器有6种工作方式在体内可转换。两者有相同之处，亦有不同之处。两者相同之处是均可出现AAI、VDD、OOO、DDI工作模式，不同之处是DDD起搏器只有在自身心率低于基础频率，PR间期长于AV间期时出现DDD工作方式，这种工作方式的频率固定在基础频率不变。而DDDR起搏器，DDD方式起搏的频率可随运动而变化，它的变化频率波动在基础频率和上限频率之间，可达到上限频率。

（2）分析DDD心电图时应了解术前心律失常的诊断、起搏方式、计时周期、起搏器所设置功能。必要时可进行动态心电图检查。

（3）因心房感知灵敏度设置较高，DDD起搏器的心房电路易产生过感知，过感知可能会引起介导性心动过速或模式转换，如心室电路有过感知可出现起搏周期延长。在分析这些心电图时应特别注意有无过感知及低感知现象。

（4）有无安全起搏，若设有心室安全起搏，会出现"非生理性AV间期"，即AV间期缩短，这是正常功能。

（5）在双腔起搏中，起搏器介导性心动过速是一种常见并发症，如发现起搏器介导性心动过速，应对这种过速心律失常进行诊断分类，其原因不同，解决的方法亦不相同。

（6）有无交叉感知，交叉感知虽较少见，可能造成起搏器输出功能抑制。

（7）在模式转换（AMS）起搏器中，AMS转换受心房感知度、PVARP设置的影响。在模式转换时应注意有无过感知引起的AMS，或因低感知未能启动AMS。

6. 分析VDD起搏器时的注意事项

（1）应了解患者自身窦律情况，注意有无对P波低感知。窦性心律慢于起搏基础频率或低感知出现时，起搏器可出现VVI起搏，VVI起搏患者会有心悸不适、头晕、头痛、心前区不适感。

（2）少数VDD起搏者可能会有不适的临床症状，此时应注意有无VVI起搏，并要观察这些临床症状是否与VVI起搏有关，因VVI起搏频率多时可出现血流动力学变化。发现这种情况时，可将基础频率下调，以保证有较多的VDD工作方式。

（3）应注意有无过感知现象，过感知可能导致起搏器介导性心动过速，患者有心悸感。

（4）注意有无房性心律失常出现，房性心律失常可使心室起搏频率加快，如有房性心律失常应及时纠正。

7. 分析AAIR起搏心电图的注意事项 AAIR起搏心电图与AAI起搏心电图有相同之处，亦有不同之处。AAIR起搏也呈S（脉冲）-P-QRS-T波群。不同的是具有频率的动态变化，有下限频率和上限频率。但应注意的是，心房率变化对PR（AR）间期有影响，如患者有房室传导功能不良或有潜在的传导功能障碍，心率较慢时PR（AR）间期基本正常，由于AAIR起搏频率可随运动而增加，在起搏频率较快时，潜在的房室传导功能障碍表现出来，心电图上会出现AR间期延长或2∶1阻滞。

## 七、磁铁试验

应用磁铁测试频率是对起搏器功能测试的一种方法。可提供有关起搏器功能的一些信息反应，可能有助于解释起搏心电图。同时帮助识别起搏模式，用来识别特定的脉冲发生器。具体方法：在记录心电图的同时，用一块永久性磁铁放在置入埋藏起搏器的相应皮肤的表面，由于磁铁的作用使起搏器感知电路开关关闭，起搏器就转为固定频率起搏，在心电图上可观察到起搏模式和起搏频率的变化，此时的频率称为磁铁测试频率。磁铁测试频率通常设计的比起搏频率高10%～15%，一般为80～100次/分，以便与起搏频率相区别。起搏器的磁铁频率在出厂时已设计好，不能更改。磁铁试验的作用有：①显示起搏功能；②测试电池状态；③观察刚置入的导线有无脱位；④识别双腔起搏器；⑤终止起搏器介导性心动过速。在由逆行 P 波引起的起搏器介导性心动过速患者中，放置磁铁后起搏器转为非同步方式起搏，心房电路丧失感知功能，介入性心动过速即可终止。在进行磁铁试验时：

1.AAI 起搏器　进行磁铁试验时，AAI 起搏器的起搏模式变为 AOO。

2.VVI 起搏器　应用磁铁时，VVI 起搏器的起搏模式变为 VOO。

3.DDD 起搏器　进行磁铁试验时，DD 起搏器的起搏模式变为 DOO。

双腔起搏器应用磁铁时不总是引起心房和心室非同步起搏（DOO 模式），至少有一种老式的双腔脉冲发生器没有磁铁模式，而在另一些起搏器，磁铁模式可能被程控为"关闭"状态。也有一些双腔起搏器应用磁铁时导致心房非同步起搏，保留心室感知；另一种起搏器应用磁铁时导致 VOO 起搏。

应用磁铁时应确定起搏频率。磁铁频率是快于还是慢于程控的起搏器频率，或是与之相同？如果起搏器是单腔起搏器，它是否引起了心房或心室除极？确定哪个心腔被起搏之后即可评价起搏信号和其后的除极，确定是否真正夺获。

不同厂家的起搏器对磁铁的反应不同，必须了解每个起搏器对磁铁反应的个体特点，以便确定在应用磁铁及去除磁铁后其表现是否正常。在去除磁铁后，有些起搏器仍持续一定次数的非同步起搏，而且可能不止一种频率起搏。特殊起搏器的磁铁反应可能依据程控参数，即起搏器模式而变化。对于以 DOO 模式工作的双腔起搏器应该在磁铁应用期间测量 AVI。

## 八、起搏心电图的基本名词和术语简释

1.起搏与感知　通过起搏器向心脏发放电信号可以保护心脏不致跳动过慢。这一过程称为"起搏"。当心脏跳动正常时，起搏器可以对此进行识别并停止工作，这一过程称为"感知"。

2.起搏阈值　是指在心脏应激期内能带动心脏产生有效收缩的最小刺激能量，通常用电压（多设置为 1.5V）和脉宽（多设置为 0.5ms）来表示。

3.起搏周期　是指连续两次起搏脉冲的间距，与设定的起搏频率一致（具有频率应答、频率自动搜索功能者除外）。

4.起搏逸搏周期　是指自身心电活动的 P 波或 QRS 波群与其后的起搏脉冲的间距。其值与起搏周期相等或略长（与开启频率滞后功能有关）。

5.AV 间期与 VA 间期　AV 间期为起搏的房室间期，是指心房起搏脉冲至心室起搏脉冲发放所需的时间。VA 间期指起搏器从感知或起搏的心室事件开始计算下一次心房脉冲应该发放的时间，也称心房逸搏间期（atrial escape interval，AEI）。

6.PV 间期　为感知的房室间期，是指心房电极感知自身 P 波后到心室脉冲发放所需的时间。

7.上限频率　指当患者运动时起搏器应答后能发放最快的频率，包括运动时感知驱动频率和心房跟踪最高频率，一般设置在 120～130 次/分。

8.下限频率　患者在休息状态下未感知任何信号时的起搏频率，即起器的基础频率，一般设置在 50～60 次/分。

9.夺获　是指起搏器通过心内膜起搏电极发放足够的电能引起心脏除极产生有效收缩，又称为心脏夺获或夺获心脏，包括心房夺获和心室夺获。

10.失夺获　若起搏脉冲后未跟随相应的P波，P 波或宽大畸形 QRS-T 波群，则为心脏失夺获。有时起搏脉冲落在自身心律的不应期内，则会出现功能性失夺获，属正常现象。

11.有效起搏　落在心房、心室不应期以外的起搏脉冲均能带动心房、心室除极产生相应的 P′ 波或 QRS 波群，标志着起搏功能正常。

12.起搏功能不良　是指落在应激期上的起搏脉冲部分或全部不能带动心房、心室除极产生相应的 P′ 波或 QRS 波群，标志着起搏功能不良或障碍。

13.心室安全起搏　见本章第八节。

14.起搏-夺获二联律　见本章第七节。

15.起搏-反复搏动二联律　见本章第七节。

16.感知功能　是指起搏器能够对自身心电活

动进行识别和认知，并能停止发放起搏脉冲，直至在预设的逸搏周期后又能按原有的起搏频率发放起搏脉冲。这种感知功能使起搏器具有按需性，防止与自身节律发生竞争现象。

17. 感知灵敏度　是指感知器能够感知自身心电信号的最低振幅。

18. 感知功能过低　是指起搏器不能感知自身心电信号，仍按原有的起搏频率发放起搏脉冲，表现为持续性或间歇性固定性起搏，与自身节律发生竞争现象。

19. 感知功能过度　指感知灵敏度太高，可感知振幅较低的肌电波、电磁信号及T波等，出现起搏周期延长、暂停起搏、使起搏频率转为干扰频率或触发心室起搏。

20. 交叉感知　又称为远场感知，是指一个心腔的电极不适当地感知到另一个心腔的心电信号。

21. 交叉刺激　见本章第七节。

22. 不应期　指心肌组织兴奋后对任何刺激不发生兴奋反应的时间段，它包括有效不应期和相对不应期两种。在起搏心电图中指起搏器计时周期中感知器的不应期，它由感知器彻底关闭的绝对不应期和感知器仅能感知到心电信号但不能做出反应的相对不应期两部分组成。

起搏器的绝对不应期又称为空白期，是不应期的起始部分，此时起搏器不感知任何外来信号。起搏器的相对不应期又称为噪声采样期，此时若遇有感知阈值以上的强电磁信号干扰、极快的心室率（＞150～180次/分）其R波可能落在心室不应期内不被感知而启动噪声反转功能，起搏器将以下限频率发放起搏脉冲或使相对不应期延长，起搏周期也随之延长，甚至出现起搏输出功能受到抑制。

23. 警觉期（感知期）　是指起搏器的感知电极对自身心电信号既能感知又能触发反应的时间段。双腔起搏器的心房通道和心室通道均有警觉期。

24. 起搏器节律重整　见本章第七节。

25. 起搏器的频率滞后功能　见本章第八节。

26. 类房室结样文氏型阻滞　心房自身频率快于起搏器上限频率时（上限频率间期大于心房总不应期），心房电极感知P波后并不即刻触发心

室起搏，而是通过PV间期逐渐延长后再触发心室起搏，直至P波落在心室后心房不应期内而不再被心房电极所感知和触发心室起搏，将过快的心房频率降至起搏器上限频率范围以内。

27. 频率应答　频率应答又称频率自适应，即安装频率应答起搏器的患者起搏频率随体力活动，或代谢的变化而增加或减慢。

28. 频率回退　频率回退是指心房频率1∶1下传心室超过了所设定的上限频率时，起搏器便出现文氏型房室传导阻滞。

29. 睡眠频率　见本章第八节。

30. 频率滞后搜索功能　见本章第八节。

31. 自动阈值夺获功能　是指起搏器自动地以较低的输出能量来检测每一个起搏脉冲是否均能夺获心室，若确认起搏脉冲未能夺获心室，则起搏器将以较高的输出能量发放心室备用脉冲，确保夺获心室，借以节约电能和避免心室失夺获。

32. 噪声反转功能　见本章第八节。

33. 频率平滑功能　是指自身节律的频率突然增快或减慢时，DDD起搏的心室跟踪起搏周期就按前起搏周期的某一百分率（3%、6%、9%或12%）逐渐缩短或延长，但仍保持1∶1跟踪，使心室起搏频率处于平稳的变化状态，以减少患者的不适感。

34. 起搏器传出阻滞　起搏器传出阻滞是指起搏电极与心内膜交接区发生传出阻滞，分为一度、二度和三度传导阻滞。

35. 心室起搏管理（MVP）功能　双腔起搏器平常以AAI（AAIR）模式起搏，当患者发生一过性二度房室传导阻滞时（1个P波下传受阻），被阻滞的P波不触发心室起搏，而是触发保护性心室安全起搏，其发放间期为AA间期加上80ms；当发生高度至三度房室传导阻滞时，起搏器将自动地转换为DDD（DDDR）起搏模式，其AV间期与原设定的AV间期一致，确保房室同步收缩，之后分别于1、2、4、8、16min，……，16h，重复检测房室传导，一旦检测到房室恢复正常传导，起搏器又将自动地转换为AAI（AAIR）起搏模式，尽量减少心室起搏所占的比例，借以降低起搏器综合征的发生率，又可确保患者的安全。

36. 干扰频率　是指起搏器受到强电磁干扰时自动转换为 VOO 工作模式，发放固定的起搏频率，借以避免心脏停搏，但会产生竞争性心律失常，干扰频率可较基础频率快 20% 或与基础频率一致。

37. 磁铁频率　是指将磁铁放置在起搏器置入处的皮肤表面，起搏器内的舌簧开关被磁铁吸开后，起搏器转换为 DOO 或 VOO 工作模式，发放固定的起搏频率。

38. 真性融合波　是指起搏器发放的冲动与自身节律发放的冲动各自控制一部分心肌而形成的心房或心室除极波。前者称为房性融合波，后者称为室性融合波。

39. 假性融合波　指起搏器发放的冲动适逢其周围心肌刚被自身节律的冲动所激动，处于不应期，此时的起搏脉冲重叠在自身的 P 波或 QRS 波群中，前者称为假性房性融合波，后者称为假性室性融合波。

40. 频率奔放现象　若起搏频率较原设置频率增快 > 15 次 / 分，则应考虑频率奔放现象。可表现为渐增性或突增性，当脉冲发生器的电子元件失灵或电池耗竭时可出现起搏器频率奔放。

41. 起搏器介导性心动过速　见本章第十二节。

42. 电张调整性 T 波改变　见本章第七节。

43. 起搏器综合征　指因置入非生理性起搏器（如 VVI 起搏）引起房室收缩、舒张顺序异常（房室分离），或置入 AAI 起搏因 AR 间期过度延长等，导致心室充盈量减少、心排血量下降、体循环淤血而出现头晕、气短、胸闷等心血管和神经系统症状及体征的一组综合征。

44. DDD 起搏器综合征　当心房间发生传导阻滞时，左心房除极时间延迟，甚至在左心室电活动之后，导致左心房收缩时二尖瓣已关闭，左心室收缩已经开始，此时左心房收缩使一部分血液反流至肺循环使肺静脉充血，另一部分血液残留在心房使心房扩张，两者均可引起迷走神经兴奋，出现反射性血管抑制性反应，导致血压降低而产生的一组综合征。

45. 心房频率应答起搏综合征　应用 AAIR 起搏时，运动后起搏频率加快，但 AR 间期不变或反而延长，导致 AR 间期与 RR 间期的比值增大。随着频率增快，起搏的 P′ 波有可能落在前一心室搏动的 ST 段或 T 波上，类似逆行 P 波的作用，而出现心排血量明显降低引起头晕、胸闷、乏力等症状的综合征。

46. 除颤保护　现代起搏器可防止高压脉冲对起搏器电路的破坏，称之为除颤保护。

47. P-S 现象　是指心房收缩时对心室起搏的影响或深呼吸和体位改变对心室起搏的影响。前者是指心房收缩时可"踢动"心室电极，即心房收缩可增加心室舒张末期的容积，使心室扩张，尤其是原有心室扩大者，导致心室电极与心内膜接触不良而产生移位出现起搏失夺获；后者指深吸气或体位改变时可使电极与心内膜接触不良而产生移位出现起搏失夺获。

48. 生理频率带　指患者实时的平均心房率 +15 次 / 分这样一个范围的心率带，即最高心率、最低心率与实时的平均心率相差 15 次 / 分，如实时的平均心房率为 70 次 / 分，此时的生理频率带范围为 55 ~ 85 次 / 分。凡是落在定义为生理频率带（具有 Beat to Beat 自动模式转换功能的起搏器）范围内的心房激动均被视为"窦性激动"，都将触发心室起搏；而落在生理频率带范围之外的快速性心房激动被视为房性期前收缩，则不会触发心室起搏，起搏器自动地转换为 VVI 起搏。

49. 最小化心室起搏　指置入 DDD（DDDR）起搏器后采取各种技术和措施最大限度地降低心室起搏比例，减少不必要的心室起搏和发生持续性心房颤动的风险，降低起搏器综合征的发生率，同时又能节约电能，延长起搏器的使用寿命。

50. 后电位　指起搏脉冲发放后在电极顶部周围体液和心肌组织中所形成的极化电位，其大小与电刺激的振幅、脉宽、电极表面积、构形及材料等有关。

51. 心房间传导阻滞　正常情况下，激动在右心房内的传导时间约为 50ms，而激动传至左心房并使其除极完毕约需 60ms。当右心房的电活动向左心房的传导时间明显延缓时，称为心房间传导阻滞。

52. 自动模式转换功能　见本章第八节起搏器特殊功能心电图。

53. 竞争心律　指在心脏内有 2 个或 2 个以上的频率相仿的节奏点竞相控制心室。这些节奏点可以源自心脏的任何部位，包括窦房结、心房内传导组织、房室交界区或室内传导系统，或起搏器，从而形成多种类型的等律性心室竞争现象。

心室竞争心律在 VOO 起搏中常可见到，因 VOO 起搏器无感知功能，当起搏器感知功能低下（或不良）甚至无感知功能时，起搏器不能感知心脏的自主除极波［P 波和（或）QRS 波］，按自身的基础起搏周期发放起搏脉冲，从而与存在的自身节律发生冲突，又称竞争性心律。

54. 竞争性心律失常　当起搏器不具有感知功能或感知功能低下时，如 VOO/AOO/DOO 方式，起搏心律与自身心律即可形成并行收缩，两者各按自己的节律周期按时发放冲动，相互之间形成多种形式的干扰，从而诱发一系列的心律失常，如房性心律失常、室性心律失常，甚至心室颤动等，从而引起竞争性心律失常。若起搏脉冲落入前一个自主心室波激动的折返期，可引起折返性室速；若起搏脉冲落入心房 / 心室的易损期，则可能诱发房性或室性心律失常。

55. 并行心律　指心脏内同时存在 2 个独立的起搏点，均按照其固有的频率发放激动，相互竞争激动心房或心室。主要起搏点多为窦房结。当置入 VVI 起搏发生并行心律时，其心电图特点为：①异位搏动与前一次心搏的配对间期不固定；②各异位搏动之间（即异位搏动间距之间）有一个最大公约数；③常见室性融合波。

56. 起搏心电图中的手风琴现象　见本章第七节。

## 第二节　单腔起搏器起搏模式的心电图

前已述及，单腔起搏器的起搏模式有 AOO、AAI、VOO、VVI、AAIR、VVIR，现分述如下。

### 一、心房起搏及心房起搏心电图

心房起搏时，脉冲发生器经心房起搏导线发放电脉冲，除极心房，产生不同于窦性 P 波的心房波。心房起搏所产生的心房波，其形态和极性与心房起搏导线头端位置有关。心房起搏的部位有右心耳（RAA）起搏、低位右心房起搏、右侧房间隔起搏。右心房上部进行起搏，起搏的 P 波形态与窦性 P 波近似，而于右心房下部、房间隔或左心房（冠状窦）起搏，则起搏的 P 波与窦性 P 波有别，而于右心房下部、房间隔或左房（冠状窦）起搏，则起搏的 P 波与窦性 P 波大不相同，这是由于心房除极的顺序发生改变所致（图 41-7）。心房起搏起搏模式有 AOO、AAI、AAIR 模式。

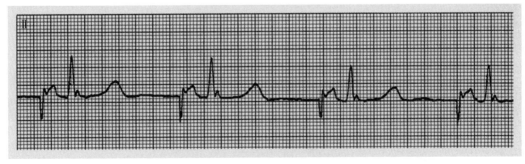

**图 41-7　心房起搏心电图**
"刺激信号 –P 波 –QRS 波 –T 波"

起搏的心房波由起搏信号和其后的心房激动　波（P 波）组成。单纯心房起搏在临床上常用于临时心脏起搏，以中止某些心律失常，如室上性心动过速、心房扑动和室性心动过速等。 也是临床电生理检查（导管心腔法或经食管心房调搏法）不可缺少的组成部分。在永久性起搏方面，单纯心房起搏（如 AOO 和 AAI 方式）已很少应用；而双腔起搏，置于心房（右心耳或冠状静脉窦）内的电极起到刺激和感知心房的作用以获得生理性起搏的效果（如 DDD 方式）。

### （一）心房固定频率起搏心电图（AOO 起搏模式）

电极置于心房（一般为右心房，经食管心房调搏为左心房的后壁），以固定频率刺激心房，无感知功能，若有自身电活动存在，则可能发生房性竞争心律，甚至引起房性快速性心律失常。此型起搏器主要用于心脏电生理检查（图 41-8）。

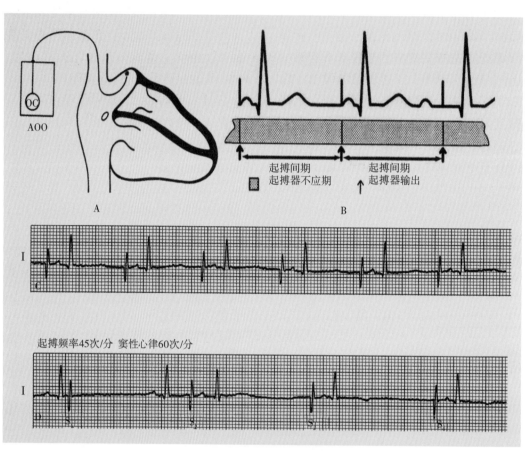

图 41-8 心房固定频率起搏器

A、B. AOO 起搏系统示意图；C. AOO 连续心房起搏，当自身心房频率慢于起搏器的频率或心房停搏时，表现为连续的心房起搏心律；D. AOO 起搏呈一过性房性竞争搏动自身心房搏动早于起搏器时，出现一过性房性竞争搏动

### （二）心房按需起搏心电图（AAI）

能感知自身心房活动，感知后的反应是刺激脉冲发放机制受抑制，即不发放脉冲刺激（图 41-9）。AAI 可引起房室顺序收缩，属于生理性或半生理性起搏的范畴。心电图特点：①在心房起搏脉冲信号之后出现一个形态异常的 P′ 波；②因大部分起搏电极位于右心房上部（右心耳），故波形酷似窦性 P 波；③P′R 间期与自身窦性 PR 间期相同，一般在 120 ～ 200ms；④P′ 波下传的 QRS-T 波群形态与自身下传的形态相同；⑤窦性频率超过起搏频率后，出现 P′-QRS-T 波群被抑制；⑥与窦性心律竞争者可见真性或假性房性融合波。AAI 模式起搏适用于窦房结引起的心率过缓，而房室传导功能正常的患者。

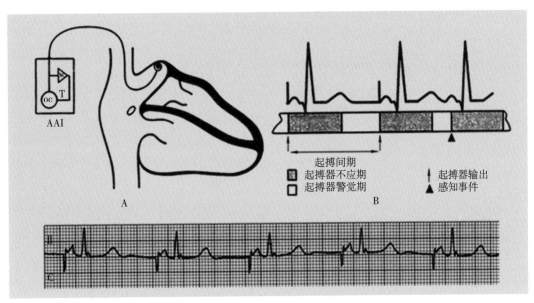

图 41-9　AAI 起搏心电图

A、B. AAI 起搏系统示意图；C. AAI 连续心房起搏，当自身心房频率慢于起搏器的频率或心房停搏时，表现为连续的 AAI 心房起搏心律

## 二、心室起搏及心室起搏心电图

心室起搏时，脉冲发生器通过心室起搏导线发放脉冲刺激，除极心室，产生不同于窦性心律的 QRS 波群。心室起搏所产生的 QRS 波群，其形态和极性与心室起搏导线头端位置有关。心室起搏的部位有右心室心尖部起搏、右心室间隔部起搏、右心室流出道起搏（right ventricular outflow tract pacing，RVOTP）。希氏束起搏和希氏束旁起搏、冠状静脉系统起搏、三尖瓣环处起搏、心外膜起搏、左心室起搏。单心室起搏，起搏模式有 VOO、VVI、VVIR 模式。起搏的心室波波形是由起搏信号后紧跟着一个 QRS-T 波群组成的。此种 QRS-T 波群和室性异位搏动时所见相似，其振幅一般较高大、畸形，QRS 时限 > 0.12s，T 波的方向与 QRS 波主波方向相反。QRS 波的形态取决于起搏的部位，右心室和左心室起搏分别有比较特征性的图形。观察起搏的 QRS 波群的图形特征，有助于核实刺激电极位置，发现电极移位。

### （一）心室固定频率起搏心电图（VOO 起搏模式）

电极置于心室（一般为右心室），以固定频率刺激心室，无感知功能，若有自身电活动存在，则可能发生房性竞争心律，甚至引起室性快速性心律失常。此型起搏器主要用于临时起搏。

### （二）心室按需起搏心电图（VVI）

电极位于右心室，兼具刺激和感知功能。在自身 QRS 波被感知后一段预先规定的时间（起搏器的逸搏时间）内，起搏器的刺激释放机制受抑制；而当无自身心律或自身心律过于缓慢时，起搏器便以固定的频率释出刺激，起搏心室（图 41-10）。这样 VVI 起搏器仅当需要时才起搏心室，从而避免了与自身心律发生竞争。因此，VVI 起搏器产生的心律是一种逸搏心律。心电图特点如下。

1. 宽大畸形的 QRS 波群（其形态取决于心室起搏部位）紧跟起搏脉冲后；可形成室性融合波及假性室性融合波。

2. 心室起搏的 QRS 波群后伴有与其主波方向相反的继发性 ST-T 改变；室房关系可表现为室房逆传或房室分离或无 P 波显现。

3. 感知自身 QRS 波后，心室起搏脉冲发放受抑制，无频率滞后功能时，起搏器从感知信号开始按照 LRI 重新发放起搏脉冲，即出现心室起搏节律重整。频率滞后功能开启时，逸搏间期 = 起搏间期 + 滞后值。

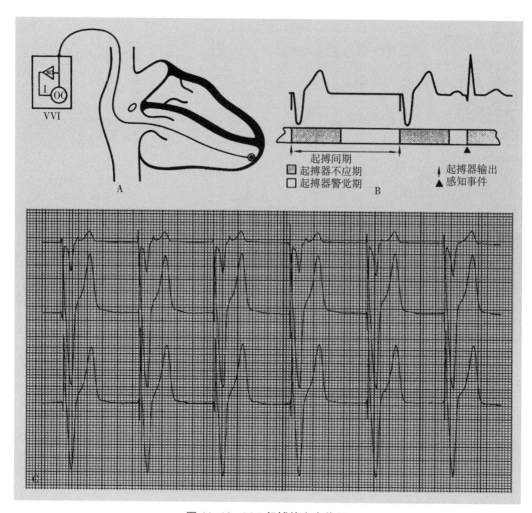

**图 41-10　VVI 起搏伴室房传导**

A、B. VVI 起搏系统示意图；C. VVI 连续心室起搏，当自身心率慢于起搏器的频率或停搏时，表现为连续的 VVI 心室起搏心律

4. 自身心室率低于下限频率时，表现为连续心室起搏。当自身心率超过下限起搏频率时，起搏脉冲可被完全抑制而不发放。

5. 右心室心尖部起搏时，起搏电极置于右心室心尖部的内膜面、心肌内或外膜面，在体表心电图上产生左束支传导阻滞（LBBB 型）的 QRS-T 波群（图 41-11），Ⅱ、Ⅲ、aVF 导联主波向下。胸导联 QRS 波形态，V₁、V₂ 导联以 S 波为主，V₅、V₆ 则有两种，一种以 R 波为主，另一种以 S 波为主。肢导联表现为电轴左偏，起搏部位不同，偏移程度不一，常在 -30° ～ -90°。偶尔于右心室内起搏可出现不典型的左束支传导阻滞图形，甚至类似左心室起搏的右束支传导阻滞

（RBBB）图形。有以下几种可能：①电极的顶端不在右心室心尖部，而进入冠状窦或心脏静脉系统。在这些部位起搏，心电图可表现为 RBBB 型，但额面心电轴将取决于电极顶端的方向。电极顶端如果朝向心尖，心电轴显著左偏，若电极向上移位，其顶端朝向左侧肺门，则心电轴正常甚或左偏。②发生了右心室前壁穿孔，电极顶端在心包膜腔内，如此时起搏有效，心电图将呈 RBBB 型。③部分人右心室心内膜延及解剖学上的左心室间隔部，若此处内膜先激动，就会使左心室间隔部先激动。刺激冲动有可能经右束支逆行入房室结，再经左束支而激动左心室心肌纤维，于是心电图呈 RBBB 型。

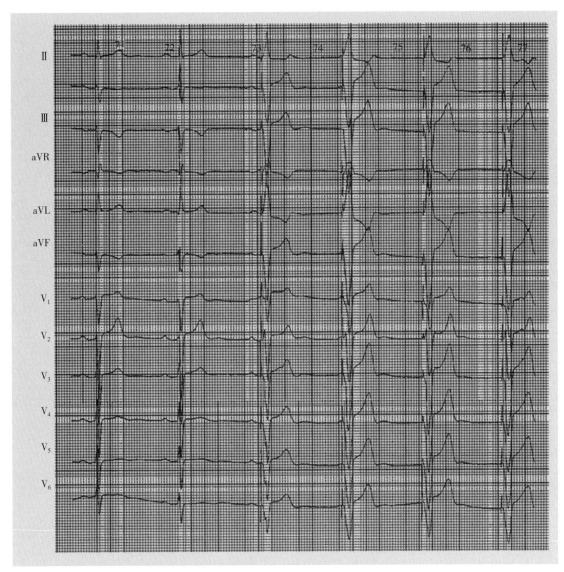

图 41-11　右心室心尖部起搏（VVI 起搏模式）

Ⅱ、Ⅲ、aVF、$V_1 \sim V_6$ 导联呈 QS 型

6. 右心室流出道起搏（right ventricular outflow tract pacing，RVOTP）：右心室流出道（RVOT）是相对较大的区域，可分为游离壁和间隔部。起搏后的图形不同于右心室心尖部起搏图形，其电轴右偏，Ⅱ、Ⅲ、aVF 导联主波向上，而右心室心尖部起搏正好与其相反，R 波向下。Ⅰ、$V_5$、$V_6$ 导联呈左束支传导阻滞图形，各导联心电图 QRS 波群宽大畸形（图 41-12）。

7. 左心室起搏：目前主要见于心脏手术后的患者，起搏电极置入左心室前壁或侧壁的外膜面，多为临时起搏。由于起搏点位于左心室，故心肌激动传播自下而上、自左向右进行，因而心电图呈 RBBB 型。$V_1$ 导联 QRS 波主波向上，$V_5$、$V_6$ 导联见较深的 S 波。额面心电轴由于置入电极的位置不同而不同，但多显示右偏。

VVI 起搏是临床应用最多的一种，凡具有永久心脏起搏一般适应证的患者均可采用。但是，它只能起搏心室，不符合"生理性起搏"的要求是其主要缺陷。

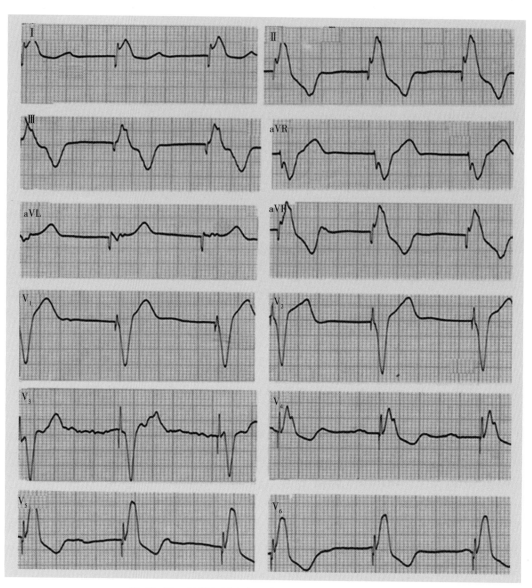

图 41-12　正常起搏心电图右心室流出道起搏心电图

电轴右偏，Ⅱ、Ⅲ、aVF 导联主波向上

# 第三节　双腔起搏器起搏模式的心电图

双腔心脏起搏器的两根导线分别置入右心房、右心室，连接脉冲发生器。心房、心室均具有感知和起搏功能，感知后反应包括触发和抑制，DDD 起搏属于生理性起搏。双腔心脏起搏器工作模式多样，随着自身心率，PR 间期变化自动以 AAI、VAT、VDD、DDD、DDI 及均被抑制的不同起搏形式进行工作。DDD 起搏器常具有繁多的现代功能（见本章第八节），其心电图表现复杂、多变。双腔起搏器的起搏模式有 DOO、DDD、ODO、VAT、VDD、DVI、DDI、DDDR 模式等，现分述如下。

## 一、起搏器的计时周期及各种不应期

为了调节人工起搏器和自主心电活动之间的相互作用，调控起搏器的各种功能，设计了各种不应期和计时周期，现分述如下。

（一）心房通道

包括心房不应期、AV（PV）间期及心室后心房不应期。

1. 总心房不应期（total atrial refractory period, TARP） 指心房起搏或感知事件后和心室起搏或感知事件后的一段时间内心房感知线路关闭、不感知心房内电信号的时间段，为 AV 间期＋心室后心房不应期。可以程控，通常设置为 300～500ms。

2. 心室后心房不应期（post‑ventricular atrial refractory period, PVARP） 指感知心室信号或发出心室脉冲后，心房感知电路暂时关闭的一段间期，可以程控调节，其功能是防止误感知由心室逆传至心房 P⁻ 波而引起的心动过速。PVARP 是 TARP 的重要组成部分，是上限频率的决定性因素之一。

3. 起搏房性逸搏周期 指从窦性 QRS 波群或室性 QRS′ 波群测至其后的心房起搏脉冲的间期，即 R（R′）A 间期，因绝大多数起搏器的下限频率间期始于心室事件，是以心室 QRS 波群为基础的。

（二）心室通道

包括心室不应期、心室空白期及交叉感知窗、心室警觉期（感知期）、上限及下限频率间期、频率应答性 AV 间期、非生理性 AV 间期（心室安全起搏）等。

1. 心室不应期（ventricular refractory period, VRP） 指起搏脉冲发放或起搏器感知自身 QRS 波群后，起搏器心室通道关闭、不感知任何心电信号的时间段。其由心室空白期（心室绝对不应期）和噪声采样期（心室相对不应期）组成。

2. 心室空白期（ventricular blanking period, VBP） 是指心房脉冲发生后心室感知电路内设置 10～60ms 的空白期。

3. 交叉感知窗（crosstalk detection window, CDW） 为防止心房起搏后心室感知到非心室电信号而抑制起搏脉冲发放，起搏器在 PAVB 后设置交叉感知窗。心室通道在 CDW 内感知到心室自身激动（QRS 波）或心外干扰信号，可引起心室安全起搏。

4. 起搏室性逸搏周期 相当于下限频率间期，

是指从窦性 QRS 波群或室性 QRS 波群测至其后的心室起搏脉冲的间期，即 R（R′）V 间期。

5. 起搏周期 见本章第一节八、起搏心电图的基本名词和术语简释。

6. 心室安全起搏 见本章第一节八、起搏心电图的基本名词和术语简释。

（三）AV（PV）间期

见本章第一节八、起搏心电图的基本名词和术语简释。

（四）下限频率

为程控的基本频率，即起搏器连续发放脉冲之间的最长周期。

（五）上限频率

双腔起搏器具有感知心房激动的功能，当感知过快的心房率或外界信号时，通过起搏器下传心室，可引起心动过速，且药物治疗无效。为此设置了上限频率。当心房率以 1∶1 下传心室超过上限频率时，起搏器便出现文氏型传导或 2∶1 传导，使心室率保持在这个极限水平以下，不致过快。

（六）磁铁试验

双腔起搏器磁铁试验时，起搏模式为 DOO。磁铁试验的作用包括显示起搏、测试电池状态。

心房感知（AS）后启动感知 AV 间期，心房起搏（AP）后启动起搏 AV 间期，在 AV 间期内，若有心室感知（VS），则 AV 间期终止同时抑制 AV 间期末的心室起搏（VP）；若无 VS，则在 AV 间期末发放 VP。心室计时方式时，VS 或 VP 后启动 VA 间期，在 VA 间期内，若有 AS，则 VA 间期终止同时抑制 VA 间期末的 AP；若有 VS，VA 间期终止同时启动新的 VA 间期；在 VA 间期内，若无 AS 或 VS，则在 VA 间期末发放 AP。心房计时方式时，VS 或 VP 后启动 AA 间期，在 AA 间期内，若有 AS，则 AA 间期终止同时抑制 AA 间期末的 AP；若有 VS，AA 间期终止同时启动新的 AA 间期；在 AA 间期内，若无 AS 或 VS，则在 AA 间期末发放 AP；心室不应期（VRP）

内的心室事件和心房不应期内的心房事件，均不

影响起搏器的计时周期（图41-13）。

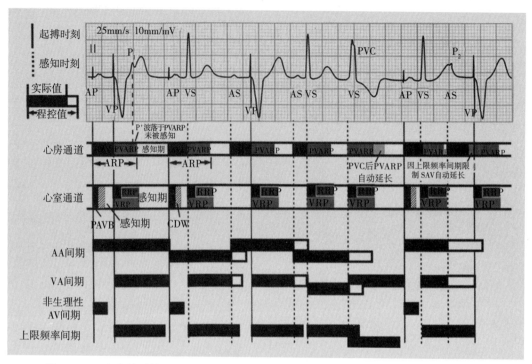

图41-13　心室计时的双腔心脏起搏器工作模式及计时周期示意图（无频率滞后功能）

第1个房性期前收缩（P'）落于PVARP内，未被感知，第2个房性期前收缩（P2'）落于PVARP之外，被心房通道感知后启动SAV，SAV计时结束时上限频率间期计时尚未结束，心室脉冲延迟至上限频率间期计时结束时才发放，使心室起搏频率不超过上限频率。起搏器感知自身QRS波后，启动VA计时周期；感知室性期前收缩（PVC）后PVARP自动延长，避免引起起搏器介导性心动过速（引自牟延光《临床起搏心电图学》）

AS. 心房感知；AP. 心房起搏；VS. 心室感知；VP. 心室起搏；AVI. 房室间期；PVARP. 心室后心房不应期；PAV. 起搏AV间期；SAV. 感知AV间期；PAVB. 心房后心室空白期；B. 空白期；ARP. 心房不应期；VRP. 心室不应期；RRP. 相对不应期；CDW. 交叉感知窗

## 二、双腔起搏器的基本功能与特殊功能

### （一）基本功能

双腔起搏器基本功能包括起搏功能、感知功能、传导功能。

1.起搏功能　双腔起搏器的心房和心室均以基础频率（低限频率常为60次/分）起搏，而心室起搏则存在最高起搏频率（上限频率常为120次/分）。感知或起搏的心房波与心室起搏之间存在着约定或相应的房室间期。

2.感知功能　双腔起搏器有两个感知器，分别感知心房及心室自身除极产生的心房、心室波，其中心房感知器的功能更为重要，发生感知不良或超感知都会产生严重的功能障碍。

3.传导功能　双腔起搏器是人为置入一个房室结，具有房室的传导功能，心房电活动可沿起搏器下传心室。

### （二）特殊功能

先进的DDD起搏器设置了各种特殊功能，如频率应答、频率回退、频率平滑功能、睡眠频率、频率滞后搜索功能、AV间期滞后搜索功能、AV间期动态变化及自动阈值夺获功能等。将在本章第六节中介绍。

## 三、双腔心脏起搏器的工作方式及其转换条件

### 工作方式

按照心房感知（AS）、心房起搏（AP）、心室感知（VS）、心室起搏（VP）的不同组合，双腔心脏起搏器有4种工作模式（图41-14）。

1.DOO工作方式　心房、心室的感知器关闭，固定频率的心房起搏、心室起搏。心电图表现为

自身心律与双腔固定频率起搏并存，呈分离状态，若自身心率频率缓慢时，可仅表现房室顺序性起搏；多出现在磁铁试验或脉冲发生器电源耗竭时。

2.ODO 工作方式　自身心率较快于起搏器下限频率，自身房室传导功能正常，自身 PR 间期较短。起搏器感知自身心电活动，不发放起搏脉冲。心电图窦性 P 波或房性 P 波下传心室产生 QRS 波群，无心房及心室脉冲信号出现。程控仪的起搏标记通道显示 AS-VS（图 41-15）。

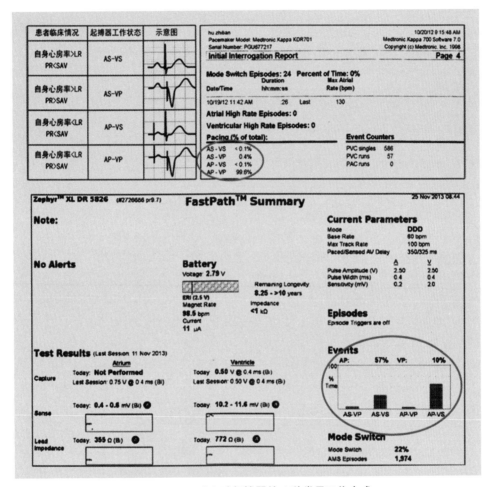

图 41-14　双腔心脏起搏器的 4 种常见工作方式

AS. 心房感知；AP. 心房起搏；VS. 心室感知；VP. 心室起搏；LR. 下限频率；SAV. 感知 AV 间期

通过 Medtronic 公司和 St.Jude 公司的程控仪调取的报告显示双腔心脏起搏器的 4 种工作方式所占比率（圆圈所示）（引自牟延光主编的《临床起搏心电图学》）

3.AAI 工作方式　自身心房率小于起搏器下限频率，PR 间期小于起搏器设定的 AVJ，心房感知、心房起搏、心电图可见心房起搏和心房感知。起搏器按下限频率间期（LRI）发放起搏脉冲实现单纯心房起搏，起搏脉冲后跟随起搏的心房除极波，心房除极波经房室交界区下传使心室除极并抑制心室起搏脉冲发放（图 41-16）。单、双腔心脏起搏器 AAI 工作方式的图形仅在一份图上无法鉴别，但可在一次房性期前收缩发生后跟随一个经起搏器下传的心室除极波或室性期前收缩的 VA 间期或 AA 间期的变化进行鉴别。磁铁试验也可以鉴别。

4.VVI 工作方式　当快速性房性心律失常出现时，起搏器关闭类房室结传导功能，自动转换为 VVI（或 DDI）模式（图 41-10 ～图 41-12）。

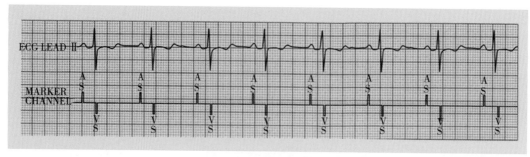

图 41-15 双腔心脏起搏器呈 AS-VS 工作方式

（引自牟延光主编的《临床起搏心电图学》）

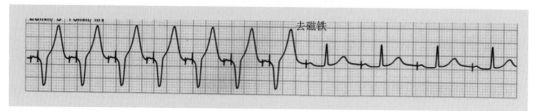

图 41-16 双腔起搏呈 AAI 工作模式

（引自牟延光主编的《临床起搏心电图学》）

5.VAT 工作方式 又称 P 波触发心室起搏心电图（VAT）。为最早的双腔起搏模式，是一种心房顺序性心室起搏器。一根电极置于右心房，具有感知功能，另一根电极置于右心室内，是刺激电极。起搏感知心房后的反应是触发，即在一段预先设定的 AV 延迟（模拟生理的 PR 间期，通常为 0.14～0.2s）之后，释出一个刺激至心室。这样既保存了心房和心室收缩的生理顺序，也可随生理需要而增减起搏的心室率。因此，VAT 起搏器是一种"生理性起搏器"。当自身心房率大于起搏器下限频率，同时自身 PR 间期大于程控的 SAV 间期时，则出现心房感知的电信号后经程控的 SAV 间期触发心室起搏。心电图表现为：自身心房率高于下限起搏频率，心房起搏被抑制，自身心房波后，经起搏器设置的 SAV 间期触发心室起搏（图 41-17）。因此，VAT 起搏器适用于窦房结功能正常的房室传导阻滞患者。当有心房颤动、窦房结功能低下时，不适宜安装此型起搏器。VAT 起搏器不能感知心室，因而可能与室性期前收缩发生竞争而导致室性快速心律失常。

6.VDD 工作方式 是 VAT 和 VVI 工作方式的组合，表现为心房感知、心室感知和心室起搏。心房感知后抑制心房起搏脉冲发放并触发心室起搏脉冲发放，心室感知后抑制心房和心室起搏脉冲发放；心电图表现为：自身心房率快于下限起搏频率时，呈 VAT 工作方式，自身心房波后触发心室起搏；当出现自身心室激动时，心室感知，引起起搏节律重整，抑制一次心室起搏脉冲发放。当自身心房率慢于下限起搏频率或无自身心房波时，呈 VVI 工作方式（图 41-18）。

7.DVI 工作方式 又称 R 波抑制房室顺序起搏。具有心房起搏（AP）、心室起搏（VP）、心室感知（VS）功能，心室感知后工作方式为抑制（图 41-19）。此型起搏器最适用于固定的窦性心动过缓和房室传导阻滞，或伴有心功能不全而临床上需要增加心排血量和升高血压的患者。DVI 起搏器无感知右心房的功能，易出现心房竞争节律诱发房性心律失常，易出现房性融合波及假性房性融合波和心室安全起搏。DVI 工作方式无心房跟踪功能，不适应患者运动量增加的需要，较少单独用于临床。慢性心房颤动或心房扑动时，刺激脉冲会不起作用，因而禁用此型起搏器。

8.DDI 工作方式 为心房、心室起搏，心房、心室感知，心房感知后抑制心房起搏，不触发心室起搏；心室感知后抑制心房、心室起搏。心电图可能同时出现 AAI、VVI 及"类 DDD"工作模式（图 41-20）。常见于快速性房性心律失常起搏器模式自动转换后或由 DDD 模式程控而来。

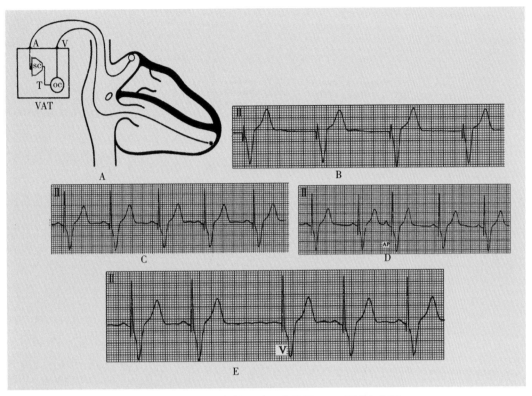

**图 41-17　VAT 起搏系统示意图及 VAT 起搏心电图**

A. VAT 起搏系统示意图；B. 当自身心房率慢于起搏器规定的频率或无心房波时，无论 AV 长短，表现连续心室起搏；C. 在自身心房率快于起搏器频率且 PR > AV 时，表现每个 P 波后 0.12 ～ 0.20s 处有心室脉冲及相应 QRS；D. 当自身心房波提前发生时，起搏器便提前感知，心室脉冲及相应的畸形 QRS 也跟随提前出现；E. 仅个别自身心房波较晚出现而形成的长间隔超过预定的低限频率间期时，将出现 1 次或数次心室起搏搏动，即起搏性逸搏

9.DDD 工作方式　又称 P 波和 R 波触发和抑制房室顺序起搏。心房感知及起搏，心室感知及起搏，感知后反应包括触发和抑制两种。心房起搏与心室起搏的间期固定为设定的 AV 间期值。自身心房率小于下限起搏频率，自身房室传导时间（PR 间期）大于起搏器程控的 AV 间期。可见心房感知和起搏，心室感知和起搏。DDD 起搏器的工作方式可变化为上述其他工作方式），特殊情况下还能转换为 AOO、VVI、VOO、DVI 等工作方式（图 41-21）。此型起搏器是当前最理想的一种，但慢性心房颤动、心房扑动及顽固的心动过速是它的禁忌证。

10. 自动模式转换

（1）快速性房性心律失常时模式自动转换：当自身心房率（如房性心动过速、心房颤动、心房扑动）超过起搏器模式转换频率时，起搏器关闭心房感知器，不再跟踪心房频率进行起搏，自动转换为 VVI 工作模式，直至心房频率恢复正常称正转换。当快速性房性心律失常终止时，起搏模式又从 VVI 或 VVIR 转换为 DDD 或 DDDR，称为反转换（图 41-22）。

（2）起搏器电源耗竭时的自动模式转换：起搏器电池耗竭时，心房电路先行自动关闭，起搏方式自动转换为 VVI 模式，频率应答功能消失，且不能再程控为原来的工作模式。

（3）磁干扰时的起搏器自动模式转换：在电磁干扰情况下，VVI 起搏方式自动转换为 VOO 模式，DDD 起搏方式自动转换为 DOO 模式。

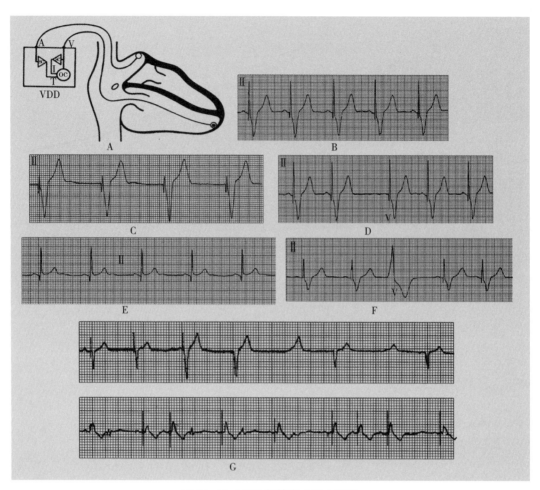

**图 41-18 VDD 起搏方式的心电图**

A. VDD 起搏系统示意图; B. 心房同步心室起搏: 患者心房率快于起搏器的频率时, 心电图表现为每个 P 波后 0.12 ~ 0.20s 有刺激信号及畸形 QRS 波群; C. 心室起搏心律: 当患者心房率慢于起搏器时, 呈现心室起搏心律, 相当于 VVI 起搏, 并可产生房室分离; D. 心室起搏心律: 如患者个别自身心房波较晚出现形成长 RP 间隔时, 将出现 1 次或数次心室起搏搏动, 即起搏性逸搏; E. 心房同步心室抑制: 在自身心房率较快或自身心房波发生较早的基础上, 自身 PR 间期短于起搏器的延迟时间时, 呈现自身心律; F. 心室抑制: 若有室性期前收缩或室性心动过速时, QRS 被起搏器感知抑制脉冲发放, 避免了室性竞争心律的发生; G. VDD 起搏器心电图表现。上: 当感知自身心房激动, 起搏以 VAT 方式起搏心室 (第 1 ~ 3 个和最后一个 QRS 波); 当未能感知自身心房激动波时, 起搏器以 VVI 方式起搏心室 ((第 4 ~ 7 个 QRS 波); 下: 当感知自身心室激动波 (低振幅的窄 QRS) 时, 起搏器不发放心室刺激信号

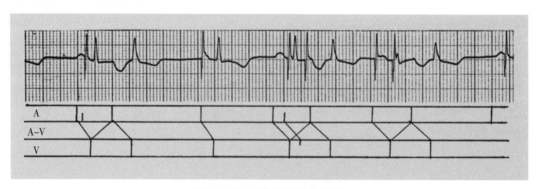

**图 41-19 DVI 起搏的心电图**

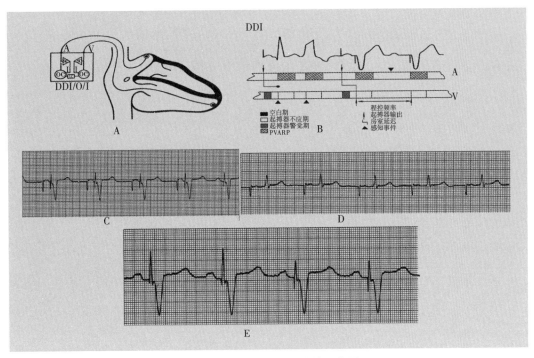

图 41-20 DDI 起搏方式的心电图

A. DDI 起搏系统示意图；B. DDI 时间间期示意图；C. 房室顺序起搏：当患者自身心房及心室率低于起搏器设置的低限频率且伴有房室传导阻滞时，呈心房与心室顺序起搏的图形；D. 心房起搏心室抑制：当患者自身心房及心室率低于起搏器设置的低限频率但房室传导正常时，心电图仅有心房起搏的图形；E. 心房同步心室起搏：当自身心房率快于而心室率又慢于起搏器的低限频率，无论房室传导正常与否，心电图仅有心室起搏的图形

## 四、双腔起搏器类房室结传导功能心电图表现

### （一）双腔起搏器类房室结传导的工作模式

1. 1∶1房室传导 当室上性激动（窦性或房性）的频率位于起搏器设置的上下限之间，起搏器可将室上性的激动1∶1下传引起心室起搏，表现为VAT工作模式。

2. 文氏型房室传导 当室上性激动（窦性或房性）频率高于上限跟踪频率，心房激动间期又长于起搏器设置的总心房不应期，则出现文氏型房室传导（图41-23）。

3. 2∶1房室传导 当室上性激动进一步增快，心房波的间期短于起搏器心房总不应期，而

频率又低于起搏器自动模式转换频率时，则表现为2∶1房室传导。通过上述两种传导方式，其心室率则降至上下限之间。

4. 自动模式转换 当自身心房率超过起搏器模式转换频率时，起搏器可发生自动模式的转换（前面已介绍）。

### （二）双腔起搏器类房室结传导功能的其他心电图表现

当双腔起搏器发放心房起搏脉冲或心房感知器感知到一定幅度的自身心房波（窦性P波、房性期前收缩、房速、房扑、房颤、P⁻波、肌电、电磁信号等）后，马上就会触发双腔起搏器的AV间期，心房激动则沿起搏器下传，AV间期结束时触发心室起搏脉冲发放而起搏心室，出现不规则的心室起搏（图41-24）。

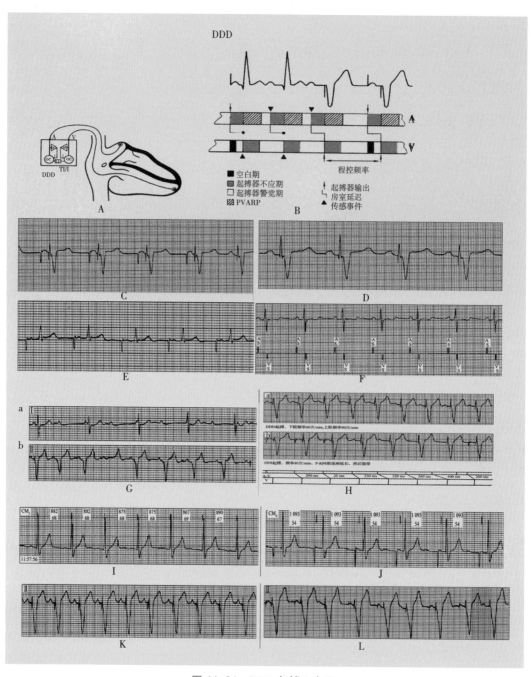

图 41-21　DDD 起搏心电图

A. DDD 起搏系统示意图。B. DDD 时间间期示意图。C. 房室顺序起搏：当患者心房室缓慢又伴有房室传导延迟时，则表现为房室顺序性起搏。D. 心房同步心室起搏：如果心房率超过起搏器设置的低限频率并伴有房室传导阻滞时，表现为心房同步心室起搏。E. 心房起搏心室抑制：当患者的自身心房率低于起搏器设置的低限频率且房室传导正常时，表现为心房起搏心室抑制。F. 心房心室均抑制：当患者的自身心房率快于起搏器的频率且房室传导正常时，表现为自身心律。G. 置入 DDD 起搏器，可使窦性 P 波 1 ：1 下传，呈心房感知心室起搏的 VAT 方式 "三度房室传导阻滞消失"，a. 为 DDD 起搏器置入前心电图；b. 为 DDD 起搏器置入后心电图，窦性 P 波 1 ：1 下传。H. 起搏器文氏型传导；a.DDD 起搏，URL 90 次 / 分，LRL 60 次 / 分；b. 呈 DDI 起搏模式，当频率 80 次 / 分，PR 间期逐渐延长，然后脱落，文氏现象。I. 房室起搏皆被抑制工作模式。J. AAI 工作模式。K.VAT 工作模式。L. DDD 工作模式

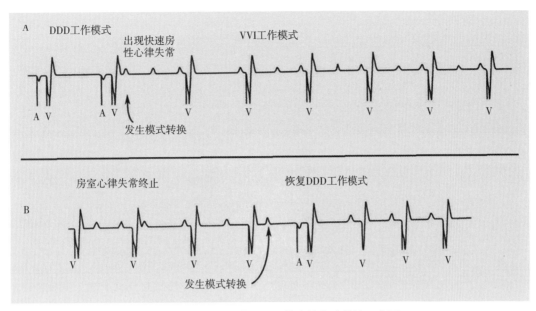

图 41-22 双腔起搏器工作模式的自动转换示意图

A. 心房率超过模式转换频率时,起搏器自动将工作模式转变为 VVI 起搏模式;B. 当房速终止后,起搏器又恢复了 DDD 起搏的工作模式

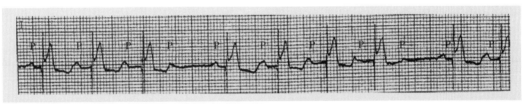

图 41-23 双腔起搏器文氏型传导示意图

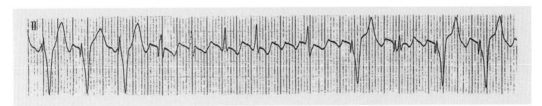

图 41-24 双腔起搏心房扑动伴不规则心室起搏

## 五、双腔起搏器异常心电图表现

1. 起搏功能异常 表现为间歇性或持续的无效起搏。心电图表现为起搏频率下降或起搏脉冲后无相应的心房波或心室波。患者可有头晕、胸闷、晕厥等相应临床表现。

2. 感知功能异常 包括感知不良和感知过度。前者是指起搏器不能感知自身 P 波和(或)QRS 波群,呈固定性起搏,出现竞争性心律失常,甚

至引起致命性心律失常。而后者是指起搏器对不应该感知到的信号发生感知,如电磁信号、静电磁场、肌电波、T 波、后电位及交叉感知等。

3. 起搏和感知功能异常并存 心房、心室起搏和(或)感知功能异常并存时,将出现复杂多变的心电图改变(图 41-25)。

4. 起搏器介导性心动过速 见本章第十二节七、起搏器介导性心动过速。

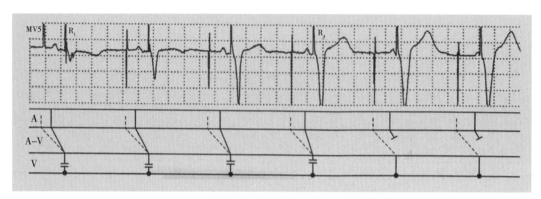

图 41-25 起搏器出现心房起搏和感知功能双重异常

# 第四节 频率应答型起搏器心电图

## 一、频率应答型单腔起搏器心电图（AAIR、VVIR 起搏模式）

频率应答型单腔起搏器心电图又称频率适应性单腔起搏器心电图。

### （一）频率适应性心房起搏器心电图（AAIR 起搏模式）

具有 AAI 起搏心电图的特点；心房起搏频率存在上限、下限频率，随着运动量的增减，起搏频率相应增减，在上、下限频率之间动态变化（图 41-26）。有潜在房室传导功能障碍者，心房起搏频率慢时，P'R 间期可基本正常，但当心房起搏频率增快时，常暴露房室阻滞的存在。

### （二）VVIR 起搏具有 VVI 起搏的心电图特点

随着运动量大小，起搏频率在下限频率与最大传感器频率（MSR）之间发生相应改变（图 41-27）。

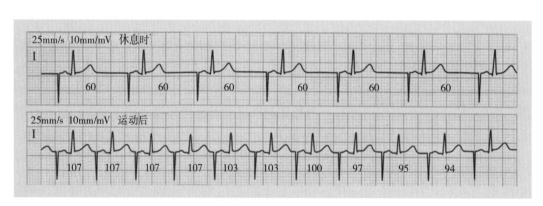

图 41-26 AAIR 起搏心电图

患者置入单心房按需型心脏起搏器，下限频率 60 次 / 分，上限传感器频率 120 次 / 分。心电图显示：休息时起搏器按照下限频率（60 次 / 分）起搏，运动后，心房起搏频率增快，随着运动终止，心房起搏逐渐减慢（引自牟延光主编的《临床起搏心电图学》）

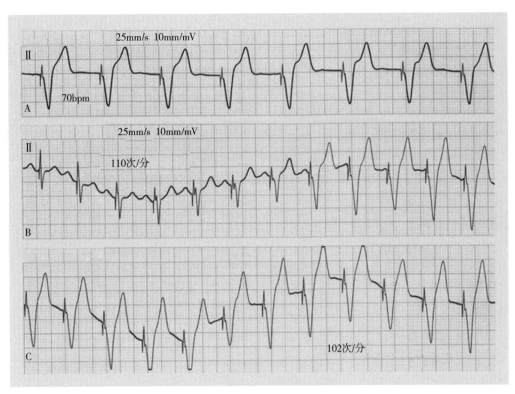

图 41-27　VVIR 起搏心电图

患者男性，80 岁。因病态窦房结综合征置入 Medtronic SIGMA SS303 频率应答单心室按需型心脏起搏器（VVIR），下限频率 70 次 / 分，最大传感器频率 110 次 / 分。A. 静息状态下心室起搏节律，起搏频率为下限频率（70 次 / 分）。B. 患者运动 3min 后，起搏器以最大传感器频率（110 次 / 分）心室起搏，形成不同程度的室性融合波。C. 运动终止后，心室起搏频率逐渐减慢至 102 次 / 分（引自牟延光主编的《临床起搏心电图学》）

## 二、频率应答型双腔起搏器心电图（DDDR 起搏器）

具有 DDD 起搏心电图的特点；存在下限频率，传感器上限频率、最大跟踪频率，随着运动量的增减，起搏频率相应增减，在上、下限频率之间动态变化（图 41-28）；兼有频率适应性 AV 间期动态调整功能的 DDDR 起搏器，起搏 AV 间期随着起搏频率快慢相应改变。

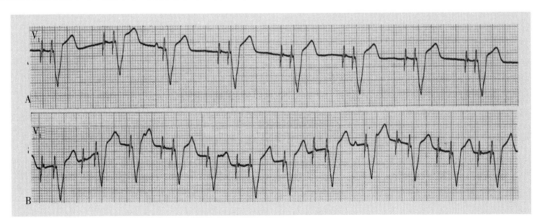

图 41-28　DDDR 起搏心电图

患者男性，81 岁。因病态窦房综合征置入 Medtronic Sensia SEDROI 频率应答双腔心脏起搏器，下限频率（LR）60 次 / 分，上限频率（UR）110 次 / 分。A. 静息状态，起搏器按照下限频率 60 次 / 分房室顺序起搏，自身 P 波出现时，抑制一次心房起搏脉冲。B. 运动 5min 时，心电图显示起搏器呈 DDD 房室顺序起搏及 VAT 工作模式，起搏频率增快超过 LR，但受 UR 限制，最快起搏频率不超过 UR（引自牟延光主编的《临床起搏心电图学》）

# 第五节　三腔起搏器与心脏再同步化治疗起搏心电图

## 一、概述

三腔起搏器的类型可分为左心房＋右心房＋右心室的三腔起搏和右心房＋右心室＋左心室的三腔起搏两种。双心房单室用于预防和治疗阵发性心房颤动；单心房双室三腔起搏主要用于治疗顽固性心力衰竭、扩张型心肌病及肥厚型心肌病等。

心脏再同步化治疗（cardiac resynchronization therapy，CRT）是指通过置入左心室及右心室起搏导线起搏左、右心室，恢复左、右心室收缩的同步。CRT起搏器可改善心力衰竭伴心室失同步患者的左心室功能，仅有起搏功能者称CRT-P，兼有起搏和电击除颤功能者称CRT-D。体表心电图分析对CRT置入适应证评估、术后随访及程控优化均有重要意义。

## 二、三腔起搏器正常心电图（图41-29）

1. 心房起搏脉冲后紧随P'波，其极性与窦性P波一致。

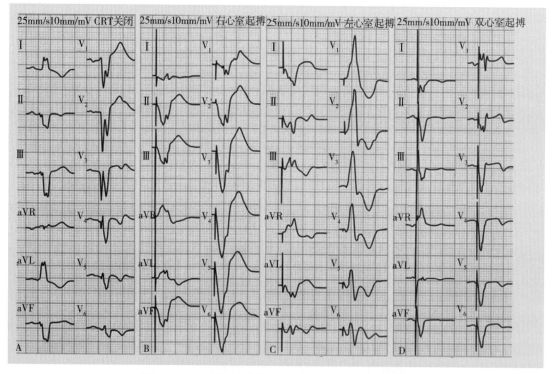

**图41-29　心脏再同步化治疗起搏器置入后的心电图**

患者男性，64岁。临床诊断：扩张型心肌病、左束支传导阻滞。置入心脏再同步化治疗（CRT）起搏器，经超声心动图指导，起搏参数做了优化，感知AV间期90ms，起搏AV间期110ms，左心室领先于右心室4ms。A. CRT关闭时，心电图显示类似左束支传导阻滞图形。B. 单纯右心室心尖部起搏时，心电图显示 I 导联QRS波群主波向上，呈R型，额面QRS电轴左偏。胸前导联均为负向波，为左束支传导阻滞图形，右心室起搏的QRS波群在原有左束支传导阻滞的基础上进一步显著增宽。C. 单纯左心室起搏实际为经冠状静脉侧后静脉的心外膜左心室起搏，心电图显示，I 导联QRS波群主波向下，呈QS型，V₁导联呈R型，为右束支传导阻滞图形，QRS波群宽大畸形明显，额面QRS电轴右偏。D. 双心室起搏时，QRS群较单心室起搏时明显变窄，I 导联呈QS型，V₁导联初始向量为正向，提示左心室夺获。额面QRS电轴位于"无人区"（引自牟延光主编的《临床起搏心电图学》）

2. 起搏周期可在起搏逸搏周期与上限频率间期之间波动。AV间期与窦性PR间期基本一致或略长，多在 0.12 ~ 0.20s；AV 或 PV 间期与原设置的一致或有动态改变；治疗肥厚型心肌病时，其 AV 或 PV 间期较短，多设置在 0.11 ~ 0.12s。

3.QRS 波形态取决于左、右心室起搏部位和 VV 间期。双心室同步起搏时 QRS 波群较单纯左、右心室起搏时窄，或接近正常。左心室先于右心室起搏时呈类右束支传导阻滞图形；右心室先于左心室起搏时呈类左束支传导阻滞图形。I 导联呈 Qr、qR、QS 型（R/S ≤ 1 常提示左心室夺获）；$V_1$ 导联初始向量为正向，R/S ≥ 1 常提示左心室夺获。

4. 额面 QRS 电轴：单纯右心室心尖部起搏时，电轴左偏；单纯左心室侧后壁起搏时，电轴常右偏。双心室起搏器时，电轴常极度右偏，即位于"无人区"。

## 三、CRT 故障心电图

CRT 故障心电图包括右心室起搏故障（变为单纯左心室起搏）、左心室起搏故障（变为单纯右心室起搏）、阳极夺获（失去左心室领先激动，VV 间期的优化调整作用和双心室同步化除极丧失）、远程 P 波感知（抑制 CRT 起搏）、心房感知不良（导致 CRT 起搏丧失）。CRT 起搏器不触发心室起搏的原因包括心房不应期感知（导致双心室同步除极丧失）、上限跟踪频率偏低、心房颤动时自动模式转换、室性期前收缩、自身 PR 间期短等。

## 四、CRT 相关的心律失常

CRT 相关的心律失常指无明显诱因的情况下，双心室起搏或左心室心外膜起搏引发了新的室性期前收缩、单形性或多形性室性心动过速甚至心室颤动，而将起搏方式变成单纯右心室心内膜起搏后，该心律失常消失。心电图表现为 QT 间期延长、T 波峰末间期（Tp-Te）增加、室性心律失常的相应心电图。

## 五、CRT 与临床

### （一）CRT 适应证

CRT 已被公认为心力衰竭的有效治疗手段之一。

I 类适应证为：①严重心力衰竭。心功能Ⅲ～Ⅳ级，EF 值≤ 35%，QRS 波群> 120ms 的窦性心律患者。②轻度心力衰竭。心功能Ⅱ级，EF 值≤ 35%，QRS 波> 150ms 的窦性心律患者。

Ⅱa 类适应证为：①心房颤动心力衰竭。心功能Ⅲ～Ⅳ级，EF 值≤ 35c，QRS 波> 120ms 的心房颤动患者。②心力衰竭心室起搏依赖。心功能Ⅲ～Ⅳ级，EF 值≤ 35%，QRS 波> 120ms、心室起搏依赖的心力衰竭患者。

### （二）分析双心室同步起搏心电图的关键点

1. 左心室电极是否真正夺获左心室。

2.QRS 波形相对变窄是判断真正的双心室起搏的一个重要指标，但显著变窄时，应首先排除室性融合波。

3. 若 QRS 波群突然变宽或突然由类似右束支传导阻滞图形转变为类似左束支传导阻滞图形，则应考虑左心室起搏失夺获或电极脱位。

### （三）CRT 患者随访，$V_1$、I 导联快速诊断流程（图 41-30）

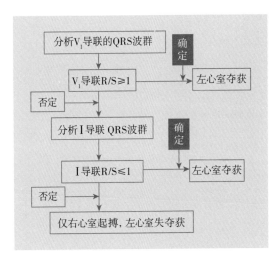

图 41-30　$V_1$、I 导联快速诊断流程

## 第六节　埋藏式心脏复律除颤器心电图

### 一、概述

　　埋藏式心脏复律除颤器（implantable cardioverter defibrillator，ICD）由感知电极、除颤电极和脉冲发生器构成，其中脉冲发生器包括金属外壳、电池、高压电容和控制线路。其集起搏、感知、除颤功能于一体，为恶性室性心律失常的一种有效治疗方法。ICD 有 4 大功能：①治疗缓慢性心律失常的起搏功能；②抗心动过速起搏功能；③低能量复律功能；④高能量除颤功能。

　　ICD 可作为心源性猝死的一级预防措施，主要用于下列患者：①有心肌梗死病史伴左心室收缩功能不全，LVEF ≤ 30% 或 LVEF 30%～40% 伴有电生理检查可诱发的单形性室性心动过速、T 波电交替、心室晚电位阳性、QRS 波群增宽或左心室肥大者。②心肌病诊断时间 > 9 个月，存在左心室收缩功能不全及心力衰竭 LVEF ≤ 35%，心功能 NYHA 分级 Ⅱ 或 Ⅲ 级心力衰竭患者。③ CRT 联合 ICD 适应证，LVEF ≤ 35%、QRS 波群增宽、心功能 NYHA 分级 Ⅲ 或 Ⅳ 级心力衰竭患者。④肥厚型心肌病有心源性猝死家族史、有反复发作室性心动过速病史、有晕厥史、活动后血

压异常反应、左心室壁厚度 > 30mm。以上 5 项中出现 2 项者。⑤ Brugada 综合征。⑥长 QT 间期综合征。⑦短 QT 间期综合征。⑧致心律失常性右心室心肌病。

### 二、ICD 工作模式的心电图表现

　　心电图是 ICD 置入术中心室颤动的诱发与除颤效果评价和术后 ICD 放电分析的重要手段。

#### （一）治疗缓慢性心律失常的起搏功能

　　一旦自身心率低于起搏器的下限频率时，ICD 即以基础频率发放脉冲，避免患者发生心脏停搏（图 41-31）。

#### （二）抗心动过速起搏功能（ATP）

　　ICD 可对快速性心律失常进行分析、判断，并对已经识别的室性心动过速和心室颤动进行针对性治疗。不同厂家的 ICD 识别标准不同，理想的 ICD 治疗应是既不能延误恶性室性心律失常的治疗，又尽可能使用抗心动过速起搏而做到无痛（图 41-32）。

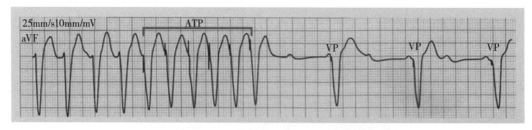

**图 41-31　ICD 抗心动过速起搏及抗心动过缓起搏**

室性心动过速发生后，起搏器启动抗心动过速起搏（ATP）治疗，发放 1 阵自动递减，于 1s 终止了室性心动过速，随后出现房室传导阻滞，ICD 启动抗心动过缓起搏功能，以 VVI 方式起搏心室，起搏频率 45 次 / 分（引自牟延光主编的《临床起搏心电图学》）

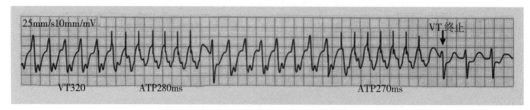

**图 41-32　ICD 的扫描式 ATP 治疗终止室性心动过速**

室性心动过速间期 320ms。ICD 发放间期 280ms、持续 8 阵的 ATP，未终止室性心动过速，ICD 随即发放间期 270ms、持续 8 阵的 ATP，终止了室性心动过速（引自牟延光主编的《临床起搏心电图学》）

### （三）低能量复律功能

低能量复律是 ICD 经除颤电极导线发放的 R 波同步的 5J 以下的能量电击，适用于 ATP 治疗不能终止的室性心动过速或血流动力学不稳定的室性心动过速。其优点是充电时间短、耗电少、患者不适感少。若复律治疗不能终止室性心动过速，室性心动过速频率加快演变为心室颤动时，ICD 将启动高能量除颤治疗。

### （四）高能量除颤功能

高能量除颤是 ICD 经除颤电极导线以最大的释放能量发放的非 R 波同步性电击，适用于复律失败的室性心动过速及心室颤动的治疗（图 41-33）。

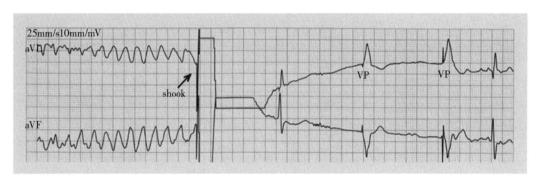

**图 41-33  ICD 除颤并心室起搏**

ICD 识别心室颤动，给予电击除颤。除颤成功后（箭头所示），自身心室率缓慢，ICD 发挥心室起搏（VP）功能，起搏频率 40 次 / 分（引自牟延光主编的《临床起搏心电图学》）

# 第七节  起搏器相关的心电现象

本节仅介绍与起搏心电图相关的心电现象。

## 一、节律重整

节律重整（rhythm reorganization）指起搏器感知自身心电活动后能自动地抑制起搏器发放一次起搏脉冲，即以自身心电活动为起点，以原有的起搏周期发放下一次起搏脉冲，如自身节律点的频率连续超过设置的起搏频率时，起搏器可处于连续感知和节律重整状态，心电图上可暂时表现为起搏静止现象。起搏器节律重整是判断起搏器感知功能是否正常的依据（图 41-34）。

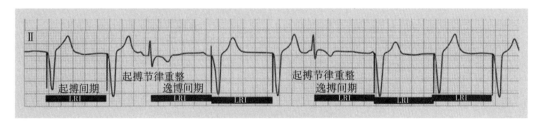

**图 41-34  VVI 起搏时的节律重整**

无自身心律出现时，起搏器按下限频率间期（LRI）心室起搏，当自身心搏出现时，起搏器发生节律重整，以自身 QRS 波群为起点，按照 LRI 心室起搏；起搏器的起搏、感知功能正常（引自牟延光主编的《临床起搏心电图学》）

## 二、交叉刺激现象

交叉刺激（cross stimulation）现象是指一个心腔发出的起搏脉冲交叉性地刺激了另一个心腔，并使其产生有效收缩。多见于双腔起搏器的心房、心室导线和脉冲发生器的接错，导致心房脉冲起搏心室，而心室脉冲却起搏心房的反常现象（图 41-35）。

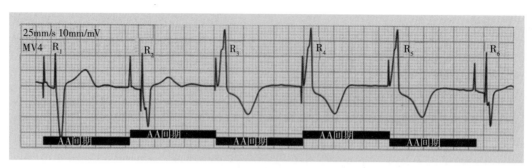

图 41-35 交叉刺激现象的心电图

患者女性，75岁。因病态窦房结综合征置入双腔心脏起搏器，下限频率间期 1160ms，起搏 AV 间期 160ms，心房感知灵敏度 0.75mV，心室感知灵敏度 2.5mV，心房、心室起搏电压均为 5.0V，脉宽均为 0.5ms，PVARP 350ms。$R_1$、$R_2$、$R_6$ 前有心室脉冲信号，为心室起搏图形，$R_2$、$R_6$ 为不同程度的室性融合波；$R_3$、$R_4$、$R_5$ 为宽大畸形的室性 QRS 波群，其前面与之距离固定的脉冲信号和其他相邻心房脉冲信号间距均为 AA 间期，提示心房脉冲间歇性地交叉刺激心室（引自牟延光主编的《临床起搏心电图学》）

## 三、起搏心电图中的"三明治"现象

置入心脏起搏器的患者，心电图上有时出现两个脉冲信号夹有一个 QRS 波群的现象，形象地称之为"三明治"现象（sandwich phenomenon）。见于心室安全起搏、房室导线反接、心室夺获管理功能，少数情况下见于心室起搏管理功能（图 41-36）。

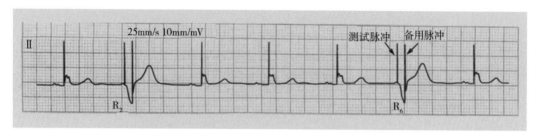

图 41-36 Medtronic 起搏器心室夺获管理时的"三明治"现象

患者置入 Medtronic 双腔心脏起搏器，心室夺获管理功能时，心电图显示：窦性心律，VAT 工作方式，每 3 个支持周期发放一次测试脉冲，支持周期时，QRS 波正向、略宽，可能为融合波。测心室阈值时房室间期比支持周期时短 110ms，测试脉冲完全夺获心室，产生负向 QRS 波群（$R_2$、$R_6$），测试脉冲和备用脉冲夹 1 个 QRS 波群，形成"三明治"现象（引自牟延光主编的《临床起搏心电图学》）

## 四、起搏介导的长-短周期现象或短-长-短周期现象

短-长-短周期现象（short-long-short period phenomenon）由 3 部分组成：第 1 个短周期是指第 1 个期前收缩的联律间期；第 2 个长周期是指第 1 个期前收缩后的代偿间期；第 3 个短周期是第 2 个期前收缩的联律间期，也是触发心动过速的关键周期。长-短周期现象或短-长-短周期现象易诱发室性心律失常。

1. 心室按需型心脏起搏器介导的短-长-短周期现象 单心室按需型心脏起搏器开启频率滞后功能时，若感知到一个联律间期较短的自身节律，起搏器便以较长的滞后频率间期发放脉冲，如随之再出现提前的自身节律，形成短-长-短周期现象。

2. 双腔心脏起搏器介导的短-长-短周期现象 若自身的房性期前收缩落入心室后心房不应期，心室不跟踪，出现较长的间歇，在较长间歇后的心房起搏心室跟踪心律后，如再出现联律间期较短的室性期前收缩，则可形成短-长-短周期现象。当房性期前收缩心室跟踪造成短联律间期，随后是较长的起搏间期，若再出现室性期前收缩，则形成短-长-短周期现象。

3. 起搏器故障时的长-短周期现象 起搏器间歇出现起搏故障，同时对自身心搏不感知，起搏脉冲固定频率发放时，可形成长-短周期现象，起搏脉冲落于易损期而引发恶性室性心律失常（图

41-37）。

4.起搏器MVP功能时的长－短周期现象 具有心室起搏管理（MVP）功能的起搏器，MVP功能

发挥时，可出现心室漏搏，造成长RR间期，其后若发生室性期前收缩，可形成长－短周期现象。

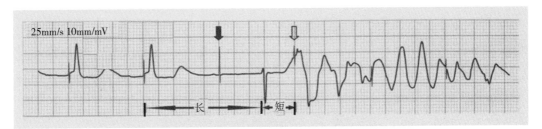

**图41-37　VOO起搏时的长－短周期现象**

患者VOO起搏时，下限起搏频率60次/分，部分起搏脉冲发生故障性失夺获（黑箭头所示），起搏器对自身QRS波未发生感知，起搏脉冲固定频率发放并夺获心室（白箭头所示），形成长－短周期现象，起搏脉冲落于T波顶峰前的心室易损期而引发心室颤动

## 五、心室起搏时的钩拢现象

钩拢现象是指各自独立的心腔或心脏彼此接触或紧靠在一起时，通过相互间的机械作用、电作用或两者兼而有之的作用，使原来各自不同频率的心电活动出现暂时的同步化。

## 六、起搏心电图中的手风琴现象

手风琴现象（accordion phenomenon）又称手风琴样效应（accordion-likt effect），是指QRS波群由窄变宽或由宽变窄，犹如手风琴音箱闭合与拉开样变化的一种现象。起搏心电图的手风琴现象窦性激动与心室起搏点竞相控制心室，室性起搏点控制心室的成分逐渐增减，导致出现一系列

不同程度的室性融合波（图41-38）。

## 七、电张调整性T波

起搏器工作一段时间后，当起搏停止或间歇起搏时，原有的心脏自身节律时的T波可发生改变，自身心搏的T波方向倒置，与心室起搏时的起搏QRS波主波方向一致，特别在Ⅱ、Ⅲ、aVF及$V_1 \sim V_3$导联更易出现，酷似心肌缺血。Rosenbeum称这种图形为电张调节性T波改变，并且起搏数量越多越容易出现T波倒置。认为它是介于原发性T波改变与继发性T波之间的第3种T波改变，不一定是病理改变，恢复正常除极一段时间后，上述T波改变即会恢复（图41-38）。

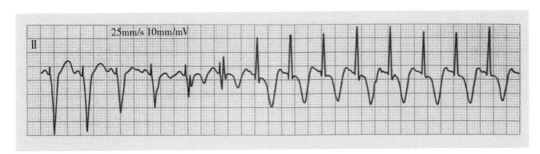

**图41-38　双腔心脏起搏器心室起搏终止后自身心搏的电张调整性T波**

患者男性，76岁。因病态窦房结综合征置入双腔心脏起搏器，心电图显示：QRS波群渐进性变化，VAT起搏方式，起搏成分逐渐减少，至窦性激动完全控制心室，T波出现深倒置，方向与心室起搏时QRS波群主波同向，为电张调整性T波、手风琴现象

## 八、心室起搏时魏登斯基现象

心室起搏的患者，在电池即将耗竭或其他原因导致脉冲强度减弱出现不起搏时，偶尔可见在1次自身搏动后发生1次或数次心室起搏。自身心搏作为一个强刺激，使心室起搏阈值暂时降低，原本不能夺获心室的起搏脉冲刺激，可以暂时夺获心室。

## 九、起搏－夺获心律

每隔1个起搏QRS波群后跟随1个窦性夺获QRS波群，两者呈交替性出现，类似于逸搏－夺获二联律（图41-39）。

## 十、起搏－反复搏动二联律现象

包括房性起搏－反复搏动二联律和室性起搏－反复搏动二联律两种。前者是指AAI起搏时，心房起搏搏动在下传心室过程中又从另一条径路折回心房产生逆行P波，形成起搏P′-QRS-P⁻或起搏P′-QRS-P⁻-QRS序列，并以二联律形成出现；后者是指VVI起搏时，心室起搏搏动在逆传心房过程中又从另一条径路折回心室产生正常QRS波群或伴心室内差异性传导，形成起搏QRS′-P⁻-QRS序列，并以二联律形式出现（图41-40）。

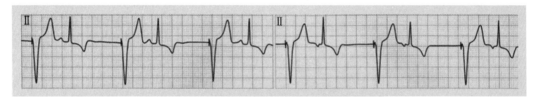

图 41-39　心室起搏时出现的起搏-夺获二联律

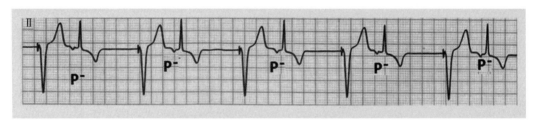

图 41-40　心室起搏－反复搏动二联律

# 第八节　起搏器特殊功能心电图

目前，起搏器功能日趋完善，其附加的一些特殊功能，使起搏心电图表现更加复杂、多变，掌握起搏器特殊功能特点是分析起搏器心电图的基础。本节仅介绍起搏器常用的几种特殊功能。

## 一、频率滞后功能

通过程控人为地将起搏逸搏周期延长或缩短称为起搏器的频率滞后功能，它分为频率负滞后功能和频率正滞后功能。前者指逸搏周期大于起搏周期；后者指逸搏周期小于起搏周期（图41-41）。

## 二、频率滞后搜索功能

频率滞后搜索功能（rate hysteresis search）又称扫描频率滞后，是指在数次起搏之后，起搏间期自动延长，以滞后频率起搏数个心动周期（可程控），其间给予自身节律恢复跳动的机会，若无快于滞后频率的自身心搏，起搏器恢复下限频率起搏；若感知到快于滞后频率的自身心搏，起搏器抑制起搏脉冲发放（图41-42）。

## 三、频率应答功能

频率应答，又称为感知器驱动频率，是指起搏器根据机体的需求能模仿窦房结功能自动增快或减慢起搏频率，分为上限频率（运动时发放的最快频率）和下限频率（休息时最慢的起搏频率）。

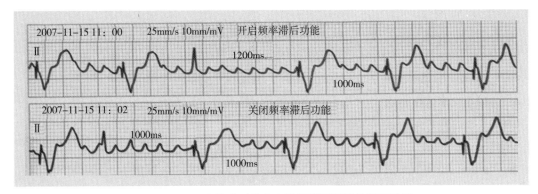

**图 41-41　心房扑动时单心室按需型起搏器的频率滞后**

患者因病态窦房结综合征置入单心室按需型心脏起搏器，上图显示心房扑动、心室起搏，逸搏间期（1200ms）长于起搏间期（1000ms），起搏器开启频率滞后功能；下图显示逸搏间期等于起搏间期，起搏器关闭了频率滞后功能

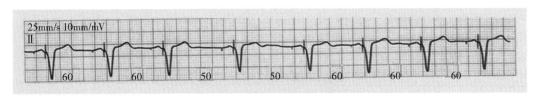

**图 41-42　频率滞后搜索心电图**

患者置入双腔心脏起搏器，下限起搏频率 60 次 / 分，上限频率 120 次 / 分，起搏 AV 间期 200ms，感知 AV 间期 170ms，滞后频率 50 次 / 分。心电图显示：起搏器呈 DDD 工作方式，在数次起搏之后，起搏间期自动延长，起搏频率由 60 次 / 分自动减慢至 50 次 / 分，持续 2 个周期，无自身心搏出现后，起搏频率又升至 60 次 / 分

## 四、休息频率与睡眠频率

休息频率与睡眠频率是根据患者日常休息时间与睡眠时所设置的一种起搏频率自动下降的功能。

## 五、频率骤降反应功能

频率骤降反应（rate – drop response，RDR）功能是当发生心脏抑制反射导致心率骤降时，起搏器立即以远高于下限频率的频率持续一定时间的起搏，以维持心率和血压，防止患者晕厥，当患者恢复自身心律时，起搏器亦恢复到下限起搏频率。

## 六、起搏器稳定心室率的功能

起搏器稳定心室率的功能可避免患者心率的骤然下降，减少患者的不适感，改善心功能、稳定自主神经功能和预防心律失常。心室率稳定功能（ventricular rate stabilization，VRS）是 Vitatron 起搏器调节心室率不稳定状态的一种功能，通过 VRS 功能起搏治疗，心室起搏比例明显提高，使心房颤动患者心室率平滑、趋于规整和稳定，减少长短周期现象，减少恶性室性心律失常的发生并改善心功能。

## 七、AV 间期自动调整功能

AV 间期自动调整功能包括 AV 间期滞后搜索功能和频率适应性 AV 间期自动调整，通过 AV 间期自动调整，使起搏更符合生理需要或使特殊患者达到治疗的目的。

## 八、起搏器能量输出自动调整功能

起搏器能量输出自动调整功能是指起搏器自动检查预测起搏阈值，并根据阈值的变化，随时调整安全界限的输出电压，以确保起搏安全。

## 九、自动模式转换功能

起搏模式的自动转换是以患者的自主心律为基础，起搏器根据监测自身心脏活动或某些参数自动进行起搏模式的适应性转换（AMS）。起搏器模式转换的目的是使起搏活动更加符合生理情况，减少不适宜的心室起搏。自动模式转换功能可有效避免由于起搏器跟踪快速心房率而造成的心室率过快所引起的血流动力学改变，能明显减轻心悸、胸闷等临床症状，从而提高患者的舒适性和安全性。自动模式转换功能是起搏器一项重要的自动化功能。传统的双腔起搏器的自动模式转换指当心房率高到一定程度，起搏器即使以2∶1下传的方式工作都会引起不适宜的快速心室起搏时，起搏器能够自动地将工作模式由心室跟踪心房的 DDD/DDDR 转换成为非跟踪模式 DDI/DDIR。

## 十、噪声反转功能

起搏器遇到连续而快速的干扰信号后，其不应期发生连续重整，直至启动噪声反转功能。此时，不论有无自身心搏出现，起搏器将以下限频率发放起搏脉冲，酷似起搏器感知功能低下。

## 十一、心室安全起搏

心室安全起搏是指在心房脉冲发放后 100～120ms 处触发心室脉冲释放，防止心室电极交叉感知到非 QRS 波群等其他电信号后被抑制而引起心室停搏。其心电图特征是在时距 100～120ms 出现连续 2 次起搏脉冲，其中第 1 个为心房起搏脉冲，第 2 个为心室安全起搏脉冲。如感知的信号确实是交叉感知窗口内感知到肌电波、电磁信号等干扰信号，则第 2 个发生早的起搏脉冲便能起搏心室，从而防止心室停搏；如感知的信号是自身 QRS 波群，则第 2 个发生早的起搏脉冲落入自身 QRS 波群或紧随其后，但不会引起心室除极，也不会落入心室的易颤期内，故称为心室安全起搏。

## 十二、抗起搏器介导性心动过速功能

双腔起搏器置入后，可能成为房室之间的第 2 条传导径路，一旦逆行 P 波被感知，就可诱发起搏器介导性心动过速。现代起搏器具有自动确认和终止起搏器介导性心动过速（PMT）的功能。

首先起搏器确认 PMT。当心室连续起搏的频率达到 PMT 的识别频率（通常设置为 100 次/分），起搏器若连续检测到 8 个恒定的 VP⁻间期 < 400ms 的搏动，即确认为发生了 PMT 并启动终止程序，在第 9 个搏动将心室心房不应期自动延长到 400ms，使逆行 P 波落在心房感知器不应期内而不能触发心室起搏，PMT 即可自行终止或者抑制一次心室脉冲发放（图 41-43）。

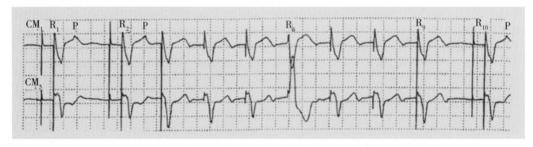

**图 41-43　心室后心房不应期自动延长终止起搏器介导的人工折返性心动过速**

$R_1$、$R_2$、$R_{10}$ 搏动为 DDD 起搏，起搏周期 1.0s，频率 60 次/分，AV 间期 0.18s，但心房起搏脉冲后未见明显的起搏 P′ 波跟随，其 T 波顶峰上均有 P 波重叠，考虑该 P 波为窦性 P 波，频率 58 次/分，其中 $R_1P$ 间期（0.28s）小于心室后心房不应期（0.30s），未被心房电极所感知，$R_2P$ 间期（0.33s）大于心室后心房不应期（0.30s），被心房电极感知后并触发了起搏器介导性心动过速，频率 96 次/分，$R_9$ 搏动心室心房不应期自动延长至 0.40s，该搏动后的逆行 P 波落在心室后心房不应期内而未被心房电极所感知，起搏器介导性心动过速自行终止（引自何方田主编的《起搏心电图学》，浙江大学出版社，2012）

# 第九节　特殊情况下的起搏心电图

在置入心脏起搏器后，如果患者合并有右位心、急性心肌梗死、心室预激、束支传阻滞、心房颤动、心房扑动、电解质紊乱（如高钾、低钾等）、临终状态等特殊情况下，心电图表现有其独特的特点。现分述如下。

## 一、急性心肌梗死时心脏起搏心电图

### （一）急性心肌梗死（AMI）对起搏器起搏功能和感知功能的影响

心肌梗死时，坏死心肌细胞丧失除极功能，导致除极向量背向梗死区；损伤、缺血心肌细胞的膜电位降低，兴奋性增强、传导性降低可以导致起搏激动传导阻滞，发生起搏故障。也可发生感知功能异常、脉冲信号落入心肌细胞易损期，引起心律失常。同时心室颤动阈值降低，低能量电刺激可诱发恶性心律失常。

### （二）心脏起搏对急性心肌梗死心电图的影响

1. 心室起搏时心室除极异常并继发复极异常，使 QRS 波群及 ST –T 形态发生显著改变，影响对心肌梗死的诊断。

2. 巨大的心室起搏脉冲可掩盖 Q 波。

3. 心室起搏终止后，也可因出现电张调整性 T 波，而误诊为非 ST 段抬高型心肌梗死。

### （三）心室起搏合并急性心肌梗死的心电图表现

1. 心室起搏合并急性下壁心肌梗死，掩盖下壁导联梗死性 Q 波，给诊断带来困难。

（1）右心室心尖部起搏合并急性下壁心肌梗死：因右心室心尖部起搏下壁导联呈 QS 型，诊断比较困难。出现以下表现时提示合并急性下壁心肌梗死：①具备急性心肌梗死临床背景资料及心肌坏死标志物检查阳性；②有与症状相关的 ST–T 动态改变；③下壁导联呈 QR 或 Qr 型（正常右心室起搏患者较少出现）。

（2）右心室流出道起搏合并急性下壁心肌梗死：右心室流出道起搏下壁导联 QRS 波群主波向上，有继发性 ST–T 改变。当心肌梗死发生时，虽无 q 波，但有 ST 段抬高及演变（图 41–44）。

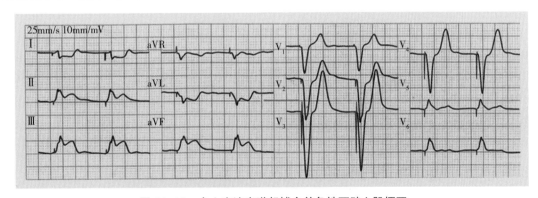

**图 41-44　右心室流出道起搏合并急性下壁心肌梗死**

患者女性，57 岁。临床诊断：冠心病、病态窦房结综合征，置入单心室按需型心脏起搏器，，胸骨后压榨感 2h 就诊　心电图显示心室起搏节律，下壁导联 QRS 波群主波向上，V₁ 导联 QRS 波群主波向下，符合右心室流出道起搏的心电图特点，同时下壁导联 ST 段抬高 0.2 ～ 0.35mV，提示合并急性下壁心肌梗死，依据 I、aVL 导联 ST 段压低、抬高程度 ST Ⅲ > ST Ⅱ，推测闭塞的冠状动脉为右冠状动脉（RCA）。随后冠状动脉造影显示 RCA 内急性血栓形成

2. 心室起搏合并急性前壁及前间壁心肌梗死、心室起搏合并急性高侧壁心肌梗死（图 41–45）、

心室起搏合并急性右心室梗死等可以根据异常 Q 波和 ST-T 段变化，结合心肌酶学进行诊断。

### （四）心室起搏合并急性心肌梗死的诊断方法

1. 发病前后心电图对比分析。

2. 消除心室起搏分析自身心搏，可充分显露心肌梗死的心电图特征。方法有：通过程控减慢心室起搏频率、通过药物或运动增快自身心率（应避免加重患者病情）；通过胸壁刺激试验暂时抑制起搏器脉冲发放。

3. 注意提示急性心肌梗死的心电图表现，如异常 Q 波有定位意义的弓背型 ST 段抬高及演变。

4. 结合临床表现及其他辅助检查。

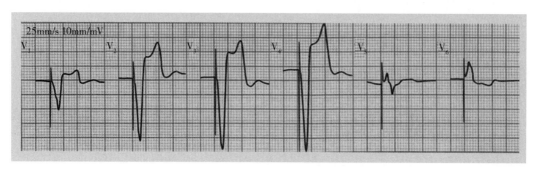

图 41-45　心室起搏合并急性前壁心肌梗死

患者男性，83 岁。因三度房室传导阻滞置入单心室按需型起搏器；2 年，因胸痛 2h 就诊。心电图显示心室起搏节律，V₁ ～ V₄ 导联 ST 段水平抬高 0.35 ～ 0.95mV，T 波高耸，诊断为急性前壁心肌梗死

## 二、右位心合并起搏

右位心合并心房起搏不改变 QRS 波群的形态，符合上述右位心的心电图特点。右位心合并心室起搏肢体导联图形不变。胸导联图形特点会被掩盖。采取双上肢导联反接，胸导联对称部位描记心电图，其心电图特点与一般患者心室起搏时基本相似（见第十五章第二节）。

## 三、心室预激合并起搏

AAI 起搏其预激图形不会被掩盖。VVI 起搏可呈右心室起搏图形，如有心室夺获时，夺获的图形可呈预激图形。如果自主节律与起搏节律相等时，可形成少见的双重融合波，即融合波由室上性激动经房室旁道和正道下传心室与起搏的激动三者形成。双腔起搏，自身节律慢时可呈 AAI 工作模式，QRS 波为预激图形；而自身节律快时可呈 ODO 工作模式，即自身心房激动经旁道下传产生心室预激波，无起搏脉冲发放（图 41-46）。

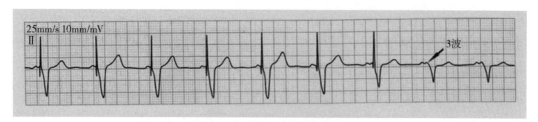

图 41-46　VVI 起搏与心室预激形成融合波

患者男性，68 岁。临床诊断：B 型预激综合征、病态窦房结综合征，置入单心室按需型心脏起搏器。心电图显示：起搏频率与自身心率接近，形成不同程度的室性融合波，起搏终止后，显示心室预激波形（箭头所示）

## 四、束支传导阻滞合并起搏

心房起搏时，不改变原有的束支传导阻滞图形；心室起搏时，可改变原有的束支传导阻滞图形。

1. 左束支传导阻滞合并心室起搏　仍呈左束支传导阻滞图形，如起搏信号小，为双极起搏时，一定要注意区分。可以多导联观察，必要时程控

改变起搏极性，或起搏频率，进而观察心室起搏脉冲与 QRS 波群的关系（图 41-47）。

2.右束支传导阻滞合并心室起搏　自主节律为右束支传导阻滞图形。心室起搏时如有夺获可呈右束支传导阻滞，如自主节律频率和起搏频率接近时，可形成不同程度的室性融合波甚至"正常化"的室性融合波（图 41-48）。

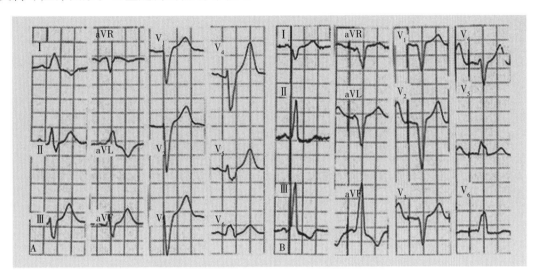

图 41-47　左束支传导阻滞时的起搏心电图

患者男性，60 岁。临床诊断：扩张型心肌病，置入 CRT。A 图为术前心电图，呈左束支传导阻滞；B 图为术后记录，右心室起搏仍呈左束传导支阻滞（与术前比较图形仍有变化）

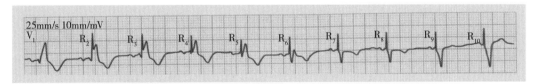

图 41-48　右束支传导阻滞患者心室起搏时出现 QRS 波群形态正常化

患者男性，61 岁。临床诊断：冠心病、右束支传导阻滞，置入单心室按需型，心脏起搏器。心电图显示：心室起搏频率与自身心室率接近，两者形成不同程度的融合波（$R_2 \sim R_{10}$），部分 QRS 波群（$R_7$、$R_8$）出现形态正常化

## 五、心房颤动或心房扑动合并起搏

1.AAI 起搏情况下，起搏器可感知高大的 f 波或 F 波，部分或完全抑制心房脉冲发放。即便有心房脉冲信号的发放，因落入心房肌的不应期也不引发心房除极。如果患者存在房室传导阻滞，可引起 RR 间期延长。

2.VVI 起搏情况下，心房颤动或心房扑动波下传除极心室，产生 QRS 波群。当出现长 RR 间期时可见 VVI 起搏的 QRS 波群（图 41-49）。

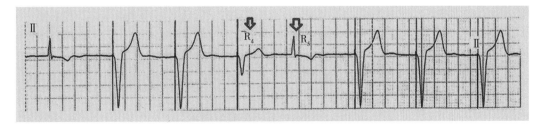

图 41-49　心房颤动 VVI 起搏

患者男性，90 岁。因心房颤动合并长 RR 间期置入单腔起搏器（VVI 起搏模式）。可见 P 波消失，代之以细颤的 f 波，可见自身下传的 QRS 波群（$R_5$）呈室上性，相对延迟的 QRS 波宽大畸形，前有钉样起搏信号（$R_4$），为室性融合波（贾邢倩供图）

3.双腔起搏情况下：①起搏器可感知高大的　f 波或 F 波，触发心室起搏，形成不适当的频率

跟踪（广义概念上的介导性心动过速）（图 41-50）；②自身 QRS 波群落于交叉感知窗内，可引发心室安全起搏；③具有自动模式转换功能的双腔起搏器，在心房颤动（或心房扑动）频率超过起搏器模式转换频率时，常转换为 VVI 或 DDI 模式，心电图表现为完全性房室分离；④出现文氏型房室传导现象等。

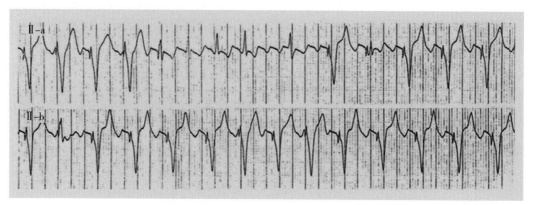

图 41-50　双腔起搏时心房扑动触发快速心室起搏（贾邢倩供图）

## 六、高血钾时的心脏起搏心电图

高血钾时，心房肌兴奋性、传导性降低，可出现心房脉冲后无心房波；严重的高钾血症可导致心室感知与起搏功能丧失。

## 七、低血钾时的心脏起搏心电图

低血钾时，自主心搏心电图可表现为 U 波升高和 QT（U）间期延长，ST 段压低，T 波增宽、切迹、低平或倒置等。但心室起搏时可出现高大的 T 波，此时 T 波仍高于增高的 U 波。

## 八、临终时的心脏起搏

临终期心肌已失去了应激能力，心电图上可见到脉冲信号，但其后无 QRS 波群。

# 第十节　起搏功能异常心电图

起搏功能异常分为起搏系统的异常和功能性异常。其常见原因有：①心肌阻力和起搏阈值（心肌兴奋性）的改变；②电极导管脱位；③连接脉冲发生器和电极的导线断裂、移位；④脉冲发生器的电子元件失灵；⑤电池耗竭。一般说来早期发生的故障大多由前述两个原因所致，而晚期故障与后三者有关。起搏功能异常的心电图表现主要有以下几种。

## 一、不起搏或间歇起搏

仅有起搏脉冲信号，无后继的 P 波或 QRS 波群（图 41-51，图 41-52）。

在置入起搏器后的头几天，因起搏电极处心肌组织水肿、炎症等可使起搏阈值增加、电阻增大。经过药物治疗，炎症消退后恢复正常起搏功能。

间歇起搏见于电极漂移，特别是心腔扩大的患者易发生间歇起搏。这种间歇起搏的周期较长而无逸搏发生时，患者可有头晕或眩晕等症状。

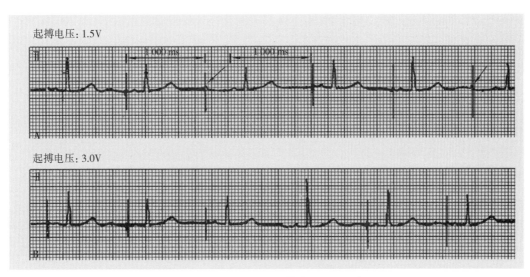

图 41-51　AAI 起搏器起搏功能不良心电图

A.箭头指示处起搏脉冲后没有 P 波,而其后 300ms 处可见窦性 P 波,第 1 个 P 波后发生节律重整,提示起搏器仅有起搏功能不良;B.增大起搏电压后,起搏功能不良现象消失

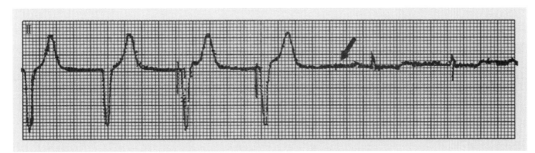

图 41-52　VVI 起搏心电图中出现起搏功能障碍

## 二、起搏脉冲未按时发放

### (一)超感知

起搏器感知自身 P 波及 QRS 波群之外的电信号,如较大的 T 波、脉冲后电位、骨骼肌电位、高频电磁波、电极互相碰撞或导线折断所产生的电信号,自感知点开始建立逸搏间期,在心电图上表现为起搏器没有按照设置的间期发放起搏脉冲,即起搏脉冲意外的脱漏,或起搏间期和(或)逸搏间期规则或不规则地明显延长,致起搏频率缓慢或节律不规则,甚至在较长时间内无任何刺激脉冲,称为超感知。

在这种情况下首先要注意心电图上有无可能被感知的信号,包括干扰等信号。可在起搏器的部位放置一块磁铁,观察磁铁频率时的起搏功能,

如果此时起搏功能正常,则多提示功能性异常,否则应考虑起搏系统的异常。也可以通过程控起搏器的频率和电压等参数来判断起搏器的起搏功能是否为功能性异常(图 41-53)。

### (二)电极导线故障

电极导线是起搏系统中的薄弱环节,故障发生率较高,如电极导线断裂、移位等,常表现为间歇性起搏功能异常、起搏脉冲信号的脱失等(图41-54)。

### (三)电池耗竭

电池耗竭表现为起搏周期的延长、起搏模式的改变(如 DDD → VVI)等。磁频降低(与出厂值比较)10% 提示应更换起搏器(图 41-55)。

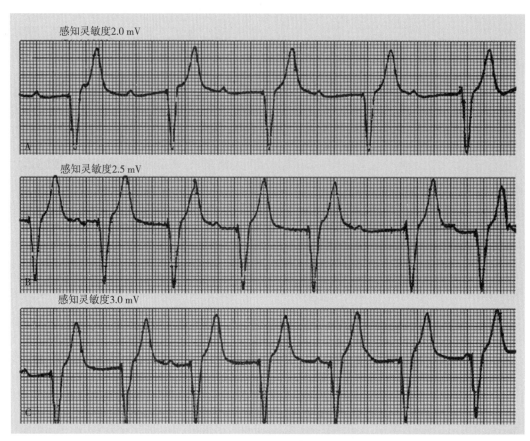

感知灵敏度2.0 mV

感知灵敏度2.5 mV

感知灵敏度3.0 mV

图 41-53　VVI 起搏器感知 T 波

A. 基础起搏频率设置在 60 次 / 分，即基础起搏间期为 1000ms，但实际起搏间期为 1400ms. 仔细分析可见，T 波振幅较高，测量 T 波波峰至下一个起搏信号的时距刚好为 1000ms，提示 VVI 起搏器对 T 波的误感知；B. 将感知灵敏度调至 2.5mV，起搏间期以 1000ms 为主，但仍可见 1400ms 的长间期；C. 将感知灵敏度调至 3.0mV，1400ms 的长起搏间期消失，只有一种 1000ms 的起搏间期

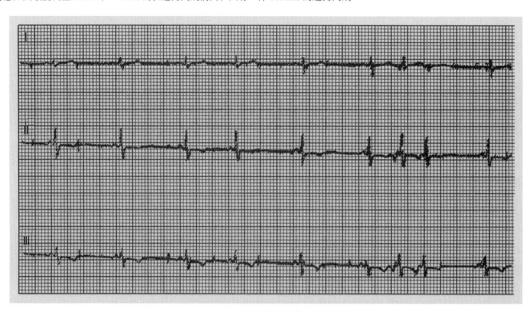

图 41-54　电极导线脱位心电图

心肌病患者因窦性心动过缓伴有症状，埋藏了 VVI 起搏器，埋植后第 5 天发生电极导线脱位。此时描记的心电图（Ⅰ、Ⅱ、Ⅲ导联同步记录）示：①有自身心律（窦性心动过缓和不齐），偶见房性期前收缩（倒数第 2、3 两个搏动）；②起搏器的刺激信号连续和规则地出现，尽管其前有自身 QRS 波群，说明 VVI 起搏器的感知功能丧失；③有的刺激信号（如第 4、5、6、8、9 个刺激信号）出现在其前自身搏动的 T 波终了之后，理应激动心室，但都没有产生 QRS 波群，为无效刺激（起搏功能丧失）

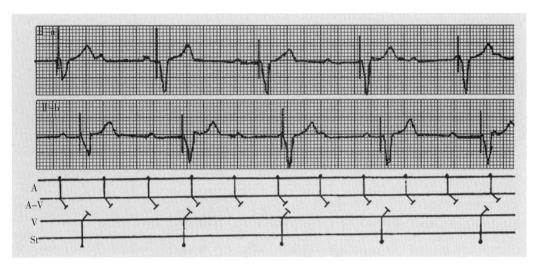

图 41-55 VVI 起搏器电池耗竭心电图

置入 VVI 起搏器 9 年，起搏频率由原来的 60 次 / 分下降至 42 次 / 分

起搏器电源耗竭时，因输出能量降低，起搏功能可能首先出现障碍。可出现起搏频率减慢、起搏周期延长或起搏频率慢、快交替出现，起搏周期长短不等，磁铁试验频率降低。严重时起搏脉冲不能夺获心房，患者出现黑曚、晕厥等重要脏器供血不足症状而危及生命。

## 三、夺获失败

夺获失败在心电图上表现为起搏脉冲之后无相应的 QRS 波群 /P 波（图 41-56）。

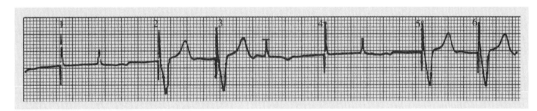

图 41-56 间歇性起搏功能异常

图中可见，第 2、3、5、6 个起搏脉冲信号后跟随宽大的 QRS 波群，提示起搏夺获心室。但第 1 个、第 4 个起搏脉冲信号后没有跟随 QRS 波群，说明心室起搏间歇性夺获异常。夺获失败的原因较多，最常见的是起搏阈值的升高（包括慢性阈值升高、抗心律失常药物的使用和电解质紊乱）和电极导线的脱位（包括微脱位）。可通过检测起搏阈值进行判断

# 第十一节 感知异常心电图

起搏器感知故障包括感知过度和感知不足。

## 一、感知不足

起搏器对心脏自身正常的 P 波和（或）QRS 波群不能感知，仍按自身的基础起搏周期发放起搏脉冲，称为感知不足（或感知低下）。感知不足的主要原因是心电信号变异（包括生理性和病理性）、导线异常、电路故障、电池耗竭和对磁铁的反应等，发生机制是心内电信号的振幅和斜率不够高，不能被起搏器感知。感知低下的结果是可造成不适当的起搏，从而引起竞争性心律，甚至严重的快速心律失常。值得注意的是，起搏器故障引起的感知不足常合并起搏功能异常（图 41-57）。

出现感知不足时，应做以下考虑：①确定感知不足原因；②通过程控测试 P 波或 QRS 波群的

振幅，并与设置的感知敏感度比较；③如果可能，调整感知灵敏度以纠正感知不足；④如果感知不足的原因不能通过程控灵敏度解决，可考虑手术调整电极位置。

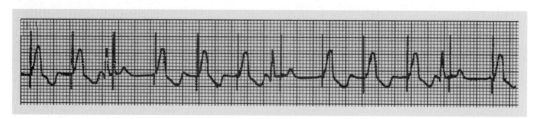

图 41-57    心室感知不足

图中显示，第 3、7、11 个起搏脉冲如期发放，没有被前面的自身 QRS 波群所抑制，说明起搏器感知功能不良。但由于落在自身心室激动的不应期中，因此未激动心室。其余起搏脉冲后跟随相应的 R 波，提示心室起搏功能正常

## 二、感知过度

起搏器对不应感知的信号发生感知，称为感知过度（或超感知）。引起感知过度的干扰源分为外源性因素和内源性因素，前者包括交流电、电磁信号和静电磁场等；后者包括肌电信号、T 波、电极后电位和交叉感知（心房电极感知心室电信号或心室电极感知心房电信号）（图 41-58）。

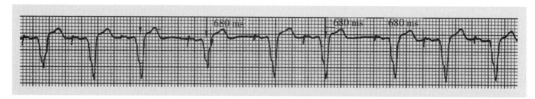

图 41-58    心房感知器感知心室 QRS 波群发生超感知

箭头所示心房电极误感知到 QRS 波群。出现两次据超感知点的起搏间期（680ms）

感知过度是起搏器脉冲输出抑制的最常见原因，表现为起搏器间期被不适当感知的事件所重整，导致起搏器刺激或自身 QRS 波群与随后的起搏搏动之间的间期长于程控的起搏周长。如 VVI/AAI 起搏器发生感知过度，表现为起搏的停止或起搏间期不适当延长。对于 DDD 起搏器，当心房感知频率较高的其他信号后，可以出现心室起搏的快速跟踪，甚至发生自动模式转换。感知过度发生时，多数可通过程控起搏器极性（由单极改为双极）或灵敏度（降低，即提高数值）进行纠正。

## 三、交叉感知

交叉感知系一个心腔不适当地感知另一个心腔的电活动，较常见的是心房起搏输出被心室导线感知，从而抑制心室输出。其原因可能是心房输出过高，或心室感知度太灵敏，或心房和心室导线近端距离过近。在双极感知系统，由于感知场较局限，很少发生交叉感知。为防止发生交叉感知，应设置一个合适的空白期（blanking period）。心室空白期是 AV 间期的开始部分（A 脉冲发放后 20～40ms），在此间期内，心房电极的能量输出和心房内的电活动容易被心室导线感知。在空白期后的信号不能确定是交叉感知还是自身搏动。从安全方面考虑，心室通道在空白期后感知信号，双腔起搏器会在很短的 AV 间期内发放心室起搏刺激，称为心室安全起搏。如果心房后除极被感知，心室安全起搏将发挥作用，在短的 AV 间期（100～110ms）发放有效的心室输出，避免心室停搏。如果自身的心室搏动（如 VPS）被感知，则心室安全起搏的刺激信号落在 QRS 波群之内或稍后，而不会落在心室复极易损期（T 波）从而诱发快速室性心律失常。当心室搏动（事件）被心房导线所感知，则发生时间周期重整，这种现象称为远场感知（far-field sensing）（图 41-59）。

通过延长心房不应期使自身心室搏动不被感知（被忽视），或通过程控降低心房感知灵敏度

都可消除远场感知。

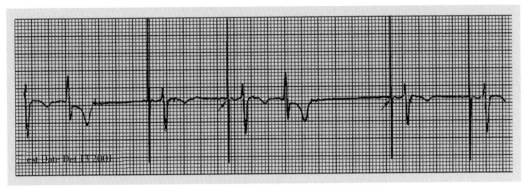

图 41-59　为 AAI 起搏器过度感知自身的 ORS 波和 T 波

# 第十二节　与起搏器有关的心律失常

在安装心脏起搏器患者中，可看到几乎所有已知的心律失常。但有些与起搏器有关的心律失常并无临床意义，而另一些，尤其是起搏器诱导的室性快速心律失常是十分严重的，需紧急处理。以下是较常见或较重要的与起搏器有关的心律失常。

## 一、竞争心律

用无感知的固定频率起搏器（VOO）或感知功能不良的起搏器，或电极移位时，可出现竞争心律，多为窦性下传激动或心室自身心搏与人工起搏之间发生竞争造成的心律失常，这在早期应用 VOO 型起搏器时多见（图 41-60）。主要表现如下。

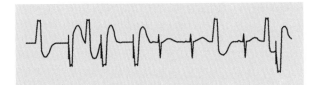

图 41-60　竞争心律

固定频率心室（VOO）起搏器刺激与自身窦性冲动竞争而形成心律失常

1. 平行收缩：自身心动与固定频率起搏之间产生竞争心律，各有各的节律和频率，相互无关。

2. 当自身心搏与起搏心搏频率接近时，可产生不同程度的融合搏动或自身心搏夺获，另一个起搏信号无效而与自身 ORS 波重叠，产生伪融合波，或者交替激动心脏，使心率成倍增加。

3. R 波落 T 波现象：自身心搏的 QRS 波群可以落在起搏心搏的 T 波上，或起搏心搏的 QRS 波群落在自身心搏的 T 波上。这种现象一般不至于发生严重的心律失常，但在心肌缺血、电解质紊乱、酸中毒、洋地黄过量等情况下，室颤阈值下降，上述现象有可能诱发室速或室颤。

## 二、房室分离

单腔心室起搏器，无 P 波感知功能，如不存在室－房传导，心房仍由窦房结控制，心室则由起搏刺激控制，两者无关，可形成房室分离。

## 三、起搏－夺获心律

在用 VVI 起搏器的患者，若有下传的窦性搏动，则可形成起搏－夺获心律而造成心律不齐（图41-28）。自身心搏均要比起搏周期短且提前出现。下传的 QRS 波群被起搏器感知，起搏刺激发放机制暂时被抑制而重整周期；当预选的起搏器逸搏间期终了时尚未出现下传的自身 QRS 波群，起搏器便发放一个刺激使心室起搏。倘若这个现象接

连发生，便会形成起搏 – 夺获二联律、三联律，　或者起搏心律与自身心律交替发生（图41-61）。

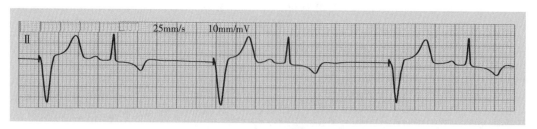

图 41-61　起搏 – 夺获二联律

## 四、心房回搏和反复心律

不同程度的前向房室传导阻滞时，可有正常或比较正常的逆向传导（室房传导）。因此，在置入VVI型起搏器的房室传导阻滞患者，起搏器刺激心室后，可能逆传而夺获心房，出现心房回搏。在房室传导功能正常的患者，起搏的QRS波群之后更常出现心房回搏。心房回搏下传夺获心室，即形成反复心律（图41-62）。

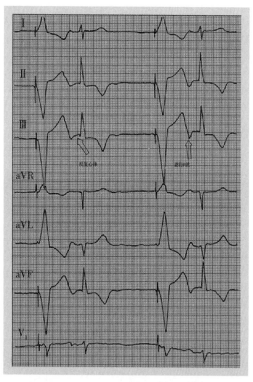

图 41-62　心房回搏和反复心律

## 五、起搏器奔放

若起搏频率突然增加达100次/分以上甚或每分钟百余次为"起搏器奔放"。此时起搏频率突然加快，往往伴以刺激强度（电流）减小。刺激强度常减小到不足以夺获心室，在心电图上表现为连续出现快速、无效的刺激信号，自身心律常重新出现。有时"奔放"可连续夺获心室，导致危险的起搏性心动过速（图41-63）。

## 六、起搏器介导性心动过速

起搏器介导性心动过速（pacemaker mediated tachycarlia，PMT）广义上是指多种由起搏器参与的心律失常，狭义上指DDD起搏器的介导性心动过速。通常是指心室起搏搏动或室性异位搏动通过房室结逆传心房时被心房电极感知，经起搏器下传触发心室起搏，心室起搏后再次逆传至心房，心房电极感知后又触发心室起搏，如此周而复始，形成一个人工折返性心动过速，其频率低于或等于起搏上限频率。

发生PMT的机制为患者存在室房逆向传导，当逆向传导时间长于心室后心房不应期时，逆传的P波可再次被感知，并触发下一个AV间期和心室起搏，如此循环，就形成PMT，又称环形心动过速。

PMT常见诱因有室性期前收缩、房性期前收缩伴长AV间期、心房感知不足、阈下心房刺激和程控较长的AV间期。起搏器介导性心律失常发生时，过快的心室率常能影响心脏的充盈和泵血量，进而影响患者的心功能，严重者影响生活质量，甚至危及生命。这类心律失常多数有效的治疗是调整起搏器工作模式及参数，而抗心律失常药物常无效。

发生起搏器介导性心动过速需具备以下4个

条件：①房室正道存在室房逆传功能；②室房逆传时间必须大于心室后心房不应期；③必须是

双腔起搏器，具有心房感知和心室触发功能；④需要有一个促发因素。

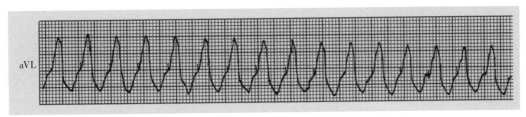

图 41-63 起搏器奔放致快速心室起搏

VVI 起搏患者，置入 8 年后突然心悸，脉率快，心电图为快速心室起搏，频率 170 次 / 分

起搏器介导性心动过速的心电图特征（图 41-64）：①突然发生快速、整齐的心室起搏 QRS - T 波群，起搏频率低于或等于起搏器上限频率；②可能由房性期前收缩、室性期前收缩、肌电干扰等因素诱发；③可突然停止，恢复双腔起搏心电图；④逆行 P 波常被掩盖，若能分辨则 P⁻R⁻ 间期等于程控的 AV 间期或 RP⁻ 间期与 P⁻R⁻ 间期之和接近起搏器上限频率的 RR 间期，RP⁻ 间期固定。

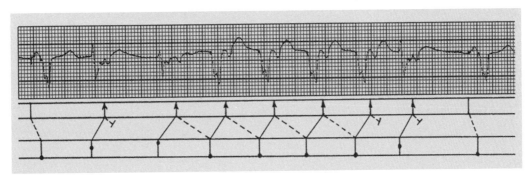

图 41-64 三腔起搏器，室性期前收缩伴逆传心房、另一源加速的室性逸搏诱发起搏器介导性心动过速，又被另一源室性期前收缩所终止

若患者置入 DDD 起搏器后突然出现心悸、心慌等不适，心电图或 Holter 记录到快速心室起搏心动过速，频率为 90 ～ 130 次 / 分，应考虑 PMT。PMT 的处理：①放置磁铁在起搏器部位，PMT 可迅速终止；②通过延长心房不应期终止；③将 DDD 程控为 DOO、DDI、DVI、VVI 等非跟踪起搏方式；④许多 DDD 起搏器具有处理 PMT 的功能，可在程控时将此项功能打开。

# 第十三节　心脏起搏治疗的并发症和起搏系统故障

据报道，因起搏器故障或并发症死亡者约占起搏病例的 2%。与起搏系统密切相关的并发症主要有以下几种。

## （一）感染

主要是手术时的感染，见于埋藏起搏器的局部皮肤破损、破溃等所致的局部感染，偶见败血症。

## （二）电极脱位

常发生在术后的头几天内。电极脱位时，单腔起搏者可引起间歇或连续的不能夺获心室和（或）感知功能丧失，且随体位或呼吸运动而改变。双腔起搏器，心房电极导管脱位将导致心室脉冲输出受抑制，房室同步丧失，或心率增快；心室电极脱位则可产生间歇性或连续性的不能夺获心室或感知功能丧失。

### （三）心肌穿孔

插入心内膜心肌时，如用力过大（特别是带着指引钢丝时）可能穿破心肌而发生心脏压塞。有时于安装完毕或者由于导管质地太硬，或者由于嵌顿太紧，随着心脏舒缩的机械运动而逐渐形成心肌穿孔。心肌穿孔的主要征象有：①心前区或上腹部剧痛；②心包摩擦音；③心包积液或压塞；④起搏器的起搏阈值突然升高或呈间歇性起搏；⑤起搏心电图常由左束支传导阻滞图形变为右束支传导阻滞图形。

### （四）导线折断、接件接触不良

产生与电极脱位类似现象。有时导线并未折断而是包鞘破开，电流逸出起搏系统，使输送到心脏的电压减少，也可导致起搏失效。这时起搏回路中电阻减小，脉冲分析示脉冲波斜率增大。

### （五）起搏阈值升高

安置起搏器后起搏阈值在短期内常升高，系局部心肌受电极压迫刺激产生炎症、水肿所致。一般心内膜电极在安置后 1～4 周升高最显著，大多在第 2～3 周升至高峰，高峰阈值最高可达初始值的 6 倍（平均 3 倍），升至高峰以后又下降，约 3 个月以后稳定于初始值的 1～2 倍。偶尔因起搏阈值显著升高而导致不能夺获心室或心房。

### （六）感知功能障碍

感知功能障碍可表现为感知不足和感知过度两种。前者可发生心律竞争现象，后者可使起搏器受到抑制，起搏频率变慢。

### （七）电池耗竭

显示电池耗竭的主要指标有：①起搏频率减慢。如起搏频率下降 10%，则需更换起搏器。②脉冲宽度增加。如果脉冲宽度比置入时增加 10%，是择期更换起搏器的指征；③脉冲幅度降低。脉冲幅度比置入时降低 40%，也是择期更换起搏器的指征。

### （八）起搏器故障

起搏器原件损坏，外壳密封不严，体液渗漏，化学电池产气使外壳炸裂等，都可引起起搏器失效。有时线路原件故障，形成起搏器"奔放"，起搏频率骤然增速，这是很危险但少见的并发症。

### （九）局部肌肉跳动

膈肌抽动、肋间肌收缩，除见于心肌穿孔外，亦可发生于无穿孔，而仅由于邻近电极所影响者。埋藏于胸大肌前皮下的起搏器，有时使胸大肌跳动，多由于无关电极贴靠肌肉之故。

### （十）皮肤坏死

有时覆盖起搏器（或导管）的皮肤坏死，使起搏器（或导管）外露。

### （十一）起搏器综合征

安装单腔起搏器后，有的患者出现心悸、头晕、头胀、血管搏动等不适，称为起搏器综合征。采用生理性（房室顺序性）起搏可减少上述症状的发生。

# 第十四节　人工心脏起搏的适应证

## 一、永久性起搏器置入的适应证

1. 症状性获得性或先天性完全性房室传导阻滞。
2. 症状性二度房室传导阻滞。

3. 症状性病态窦房结综合征，这些症状被明确证明与心动过缓有关。
4. 由于长期应用抗心律失常药物而引起的症状性心动过缓，而又不能停用药物或采用其他方法治疗者。

5. 虽无症状，但逸搏心率＜ 40 次 / 分或心搏间歇大于 3s 者。

6. 心房颤动、心房扑动或阵发性室上性心动过速合并完全性或高度房室传导阻滞；或心动过速等发作终止时有大于 3s 的室性停搏者。

7. 双束支传导阻滞伴有间歇性完全性传导阻滞或晕厥发作者；双束支及三分支传导阻滞伴有二度 Ⅱ 型传导阻滞，无论有无症状者。

8. 急性心肌梗死后出现持续不可恢复的完全性或高度房室传导阻滞者。

9. 心内手术及心脏介入治疗后并发的高度或完全性房室传导阻滞，经临时性起搏持续 3 ～ 4 周仍无恢复迹象者。

10. 原位心脏移植后，供心出现明显的窦房结功能低下及完全性房室传导阻滞者。

11. 有临床症状的心脏抑制型颈动脉过敏综合征。

以下情况的心脏起搏对患者有益，但尚存争议。

1. 无症状性完全性房室阻滞，但逸搏心率＜ 50 次 / 分。

2. 梗阻性肥厚型心肌病，不论是否合并房室阻滞，左心室流出道压差静态≥ 30mmHg，或动态≥ 50mmHg，且有症状者。

《2008 ACC/AHA/HRS 心脏节律异常器械治疗指南》是迄今为止最权威的有关起搏器置入的指南，对起搏器置入的适应证进行了详细阐述。

## 二、临时性起搏器置入的适应证

1. 急救措施：凡符合上述适应证，但病情尚稳定者，心律失常可能被治愈，以后不一定复发，可用临时性起搏器保持平稳的心律，以利于疾病的恢复。随着疾病的恢复，心律失常也常消失，即可撤除临时起搏。如心律失常成为持久性者，则可改装永久性起搏器。

2. 保护性措施：具有心律失常潜在危险的患者在施行大手术时、心血管造影检查时、心律转复治疗时，可安装临时起搏器，作为保护性措施，以保证患者安全。

3. 心脏外科手术后留置电极，可帮助复苏，改善血流动力学障碍，控制心动过速处理手术引起的房室传导阻滞，促进术后恢复。如房室传导阻滞久不恢复，则改为永久性起搏器。

4. 在某些临床诊断及心脏病理生理的基础理论研究中，起搏器可作为辅助手段和重要工具。

# 第十五节　起搏器心电图鉴别诊断

## 一、起搏图形改变

1. 右心室起搏呈现右束支传导阻滞图形，提示心室内传导异常导致左心室优势除极：起搏器置入前已有右束支传导阻滞；胸前电极放置不当：导线经冠状静脉窦进入心静脉系统而起搏左心室；导线穿孔移位。

2. 呈左束支传导阻滞图形伴电轴右偏：提示导线可能移位至右心室流出道。

3. 呈左束支传导阻滞图形电轴不偏：提示导线可能移位于右心室流入道。

4. 心室起搏时出现心房起搏图形：提示心室导线脱位至心房。

5. 心房脉冲后可出现起搏的 QRS 波群：提示心房导线移位至右心室。

## 二、起搏频率改变

### （一）起搏频率低于下限频率

1. 起搏频率滞后开启。

2. 感知过度。

3. 睡眠频率或休息频率。

4. 电源耗竭或线路故障。

5.心电图机纸速加快。

### （二）起搏频率高于下限频率但不超过上限频率

1.频率适应性起搏器。

2.起搏器介导性心动过速。

3.双腔心脏起搏器以 VAT 工作方式跟踪快速心房率。

4.起搏器的特殊功能（起搏频率滞后、频率平滑功能、心室率稳定功能、心室频率规律化功能、频率骤降反应、抗心房颤动功能、起搏阈值自动测试与调整功能等）。

5.起搏器调试。

6.磁铁频率或强干扰频率。

7.起搏器过感知。

8.心电图机纸速减慢。

### （三）起搏频率高于上限频率

见于电源耗竭或线路故障时的频率奔放。

## 三、起搏节律不齐

1.感知自身心电信号引起起搏器节律重整。

2.DDD、VDD 起搏器心房节律不规整触发心室起搏。

3.VDD 起搏器可因 P 波出现后触发心室起搏而致起搏节律不齐。

4.起搏器电源耗竭。

5.起搏器过感知。

6.导线折断或与起搏器接触不良。

7.双起搏器干扰。

## 四、无起搏脉冲信号

1.起搏器感知功能正常、抑制脉冲信号发放。

2.感知过度。

3.频率滞后。

4.起搏器电源耗竭。

5.起搏器元件故障。

6.导线完全断裂。

7.导线与脉冲发生器完全松脱。

## 五、起搏器 AV 间期改变

### （一）AV 间期缩短

1.AV 间期负滞后搜索功能。

2.心室安全起搏。

3.心室阈值管理。

4.磁铁试验时的 AV 间期缩短。

5.心室起搏管理（MVP）功能。

6.非竞争性心房起搏。

7.心房同步起搏。

8.心房起搏与感知的巧合。

### （二）AV 间期延长

1.AV 间期正滞后搜索功能。

2.起搏器文氏现象。

3.最小化右心室起搏功能。

### （三）AV 间期动态变化

1.起搏器文氏现象。

2.DDI（R）模式。

3.VVI（R）起搏时的房室分离。

4.频率适应性 AV 间期动态调整功能。

# 第十六节　起搏心电图诊断报告的书写

1.分析起搏心电图时，首先要明确如下几个问题。

（1）置入起搏器的时间、类型及其程控数据、时间间期等。

（2）了解患者置入起搏器的临床背景和目前患者的临床资料。

（3）明确该起搏器的特殊功能及开启情况。

2.确定心脏本身的基本节律，是窦性节律还是异位激动（心房颤动、心房扑动），还是直接由 AAI、VVI、DDD 起搏心律所替代。

3. 按照心电图的分析步骤分析心电图，必要时可借助心电梯形图进行分析。确定起搏器的起搏功能、感知功能是否正常及有无起搏源性心律失常。确定有无合并其他心电图异常改变及心律失常的心电现象。

4. 出具起搏心电图报告。诊断顺序：①基本心律；②起搏器类型及起搏模式；③起搏器起

搏功能正常与否；④起搏器感知功能正常与否；⑤起搏器特殊功能；⑥起搏心电图伴随的心电现象；⑦合并的心电图异常（如心肌梗死、束支传导阻滞、预激、各种心律失常、ST-T 异常等）；⑧进一步处理的建议。

5. 在出具诊断报告时应注意的问题：①注意报告的时效性、统一性及完整性；②诊断报告名词必须规范；③若遇到起搏器功能异常或可能异常时，应及时与临床医师沟通，共同确认诊断报告。

# 第十七节　起搏心电图图例分析

扩展学习：请扫描下方二维码，继续学习人工心脏起搏器和起搏心电图图例分析。

## 小结

本章前 16 节，简明介绍了人工心脏起搏和起搏心电图。首先从 8 个方面介绍起搏心电图基础知识。人工心脏起搏器（pacemaker）系统由一具脉冲发生器（起搏器）和与之匹配的电极导管组成。分为临时起搏和长期（永久性）起搏。根据起搏心腔分为心房起搏（AAI），心室起搏（VVI），房、室顺序起搏（VDD 及 DDD 起搏），双心房及单心室起搏（三腔起搏），单房或双心室起搏（三腔起搏），双心房、双心室起搏（四腔起搏）。根据起搏方式分为生理性起搏、非生理性起搏。根据应用时间分为临时性起搏和永久性体内起搏。目前，永久性起搏器的类型大致可分为 6 类：①单腔起搏器；②双腔起搏器；③多腔起搏器；④频率适应性起搏器；⑤抗心动过速起搏器；⑥置入型心律转复除颤器。为了统一逐日增多的各种类型起搏器的命名，国际心脏病学会联合会推荐使用 5 位字母代码起搏器命名法。分析起搏

心电图要掌握起搏心电图基本分析方法、动态心电图在起搏心电图分析中的应用、心内心电图在分析起搏功能异常中的作用及分析起搏心电图时的注意事项。磁铁试验是用磁铁测试频率，是对起搏器功能测试的一种方法，可提供有关起搏器功能的一些信息反应，可能有助于解释起搏心电图。同时帮助识别起搏模式，用来识别特定的脉冲发生器，终止起搏器介导性心动过速。通过对起搏心电图的基本名词和术语的简单解释，可以帮助读者快速理解起搏心电图的 56 个基本概念。

第二节介绍了单腔起搏器有心房起搏和心室起搏。心房起搏所产生的心房波，其形态和极性与心房起搏导线头端位置有关。心房起搏起搏模式有 AOO、AAI、AAIR 模式。AOO 起搏模式以固定频率刺激心房，无感知功能，可能发生房性竞争心律，主要用于心脏电生理检查。AAI 起搏模式有感知和起搏功能，可引起房室顺序收缩，属于生理性或半生理性起搏的范畴。适用于窦房结引起的心率过缓，而房室传导功能正常的患者。心室起搏的 QRS 波群形态与起搏的部位有关。常用的起搏部位有右心室心尖部、右心室间隔部、右心室流出道、希氏束和希氏束旁。起搏模式有 VOO、VVI、VVIR 模式。VOO 模式无感知功能，可能发生房性竞争心律，主要用于临时起搏。VVI 模式有心室感知和起搏功能，是临床应用最多的一种，但不符合"生理性起搏"的要求。本节介绍了右心室起搏（右心室心尖部起搏、右心室流出道起搏）、左心室起搏的基本知识和

心电图。

第三节介绍了双腔起搏器，主要介绍了 DDD 起搏，属于生理性起搏，具有众多现代功能，起搏模式有 DOO、DDD、ODO、VAT、VDD、DVI、DDI、DDDR 模式等，概念多、计时周期复杂，心电图表现多变。有总心房不应期、心室后心房不应期、起搏房性逸搏周期、心室不应期、心室空白期、交叉感知窗、起搏室性逸搏周期、心室安全起搏、AV（PV）间期、下限频率、上限频率等。双腔起搏器的工作方式按照心房感知（AS）、心房起搏（AP）、心室感知（VS）、心室起搏（VP）的不同组合有 4 种工作模式，即心房感知 / 心室感知（AS/VS）、心房感知 / 心室起搏（AS/VP）、心房起搏 / 心室感知（AP/VS）、心房起搏 / 心室起搏（AP/VP）。DOO 工作方式多出现在磁铁试验或脉冲发生器电源耗竭时。ODO 工作方式心电图窦性 P 波或房性 P 波下传心室产生 QRS 波群，无心房及心室脉冲信号出现。AAI、VVI 工作方式与单腔起搏 AAI、VVI 相同。VAT 工作方式又称 P 波触发心室起搏心电图，适用于窦房结功能正常的房室传导阻滞患者。VDD 工作方式是 VAT 和 VVI 工作方式的组合，表现为心房感知、心室感知和心室起搏。DVI 工作方式又称 R 波抑制房室顺序起搏，具有心房起搏（AP）、心室起搏（VP）、心室感知（VS）功能，心室感知后工作方式为抑制。此型起搏器最适用于固定的窦性心动过缓和房室传导阻滞，或伴有心功能不全而临床上需要增加心排血量和升高血压的患者。DDI 工作方式为心房、心室起搏，心房、心室感知，心房感知后抑制心房起搏，不触发心室起搏；心室感知后抑制心室、心房起搏。DDD 工作方式又称 P 波和 R 波触发和抑制房室顺序起搏。心房感知及起搏，心室感知及起搏，感知后反应包括触发和抑制两种。DDD 起搏器的工作方式可变化为上述其他工作方式），特殊情况下还能转换为 AOO、VVI、VOO、DVI 等工作方式。此型起搏器是当前最理想的一种，但慢性心房颤动、心房扑动及顽固心动过速是其禁忌证。双腔起搏器有类房室结传导功能。

第四节中，频率应答型起搏器有 AAIR、VVIR、DDDR。随着运动量的增减，起搏频率在上下限频率之间动态变化。

第五节中，三腔起搏器类型可分为左心房 + 右心房 + 右心室的三腔起搏和右心房 + 右心室 + 左心室的三腔起搏两种。双心房单心室用于预防和治疗阵发性心房颤动；单心房双心室三腔起搏主要用于治疗顽固性心力衰竭、扩张型心肌病及肥厚型心肌病等，又称心脏再同步化治疗（CRT）。CRT 起搏器可改善心力衰竭伴心室失同步患者的左心室功能。同时介绍了 CRT 故障心电图、CRT 相关的心律失常。分析双心室同步起搏心电图的关键点是左心室电极是否真正夺获左心室、QRS 波形相对变窄。

第六节介绍了 ICD 的 4 大功能：①治疗缓慢性心律失常的起搏功能；②抗心动过速起搏功能；③低能量复律功能；④高能量除颤功能。可作为心脏猝死的一级预防措施。

第七节介绍了与起搏心电图相关的几种心电现象，有节律重整、交叉刺激现象、起搏心电图中的"三明治"现象、起搏介导的长 – 短周期现象或短 – 长 – 短周期现象、心室起搏时的钩拢现象、起搏心电图中的手风琴现象、电张调整性 T 波、心室起搏时魏登斯基现象、起搏 – 夺获心律、起搏 – 反复搏动二联律现象。

第八节介绍了起搏器特殊功能心电图，有频率滞后功能、频率滞后搜索功能、频率应答功能、休息频率与睡眠频率、频率骤降反应功能、起搏器稳定心室率的功能、AV 间期自动调整功能、起搏器能量输出自动调整功能、自动模式转换功能、噪声反转功能、心室安全起搏、抗起搏器介导性心动过速功能。

第九节介绍了特殊情况下的起搏心电图，包括急性心肌梗死时心脏起搏、右位心合并起搏、心室预激合并起搏、束支传导阻滞合并起搏、心房颤动或心房扑动合并起搏、高血钾时的心脏起搏心电图、低血钾时的心脏起搏心电图、临终时的心脏起搏的心电图改变。

第十节介绍了起搏功能异常心电图，包括起搏系统的异常和功能性异常。心电图表现为不起搏或间歇起搏、起搏脉冲未按时发放、夺获失败。其原因有电极导线故障、电池耗竭。

第十一节介绍了起搏器感知故障，包括感知不足和感知过度。感知不足的主要原因为心电信号变异（包括生理性和病理性）、导线异常、电路故障、电池耗竭和对磁铁的反应等。感知过度包括感知肌电信号、T 波、电极后电位和交叉感知。外部有交流电、电磁信号和静电磁场等。交叉感知系一个心腔不适当地感知另一个心腔的电活动。

第十二节介绍了与起搏器有关的心律失常有竞争心律、房室分离、起搏 – 夺获心律、心房回搏和反复心律、起搏器奔放等。

第十三节介绍了心脏起搏治疗的并发症，有感染、电极脱位和起搏系统故障、心肌穿孔、导线折断、接件接触不良、起搏阈值升高、感知功能障碍、电池耗竭、起搏器故障、局部肌肉跳动、皮肤坏死、起搏器综合征。

第十四节详细介绍了人工心脏起搏的适应证。

第十五节用列表形式从起搏图形改变、起搏频率改变、起搏节律不齐、无起搏脉冲信号、起搏器 AV 间期改变，介绍了起搏器心电图的鉴别诊断。

第十六节介绍了起搏心电图诊断报告的书写要求及注意事项。

附 1　本章的学习重点

1. 了解人工心脏起搏的类型。

2. 掌握 5 位字母代码起搏器命名法。

3. 掌握常用起搏器的性能和特点。

4. 掌握人工心脏起搏的适应证和起搏心电图的分析方法与注意事项。

5. 会用磁铁试验对起搏器功能测试、终止起搏器介导性心动过速。

6. 学会阅读正常起搏心电图。

7. 学会分析起搏和感知功能异常心电图。

8. 了解与起搏器有关的心律失常，掌握 PMT、起搏器奔放等危及生命心律失常的急救处理。

9. 了解心脏起搏治疗的并发症和起搏系统故障。

10. 了解与起搏心电图相关的几种常见心电现象。

11. 掌握起搏器特殊功能的心电图。

12. 掌握特殊情况下的起搏心电图

附 2　请扫二维码扩展学习

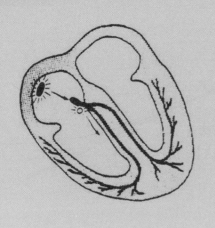

# 第四十二章

# 心内电生理检查和心内电生理心电图

## 第一节 心内电生理检查概述

有创电生理检查是指经静脉或经动脉将1条或数条电极导管置于心房、心室、冠状窦（偶尔放于肺动脉或主动脉），用于记录或采取不同频率的刺激方法进行心脏电生理检查，对自律性、传导性和不应期等心脏电生理特性进行评价，诱发和终止心动过速，进行激动顺序标测，以及评价患者药物治疗的效果和反应等。心内电生理检查适应证可分为以下3类。

Ⅰ类：一致同意电生理检查，该检查对患者的治疗可提供有用和重要信息，能够从电生理检查中得到好处。

Ⅱ类：电生理检查通常需要做，但也有人认为不太需要做。对这类患者能否从电生理检查得到好处有分歧意见。

Ⅲ类：一致不同意进行电生理检查。认为这类患者不具有需要电生理检查的依据。

这种分类方法的根据是患者（儿童与成人的电生理检查有些情况不完全相同）心脏电异常而发生不同的心律失常和临床综合征。

过缓性心律失常：对于已经明确或怀疑为过缓性心律失常的患者，经电生理研究，将其分为窦房结功能不全、房室传导阻滞和室内传导延迟三种情况。这些患者中大多数通过常规心电图检查可以明确诊断，电生理检查仅用于少数心电图难以确诊的患者。在安装心脏起搏器前是否给患者做电生理检查，目前尚有争论。

过速性心律失常：过速性心律失常包括窄和宽QRS波群心动过速、长QT间期、预激综合征（WPW综合征）和不明原因的晕厥。在这些领域，心内电生理检查可以帮助明确诊断和判断预后。此外，还可以通过电生理方法评价抗心律失常药物的治疗效果。总的来说，电生理资料可以明确过速性心律失常的诊断，尤其是心电图对心律失常诊断不清楚时，必须进行心内电生理检查。对心内电生理检查评价预后和治疗的价值及其重要性和限制等应予以研究，对埋植心律转复除颤器治疗室性快速性心律失常，电生理检查极有价值，不可缺少。由于导管消融在阵发性室上性心动过速（SVT）、WPW综合征、室性心动过速（VT）和房性快速性心律失常（房性心动过速、心房扑动和心房颤动）等方面的特殊价值，电生理检查已不限于诊断而且可用于治疗。

# 第二节　窦房结电图

窦房结电图（sinus node electrogram，SNE）反映了窦房结的电活动。随着心脏电生理检测技术和 RFCA 的发展，SNE 越来越广泛地应用于临床。我国从 1985 年先后由多位学者用导管法成功记录到 SEN，并从创伤性导管法发展到无创性体表记录 SEN。目前，我国 SEN 的研究已日趋完善。

## 一、记录方法及基本图形

SAN 电位为低频、低振幅非正弦心电信号。由于记录 SNE 过程中存在各种干扰，易产生伪差或使记录失败，故选择正确的记录方法和记录参数，是成功记录 SNE 的可靠保证。记录方法有电极导管记录法、心外膜记录法、无创性体表记录法。有学者经动物实验同步记录心内、体表 SNE，其时相、形态相同，并用维拉帕米加以证实。下面具体介绍电极导管记录方法。

### （一）电极导管记录窦房结电图

窦房结为 15mm×5mm ×1.5mm 的椭圆柱状体，位于上腔静脉与右心房前、外侧交界处，以界嵴长轴为中心，离右心房心外膜 1～2mm、心内膜 2～5mm，可记录 SAN 电位范围为 2～4mm，常用 7F 双极或多极导管（极间距 3.5mm

或 10mm），单极亦可记录到清晰的 SNE。

1.Gomes Ⅰ式　经股静脉将电极导管送入右心房，将导管顶端凹面弯曲对着上腔静脉与右心房交界处的前外侧心内膜 SAN 相应部位，即 Gomes Ⅰ式。

2.Gomes Ⅱ式　将导管弯曲为倒 U 字形，使顶端紧靠 SAN 部位，既 Gomes Ⅱ式。

Gomes Ⅰ式和Ⅱ式记录的成功率，分别为 43% 和 83%。改良 Gomes Ⅱ式为采用外导管鞘方法使电极导管更易固定于 SAN 部位，记录成功率达 87%。现一般采用非极化电极导管（Agcl 电极导管）记录 SNE，可提高记录成功率，减少伪差干扰。

### （二）记录参数的选择

SAN 电位为低频、低振幅的微伏级慢波，记录 SNE 要求生理记录仪具有高增益、低滤波性能。增益在 100μV/cm 以上，公认滤波频带为 0.1～50Hz，低频截止频率（fl）可在 0.1～0.6Hz，高频截止率（fH）30～100Hz，记录纸速 100mm/s，选择适当的记录参数。熟练的导管技术可使 SNE 记录成功率达 85%～90%。

### （三）SNE 的基本图形

SNE 中 A（P）前波由两部分组成（图 42-1）。

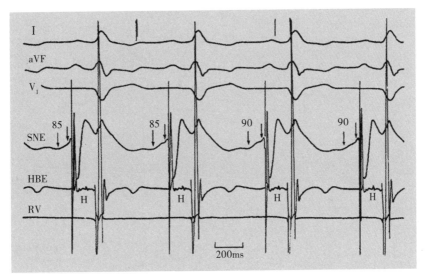

**图 42-1　心内法直接记录到的窦房结电图**

箭头指引处为窦房结电位，SACT 为 85～90ms

1. 舒张期斜坡 与起搏细胞TAP的4时相一致，上升速率为30～100μV/s，此部分在人体用导管常记录不到，而表现为T波或U波后平台。

2. 快速上升期斜坡 与TAP的0时相一致，上升速率达400～1000μV/s，即为SNE中的A（P）前波。其振幅在200μV以上，为A（P）波振幅的10%～30%。

### （四）影响记录 SNE 的因素

1. 窦性心动过速。
2. 导管移位。

3. 基线漂移。

## 二、临床意义

SNE 直接反映 SAN 的电活动，为了解窦性心律的电生理，窦性、房性心律失常的机制及诊治理论提供了一种有效手段。近年来研究表明：SNE 临床价值并不在于简单评估 SAN 的功能，还可用于研究、评价常规检测 SAN 功能的方法，以及心脏手术和电生理检测中 SAN 的定位，在诊断与鉴别窦性、房性心律失常中可发挥重要作用。

# 第三节　希氏束电图

在心脏的房室交界区，存在着一束纤细的特殊传导组织，在心脏的跳动过程中具有持续的电活动。用导管直接记录法或体表信号叠加法将此电活动记录下来即为希氏束电图（his bundle electrogram，HBE）。HBE 的描记，在 1958 年以前主要是进行动物实验的研究。1959 年 J. H. Stuckey 在心脏外科手术中直接在希氏束部位记录到希氏束电图，并提出经过希氏束电图的描记可确定其解剖部位，进而可以避免开胸术中损伤希氏束造成三度房室传导阻滞。以后又经过一些学者在描记、操作方法等方面加以完善，使希氏束电图的记录成为一种易掌握、安全可靠的检查方法，并将这项技术在临床中普遍应用。

希氏束电图记录使人们进一步了解了房室传导生理和病理的改变，准确地测定房室传导延迟和阻滞的确切部位，标定心脏传导顺序，研究心动过速的发生机制，指导心脏起搏器的应用。目前希氏束电图描记已成为电生理研究中不可缺少的检查项目。下面着重介绍希氏束电图的描记方法和正常的希氏束电图。

## 一、希氏束电图的记录方法

1. 体表描记法 希氏束电位微弱，在人体表面仅 1～10μV，常被随机的生物电噪声和人体肌电淹没，无法辨认。有人采用电子计算机叠加技术来描记希氏束电图，该方法为无创伤性检查方法，但其设备复杂，无法记录每搏希氏束电图的改变，所以不能适应临床的需要，目前仍不能广泛应用。美国菲士 2014—2015 年在动物体表和人类体表扫描记录到了新心电图，即在传统 P 波和 T 波时程范围内扫描记录到新的小波，称为尼沙赫心电图（SaahECG），可以清晰记录到 HBE（见本书附录 14：尼沙赫心电图简介）。

2. 导管描记法 记录方法是在心导管室无菌条件下经皮穿刺插入电极导管，将电极导管置于三尖瓣口，并向上向后，使之与希氏束区接触，这时若在示波器上发现 A 波（心房波）与 V 波（心室波）之间有双相或三相波出现即为希氏束电位（H 波），此时应仔细调整电极位置，使 H 波尽量清晰，当调到 H 波电位最大时，则应固定导管电极位置，调节记录仪用 100～200mm/s 的纸速记录。记录好的希氏束电图应做到希氏束电位清晰，同步记录的体表心电图和心腔内电图的各波形清楚，基线平稳无干扰，便于测量和分析。

## 二、正常希氏束电图的测量和正常值

希氏束电图可将体表心电图上 PR 间期分为 4 个间期（图 42-2）。

1. PA 间期 代表心脏激动从右心房上部传导至下部的时间，代表心房内传导时间。自体表心电图 P 波开始测量至 A 波高频快速转折波的开始处。正常值为 30 ～ 60ms。

2.AH 间期　代表心房下部到希氏束的传导时间，即房室结传导时间。测量从 A 波第 1 个高频快速转折波开始到 H 波开始处。正常值为 60 ～ 140ms。

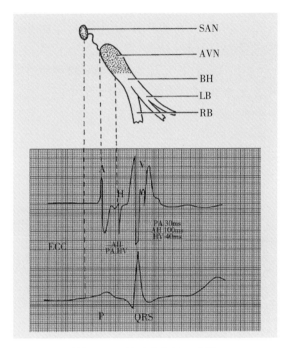

**图 42-2　希氏束电图示意图**

上图为心脏起搏传导系统，SAN 代表窦房结，AVN 代表房室结，BH 代表希氏束，LB 代表左束支，RB 代表右束支；中图及下图为希氏束电图（HBE）和 II 导联心电图同步记录。纸速 100mm/s

3.H 波间期或 HH′ 间期　代表希氏束的传导时间，正常值为 10 ～ 20ms，> 20ms 表示希氏束内传导阻滞。

4.HV 间期　代表激动从希氏束经束支和浦肯野纤维到心室除极开始时间。测量从 H 波开始到 V 波或 QRS 波群开始处，正常值为 30 ～ 60ms。

有时可记录到左、右束支电位，即 H–LB 间期和 H–RB 间期。H–LB 间期指从 H 波开始至左束支电位（LB）开始的时间，正常值为 14 ～ 28ms；H–RB 间期指从 H 波开始至右束支电位（RB）开始的时间，正常值为 15 ～ 29ms。LB–RB 间期指由左束支开始激动至右束支开始激动的时间，正常值为 1 ～ 3ms。

# 三、希氏束电图的应用

希氏束电图对房室传导系统传导障碍的部位及其程度的诊断，判别快速性心律失常的发生机制，研究预激综合征及与之相关的心律失常的发生机制及定位，某些心律失常，如室上性心动过速伴差异性传导与室性心动过速的鉴别，隐匿性传导、希氏束期前收缩等判断均有重要价值。

## （一）希氏束电图对传导阻滞精确定位

房室传导阻滞在体表心电图上可以分为一度、二度 I 型、二度 II 型、三度。它们均可发生于房室结、希氏束内和双侧束支 3 个水平。希氏束电图可精确显示其阻滞部位和程度，为预测预后和安装起搏器治疗提供可靠资料。

1.一度房室传导阻滞　每次窦性激动都能传到心室，体表心电图上表现为 PR 间期延长（超过 0.20s）。希氏束电图可精确地确定阻滞部位（图 42-3）。

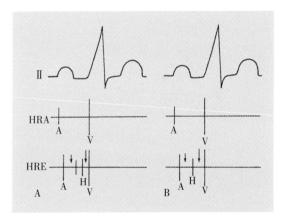

**图 42-3　一度房室传导阻滞的希氏束电图**

A.PR 间期正常，H 波分裂；B.PR 间期正常，HV 间期延长

（1）心房阻滞：PA 间期 > 60ms，而 AH、H 和 HV 间期正常。

（2）房室结内阻滞：AH 间期延长 > 140ms，PA 间期、H 和 HV 间期正常。

（3）希氏束内阻滞：HH′ 间期延长 > 20ms；PA 间期、AH 间期、HV 间期正常。

（4）束支传导阻滞：HV 间期延长 > 60ms，其他各间期正常。

希氏束电图还可发现部分隐匿性传导障碍的患者，由于 HH′间期和 HV 间期在 PR 间期占时较短，部分 HH′间期和 HV 间期延长的患者在体表心电图上可表现为 PR 间期正常，而希氏束电图可将这种传导延缓明确地显示出来。

希氏束电图可将一度传导阻滞分为近端阻滞（即 AH 间期延长、HV 间期正常）和远端阻滞（即 HV 间期延长、AH 间期正常）两种，对估计预后有重要的价值。近端阻滞见于各种感染性心肌炎、风湿病和冠心病，或迷走神经张力亢进的正常人，预后一般良好。若为远端阻滞，则预后较为严重，应引起足够的重视。

2.二度Ⅰ型房室传导阻滞　体表心电图 PR 间期随每次心搏逐渐延长直到 P 波完全阻滞，出现 QRS 波群脱漏。这种心电图的变化在希氏束电图上可有以下几种情况。

（1）AH 间期逐次延长，直到发生 AH 阻滞，即 A 波之后无 H 波，但 HV 间期正常。这种改变占二度Ⅰ型房室传导阻滞的 80%，说明阻滞部位在房室结。

（2）H 波间期（HH′）逐渐延长，出现分裂的 H 波，直到 H 波之后无 H′波及 V 波，且 AH 及 H′V 间期正常。说明希氏束内发生阻滞。

（3）HV 间期逐渐延长，直到 H 波之后无 V 波，AH 间期正常，说明阻滞位于希 - 浦系统。这一类较少见，预后一般较严重，应加强随访。

3.二度Ⅱ型房室传导阻滞　体表心电图上 PR 间期正常，伴有心室脱漏，这种心电图改变在希氏束电图上有以下几种表现。

（1）AH 正常，下传的 HV 也正常，但部分 H 波后无 V 波出现，说明阻滞位于希氏束远端，约占二度房室传导阻滞的 70%，以双束支传导阻滞多见。

（2）AH 正常，H′V 也正常，而受阻的 V 波前有正常固定的 AH，但无 H′波和 V 波。说明阻滞发生在希氏束内。

（3）下传的 AH 间期固定，传导时间正常或略延长，部分 A 波后无 H 波和 V 波。下传的 HV 固定，传导时间正常。这种情况在二度Ⅱ型房室传导阻滞中少见，说明阻滞部位在希氏束近端。

4.三度房室传导阻滞　体表心电图 P 波与 QRS 波群无固定关系，心房率快于心室率，心室率常在 40 次 / 分左右，这种心电图改变在希氏束电图上有以下几种表现。

（1）A 波与 H 波无固定关系，HV 间期固定，QRS 波群形态正常（部分伴束支传导阻滞者 QRS 波群可畸形），说明阻滞位于希氏束近端（房室结内阻滞）。

（2）A 波后有 H 波，AH 间期固定且正常，A 波与 H′波无固定关系，V 波前有固定的 H′波，H′V 正常，HH′无固定关系，说明阻滞位于希氏束内。

（3）AH 间期固定正常，H 波后无固定的 V 波，说明阻滞位于希氏束远端，QRS 波群畸形，心室率也常低于 40 次 / 分，易发生晕厥，需安装起搏器治疗。

## （二）希氏束电图揭示房室结双径路传导

心房调搏出现下列 3 种情况说明房室结双径路的存在。

1. AH 间期随 $S_1$–$S_1$ 刺激或 $S_1$–$S_2$ 刺激频率的增加而延长，并出现突然延长，呈 A-H 跳跃现象，大于前一次 AH 间期 60ms 时，说明激动由快径路下传阻滞，激动沿慢径路下传。

2. A-H 呈跳跃式延长的文氏周期，例如当 S-S 为 480ms 时，$A_1$-$H_1$ 为 180ms，$S_2$-$H_2$ 突然延长至 350ms，$S_3$ 被阻滞，呈 3：2 的文氏周期。说明为 3：1 快径路传导＋3：1 慢径路传导所致。即第 1 次由快径路下传，第 2 次由慢径路下传，第 3 次快 - 慢径路均阻滞。

3. 心电图上有两种 PR 间期，希氏束电图上可见两种 AH 间期，两者间期相差＞60ms。说明为快 - 慢径路交替传导。

## （三）希氏束电图对房室结内折返性心动过速和旁道逆传型折返型室上性心动过速的鉴别诊断

1.阵发性室上性心动过速的患者进行电生理检查心房刺激时，随 $S_1S_2$ 间期逐渐缩短，AH 间期逐渐延长，若出现 AH 间期曲线中断，跳跃值＞60ms，说明房室结传导由快径路传导转入慢径路传导，这时诱发的心动过速可确诊为房室结内折返性心动过速。

2. 阵发性室上性心动过速的患者进行电生理检查心室起搏时，逆传导的心房波较 H 波提前发生，或 HA 间期明显缩短，说明逆行传导的心房波是经旁道逆传的。这时诱发出的室上性心动过速可确诊为旁道逆传型折返性心动过速。

### （四）希氏束电图对预激综合征进行电生理分型

1. Kent 束的希氏束电图特点　AH 正常，HV 缩短，心房调搏时，AH 和 HV 均无明显改变。

2. James 束的希氏束电图特点　AH 缩短，HV 正常，心房调搏时，AH 和 HV 均无明显改变。

3. James+Mahaim 束的希氏束电图特点　AH 及 HV 均缩短，心房调搏时，AH 和 HV 均无明显改变。

### （五）希氏束电图揭示房室交界区的隐匿性传导

希氏束电图可发现隐匿性交界性期前收缩引起的希氏束电位。房室传导阻滞、室性期前收缩在交界区的隐匿传导在体表心电图上无表现，希氏束电图可揭示之。

### （六）希氏束电图观察各种抗心律失常药物对心脏传导的影响

不同的药物对房室结传导（AH 间期）和室内传导（HV 间期）的作用是不同的，所以用药前后希氏束电图的房室传导和不应期的变化有助于了解抗心律失常药物的作用机制。

### （七）希氏束电图测定房室结不应期和隐匿性房室传导阻滞

心房刺激时，$S_1$-$S_2$ 逐渐缩短，AH 逐渐延长，直至 A 波后无 H 波出现即为房室结的不应期。$S_1$-$S_1$ 分级递增刺激时，如 130 次 / 分以下出现 AH 逐渐延长提示隐匿性房室传导阻滞。

## 第四节　单相动作电位

单相动作电位（monophasic action potential，MAP）是心肌细胞群的局部电活动。1883 年 Rurdon-Sanderson 等首先从蛙和乌龟的心脏上记录到 MAP。长期以来，记录 MAP 均采用吸附电极技术，其缺点是记录时间短，只有几分钟，并且易引起心肌细胞损伤、出血，且波形畸形、振幅下降，限制了其临床应用。Hoffman 等在一心脏上同时应用玻璃微电极记录到心肌细胞跨膜动作电位（TAP）和应用吸附电极记录 MAP 研究表明，MAP 与 TAP 具有相同的形态和时间，能比较准确地反映心肌除极化过程的发生和整个复极化时相，因此，是研究心肌复极化时相的可靠指标。1980 年 Frami 和 Miller 等首次应用改进的特制导管，记录人和犬的右心室心内膜的 MAP，称这种导管为接触电极导管，在常规心导管实验室中，容易而安全地记录心内膜 MAP，其最大优点是同一部位长时间连续记录 MAP，对局部心肌无损伤。由于这一技术的问世，MAP 已广泛用于心血管病的基础理论和临床研究。

## 第五节　心脏刺激术

心脏程序刺激是心脏电生理学检查的基本步骤和方法。刺激的目的在于：①评价窦房结、房室结的功能是否正常；②了解传导系统的电生理特性；③诱发和终止折返性心动过速、心房扑动；④研究抗心律失常药物的电生理作用。

# 第六节　心内电生理心电图图例分析

扩展学习：请扫描下方二维码，继续学习电生理检查和心内电生理心电图图例分析。

## 小结

本章分五节介绍了心内电生理检查及心内生理心电图。

第一节为心内电生理检查概述，介绍了有创电生理检查的概念、适应证。有创电生理检查是指经静脉或经动脉方式将 1 条或数条电极导管置于心房、心室、冠状窦（偶尔放于肺动脉或主动脉），用于记录或采取不同频率的刺激方法进行心脏电生理检查。对自律性、传导性和不应期等心脏电生理特性进行评价，诱发和终止心动过速，进行激动顺序标测，以及评价患者药物治疗的效果和反应等。

第二节为窦房结电图，介绍了记录方法及基本图形，基本图形由舒张期斜坡和快速上升斜坡两部分组成。在诊断与鉴别窦性、房性心律失常中可发挥重要作用。

第三节为希氏束电图，介绍了其记录方法有体表描记法和导管描记法两种。希氏束电图可将体表心电图上 PR 间期分为 4 个间期，即 PA 间期、AH 间期、H 波间期或 HH′ 间期、HV 间期。有时可记录到左、右束支电位，即 H–LB 间期和 H–RB 间期。希氏束电图对房室传导系统传导障碍的部位及其程度的诊断，判别快速心律失常的发生机制，研究预激综合征及与之相关的心律失常的发生机制及定位，某些心律失常，如室上性心动过速伴差异性传导与室性心动过速相鉴别，隐匿性传导、希氏束期前收缩等判断均有重要价值。

第四节为单相动作电位的简单知识。

第五节为心脏程序刺激是心脏电生理学检查的基本步骤和方法。

附 1　本章的学习重点
1. 掌握心内电生理检查的适应证。
2. 熟悉窦房结电图的记录方法、基本图形及及临床意义。
3. 掌握希氏束电图记录方法、基本图形、正常值及临床应用。
4. 了解单相动作电位和心脏刺激术。
附 2　请扫二维码扩展学习

# 第五部分
# 心电综合征、心电图与临床联系

**在这一部分你将学习:**

1.14 个心电综合征:有病态窦房结综合征,X 综合征,$S_I S_{II} S_{III}$ 综合征、两点半综合征、早期复极综合征、加速传导综合征(短 PR 综合征)、QT 延长综合征、Brugada 综合征、阻塞性睡眠呼吸暂停综合征、PR 间期过度延长综合征、短 QT 综合征、J 波综合征、肌袖综合征和心神经官能症的概念、电生理及心电图特点。

2. 心电图与临床密切联系的几个问题,有心电图的分析方法及临床应用、心电图鉴别诊断、除颤与电转复术、病理性和功能性室性期前收缩鉴别诊断和处理、无创心电技术预测恶性心律失常及心源性猝死、宽 QRS 波群心动过速的鉴别诊断及治疗、窄 QRS 波群心动过速的诊断及鉴别诊断和各种心电监测技术。

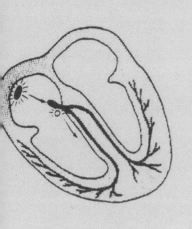

# 第四十三章

# 心电综合征

## 第一节　病态窦房结综合征

病态窦房结综合征（sick sinus syndrome，SSS）是窦房结及其周围组织病变，造成窦房结起搏功能和（或）传导功能障碍，从而产生多种心律失常和临床症状的综合征。其主要表现包括严重窦性心动过缓、窦性停搏、窦房传导阻滞、慢性心房颤动和心房扑动、慢快交替心律及双结病变等。病态窦房结综合征心电图特点如下（图43-1，图43-2）。

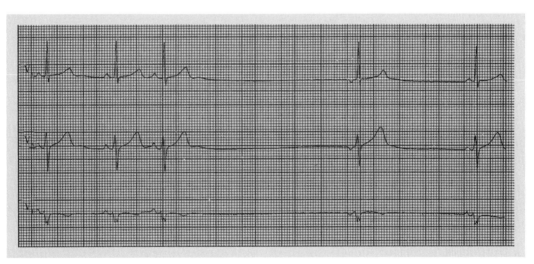

图 43-1　病态窦房结综合征中的窦性心动过缓、窦性停搏、室性逸搏心电图

1. 明显而持久的窦性心动过缓，心率＜50次/分，且不因运动、发热等相应增加。

2. 窦性停搏。

3. 莫氏Ⅱ型窦房传导阻滞。

4. 慢性心房颤动或复发性心房颤动（少数为心房扑动）伴有缓慢心室率（频率＜60次/分）。

5. 慢-快综合征（slow-fast syndrome，SFS）指在上述窦性心动过缓、窦性停搏、窦房传导阻滞基础上，反复发生阵发性室上性心动过速、心房扑动或心房颤动者。心动过速终止后常有一长间歇。

6. 双结病变指在上述窦性心动过缓、窦性停搏、窦房传导阻滞基础上，不能及时出现房室交界性逸搏（逸搏周期＞1.5s）或房室交界性逸搏心律（频率＜ 40 次 / 分）者。

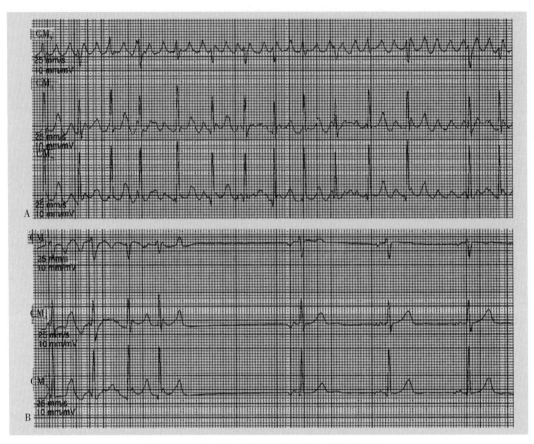

图 43-2 病态窦房结综合征（慢 – 快综合征）

7. 房室传导阻滞和（或）室内传导阻滞。

8. 对于可疑病态窦房结综合征者，需至少 1 项检查结果呈阳性才可诊断病态窦房结综合征，同时必须除外药物或迷走神经张力升高的因素。

（1）24h 动态心电图出现上述心电图改变。

（2）激发试验阳性：包括平板运动试验、阿托品试验和异丙基肾上腺素试验，在运动或注射药物后 30min 内心率未达 90 次 / 分者。

（3）窦房结固有频率（natural frequency of sinus node）≤ 80 次 / 分。

（4）窦房结恢复时间（sinus node recovery time）≥ 2000ms。

（5）校正窦房结恢复时间（corrected sinus node recovery time）＞ 525ms。

（6）窦房结传导时间（sinoatrial conduction time）＞ 150ms。

病态窦房结综合征的常见原因是原发性起搏传导系统的退行性病变，其他如冠心病所致窦房结供血不足、心肌病、心肌炎、风湿性心脏病、先天性心脏病、心脏直视手术后等，均可出现此综合征。部分患者为家族性，洋地黄、奎尼丁、高血钾等也可引起短暂窦房结功能障碍。

首先应针对病因治疗，同时应避免使用减慢心率的药物。对于因严重窦性心动过缓而引起脑、心、肾等器官供血不足出现症状者，可选用阿托品、麻黄碱及异丙基肾上腺素等药物来提高心率。但对于有晕厥发作或阿 – 斯综合征发作者，宜尽早安装心脏起搏器。对于慢 – 快综合征者发作快速性心律失常时，也应慎用普萘洛尔、维拉帕米等减慢心率的药物，必要时可在保护性人工心脏起搏下用药。

# 第二节　X 综合征

　　X 综合征（X syndrome）又称冠状动脉造影正常的心绞痛综合征。早在 1910 年，Osler 就报道一例男性青年患者反复发作心绞痛，死后尸检却发现冠状动脉完全正常，当时并未予以重视。近年来人们研究发现，该类患者在冠状动脉造影病例中占 10% ～ 30%，才逐渐引起人们的重视。

　　1967 年由 Kemp 等首次将此组患者定义为 X 综合征。以后很多人引用这一名词继而此定义渐趋明确。它是指具有心绞痛样症状，安静时有冠状动脉缺血心电图改变，但经冠状动脉造影并无明显冠状动脉异常。由于该综合征的病理基础尚不清楚，故名为 X 综合征。此综合征具有如下特点。

　　1. 多见于中年以上妇女患者。

　　2. 多有轻度的缺铁样贫血症状。

　　3. 有典型的劳力型心绞痛发作史。

　　4. 平静时记录心电图有缺血性 ST 段及 T 波异常，运动负荷试验 ST-T 改变可以有加重的表现（图 43-3）。

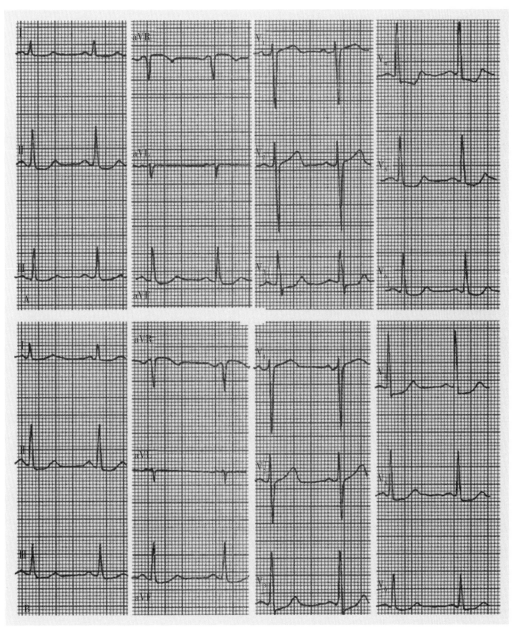

图 43-3　X 综合征心电图

5. 上述心电图异常对心得安反应不敏感，多无明显变化。

6. 此类患者心肌梗死的发生率比较低。

7. 冠状动脉造影正常，亦无冠状动脉痉挛。

8. 无其他心血管疾病。

一般认为，本综合征预后良好。诊断时需与心脏神经官能症、心肌炎、心包炎及慢性冠状动脉不全等相鉴别。

# 第三节　$S_I S_{II} S_{III}$ 综合征

$S_I S_{II} S_{III}$ 综合征（$S_I S_{II} S_{III}$ syndrome）又称 3S 综合征。系指在 I、II、III 导联均出现终末 S 波。3S 综合征的产生机制是由于 QRS 终末电动势（以往称为向量）指向右上，位于额面 $-90°\sim$ 150°，投影（此概念需商榷）在 I、II、III 导联轴的负侧，故产生向下为主的 S 波。

3S 综合征的心电图诊断标准目前尚未一致的意见，通常认为有如下标准（图 43-4，图 43-5）。

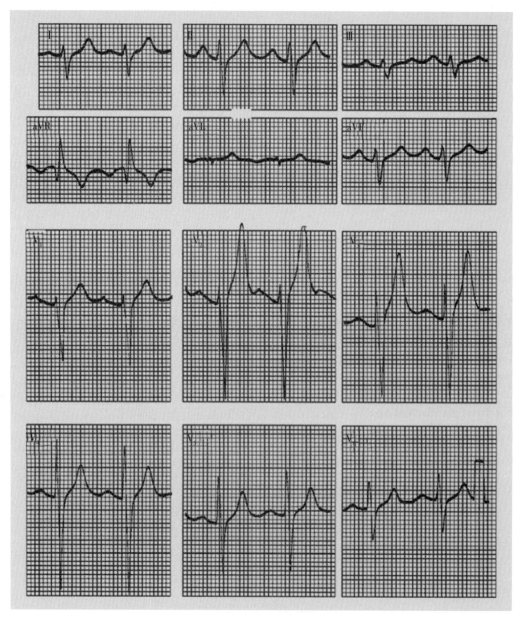

图 43-4　$S_I S_{II} S_{III}$ 综合征（一）

1. Ⅰ、Ⅱ、Ⅲ导联均出现终末 S 波。

2. S > 0.3mV，$S_Ⅱ$ > $S_Ⅲ$。

3. 多数认为必须 S ≥ R 方可诊断 3S 综合征。3S 综合征见于下列情况：

（1）正常变异：见于临床及心电图表现均无异常证据的健康儿童或瘦长体型的年轻人。可能代表婴儿期右心室流出道生理性优势的继续，但大多数 S ≤ R。

（2）提示右心室肥厚，多见于先天性心脏病右心室流出道肥厚时，也可见于慢性肺源性心脏病所引起的右心室肥厚。

（3）偶尔见于前壁心肌梗死，尤其是心尖部心肌梗死。

近年来，还有人证明 3S 综合征是左前分支传导阻滞的一种变异型。

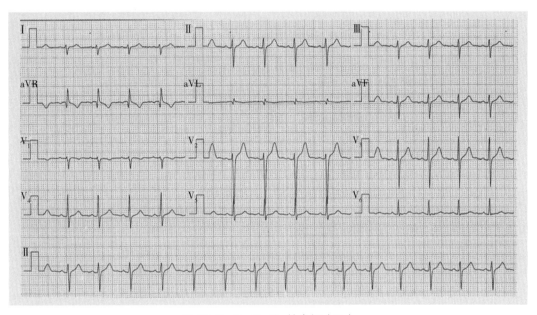

图 43-5　$S_Ⅰ S_Ⅱ S_Ⅲ$综合征（二）

# 第四节　"两点半"综合征

"两点半"综合征为一种正常 QRS-T 夹角变异。正常情况下，QRS 波群电轴的方向与 T 波电轴的方向基本一致，两者的夹角，在额面一般不超过 40°，横面极少超过 60°。因此，当 QRS 主波直立时，T 波也直立。如果额面 QRS-T 夹角增大，QRS 波群电轴（代表钟表的长针）指向 +90°，T 波电轴（代表钟表的短针）指向 -30°，即形成有如钟表两点半钟时的位置，称为"两点半"综合征（2∶30 syndrome）。心电图特点如下。

1. Ⅱ、Ⅲ、aVF 导联的 T 波倒置（-30°）。

2. Ⅱ、Ⅲ、aVF 导联的 QRS 波群主波方向直立（+90°）。

该综合征可能与瘦长体型人的悬垂型心电位、顺钟向转位及心肌极度不协调有关。运动后描记、左侧卧位描记及口服钾盐，可使波形恢复正常（图 43-6）。当Ⅱ、Ⅲ、aVF 导联出现小 q 波时，注意与下壁心肌梗死进行鉴别，可借助于多维心电图及心电向量图。

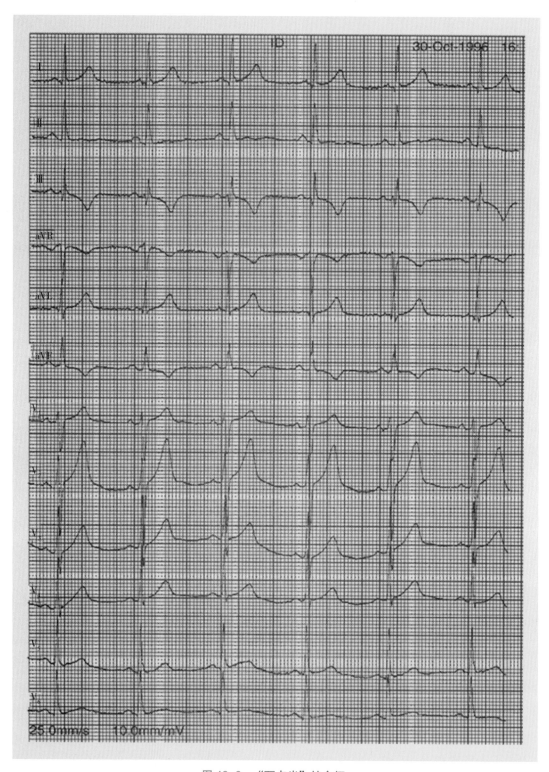

图 43-6　"两点半"综合征

健康男性，47 岁。Ⅰ、Ⅱ、aVF 主波向上，aVF、Ⅲ导联 T 波深倒置，Ⅱ导联 T 波浅倒置

## 第五节 早期复极和早期复极综合征

少数健康人的心电图上出现肢体导联或心前导联 ST 段凹面向上的明显抬高。肢体导联 ST 段抬高超过 0.1 ～ 0.15mV；胸前导联（$V_1 \sim V_3$ 导联）抬高超过 0.2 ～ 0.3mV，$V_4 \sim V_6$ 导联超过 0.1 ～ 0.2mV；尤其是在 T 波电压较高的导联上 ST 段抬高更显著，称为心室早复极，如同时存在恶性心律失常，则称为早期复极综合征（ERS）。据文献报道，早期复极综合征常见于运动员，约有 2% 发生在健康人，青年人尤其黑种人青年更为多见。

其发生机制有以下两种解释：①与迷走神经张力升高有关，迷走神经张力升高时，如夜间睡眠或午休时，窦性心率减慢，ST 段抬高更加明显；运动或体力应激时，迷走神经张力减低，心率加快，ST 段可有不同程度的回降，甚至 ERS 图形消失。②由于心室全部除极结束之前，某些区域的心室肌提早复极，产生向下偏左的 ST 向量，导致 ST 段抬高。ERS 心电图特征如下（图 43-7）。

1. 早期复极的 ST 段抬高多见于 $V_3$、$V_4$ 导联，其次为 Ⅰ、$V_2$、$V_5$ 导联，aVR 导联一般无抬高。

2. 抬高的 ST 段均呈凹面向上。

3. 胸前导联 ST 段抬高可单独出现。相反，凡肢体导联上有 ST 段抬高者，胸前导联也必有抬高。

4. 抬高的 ST 段可持续多年。

5. QRS 综合波与 ST 段连接处可见明显的胚胎型正向波，此波有 3 种形态：①R 波降支粗钝；

②R 波降支呈切迹；③胚胎 R 型。

6. 少数人可有假 R 波出现，类似完全性或不完全性右束支传导阻滞。

7. 心前导联上有高 R 波和 T 波，常伴有逆钟向转位。

8. T 波可呈不稳定型、童稚型或孤立型倒置。

9. 运动或心率加快可使早期复极的 ST 段抬恢复正常，静脉滴注钾盐或普鲁本辛后可使 T 波倒置变为直立。

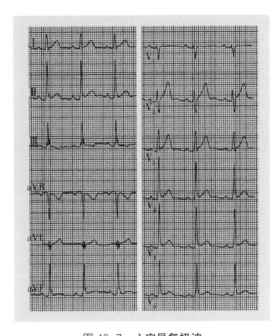

**图 43-7　心室早复极波**
健康男性，29 岁。Ⅱ、aVF、$V_3 \sim V_6$ 导联 ST 段凹面向上抬高，Ⅲ、aVF 导联 R 波降支与 ST 段连接处有切迹

## 第六节 加速传导综合征

过去将成人 PR 间期 < 0.11ms 称为 LGL 综合征（短 PR 综合征，Short PR syndrome）。认为是由于房室结旁路传导造成的。近年来的研究认为 PR 间期 < 0.11ms 的原因绝非房室结旁束传导一种，除加速传导综合征（accelerated conduction syndrome）外，诸多因素均能引起 PR 间期 < 0.11ms，现将常见的几种原因分别加以介绍。

1. 加速性房室传导　近年来研究资料表明，PR 间期 < 0.11ms 者一部分是由于解剖学上存在着较小的房室结或房室结发育不良，称为小房室结。另外，一部分是由于房室结内残存有"未成熟"较快传导纤维，由于其传导速度较快即可造成短 PR 间期，将以上原因造成的短 PR 称为房室结加速传导。

2. LGL 综合征　是 James 于 1961 年首先报道

的，又称为 James 束传导，是连续心房与希氏束的房室结旁路束，这种旁束完全绕过房室结，所以心电图上 PR 间期 < 0.11ms。

3. 心率加快和交感神经兴奋　此种情况下，PR 间期也可较正常缩短，因此诊断短 PR 间期综合征应除外窦性心动过速、发热、运动、缺氧、甲状腺功能亢进、贫血及拟交感药物的作用等。

4. 急性心肌梗死　特别是下壁心肌梗死最初 3 天内，也常见 PR 间期缩短，这只是反映房室结部分梗死因而变"小"或交感神经兴奋性升高。

由此可见，PR 间期 < 0.11ms 并不都是房室结加速传导的原因，因此对 PR 间期 < 0.11ms 的情况应根据各种情况分别做出诊断鉴别，确有困难时，以短 PR 间期综合征称之较为合理（图 43-8）。

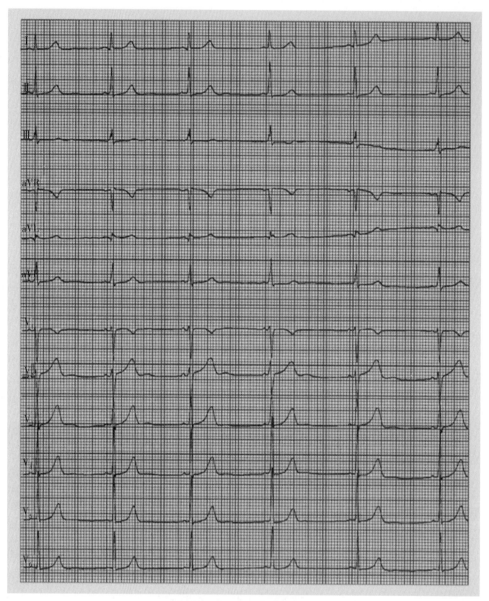

图 43-8　短 PR 间期综合征

患者女性，24 岁。Ⅰ、Ⅱ、aVL、aVF、$V_1 \sim V_6$ 导联 P 波直立，aVR 导联 P 波倒置。PR 间期 0.08ms，QRS 波群时间 0.07ms，PJ 间期 0.16m

# 第七节　QT 延长综合征

QT 延长综合征（long QT syndrome，LQTS）是指以心电图 QT 间期延长为特征，临床伴有晕厥、猝死及先天性耳聋或听力异常的综合征。其病因是由于交感神经活动不平衡，心室复极不一致。QT 间期延长，容易引起心室内折返而发生室性心律失常。此综合征常有家族史，多在幼年开始发病。心电图特点如下（图 43-9）。

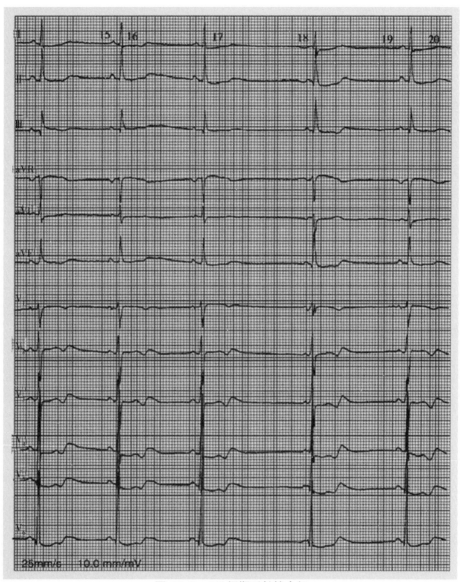

图 43-9　QT 间期延长综合征

Ⅱ、Ⅲ、aVF、$V_1 \sim V_6$ 导联 T 波深倒置，两支对称，类似"冠状 T"。QT 间期 0.48ms

1.QT 间期延长明显超过正常，运动可使 QT 间期进一步延长，每次记录心电图测量的 QT 间期常不相同。

2.T 波常宽大并伴有切迹，也可表现为高尖、双相或宽大倒置，形态常发生改变。

3. 多有异常 U 波发生，出现 TU 融合，使 QT 间期延长更为明显。

4. 常可见到室性心律失常，发生晕厥多由室性心动过速、心室颤动或心室停搏所致。情绪激动、劳累容易诱发。

# 第八节　Brugada 综合征

Bruagda 综合征在世界各地均有报道，主要分布在亚洲，尤以东南亚国家发病率最高，故有

"东南亚夜间猝死综合征（night death syndrome in Southeast Asia）"或"夜间意外猝死综合征"（sudden death syndrome，accidents at night，SUNDS）之称，该征在日本称为"Pokkuri 病"，在菲律宾称"Bangungut"或"arise and moan"，在泰国称"Laitai"，都是夜间睡眠猝死的意思。它是东南亚地区年青男性意外死亡的主要原因。

### （一）发病机制

1. 多形性室性心动过速的发生机制 Brugada 认为室性心动过速系心室内功能性折返所致，而不是心室内异常兴奋灶升高伴单个折返环形成诱发。目前倾向于"2"时相折返导致室性心动过速。

2. ST 段抬高的机制 有关 ST 段抬高有多种解释：心室局部过早复极，心肌存在局部除极化区，心室内传导延迟及自主神经张力不平衡等，但目前倾向与动作电位"2"时相平台期丢失有关。

本病病因尚未阐明，部分患者有晕厥或心脏猝死家族史，猝死事件发生率高达 74.6%。现认为 Brugada 综合征是常染色体显性遗传伴变异性表达形式。其基因研究已取得重大结果。但是，并非所有患者都发现与 SCN5A 有关，提示该病征与 LQTS 一样存在基因异质性。此外改变 $I_{to}$ 或 $I_{ca}$ 密度或动力学的突变基因、调节自主神经受体表达的基因及 $I_{K-ATP}$ 调节基因也是研究方向。有关基因突变与心电图改变及产生多形性室性心动过速和心室颤动倾向的因果关系尚待进一步研究。

### （二）临床表现

该病征男女发病率差异明显，男女之比一般为 10∶1，远高于特发性心室颤动（2∶1）。发病年龄以中青年为主。本病常有家族史，患者平素无心绞痛、胸闷、呼吸困难等症状，往往以晕厥或猝死为首发表现。发作时无先兆症状，多发生在夜间睡眠状态（22∶00 ～ 8∶00）。心电监测几乎均为多形性室性心动过速或心室颤动。患者经体检、实验室检查、心肌酶谱、X 线胸片、心脏超声、放射性核素显影、心脏负荷试验、信号平均心电图及心血管造影检查，甚至心肌活检均无异常，故有人称之为无器质性心脏病的室性心律失常或心脏电疾病。病理检查未发现冠状动

脉病变，亦无右心室发育不良征象。心脏电生理检查多数可诱发出多形性室性心动过速或心室颤动（VF）。

Brugada 综合征临床表现可分为两种形式：一种为无症状性形式，即具有典型心电图表现，而无任何自觉症状；另一种临床表现为间歇性，即具有典型心电图表现，有晕厥或猝死发作，心电图可呈现异常→正常→再异常的变化过程。

### （三）心电图表现（图 43-10，图 43-11）

1. $V_1$ ～ $V_3$ 导联 ST 段抬高、T 波倒置 为最有诊断价值的心电图表现，可伴有类右束支传导阻滞（终末 r' 波）图形，而常规 12 导联 $QT_C$ 间期正常。在病程中这些特异性心电图表现还可出现一过性正常，给予Ⅰ类抗心律失常药如阿义马林（缓脉灵）或氟卡尼（Flecainide）后可使患者再次出现典型心电图表现。ST 段抬高呈下斜型或马鞍状两种形态，一般 $V_1$、$V_2$ 导联呈下斜型抬高为主，而 $V_3$ 导联常呈马鞍状，偶而 $V_4$ 导联 ST 段亦呈马鞍状抬高，常不明显，而且 T 波不倒置。ST 段抬高在不同时间可有不同程度、不同形态的抬高（同一导联）。有时心电图改变十分微小，临床上很容易被忽视而漏诊，或误认为心电图改变是心肺复苏后酸中毒或电解质紊乱所致。ST 段抬高与其前 RR 间期呈正相关，其前 RR 间期越长，ST 段抬高幅度越大。且常常在 VF 发作前后抬高更为明显，其 ST 段抬高的程度与多形性室性心动过速、VF 的发生密切相关，是猝死的高危信号。

2. 多形性室性心动过速或心室颤动 多形性室性心动过速发作时，常由联律间距极短（170 ～ 230ms）的室性期前收缩诱发。发作前无心率、QT 间期和心肌缺血的改变。发作时有突然晕厥、抽搐或猝死症状。

3. 常合并有阵发性心房颤动 阵发性心房颤动与 Brugada 综合征关系有待阐明。

### （四）诊断与鉴别诊断

在诊断时应与特发性心室颤动、急性前间壁心肌梗死、长 QT 间期综合征、早期复极综合征、特发性 J 波、致心律失常性右心室发育不良相鉴别，并注意排除各种器质性心脏疾病，如心肌炎、

急性心包炎、心肌缺血及电解质紊乱等。

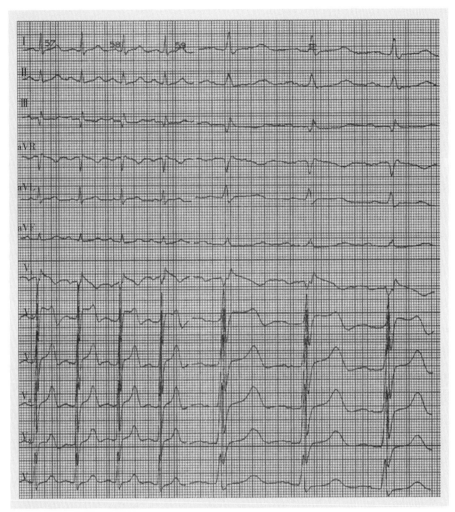

图 43-10 Brugada 综合征心电图（一）

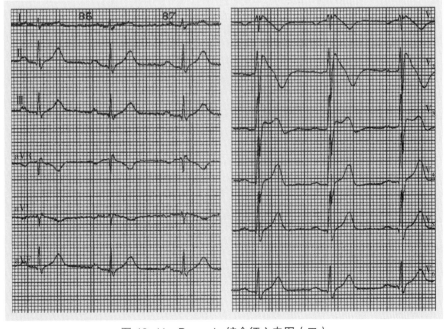

图 43-11 Brugada 综合征心电图（二）

（五）治疗与预后

本征预后很差，随访 1～3 年，有 30% 患者发生猝死。故认为不论患者有无症状均需治疗。置入型心律转复除颤器（ICD）是防治本征患者猝死最有效的唯一治疗方法。有症状患者及电生理检查中可诱发 VT 和（或）VF 的无症状患者都是置入 ICD 的指征。此外，精神压力和酗酒可能为促发因素，应予避免。

# 第九节　阻塞性睡眠呼吸暂停综合征

阻塞性睡眠呼吸暂停综合征（obstructive sleep apnea syndrome, OSAS）是由于睡眠时上呼吸道狭窄、软组织松弛、舌根肥厚松弛，吸气时在胸腔负压作用下，软腭、舌坠入咽腔，并紧贴咽后壁，造成上呼吸道阻塞而引起缺氧，导致心律失常（见第十八章第四节）。

# 第十节　PR 间期过度延长综合征

PR 间期过度延长综合征是近年发现并提出来的一个新病症，属于心脏的电和机械活动匹配不良或同步不良，进而导致心功能不全的临床综合征，属于心电与机械活动偶联紊乱性疾病。

因 PR 间期过度延长，引起心脏异常的舒张相及左心室充盈其显著缩短，使心功能受到严重损害，进而引起心功能下降或心力衰竭的各种临床表现，在除外其他原因引起的心功能不全后，PR 间期过度延长综合征则可确定。诊断条件如下：

1. 心电图 PR 间期过度延长（常 > 350ms）。
2. 心功能不全的临床表现及二尖瓣反流的体征。
3. 超声心动图发现相应表现。
4. 没有心功能不全的其他原因存在。

治疗原则：消除 PR 间期过度延长，如用射频消融术阻断慢径路的传导；采取双心室同步起搏治疗，减少或消除二尖瓣反流及左心室充盈时间过短的异常情况等。

# 第十一节　短 QT 综合征

短 QT 指 QT 间期短于正常范围。按有无确切原因，可分为继发性短 QT 和特发性短 QT。前者指短 QT 有明确的原因，如发热、低氧血症、低钾血症、高钙血症、交感神经兴奋、洋地黄类药物作用等。后者指通过现有检查手段未能发现短 QT 的原因者。短 QT 综合征可表现为一过性或持久性。前者是指 QT 间期暂时短于正常范围，提示其原因常为一过性或可逆因素所致；后者指 QT 间期持续性短于正常范围，提示其原因多为固定因素或器质性病变所致。短 QT 可呈现家族聚集性，也见于散发病例。短 QT 易发生多种心律失常。对于特发性短 QT 伴有心律失常者，称为短 QT 综合征（short QT syndrome）。

2005 年 Priori 等提出短 QT 综合征 3 个基因分型的概念。随着医学界对短 QT 的关注程度的增加，短 QT 综合征的研究报道越来越多，认识也更加深入和全面。

## 一、QT 间期的测量与短 QT 的诊断标准

短 QT 的诊断多以 Bazett 心率校正的 QT 间期，QTc 为标准，QTc ≤ 300ms 判为短 QT。我们发现以 QTc 和 QTp 为标准在同一患者的不同心电图，可能会产生完全相反的结论，似乎以实测 QT 间期 ≤ 300ms 为短 QT 间期的标准更为简单明了。

## 二、短 QT 综合征的临床表现及心电图特点

短 QT 综合征轻者无任何症状，或仅有心悸头晕，重者晕厥和猝死。临床表现主要取决于所并发心律失常的类型与伴发的其他系统的异常。文献报道的心律失常从缓慢心律到快速心律均有发生，提示其病变可能广泛累及心脏传导组织和工作心肌。缓慢性心律失常可见窦性心动过缓、窦性停搏、窦房传导阻滞、房性游走节律、房室传导阻滞、交界区逸搏心律等。快速性心律失常可见房性期前收缩、房性心动过速、心房扑动和心房颤动、室性期前收缩、室性心动过速，心室扑动和心室颤动。患者可以某种心律失常为主，但常为多种心律失常并存。

短 QT 综合征多有家族史，偶见散发病例。同一家系中男性和女性成员均可患病，提示为常染色体显性遗传，短 QT 综合征心脏检查常无器质性疾病，血液生化检查正常。对于心律失常患者，常规心电图发现 QT 间期 < 300ms，应考虑短QT 综合征的可能性。行 24h 动态心电图检查可发现一过性 QT 间期异常及其伴发的心律失常种类。超声心动图与磁共振成像可明确患者有无心脏器质性病变。建议对此类患者常规行心电生理检查，评价其心房和心室不应期是否可诱发心室颤动，估计患者的预后。自主神经功能检查和血清生化检查，有助于明确一过性原因导致的短 QT 现象。基因筛查可明确短 QT 综合征的基因缺陷类型。

由于短 QT 综合征临床和心电图表现的多样性，推测可能还有与短 QT 相关的其他离子通道异常。自主神经功能异常等心外因素，也可通过改变心肌细胞膜离子流，导致一过性短 QT 现象和心律失常。

## 三、短 QT 综合征的治疗

短 QT 综合征的治疗方法仍在研究探索之中。按治疗对象的不同可分为现症者的治疗与后代的预防治疗。现症者的治疗目标在于延长 QT 间期，消除心律失常和猝死危险。后代的治疗目标在于矫正异常基因，消除遗传学基础。

# 第十二节　J 波综合征

J 波是心电图上介于 QRS 波与 ST 段之间的 J 点抬高 ≥ 0.1mV，时限 ≥ 20ms 的圆顶状或驼峰状电位变化，又称为 Osborn 波。近 10 余年来，有学者将心电图具有 J 波特征的临床症候群，包括 Brugada 综合征、特发性心室颤动、急性冠脉综合征的超急期和早期复极综合征，归纳总结后统称为 J 波综合征。

## 一、发病机制

J 波的发生基础是细胞内 $Ca^{2+}$ 在 "2" 时相复极期积聚过多而致。交感神经功能障碍对 J 波的形成及恶性心律失常的发生也起了重要作用。J 波形成的离子与细胞学基础是产生于心室外膜细胞的动作电位在 "1、2" 相之间依赖于外向电流 $I_{to}$ 的一些显著切迹。右心室外膜细胞动作电位上的切迹比左心室的更为显著，其幅度通常大于 20mV。由于这个切迹，心外膜细胞动作电位的 "2" 时相就形成穹顶状。当心室外膜细胞动作电位穹顶发生完全丢失时，往往是非均一性的，心室外膜表面产生一个极大的复极梯度。心室外膜细胞动作电位穹顶发生完全丢失时，可产生外膜细胞两种病理变化：①引起一个透壁的电压差，表现为 ST 段抬高；②由于心室外膜表面的非均一性复极，一部分细胞动作电位穹顶会导致另一部分已经丢失穹顶的外膜细胞产生一个新的动作电位，即发生 "2" 相折返。"2" 相折返激动可触发环形折返激动，导致室性心动过速、心室颤动的发生。

## 二、诊断与鉴别诊断

1. J 波的诊断标准　目前公认的 J 波诊断标准

是 J 点抬高＞ 0.1mV，持续时间＞ 20ms，可诊断
为 J 波。J 波形成常伴有 ST 段的起始部或全部 ST

段抬高（图 43-12）。

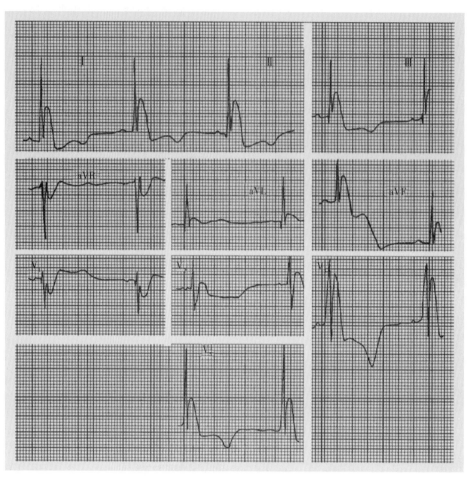

图 43-12　意外机体低温的心电图：巨大 J 波

2. J 波综合征（图 43-13）　与 J 波有关的临
床综合征包括 Brugada 综合征、特发性心室颤动、

急性冠脉综合征超急期和容易发生致命性心律失
常的临床病症和早期复极综合征。

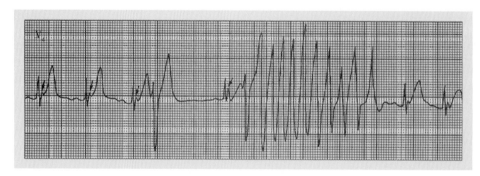

图 43-13　特发性 J 波

患者男性，32 岁。心电图：明显 J 波，于长心动周期后出现 TdP

3. J 波的诊断与鉴别诊断　J 波最常见于早期
复极综合征、健康的男性青壮年，其形成的离子
机制也是增大的心外膜 $I_{to}$ 电流，受心率和自主神

经影响，心率慢时 J 波明显，心率快时 J 波变小，
一般认为属于良性过程。心电图的 J 波和 ST 段抬
高见于多种临床情况，如 Brugada 综合征、特发

性心室颤动、急性心肌梗死和急性心肌缺血的早期等。临床医师应注意的是 J 波的大小，有无晕厥、室性心动过速、胸部疼痛不适等症状，有无猝死家族史、体温过低、高钙血症、中枢或周围神经系统受损等进行鉴别诊断。

### 三、临床意义

J 波形成的离子机制是瞬时外向钾（$I_{to}$）电流增加，电生理基础是内、外膜电位差和复极离散度增大，产生"2"相折返致恶性室性心律失常及猝死。心源性猝死的病因中冠心病占 70% ～ 80%，其中急性冠脉综合征占 50% ～ 60%，因此认识急性冠脉综合征超急期的 J 波和心电图特征，具有十分重要的早期诊断治疗价值。另一类心源性猝死的机制是以钾外流减少和（或）钙内流增加，心电图表现为 QT 间期延长，如长 QT 综合征和慢性心力衰竭患者的猝死，目前 ICD 是最有效的防治措施。

# 第十三节　肌袖综合征

肌袖综合征是近年来提出并认可的一种临床并非少见的心律失常。心电图记录有 2 种或 2 种以上的肌袖性房性心律失常并存，发作时心电图示房性期前收缩、心房颤动、不纯心房扑动并存，房性期前收缩总数每 24 小时可达数千至数万个，是肌袖综合征的特征。心肌袖指缠绕于肺静脉和上腔静脉的心肌组织，这些组织可自发地产生单个或连续、有序或无序的快速电冲动，通过触发或驱动心房肌导致各种房性心律失常。临床特点为中老年人多发，多有阵发心悸、胸闷，病史可达数年，多数无器质性心脏病；发作时无明确诱因，活动或情绪激动后多见，白天多于晚间；多为 2 种或 2 种以上房性心律失常并存；抗心律失常药物治疗效果欠佳；长期反复发作后，易转变为持续性或永久性心房颤动，需复律治疗，其临床和心电图特点如下：

1. 中老年人多发。

2. 平时多有阵发性心悸、气短、胸闷和乏力等症状，病史多为数月至数年。发作时常无明确诱因，以活动或情绪激动后发作多见，白天发作多于晚间，部分呈短阵发作的病例明显与呼吸有关，屏住呼吸后窦性心律稳定，有的与体位改变有关（平卧位发作），推测可能与自主神经功能变化和静脉壁的压力改变有关。

3. 多数患者无器质性心脏病史，部分病例有高血压史和（或）左心房增大。

4. 均有 2 种或者 2 种以上的房性心律失常并存。

5. 抗心律失常药物治疗效果不佳，多有服用过 2 ～ 3 种以上的抗心律失常药物史。

6. 长期发作后，可有心房增大、心功能下降，部分患者转变为持续性心房颤动，需复律治疗。

# 第十四节　心神经官能症

心神经官能症（cardiac neurosis）是神经官能症的一种特殊类型，临床以心血管系统功能失常为主要表现，可兼有神经官能症的其他症状。亦称心脏神经官能症或神经血循环衰弱症。是以心血管和神经系统症状为主要表现的临床综合征。其发生机制主要是由于精神过度紧张或受外来强烈刺激等因素引起中枢神经功能失调，干扰了交感神经和迷走神经的正常活动，使心血管系统功能发生紊乱而产生的一系列交感神经亢进的表现。

本病好发年龄为 20 ～ 40 岁，女性多见，尤其是更年期妇女。其临床特点以心血管系统功能失常为主要表现，最常见的自觉症状是心悸、心前区疼痛、全身乏力。此外，尚有易激动、失眠、多汗、头晕一般神经官能症的症状。虽然患者自觉症状严重，但客观检查（心电图、彩色多普勒、X 光检查）却缺乏阳性体征。

心电图常表现为窦性心动过速，部分患者出现 ST 段压低或水平性下移，T 波低平、双相或倒置，多在 Ⅱ、Ⅲ、aVF 或 $V_4 \sim V_6$ 导联出现。心得安试验阳性，部分患者运动试验阳性，但进行心得安运动试验时 ST 段和 T 波恢复正常。心脏超声检查可排除心脏、大血管和瓣膜的结构异常。

本症的治疗原则：①以心理治疗为主；②适当给予药物对症治疗，中医中药治疗有一定疗效。

## 小结

本章主要介绍了病态窦房结综合征、X 综合征、$S_I S_{II} S_{III}$ 综合征、"两点半"综合征、早期复极综合征、加速传导综合征（短 PR 综合征）、QT 延长综合征、Brugada 综合征、阻塞性睡眠呼吸暂停综合征、PR 间期过度延长综合征、短 QT 综合征、J 波综合征、肌袖综合征和心神经官能症的心电图。

病态窦房结综合征（sick sinus syndrome, SSS）是窦房结及其周围组织病变，造成窦房结起搏功能和（或）传导功能障碍，从而产生多种心律失常和临床症状的综合征。心电图特点为：明显而持久的窦性心动过缓、窦性停搏、窦房传导阻滞，以及在窦性心动过缓、窦性停搏、窦房传导阻滞基础上，反复发生阵发性室上性心动过速、心房扑动或心房颤动等。对于可疑病态窦房结综合征者，可做动态心电图和（或）激发试验、电生理检查确诊。该病首先应针对病因治疗，同时应避免使用减慢心率的药物。对于有晕厥发作或阿-斯综合征发作者，宜尽早安装心脏起搏器。

X 综合征（X syndrome）指患者反复发作心绞痛，而冠状动脉造影正常的心绞痛综合征。平静时记录心电图有缺血性 ST 段及 T 波异常，运动负荷试验 ST-T 改变可以有加重表现，上述心电图异常对心得安反应不敏感。

$S_I S_{II} S_{III}$ 综合征（$S_I S_{II} S_{III}$ syndrome）又称 3S 综合征。指在 Ⅰ、Ⅱ、Ⅲ 导联均出现终末 S 波。其产生机制是由于 QRS 终末电动势指向右上，位于额面 $-90° \sim 150°$ 之间，指向 Ⅰ、Ⅱ、Ⅲ 导联轴的负侧，故产生向下为主的 S 波。3S 综合征见于正常变异、提示右心室肥厚，偶尔见于前壁心肌梗死，尤其是心尖部心肌梗死。

近年来还有人证明 3S 综合征是左前分支传导阻滞的一种变异型。

"两点半"综合征是一种正常 QRS-T 夹角变异。当额面 QRS-T 夹角增大，QRS 波群电轴（代表钟表的长针）指向 +90°，T 波电轴（代表钟表的短针）指向 -30°，即形成有如钟表两点半钟时的位置，称为"两点半"综合征（2:30 syndrome）。该综合征可能与瘦长体型人的垂悬型心电位、顺钟向转位及心肌极度不协调有关。运动后描记、左侧卧位描记及口服钾盐，可使波形恢复正常。

当肢体导联 ST 段抬高超过 $0.1 \sim 0.15mV$；胸前导联（$V_1 \sim V_3$ 导联）抬高超过 $0.2 \sim 0.3mV$，$V_4 \sim V_6$ 导联超过 $0.1 \sim 0.2mV$；尤其是在 T 波电压较高的导联上 ST 段的抬高更显著，称为提早复极，如伴有晕厥等症状发生，则称为提前复极综合征即早期复极综合征（early repolarization syndrome, ERS）。

加速传导综合征是由于房室结发育不良或由于房室结内残存有"未成熟"较快传导纤维，造成的短 PR 称为房室结加速传导。

QT 延长综合征（long QT syndrome, LQTS）是指以心电图 QT 间期延长为特征，临床伴有晕厥、猝死及先天性耳聋或听力异常的综合征。其病因是由于交感神经活动不平衡，心室复极不一致。QT 间期延长，容易引起心室折返而发生室性心律失常。

Brugada 综合征是以 ECG 上特征性的 Brugada 波，即右胸前 $V_1 \sim V_3$ 导联 ST 段穹隆型抬高为特征，伴致死性室性心律失常或心脏猝死或有家族史，并具有遗传异质性的心脏电紊乱疾病。目前，植入型心律转复除颤器（ICD）仍是唯一有效的治疗措施。

阻塞性睡眠呼吸暂停综合征：是由于睡眠时上呼吸道狭窄、软组织松弛、舌根肥厚松弛，吸气时在胸腔负压作用下，软腭、舌坠入咽腔，并紧贴咽后壁，造成上呼吸道阻塞而引起缺氧，导致心律失常。

PR 间期过度延长综合征是因 PR 间期过度延长引起心脏异常的舒张相及左心室充盈其显著缩短，使心功能受到严重损害，进而引起心功能下降或心力衰竭。

短 QT 指 QT 间期短于正常范围，当伴有心律失常者称为短 QT 综合征。

J 波是心电图上介于 QRS 波与 ST 段之间的 J 点抬高≥ 0.1mV，时限≥ 20ms 的圆顶状或驼峰状电位变化，又称为 Osborn 波。当伴有特发性心室颤动、猝死者，包括 Brugada 综合征、特发性心室颤动、急性冠脉综合征的超急期和早期复极综合征，统称 J 波综合征（J wave syndrome）。

心肌肌袖指缠绕于肺静脉和上腔静脉的心肌组织，通过触发或驱动心房肌导致各种房性心律失常。肌袖综合征是心电图记录有 2 种或 2 种以上的肌袖性房性心律失常并存，如房性期前收缩、心房颤动、不纯心房扑动并存等。房性期前收缩总数每 24 小时可达数千至数万个，是肌袖综合征的特征。

心神经官能症是神经官能症的一种特殊类型，临床以心血管系统功能失常为主要表现，可兼有神经官能症的其他症状。心电图上可无特殊表现。

### 附1　本章的学习重点

1. 掌握病态窦房结综合征、早期复极综合征、QT 延长综合征、Bruagda 综合征、睡眠呼吸暂停综合征、QT 综合征、J 波综合征、肌袖综合征的概念、发生机制及其电生理基础、心电图特点及治疗原则。

2. 了解 X 综合征、$S_I S_{II} S_{III}$ 综合征、"两点半"综合征、加速传导综合征、PR 间期过度延长综合征、心神经官能症的一般知识。

### 附2　请扫二维码扩展学习

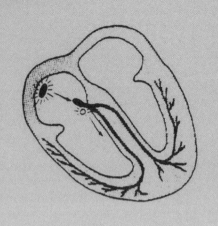

# 第四十四章

# 心电图与临床联系

# 第一节　心电图的分析方法及临床应用

## 一、心电图的分析方法

分析心电图时切忌就图论图，必须密切结合临床资料进行认真分析，才能得出正确结论。

### （一）临床资料

详尽的病史、临床症状、体征、既往史、X线、超声、检验、CT、磁共振、冠状动脉造影、手术经过等都是重要的临床资料。这些资料记录越详细，对分析心电图越有用。如果缺少临床资料，即使常见的心电图，也可出现诊断错误。

### （二）描记心电图要满意

一般患者做常规12导联心电图，急性胸痛患者要求在10min内做完18导联心电图，以后10min内重复做18导联心电图，共计3次。急性心肌梗死溶栓治疗时，要求做对照心电图，溶栓后每30分钟重复1次18导联心电图，观察4h以后，每日或数日重复做心电图。并尽可能结合冠状动脉造影资料对ST-T改变进行分析。有心律失常者，要用12导联同步记录心电图。如常规心电图捕捉不到心律失常时，要行Holter监测或电生理检查。

### （三）心电图分析方法

面对一份心电图，应按下列步骤进行分析。

1. 检查心电图记录质量，导联连接是否有误，有无干扰及伪差。必要时重新描记心电图。

2. 观察P波。寻找P波是分析心电图最重要的内容之一。

3. 根据P波形态，确定P波起源部位。窦性P波在Ⅰ、Ⅱ、aVF、$V_2 \sim V_6$导联直立，aVR导联倒置；aVL导联P波直立，激动起源于右心房，aVL导联P波倒置，激动起源于左心房；aVF导联P波直立，激动起自心房的上部，aVF导联P波倒置，起自心房下部；$V_1$导联P波直立，起自心房后部，$V_1$导联P波倒置，起自心房前部。

4. 测量PP规律和周期，确定心律性质，频率<60次/分，为心动过缓；心房率60~100次/分，为正常节律；心房率100~250次/分，QRS波群时间<0.10s，为窄QRS波群心动过速；心房率250~350次/分，为心房扑动；心房率>350次/分，为心房颤动。

5. 测量P波振幅与时间，排除有无心房扩大。P波振幅>0.25mV，右心房增大；P波时间≥0.11s，左心房增大或心房内传导阻滞；P波<0.05mV，为P波低电压，见于房性节律、高钾血

症、甲状腺功能减退等，少数 P 波低电压属于正常范围。

6. 测量 PR 间期：正常 PR 间期在 0.11～0.20s。PR 间期 < 0.11s，见于：①短 PR 间期综合征；②等频率性干扰性房室脱节等。PR 间期 ≥ 0.21s，为一度房室传导阻滞。部分 P 波后无 QRS 波群，为二度房室传导阻滞。二度 I 型房室传导阻滞的基本特征是 QRS 波群漏搏后 PR 间期缩短，二度 II 型房室传导阻滞的 PR 间期固定。

PP 间距匀齐，RR 间距匀齐，P 与 R 无固定关系，或心房颤动时 RR 间距匀齐，为完全性房室脱节。心室率 < 心房率，为三度房室传导阻滞。

7. 分析 QRS 波群。

（1）QRS 波群时间 > 0.12s，见于束支传导阻滞、预激综合征等。

（2）在 Q 波的导联上，q 波 < 0.03s，振幅 < 1/4R，$V_1$、$V_3$ 导联 r 波前不应有 q 波。如 Q 波 > 0.03s，为异常 Q 波，见于心肌梗死、心肌病、心室肥厚、束支传导阻滞、预激综合征等。

（3）标准肢体导联 QRS 波群振幅 < 0.5mV，或胸导联 QRS 波群振幅 < 1.0mV，为 QRS 波群低电压。

（4）右胸导联 QRS 波群振幅增大，见于右心室肥厚、后壁心肌梗死、逆钟向转位、A 型预激综合征等。左胸导联 QRS 波群振幅增大，见于左心室肥厚、左束支传导阻滞、预激综合征等。

8. 分析 ST 段：正常 ST 段位于基线上，肢体导联及左胸导联 ST 段抬高 < 0.10mV，右胸导联 ST 段抬高 < 0.20mV，属正常范围。

（1）ST 段抬高：ST 段急剧抬高是冠状动脉闭塞的标志，持续时间长者，可发生急性心肌梗死。

（2）ST 段下降：ST 段下降 ≥ 0.10mV，见于心肌缺血、心室肥厚、心肌病、自主神经功能紊乱等。

（3）ST 段缩短：见于高钙血症、心动过速等。

（4）ST 段延长：见于低钙血症、心动过缓等。

9. 分析 T 波：以 R 波为主的导联上，T 波应当直立。I、II、aVF、$V_4$～$V_6$ 导联 T 波倒置为异常，应进一步检查，以明确诊断。

10. QT 间期：儿童 QT 间期较成人短，成人 QT 间期在 0.30～0.46s。心动过速、高钙血症，可使 QT 间期缩短。心率减慢、心肌缺血与坏死、低钙血症、低钾血症、三度房室传导阻滞、脑血管疾病、遗传疾病、药物影响等可使 QT 间期延长。

11. 分析 U 波：U 波与 T 波方向一致，U 波倒置，振幅异常增大，均属异常。U 波倒置见于心肌缺血，代谢紊乱等；U 波增大见于低钾血症等。

### （四）心律失常分析

分析心律失常的要点：①首先确定心律失常的起源部位，如起自窦房结、心房、房室交界区或心室；②确定心律失常的性质是期前收缩、逸搏、心动过速、心房扑动或心房颤动；③是单一的心律失常，还是复杂的心律失常，后者的主导心律是窦性的还是异位的；④对表现相似的心律失常进行鉴别诊断，必要时可行电生理检查；⑤心律失常是原发的还是继发的；⑥对心律失常进行评估，包括良性的、器质性的、恶性的。分析心律失常特点，以确定是否需要紧急处理等。

## 二、临床应用

### （一）提供诊断意义的心电图改变

1. 急性胸痛的诊断与鉴别诊断。

2. 心肌梗死的诊断：可对心肌梗死部位、面积、深度进行定性、定量诊断。

3. 心律失常的诊断：90% 的心律失常通过常规心电图及动态心电图可明确诊断，少数心律失常需要做电生理检查确定诊断。

4. 对室性期前收缩、室性心动过速、房性心动过速、心房扑动、旁道等进行定位诊断，有利于对其临床意义的判断。

5. 检查出 QT 间期延长综合征、Brugada 综合征等。

6. 判断药物影响或电解质紊乱。

7. 某些心肌病在超声心动图出现异常改变之前，心电图已有改变，尤其是心尖肥厚型心肌病有其特殊的心电图特征，因此心电图可为心肌病的早期诊断提供线索。

8. 某些先天性心脏病，如 Ebstein 畸形（三尖瓣下移畸形）如出现典型的心电图改变，如巨大 P 波、PR 间期延长及右束支传导阻滞等，单凭心电图即可明确诊断。利用心电图可对法洛四联症及肺动脉狭窄进行鉴别；对右位心做出确切诊断等。

9. 对急性肺梗死、慢性肺源性心脏病的诊断提供线索。

10. 对心脏猝死的预测提供一些指标，如 T 波电交替、窦性心律震荡、Brugada 综合征和异常 J 波等。

### （二）指导临床治疗

1. 评价药物的疗效，评价扩张冠状动脉药物、抗心律失常药物的治疗效果。

2. 评估起搏器的功能。

3. PTCA、冠状动脉旁路移植术后行心电图负荷试验，评价治疗效果和判断有无再狭窄。

4. 指导急性心肌梗死的治疗。

5. 对不稳定型心绞痛进行危险度分层，指导临床治疗。

6. 射频消融术的术前准备和术后随访。

### （三）其他

1. 心电图是住院患者的常规检查。

2. 一年一度的健康查体，心电图是必查项目。

3. 患者的术前准备。

4. 肿瘤患者化疗、放疗前的准备。

## 三、心电图的局限性

1. 有一些心脏病心电图正常，而有一些心电图不正常的患者可能没有心脏病，所以分析心电图时一定要结合临床。

2. 慢性冠心病供血不足，在静息状态下的心电图可以表现为正常，运动试验的敏感度仅为 65%，因此，心电图正常，运动试验阴性不能除外冠心病。

3. 对诊断心室肥厚的敏感度不高，仅为 50%。

4. 有时急性心肌梗死的心电图表现不典型，或被预激综合征、左束支阻滞掩盖，难以做出急性心肌梗死的诊断。

# 第二节　心电图鉴别诊断

## 一、P 波异常的鉴别诊断

正常 P 波额面电轴平均在 +50° 左右。由于 P 波电轴波动范围很大，为 +90° ~ 0°。所以，Ⅰ、Ⅲ、aVF、aVL 导联 P 波方向不固定，大多直立，也可以倒置，有时也可双向。只有Ⅱ导联与 aVR 导联 P 波方向始终固定不变。Ⅱ导联 P 波直立，aVR 导联 P 波绝对倒置。心电图上只要Ⅱ导联 P 波直立及 aVR 导联 P 波倒置，其他导联 P 波方向不管如何变化，可以肯定激动起源于窦房结。若 aVR 导联 P 波直立，Ⅱ、Ⅲ、aVF 导联 P 波倒置，说明心房激动所形成的 P 波方向与正常相反，不是由上而下，而是由下而上。因此，该激动不是起源于窦房结，而是起源于心房下部。

正常窦性 P 波时间不超过 0.11s。当 P 波时间 > 0.11s 并出现明显切迹时，代表左心房病变。正常窦性 P 波电压在 0.05 ~ 0.25mV。P 波电压 < 0.05mV 称为 P 波过低，一般无病理性意义。如果 P 波高度超过以上正常值，代表右心房病变。

在体表心电图上见不到 P 波，应仔细寻找，首先应注意 P 波是否埋没在前一个心动周期 T 波之中，特别在心动过速时。有时 P 波也可隐藏在 QRS 波群的终末部及 ST 段内，需认真仔细识别，不要轻易下结论。

### （一）P 波增宽、升高

见于心房内压力上升、心房扩张、心房肥大、心房肌损伤、结间束与房间束传导病变、心房内起搏、心房内顺行及逆行传导异常。

1. **左心房增大**　① P 波增宽超过 0.11s，出现切迹，两峰间距＞0.04s。②$V_1$导联 P 波双向时，$Ptf_{V_1}$＜-0.04mm/s；③P 向量环比正常偏向左后上方；④P 波终末部分电轴左偏 -40° 以上。

2. 右心房增大　①Ⅱ、Ⅲ、aVF 导联 P 波呈尖峰状，电压超＞0.25mV；②$V_1$导联 P 波双向，直立部分 P 波＞0.15mV；③P 波电轴右偏＞+80°；④肢体导联 QRS 波群低电压时，P 波振幅大于后继 R 波振幅的 1/2；⑤$V_1$导联 P 波初始电势大于或等于 0.06mm/s。

3. 心房梗死　①P 波高大增宽，出现明显切迹；②PR 段偏移；③出现心房异常节律，如房性期前收缩、心房颤动及心房性紊乱节律。

4. 低血钾　①P 波升高，多数导联振幅大于正常值；②T 波形态低平、倒置，U 波显著升高，可以大于 T 波；③ST 段降低，QT 间期延长；④可出现以房性或室性期前收缩为主的心律失常。

5. 甲状腺功能亢进　①P 波升高类似肺性 P 波；②ST 段呈上斜型下降，T 波低平；③伴有窦性心动过速、各类期前收缩及各类阵发性心动过速等心律失常表现。

6. 房间束传导阻滞　①肢体导联 P 波时间＞0.12s，常伴有切迹，并有动态变化；②出现暂时性肺性 P 波；③心电图出现两组 P 波互不相关图形，一组窦性 P 波继有 QRS 波群，另一组房性 P 波不继有 QRS 波群。两 P 波无房性融合波出现。

7. 左心功能不全与 $V_1$ 导联 P 波终末电势　非二尖瓣狭窄患者 $Ptf_{V_1}$ 小于或等于 -0.04mm/s，提示左心功能不全。$Ptf_{V_1}$ 负值增大提示左心衰竭加重，反之提示左心衰竭改善。

8. 心房 Ta 波　①P 波高大；②PR 段下垂；③ST 段降低（J 点型）；④下垂的 PR 段与 ST 段可连成盆状变化。

### （二）P 波矮小、消失

1. 高血钾：当血清钾浓度升高到 11mmol/L 时，心电图表现如下。①P 波消失；②QRS 波群宽大畸形；③T 波基底窄而高耸，呈帐篷状。

2. P 波被 QRS-T 波群掩盖：当心室率明显增快，在每分钟 160 次以上，P 波容易隐没，难以识别。

3. 心房颤动。

4. 二度窦房传导阻滞或持久的窦性静止。

5. 甲状腺功能减退：①各导联 P 波低平；②T 波低矮或倒置；③出现 P-QRS-T 波群电压降低现象。

### （三）P 波方向与形态异常

1. Ⅰ导联 P 波倒置　多见于右位心，左、右上肢导联线反接，左心房节律。

2. Ⅲ导联 P 波倒置　常见于正常心脏，是由深吸气、横位心、迷走神经张力升高等引起。

3. 双向 P 波　见于左心房负荷增加、左心房增大。

4. 逆行 P 波　逆行 P 波多见于房室交界性激动、左心房节律及冠状窦性心律。

5. P 波形态多变　见于游走节律、多源性房性期前收缩、房性并行心律。

## 二、PR 间期异常

### （一）PR 间期延长

见于一度房室传导阻滞、迷走神经张力升高、干扰性 PR 间期延长。

### （二）PR 间期缩短

见于房室交界性心律、冠状窦心律、预激症候群、干扰性房室脱节。

### （三）PR 间期长短不等

在同一份心电图中出现 PR 间期长短不一，常见于房室交界区内双径路传导、间歇性一度房室传导阻滞、窦房结内游走节律、间歇性预激症候群、房间束文氏现象、二度Ⅰ型房室传导阻滞、二度Ⅱ型房室传导阻滞、扭转型多源性房性心动过速等。

### （四）PR 段偏移

见于心房梗死、心房复极 Ta 波加大。

## 三、Q 波异常

### （一）Ⅲ、aVF 导联异常 Q 波

嘱患者深吸气后屏住呼吸再描记心电图，Q 波可以缩小，甚至消失，否则提示为病理性。如 Q 波时限＞0.04s，aVF 导联 Q 波的时间＞0.02s，同时伴有Ⅱ导联 Q 波，应考虑为下壁心肌梗死。

### （二）aVL 导联异常 Q 波

当遇到 aVL 导联异常 Q 波时，要注意 P 波与 T 波的方向，如 P 波与 T 波均倒置，则异常 Q 波意义不大。若 P 波直立，则不论 T 波是否倒置，都不要轻易放过，注意Ⅰ导联的波形变化，如果Ⅰ导联也出现深宽的 Q 波，应考虑高侧壁心肌梗死。异常 Q 波发生在Ⅰ、aVL 导联，见于高侧壁心肌梗死、左前分支传导阻滞、A 型预激症候群、左心房与右心室增大、右位心等。

### （三）右胸导联 QS 波

见于前间壁心肌梗死、左心室增大、左束支传导阻滞、左前分支传导阻滞、B 型预激症候群、肺气肿和慢性肺源性心脏病。

### （四）心肌梗死合并左束支传导阻滞

左束支传导阻滞时，室间隔除极方向与正常相反，自左向右向量变为自右向左，此时再发生前侧壁心肌梗死，QRS 波群的起始向量不再背离梗死区，在相应的导联上也不出现异常 Q 波。左束支传导阻滞患者如出现以下心电图变化，应考虑合并心肌梗死。

1. V$_5$、V$_6$ 导联出现 q 波，不论 q 波如何窄小。
2. V$_5$、V$_6$ 导联出现终末 S 波。
3. V$_5$、V$_6$ 导联 QRS 波群电压显著降低。
4. 右胸导联原无 r 波而出现 r 波，或原有的 r 波较前升高。
5. V$_5$、V$_6$ 导联或全胸导联呈 QS 型。
6. 胸导联的 QRS 波群电压低于肢体导联的 QRS 波群电压。
7. Ⅱ、Ⅲ、aVF 导联出现 Q 波与终末 S 波。
8. Ⅱ、Ⅲ、aVF 导联的 QRS 波群电压显著降低。

9. 当左束支传导阻滞出现以下 ST 段改变时，也应考虑心肌梗死的可能：①左胸导联的 ST 段偏移方向与其 QRS 波群一致，多表现在前壁心肌梗死；②Ⅱ、Ⅲ、aVF 导联的 ST 段偏移方向与其 QRS 波群一致；③右胸导联 ST 段上升更加显著；④ ST 段上升凸面向上。上述心电图变化多提示存在下壁心肌梗死。

### （五）心肌梗死合并右束支传导阻滞

右束支传导阻滞时右胸导联出现高耸而对称的 T 波时，应高度怀疑合并正后壁心肌梗死。

### （六）心肌梗死合并分支阻滞

Ⅱ、Ⅲ、aVF 导联出现 rs 波形而不出现起始的 q 波，但 3 个导联的 r 波不等，Ⅲ导联 r 波最高，aVF 导联 r 波次之，Ⅱ导联 r 波最低，甚至缺如而呈 QS 型。Ⅱ、Ⅲ、aVF 导联无终末的 R 波。以上心电图表现应考虑下壁心肌梗死合并左前分支传导阻滞。Ⅰ、aVL 导联出现 QS 型，而无终末的 R 波，aVF 导联出现 R 波而无终末 S 波。这是由于左后分支传导阻滞的终末向量向下偏右，指向Ⅰ、aVL 导联的负侧，是心肌梗死合并左后分支传导阻滞的心电图特点。

### （七）心肌梗死合并预激症候群

当预激症候群患者出现 ST 段与 T 波变化，由继发性转为原发性，T 波呈对称性倒置，ST 段呈凸面向上抬高时，应高度怀疑合并急性心肌梗死。另外，当 T 波改变与预激程度不相符时，预激程度严重，T 波倒置变浅；而当预激程度减轻，T 波反而倒置加深时，应考虑原发性心肌缺血或心肌梗死所致。另一种鉴别方法是：消除异常传导，使 QRS 波群正常化，这样原来被掩盖的心肌梗死图形可以显示，最简单的方法是改变体位、深呼吸及使用某些药物，如吸入亚硝酸异戊酯、含服硝酸甘油等。

### （八）一过性 Q 波

见于心绞痛发作时、重度心肌炎、急性胰腺炎、心包炎、慢性肺源性心脏病、肺梗死、脑血管外、电解质紊乱、重症肝炎等。

### （九）各导联中异常 Q 波的鉴别诊断

1. 异常 Q 波发生在右胸导联　见于前壁心肌梗死、左前分支传导阻滞、右心室肥大、右心房扩大、急性肺栓塞、频率性间隔局部阻滞、逆钟向转位。

2. 异常 Q 波发生在左胸导联　见于前壁心肌梗死、心肌纤维化、左心室肥大、梗阻性肥厚型心肌病、迷走神经张力增高、C 型预激症候群。

3. 异常 Q 波发生在 Ⅱ、Ⅲ、aVF 导联　见于下壁心肌梗死、急性肺栓塞、左后分支传导阻滞、预激症候群、左束支传导阻滞合并电轴明显左偏。

## 四、QRS 波群异常

### （一）QRS 波群电压升高

1. 右胸导联 QRS 波群电压升高　见于右心室增大、右束支传导阻滞、A 型预激症候群、正后壁心肌梗死、右位心、梗阻性肥厚型心肌病和正常变异。

2. 左胸导联 QRS 波群电压升高　见于左心室高电压、左心室增大、左束支传导阻滞、B 型预激症候群等。

### （二）QRS 波群电压降低

见于弥漫性心肌损害、心肌退行性变、心肌水肿、心腔内充血量增加、营养不良或电解质紊乱及代谢失调时导致心肌极化不足及心脏位置变化的变化。心脏以外的因素有周围皮肤水肿、心包或胸腔积液，以及肺淤血等引起的"短路"传导；肥胖、肺气肿、缩窄性心包炎、气胸、显著脱水、皮肤干燥等导致的传导阻力增加等。

### （三）QRS 波群时间延长

多见于心室肥大、束支传导阻滞、预激症候群、心室内传导阻滞、室性期前收缩、室内差异性传导、室性心动过速、心室逸搏、心室扑动、高血钾等。

### （四）QRS 波群形态、时间不固定

常见于房室交界区以下的各类异位起搏心律，

以及在传导过程中某一部位发生不同程度的阻滞现象。

## 五、ST 段异常

### （一）ST 段抬高

见于急性心肌梗死、急性心包炎、变异型心绞痛、高钾血症、过早复极综合征、显著低温、室壁瘤、心脏外伤、迷走神经张力升高、急性肺梗死和左心室舒张期负荷过重等。

### （二）ST 段降低

见于运动、交感神经兴奋、情绪激动等导致的 ST 段移位、心房异常，心室肥厚、心内膜下心肌梗死、慢性冠状动脉供血不足、束支传导阻滞、预激症候群、心肌炎、心肌病、洋地黄类药物影响、高血钾、低血钾、高血钙、低血钙、乳头肌功能不全、急性颅内疾病、急性肺梗死或心电图机失真等。

### （三）ST 段缩短

ST 段缩短一般无临床重要性。病理情况下见于心室增大、束支传导阻滞、高血钙、甲状腺功能亢进、骨转移癌及多发性骨瘤等。

### （四）ST 段延长

见于低血钙、慢性肾衰竭、甲状旁腺功能减退、急性胰腺炎、肝性脑病及严重呕吐、腹泻等。

## 六、T 波异常

凡是能影响心肌代谢与离子运转的各类因素，均能引起 T 波变化。当心电图中发现 T 波异常时，必须密切结合临床。生理性 T 波变化可能与温度、情绪、神经有关。而有一些 T 波变化虽然相当微小，但却是诊断心脏病的一大重要线索。因此，鉴别 T 波既重要又必须仔细，更不能轻易下结论。

### （一）正常 T 波变异

见于持久少年型 T 波变化、自主神经功能紊

乱T波变化、迷走神经型T波变化、"两点半"综合征T波变化、体位性T波变化、餐后T波变化、过度换气T波变化、孤立性T波倒置变化（心尖现象）、直立位性T波变化、心血管神经官能症T波变化等。

### （二）药物作用T波变化

见于洋地黄、奎尼丁、吩噻嗪、化疗药物等药物影响。

### （三）医源性T波变化

如起搏性T波变化、冠状动脉造影T波变化、低温性T波变化。

### （四）病理性T波变化

T波低平或倒置见于期前收缩后T波异常、心动过速后症候群、QT间期延长综合征、体型变异所致的T波变化、心肌缺血、内分泌病变、心肌梗死、急性心内膜下心肌梗死、慢性冠状动脉供血不足、慢性心包炎、二尖瓣脱垂、脑血管意外、急性胰腺炎、甲状腺功能减退等。T波高耸见于心肌梗死超急性期、急性心内膜下心肌缺血、高钾血症、左心室舒张期负荷过重、急性心包炎、急性后壁心肌梗死、急性心包积血、脑血管意外、早期复极综合征等。T波高低不同见于T波电交替。

## 七、QT间期异常

### （一）先天性QT间期延长

系染色体隐性遗传。除QT间期延长外，还伴有先天性耳聋、发作性晕厥，并常伴有U波异常。

### （二）继发性QT间期延长

产生QT间期延长的继发因素很多，如心肌炎、心肌缺血、低血钾、低血镁、低血钙、脑血管意外、颅内肿瘤、甲状腺功能减退、交感神经兴奋及某些药物影响，如奎尼丁、普鲁卡因酰胺、吐根素、砷剂、奎宁、吩噻嗪及三环抗抑郁药物等。有机磷农药中毒也可以发生QT间期延长。

## 八、U波异常

### （一）U波升高

U波升高最常见于血钾过低，可导致U波升高的药物有奎尼丁、锑剂、吐根素、洋地黄及肾上腺素等。心动过缓、左心室肥大、某些训练有素的运动员，都能引起U波升高。

### （二）U波倒置

常见于冠状动脉功能不全或高血压心脏病伴左心衰竭、慢性心脏瓣膜病、先天性心脏病、原发性心肌病和乳头肌功能不全等。

## 九、各种心律失常的鉴别诊断

### （一）P波形态多变的鉴别

见于游走节律、多源性房性期前收缩、多源性房性心动过速、房性并行心律、双重窦性心律、双重心房节律、窦性心律合并间歇性右心房节律、心房脱节等。

### （二）提早出现的心搏

见于窦性期前收缩、房性期前收缩、房室交界性期前收缩、室性期前收缩、并行心律、反复心律、心室夺获等。

### （三）延迟出现的心搏

见于房性逸搏、交界性逸搏及室性逸搏。

### （四）心率缓慢而规则

见于窦性心动过缓，窦性心律合并2：1窦房传导阻滞，窦性心律合并2：1房室传导，房性逸搏心律，交界性逸搏心律，室性逸搏心律，房颤合并三度房室传导阻滞，心房扑动合并4：1以上房室传导，交替性未下传房性期前收缩等。

### （五）心率快而不规则

见于窦性心动过速伴不典型文氏型外出阻滞、快速型心房颤动、阵发性室上性心动过速伴房室文氏型传导、多形性室性心动过速、尖端扭转型室性心动过速、反复性心动过速等。

### （六）心室律不整

见于呼吸性窦性心律不齐、非呼吸性窦性心律不齐、精神性窦性心律不齐、室性时相性窦性心律不齐、多源性房性心动过速、心房颤动、预激症候群合并心房颤动、阵发性房性心动过速伴文氏型房室传导、并行心律型室性心动过速伴文氏型传出阻滞、紊乱心室律等。

### （七）房性二联律

见于交替性房性期前收缩、窦性心律伴 3：2 窦房传导阻滞、房性异位心律伴 3：2 传出阻滞、交替性房室交界性期前收缩逆传心房。

### （八）室性二联律

见于交替性室性期前收缩、窦性心律合并 3：2 房室传导、窦性心律伴 3：2 房室传导、房性心动过速交替性 2：1 房室交界性心律 3：2 前向传导、心房扑动 2：1 房室传导与 4：1 房室传导交替、每两次窦性搏动之后出现一个未下传房性期前收缩、室性异位节律伴 3：2 传出阻滞、逸搏夺获二联律、房室结双径路同时传导的室上性心动过速。

### （九）P 波与 QRS 波群完全无关

见于完全性房室传导阻滞、完全性干扰性房室脱节、加速性房室交界性逸搏心律。

## 附：常用心电图鉴别诊断十五要领表

### （一）宽 QRS 波

| 1. 固有的室内传导阻滞（IVCD）<br>左束支传导阻滞和变异型<br>右束支传导阻滞和变异型<br>非特异性室内传导延迟 | 2. 外源性（中毒性）室内传导延迟<br>高钾血症<br>药物：Ⅰ 类抗心律失常药物或其他钠通道阻滞剂（如三环类抗抑郁药或吩噻嗪类） | 3. 室性搏动：期前收缩、逸搏或起搏<br>4. 心室预激：WPW 综合征表现和其变异型 |
|---|---|---|

注：束支传导阻滞可短暂发作。如无意快速走纸也可产生假性宽 QRS 波

### （二）QRS 波群低电压

| 1. 人为造成：半电压 | 9. 甲状腺功能减退或黏液性水肿（常伴有窦性心动过缓） |
|---|---|
| 2. 肾上腺功能不全 | 10. 左侧气胸（中间及左侧胸导联） |
| 3. 全身水肿 | 11. 心肌梗死，通常为广泛性 |
| 4. 心肌浸润或替代（如淀粉样变、肿瘤） | 12. 心肌炎：急性或慢性 |
| 5. 心脏移植：尤其是急性或慢性排斥反应 | 13. 正常变异 |
| 6. 心肌病 | 14. 肥胖 |
| 7. 慢性阻塞性肺疾病 | 15. 心包积液与心脏压塞（后者常伴窦性心动过速） |
| 8. 缩窄性心包炎 | 16. 胸腔积液 |

注：扩张型心肌病可同时存在肢体导联低电压和胸导联高电压

### （三）电轴右偏

1. 假性：两上肢电极反接
2. 正常变异
3. 右位心
4. 右心室负荷增重：急性肺栓塞、严重哮喘发作
   慢性阻塞性肺疾病
   任何原因的右心室肥厚，如肺动脉瓣狭窄或原发性肺动脉高压
5. 侧壁心肌梗死
6. 左后分支传导阻滞（排除所有引起电轴右偏的其他原因）

### （四）电轴左偏

1. 左心室肥厚
2. 左前分支（半支）传导阻滞（严格为电轴≥−45°）
3. 下壁心肌梗死（典型的是在Ⅱ、Ⅲ和aVF导联出现QS波）
4. 先天性内膜垫缺损，尤其是原发孔型房间隔缺损

### （五）QT间期延长

1. 获得性长QT间期综合征
（1）电解质紊乱：低血钙、低血镁、低钾血症
（2）药物：①ⅠA类或Ⅲ类抗心律失常药，如胺碘酮、奎尼丁、索他洛尔；②抗精神病药，如吩噻嗪类、三环类抗抑郁药和氟哌利多醇等；③其他，阿司咪唑、特非那定、苄普地尔、某些抗生素（如红霉素）、普罗地考、西沙必利
（3）心肌缺血或心肌梗死（T波深倒置）
（4）脑血管损伤
（5）缓慢性心律失常（尤其是高度AVB）
（6）低温
（7）其他情况：液体蛋白饮食、饥饿、心肌炎、砷中毒

2. 先天性（遗传性）长QT间期综合征
Romano-Ward综合征（常染色体显性遗传）
Jervell and Lange-Nielsen综合征（常染色体隐性遗传伴先天性耳聋）

### （六）$V_1$导联R波高大

1. 生理性和体位性因素：胸导联错接、正常变异、心脏向右胸移位
2. 心肌损伤：后壁和（或）侧壁心肌梗死；进行性肌营养不良
3. 心室扩大：右心室肥厚（常伴电轴右偏）、肥厚型心肌病
4. 心室除极改变：右心室传导异常；WPW综合征表现（后壁或侧壁提前激动）

### （七）ST段抬高

1. 心肌缺血性变化：变异型心绞痛、急性心肌梗死、室壁瘤
2. 急性心包炎
3. 早期复极综合征
4. 左心室肥厚、左束支传导阻滞
5. Brugada综合征
6. 其他（较罕见）：非心肌梗死心肌损伤、心肌炎、肿瘤浸润左心室、心室创伤、低温（J波与Osborn波）、高钾血症（通常局限于$V_1$、$V_2$导联）

### （八）ST段压低

1. 心肌缺血或梗死：急性心内膜下缺血或非Q波心肌梗死；急性透壁性心肌梗死对应性改变
2. 非冠状动脉病变：左或右心室肥厚（劳损）、继发性ST-T改变（左束支传导阻滞、右束支传导阻滞、WPW综合征表现）
3. 药物：洋地黄类
4. 代谢性疾病：低血钾
5. 心肌病
6. 生理性改变或正常变异（暂时性ST段或J点压低，通常＜1mm，尤其在运动或过度通气时）

### （九）显著 T 波倒置

| | |
|---|---|
| 1. 正常变异 | （1） 典型心肌劳损形态 |
| （1）幼稚型 T 波 | （2）心尖部肥厚型心肌病 |
| （2）早期复极 | （3）其他心肌病：应激性心肌病 |
| 2. 心肌缺血或梗死 | 5. 特发性弥漫性 T 波倒置综合征 |
| 3. 脑血管意外（尤其是脑出血）和相关神经源性疾病 | 6. 继发性 T 波改变：束支传导阻滞、WPW 预激综合征 |
| 4. 左或右心室负荷过重与功能不全 | 7. 间歇性左束支传导阻滞，预激综合征或心室起搏（记忆性 T 波） |

### （十）高大直立性 T 波

| | |
|---|---|
| 1. 非缺血性原因 | 2. 缺血性原因 |
| （1）正常变异（早期复极） | （1）急性心肌梗死超急性期 |
| （2）高血钾 | （2）变异型心绞痛 |
| （3）脑血管出血（T 波倒置更常见） | （3）心肌梗死演变期的对应性改变 |
| （4）左心室肥厚 | |
| （5）右胸导联 T 波高大常伴左胸导联 ST 段和 T 波倒置 | |
| （6）左束支传导阻滞（右胸导联 T 波高大） | |
| （7）左胸导联 T 波高大：伴舒张期负荷过重，如主动脉瓣或二尖瓣反流 | |
| （8）急性心包炎 | |

### （十一）主要的缓慢性心律失常

| | |
|---|---|
| 1.窦性心动过缓 | 5. 房室交界性逸搏心律 |
| 2.窦房传导阻滞 | 6. 心房颤动或心房扑动伴缓慢心室率 |
| 3.房室传导阻滞：二度或三度 | 7. 心室逸搏心律 |
| 4.干扰性房室分离 | |

### （十二）快速心律失常

| | |
|---|---|
| 1.窄 QRS 波群心动过速 | 2. 宽 QRS 波群心动过速 |
| （1）窦性心动过速 | （1）室性心动过速 |
| （2）阵发性室上性心动过速：包括房性心动过速（单源或多源）、房室折返性心动过速（AVNRT）、房室旁道折返性心动过速（AVRT） | （2）室上性心动过速伴室内差异性传导 |
| （3）心房扑动 | （3）心房扑动或心房颤动伴室内差异性传导 |
| （4）心房颤动 | （4）束支阻滞 |
| （5）非阵发性室上速或交界性心动过速 | （5）房室旁道下传（WPW 预激综合征表现） |

### （十三）心房颤动（病因或诱因）

| | |
|---|---|
| 1.酗酒：假日综合征 | 9. 高血压心脏病 |
| 2.自主神经因素 | 10. 特发性（孤立性）心房颤动 |
| （1）交感神经性：发生在运动时或应激 | 11. 阻塞性睡眠呼吸暂停 |
| （2）迷走神经性：发生在睡眠时 | 12. 阵发性室上性心动过速 |
| 3.心胸手术 | 13.WPW 预激综合征 |
| 4.心肌病 | 14. 心包疾病（通常是慢性） |
| 5.心肌炎 | 15. 肺部疾病（如慢性阻塞性肺疾病） |
| 6.先天性心脏病 | 16. 肺栓塞 |
| 7.冠心病 | 17. 甲状腺功能亢进 |
| 8.瓣膜性心脏病 | |

## （十四）洋地黄中毒：主要的心律失常

| 1. 心动过缓 | 2. 心动过速 |
|---|---|
| （1）窦性心动过缓 | （1）加速性交界性心律 |
| （2）窦房阻滞 | （2）房性心动过速伴传导阻滞 |
| （3）交界性逸搏心律 | （3）室性期前收缩 |
| （4）房室传导阻滞 | （4）单形性室性心动过速 |
| ［包括二度莫氏Ⅰ型（文氏现象）和完全性房室传导阻滞］ | （5）双向性室性心动过速 |
|  | （6）心室颤动 |

## （十五）心搏骤停：三种基本心电图

1. 室性心动过速：单形性或多形性——心室扑动——心室颤动

2. 心室停搏（静止）

3. 无脉电活动（电机械分离）

# 第三节　电除颤与电转复术

电除颤技术于 20 世纪 60 年代初期开始应用于临床。由于这项技术的出现，使急性心肌梗死的主要致死并发症——原发性心室颤动可以成功治疗，死亡率大大下降。目前不仅医院，而且在院前抢救中，电除颤都是一项不可缺少的手段。与此同时，电转复技术也有了长足的发展，可使有适应证的患者得到更好的治疗。

## 一、电转复与电除颤所需仪器

电转复和电除颤两项操作技术均由除颤器完成。按照现代抢救技术的要求，除颤器的标准为能直流电操作，可提高电量，有同步与非同步放电选择，有一定的示波功能（包括除颤电极板示波功能）。对于特殊的科室，可能还需要使用小儿电极板、胸内除颤功能、无创起搏功能等。

## 二、电除颤技术

1. 适应证与禁忌证　心室颤动是电除颤的绝对适应证。根据美国心脏病协会心肺复苏指南，有血流动力学障碍的室性心动过速也应列入除颤范围。

过去曾将洋地黄中毒造成的心室颤动列为除颤的禁忌证，现在看来没有根据。许多此种患者均可经除颤抢救成功。

2. 快速识别晕厥的性质　在患者发生意识丧失后，除按心肺复苏标准抢救外，要尽快示波了解心律情况。未被监测的患者应提倡用除颤电极板示波。

3. 电量选择　对于心室颤动，第 1 次选择 200J，如无效，增加电量，直至最大 300J，3 次连续完成。若第 1 次用某电量除颤成功后心室颤动又复发，可重复前次所用的电量。对于室性心动过速，可从 50J 开始，逐渐增加剂量。同时要配合心肺复苏和药物治疗。

4. 减少经胸阻抗　要正确应用导电糊或盐水纱布，注意电极板的位置和距离，除颤时要向电极板施加 10～15kg 的压力。

5. 放电技术　电除颤要用非同步放电。对于有血流动力学障碍的室性心动过速，可试用同步放电，但若 QRS 波形宽大畸形，同步可能有困难，允许非同步放电。

6. 放电后观察　除颤后应持续心电监测，预防心室颤动的再发。原发性心室颤动除颤后，往往会有短暂的长间歇，一般为窦性停搏（系心室颤动时缺血所致），经过数个室性逸搏（或交界性逸搏）后，可逐渐恢复窦性心律，此时可辅助心肺复苏术及药物治疗。继发性心室颤动除颤后虽也可能恢复原有心律，但极易出现停搏或反复发生的室性心动过速、心室颤动。

## 三、电转复技术

1. 适应证　①阵发性室上性心动过速、阵发心房扑动、心房颤动、药物治疗无效或有禁忌，或影响血流动力学者；②阵发室性心动过速药物治疗无效者；③持续心房扑动、心房颤动可除外下述禁忌证者。

2. 禁忌证

（1）绝对禁忌证：洋地黄中毒引起的室上性心律失常。

（2）相对禁忌证：①心房扑动、心房颤动持续长于1年者（换瓣术后可适当延长）；②左心房巨大；③孤立性房颤伴心室率慢者；④疑有病态窦房结综合征患者；⑤反复发作的室上性心律失常；⑥不能耐受抗心律失常药物维持治疗者；⑦有血栓栓塞病史或疑有心腔内血栓形成者；⑧合并风湿活动、感染、甲状腺功能亢进症、电解质紊乱等情况者。

3. 术前准备　包括抗心律失常药物准备、停用洋地黄、检查除颤器、试验同步性能等。复律前要进行麻醉至朦胧状态即可放电。

4. 同步技术　电转复均采取同步放电方式。转复前一定将除颤器的放电方式开关拨至同步位置，并观察示波器上同步信号的位置。同步性能好时可见同步信号落于QRS波群降支上。若所选导联为rS波，也可落在S波的最低处。除此之外，在其他任何部位发现同步信号均应视为同步不良，要寻找原因并纠正后才可放电。若所选导联QRS波群振幅低或畸形，同步信号时有时无，也应视为同步不良。为获得良好的同步性能，应选择QRS波群振幅高且以R波为主的导联，避免其他波形的干扰。

5. 电量选择　心房扑动和室上性心动过速可以从50～100J开始，心房颤动从150J开始，室性心动过速从50J开始。无效时递增电量，连续3次。最大电量不宜超过300J。3次放电不成功应视为转复失败而不宜继续放电。

6. 放电技术　正确应用导电糊或盐水纱布。正确放置除颤电极板。放电时要施加10～15kg的压力，持续按放电按钮直至放电后再松开，否则可因赶不上同步信号而不能放电。

7. 术后观察　包括生命体征、神志情况、心电监测。注意观察有无栓塞、心功能变化等征象，继续药物治疗。

## 四、经食管心脏电复律

由于食管与心脏的解剖关系，食管紧贴心脏后面，可将除颤电极自鼻或口腔送至食管靠近心脏部位。在此处进行心脏电复律，具有用电量小、易于复律等优点。如在复律后出现窦性停搏或缓慢性心律失常，可以利用食管电极立即进行经食管心脏起搏，抢救患者生命，增加电除颤安全性。经食管电复律 Whipple 等于1956年首先做动物研究，由 Menally 等于1966年首先用于临床。他将一特制的食管电极导管置于食管内，另一电极置于心前区，选择20～60J电能进行直流电同步电复律成功。近年来有关该技术临床应用的报道越来越多。结果显示，经食管电复律较体表电复律具有低能量、安全的特点，一般不需要麻醉或仅需局部麻醉，电复律成功率高，并可随时经食管心脏起搏等优点。目前，该技术临床应用尚处于早期研究应用阶段，若在电极导管结构和直流电除颤仪的设计、改良、操作方法等方面做进一步改进，必将日臻完善并进一步推广应用。

青岛大学附属医院郑方胜教授研制了一种经食管导电球囊电极导管，用导电球囊电极取代原金属环电极，导电球囊经抽或充气可瘪缩或膨胀。当球囊膨胀后，其导电表面积增大，高达22cm$^2$，较以往食管金属环电极表面积增大了40～50倍。增大的球囊电极与食管及心脏接触紧密，使电复律能量降低，电复律成功率升高。

### （一）经食管心脏电复律操作

1. 患者平卧于木板床上，描记心电图以观察心律情况，测量血压及呼吸。保持一条静脉通道。

2. 医务人员各守其职，负责医师应再次检查一次准备情况。负责机器操作人员接连好地线及电源线，开启心脏电复律仪，检查同步系统是否良好，选择心电图 R 波高大、T 波及 F 波振幅较低的导联以防误触发。按下同步按钮观察 R 波某一点是否较亮，即 R 波上有无触发信号。反复检查无误后备用。检查除颤电极的阴、阳极是否与除颤仪连接良好。

3. 认真仔细检查食管电极导管是否良好，如采用导电球囊电极导管，应检查球囊有无破损，用针管向球囊内充气观察球囊膨胀是否良好，并记录充气量。嘱患者口服黏膜麻醉润滑剂 5～10ml。将导管用乙醇消毒后涂擦液状石蜡，自鼻或口腔插入食管电极导管，当远端食管电极记录心电图波形之 P 波呈直立向上，波峰尖锐振幅较高，QRS 波呈 Qr 或 QR 型时，表明远端电极位于食管靠近心房的下端。结合近端食管电极心电图波形，将食管电极定位并固定。

4. 如为四极金属环电极，可将远端两个电极与除颤仪阴极连线相连接，近端两个电极与除颤仪阳极连线相连接。这样可以增加电极面积。

5. 如为导电球囊电极导管，应将导电球囊充气使球囊膨胀。将远、近端两个导电球囊电极分别与除颤仪阴、阳极之连线相连接。

6. 食管心脏电复律的放电能量选择以最低的电功率达到有效成功复律为目的。放电能量过大可导致心肌损伤。结合国内外报道及我院临床应用资料。采用球囊电极导管，经食管电复律转复房扑可从 10J 开始，如不成功可再加 10J，即 20J。对于心房颤动或病程较长的心房扑动患者，经食管电复律开始的能量较普通心房扑动要大，电复律能量可从 20J 或 30J 开始。

7. 转复现场的工作人员应远离病床，不得接触患者。此时观察并告之患者即将复律，嘱患者做好准备，按下放电按钮进行经食管心脏同步电复律，在放电的瞬时多数患者可有不自觉的四肢抽动，时间极短，一般均可耐受。即时观察心电图示波器并记录心电图，同时严密观察患者的血压和呼吸，如出现窦性停搏或严重缓慢性心律失常，应立即经食管心脏起搏。如为窦性心律，患者无特殊变化，可以拔出食管电极导管。观察 1～2h 后送回病房。

## （二）经食管电复律时应注意的事项

1. 电复律所用各种用电仪器应连接好地线。最好连接至专用地线，切不可与暖气管连接。

2. 同步电复律时，要选择 R 波较高的导联，若 R 波振幅不够 5mm 可将增益放大，最好 R 波振幅在 10mm 以上。当选择较高 R 波导联亦应注意 T 波与 F 波振幅要小。

3. 插入食管电极后，根据患者身高及食管心电图波形，将食管远近端电极准确定位，食管靠近心房部位。如用导电球囊电极应将球囊充气使球囊膨胀贴近食管与心脏。

4. 放电时应告之患者，使其有思想准备，防止过度紧张。

5. 将食管心脏起搏仪连接好，使其处于备用状态。放电后密切观察心电示波，一旦出现窦性停搏或严重心动过缓，应立即经食管心房起搏。如出现完全性房室传导阻滞，应将导管下插至远端电极食管靠近心室的位置，进行经食管心室起搏，并立即配合药物治疗。

6. 电复律后拔出食管电极导管。如采用球囊电极导管，应将球囊电极抽瘪后再拔出导管。

此外，经食管心脏电复律转复阵发性室上性心动过速及室性心动过速均有报道，尤其对于应用经食管心房起搏的方法不能终止的阵发性室上性心动过速疗效较好。用电量较低，一般可从 3～5J 或 5J 开始，如不能复律则加大电复律能量（参考郑方胜主编《经食管心脏起搏与电复律》）。

## 五、除颤技术的发展

始于 20 世纪 80 年代的自动埋藏式自动复律除颤器（AICD），现在已得到广泛应用。最新一代 AICD 不但可以除颤，还可用电生理刺激法终止心动过速和心脏起搏，结构上也由原来的多电极变为单电极，发生器的重量大大减轻，使安装技术也明显简化。另外，治疗阵发性房颤的埋藏式转复设备也已问世，对患者无疑是一个极大的福音。

# 第四节 病理性和功能性室性期前收缩鉴别诊断和处理

室性期前收缩是临床常见的一种心律失常，可见于器质性心脏病（病理性室性期前收缩），亦可见于无器质性心脏病的患者，俗称功能性室性期前收缩。病理性室性期前收缩与功能性室性期前收缩在临床治疗策略的选择及预后上有很大的区别，因此，正确鉴别病理性室性期前收缩与功能性室性期前收缩有着极其重要的临床意义。本文从流行病学、危险分层、临床、心电图、电生理等方面对病理性室性期前收缩与功能性室性期前收缩的鉴别诊断分述如下。

## 一、室性期前收缩的流行病学

不同的检测方法，室性期前收缩的检出率不同。健康人中室性期前收缩的检出率：常规心电图为5%，动态心电图为50%，随着年龄增长室性期前收缩的发生率也逐步增加。不同病情、同样病情、不同阶段其室性期前收缩的发生率差异很大，急性心肌梗死（AMI）最初 2～3d 室性期前收缩的发生率可达85%～91%，随着病程的后延，室性期前收缩的发生率显著下降10%左右。冠心病患者的室性期前收缩检出率随心功能减退而增加，当 EF < 40% 时室性期前收缩的发生率为 15%～18%，而心功能正常者仅 5%～7%。不同时间室性期前收缩的发生率具有很大差异，一天中的上午、中午发生室性期前收缩较多，其他时间相对较少。全面评价室性期前收缩的频度和危险程度依赖于动态心电图，有时甚至需要长程（2～3d）动态心电图记录。

## 二、室性期前收缩的症状

1. 心前区的冲击感 由于室性期前收缩系提前的心搏，加之有代偿间隙，而代偿间歇后的第1个正常窦性搏动的血液搏出量增加，而使患者感到心前区有冲击感。

2. 心脏停搏感 因代偿间歇引起。如果在室性期前收缩基础上发生了更严重的心律失常，有

可能引起黑矇、晕厥等症状。

上述症状常引起紧张、焦虑甚至恐惧等表现，导致交感神经兴奋，反过来又加重症状。听诊或扪诊发现的"期前收缩"不一定都是期前收缩。可以是房室脱节中的心室夺获、反复搏动、并行心律等。因此，有上述症状的患者，应行心电图检查或 Holter 监测。

## 三、室性期前收缩的分析步骤

1. 明确基本心律的性质：基本心律可以是窦性、房性、交界性或室性心律。找出基本心律的节律、速率及传导的规律性。

2. 明确室性期前收缩的诊断：过早出现宽大畸形的 QRS 波群之前无 P 波，是诊断室性期前收缩的基本条件，遇到 P 波不清楚时，应采取以下措施：①用 12 导联同步描记心电图；②调定准电压使 1mV=20mm；③纸速 50～100mm/s。仔细观察期前收缩前 T 波中是否埋藏有心房波。必要时描记食管导联心电图，揭示 P 波的存在与否。如宽大畸形的 QRS 波群之前有房性 P 波，可能为房性期前收缩伴时相性室内差异性传导；宽大畸形的 QRS 波群之前有逆行 P 波，系交界性期前收缩伴时相性室内差异性传导。其前无房波者，可考虑为室性期前收缩。有时交界性心律伴有心室夺获出现时相性室内差异性传导时，该心室夺获的心搏酷似室性期前收缩，但它总有一相关的窦性 P 波，此时应注意鉴别。

3. 对室性期前收缩做出定位诊断：在明确诊断为室性期前收缩之后，可根据同步记录的 12 导联心电图上室性期前收缩的形态、方向、振幅、时限和联律间期等项指标推测出室性期前收缩的起源或折返部位，例如期前收缩起自右心室、室间隔或左心室等。同一导联上室性期前收缩的形态相同，联律间期固定者为单源折返性室性期前收缩；联律间期不同，形态相同者，为单源自律性室性期前收缩；联律间期相同，形态各异者，为多形性室性期前收缩；联律间期不相等，形态

不同者，为多源性室性期前收缩。

4. 肌性室性期前收缩：肌性室性期前收缩宽大畸形，一般 QRS 波群宽达 140ms 以上，不呈特定的束支传导阻滞或分支传导阻滞图形。分支室性期前收缩的时限相对较窄，一般 ≤ 140ms，呈典型的对侧束支传导阻滞或对侧束支传导阻滞及其分支传导阻滞图形。

5. 测量室性期前收缩的联律间期：测量室性期前收缩彼此之间的距离及室性期前收缩之间的窦性心搏数以发现更多的室性并行心律、隐匿性室性期前收缩二联律、三联律等。发生在心肌缺血基础上，联律间期极短的室性期前收缩有可能引发室性心动过速或心室颤动。

6. 测量室性期前收缩的代偿间歇：室上性节律中出现的室性期前收缩多伴有完全性代偿间歇，仅有少数是不完全代偿间歇。交界性节律或室性节律时出现的室性期前收缩常伴有不完全性代偿间歇。

7. 室性期前收缩形成室性融合波：除室性并行心律外，联律间期不固定而又伴有窦性心律不齐时，出现室性融合波的机会较多。如未记录到纯室性期前收缩，而只记录到 1 个或几个室性融合波，此时应注意与间歇性预激综合征、束支阻滞等心律失常相鉴别，最好记录较长时间的同步 12 导联心电图，就有可能记录到纯室性期前收缩。

8. 结合临床病史，心电图和其他资料，对室性期前收缩做出进一步的判断：确定室性期前收缩是良性的，还是恶性的；对室性期前收缩做出不需要治疗、一般治疗和需紧急治疗的正确判断。

在心电图上可以判断室性期前收缩是良性的，还是恶性的，必须结合临床进行判断，遇到困难者，利用动态心电图及其他辅助检查手段协助诊断。

## 四、室性期前收缩的临床意义和危险分层的作用

早期的 Lown 分级对室性心律失常危险度的分层忽略了患者心脏和全身整体临床情况，片面强调了室性期前收缩频发及其复杂程度，分层标准本身也存在一些缺陷：将 R on T 归于最严重状

况，而对于已经出现的非持续性室性心动过速（NSVT）重视不够。上述情况的结果是脱离患者实际情况。评价室性期前收缩的临床意义和预后并不取决于症状的有无及轻重，而应根据有无器质性心脏病及基本心脏病状态和严重程度。表 44-1 介绍室性期前收缩 Schamaroth 分类法。

**表 44-1 室性期前收缩 Schamaroth 分类法**

| 心电图表现 | 功能性室性期前收缩 | 病理性室性期前收缩 |
|---|---|---|
| QRS 波群 | | |
| 振幅 | > 20mm | < 10mm |
| 时限 | < 0.14s | > 0.14s |
| 切迹 | 一般无 | 多见 |
| ST 段等电位线 | 无 | 存在 |
| T 波 | 非对称性 | 对称（常呈高尖） |
| | 与 QRS 主波方向相反 | |

### 室性期前收缩的危险分层

对室性心律失常进行合理的危险分层需要结合患者的临床背景。目前，主要根据室性心律失常的预后意义和是否导致明显血流动力学障碍进行分类，从而制订相应的治疗策略。通常分为 3 大类：①良性室性期前收缩；②有预后意义的室性期前收缩；③恶性或致命性室性期前收缩。

1. 良性室性期前收缩　主要指无器质性心脏病的室性期前收缩。既无症状又无预后意义的良性室性期前收缩/非持续性室性心动过速（NSVT），不需要抗心律失常药物治疗。此类患者应给予恰当的安慰和合理的耐心解释，解除其心理紧张和各种担忧。如确有与心律失常直接相关的症状，要在对患者做好解释工作的基础上，首选 β 受体阻滞剂，必要时也可用普罗帕酮、美西律、莫雷西嗪等，但不宜使用对脏器有毒性或不良反应的药物，如奎尼丁、索他洛尔或胺碘酮。疗效的判断标准不是以室性期前收缩是否消失及减少了多少来衡量，而应该以症状减轻或消失为判断标准，所以，治疗过程中及治疗后不必反复做心电监测或做动态心电图计算室性期前收缩的次数及其变化值，避免引起患者不必要的精神紧张和恐惧。

2. 有预后意义的室性期前收缩　指发生于器质性心脏病且对病情有一定预后意义的室性期前

收缩。这类患者不可用 I 类抗心律失常药物，而应针对基础心脏病进行治疗。对急性左心衰竭患者出现各种心律失常，应尽快控制心力衰竭，注意查找低钾、低镁、洋地黄中毒等原因并给予纠正。慢性充血性心力衰竭患者，在心力衰竭纠正的基础上加用 β 受体阻滞剂。AMI 后，应尽快实施再灌注治疗；溶栓和直接 PCI，梗死相关血管开通时出现的室性期前收缩和加速性室性自主心律大多为一过性，一般不必使用抗心律失常药物，早期预防性使用利多卡因可增加总死亡率。对于导致血流动力学不稳定的频发室性期前收缩或 NSVT，可临时静脉应用利多卡因。陈旧性心肌梗死患者主要按照二级预防的要求使用相关药物，有左心功能不全者注意将血管紧张素转化酶抑制剂（ACEI）逐步调整至足够剂量，对左心室射血分数明显降低或严重心力衰竭的频发 NSVT 患者也可考虑用胺碘酮。

3. 恶性室性期前收缩 此类室性期前收缩患者有明确的器质性心脏病变，有可能引发持续性室速和室颤，应积极寻找和确定预测恶性心律失常的临床指标（如 24h 动态心电图监测、心室晚电位、心率变异性、Q-T 离散度和压力反射敏感性及左心室射血分数等）。抗心律失常药物在一级预防中的地位不明确。二级预防则主要针对发生于无急性冠心病事件时的心室颤动或血流动力学不稳定的室性心动过速的存活者。已有的大量临床研究结果表明，治疗恶性室性心律失常患者应首选 ICD，抗心律失常药物的疗效总的来说不可靠，其中：CAST 试验已提示 I 类抗心律失常药物不改善患者预后，且显著增加器质性心脏病伴室性心律失常患者的死亡风险。II 类抗心律失常药物即 β 受体阻滞剂，是降低心肌梗死后和慢性心力衰竭患者猝死和总死亡率的有效的抗心律失常药物，为恶性室性心律失常一级预防的首选药物。III 类抗心律失常药物胺碘酮可减少心肌梗死后和慢性心力衰竭患者的猝死风险，但对所有原因所致的死亡率降低不显著。胺碘酮是除 β 受体阻滞剂以外能够减少心肌梗死后（无论是否有室性期前收缩或左心功能不全）和慢性心力衰竭患者猝死风险的又一种有效的抗心律失常药物。胺碘酮和索他洛尔可作为无条件接受 ICD 的恶性室性心律失常者的一级预防药物，或与 ICD 联合使用。一般多考虑以胺碘酮为主药，索他洛尔为辅助的选药原则。对心功能差的老年患者首选胺碘酮，心功能好的年轻患者可用索他洛尔。IV 类抗心律失常药物维拉帕米可用于终止 QT 间期正常、由配对间期极短的室性期前收缩引发的多形性 VT，也用于左心室特发性室性心动过速或起源于右心室流出道的室性心动过速。

## 五、病理性室性期前收缩与功能性室性期前收缩的鉴别

判断病理性与功能性室性期前收缩的步骤为：①从临床上判断；②从常规心电图判断；③从室性期前收缩本身特点判断；④从室性期前收缩起源部位判断。

### （一）从临床表现上判断

1. 儿童和老年人所出现的室性期前收缩，病理性较多；青壮年发生的室性期前收缩，生理性较多。

2. 患者自己无感觉的室性期前收缩以病理性较多；自觉症状非常明显的室性期前收缩则以功能性较多。

3. 体力活动及心率增快时所出现的室性期前收缩，病理性较多；休息、饭后及情绪激动时，特别是经运动试验后原来较频发的室性期前收缩反而减少或消失者则以功能性为多。

4. 在心绞痛发作、心功能不全及洋地黄应用过程中出现的室性期前收缩几乎均为病理性。由于吸烟、饮用兴奋性饮料、失眠及体位变化等引起的室性期前收缩多为功能性的。

5. 结合心脏的基本情况，凡无心脏病表现和无冠心病危险因素的患者所发生的室性期前收缩，多为功能性的，反之多为器质性的。

### （二）从室性期前收缩以外的心电图表现判断

1. 窦性搏动的 QRS 波群形态。

2. 心室复极有异常。

3. QT 间期有延长。

4. 房室传导有阻滞。

如窦性搏动的形态或节律异常，同时并发的室性期前收缩多为病理性的。

**（三）从室性期前收缩本身特点判断（表44-1）**

1. 功能性室性期前收缩振幅是升高的，通常在 20mm 以上；病理性室性期前收缩可表现为低电压，QRS 波群振幅多小于 10mm 或低于同一导联的 QRS 波群（图 44-1～图 44-3）。

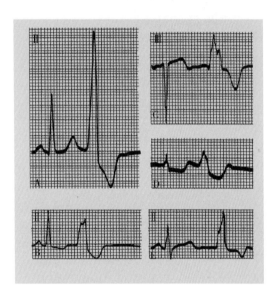

**图 44-1　病理性室性期前收缩与功能性室性期前收缩的鉴别**
A～E 显示了不同患者各种不同形态的室性期前收缩。每一个都记录了在窦性心动过速情况和室性期前收缩。A. 为功能性室性期前收缩，相对正常；B～E 显示了心脏病患者的病理性室性期前收缩

2. 功能性室性期前收缩其 QRS 波群时间一般在 0.12s 以内，病理性室性期前收缩 QRS 波群时间大于 0.12s，大于 0.16s 者几乎均为病理性室性期前收缩。

3. 功能性室性期前收缩 QRS 波群一般是光滑的，无切迹或顿挫；病理性室性期前收缩可有明显切迹或顿挫且其升降支不规则。

4. 功能性室性期前收缩 T 波与 QRS 波群主波方向相反；病理性室性期前收缩 T 波与 QRS 波群主波方向一致。

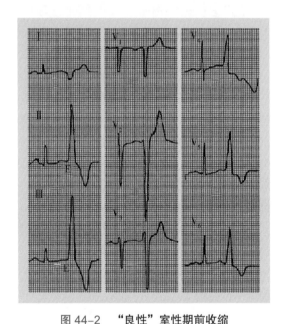

**图 44-2　"良性"室性期前收缩**
健康男性，20 岁。期前收缩有下列特征：①ST 段与 S 波终端融合；②T 波极性与 R 波相反，其两支不对称。在 Ⅱ 和 Ⅲ 导联室性期前收缩（E）这些特征最明显

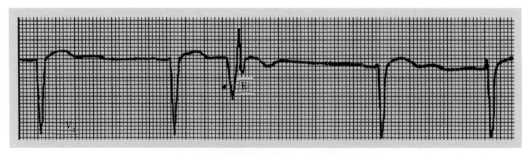

**图 44-3　陈旧性穿壁性前间隔心肌梗死心电图**
患者男性，70 岁。10 年前患穿壁性心肌梗死，窦性搏动除 ST 段稍显拱形外基本正常，但是室性期前收缩（E）显示病理性 Q 波（箭头示），提示陈旧性穿壁性心肌梗死

5. 功能性室性期前收缩倒置 T 波较为圆钝，降支与升支不对称；病理性室性期前收缩之倒置 T 波变深变尖锐，降支与升支对称，呈倒置的箭头样。

6. 功能性室性期前收缩 ST 段无等电位线，病理性室性期前收缩存在等电位线。

7. 从室性期前收缩起源部位判断。发生于左心室、心尖部的室性期前收缩以病理性较多，发生于右心室的室性期前收缩以功能性居多。据 Kenney 等报道，健康人发生的室性期前收缩 76% 来自右心室。

### （四）从室性期前收缩的起源部位判断

无器质性心脏病发生室性期前收缩者，起源于右心室者占 60% ～ 96%，起源于左心室者占 4% ～ 33%；有器质性心脏病发生室性期前收缩者，起源于左心室者为 73% ～ 83%，起源于右心室者为 18% ～ 27%。

心肌炎虽属弥漫性心肌病变，但一般以左心室受累为主，常出现左心室室性期前收缩。左前分支的期前收缩多见于急性心肌梗死，起源部位多位于梗死区附近。左后分支期前收缩多为特发性。冠心病左心室受损严重时常并发各型室性期前收缩，因此，左心室室性期前收缩多为病理性，而右心室室性期前收缩多为功能性。多源性期前收缩几乎见于严重器质性心脏病患者。多形性室性期前收缩多见于洋地黄中毒。起源于心尖部的室性期前收缩比起源于心底部的室性期前收缩预后稍差，可能与前者比后者的心排血量下降更多有关。

## 六、几种室性期前收缩的性质与预后

### （一）偶发室性期前收缩

24h 室性期前收缩数目从几个到几百个，室性期前收缩的形态符合"良性"室性期前收缩的标准。除室性期前收缩外，心电图正常。临床各种检查包括病史、体格检查、检验、心脏超声、运动试验、X 线、CT、磁共振成像等均未发现异常。该类室性期前收缩存在多年而无危害。

### （二）安全期室性期前收缩

指室性期前收缩的联律间期大于基本心律的 QT 间期或 QTU 间期，一般联律间期 > 400ms。处于安全区的频发室性期前收缩，即使 24h 达到万次以上，引发心室颤动的可能性也不大。

### （三）单形性室性期前收缩

指 12 导联同步心电图室性期前收缩的 QRS-T 波群的形态、时间在各个导联完全相同，为起源于心室同一起搏点所产生的室性期前收缩。偶发的单形性室性期前收缩常见于无明显器质性心脏病患者。

### （四）急性损伤型 ST 段抬高时的室性期前收缩

该类室性期前收缩常发生严重室性心律失常，严重者引发心室颤动导致猝死，应予以重视。

### （五）急性缺血性 ST 段下降时的室性期前收缩

该类室性期前收缩可引发室性心动过速或心室颤动。

### （六）急性心肌梗死时的室性期前收缩

急性心肌梗死患者发生室性期前收缩是引发室性心动过速或心室颤动的主要原因。

### （七）室性期前收缩显示出梗死波形

窦性心律时，梗死心电图不典型，或大致正常心电图。而发生的室性期前收缩显示出梗死性 Q 波、损伤型 ST 段改变和 T 波演变，有助于心肌梗死的诊断（图 44-4）。

### （八）1 万次以上的室性期前收缩

指 24h 室性期前收缩数目在 1 万次以上，有的患者可多达 2 万～ 4 万次。频发室性期前收缩持续时间长者，有可能发生心律失常性心肌病。

### （九）R on T 现象的室性期前收缩

R on T 现象的室性期前收缩易诱发室性心动过速或心室颤动。

### （十）长 QT 间期时的室性期前收缩

长 QT 间期时的室性期前收缩易诱发扭转型室性心动过速（torsad de pointes，TdP），心电图表现为一系列快速宽大畸形的 QRS 波群，主波方向围绕基线进行扭转，3 ～ 10 个心搏突然发生相反方向的转变。常呈阵发反复发作，多导联心电图同步记录更易于识别此种现象。TdP发作前后，心脏的基本心律频率较慢，复极延迟，表现为QT

或QU间期延长，T波宽大切迹，U波高大，可与T波融合在一起。TdP常出现于长RR周期之后，由R on T现象的室性期前收缩诱发。

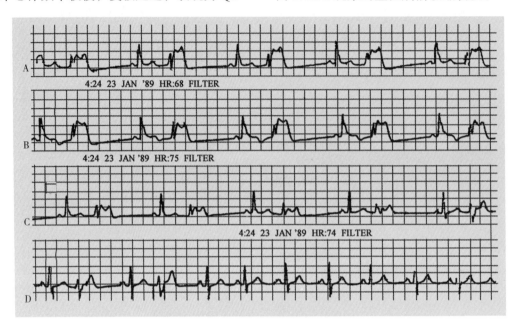

图44-4　室性期前收缩提示急性心肌梗死

#### （十一）短QT间期时的室性期前收缩

此类患者可发生严重心律失常。继发性短QT综合征的诊断标准为QT间期<320ms；②QTc间期≤340ms；同时具备引起继发性QT间期缩短的相关病因或诱因，在病因或诱因去除或后，QT间期可恢复正常或延长。

#### （十二）严重电解质紊乱时的室性期前收缩

严重电解质紊乱，特别是低钾血症患者易发生室性期前收缩，严重者，可诱发室性心动过速或心室颤动。

#### （十三）洋地黄中毒时的多形性室性期前收缩

在应用洋地黄治疗过程中发生的具有下列特点的室性期前收缩为洋地黄中毒表现：①室性期前收缩形成二、三联律；②多源、多形性室性期前收缩；③室性期前收缩数目增多；④室性心动过速或心室颤动。

#### （十四）Brugada综合征时的室性期前收缩

Brugada综合征患者的一个室性期前收缩就会引发严重的室性心律失常。

#### （十五）巨大J波伴发的室性期前收缩

巨大J波伴发的室性期前收缩者易发生心室颤动。因此，当临床心电图上发现有大的J波时，不论患者临床症状明显与否，应高度重视。

#### （十六）心力衰竭诱发的频发多源性室性期前收缩

充血性心力衰竭并发室性期前收缩很常见，系多种致病因素的联合作用，应采取综合措施方能有效地控制室性期前收缩。

#### （十七）频发特宽型室性期前收缩

若室性期前收缩的QRS波群时限≥160ms，称为特宽型室性期前收缩。它代表室性期前收缩在心室内的传导时间明显延长。室性QRS波群时限达180ms以上者，见于大面积陈旧性心肌梗死、心肌病、风湿性心脏病、高钾血症、心力衰竭等严重器质性心脏病。

#### （十八）RonP现象室性期前收缩

舒张晚期发生的室性期前收缩，可形成RonP现象。RonP现象的室性期前收缩诱发室性心动过速的机制不明确，可能为心房机械性收缩对心室的牵位引起心室肌兴奋性升高而引起室性心动过速。一般认为 RonP 现象不直接引起心室颤动。

### （十九）室性期前收缩引发心脏停搏

在病态窦房结综合征基础上发生的室性期前收缩，在逆向心房传导和激动心室的过程中，可引起心脏各级起搏点的抑制，从而出现心脏停搏，停搏时间较长者，可危及生命。

### （二十）缺血性心肌病时的频发多源性室性期前收缩

产生机制与心室内多个起搏点自律性升高或多发性折返有关。激动在心室内发生多处折返，因折返径路不同，折返时间不等，而产生多源性室性期前收缩。

### （二十一）心脏负荷与室性期前收缩

运动后诱发室性期前收缩，提示有心肌缺血，心肌缺血缓解后，室性期前收缩消失。

### （二十二）再灌注性室性期前收缩

再灌注性室性期前收缩是指心肌缺血后冠状动脉痉挛解除、血栓自溶、药物、物理、手术等方法使冠状动脉再恢复心肌灌注所致的室性期前收缩、室性心动过速及心室颤动。心律失常常突然发生，往往不能被临床医师预料，再灌注性心律失常可能是心源性猝死的原因之一。

### （二十三）行为应激诱发室性期前收缩

行为应激可使心交感－副交感神经活动失去平衡而诱发室性期前收缩，心理应激还可引起心室颤动阈值变化。临床发现心肌梗死患者在心理应激情况下恶性室性心律失常发生率升高。

### （二十四）冠状动脉造影中的室性期前收缩

冠状动脉造影过程中室性心律失常较多见，主要是室性期前收缩，其发生率为 27.45%，室性心动过速为 15.69%，心室颤动为 7.84%。室性期前收缩与室性心动过速多为一过性。左心室注射对比剂的过程中也常出现室性期前收缩。右心

导管检查过程中，特别是导管通过右心室流出道时，更易诱发室性期前收缩和室性心动过速。

总之，室性期前收缩是常见的心律失常，可能是功能性的，也可以是由严重的器质性疾病引起。同一类型的室性期前收缩，可能在较长时间相对固定出现，不需要特殊治疗，也可能是致命性心律失常（心室颤动）的先兆，需紧急处理。必须结合病史、症状、特殊检查及室性期前收缩的演变规律及治疗反应等各方面的资料加以综合分析，方可实施正确的治疗策略。

## 七、室性期前收缩的治疗

几乎每个人在其一生的某一时期内均有室性期前收缩的发生，因此室性期前收缩的出现并非都是由心脏病引起。对一些心血管神经官能症及对 β 受体高敏者，医生切忌轻易向受检者宣布"心脏有病"的结论。因为这使神经过敏的患者往往因此而患上医源性心血管病，把室性期前收缩看成"不治之症"，到处求医。但室性期前收缩常由器质性心脏病，尤其是冠心病、心肌炎、各种心肌病、二尖瓣脱垂或某些药物中毒引起，所以在对待室性期前收缩诊断和治疗的问题上要结合上述各点，全面综合地分析，既不能太过保守也不能过于激进，要恰如其分地做出结论，并制订积极有效的诊疗方案。

### （一）治疗原则

首先要对患者室性期前收缩的类型、症状及原有心脏病变做全面了解；然后确定是否治疗、如何治疗及治疗的终点。

### （二）治疗方法

1. 无器质性心脏病也无明显症状的室性期前收缩：

（1）不使用抗心律失常药物治疗。

（2）应解除患者的紧张和恐惧心理，消除顾虑。

（3）中医辨证施治或使用中成药。

（4）大剂量谷维素治疗。

（5）针对病因治疗，如纠正自主神经功能紊

乱等。

2. 无器质性心脏病有明显症状的室性期前收缩：

（1）选用 β 受体阻滞剂，当基础心率＜ 55 次 / 分时慎用。

（2）中医辨证施治或使用中成药。

（3）可短时应用普罗帕酮、美西律、莫雷西嗪；不宜选用奎尼丁、索他洛尔、胺碘酮等。

（4）大剂量谷维素、安他唑啉等治疗。

（5）针对病因治疗，如纠正自主神经功能紊乱等。

3. 器质性心脏病室性期前收缩的治疗：伴轻度心功能不全者（LVEF 为 40%～ 50%）首先纠正心功能不全，必要时可选用抗心律失常药物，以缓解症状。伴有明显心功能不全（LVEF ＜ 40%），且易诱发室性心动过速和心室颤动的恶性室性期前收缩者，在紧急抢救后一般需长期用药。除对因治疗外，应积极纠正心功能不全，可选用胺碘酮长期抗心律失常。

4. 在器质性心脏病室性期前收缩伴低血钾、严重水和电解质紊乱、洋地黄中毒、肺源性心脏病继发感染等情况下，应首选病因治疗，如无效，可酌情选用下列抗心律失常药物，如利多卡因、美西律（慢心律）、妥卡尼、普罗帕酮、胺碘酮、莫雷西嗪（乙吗噻嗪）、氟卡尼等。

5. 急性心肌梗死出现的室性期前收缩，不主张预防性使用利多卡因。一旦发生室性期前收缩，特别是出现频发性室性期前收缩（＞ 5 次 / 分）、多源（形）性室性期前收缩、成对或连续出现的室性期前收缩、室性期前收缩落在前一个心搏的 T 波上（RonT），应立即给药。可静脉注射胺碘酮，以 3mg/kg 稀释后缓慢静脉注射，5 ～ 10min 重复 1 次，可重复 2 ～ 3 次；必要时继以静脉滴注，24h 总用量可至 1200mg；利多卡因 50 ～ 100mg，并持续滴注 2 ～ 4mg/min；亦可选用电复律。

6. 心肌梗死后的恶性顽固性室性期前收缩可选用胺碘酮，有效维持量≥ 300mg/d。

7. 急性心肌炎中室性期前收缩：先使用美西律、β 受体阻滞剂，无效可改用莫雷西嗪或索他洛尔，并可中医辨证施治。

8. 扩张型及肥厚型心肌病室性期前收缩：不

单独使用抗心律失常药物；宜选用 ACEI+β 受体阻滞剂，改善心功能。亦可选用硫氮䓬酮或胺碘酮及中医辨证施治。

9. 联合用药：对器质性心脏病伴有较严重心功能不全、室性期前收缩频繁、有明显症状者，单一药物不能控制，必要时可考虑联合用药。联合用药可选择下列方案：Ⅰ A+ Ⅰ B、Ⅰ A+ Ⅱ、Ⅰ B+ Ⅱ、胺碘酮 + 美西律、地高辛 + Ⅱ 等。但用药时间不宜过长，以免产生严重的毒性作用。丙吡胺、β 受体阻滞剂、维拉帕米均有心肌抑制作用，不宜联合应用。

## 八、抗心律失常药物疗效判定的方法

1. 常规体格检查　是判定药物疗效的基本方法，服药后每分钟出现室性期前收缩数目比较是最简便的方法，通常要观察 5min 内的变化才有意义，但这种方法不能反映整体药物疗效。

2. 体表心电图　12 导联体表心电图是最常用的方法，但其临床价值只是在判定 QT 间期、QRS 时间、PR 间期、ST 段及 T 波变化时才有意义，而在判断心律失常是否被控制方面有限。各种间期的测定对判断药物已足量或过量，是否引起传导障碍和复极过程的异常极为有用，以便能及时进行适当处理。

3. 动态心电图　24h 连续描记心电图，能精确诊断心律失常的性质和程度，是判断药物疗效最重要的方法。个别患者需要连续 48h 以上的心电图监测。现有 Holter 软件已能回报室性或室上性异位搏动在 24h 内的总数、每小时的平均异位搏动数，以及发作心动过速的持续时间和发作次数等。用药后 2 ～ 4 周复查 Holter，可基本了解并判定此药是否有效，根据 ESVEM 试验采用标准，患者用药前后自身对照，达到以下标准者为有效：①室性期前收缩减少≥ 70%；②成对室性期前收缩减少≥ 80%；③短阵室性心动过速消失≥ 90%，15 次以上室性心动过速及运动时≥ 5 次的室性心动过速完全消失。如室性期前收缩增加数倍以上，或出现新的快速性心律失常，或由非持续性室性心动过速转为持续性室性心动过速可判断为致心律失常副作用。

4. 床旁心电图监测　是 ICU、CCU 应用的监测方法，尤其用于急性心肌梗死及其他急性冠状动脉疾病。严重室性心动过速已恢复窦性心律，至少要连续监测心电图 24h 以上。

5. 心室晚电位　器质性心脏病如心肌梗死后，心肌病的室性心律失常、心室晚电位常呈阳性。此种晚期除极电位常在心肌病变的周围形成，有独立预测发生室性心动过速及心室颤动的价值。

6. 心脏电生理检查　用于抗心律失常药物疗效的判断，通常做程控刺激及早搏刺激即已足够，以诱发出原有的心律失常作为判断药物是否有效的标准。因为属于有创性检查，以及费用较昂贵，目前通常不采用此法，而只在有特异心电图现象，或特殊的心律失常，以及有射频消融适应证者中才需要做心脏电生理检查。

# 第五节　无创心电技术预测恶性心律失常及心源性猝死

## 一、恶性心律失常及心源性猝死的病因

1. 器质性心脏病　冠心病、肥厚型心肌病（HCM）、扩张型心肌病（DCM）、致心律失常性右心室心肌病（ARVC）等。

2. 非器质性心脏病　Brugada 综合征（BS）、长 QT 综合征（LQ-TS）、短 QT 综合征（SQ-TS）、儿茶酚胺敏感性室性心动过速（CPVT）等。

## 二、无创心电技术预测恶性心律失常及心源性猝死的方法与评价

常规心电图是恶性心律失常及心源性猝死分层评估最为简便实用的临床检测手段。QRS 波时限、QT 间期、Q-T 离散度、短程 HRV 等可在常规心电图检测并进行评价。

### （一）长 QT 综合征

长 QT 间期可以引起恶性心律失常，其机制系因心室复极延迟，复极不均，易损期延长，结果是使心室内产生多发性折返途径，而产生多种恶性心律失常，尤其当刺激落在心室易损期或超常期时更易发生。Han 提出测定易损指数来估计室性期前收缩在恶性心律失常中的意义，即易损指数＝基础 QT 间期 × 前－心动周期（R-R）/配对时间（RR′），如＞1.1 可发生室性心动过速；＞1.4 则易发生心室颤动。QT 间期延长的心电图分为以下 3 型。

1. A 型（除极延长型）　以 QRS 波群增宽为特征，如束支传导阻滞。

2. B 型（ST 段延长型）　以 ST 段延长为特征，即心室复极起始延迟，而复极过程无延迟，T 波不增宽。以低血钙为代表，很少发展为恶性心律失常。

3. C 型（复极延长型）　QRS 时限正常，ST 段不延长，复极起始时间正常，复极过程延缓。心电图上显示宽大的 T 波或明显的 U 波。本型即为复极延迟综合征或长 QT 间期综合征，易引起恶性心律失常。

长 QT 间期延长综合征分为原发性和后天获得性。前者为一种遗传性心电生理异常，多见于年轻妇女，常伴晕厥和猝死。后者由心肌缺血、缺氧、急性脑血管意外、严重 AMI、二尖瓣脱垂、严重感染、大出血、应用抗心律失常药（如奎尼丁、普鲁卡因酰胺、普尼拉明）、低血钾、低血镁、低血钙、病毒感染及心脏自主神经功能紊乱引起。

长 QT 综合征的治疗：原发性 QT 间期延长综合征伴有耳聋及晕厥的女性患者，出现恶性室性心律失常发作的预后很严重，可用 β 受体阻滞剂或抗肾上腺素能手术，如左侧心脏交感神经切除术（LSCD）。后天获得性 QT 间期延长综合征的治疗，与尖端扭转型室性心动过速的治疗基本相同。

### （二）短 QT 综合征

短 QT 指 QT 间期短于正常范围。按有无确切

原因，可分为继发性短 QT 和特发性短 QT。前者指短 QT 有明确的原因，如发热、低氧血症、低钾血症、高钙血症、交感神经兴奋、洋地黄类药物作用等。后者指通过现有检查手段未能发现短 QT 的原因者。短 QT 可表现为一过性或持久性。前者指 QT 间期暂时短于正常范围，提示其原因常为一过性或可逆因素所致；后者指 QT 间期持续性短于正常范围，提示其原因多为固定因素或器质性病变所致。短 QT 可呈现家族聚集性，也见于散发病例。短 QT 易发生多种心律失常。对于特发性短 QT 伴有心律失常者，称为短 QT 综合征。

短 QT 综合征轻者无任何症状，或仅有心悸、头晕，重者晕厥和猝死。临床表现主要取决于并发心律失常的类型与伴发的其他系统异常。缓慢性心律失常可见窦性心动过缓、窦性停搏、窦房传导阻滞、房性游走节律、房室传导阻滞、交界区逸搏心律等。快速性心律失常可见房性期前收缩、房性心动过速、心房扑动和心房颤动、室性期前收缩、室性心动过速、心室扑动和心室颤动。患者可以某种心律失常为主，但常为多种心律失常并存。短 QT 综合征多有家族史，偶见散发病例。同一家系中男性和女性成员均可患病，提示为常染色体显性遗传，心脏检查常无器质性疾病，血生化检查正常。对于心律失常患者，常规心电图发现 QT 间期短于 300ms，应考虑短 QT 综合征的可能性。行 24h 动态心电图检查可发现一过性 QT 间期异常及其伴发的心律失常种类。超声心动图与磁共振成像可明确患者有无心脏器质性病变。建议对此类患者常规行心电生理检查，评价其心房和心室不应期，以及是否诱发心室颤动，估计患者的预后。自主神经功能检查和血清生化检查有助于明确一过性原因导致的短 QT 现象。基因筛查可明确短 QT 综合征的基因缺陷类型。

短 QT 综合征的心电图表现：至少可分为以下 3 型。

A 型：ST 段与 T 波均缩短，同时有 T 波高尖，易发房性和室性心律失常。

B 型：以 T 波高尖和缩短为主，ST 段改变不明显，以伴发房性心律失常为主。

C 型：以 ST 段缩短为主，T 波缩短不明显，以室性心律失常为主要表现。

短 QT 综合征为多基因遗传性疾病，不同的基因类型是否与心电图和临床表现类型有一一对应关系，尚待进一步研究确定。

QT 综合征的治疗方法：仍在研究探索之中。现症者的治疗目标在于延长 QT 间期，消除心律失常和猝死的危险。后代的治疗目标在于矫正异常基因，消除遗传学基础。

### （三）QT 离散度

QT 离散度（QTdispersion，QTd）是指各导联中最大与最小 QT 之差别，无论是 QT 间期延长或 QTd 增大都有发生恶性室性心律失常的可能。

QTd 已作为心肌复极不均匀性和电不稳定性的一个重要指标。但 QTd 的概念自提出时起就争论不断。笔者对此提出一些个人看法，供同道参考。

1. 测定方法　目前测量 QTd 的方法大多是先从体表采集同步的 12 导联心电图，然后再用人工测量。为了减少测量的随机性误差，可以在每个导联中测量 3 ～ 5 个连续的窦性心搏的 QT，分别计算这几次相同心搏 QT 的平均值，最后从 12 个导联中找最大的平均 QT 和最小的平均 QT，它们的差值就是 QTd 即：$QTd = QT_{max} - QT_{min}$。应强调：①必须用 12 导联同步记录的心电图才能正确测量 QT 间期。② QTd 的测量条件应该标准化。如测量前未服用影响自主神经的药物，并至少休息 15min 等，两次的测定条件基本相同。③ T 波终点确定正确。

2. QTd 的电生理机制　心室不同部位的单相动作电位时限不同，反映了不同部位心室肌复极时间的差异，可反映在体表心电图上，不同导联上 QT 间期的差异，反映不同部位心室肌复极的不均匀性。

3. QTd 的临床研究　QTd 目前较肯定的临床意义如下。

（1）QTd 对室性心律失常的预测意义：急性心肌梗死（AMI）患者 QTd 延长，在 AMI 早期数小时内，QTd 最大，以后随时间延长或成功的溶栓治疗而降低，在发生心室颤动时的 QTd 可达最大。但早期（1 周内）QTd 对死亡率预测无意义，而 4 周后 QTd 则对 AMI 死亡率有明显的预测价值，是患者猝死的独立危险因子。对 LQTS 患者，

QTd 和室性心律失常及死亡率明显相关，而且能评价治疗效果。在肥厚型心肌病患者中，伴有严重室性心律失常患者的 QTd 均大于无室性心律失常者且差异非常明显。但在一般性左心室肥厚患者中，QTd 对室性心律失常则无预测价值。对慢性心力竭患者（包括扩张型心肌病患者），目前的研究表明 QTd 不能预测室性心律失常的发生，也与死亡率无关。

（2）QTd 应用于评价抗心律失常药物的疗效和安全性：最近美国食品药品监督管理局（FDA）已将 QTd 作为抗心律失常药物评估的必测指标。

（3）大规模前瞻性临床试验结果表明，QTc 和 QTd 延长是心血管死亡率的有意义的预测指标。此结果支持计算机测定的 QTc 和 QTd 作为危险性分层指标的意义。

4.QT 间期离散度研究的不足及其争论

（1）测定技术和方法的不足：QT 间期测定的难点在于 T 波终点的确定，已有的方法都未能解决此问题。因而造成目前尚无 QTd 公认的正常值，QTd 至今不能作为常规检测项目用于临床。这也是反对者的主要理由之一。

（2）缺乏大规模前瞻性临床试验的资料，验证其对室性心律失常的预测意义。

（3）从心电向量学说的概念不能解释 QTd 的存在，因此认为 QTd 是完全错误的，但也不能推翻 QTd 的大量局部心肌动作电位的实验研究依据。所以目前 QTd 的理论基础尚有较大的争议。

综上所述，作者认为虽然 QTd 的测量方法及理论依据都有许多不足，反对声不断，但目前的研究资料，尤其是 Strong Heart Study 大规模前瞻性临床试验结果的发表，似乎更证明了 QTd 对室性心律失常和猝死的预测价值。但目前在测定方法上需要今后研究解决。在当前采用严格、统一的测量方法尤为重要。目前国外也正在研究多种方法，以便对 QTd 的测量技术进行改进。如此项工作能取得突破，则将极大地推动对 QTd 的研究。

（四）Epsilon 波

Epsilon 波是指位于 QRS 波群之后，波幅很低的子波。该波持续时间短，是由部分右心室心肌细胞除极较晚形成。由 FontaineG 在致心律失常性右心室发育不良患者的心电图中发现的一个波。

1. 产生机制　正常情况下，左、右心室除极几乎是同步进行，产生 0.06 ～ 0.10s 的 QRS 波群。当右心室发育不良或部分心肌细胞萎缩、退化，被纤维组织代替，产生脂肪组织包绕心肌细胞的岛样组织，使右心室部分心肌除极延迟。每种除极波在左、右心室大部分除极后发生，故出现在 QRS 波群之后，ST 段的起始部分。由于该波由左心室部分心肌除极产生，故在 $V_1$、$V_2$ 导联最清楚。Epsilon 波又称右心室晚电位或后激电位，应注意与左心室晚电位区别。

2. 心电图特点

（1）在 $V_1$ ～ $V_2$ 导联上 QRS 波群终末（ST 段初始）记录到一个棘波或震荡波。

（2）可同时合并不完全性或完全性右束支传导阻滞。

（3）记录方法：常规心电图记录或采取 Fontaine 双极导联记录。Fontaine 双极导联记录方法为：红色肢体导联电极放在胸骨柄作为阴极，黄色肢体导联电极放在剑突处作为阳极，绿色肢体导联电极放在胸导联 $V_4$ 处作为阳极，分别称为 $F_I$、$F_{II}$、$F_{III}$ 导联，用常规心电图记录 I、II、III 导联位置，即可记录出 $F_I$、$F_{II}$、$F_{III}$ 导联的心电图。亦可用提高增益的方法使 Epsilon 波变得更明显。

3. Epsilon 波与临床　Epsilon 波是致心律失常性右心室发育不良患者心电图中的一个特异表现。当患者有反复室性心动过速或心室颤动发生时，应认真寻找 Epsilon 波，以发现致心律失常性右室发育不良患者。

（五）J 波

当心电图 J 点从基线明显，乃至形成一定幅度、持续一定时间，并成圆顶状（Dome）或驼峰状（Camel-hump）样状态时，称为 J 波（见第四十三章第十二节）。J 波的出现预示有发生心室颤动的倾向。J 波的发生机制与 "2" 相折返或触发活动有关。

（六）R on T 室性期前收缩

当室性期前收缩落在前一搏动的 T 波上，称为 R on T。易发生室性心动过速或心室颤动（见第三十章期前收缩）。

### （七）T 波电交替

T 波电交替是复极化电交替：近年研究表明，T 波电交替与室性心律失常，尤其是恶性心律失常有密切关系，是预测发生心源性猝死与恶性心律失常的独立的、有统计学意义的指标。

T 波电交替发生的机制：目前认为系心肌缺血时，心肌动作电位形态或时程发生改变，复极不一致增加，并由此引起不应期离散，导致单向阻滞和折返。心肌缺血再灌注时加剧了复极不一致，或出现晚期后除极 2：1 传导阻滞。其离子机制是缺血性心肌一过性钙离子流变化的结果。同时，交感神经兴奋加剧 T 波电交替，迷走神经兴奋可抑制缺血性心肌的 T 波电交替，具有抗震作用，但不抑制再灌注时的 T 波电交替。

### （八）Brugadal 综合征

该征多为青年男性，患者平时无心绞痛、胸闷、呼吸困难等症状。主要症状为晕厥或猝死，多在夜间睡眠中发生，故有人称之为意外夜间猝死综合征。该患者多由体检或猝死家系调查中发现，其心电图表现为：$V_1$ 导联呈类右束支传导阻滞图形，$V_1 \sim V_3$ 导联 ST 段呈马鞍形至马背形持续上抬，上述心电图表现可间歇存在。其猝死多由多形性室性心动过速或心室颤动引起。因此，它是猝死的高危指标（见第四十三章第八节）。

### （九）窦性心律震荡现象

在室性期前收缩后，窦性心律先加速，随后发生窦性心律减速，这种典型的双相涨落式的变化称为窦性心律震荡现象，见于正常人及心肌梗死后猝死的低危患者。另一种是室性期前收缩后窦性心律震荡现象较弱或消失，见于心肌梗死后猝死的高危患者，表现为室性期前收缩前后窦性心律的 RR 间期无明显变化。

1. 计算与分析

（1）震荡初始（turbulence onset，TO）：震荡的初始表现为室性期前收缩后窦性心律出现加速。

（2）震荡斜率（turbulence slope，TS）：定量分析室性期前收缩后是否存在窦性心律减速现象。首先测定室性期前收缩后的前 20 个窦性心律的 RR 间期值，并以 RR 间期值为纵坐标，以 RR 间期的序号为横坐标，绘制 RR 间期值的分布图，再用任意连续 5 个序号的窦性心律的 RR 值计算并做出回归线，其中正向的最大斜率为 TS 的结果。

2. 发生机制　也不完全清楚。目前主要有两种学说：①室性期前收缩的直接作用，室性期前收缩可以引起两种一过性影响及作用；②室性期前收缩的反射性作用。

3. 窦性心律震荡检测的应用与评价　对急性心肌梗死的死亡高危患者的检出有重要价值，TO 和 TS 均异常时其阳性预测精确度分别为 33%（MPIP 研究）和 31%（EMIAT 研究），该值高于常规的其他预测指标，同时阴性预测精确度达到 90% 左右。

TO/TS 指标只是对一次室性期前收缩的反应是因极弱的内源性刺激触发反射性调节的结果，因此更加客观和系统化，特异性更强。这可以解释窦性心律震荡现象对猝死高危患者的预测强于 HRV 指标的原因。

窦性心律震荡现象正常存在时提示这种保护性机制完整，而丧失了室性期前收缩后的窦性心律震荡现象可能提示这种保护性机制已被破坏。

慢性充血性心力衰竭与急性心肌梗死患者都存在着交感系统的激活，都存在着 HPV 的下降，存在压力反射敏感性下降。心力衰竭患者存在室性期前收缩时，也可应用 TO/TC 指标估测预后及猝死危险度。

在窦性心律震荡检测研究中，尚无对室性期前收缩或不伴有室房逆传之间是否存在影响的资料，对 TO 或 TS 指标检测中究竟计算多少次室性期前收缩后 RR 间期的平均值为佳还需要进一步研究。

### （十）扩张型心肌病合并严重心力衰竭或心律失常

严重的扩张型心肌病患者容易发生猝死。最重要的预后因素是左心室功能不全的程度。当扩张型心肌病有严重心力衰竭并有快速性心律失常或传导阻滞时，应注意预防猝死的发生。

## （十一）肥厚型心肌病（Arg403Gln 突变型）

肥厚型心肌病是一种多态性遗传性疾病。目前已知有 6 种突变类型，预后各不相同。就猝死来说，Val606Met 突变型预后相对较好（猝死风险在 40 岁前约 5%，之后不再增加），而 Arg403Gln 突变型预后很差（40 岁以前约 50% 的猝死率）。这种遗传学异常解释了心肌肥厚很轻微且无症状的患者可能发生猝死。肥厚型心肌病猝死的确切机制尚不清楚，可能随遗传学异常和表型表现的不同而变化。对于有过猝死事件的肥厚型心肌病患者置入 ICD 后随访发现除颤器的使用率很低。这说明除室性心律失常外，还有其他机制在起作用。

## （十二）预激综合征合并快速型心房颤动

预激综合征合并快速型心房颤动，可能与房室旁道房室前向传导引起心室预激致心房压力升高和电不稳定有关，若其 RR 间期 ≤ 250ms，或最短 RR ≤ 180ms，则应视其存在高危旁路，易恶化为心室颤动，须立即给予普鲁卡因胺、普罗帕酮等药物治疗，伴有低血压、晕厥者应立即实行电复律治疗，并及早对旁路进行射频消融消除其传导能力。

# 第六节　宽 QRS 波群心动过速的鉴别诊断及治疗

宽 QRS 波群心动过速（wide QRS tachycardia；wide complex tachycardia，WCT）。宽 QRS 波群心动过速在起源上分为室性和室上性两类，两类宽 QRS 波群心动过速在发生机制、治疗方法、临床转归和预后上大不相同，故及时对宽 QRS 波群心动过速做出正确诊断极为重要。

## 一、定义

宽 QRS 波群心动过速指 QRS 波群时间 > 120ms，频率 > 100 次 / 分的心动过速。根据激动起源部位的不同，分为室性心动过速（VT）和室上性心动过速（SVT），是临床常见的心血管急症之一。其常见原因有冠心病、心肌病、心肌炎、电解质紊乱及药物（如奎尼丁、胺碘酮）中毒等，亦见于无器质性心脏病的健康人。

## 二、分类

### （一）室上性心动过速

1. 无旁道传导的室上性心动过速

（1）室上性心动过速伴功能性束支传导阻滞（SVT + BBB），各种室上性心动过速发生功能性束支阻滞（差异性传导或发生快频率依赖型 "3" 时相束支传导阻滞和蝉联现象）。通常在传导的两径路之间的不应期 / 传导速度相差在 40 ~ 60ms 以上容易发生。

（2）室上性心动过速伴室内传导延迟（SVT + IVCD）。

（3）室上性心动过速伴室内差异性传导（SVT + AC）。

（4）各种室上性心动过速伴固有的束支传导阻滞。

2. 有旁道前向传导的宽 QRS 传导心动过速

（1）室上性心动过速通过 Kent 束前向传导所形成的房室折返型心动过速（AVRT）。

（2）Mahaim 纤维参与前向传导的结室折返型心动过速。

### （二）室性心动过速

1. 根据 VT 发作时心电图特征、心脏电生理特点及临床表现，区分为：①并行心律性室性心动过速；②尖端扭转型室性心动过速；③双向性室性心动过速；④自主性室性心动过速；⑤非特异性 QRS 波群增宽。

2. 根据室性心动过速发作的持续时间和血流动力学改变情况分为：①持续性室性心动过速；②非持续性室性心动过速。

3. 根据室性心动过速时 QRS 波群形态分为：①单形性室性心动过速，其发作时室性心动过速 QRS 波群形态一致；②多形性室性心动过速，其室性心动过速发作时同一导联上 QRS 波群呈多种不同形态，RR 间距较不规整；③尖端扭转型室性心动过速；④双向性室性心动过速；⑤束支与室内折返性心动过速；⑥并行心律室性心动过速。

还有心绞痛发作时出现的短阵室性心动过速。有以胸前导联 QRS 形态分类者：若 $V_1$ 导联 QRS 波群终末呈正向波，为右束支传导阻滞型，反之为左束支传导阻滞型。此种分类方法仅能提供鉴别的初步信息。室性心动过速占 WCT 心电图表现者的 80% 左右。

### （三）快速心房颤动伴预激综合征

兼有心房颤动与预激综合征的相关特点。

## 三、宽 QRS 波群心动过速鉴别诊断步骤和方法

### （一）病史

无心脏病史而反复发作宽 QRS 波群的心动过速，特别是年轻人多提示为室上性心动过速或预激综合征；有器质性心脏病史，特别是发生在心肌梗死之后首先考虑为室性心动过速，陈旧性心肌梗死患者，预测准确性可达 85%；右心室发育不良、长 QT 综合征常有家族史；药物中毒、电解质紊乱导致宽 QRS 波群心动过速常有相应病史可资参考。

### （二）临床表现

宽 QRS 波群心动过速时，血流动力学影响小者支持 SVT；在心动过速时发生严重血流动力学障碍、血压明显下降，甚至发生意识障碍者多数为 VT；一般说 SVT 的心室率多偏快，为 > 200 次 / 分，可高达 240 ～ 290 次 / 分，而 VT 心室率相对缓慢，很少超过 200 次 / 分。150 次 / 分的心率常为心房扑动伴 2 : 1 传导，预激综合征并发心房颤动者心率常超过 200 次 / 分。

### （三）增强迷走神经张力的方法

增强迷走神经张力的方法是一种有助于 VT 与 SVT 伴室内差异性传导的常用鉴别方法，它可使迷走神经张力升高而阻断折返机制终止室上性心动过速，而 VT 对增强迷走神经张力的方法几乎无反应，偶有终止室性心动过速者，但发生率 < 2%。增强迷走神经张力的方法还可使心室率减慢，从而显现被掩盖的 P 波，有助于确定 P 波与 QRS 波群的关系。

增强迷走神经张力的方法对某些房性心动速并不能终止，而特发性室性心动过速者或极短联律间期多形 VT 用上述方法也可终止发作（其机制是折返）。某些室上性心律失常用上述方法可出现心率呈慢反应或心律失常表型改变（如颈动脉窦按摩使心房扑动转复为心房颤动），此时需要仔细分析或结合其他方法加以鉴别。

### （四）药物试验

腺苷是十分有效的鉴别诊断药物，腺苷对终止室上性心动过速有效，而对 VT 无效。

### （五）心电图鉴别方法

心电图鉴别方法是鉴别宽 QRS 波心动过速最简单、最方便、最迅速，且非常可靠的诊断方法。

1. 原先心电图 原有 Q 波型心肌梗死或有明显心肌缺血的心电图表现者以 VT 可能性大；原有束支传导阻滞在发生心动过速时其额面电轴、QRS 波群形态发生明显变化者提示 VT；心动过速时 QRS 波群形态与既往室性期前收缩的形态一致为 VT；原有束支传导阻滞与目前心动过速的宽 QRS 波群一致则提示 SVT。

VT 的 QRS 时限主要取决于两个因素：起源于室间隔部位的 VT，比心室游离壁发出的 VT 要窄；冲动进入希 - 浦系早的（即 HV 间期短）可导致较窄 QRS 波群。

2. 寻找窦性 P 波或异位 P 波 心动过速时 P 波（或 P' 波）可重叠于 QRS 波群或 ST-T 段上，常不易辨认，必须逐一导联仔细寻找，首先确定是窦性 P 波或是异位 P 波，存在房室分离者为 VT；若找见异位 P 波且 P'R > 0.12s，考虑房性心动过速伴功能性束支传导阻滞；若异位逆行 P 波，P⁻R < 0.12s，应为交界性心动过速伴束支传导阻滞；若异位 P 波在 QRS 波群之后且 RP⁻ > 0.12s，则考虑 VT。故心动过速时存在房室分离是诊

VT 的有力佐证，但在临床上发生 VT 时仅少部分患者从体表心电图上能诊断出房室分离。

3.QRS 波群

（1）时限：除极少数例外，室上性心动过速为窄 QRS 波群。室性心动过速者 LBBB 型者 QRS > 160ms，RBBB 型者 QRS > 140ms，特发性室性心动过速者 QRS 介于 120 ～ 140ms。

（2）心电轴：室性心动过速一般在 –90° ～ 180°。心电轴位于无人区者多为室性心动过速。

（3）形态：$V_1$ ～ $V_6$ 导联所有 QRS 波群均向上，称为朝上一致性；或所有 $V_1$ ～ $V_6$ 导联 QRS 波群均向下，称为朝下一致性；宽 QRS 波群心动过速不论表现向上一致性或向下一致性均表明是室性心动过速而不是室上性心动过速伴差异性传导。标准导联 QRS 波群负向一致性，是判断室性心动过速的一种独特指征，是指 3 个标准导联 QRS 波群完全负向（QS 型），而不是 QRS 波主波向下（rS 型）。室上性心动过速伴差异性传导，$V_1$ 导联多呈三相波（rsR′ 型），R′ 波＞ r 波，少数呈 QS 或 Rs 型，$V_5$ 导联呈典型右束支传导阻滞（qRS 型），S 波粗钝；VT 呈右束支传导阻滞型者，$V_1$ 导联多呈单相 R 波或双峰 R 型，左峰高于右峰，$V_5$ 呈 QS 或 rS 型；VT 呈左束支传导阻滞型时 $V_1$ 导联呈 rS 型，r 波宽于窦律时的 r 波或＞ 30ms，S 波降支有挫折，$V_1$ 导联 r 波起始至 S 波间期＞ 70ms，同时伴电轴左偏，$V_6$ 导联呈 QS 或 qR 型。室性心动过速 ECG 示：①电轴左偏；②$V_1$ 导联呈兔耳形，R > R′；③$V_6$ 导联呈 rS 形，S 波深达 15mm（表 44-2）。

表 44-2　室上性心动过速伴差异性传导与室性心动过速的鉴别

| | 室上性心动过速伴室内差异性传导 | | 室性心动过速 | |
|---|---|---|---|---|
| | $V_1$ | $V_6$ | $V_1$ | $V_6$ |
| RBBB 型 | rSr′ rR rsr rSR′<br>（三相波） | qRs Rs RS<br>（R/S > 1） | R qR<br>初始 R > 30ms<br>（单 / 双相波） | rS Qrs QR R<br>QS<br>（R/S < 1） |
| LBBB 型 | Rs QS<br>尖的 r 波继以迅速下降的 S 波降支<br>（心动过速时 R 小于窦律时 R） | R RR′ | rS（r > 30ms）<br>QS（Q 起始至 S 最低点＞ 60ms）*<br>（心动过速时 R 大于窦律时 R） | QR QS QrS<br>Rr′ qR |

*Kindwall（1988）：LBBB 型，$V_1$、$V_2$ 导联 R 起始～ S 波最低点＞ 70ms，考虑 VT

（4）RR 间距的规则程度：RR 间距绝对规则互差＜ 0.01s 多为室上性心动过速；室性心动过速节律基本规则互差常＜ 0.04s，预激并发心房颤动时 RR 间距绝对不规则，互差通常＞ 0.04s。

4. 注意心动过速的起始与终止　如发作间歇期（窦律时）存在一侧束支阻滞，与发作时 QRS 波群形态相同者提示为 SVT 伴束支阻滞；发作间歇期有预激表现，且有反复发作心动过速史者考虑为预激伴室上性心动过速；心动过速时 QRS 波群形态与发作间歇期心电图中室性期前收缩相同则考虑室性心动过速。

5. AV 分离　见于室性心动过速，但 AVNRT 者个别可见 AV 分离。而 VT 中有 1 : 1 室房传导者（逆向型 AVRT.mahaim 束前传 SVT 也有 1 : 1 房室传导），可用刺激迷走神经或电生理方法与 SVT 相鉴别。

6. 室性融合波和心室夺获　窦性搏动下传心室时，此时室性异位激动已发出冲动，两者在心室内发生干扰形成融合波，是诊断 VT 的有力佐证，仅见于频率缓慢的 VT 中，室率＜ 150 次 / 分者易发生，常出现于心动过速最初数个心室搏动，但发生率仅为 5% ～ 10%。SVT 伴束支传导阻滞时若出现窄 QRS 波群，则可能系阻滞同侧束支起源的室性异位搏动。

7. 预激伴 WCT 时，心电图有如下特点　①$V_4$ ～ $V_6$ 导联不应都为负向波，否则考虑 VT；②$V_2$ ～ $V_6$ 导联中 1 个或 1 个以上导联呈 QR 型预激可能极小（有心脏器质病变者如 MI 例外）；③无房室分离。

8. VT 与 SVT 伴差异性传导，心电图有如

下区别　①胸导联不呈 Rs 型；②胸前任一导联 R 波起始至 S 波最低点经时＞100ms（LBBB 型 VT）；③室率＞房率；④ V₁ 导联为单 / 双向波（RBBB 型 VT）（表 44-3）。

表 44-3　室性心动过速的鉴别诊断

| QRS 宽度 | RBBB 型≥ 140ms：VT | 经排除 SVT 并固有的 BBB 和预激 |
|---|---|---|
| | LBBB 型≥ 160ms：VT | 以附加束前向传导 |
| 电轴 | 左偏 -30° 以上：VT | 部分室性心动过速者电轴也可正常，极严重电轴左偏也可见于原有 BBB 发生 SVT 时 |
| QRS 形态 | RBBB 型 V₁ 导联单 / 双向：VT | SVT 时 V₆ 导联起始常为 Q 波，然后为 R，但其高度大于其后较宽 S 波 |
| | V₆ 导联 R/S ＜ 1 或 QS：VT | |
| | LBBB 型 V₁ 导联心动过速时 R ＞窦律时 R：VT | V₆ 导联 qR 型常为 VT，V₆ 导联其他形态 QRS 鉴别意义不大。V₁、V₂ 导联 R 波开始至 S 波最低点＞70ms（Kindwall） |
| | V₁、V₂ 导联 QRS 波起始至 S 波最低点≥ 70ms，S 波下降慢，有时顿挫：VT | 或有任一胸前导联 RS 型，R 波起始至 S 波最低点＞100ms 为 VT |
| AV 分离 | 存在：VT | |

9.Griffith 等提出鉴别标准

（1）室上性心动过速呈左束支传导阻滞型：V₁ 或 V₂ 导联呈 rS 和 QS 型；QRS 波群起点至 S 波最低点间期＜ 70ms；V₅ 导联呈 R 波无 Q 波；aVF 导联呈 RS 型。

（2）室上性心动过速呈右束支传导阻滞型：V₁ 导联呈 rSR′ 型，R′ ＞ r；V₆ 导联呈 RS 型（包括 Q 波＜ 40ms 和 0.2mV）R ＞ S，aVF 导联呈 QS 型。

10. Wellens 等提出的鉴别标准

（1）室性心动过速：QRS 波群时限＞ 0.14s；心电轴左偏超过 -30°；房室分离与室性夺获；V₁ 导联 QRS 波群形态呈 RS 型或呈 RSr′ 型；V₆ 导联 QRS 波群形态呈 qR 或 QS 型，R/S ＜ 1。

（2）室上性心动过速性差异性传导：QRS 波群时限＜ 0.14s；V₁ 导联 QRS 形态呈 rSR′ 型。

11.Simon 提出的 VT 诊断标准　①原先 ECG 有束支传导阻滞，而心动过速时呈不同的 QRS 波群形态；②原先 ECG 示 Q 波心肌梗死；③房室分离；④ RBBB 形态时 QRS 波群时限＞ 140ms，而 LBBB 形态时 QRS 波群时限＞ 160ms，尤其原来无 BBB 或未用抗心律失常药物时，此标准特异性更高；⑤ QRS 波群电轴在 -90°～ 180°；⑥多形性心动过速；⑦胸前导联 LBBB 形态，伴电轴右偏；⑧整个胸前导联一致正向，或一致负向 QRS 波群。

12. Brugada 流程图　Brugada 于 1991 年在用以往传统方法回顾性分析了 236 例宽 QRS 波群心动过速的基础上，提出新的鉴别宽 QRS 波群心动过速四步法，并前瞻性分析 554 例经电生理检查确诊的宽 QRS 波群心动过速患者（室性心动过速 384 例，室上性心动过速伴心室内差异性传导 170 例），证实其敏感性和特异性分别达 98.7% 和 96.5%。Brugada 四步法如下（图 44-5）。

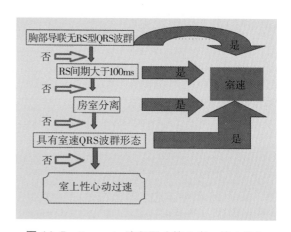

图 44-5　Brugada 流程图（第 1 步～第 4 步）

Brugada 标准不仅适用于室性心动过速与室上性心动过速伴室内差异性传导的鉴别诊断，也适用于室性心动过速与室上性心动过速伴原有束支传导阻滞患者的鉴别，但不适用于室性心动过速与预激性宽 QRS 波群心动过速的鉴别诊断。

13. Griffith 法　Griffith 等推荐的标准如下。

（1）室上性心动过速呈左束支传导阻滞型：V₁ 导联和 V₂ 导联呈 rS 或 QS 型，QRS 波群起点至 S 波最低点间期＜ 70ms，V₆ 导联呈 R 型无 Q 波。

（2）室上性心动过速呈右束支传导阻滞型：

$V_1$ 导联呈 rSR'；R' > r，$V_6$ 导联呈 RS 型（包括 Q 波 < 40ms 和 0.2mv），R > S。心动过速时 ECG 图形符合 Griffith 定义的束支阻滞图形即诊断为室上性心动过速，反之诊断为室性心动过速。不能肯定是室上性心动过速的诊断，将室性心动过速作为"默认"诊断。

14. Vereckei 分步诊断法

（1）Vi/Vt 测量方法（图 44-6）：①采用多导联同步记录心电图。②同步多导联心电图，可选 QRS 波群起点及终点明确的某一导联，从此点画直线以确定多导联的起始及终末点。③选择 QRS 波群呈双相或多相波的导联，其 R 波要高，S 波要深。以选择胸导联为主，多先选用 $V_3$ 导联，次选 $V_5$ 导联，再次选为 $V_2$ 导联。④选择好导联后，从 QRS 波群起始点后移 40ms 处测其电压绝对值为 Vi。⑤从 QRS 波群终点前移 40ms 处测其电压绝对值为 Vt。⑥ Vi/Vt > 1 为室上性心动过速，Vi/Vt ≤ 1 为室性心动过速。

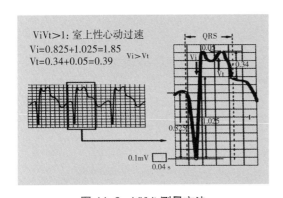

**图 44-6 Vi/Vt 测量方法**
（引自陈清启主编的《心电图学》第二版修订版第 1320 页）

（2）Vi/Vt 比值鉴别室性心动过速与室上性心动过速的电生理机制：室上性心动过速伴束支传导阻滞时，其心室初始激动是通过希 - 浦系统进行的，除极速度较快，故 Vi 值大，束支阻滞主要在心室中段与终末除极速度较慢，故 Vt 较小，因此 Vi/Vt > 1 常提示为室上性心动过速。相反，起源于心室的激动其初始除极是通过传导速度较慢的心室肌传导，故 Vi 值小，而当心室除极到达希 - 浦系统，其激动传导加快，故 Vt 值较大，因此 Vi/Vt ≤ 1 常提示室性心动过速。

（3）Vereckei 分步诊断法——Vi/Vt 比值鉴别

的机制和局限性：①宽 QRS 波群心动过速的心室率快，有时 QRS 波群的起点与终点不易确定，任意地武断确定会发生判断失误；②该方法不适用于束支折返性心动过速、分支型室性心动过速及房束旁路引发的心动过速等；③侵害心肌的某些疾病（如心肌梗死等）可能会改变 Vi 或 Vt 值，从而影响正确诊断。

15. 其他 以下标准有助于除外预激性宽 QRS 波群心动过速（支持 VT）。

（1）$V_4 \sim V_6$ 导联 QRS 波群以负向波为主。

（2）无器质性心脏病患者，心动过速时 $V_2 \sim V_6$ 导联有 QRS 波群呈 QR 型。

（3）房室分离。

（4）额面电轴极度右偏（-90° ~ ± 180°）。

（5）窦性心律时无预激波。

16. 食管心电图及食管调搏 经食管记录心电图是一项极简便方法，其最大作用是可以较清楚地记录到体表心电图不能辨认的 P 波，并由此找到 P 与 QRS 关系，有助于 SVT 或 VT 的鉴别，并可替代心腔内某些电生理检查程序以协助诊断。

17. 特殊导联心电图记录和特殊心电图波形 如加做一些特殊导联（剑突下 E 点及胸骨右缘第 3 肋间 A 点）Fontain 双极导联记录。ε 波（Epsilon 波）有助于致心律失常性右心室发育不全诊断，Osbom 波可见于特发性心室颤动者。

18. aVR 导联新流程 Vereckei 2008 年又提出更简化的 aVR 导联新流程（图 44-7）。

19. 简易诊断流程——宽 QRS 波群心动过速三步和五步诊断法 见图 44-8。

## （六）电生理检查

1. 需要电生理检查来鉴别室上性心动过速和室性心动过速 见于以下情况。

（1）窄 QRS 波群心动过速但存在 AV 分离，可见于：①异位起搏点位于房室交界区，希氏束或分支的心动过速；②起源于左心室间隔的特发性室性心动过速，QRS 波群 20 ~ 140ms，常与 SVT 相混淆。

（2）2 种或 2 种以上心律失常并存，体表心电图诊断困难者。

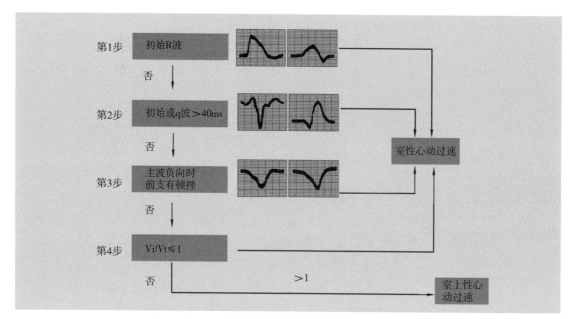

**图44-7　aVR 导联诊断宽 QRS 波群心动过速新流程**
（引自陈启清主编的《心电图学》第二版修订版第 1321 页）

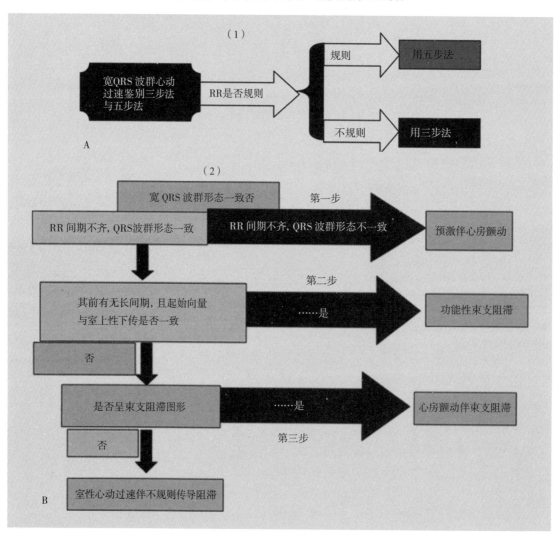

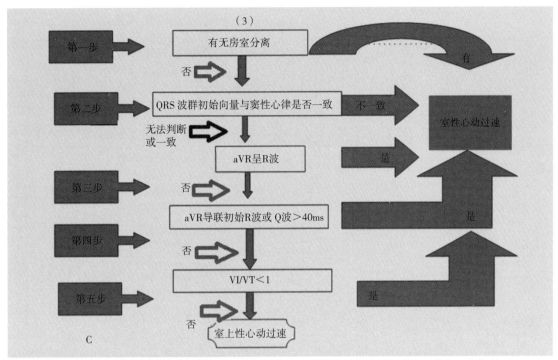

图 44-8　宽 QRS 波群心动过速简易诊断流程——宽 QRS 波群心动过速三步和五步诊断法

A. 宽 QRS 波群心动过速三步和五步诊断法说明；B. 宽 QRS 波群心动过速心律不规整、形态不一致时，用三步诊断法；C. 宽 QRS 波群心动过速心律规整时，用五步诊断法

2. 希氏束电图

（1）H 波与 V 波有固定关系，H 位于 V 前，HV 间期 > 30ms，为 SVT。

（2）H 波与 V 波分离，为 VT。可有以下几种表现：① H 波与 V 波同时发生，H 波位于 V 波之中；② H 波位于 V 波之前，但 HV 间期 < 30ms（H 为逆传）；③ H 波位于 V 波后，H 波后心房夺获；④ AH 相关联，但 H 波与 V 波无关，HV 间期不足，提示 HV 间期脱节。

（3）心动过速时 HV 间期 ≥ 窦律时 HV 间期，有两种可能。① SVT 伴差异性传导：此时 HB 间期早于 RB/LB 间期冲动。HB 间期冲动呈前向传导。② 束支折返 VT：心电图呈 LBBB 型时，HB 早于 RB 间期，呈 RBBB 型时，HB 间期早于 LB 间期。VV 间期随 HH 间期改变。

（4）心动过速时 H 波位于 V 波之后：为预激伴 SVT（旁路为前向传导），此时 HB 间期逆向激动，HB 间期晚于 LB/RB 间期。

（5）无 HB 间期或 HB 间期与 V 波无关，或 LBBB 型 HB 间期晚于 RB 间期，RBBB 型时 HB 间期晚于 LB 间期，为心肌起源 VT 间期。

（6）心房调搏：无 AVB 或心房颤动者以高于心动过速的频率调搏心房，夺获心房后出现窄 QRS 波群，说明原先的发作为室性心动过速。心室调搏有时可终止室性心动过速发作。

有关宽 QRS 波群心动过速诊断和鉴别诊断详细内容可参阅陈清启主编《心电图学》第 3 版第 46 章。

## 四、室性心动过速的危险分层

早期的 Lown 分级对室性心律失常危险度的分层过多强调了室性搏动本身的情况，而忽略了患者的基础病变及心脏的情况，结果导致临床上对室性期前收缩的过度治疗，造成临床医疗实践的混乱。

目前主要根据室性心律失常的预后意义和有无导致明显相关症状与血流动力学障碍来分类室性心律失常，从而制订相应的治疗策略。通常分为 3 大类。

1. 良性室性心律失常　指无器质性心脏病的室性期前收缩或非持续性室性心动过速。

2. 有预后意义的室性心律失常　指有器质性心脏病的室性期前收缩或非持续性室性心动过速。

3. 恶性室性心律失常 指有血流动力学障碍后果的持续室性心动过速和心室颤动。

预测恶性心律失常的指标有左心室射血分数、心室晚电位、心率变异性、QT 离散度和压力反射敏感性及本书介绍的新指标等。

结语：宽 QRS 波群心动过速的临床诊断，不应仅局限于心电图，应做出包括病史、体格检查、心电图、电生理及治疗反应等在内的综合判断。

# 第七节　窄 QRS 波群心动过速的诊断及鉴别诊断

窄 QRS 波群心动过速( narrow QRS wave tachycardia )泛指各种机制引起心率 > 100 次 / 分，QRS 波群时限 ≤ 0.11s 的心动过速。通常指阵发性室上性心动过速，但也包括少数分支型室性心动过速。

## 一、分类

1. 根据形成机制分类　①折返激动性；②自律性升高性；③触发活动性，其中绝大多数为折返激动引起。

2. 根据发生部位分类

（1）窦性心动过速和窦房（结）折返性心动过速。

（2）心房内折返性心动过速及自律性房性心动过速等。

（3）心房扑动及心房颤动。

（4）自律性房室交界区性心动过速。

（5）房室结折返性心动过速。

（6）顺向性房室折返性心动过速等。

（7）少数分支型室性心动过速。

## 二、分析方法

1. 找到 P 波：注意 P 波及 P 波的极性。窦房

结折返性心动过速时窦性 P 波出现在 QRS 波群前面；房性心动过速时异位 P 波也在 QRS 波群前面；慢 - 快型房室结折返性心动过速时部分逆行 P 波隐埋在 QRS 波群中，约 1/3 逆行 P 波出现在 QRS 波群终末，在 Ⅱ、Ⅲ、aVF 导联酷似 S 波，在 V₁ 导联酷似 r' 波；顺向性房室折返性心动过速时逆行 P 波出现在 ST 段上，大部分能辨认。如果 P 波不清楚可采用特殊导联（如食管导联）将其暴露。

2. 分析 P 波形态：P 波形态对分析心动过速的激动起源点或折返部位很有帮助。①各导联 P 波形态与窦性一致提示为窦性心动过速或高位右心房心动过速；②Ⅱ、Ⅲ、aVF 导联 P 波倒置提示为房室结折返性心动过速、房室折返性心动过速、源于心房底部的房性心动过速等；③逆行 P 波在 Ⅰ 导联直立，在 V₁ 导联倒置提示为右心房先激动。逆行 P 波在 Ⅰ 导联倒置，在 V₁ 导联直立提示为左心房先激动。

3. 分析 P 波与 QRS 波群的关系：窦房折返性心动过速、房性心动过速时 RP 间期 > PR 间期，顺向型房室折返性心动过速、慢 - 快型房室结折返性心动过速时 RP 间期 < PR 间期。在食管导联中 RP 间期 > 90 ～ 110ms 提示为顺向型房室折返性心动过速，RP 间期 < 70ms 提示为慢 - 快型房室结折返性心动过速（表 44-4，表 44-5）。

表 44-4　窄 QRS 波群心动过速 P 波与 QRS 波群的关系

| RP 间期 > PR 间期 | RP 间期 < PR 间期 | 无 P 波可见 |
|---|---|---|
| 窦房结折返性心动过速 | 房室结折返性心动过速（慢 - 快型） | 心房扑动 |
| 非典型房室结折返性心动过速（快 - 慢型） | 房室折返性心动过速（快旁道） | 心房颤动 |
| 顺向型房室折返性心动过速（慢旁道） | | 房室结折返性心动过速 |
| 房内折返性心动过速（LART） | | （慢 - 快型） |
| 自律性房性心动过速 | | |
| 多源性房性心动过速 | | |

表 44-5　AVNRT 与 AVRT 的鉴别诊断

| | AVNRT（慢 - 快型） | AVRT（顺向传导型） |
|---|---|---|
| QRS 波群电交替 | 少见 | 常见（可见于 1/3 病例） |
| 心动过速第 1 个 PR 间期 | 延长 | 正常 |
| P⁻ 的位置 | 在 QRS 波群内或跟其后，在、Ⅱ、Ⅲ、aVF 导联酷似 S 波 | 与 QRS 波群有距离 |
| | 在 aVR、V₁ 导联酷似 r′ 波 | |
| RP⁻ 间期 | < 70ms | > 70ms（常常）≥ 110ms |
| 室内差异性传导 | 少见 | 常见 |
| P⁻ 波极性 | 逆传型 P 波 | 根据旁道位置不同而异，如果 I 导联 P⁻ 波呈负向波，旁道位于左侧 |
| 室内差异性传导与无室内差异性传导比较 | 无变化 | 可能变慢（旁道与功能性束支传导阻滞同侧） |
| 房室传导 | 通常为 1：1，偶可出现房室传导阻滞 | 总是 1：1 |

4. 注意有无电交替：无房室传导阻滞的窄 QRS 波群心动过速如出现 QRS 波群电交替，提示为房室折返性心动过速。如心率 < 180 次 / 分，预测正确率为 90%；如心率 180 ～ 200 次 / 分，预测正确率为 82%。

5. 心率：如心率为 150 次 / 分，应首先除外心房扑动 2：1 传导。此时应注意观察 Ⅱ、Ⅲ、aVF 导联及 V₁ 导联有无 F 波。

6. 假 S 波和假 r′ 波：假 S 波定义为心动过速时 Ⅱ、Ⅲ、aVF 导联出现 S 波，而窦性心律时无相应的 S 波。假 r′ 波定义为心动过速时 V₁ 导联出现 r′ 波，而窦性心律时无相应的波。如心动过速时出现假 S 波和假 r′ 波时，强烈提示为 AVNRT。Kalbfleisch 等报道敏感度分别为 14%、58%，特异度分别为 100%、91%。

7. 分析折返部位：分析哪些部位参与心动过速对诊断颇有帮助。

（1）心动过速时 P 波多于 QRS 波群常是房性心动过速。

（2）房室折返性心动过速时心房与心室必须是 1：1 传导关系，一但发生二度房室传导阻滞，心动过速立即终止，表明心室是折返必需部分。

（3）室性心动过速时心室率 > 心房率，发生干扰性房室分离则是室性心动过速。

（4）窦房折返性、房内折返性、房室结双径路折返性心动过速时发生二度房室传导阻滞不影响心动过速，说明心室不是折返必需部分，可排除房室折返性心动过速。

8. 期前收缩能诱发或终止心动过速，表明为折返性心动过速，能重整折返性心动过速的期前收缩发生部位是折返环路组成部分。对自律性升高性心动过速，偶尔期前收缩也能重整心动过速，但不能终止。

9. 折返性心动过速快而规则，突发突止。而自律性增升高性心动过速具有"温醒"及"冷却"现象，可出现房性或室性融合波。

10. aVR 导联 ST 段抬高：心动过速时 aVR 导联 ST 段抬高有助于 AVRT、AVNRT 的鉴别。AVRT 时 aVR 导联 ST 段抬高概率大于 AVNRT。

11. 窦律时心电图有无心室预激表现　如有则为 AVRT。

12. 电生理检查：心脏电生理检查可了解心动过速的形成机制，明确心动过速的性质。

根据以上指标，在鉴别诊断时可参考如下程序，见图 44-9。

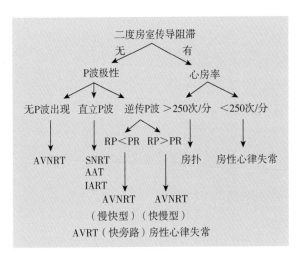

图 44-9　窄 QRS 波群心动过速的鉴别诊断流程

## 三、诊断与鉴别诊断

### （一）折返性窄 QRS 波群心动过速的诊断与鉴别诊断

折返性窄 QRS 波群心动过速有窦房结折返性心动过速、心房内折返性心动过速、心房颤动、心房扑动、房室结折返性心动过速、房室折返性心动过速、房室结双径路合并隐匿性房室旁道形成的窄 QRS 波群心动过速、房室结双径路非折返性窄 QRS 波群心动过速。其心电图特点参阅有关章节。

### （二）自律性升高性窄 QRS 波群心动过速

自律性升高性窄 QRS 波群心动过速指正常或异位节律点兴奋性升高而引起 QRS 波群时限 ≤ 0.11s 的心动过速。包括：①窦性心动过速；②自律性房性心动过速；③自律性房室交界性心动过速；④自律性室性心动过速。其心电图特点参阅有关章节。

### （三）触发活动性窄 QRS 波群心动过速

触发活动性窄 QRS 波群心动过速指由触发活动引起的 QRS 波群时限 ≤ 0.11s 的心动过速，其中以触发活动性房性心动过速较多见：①心房快速起搏或期前刺激可诱发；②诱发房性心动过速的期前刺激偶联间期，与最后一次刺激波至心动过速发作时第 1 次 P 波的间期呈正相关；③与其他机制形成的房性心动过速一样，P 波形态取决于异位激动的部位；④既可发生房室传导阻滞，也可发生室内差异性传导；⑤腺苷或兴奋迷走神经可终止房性心动过速。

有关窄 QRS 波群心动过速诊断和鉴别诊断详细内容可参阅陈清启主编《心电图学》第 3 版 45 章。

# 第八节　各种心电监测技术

## 一、重症心电监护技术

### （一）产生背景

重症心电监测产生于 20 世纪 60 年代初期，与现代心肺复苏、电除颤技术几乎同时应用于临床。由于心电监测可及时发现急性心肌梗死早期的严重室性心律失常，使这部分患者能得到及时的除颤治疗，死亡率大大下降，故该项技术很快得到推广。心电监测仪实际上只是一个示波器，以后随着信号采集和处理技术的改进，特别是计算机技术的应用，使心电监测作用逐渐增大，准确性不断提高。到目前为止，已经出现了诸如血流动力学、呼吸、氧合等多参数监测技术，但心电监测仍是监测患者多种生命体征最基本、最重要的参数，其应用范围也从心脏病学扩大到内、外、妇、儿等多科领域，并逐渐走向院前和社区危重患者的抢救，成为医护人员不可缺少的一项技术手段。

### （二）监测目的

在监护病房中，心电监测的主要目的是及时探知危及生命的心律失常，如心室颤动、室性心动过速、心室停搏等，以便医护人员及时采取治疗措施。除此之外，也可用于观察重症患者有无其他致命性心律失常，评价治疗效果。过去十分重视所谓"警告性"心律失常，如成对室性期前收缩、R on T 等，现在对此已有不同认识。除急性心肌梗死和 QT 延长综合征等情况外，这种"警告"并不很有价值，要做具体分析。除应用一些特殊技术外，一般不应以心电监测来观察患者的其他心电图改变。心电图监测不能取代常规心电图和动态心电图检查。

### （三）仪器设备

监测仪是心电监测的最基本单元，由不同监测仪组合的监测系统，可满足不同监护的需要。监测仪由床旁机和中心台组成。随着电子技术的迅猛发展，监测系统的组合已经有了很大的灵活性和适应性，可完成多参数综合监测、信息处理、资料贮存、打印报告等各种功能。不同的监护病房，应根据监护对象、工作人员多少、各项技术的开展情况及资金情况选择不同的监测系统。图44-10为较理想的现代监测系统示意图。在这个监测系统中，中心处理器与床旁监测仪形成所谓"中心监测仪"的双向关系，信息图形及处理结果可以相互传送。另外，不同的监测系统也可以通过计算机网络系统实现连接，甚至实现整个医院的联网，对信息的传递、各种仪器功能的开发，以及提高工作效率，起到不可估量的作用。

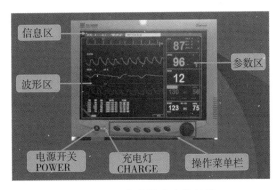

图44-10 多参数心电监护仪

（四）技术要点

在电极位置的选择上要注意以下几个原则：①尽量使正极位于负极的下方；②尽量避开听诊和除颤的部位；③一旦定好位置，尽量不要移动。

对大多数患者，3个胸前双极导联系统已经能够满足监测的需要。电极一般分别位于右上胸、左上胸和左下胸。根据这种位置，监测仪可提供3种导联选择。Ⅰ导联：右上（-）—左上（+）；Ⅱ导联：右上（-）—左下（+）；Ⅲ导联：左上（-）—左下（+）。其中Ⅱ导联清楚，QRS波群为正向波，用作长期监测最为理想。

少数患者因肢体导联低电压，或需进行ST段监测，需要选用与常规心电图近似的导联，此时可选用四极或五极导联系统。这种连接方法监测仪可提供与常规心电图相似的图形，其标记方法与常规心电图相同。

由于患者情况不同，以上所述常规导联偶尔不能产生理想的心电图，此时可以试用其他连接方法，如所谓$MCL_1$、$MCL_6$等。

1. 滤波技术 心电监测应使图形长时间保持稳定，其目的是保证资料的完整性和可靠性。因此心电监测要采取比常规心电图更大范围的滤波。多数监测仪的低频滤波上限为4Hz，可滤掉因体位变化、呼吸动作等造成的基线漂移，高频滤波下限为30Hz，可滤掉肌肉震颤、交流电干扰造成的杂波，但心电图有一定程度的失真，如波形变圆、振幅下降、挫折消失等，特别是可滤掉起搏信号，造成监测的困难。监测仪一般可提供2～3个滤波范围，以适应不同患者的需要。

2. 波幅调节 为适应不同监测导联产生的不同波形，一般监测仪均采取振幅连续可调式，屏幕及记录下来的心电图均不是标准电压心电图。对于以心律失常为主要监测目的者，这样做是有益的。具有ST段监测功能的监测仪，设有标准电压心电图的选择功能，可根据病情选用。

3. 理想的心电波形 为满足监测和心律失常分析的需要，所调节的监测心电图应达到如下要求：① P-QRS-T波清晰；② QRS波群以单向波形为主；③ P波、T波不高于R波的1/4；④室性期前收缩图形明显与正常者不同。

4. 报警系统的设置 不同监测仪可提供不同功能的报警选择。最常用的是心率报警，具有可调节的上、下限；尚有心律失常分析报警；其他监测参数也有报警功能。监测时应根据患者的情况进行设置。在目前的电子技术条件下，报警错误是不可避免的，而且为了提高报警的敏感性，必然在一定程度上损失其特异性，但因此而将报警系统全部关闭的做法是不可取的。

（五）心律失常分析

监测心律失常时，监测仪可及时对所设置的心律失常做出报警，并根据其严重程度做出不同级别的报警；提供心律失常趋势性资料；绘测趋势图及表格；编辑修改功能；贮存报警资料及心电图；描记报警心电图、打印报告等。正确设置心律失常的分析，将有助于提高重症监护的质量，特别是对心室颤动、室性心动过速的及时识别，可大大提高抢救的成功率。

### （六）ST 段监测

具有此项功能的监测仪，除需特殊的软件外，还需要多导联系统（五极以上）和标准电压心电图两个条件，而且示波屏幕上可选择 1 条以上心电图波形同时显示，并可以调节 J 点的部位，监测点在 J 点后的时间，以及 ST 段升高和降低的报警范围。这项功能对于有 ST 段动态改变的冠心病患者有一定帮助。

## 二、遥测心电图

### （一）监测目的

遥测心电监测主要用于可以活动的患者，了解患者有无心律失常，或临床症状与心电图的关系。因此，一般适用于普通病房的患者，或患者不绝对卧床时的监测。由于遥测心电监测不能提供其他监测参数，而且一般也不设置床旁监测仪，所以不适用于重症监护病房。

### （二）仪器设备

仪器设备由两部分组成：一部分为患者佩戴的心电记录仪，其主要功能是通过心电导联获取心电图，经处理后以无线电波的形式发送出去；另一部分为接收中心，从无线电波中接收患者佩戴的心电记录仪发来的信号，处理后转化为心电图，其功能与普通中心监测台相同。

### （三）技术要点

在重症监测技术要点中所述内容一般均适于遥测。遥测一般只有三极导联系统，可选择的图形受到一定的限制，如心电图波形理想，不仅进行心律失常分析，也可以进行 ST-T 改变的分析。

## 三、远程心电监测

远程医学是指在不同地点（农村与城市之间、城市与城市之间、同一城市的不同地点、不同国家和不同大陆之间）的医疗专业人员与患者，或者医疗专业人员之间，通过信息和通信技术实施的一种新型医学。它包括通过文字、声音、图像等形式，安全可靠地传输患者所需的医疗数据和信息来完成对疾病的预防、诊断、治疗及患者随访。远程心脏病学是一种患者或社区医师借助现代通信手段，异地或远程直接与心脏病专家交流的心脏病学医疗模式。远程心脏病学的应用使心脏病患者能够得到及时而准确的诊断和治疗，也部分解决了边远地区或农村地区缺少心脏病专家的问题。远程心电监测是远程心脏病学的重要组成部分。远程心电监测随着技术的进步，临床应用已趋成熟。

## 小结

本章共八节，介绍了心电图与临床的联系，主要内容有心电图的分析方法及临床应用、心电图鉴别诊断、除颤与电转复术、病理性和功能性室性期前收缩鉴别诊断和处理、无创心电技术预测恶性心律失常及心源性猝死、宽 QRS 波群心动过速的鉴别诊断及治疗、窄 QRS 波群心动过速的诊断及鉴别诊断、各种心电监测技术。

第一节为心电图的分析方法及临床应用。强调在分析心电图时切忌就图论图，必须密切结合临床资料进行认真分析，才能得出正确结论。面对一份心电图，应按下列步骤进行分析：①检查心电图记录质量，导联连接是否有误，有无干扰及伪差；②观察和分析 P 波；③测量 PR 间期；④分析 QRS 波群及其和 P 波的关系；⑤分析 ST 段；⑥分析 T 波；⑦分析 QT 间期；⑧分析 U 波；⑨分析心律失常的要点，首先确定心律失常的起源部位，确定心律失常的性质，是单一的心律失常，还是复杂的心律失常，对表现相似的心律失常进行鉴别诊断，必要时可行电生理检查，心律失常是原发的还是继发的，对心律失常进行评估，包括良性的、器质性的、恶性的。是否需要紧急处理等。心电图可为临床提供有诊断意义的证据，并可指导临床治疗，但也有一定的局限性。

第二节为心电图鉴别诊断，包括主要 P 波异常的鉴别诊断、PR 间期异常、Q 波异常、QRS 波群异常、ST 段异常、T 波异常、QT 间期异常和各种心律失常的鉴别诊断，并附常用心电图鉴别诊断表，使读者一目了然。

第三节为电除颤与电转复术,是临床上最常用且最重要的抢救技术,按照现代抢救技术的要求,除颤器的标准为:能直流电操作,可高电量,有同步与非同步放电选择,有一定的示波功能。心室颤动是电除颤的绝对适应证。电转复术的适应证为:①阵发性室上性心动过速、阵发性心房扑动、心房颤动、药物治疗无效或有禁忌,或影响血流动力学者。②阵发室性心动过速药物治疗无效者。③持续性心房扑动、心房颤动可除外洋地黄中毒引起的室上性心律失常。下列情况不能施行电转复:心房扑动、心房颤动持续时间长于1年者(换瓣术后可适当延长)、左心房巨大、孤立性房颤伴心室率慢者、疑有病态窦房结综合征者、反复发作的室上性心律失常者、不能耐受抗心律失常药物维持治疗者、有血栓栓塞病史或疑有心腔内血栓形成者、合并风湿活动、感染、甲状腺功能亢进症、电解质紊乱等情况者。

经食管电复律较体表电复律具有低能量、安全、一般不需要麻醉或仅需局部麻醉、电复律成功率高并可随时经食管心脏起搏等优点。郑方胜教授研制了一种经食管导电球囊电极导管,用导电球囊电极取代原金属环电极,导电球囊经抽或充气可瘪缩或膨胀。当球囊膨胀后,其导电表面积增大,高达22cm$^2$,较以往食管金属环电极表面积增大40~50倍。增大的球囊电极与食管及心脏接触紧密,使电复律能量降低,电复律成功率增加。

第四节为病理性和功能性室性期前收缩鉴别诊断和处理。从流行病学、室性期前收缩的危险分层、临床、心电图、电生理等方面对病理性室性期前收缩与功能性室性期前收缩的鉴别诊断及处理原则做了详细介绍。判断病理性与功能性室性期前收缩的步骤为:①从临床上判断;②从常规心电图判断;③从室性期前收缩本身特性判断;④从室性期前收缩起源部位判断。室性期前收缩的治疗原则首先要对患者室性期前收缩的类型、症状及原有心脏病变做全面了解,然后确定是否治疗、如何治疗及治疗的终点。

第五节介绍无创心电技术预测恶性心律失常及心源性猝死的重要方法。常规心电图是SCD分层评估最为简便实用的临床检测手段。QRS波群

时限、QT间期、QT离散度、短程HRV等可在常规心电图检测并进行评价。长QT间期可以引起恶性心律失常,其机制是心室复极延迟,复极不均,易损期延长,结果使心室内产生多发性折返途径,而产生多种恶性心律失常。短QT综合征轻者无任何症状,或仅有心悸、头晕,重者晕厥和猝死。临床表现主要取决于所并发心律失常的类型与伴发的其他系统的异常。QT离散度(QTd)是指各导联中最大与最小QT之差别,无论是QT延长或QTd增大都有发生恶性室性心律失常的可能性。Epsilon波是指位于QRS波群之后,波幅很低的子波。Epsilon波是致心律失常性右心室发育不良患者心电图中的一个特异表现。当患者有反复室性心动过速或心室颤动发生时,应认真寻找Epsilon波,以发现致心律失常性右心室发育不良患者。当心电图J点从基线明显,乃至形成一定幅度、持续一定时间,并成圆顶状或驼峰状样状态时,称为J波。J波的出现预示有发生心室颤动的倾向。J波的发生机制与"2"相折返或触发活动有关。当室性期前收缩落在前一搏动的T波上,称为R on T。易发生室性心动过速或心室颤动。T波电交替与室性心律失常,尤其是恶性心律失常有密切关系,是预测发生心源性猝死与恶性心律失常的独立的、有统计学意义的指标。Brugadal综合征是猝死的高危指标。在室性期前收缩后,窦性心律先加速,随后发生窦性心律减速,这种典型的双相涨落式的变化称为窦性心律震荡现象。室性期前收缩后窦性心律震荡现象较弱或消失,见于心肌梗死后猝死的高危患者。当扩张型心肌病有严重心力衰竭并有快速性心律失常或传导阻滞时,应注意预防猝死的发生。肥厚型心肌病中Arg403Gln突变型预后很差(40岁以前约50%的猝死率)。预激综合征合并快速型心房颤动,当其RR间期≤250ms,或最短RR间期≤180ms,则应视其存在高危旁路,易恶化为心室颤动。

第六节中宽QRS波群心动过速是指QRS波群>120ms,频率>100次/分的心动过速。根据激动起源部位的不同,分为室性心动过速(VT)和室上性心动过速(SVT),是临床常见的心血管急症之一。其常见原因有冠心病、心肌病、心肌炎、电解质紊乱及药物(如奎尼丁、胺碘酮)

中毒等，也见于无器质性心脏病的健康人。宽QRS心动过速的鉴别诊断步骤为：①重视病史；②参考临床表现；③应用增强迷走神经张力的方法；④必要时应用药物试验；⑤心电图是鉴别宽QRS波群心动过速最简单、最方便、最迅速，且非常可靠的诊断方法。心电图鉴别要点为：①参考原先心电图；②寻找窦性P波或异位P波；③分析QRS波群的时限、心电轴、形态、RR间距的规则程度；④心动过速的起始与终止规律；⑤有无AV分离；⑥有无室性融合波和心室夺获。文中指出预激伴WCT时心电图的特点。讨论了Griffith等提出的鉴别标准、Wellens等提出的鉴别标准、Simon提出的VT诊断标准、Brugada流程图、Griffith法、Vereckei分步诊断法、食管心电图及食管调搏鉴别、aVR导联新流程。介绍笔者总结的宽QRS波群心动过速三步和五步诊断法。

第七节中窄QRS波群心动过速泛指各种机制引起心率＞100次/分，QRS波群时限≤0.11s的心动过速。通常指阵发性室上性心动过速，但也包括少数分支型室性心动过速。分析方法为找P波、分析P波形态、分析P波与QRS波群的关系。

第八节是各种心电监测技术，简单介绍了重症心电监护技术、遥测心电图和远程心电监测。

附1　本章的学习重点

1 掌握心电图分析方法。

2. 详细阐述心电图在临床应用的重要性。

3. 掌握心电图鉴别诊断的方法。

4. 掌握电除颤与电转复术。

5. 如何鉴别病理性和功能性室性期前收缩。

6. 阐述24种室性期前收缩的临床意义及处理原则。

7. 掌握心电图预测心源性猝死12项新指标。

8. 掌握宽QRS波群心动过速的鉴别诊断。

9. 掌握几种特殊类型室性心动过速的心电图特点及处理原则。

10. 掌握窄QRS波群心动过速的鉴别诊断。

11. 了解各种心电监测、遥测心电图及远程电监测技术。

附2　请扫二维码扩展学习

# 第六部分
# 实战演习

　　这一部分展示了 30 份心电图。1 ～ 10 为基础图，每图 2 分。11 ～ 20 为提高图，每图 3 分；21 ～ 30 为复杂疑难图，每图 5 分。请您在 2h 内按要求写出诊断，并列出诊断依据。总分 100 分。看看您能得多少分。图例解读请扫二维码看视频讲课。

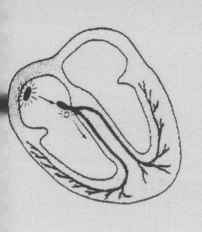

# 第四十五章

# 实战演习

# 第一单元　心电图基本图

（答对一图得 2 分，答错不得分、不扣分）

例 1：女性，33 岁。健康查体。请写出下图的诊断及诊断依据。

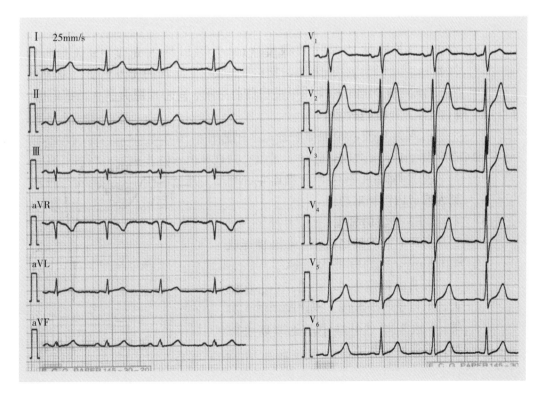

例 2：男性，49 岁。高血压 10 年。请写出下图的诊断及诊断依据。

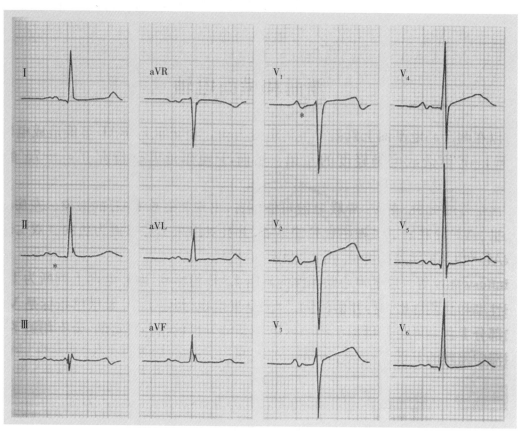

例 3：病史不详。请写出下图的诊断及诊断依据。

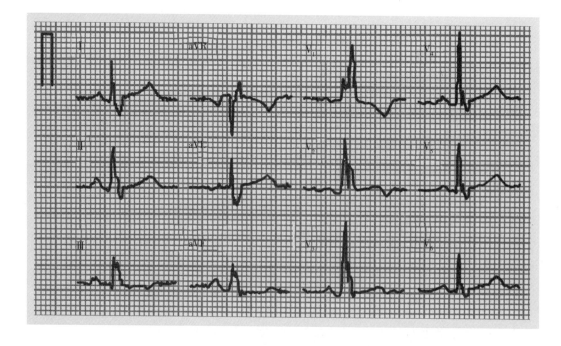

例 4：病史不详。请写出下图的诊断及诊断依据。

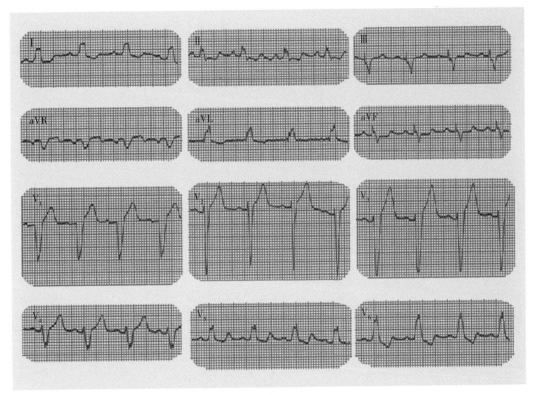

例 5：无自觉症状。请写出下图的诊断及诊断依据。

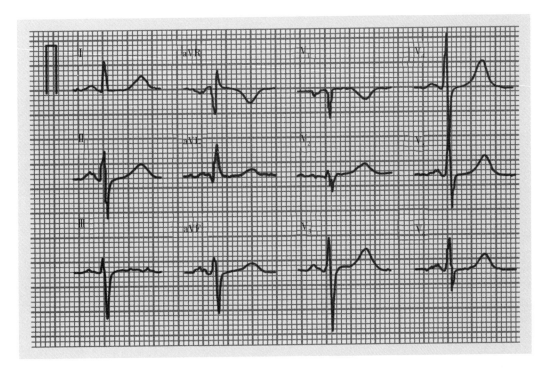

例 6：男性，急性胸痛。请写出下图的诊断及诊断依据。

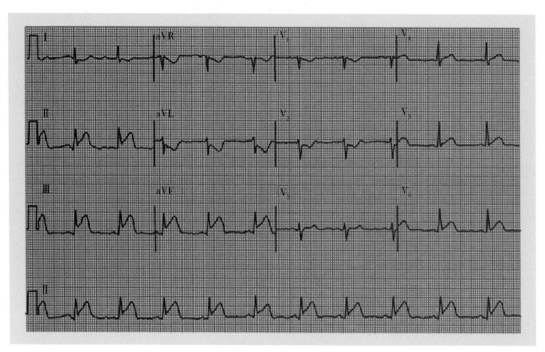

例 7：男性，70 岁。有心肌梗死病史。请写出下图的诊断及诊断依据。

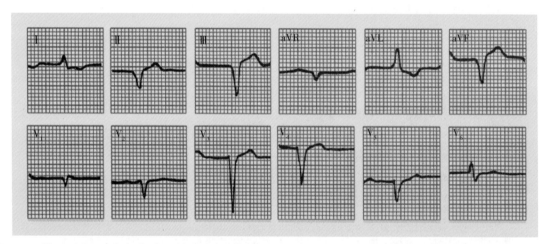

例 8：心慌、胸闷。请写出下图的诊断及诊断依据。

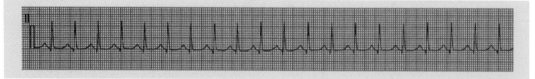

例 9：心慌就诊。请写出下图的诊断及诊断依据。

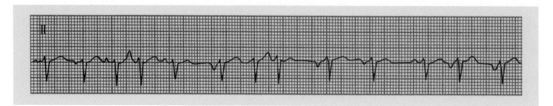

例 10：展示 A、B、C、D 四列外表相似窄波心动过速（Ⅱ导联）心电图。请分别做出诊断，并写出下图的诊断及诊断依据。

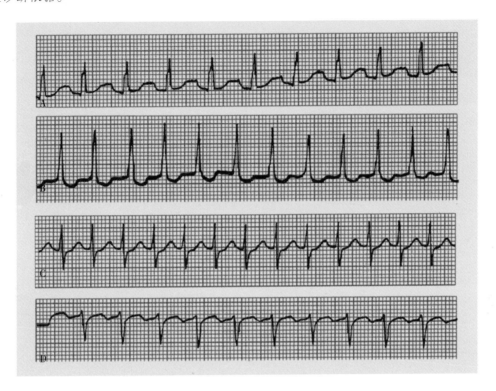

# 第二单元　心电图诊断技术进阶图

（答对一图得 3 分，答错不得分、不扣分）

例 11：病史不详。请写出下图的诊断及诊断依据。

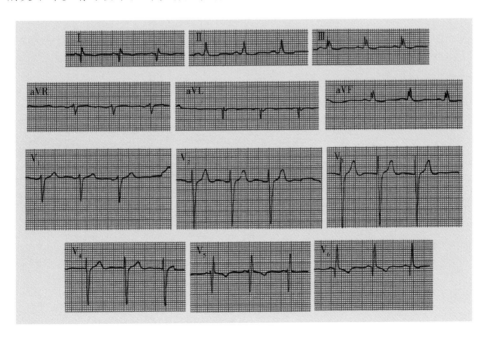

例12：男性，乏力，活动时胸闷。请写出下图的诊断及诊断依据。

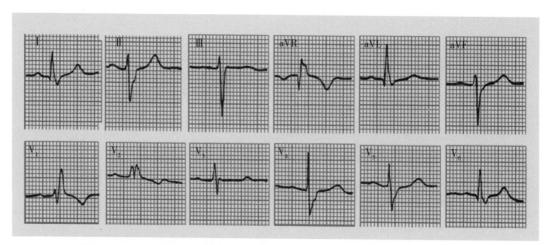

例13：病史不详。请写出下图的诊断及诊断依据。

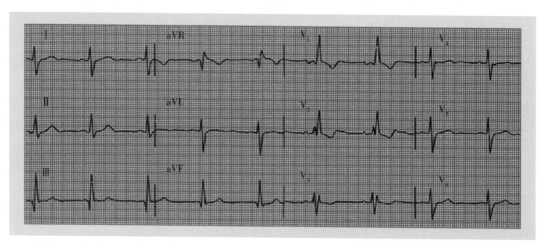

例14：男性，49岁。有时心慌、胸闷。请写出下图的诊断及诊断依据。

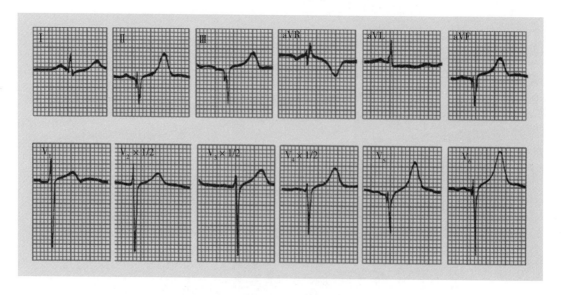

例 15：心功能不全，心慌、憋气。请写出下图的诊断及诊断依据。

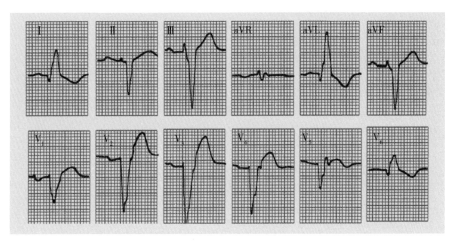

例 16：有阵发性心慌史。请写出下图的诊断及诊断依据。

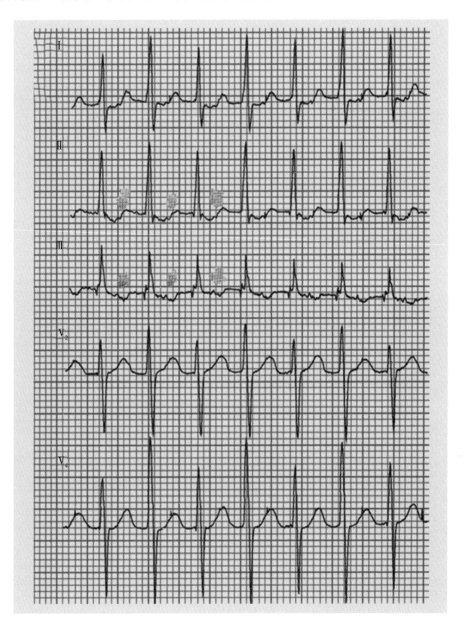

例 17：胸痛、心慌患者。请写出下图的诊断及诊断依据。

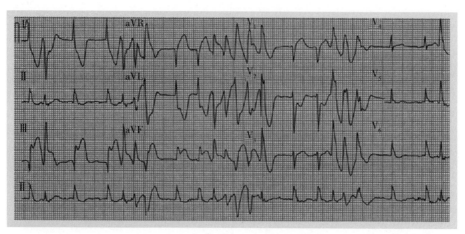

例 18：男性，60 岁。心慌、胸闷。请写出下图的诊断及诊断依据。

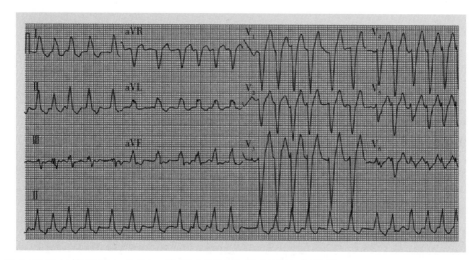

例 19：置入双腔起搏器后心电图。请写出下图的诊断及诊断依据。

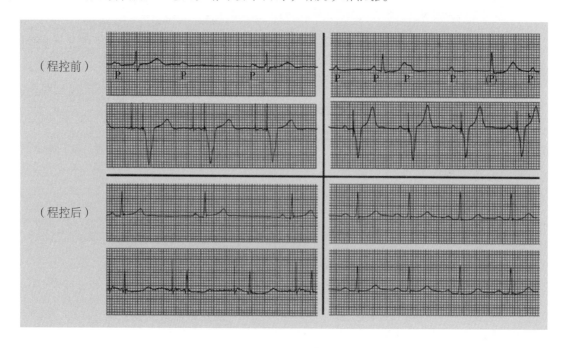

例20：双腔起搏器置入后复查。请写出下图的诊断及诊断依据。

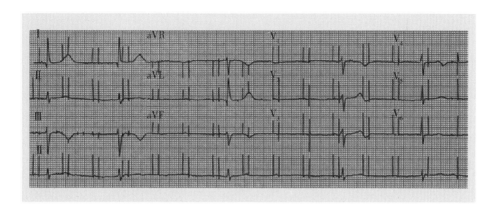

# 第三单元　复杂疑难心电图

（答对一图得 5 分，答错不得分、不扣分）

例21：男性，37 岁。自觉心悸。请写出下图的诊断及诊断依据。

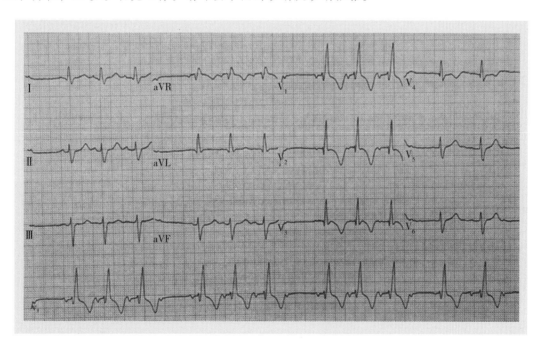

例22：女性，24 岁。心悸，产后心肌病。请写出下图的诊断及诊断依据。

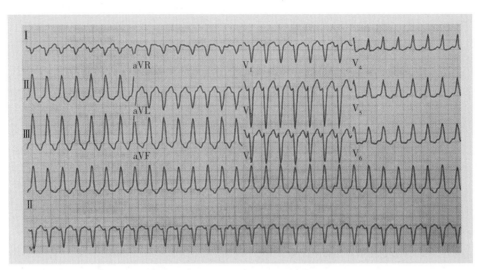

例23：男性，90岁。自觉心悸。请写出下图的诊断及诊断依据。

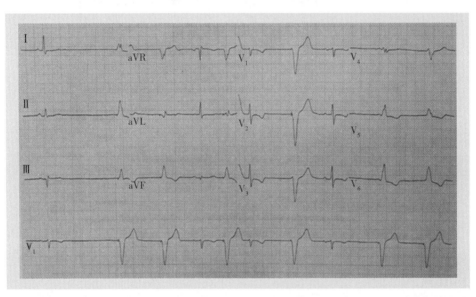

例24：男性，68岁。疲劳、呼吸困难，心力衰竭治疗中。请写出下图的诊断及诊断依据。

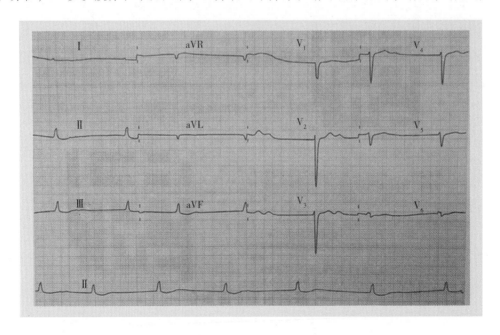

例 25：男性，47 岁。无症状。请写出下图的诊断及诊断依据。

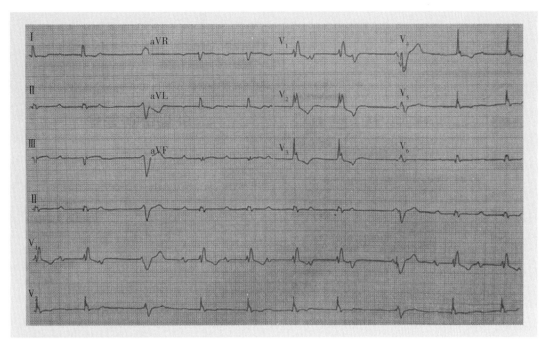

例 26：女性，66 岁。胸痛，憋气。请写出下图的诊断及诊断依据。

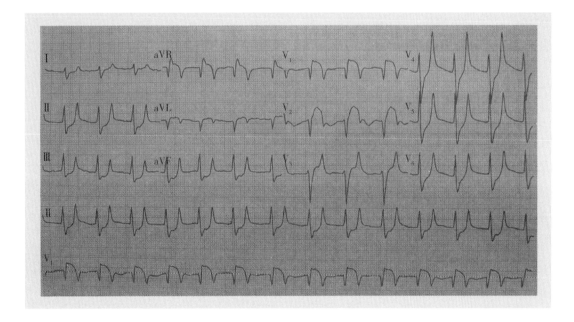

例27：男性，50岁。高血压病史21年。胸痛、胸闷、憋气1个月。A～D依次显示12导联心电图、正交心电图、2DECG、3DECG。请写出下图的诊断及诊断依据。

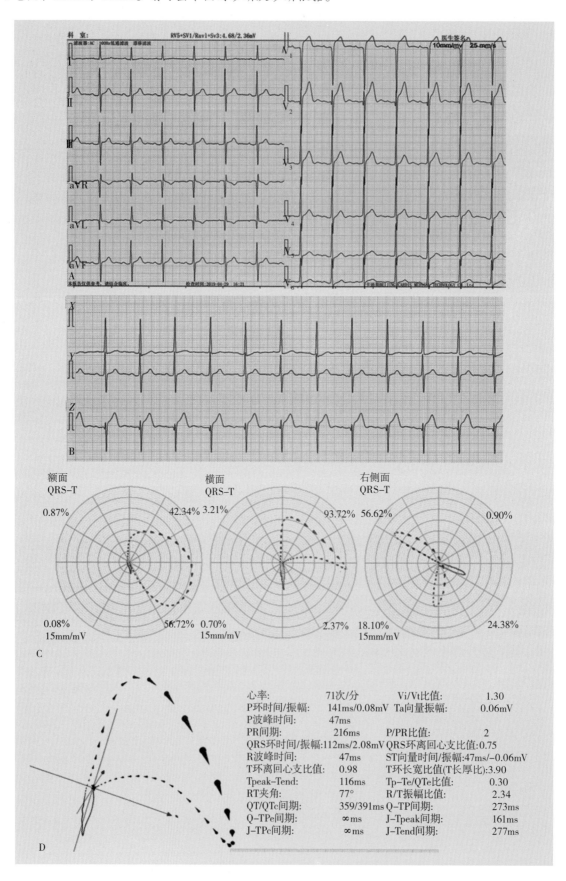

| 心率： | 71次/分 | Vi/Vt比值： | 1.30 |
| --- | --- | --- | --- |
| P环时间/振幅： | 141ms/0.08mV | Ta向量振幅： | 0.06mV |
| P波峰时间： | 47ms | | |
| PR间期： | 216ms | P/PR比值： | 2 |
| QRS环时间/振幅：112ms/2.08mV | | QRS环离回心支比值:0.75 | |
| R波峰时间： | 47ms | ST向量时间/振幅：47ms/−0.06mV | |
| T环离回心支比值： | 0.98 | T环长宽比值(T长厚比):3.90 | |
| Tpeak−Tend： | 116ms | Tp−Te/QTe比值： | 0.30 |
| RT夹角： | 77° | R/T振幅比值： | 2.34 |
| QT/QTc间期： | 359/391ms | Q−TP间期： | 273ms |
| Q−TPe间期： | ∞ms | J−Tpeak间期： | 161ms |
| J−TPc间期： | ∞ms | J−Tend间期： | 277ms |

例28：男性，34岁。时有胸痛、心慌。A～D依次显示12导联心电图、正交心电图、2DECG、3DECG。请写出下图的诊断及诊断依据。

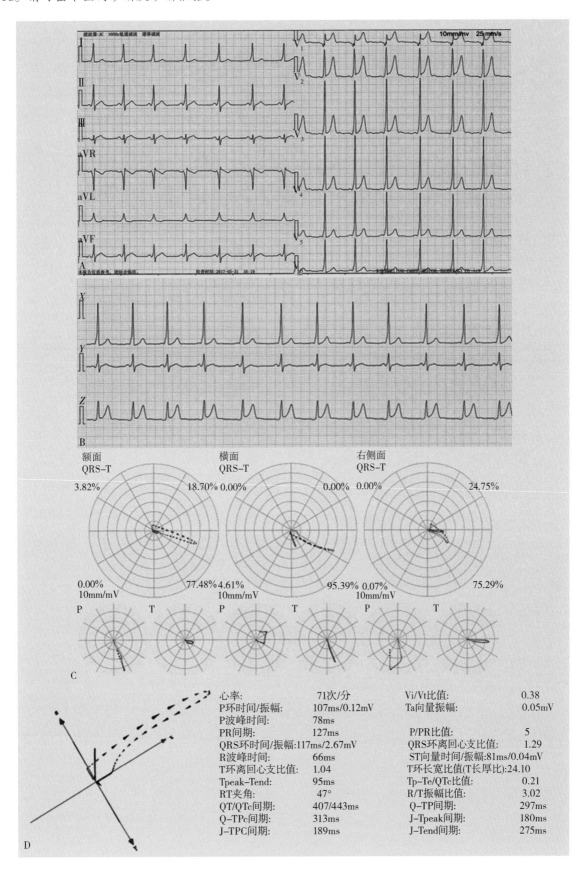

例29：男性，38岁。胸痛、心慌、胸闷5年。A～D依次显示12导联心电图、正交心电图、2DECG、3DECG。请写出下图的诊断及诊断依据。

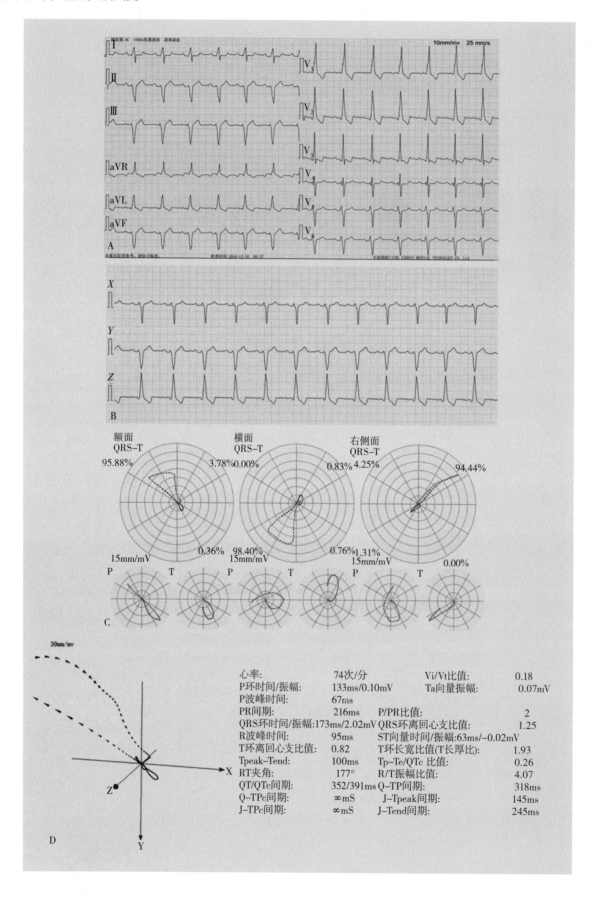

心率： 74次/分　　　　　　Vi/Vt比值： 0.18
P环时间/振幅： 133ms/0.10mV　　Ta向量振幅： 0.07mV
P波峰时间： 67ms
PR间期： 216ms　　P/PR比值： 2
QRS环时间/振幅：173ms/2.02mV　QRS环离回心支比值： 1.25
R波峰时间： 95ms　　ST向量时间/振幅：63ms/−0.02mV
T环离回心支比值： 0.82　　T环长宽比值(T长厚比)： 1.93
Tpeak−Tend： 100ms　　Tp−Te/QTc比值： 0.26
RT夹角： 177°　　R/T振幅比值： 4.07
QT/QTc间期： 352/391ms　Q−TP间期： 318ms
Q−TPc间期： ∞mS　　J−Tpeak间期： 145ms
J−TPc间期： ∞mS　　J−Tend间期： 245ms

例30：女，13岁。心慌反复发作。图 A 为心慌发作时记录；图 B 为发作终止记录。请写出下图的诊断及诊断依据。

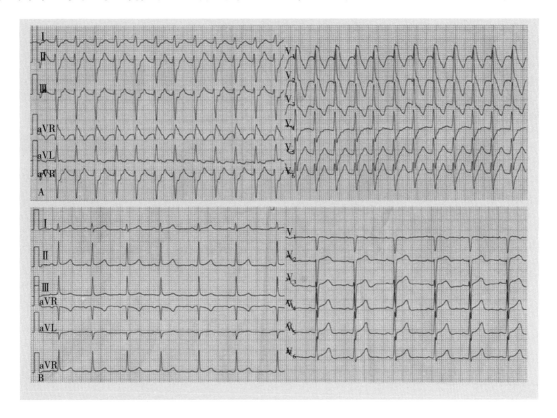

请扫二维码扩展学习。

# 第七部分
# 心电图图例分析

在这一部分您可以进一步学习心电图的综合分析，以提高您分析心电图的能力。

学习方法：当您接触一帧心电图时，首先应进行必要的有关心电图波型测量及形态学观察，然后参阅临床资料，运用自己掌握的知识进行联系思考，找出特征，做出诊断。然后对照图中的"心电图特征""心电图诊断"进行核对是否有所差异，最后阅读"讨论"部份，了解编者在进行诊断时的思路，作为自己的参考，这样可能会对您更有帮助。

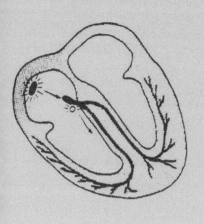

# 第四十六章
# 图例分析（心电图图谱）

病例 1

【临床资料】女性，30 岁。健康查体，心肺无阳性体征，常规化验检查、X 线检查及心脏彩超检查均正常，此帧心电图系查体时描记。

【心电图特征】图 46-1A ～ D 依次显示常规 12 导联心电图、正交心电图、心电向量图及 T 环。A、B 图各导联 P 波顺序出现，P 波形态圆钝，时间

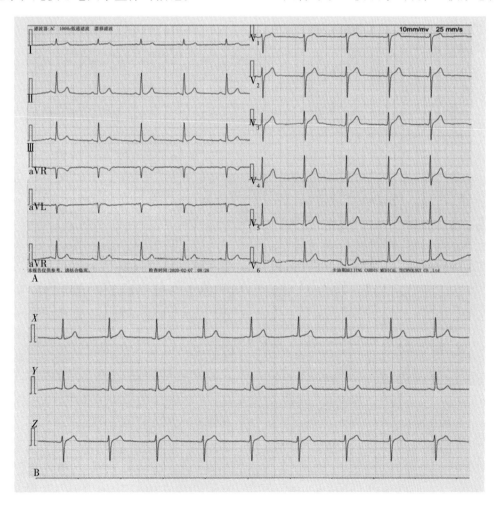

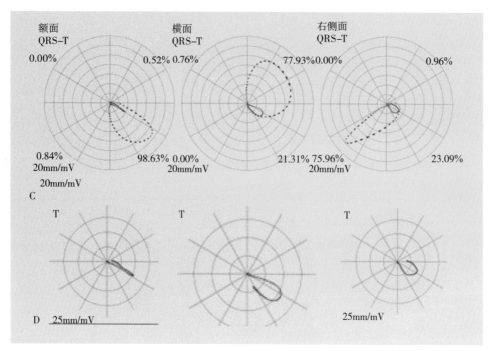

图 46-1　病例 1 心电图

0.10s，Ⅱ、Ⅲ、aVF 导联及 *X*、*Y*、*Z* 轴心电图 P 波直立，aVR 导联 P 波倒置，心率 56 次 / 分，PR 间期 0.15s，QRS 时间 0.08s，QT 间期 0.39s。心电轴正常。Ⅰ导联呈 R 型，Ⅱ、Ⅲ、aVF 导联呈 qR 型，aVR 导联 QS 型，aVL 导联呈 rS 型，V₁、V₂ 导联呈 rS 型，V₃ 导联呈 RS 型，V₄、V₅ 导联呈 Rs 型；V₆ 导联呈 R 型，$R_{V_5}$=1.3mV。*X*、*Y* 轴心电图呈 R 型，*Z* 轴心电图呈 rS 型。各导联 ST 段无偏移。aVR 导联 T 波倒置，Ⅰ、Ⅱ、Ⅲ、aVF、V₂～V₆ 导联 T 波直立，$T_{V_5}$ > 1/10R。图 C 显示 P 环、QRS 环、T 环位置、形态、远行方向、速度、时间、QRS-T 夹角均正常。图 D 显示 T 环正常。

【心电图诊断】①窦性心律（心率 56 次 / 分）；②正常多维心电图（含正常一维心电图、二维心电图和心电向量图）。

【分析讨论】展示本图的目的是使读者掌握正常心电图的诊断条件。正常心电图须具备如下条件：①正常窦性心律。本图 P 波顺序出现，Ⅱ、Ⅲ、aVF 导联方向直立，aVR 导联方向倒置，PR 间期正常（0.12～0.20s）。*X*、*Y*、*Z* 轴心电图 P 波直立，故为窦性心律。②P 波时间正常（＜0.11s），形态正常，电压正常（肢体导联＜0.25mV，胸导联＜0.15mV）。③QRS 波群时间、电压、形态正常。本图 QRS 波群时间 0.08s（正常 0.06～0.10s），无异常 Q 波，$R_{V_5}$ =0.6mV（健康人＜3.5mV）。$R_{V_1}$= 0.1mV（健康人＜1.0mV），$R_{V_5}+S_{V_1}$=1.7（健康人＜3.5mV）。④ST 段无偏移。⑤各导联 T 波方向与 QRS 波群主波方向一致，以 R 波为主的导联上 T 波直立，且 T 波高度＞1/10R，T 环正常。⑥心电轴正常。⑦二维心电图 P 环、QRS 环及 T 环位置、形态远行方向、速波、时间、QRS-T 夹角均正常。本图完全符合上述标准，故为一帧正常心电图。

病例 2

【临床资料】女性，25 岁。健康检查，双肺无异常，心率 118 次 / 分，律齐，未闻及病理性杂音。X 线检查及常规化验均正常。

【心电图特征】如图 46-2 所示，其中图 A 各导联 P 波规律出现，其后均继以 QRS 波群。Ⅰ、aVL 导联 P-QRS-T 波倒置，aVR 导联 P 波直立，P 波形态、时间正常，PR 间期 0.19s。PP 间距 0.76s，心率 79 次 / 分。QT 间期 0.36s，QRS 波群时间、形态、电压均正常。胸导联 R 波从右到左逐渐升高，S 波逐渐减小。图 B 为图 A 左、右上肢导联纠正后的记录。Ⅰ、aVL 导联 P-QRS-T 波直立，aVR 导联 P 波倒置，肢体导联图形正常。Ⅰ导联为图 A I 导联的翻转，aVR 导联为图 A 的 aVL 导联，　　　胸导联图形同图 A，其余特点均与图 A 相同。

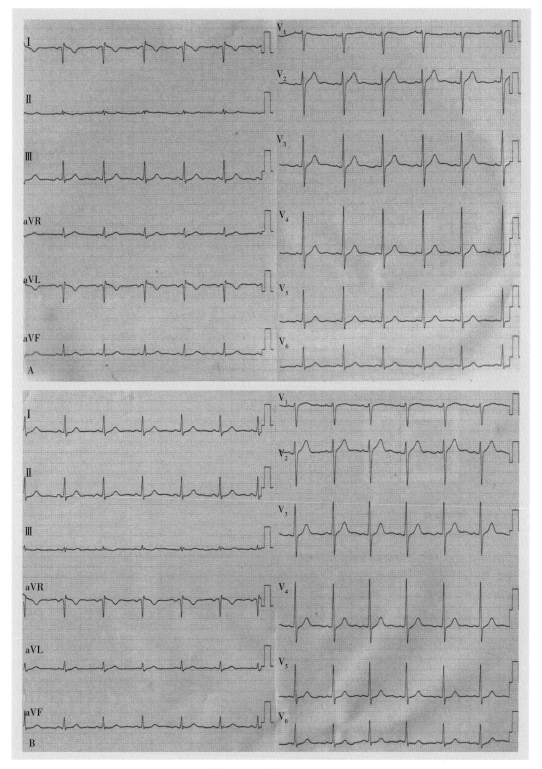

图 46-2　病例 2 心电图

【心电图诊断】图 A：①窦性心动过速；②左、右上肢导联反联。图 B：窦性心动过速。

【分析讨论】图 A 中的 I、aVL 导联 P-QRS-T 波群倒置，aVR 导联 P 波直立，肢体导联颇似右位心，但胸导联图形都与正常一样，R 波从右到左逐渐增高，S 波逐渐减少，不符合右位心的特点。

考虑是由于左、右上肢导联反联所致。纠正错误的连接后描记图 B，肢体导联出现完全正常的图形，进一步证明了图 A 系左、右上肢导联反联所致。描记心电图时，可因一时匆忙或操作不熟练而将导联线接错。最常见的差错是将左、右两上肢的导联线连接颠倒，其他情况还有：左手与右足连接颠倒、右手与左足连接颠倒、左手导联线错接于左足、左足导联线错接于右手、右手导联线错接于左足、左足导联线错接于左手。因此，遇有奇异图形，除密切结合临床进行分析外，还应注意检查导联线的连接情况。患者心率为 115 次 / 分，符合窦性心动过速的诊断。

## 病例 3

【临床资料】女性，53 岁。健康查体，行动态心电图检查。心肺无阳性体征。

【心电图特征】图 46-3 为其同步 12 导联动态心电图的片段。第 1 ~ 4 个 QRS 波群尚可清楚地辨别，但基线上有小的毛刺状小波。尔后出现一阵长达 5.038s 的类似宽 QRS 波群心动过速的图形。因其波形大小、形态不一，每分钟达 300 次左右，影响阅读。如仔细阅读可发现Ⅲ导联的 QRS 波群规律出现，RR 间期 0.60s，心率 100 次 / 分。

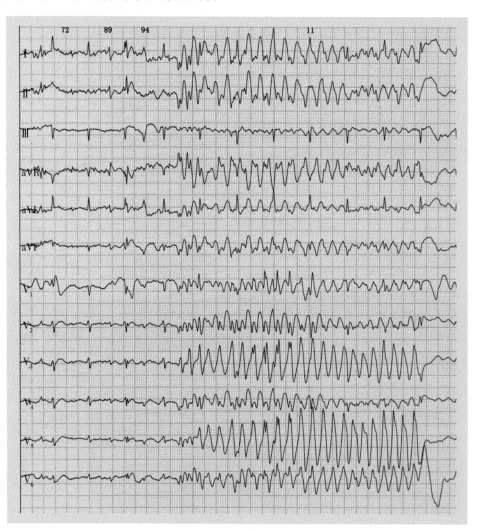

图 46-3 病例 3 心电图

【心电图诊断】①窦性心动过速；②心电图人工伪差。

【分析讨论】动态心电图中出现此种伪差很常见，有时类似心律失常，甚至造成误诊、误治。人工伪差是导致心电图误诊的重要原因之一。人工伪差既可模拟P波、QRS波群、ST-T段，又可类似房性、室性心律失常，心脏停搏等，如不仔细观察分析，可能被误诊为心脏病变，甚至采用错误的治疗。但大多数人工伪差通过对描记心电图仔细观察分析，多导联心电图对比，必要时改变条件描记，常可做出正确的诊断。本例同步12导联动态心电图的片段显示短阵多形性室性心动过速图形，仔细阅读发现Ⅲ导联的QRS波群规律出现，提示"室性心动过速"为人工伪差。

人工伪差多数系交流电干扰，此外有肌肉震颤、电牙刷引起的人工伪差、心电图机走纸障碍、电极板松动、肌肉抖动、膈肌痉挛、电极移动、电极接触不良等。交流电干扰产生原因有如下几种：①导线接触不良；②电极安放不恰当致使皮肤电阻过大；③附近有较大的用电设备（如理疗设备）、大型变压器、X线机等。防止方法是在描记心电图时，尽量远离使用交流电器设备的地方，同时注意安放好电极。

## 病例 4

【临床资料】男性，44岁。因胸闷就诊，于2010年10月6日15：33描记此帧心电图。

【心电图特征】图46-4为同步12导联心电图，可见心电图基线上下大幅度移动，并形成类似P波、T波、ST抬高的改变，影响阅读。

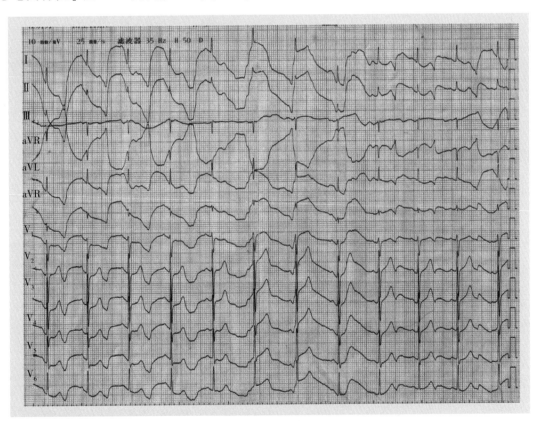

图 46-4　病例 4 心电图

【心电图诊断】心电图伪差。

【分析讨论】该帧心电图基线上下移动，可能是患者呼吸幅度过于深大所致。此外，患者躁动不安、身体移动，或心电图机内部电池电源耗竭、交流电电流不稳，均可出现基线上下摆动或突然升降，影响对ST-T段的正确诊断，遇到此种情况，应仔细检查电极板与皮肤的接触情况、电极板是否生锈、患者有无过度呼吸及情绪紧张等。如系患者呼吸所致，在描记心电图时，应让患者保持呼吸平稳或暂时憋住呼吸。

病例 5

【临床资料】男性，46 岁。临床诊断：急性心肌梗死。

【心电图特征】本例（图 46-5）仅展示 Ⅱ、Ⅲ、aVF 导联。上列 Ⅱ、Ⅲ、aVF 导联呈 QS 型，ST 段弓背上抬 0.1～0.3mm，T 波呈正负双向，符合下壁心肌梗死的图形。下列长 Ⅱ 导联心电图可见 P 波规律出现，PP 间期 0.46s，心房率为 135 次 / 分。QRS 波群呈室上性，QRS 时限为 0.09s，ST 段弓背上抬 0.15mV，T 波呈正负双向，P 波呈 2：1～3：1 下传心室。下传心室的心搏 PR 间期逐渐延长，PR 间期长时，发生 P 波近 2 次脱漏。

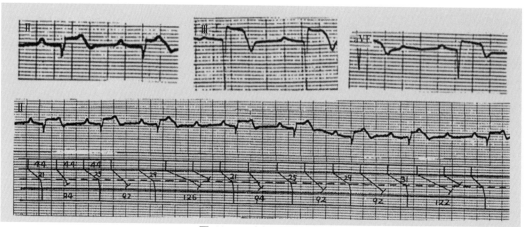

图 46-5　病例 5 心电图

【心电图诊断】 ①窦性心动过速；②急性下壁心肌梗死；③交替性房室传导文氏现象。

【分析讨论】本例患者 P 波与 QRS 波群大部呈 2：1 传导，本病考虑为二度 Ⅱ 型房室传导阻滞，但仔细分析，下传的 PR 间期逐渐延长（如梯形图所示 0.21-0.25-0.09 或 0.31）RR 间期逐渐缩短，继而发生脱漏（94、92、126）呈典型文氏现象。由此可见，房室交界区分 O、X 两个水平，均有不同程度的传导阻滞，本例房室交界区近端呈 2：1 传导，远端呈文氏型，以致于连续 2 个 P 波延续受阻，这是产生交替性房室传导文氏现象的电生理机制。分层阻滞大部分由缺血、缺氧所造成，本例患者下壁心肌梗死是右冠状动脉阻塞所致。

病例 6

【临床资料】女性，18 岁。临床诊断：病毒性心肌炎。

【心电图特征】本帧心电图（图 46-6）为 Ⅱ 导联连续记录：P 波顺序出现，形态、时间正常，

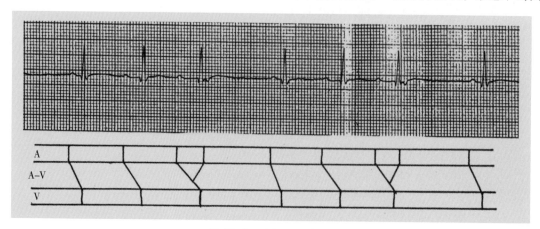

图 46-6　病例 6 心电图

PP 间距相等，为 83 次 / 分。PR 间期逐渐延长，每组第 1 个 PR 间期为 0.14s，第 2 个 PR 间期为 0.21s，第 3 个 PR 间期为 0.26s，第 4 个 P 波呈倒置，落在其前 QRS 波群的 S 波上，引起心室漏搏，为心房反复搏动结束文氏周期，4：3 传导。T 波平坦。

【心电图诊断】①窦性心律；②不典型二度Ⅰ型房室传导阻滞；③心房反复搏动。

【分析讨论】本帧心电图主要有以下改变：① PR 间期逐渐延长，而后出现心搏脱漏；②心搏脱漏后的 RR 间期缩短，然后出现长 RR 间距，长 RR 间距小于任何两个短 RR 间距之和；③房室比例呈现 4：3 传导，上述心电图改变完全符合二度Ⅰ型房室传导阻滞的表现。二度房室传导阻滞分为两型，即莫氏Ⅰ型和莫氏Ⅱ型，莫氏Ⅰ型又

称文氏型，该型传导阻滞的发生机制是房室传导阻滞的相对不应期和绝对不应期均延长，但未占据整个心动周期。文氏型可分典型和不典型两型。不典型可由室性期前收缩或房性期前收缩（反复）结束文氏周期，或者 PR 突短。一般认为，二度Ⅰ型房室传导阻滞的部位多在房室结，预后较好。另外，本例第 4 个 P 波倒置，落在其前 QRS 波群的 S 波上，引起心室漏搏，为心房反复搏动结束文氏周期。心房源性反复搏动是指窦性或异位心房激动使心房除极后下传到心室，在下传到心室途中，又通过房室交界区的另一条径路折返回来，再次激动心房，形成 P（P′）-QRS-P⁻ 的激动序列，称之为房性反复搏动。此型反复搏动较常见。

病例 7

【临床资料】男性，36 岁。因心律不齐就诊。

【心电图特征】展示 V₁ 导联心电图（图 46-7）。基本心律呈窦性，P 波呈正负双向，PR 间期为 0.12s，QRS 时限为 0.09s，呈 rS 型，T 波倒置。心室率 88 次 / 分。长 V₁ 导联可见到 3 种形态的 P 波；第 1 种是窦性 P 波，正负双向，PR 间期为 0.12s；

第 2 种 P 波提早出现，亦呈正负双向，但形态与窦性 P 波不同；第 3 种 P 波倒置。P₁、₂、₈、₉、₁₁、₁₂、₁₆ 为窦性 P 波。P₃、₅、₇、₈、₁₁ 为房性期前收缩。P₄、₆、₁₄、₁₅ 为房性反复波动。P₃、₁₃ 的 PR 间期长达 0.36s，其下传的 QRS 波群宽大畸形，呈右束支传导阻滞图形。P₁₀ 后波跟随 QRS 波群。

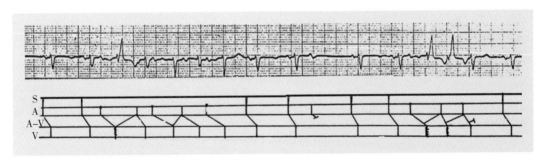

图 46-7　病例 7 心电图

【心电图诊断】①窦性心律；②房性期前收缩，部分呈未下传型，时呈短阵房性心动过速；③心房反复搏动；④房性期前收缩伴室内差异性传导。

【分析讨论】本帧心电图有提前出现的 P′ 波，形态与窦性不同，且 P′R 间期＞ PR 间期，P′ 波之后继以变异的 QRS 波群，故房性期前收缩并室内差异性传导诊断无疑。房性期前收缩伴室内

差异性传导出现于较早出现的房性期前收缩，其心房异位激动下传至心室时，心室肌的一部分尚处于绝对或相对不应期，此激动在心室中的传导方向及传导途径发生异常，出现室内差异性传导，所形成的 QRS 波群近似室性期前收缩的 QRS 波形。P₁₀ 落在 T 波的升支上，此时心室肌处于绝对不应期被阻滞。P₄、₆、₁₄、₁₅ 倒置，系房性反复波动。

病例 8

【临床资料】男性，72岁。因胸前区发作性痛疼入院，常规心电图正常。入院后行动态心电图监测时，于凌晨2：30突然发生心前区疼痛时描记的动态心电图（图46-8A），在含硝酸甘油片心绞痛缓解10min后描记的心电图（图46-8B）。本例血清酶正常，动态观察，无梗死性Q波出现。

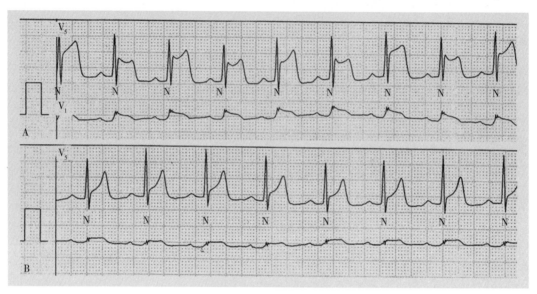

图 46-8　病例 8 心电图

【心电图特征】如图46-8所示，其中图A系心绞痛发作时描记。窦性心律，PR间期0.20s，QRS时限0.08s，QT间期0.36s。$V_1$导联为错综小波，$V_5$导联呈Rs型。$V_1$导联ST段上抬0.2mV，$V_5$导联ST段呈单向曲线上抬分别达0.6mV和0.8mV，有明显的电交替现象。T波直立。

图B系心绞痛缓解后描记。窦性心律，PR间期0.20s，QRS时限0.08s，QT间期0.36s。$V_1$导联为错综小波，$V_5$导联呈Rs型。$V_1$、$V_5$导联ST段明显回落，ST段电交替现象消失。

【心电图诊断】①窦性心律；②急性冠状动脉供血不足（符合变异型心绞痛）；③ST段电交替。

【分析讨论】综合本例临床资料和心电图改变，有如下特点：①于凌晨安静时发作，症状严重；持续时间较长；②经吸氧、含服异山梨酯后缓解，③$V_1$、$V_5$导联ST段上抬呈单向曲线；④血清酶正常；⑤无梗死性Q波出现。根据上述特点，可诊断为变异型心绞痛。由于变异型心绞痛的主要心电图改变为ST段抬高或呈单向曲线，酷似急性心肌梗死，应予以鉴别。前者ST段抬高持续时间短暂，疼痛缓解后即恢复正常，而心肌梗死ST-T段演变有一定的规律，还可结合患者临床资料、血清酶学检查等进行鉴别。典型心绞痛发作的心电图多呈相应导联的ST段降低，而无对应导联的ST段抬高，不难与变异型心绞痛相鉴别（表46-1）。

表 46-1　典型心绞痛与变异型心绞痛的鉴别

| | 典型心绞痛 | 变异型心绞痛 |
| --- | --- | --- |
| 1 | 发作时各导联ST段普遍降低，而无相应导联ST段抬高表现 | 发作时相应导联ST段抬高，对应导联ST段降低 |
| 2 | 如原心电图不正常，发作时无假性改善 | 如原心电图不正常，发作时可有假性改善 |
| 3 | 以后发生心肌梗死，部位与ST段降低的导联不一定一致 | 以后如发生心肌梗死，往往是ST段抬高的部位 |
| 4 | 运动试验极易出现阳性 | 运动试验很少出现阳性 |
| 5 | 发作时QRS波群一般无改变 | 发作时R波可升高变宽，持续时间短 |
| 6 | 发作时T波振幅多降低 | 发作时T波直立，波幅升高 |

病例 9

【临床资料】男性，62 岁。临床诊断：克山病。

【心电图特征】本例（图 46-9）为 Hoter $V_1$、$V_5$ 导联记录。窦性心律，P 波顺序出现，P 波频率为 83 次 / 分，$V_5$ 导联 P 波增宽为 0.14s，呈明显的双峰型，双峰距 ≥ 0.04s，第 2 峰高于第 1 峰。QRS 时限增宽达 0.12s，$V_1$ 导联呈 rS 型，

$V_5$ 导联呈 RSr′ 型。RR 间歇呈长宽交替，每组第 1 个 PR 间期为 0.18s。第 2 个 PR 间期为 0.28s，第 3 个 P 波落在前一个 QRS 波群的 T 波的降支上，未能下传。下传的 QRS 波群形态不一，每组的第 2 个 QRS 波群明显宽于第 1 个。

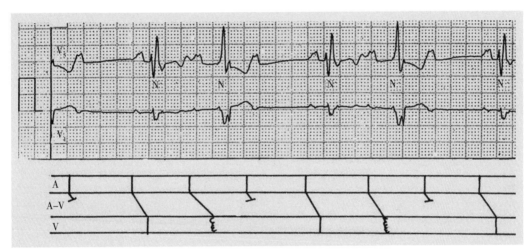

图 46-9　病例 9 心电图

【心电图诊断】①窦性心律；②左心房增大（左心房异常）；③二度Ⅰ型房室传导阻滞；④室内传导阻滞。

【分析讨论】本例心电图的主要改变为：①P 波增宽，时限达 0.14s，并有明显的双峰，峰距 ≥ 0.04s，故可诊断为左心房增大；②QRS 时限增宽至 0.12s，$V_1$ 导联呈 rS 型，既不像左束支传导阻滞，亦不像右束传导阻滞，可诊断为室内

传导阻滞；③PR 间期逐渐延长，然后出现心室漏搏，房室传导比例呈 3：2，符合二度Ⅰ型房室传导阻滞。

克山病是一种地方性心肌病，其主要病变是心肌多发性水肿、变性，坏死和瘢痕形成，心电图改变较多，可有心脏扩大，QRS 时间延长，低电压，ST-T 改变，不同程度的房室传导阻滞，其预后极差，极易并发复杂性心律失常。

病例 10

【临床资料】男性，43 岁。因心动过缓来院就诊。查体：血压 120/90mmHg，心音低钝，X 线检查正常，临床诊断：窦性心动过缓？此帧心电

图为就诊时描记。

【心电图特征】展示的Ⅱ导联心电图（图 46-10）中，可见 3 种形态的 P 波，$P_{1、3、8}$ 直立，为

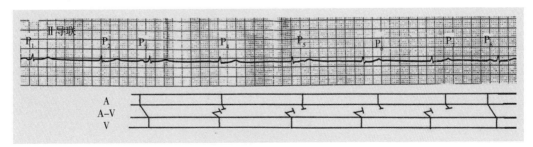

图 46-10　病例 10 心电图

窦性 P 波，P₁P₃ 间期达 2.6s，P₃P₈ 间期长达 7.6s，为窦性停搏。P₂ 落在 R₂ 的降支及 ST 段上，P₄、P₅、₆ 落在 T 波上，形态与窦性 P 波不同，可能为房性逸搏。QRS 波群呈室上性，R₁、₃、₈ 为窦性 P 波下传，PR 间期 0.18s。R₃ 提前出现，其余 RR 间期相等，心室率 38 次 / 分，为交界性逸搏心律。

【心电图诊断】①窦性心律；②窦性停搏；③房性逸搏；④房室交界性逸搏心律。

【分析讨论】本例根据在一个较长的时间内没有窦性 P 波出现，可诊断为窦性停搏。此时可出现房性或交界性逸搏。R₁、₃、₈ 的 PR 间期均为 0.18s，R₃ 提前出现，说明房室传导功能正常。除 R₃ 提前出现外，其余 RR 间期相等，心室率为 38 次 / 分，符合交界性逸搏心律的诊断。该患者因心动过缓来院就诊，尽管没有发生晕厥的病史，也是安装永久心脏起搏器的适应证。

病例 11

【临床资料】男性，56 岁，以往曾记录到 A 型预激综合征图形，常有阵发性心慌症状。

【心电图特征】本帧（图 46-11）第一、二行心电图是心动过速发作时常规导联，节律十分匀齐，心室率 150 次 / 分，Ⅱ、Ⅲ、aVF 导联 ST 段上似有逆行 P 波。下行右为 ESO 导联，P⁻ 波在 QRS 波群之后，RP⁻ 间期约为 120ms，P⁻R 间期约为 280ms。第三行是经食管调搏终止心动过速恢复窦性心律后的食管心电图，其下方梯形图示预激综合征图形。

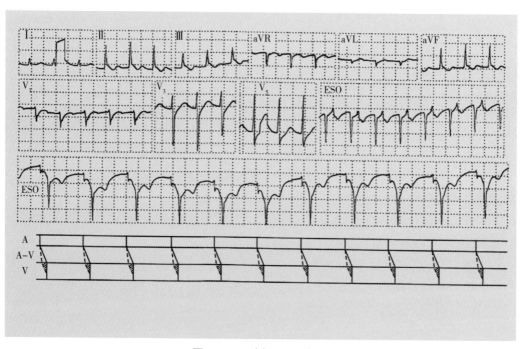

图 46-11　病例 11 心电图

【心电图诊断】第一、二行：顺向型房室折返性心动过速；第三行：窦性心律时显现预激综合征。

【分析讨论】房室旁路参与的房室折返性心动过速分为顺向型和逆向型两种，前者激动传导途径是：心房—正常房室传导途径—心室—旁路—心房，形成的心动过速 QRS 波形态正常，QRS 波群起始处无预激波，心电图呈"窄 QRS-P⁻—窄 QRS"序列模式，无 P⁻ 波或 QRS 波群脱漏，否则折返心动过速终止。本型 RP⁻ 间期通常大于 70ms。本例心动过速发作时完全符合顺向型 AVRT 的特征。心动过速不发作时心电图可呈心室预激图形。

病例 12

【临床资料】男性，32 岁。心律不齐。

【心电图特征】图 46-12 展示为 II 导联连续记录的心电图。P 波顺序出现，P 波形态开始为直立，逐渐变为平坦和倒置，然后由倒置又转变为平坦和直立。PP 间期不齐，PR 间期为 0.11～0.16s，当 P 波直立时 PR 间期为 0.14s；当 P 波变为倒置时，PR 间期为 0.11s。RR 间期不等。P 波直立时，RR 间期短，P 波倒置时，RR 间期长。

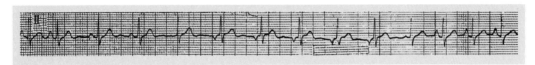

图 46-12 病例 12 心电图

【心电图诊断】窦房结 - 房室交界区游走性心律 。

【分析讨论】窦房结 - 房室交界区游走心律，亦称"窦 - 房 - 结游走心律"，是指起搏点游走于窦房结、心房和房室交界区之间的多类型游走性心律，属交界性逸搏的范畴。其心电图特点为：①在同一导联上，P 波的大小、方向、形态及 PR 间期，随心率的快慢而改变。②起搏点由心房和交界区游走时，心率逐渐变慢，P 波逐渐由直立变为平坦、双向和倒置，PP 间期由 > 0.12s 变为 < 0.12s。反之，当起搏点由交界区向窦房结游走时，心率则逐渐加快，P 波也逐渐从倒置变为平坦、直立，PR 间期由 < 0.12s 变为 > 0.12s。③RR 间距不等。本帧心电图符合上述特点，可诊断为窦房结 - 房室交界区游走心律。该类心律失常的发生与迷走神经张力有关，亦可见于健康人，一般无重要临床意义。

病例 13

【临床资料】男性，66 岁。临床诊断：冠心病，心房颤动。

【心电图特征】本帧心电图（图 46-13）为 V₅ 导联连续记录。窦性 P 波消失，代之以大小不一、形态不同之 f 波，频率为 400～500 次 / 分。RR 间期规整，心室率 38 次 / 分，QRS 时限增长为 0.16s，呈 R 型，顶端伴切迹，T 波倒置。

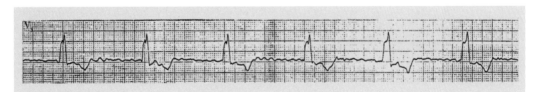

图 46-13 病例 13 心电图

【心电图诊断】①心房颤动伴完全性房室传导阻滞；②室性逸搏心律。

【分析讨论】根据本帧心电图窦性 P 波消失，代之为大小不一、形态不同之 f 波，f 波频率 > 350 次 / 分，故心房颤动的诊断明确。一般心房颤动时，RR 间距绝对不均齐，本例 RR 间期绝对均齐，心室率 38 次 / 分，QRS 间期呈宽大畸形，为起源右心室的心脏自搏心律。说明患者为心房颤动伴完全性房室传导阻滞。

心房颤动合并完全性房室传导阻滞，多见于洋地黄中毒或晚期心脏病患者，前者是由于洋地黄类药物对房室传导系统的抑制作用，后者则为房室传导系统严重受累，功能丧失所致。前者经停药治疗后，房室传导阻滞可以消失，而后者疗效不显著，很难消失。

值得提出的是：本例有完全性房室传导阻滞，而逸搏部位在右心室，心率仅 38 次 / 分，说明患者可能有双结病变，是安装永久心脏起搏器的适应证。

病例 14

【临床资料】男性，61 岁。临床诊断：扩张型心肌病。

【心电图特征】图 46-14 展示 V₁ 导联和 V₅ 导联心电图。P 波顺序发生，时限增宽至 0.12s，V₁ 导联呈正负双向，V₅ 导联直立，PR 间期为 0.20s。QRS 时限增宽至 0.12s，V₁ 导联呈 rSR′ 型，V₅ 导联呈 RS 型，T 波直立。每个 T 波之后均有一个未下传的窦性 P 波。房室传导比例为 2：1。PP 间期不齐，含有 QRS 波群的 PP 间期小于不含有 QRS 波群的 PP 间期，心房率 84 次 / 分。心室率 42 次 / 分。

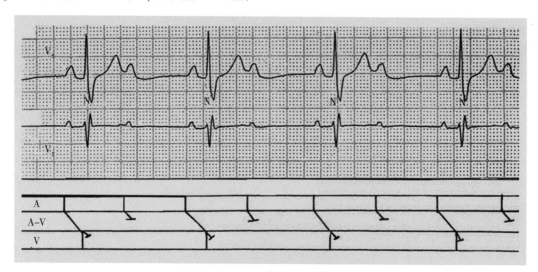

图 46-14　病例 14 心电图

【心电图诊断】①窦性心律（室相性窦性心律不齐）；②二度Ⅱ型房室传导阻滞；③完全性右束支传导阻滞。

【分析讨论】二度Ⅱ型房室传导阻滞的心电图特点为 P 波正常，突然出现 QRS 波群脱漏，产生一长 RR 间期，长 RR 间期中有窦性 P 波，且为正常 RR 短间期的倍数。本例为二度 2：1 房室传导阻滞，无法分Ⅰ型或Ⅱ型。二度Ⅱ型房室传导阻滞的传导比例可表现为多种形式，常为 3：1、4：1，亦可呈 3：1 及 4：1 交替等。本例 QRS 时限增宽至 0.12s，V₁ 导联呈 rSR′ 型，V₅ 导联呈 RS 型，为完全性右束支传导阻滞。综合分析患者可能是双侧束支传导阻滞，即右束支为三度传导阻滞，左束支为 2：1 阻滞。双侧束支传导阻滞预后较差，极易发生双侧三度传导阻滞（即完全性心脏传导阻滞），是安装永久心脏起搏器的指征。本图 PP 间期不均齐，表现为含有 QRS 波群的 PP 间期较不含 QRS 波群的 PP 间期为短，可诊断为室相性窦性心律不齐。

病例 15

【临床资料】女性，55 岁。因窦性停搏 6 年，安装单腔起搏器 4 年，近 2 年感到胸闷、心悸，而且有腹水、下肢水肿等症状，临床诊断：起搏器综合征。

【心电图特征】本帧心电图（图 46-15）为Ⅱ导联连续记录。基本心律为窦性心律 + 起搏心律。开始第 3～9 个心搏为窦性搏动，P 波形态与时限正常，PR 间期 0.16s，QRS 波群呈室上性，ST 段无偏移，T 波浅倒。心室率 78 次 / 分。第 10～13 个心搏为右心室起搏搏动，为 VVI 起搏模式。RR 间期 1.00s，起搏频率为 60 次 / 分。R₉R₁₀ 间期与起搏间期相等，说明没有设置滞后功能。起搏信号后 0.16s 均出现倒置的 P 波，RP′　　间期 0.16s。

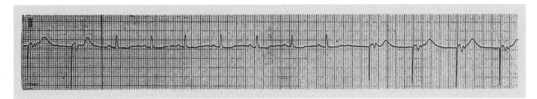

图 46-15　病例 15 心电图

【心电图诊断】①窦性心律 + 起搏心律；②心室起搏（VVI 起搏模式）伴室房传导。

【分析讨论】安装起搏器以后出现室房传导是一种不正常的电生理现象。因置入非生理性起搏器（如 VVI 起搏）引起房室收缩、舒张顺序异常（房室分离），导致心室充盈量减少、心排血量下降、体循环淤血而出现头晕、气短、胸闷等心血管和神经系统症状及体征的一组综合征，称为起搏器综合征或房室不同步收缩综合征，常见于 VVI 起搏心律尤其是伴有 1 ∶ 1 室房逆传、长 PR 间期（> 0.35s）及 DDD、VDD 等双腔起搏器

转换 VVI 起搏模式时。起搏器综合征的诊断依据为：①观察症状和体征与心室起搏的关系是诊断的关键；②有 1 ∶ 1 室房逆传是诊断的重要参考依据；③心室起搏时收缩压下降 20mmHg，即有诊断价值；④恢复窦性心律或有正常房室顺序时症状减轻或消失，即可确诊。本例符合上述诊断标准，可诊断为起搏器综合征。起搏器综合征的发生率占安装起搏器总数的 12% ~ 21%，起搏器综合征可于安置起搏器后立即发生，多数患者于数周或数年后才出现。

## 病例 16

【临床资料】男性，62 岁。临床诊断为冠心病。

【心电图特征】图 46-16 展示 V₁ 和 V₅ 导联心电图。P 波消失，代之为大小、形态、振幅、

间期完全相等的 F 波，FF 间期为 0.24s，频率为 250 次 / 分，与心室呈 2 ∶ 1 ~ 3 ∶ 1 传导。RR 间期有两种。QRS 波群呈室上性，QRS 间期 0.08s。

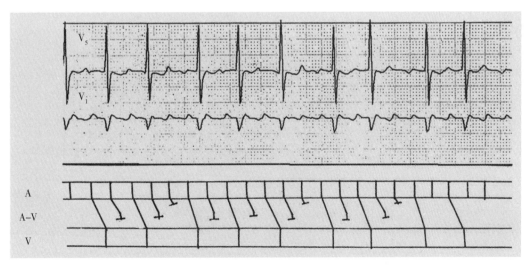

图 46-16　病例 16 心电图

【心电图诊断】①异位节律；②心房扑动（房室传导比例为 2 ∶ 1 ~ 3 ∶ 1）。

【分析讨论】根据 P 波消失出现 F 波，心房

扑动的诊断无疑。心房扑动时，心室律可分为两种类型：一类心室律均齐，因房室传导比较固定（多为 2 ∶ 1 ~ 4 ∶ 1）；另一类心室律不均齐，

因房室传导不固定所致。本例心房率为250次/分，RR间期有两种，长RR间期，心室率为68次/分，短RR间期，心室率为115次/分，前者房室传导比例为3：1，后者房室传导比例为3：1。2：1房室传导的心房扑动最为常见，其机制为：一次心房激动下传房室交界区后，房室交界区处于绝对不应期，当下一次心房激动传来时，因受到干扰，而不能下传心室，当第3个激动到达时，房室交界区已脱离不应期，因而下传心室。如此往复，便形成2：1房室传导。3：1房室传导的机制：一次心房激动下传在房室交界区形成不应期，使

下一次激动受到干扰而不能下传；当第3次激动到达时，房室交界区正处于绝对不应期与相对不应期交替之时，是激动能否下传的临界点，此时激动虽未能下传心室，但已传入交界区深部，使房室交界区又产生了一次不应期（隐匿性传导），因而第3次激动也受到干扰。当第4次激动到达时，房室交界区已脱离不应期，因而能下传心室。近来，有房室交界区分层阻滞学说认为：房室交界区近端文氏、远端2：1阻滞则会发生连续两次室上性激动受阻。

## 病例 17

【临床资料】患者男性，37岁。阵发性心动过速反复发作5年。临床诊断：预激综合征。

【心电图特征】图46-17中12导联心电图（上

三行）：窦性心律；PR间期0.10s；QRS波群明显增宽，时间0.18s。V1导联呈rS型，提示B型预激综合征。结合aVF导联δ波（+）示旁路位

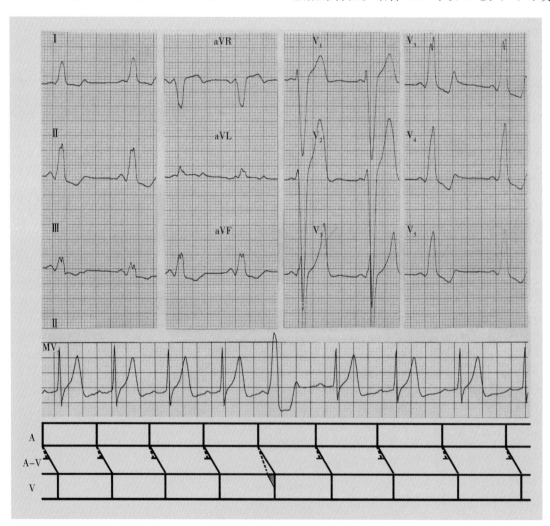

图 46-17 病例 17 心电图

于右前游离壁。但矛盾的是 PJ 间期延长（0.28s）。同日动态心电图（下行）：预激图形间歇出现。在预激波消失时 QRS 波群转为正常，时间 0.08s，PR 间期 0.22s（第 1、2、3、4、6、7、8、9 个 P-QRS），PJ 间期 0.30s。

【心电图诊断】①窦性心律；② B 型预激综合征（间歇性）；③一度房室传导阻滞。

【分析讨论】本上三行为 12 导联心电图：窦性心律；PR 间期 0.10s；QRS 波群明显增宽，时间 0.18s。V₁ 导联呈 rS 型，V₄、₅ 导联呈 qR 型，提示为 B 型预激综合征。结合 aVF 导联 δ 波（+）示旁路位于右前游离壁。下行心电图显示预激图形间歇出现。在预激波消失时 QRS 波群转为正常，时间缩短至 0.08s，但 PR 间期延长至 0.22s，PJ 间期 0.30s。这里需要提出如下问题。①间歇性心室预激的发生多认为是由于附加束间歇性出现前向传导阻滞所致。在某些情况下，例如使用洋地黄后，

减慢了正常房室的传导速度，加快了异常房室旁道的传导速度，室上性激动沿旁道下传，出现预激波型。②间歇性心室预激易误认为是舒张晚期的室性期前收缩，如下行 V₅ 导联长条图中第 5 个 QRS 波群，较正常的 QRS 波群稍提前发生，貌似室性期前收缩，但根据其 PR 间期缩短、有 δ 波，不难区别。③ WPW 综合征中由于房室间同时存在房室结径路和房室旁路，此时 PR 间期仅代表两条径路中快的一条下传心室的时间，慢的一条将被掩盖，即在典型 WPW 综合征中不能依 PR 间期和 P 波与 QRS 波群的关系诊断正道中的房室阻滞。此时如正道中有传导延迟或阻滞将表现为预激波增宽，至呈完全心室预激，PJ 间期延长。但此时应注意与合并束支阻滞鉴别。本例为间歇性预激，在预激消失时无束支阻滞，而 PR 间期延长使诊断得以明确。

病例 18

【临床资料】男性，61 岁。临床诊断：冠心病，心律失常。

【心电图特征】本例心电图（图 46-18）为 V₁、V₅ 导联同步记录。窦性心律，PR 间期 0.12s，

心室率 83 次 / 分。每 2 个窦性 QRS 波群之后出现 1 个提前、宽大、畸形的 QRS 波群，T 波与主波方向相反，所有提前出现的 QRS 波群形态均相同，联律间期相等。第 1 个室性期前收缩的代偿间

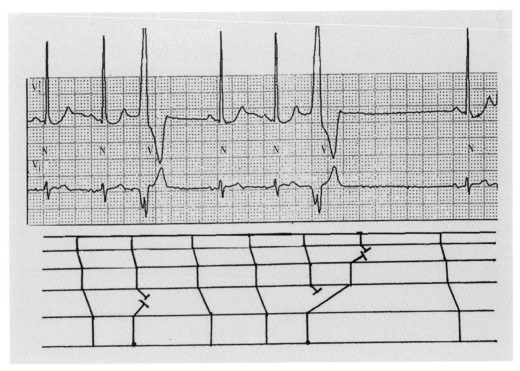

图 46-18　病例 18 心电图

期完全，第 2 个室性期前收缩的代偿间期大于基本心律的 2 个心动周期。

【心电图诊断】①窦性心律；②室性期前收缩呈三联律伴超长代偿间歇。

【分析讨论】本例每 2 个窦性 QRS 波群提前出现 1 个宽大畸形的 QRS 波群，其形态相同，联律间期相等，室性期前收缩诊断明确。第 1 个室性期前收缩的代偿间期等于基本心律的两个心动周期，代偿完全。第 2 个室性期前收缩的代偿间期大于基本心律的 2 个心动周期（实为 3 个心动周期），有人称之为超长代偿间歇。常见于病态窦房结综合征合并室性期前收缩逆行心房传导的病例。本例发生的机制梯形图所示为室性期前收缩逆行心房传导至窦房结，产生了超长代偿间歇。

## 病例 19

【临床资料】女性，54 岁。冠心病，心房扑动，预激综合征。

【心电图特征】图 46-19 为 Ⅱ、V₁、V₅ 导联非同步连续记录。各导联窦性 P 波消失，代之以大小一致、形态相同的呈锯齿状 F 波，频率为 250 次 / 分。第二行 V₅ 导联还可见到 f 波，RR 间期不均齐与心室呈不同比例的传导，QRS 波群宽大、畸形，形态不一致。

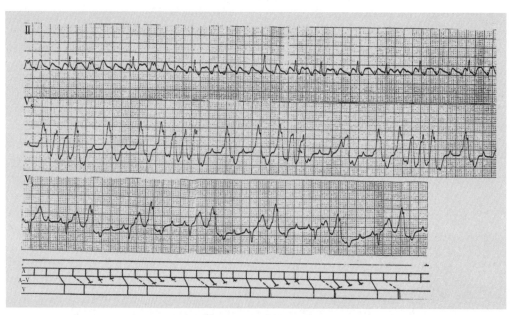

图 46-19　病例 19 心电图

第 3 条为 V₁ 导联连续记录，F 波频率为 250 次 / 分，可见到两种不同的 QRS 波群，一种 QRS 波群呈室上性，时限为 0.09s，呈 rS 型，其前有相关 F 波，FR 间期为 0.12s；另一种 QRS 波群宽大、畸形，呈 R 型，R 波起始部可见 δ 波，T 波与主波方向相反。其前有 F 波，FR 间期为 0.28s.

【心电图诊断】①心房扑动，与心室呈不同比例传导；②心室预激合并心房扑动；③心室预激合并心房颤动；④间歇性心室预激。

【分析讨论】本帧心电图有以下两个特点：① 各导 P 波消失，代之以大小一致、形态一致的 F 波，频率为 250 次 / 分，故心房扑动诊断可成立，Ⅱ 导联尤为明显；②部分 QRS 波群宽大、畸形，V₁ 导联呈 R 型，起始部粗顿有 δ 波，心室预激的诊断无疑。本图有两个问题须提出来讨论。

（1）第 3 条 V₁ 导联连续记录出现两种 QRS 波群，一种窄 QRS 波群，时限为 0.09s，呈 rS 型，其前有相关 F 波，FR 间期为 0.12s；另一种宽 QRS 波群，时限为 0.20s，呈 R 型，起始部可见 δ 波，T 波与主波方向相反，其前有 F 波，FR 间期为 0.28s。第 1 种为房性激动沿正常房室通道下传；第 2 种沿旁道下传，可诊断为间歇性心室预激。

（2）心室预激合并心房颤动常见，但心室预激合并心房扑动并不多见。本例为心房扑动合并间歇性心室预激，可谓心电图珍品。

病例 20

【临床资料】男性，66 岁。冠心病。

【心电图特征】本帧心电图（图 46-20）为 $V_1$、$V_5$ 导联同步连续记录，第 1、2、3、4、8 个 P 波形态、时间、电压正常，PR 间期 0.16s，后继以正常 QRS 波群，为窦性心律。$R_{5、6}$ 提早出现，

QRS 波群畸形，T 波与 QRS 波群主波方向相反，其前无相关 P 波，为室性期前收缩，$R_7$ 提早出现，QRS 波群呈室上性，其前有相关的 P 波，$P^-R$ 间期为 0.14s，$RP^-$ 间期为 0.44s，P 波形态为逆行。

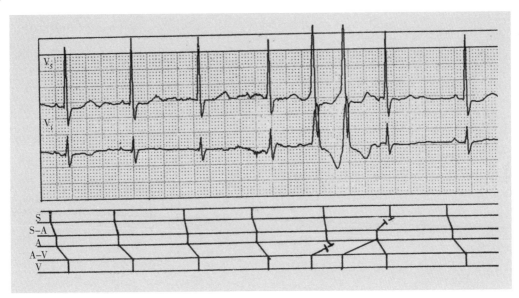

图 46-20　病例 20 心电图

【心电图诊断】①窦性心律；②室性期前收缩（呈成对出现）；③心室反复搏动。

【分析讨论】本例根据提早出现的呈宽大形的 QRS 波群，T 波与主波方向相反，室性期前收缩诊断是无疑的，$R_{5、6}$ 为室性期前收缩，$R_7$ 为室上性 QRS 波群，它的产生是由于第 2 个室性期前收缩激动在房室结内沿慢径路送传心房，沿快径路下传心室，形成室性反复搏动。室性反复心律应当与逸搏一夺获心律相鉴别，后者的两个 QRS 波群之间夹的是窦性 P 波而不是逆行 P 波。

病例 21

【临床资料】男性，56 岁。临床诊断：冠心病，心律失常。

【心电图特征】本帧心电图（图 46-21）为 $V_5$、$V_1$ 导联同步连续记录。P 波大小、形态、时间均正常，PR 间期 0.14s，QRS 波群呈室上性，$V_1$ 导联呈 rS 型、$V_5$ 导联呈 Rs 型，基本心律为窦性心律。$V_5$ 导联 T 波平坦，心室率 75 次 / 分。第 4、6 个 QRS 波群提早出现，其前可见 P 波，形态与窦性完全不同，为房性期前收缩。$P'R$ 间期 0.20s。第 5 个 P 波倒置，$P^-R$ 间期 0.16s，$RP^-$ 间期 0.24s，

为房性反复心搏，其后跟随一室上性 QRS 波群。$P_6$ 形态介于房性 P 波与逆行 P 波之间，为房性融合波。从 $P_7 \sim P_{12}$ 为快 - 慢型房室结内折返性心动过速，PR 间期 0.16s，$RP^-$ 间期 0.24s。$R_4$、$R_5$ 宽大畸形，呈右束支传导阻滞图形，为房性期前收缩伴室内差异性传导。

【心电图诊断】①窦性心律；②房性期前收缩伴室内差异性传导；③快 - 慢型房室结内折返性心动过速；④心房反复搏动；⑤房性融合波。

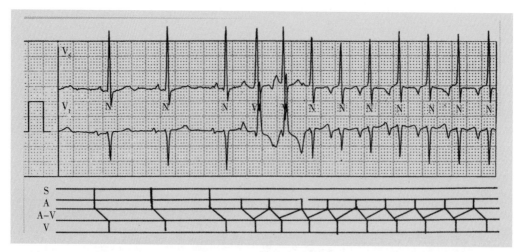

图 46-21　病例 21 心电图

【分析讨论】根据提早出现的房性 P 波（形态、PR 间期与窦性不同）故房性期前收缩诊断明确。根据房性 P-房性 QRS-P⁻-QRS2 序列特点，可诊断心房性反复搏动。RP⁻ 间期＞P⁻R 间期，属于快通道下传、慢通道逆传，即房性期前收缩沿快径路下传心室，沿慢径路逆传至心房，当 P⁻ 波下传时，心室又恰脱离不应期，引起心室第 2 次除极，如此连续出现，便可形成反复性心动过速。

房性反复搏动是诱发房室结内折返性心动过速的主要心律失常，频发出现时，引起的血流动力学改变与成对房性期前收缩大致相似，顽固的房性反复搏动经常诱发房室结内折返性心动过速的患者，应采取射频消融术，根治折返性心律失常，P₆ 形态介于房性 P 波与逆行 P 波之间，说明它们在房内发生干扰，形成房性融合波。

第 1、2 次房性期前收缩 QRS 波群呈右束支传导阻滞，是因为房性激动出现过早、右束支仍处于不应期之故。

病例 22

【临床资料】男性，23 岁。临床诊断：预激综合征。

【心电图特征】图 46-22 展示患者的 12 导联心电图。窦性心律，心率 54 次/分，PR 间期明显缩短至 0.06s，PJ 间期 0.24s，QT 间期 0.42s。各导联 QRS 波群起始部出现明显的 δ 波。QRS 时限为 0.16s，Ⅰ、aVL、V₄～V₆ 导联呈 R 型，Ⅲ、aVR 导联呈 Qs 型，V₁～V₃ 导联呈 rS 型，Ⅱ 导联呈 Rs 型，Ⅰ、aVL、V₄～V₆ 导联 ST 段下移 0.2～0.3mV，Ⅰ、aVL、V₄～V₆ 导联 T 波倒置，Ⅱ、Ⅲ、aVF 导联 T 波直立。

【心电图诊断】①窦性心律；②心室预激综合征（A 型）。

【分析讨论】本例心电图有如下特点：① PR 间期缩短；② QRS 波群起始部有 δ 波；③ QRS 波群增宽，但 PJ 间期正常。因此，可诊断为预激综合征。有以下几点需提出讨论。

1. 关于心室预激分型问题：根据 δ 波及 QRS 主波在胸前导联的方向，可将经典型预激综合征分为 A、B、C 型。近几年来随着心电生理学的发展，认为正确的分型方法应是以 δ 波在胸前导联及肢体导联的方向来判断。本例 Ⅰ、aVL、V₁～V₆ 导联 δ 波呈正向，Ⅱ、Ⅲ、aVF 导联呈负向。可初步判断房室旁道位于在右心室后间隔，故属于 A 型。

2. aVL、V₄～V₆ 导联呈 R 型，QRS 间期延长至 0.16s，应与完全性左束支传导阻滞相鉴别。该图 PR 间期 0.06s，PJ 间期正常，有 δ 波，可排除左束支传导阻滞。

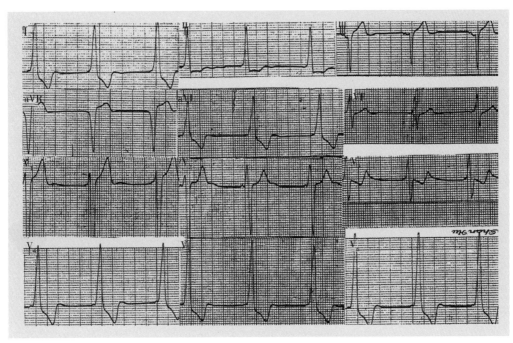

图 46-22　病例 22 心电图

病例 23

【临床资料】男性，61 岁。临床诊断：冠心病。

【心电图特征】本例（图 46-23）心电图为 V₁、V₅ 导联连续记录，基本心律呈窦性，V₁、V₅ 导联 P 波直立，形态、时间均正常，PR 间期 0.18s，QRS 波群呈室上性，心室率 88 次/分，$P_6 \sim P_{20}$ 为提早出现的一系列快速的 P′-QRS-T 波群，QRS 波群呈室上性，形态略有不同，心室率 150 次/分，同一导联可见到两种不同形态的 P 波（例如 V₅ 导联，一种为倒置 P 波、PR 间期 0.16s；另一种为直立 P′ 波，P′R 间期 140ms，RR 间距不均齐）。

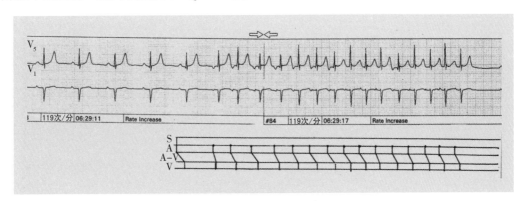

图 46-23　病例 23 心电图

【心电图诊断】①窦性心律；②多源性房性心动过速。

【分析讨论】本帧心电图有以下几个特点：①心室率 150 次/分；②同一导联上有两种以上不同形态的异位 P 波，P′P′ 间期与 P′R 间期不等，③P′P′ 间期有等电位续，RR 间期不均齐，故诊断为多源性房性心动过速，它的发生机制可能为心房内有多个异位起搏点争相控制心房所致，常是心房颤动的先兆。

病例 24

【临床资料】女性，41 岁。临床诊断：风湿性心脏病，二尖瓣狭窄。

【心电图特征】图 46-24 心电图展示为 $V_1$、$V_5$ 导联连续记录。可见到两种 P 波，一种 P 波在 $V_1$、$V_5$ 导联直立，形态、时间正常，PR 间期 0.18s，其后的 QRS 波群呈室上性，为窦性 P 波；另一种 P 波提前发生，落在前一个心室激动的 T 波的升支上，$V_1$ 导联倒置，$V_5$ 导联直立，为起源于右心房的房性期前收缩，呈二联律。P'R 间期 0.24s，其后的 QRS 波群宽大、畸形，$V_1$ 导联呈 rS 型，$V_5$ 导联呈 R 型伴有切迹。ST-T 段呈继发性改变。

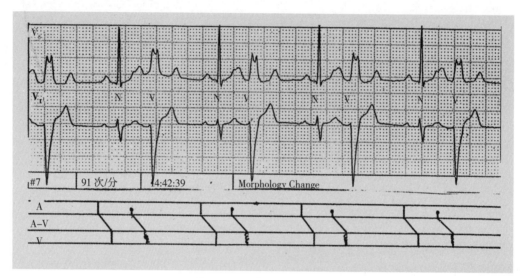

图 46-24　病例 24 心电图

【心电图诊断】①窦性心律；②房性期前收缩二联律伴室内差异性传导。

【分析讨论】本帧心电图提前出现的 P′ 波，形态与窦性不同；且 P′R 间期 > PR 间期，P′ 波之后继以变异的 QRS 波群，故房性期前收缩并室内差异性传导诊断无疑。房性期前收缩伴室内差异性传导出现于较早出现的房性期前收缩，其心房异位激动下传至心室时，心室肌的一部分尚处于绝对或相对不应期，此激动在心室中的传导方向及传导途径发生异常，出现室内差异性传导，所形成的 QRS 波群近似室性期前收缩的 QRS 波形。室内差异性传导多呈右束支传导阻滞图形，是因为右束支不应期较左束支长，当室上性激动下传时，只能沿已恢复传导功能的左束支下传，此时，右束支传导功能尚未恢复，故室内差异性传导常呈右束支传导阻滞图形。本例呈左束支传导阻滞图形，说明该患者因器质性心脏病引起左束支病变，使左束支不应期延长，致使室上性激动下传时，沿右束支下传，而呈左束支传导阻滞图形。

病例 25

【临床资料】男性，32 岁。临床诊断：风湿性心脏病，二尖瓣狭窄。

【心电图特征】本帧心电图（图 46-25）展示 $V_1$、$V_5$ 导联连续记录。基本心律呈窦性，P 波在 $V_1$ 导联呈正负双向，$Ptf_{V_1} \leq -0.04mm \cdot s$，$V_5$ 导联直立，P 波时限增宽达 0.12s，PR 间期 0.21s，PP 间期 1.04s，心房率 58 次 / 分；$P_4$ 波倒置，RP⁻ 间期 0.48s，P⁻R 间期 0.18s。其后 QRS 波群正常。QRS 波群呈 3 种形态，一种为室上性，PR 间期 0.21s；$R_3$、$R_4$、$R_5$ 宽大畸形，为室性期前收缩；$R_3$ 形态与 $R_4$、$R_5$ 略有不同，介于窦性与宽大畸形 QRS 波群之间，为室性融合波。ST-T 无明显异常。

【心电图诊断】①窦性心律；②左心房增大（左心房异常）；③室性期前收缩；④室性反复

搏动；⑤室性融合波。

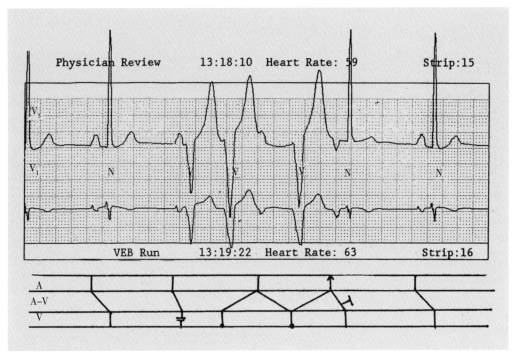

图 46-25　病例 25 心电图

【分析讨论】根据窦性 P 波时限增宽，$Ptf_{V_1} \leqslant -0.04mm \cdot s$，结合患者有风湿性心脏病、二尖瓣狭窄病史，故左心房增大的诊断可以确立。$R_3$ 波提早出现，宽大畸形，T 波与主波方间相反为室性期前收缩。$R_5$ 波后有逆行 P 波，$RP^-$ 间期 0.48s，$P^-R$ 间期 0.18s，其后跟随室上性 QRS 波群为室性激动沿慢径路逆行心房，此时恰逢窦房结发出冲动，故在心房内发生干扰，形成房性融合波。$R_3$ 波形态介于窦性与室性期前收缩之间，其前有窦性 P 波，可诊断为室性融合波。

病例 26

【临床资料】男性，30 岁。因心悸、心动过速而住院。查体：血压 130/88mmHg，心室率 150次 / 分，律不齐，未闻及杂音。双肺呼吸音正常。本帧心电图为入院时的动态心电图记录。

【心电图特征】本例（图 46-26）选择患者住院时动态心电图记录的片段，展示的心电图为 $V_5$、$V_1$ 导联同步连续记录。患者为窦性心律。展示的片段心电图仅可见到 $P_7$ 波直立，P 波时限增宽至 0.12s，$V_1$ 导联的 P 波振幅为 0.22mV，PR 间期 0.16s，QRS 时限为 0.10s，$V_1$ 导联呈 qrS 型，$V_5$ 导联呈 rS 型，系窦性 P 波。$R_8$ 为提早出现的宽大、畸形的 QRS 波群，T 波与主波方向相反。其后出现倒置的 P 波，$RP^-$ 间期 0.40s. $P^-R$ 间期 0.16s。$P^-$ 波后继以室上性 QRS 波群，QRS 时限为 0.09s。尔后出现一系列快速而均齐的 $P^-$-QRS-T- $P^-$ 波

群，心室率为 150 次 / 分，$RP^-$ 间期 0.40s，PR 间期 0.16s。$P_6$、$P_{12}$ 波直立，与窦性 P 波形态略有不同，PR 间期 0.20s，系窦性激动下传与逆传心房的激动融合，终止了心动过速的发作。

【心电图诊断】①窦性心律；　②室性期前收缩；③快 – 慢性房室结内折返性心动过速；④房性融合波。

【分析讨论】本例根据提早出现的呈宽大、畸形的 QRS 波群，T 波与主波方向相反，室性期前收缩的诊断是无疑的。室性期前收缩后倒置的 P 波为室性激动逆传心房所致。根据心动过速时，QRS 波群不增宽，其前有逆 P 波，系室性期前收缩诱发的折返性心动过速。根据 RP 间期 0.4s，PR 间期 0.16s，可判断激动沿快径路下传，沿慢径路逆传，故可诊断为快 – 慢型房室结内折返性

心动过速。本例需与早搏性交界性心动过速相鉴别。早搏性交界性心动过速是交界区或心房下部的自律性升高，多由房性期前收缩诱发，发作后

心率有逐渐增快的过程，多伴有房室传导阻滞。$P_6$、$P_{12}$波直立，系窦性激动与异位激动相融合，为房性融合波。

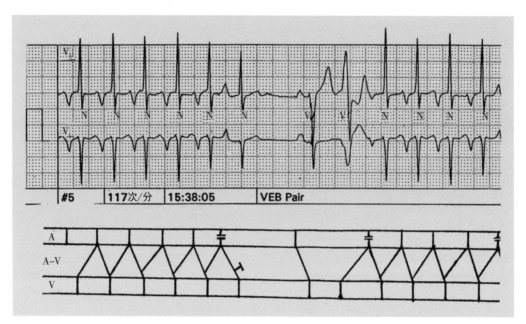

图 46-26　病例 26 心电图

病例 27

【临床资料】男性，57 岁。冠心病。

【心电图特征】本帧心电图（图 46-27）为$V_5$、$V_1$导联同步连续记录。$P_1$、$P_7$波为窦性 P 波，PR 间期为 0.14s，$V_5$导联 P 波直立，时限增宽至

0.11s，呈双峰，双峰距 $\geq$ 0.04s，$V_1$导联 P 波正负双向，$Ptf_{V_1} \leq -0.04mm \cdot s$。第 2 ~ 6 个心搏为提早出现的宽大畸形的 QRS 波群，联律间期不等，其后 0.16s 均有逆行 P 波。

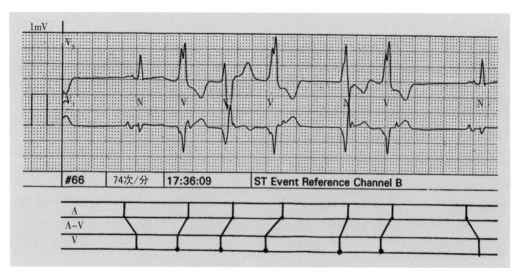

图 46-27　病例 27 心电图

【心电图诊断】①窦性心律；②短阵性多源性室性心动过速；③室性期前收缩伴室房传导；④左心房增大。

【分析讨论】本帧心电图有以下几个特点：

①P波时限增宽呈双峰，双峰距≥0.04s，Ptf$_{V_1}$≤-0.04ms·s，可诊断为左心房增大。②可见提早出现的一系列宽大畸形的QRS波群，T波与主波方向相反，联律间期不相等，形态相同，可诊断为多源性室性心动过速。③宽大畸形的QRS波群之后0.16s均可见到一逆行P波，为室性期前收缩伴室房传导。

## 病例28

【临床资料】男性，10岁。临床诊断：先天性心脏病，室间隔缺损修补术。

【心电图特征】图46-28展示了V$_5$、V$_1$导联同步连续记录的心电图。P波顺序出现，V$_1$导联P波呈正负双向，V$_5$导联P波直立，P波时限0.10s，频率60次/分，为窦性心律。QRS波群宽大畸形，V$_1$导联呈qR型，R波有切迹，V$_5$导联呈rS型，QRS波群达0.20s，RR间期均齐，频率为46次/分，P波与QRS波群无固定关系。V$_1$导联ST段呈下垂型下移，伴T波倒置。

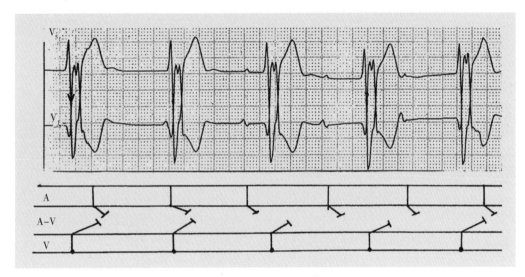

图46-28　病例28心电图

【心电图诊断】①窦性心律；②三度房室传导阻滞；③室性逸搏心律。

【分析讨论】本帧心电图有以下几个特点。①P波与QRS波群各自按照固有的频率有规律地出现。PP间距相等，RR间距相等，P波与QRS波群无固定关系（PR间期不固定）。②心室率缓慢，频率为46次/分。③心房率>心室率。QRS波群时限增宽至0.20s。故三度房室传导阻滞诊断成立，完全性房室传导阻滞时，根据QRS波群形态和时间可判断室性逸搏心律的起搏点。若起搏点位于房室束分以上，QRS波群时间和形态可正常，预后一般较好。若起搏点位于房室束分叉以下，则QRS波群时间增宽，呈室内（束支）传导阻滞图形，心室率缓慢，本例起搏点位于希氏束分叉以下，预后较差。

## 病例29

【临床资料】男性，61岁。临床诊断：冠心病，心律失常。

【心电图特征】图46-29展示了V$_5$、V$_1$导联同步连续记录的心电图。P波顺序出现，V$_1$导联P波直立，V$_5$导联P波平坦，PR间期0.14s，P波时限0.09s，频率为81次/分，为窦性心律。QRS波群有3种形态：R$_1$、R$_6$呈室上性，为窦性激动下传的QRS波群。R$_2$～R$_4$宽大畸形，T波与主波方向相反，其前无相关P波，频率为56次/分，RR间期基本相等，为室性逸搏心律。R$_5$形态介于窦性搏动与室性QRS波群之间，其前有窦性P波，PR间期为0.08s，系室性融合波。

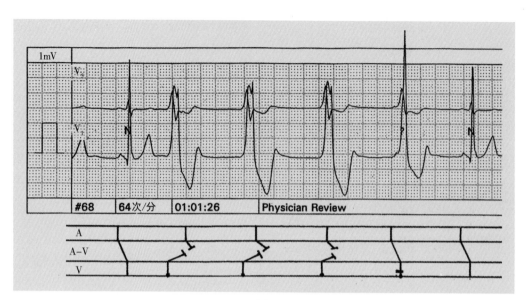

图 46-29　病例 29 心电图

【心电图诊断】①窦性心律；②室性逸搏心律；③室性融合波。

【分析讨论】本帧心电图根据 R₂～R₄ 波宽大畸形，T 波与主波方向相反，其前无相关 P 波，频率为 56 次 / 分，RR 间期基本相等，诊断为室性逸搏心律无疑。R₅ 形态介于窦性搏动与室性 QRS 波群之间，其前有窦性 P 波，系室性融合波。室性融合波产生原因系室性期前收缩激动心室的同时，窦性激动亦通过交界区下传激动心室，由于不应期的存在，窦性激动和室性异位激动均不能侵入另一方刚激动过的心室肌，因而各自激动心室肌的一部分，形成室性融合波。在室性融合波中，室性异位激动发生越晚，窦性激动下传激动心室的成分就越多，其形态也就越接近窦性心搏。室性融合波应与舒张晚期室性期前收缩、多源性期前收缩、交界区期前收缩相鉴别（表 46-2）。

表 46-2　室性融合波与舒张晚期室性期前收缩、多源性期前收缩、交界区期前收缩的鉴别

| | 室性融合波（VF） | 舒张晚期室性期前收缩 | 多源性期前收缩 | 交界区期前收缩 |
|---|---|---|---|---|
| QRS 波群前 P 波形态 | 窦性 P 波 | 窦性 P 波 | 无 P 波 | 倒置 P 波 |
| PR 间期 | > 0.12s | < 0.12s | | P⁻R < 0.12s |
| QRS 波形态 | 介予窦性与室性之间，轻度畸形 | 宽大畸形 | 多种宽大畸形 | 室上性 |
| R-VF 间期 | <正常窦性间距 | | | |

病例 30

【临床资料】男性，14 岁。临床诊断：特发性 QT 延长综合征，血生化正常。因反复晕厥行动态心电图检查。患者于记录本图 2 周后在家中猝死。其母亲、外婆均患有 QT 延长综合征。

【心电图特征】图 46-30 选自患者动态心电图中的片段记录。上图为 9：58 记录的 V₅、V₁ 导联同步连续记录的心电图。窦性心律，V₅、V₁ 导联 P 波直立，PR 间期 0.16s，QRS 波群呈室上性。V₁ 导联呈 RS 型，V₅ 导联呈 qRS 型。QT 间期 0.36s，T 波呈正负双向。QRS 波群达 0.20s。第 5 个 QRS 波群宽大畸形。其前有相关 P 波，PR 间期 016s，T 波与主波方向相反。

下图为 13：59 记录的 V₅、V₁ 导联同步连续记录的心电图。仍为窦性心律，心率 55 次 / 分，PR 间期 0.20s，QRS 时限为 0.10s。但 QT 间期延长至 0.60s，V₅ 导联的 T 波呈负正双向。

【心电图诊断】①窦性心律；②长 QT 综合征；③室性期前收缩并室性融合波。

【分析讨论】本例有明显的长 QT 家族史，QT 间期明显延长。有反复晕厥的病史。患者于

记录本图 2 周后在家中猝死，可诊断为特发性 QT 延长综合征。该病是一种以心电图 QT 间期延长和反复发作恶性室性心律失常为特征的家族遗传的先天性疾病，如不治疗，猝死率非常高，短期治疗目标主要是预防和终止恶性心律失常，如 Tdp 的发作。长期治疗是针对先天性 LQTS 患者而采取的治疗措施，包括口服 β 受体阻滞及置入永久心脏起搏器和心脏转复除颤器（ICD）。

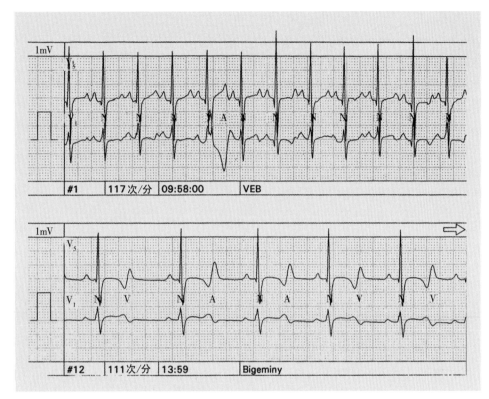

图 46-30　病例 30 心电图

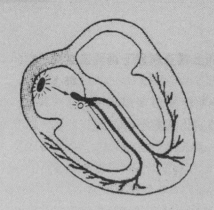

# 参考文献

[1] 陈清启.心电图学.2版修订版.济南:山东科技出版社,2016.

[2] 陈清启,董殿阶.简明心电图学及图谱.济南:山东科技出版社,1993.

[3] 陈清启,吴祥,杨庭树,等.心电图学.济南:山东科技出版社,2002.

[4] 陈清启.心电图学.2版.济南:山东科技出版社,2012.

[5] Ary L.Goldberger.临床心电图快速入门.8版.陈清启,陈纪君,主译.济南:山东科技出版社,2014.

[6] 吴祥.心律失常梯形图解法.杭州:浙江大学出版社,2006.

[7] 吴杰.心电学技术精选模拟习题集.北京:人民卫生出版社,2011.

[8] 马向荣.临床心电图学词典.2版.北京:军事医学科学出版社,1998.

[9] 黄宛.临床心电图学.5版.北京:人民卫生出版社,2009.

[10] 黄宛.临床心电图学.4版.北京:人民卫生出版社,2009.

[11] 黄宛.临床心电图学.3版.北京:人民卫生出版社,1975.

[12] 陈新.黄宛临床心电图学.6版.北京:人民卫生出版社,2009.

[13] Korman, Isaak D. MayergoyzAuthor's background: On hysteresis of ion channels Author: Can E. n / ADOI: 10.1051/mmnp/2019058.

[14] Fredriksson T, Gudmundsdottir KK, Frykman V, et al. Intermittent vs continuous electrocardiogram event recording for detection of atrial fibrillation-Compliance and ease of use in an ambulatory elderly population. Clinical cardiology, 2020, 43(4): 355-362.

[15] Roy SK, Shah SU, Villa-Lopez E, et al. Comparison of electrocardiogram quality and clinical interpretations using prepositioned ECG electrodes and conventional individual electrodes. Journal of electrocardiology, 2020, 59:126-133.

[16] Tarrazo Tarrazo C, Martínez G P, Villanueva Montes MÁ. [Aetiological diagnosis of dyspnoea using electrocardiogram]. Atencion primaria, 2020, 52(4):279-280.

[17] Dagar S, Emektar E, Corbacioglu SK, et al. Evaluation of electrocardiographic parameters in patients with epileptic seizure. Acta neurologica Belgica, 2020, 120(2):321-327.

[18] Topal DG, Nepper-Christensen L, Løborg J, Ahtarovski KA,et al. Electrocardiogram to predict reperfusion success in late presenters with ST-segment elevation myocardial infarction treated with primary percutaneous coronary intervention. Journal of electrocardiology, 2020, 59:74-80.

[19] Hardy JR, Bundock D, Cross J, et al. Prevalence of QTc Prolongation in Patients With Advanced Cancer Receiving Palliative Care-A Cause for Concern Journal of pain and symptom management, 2020, 30(4):232-238.

[20] 石丽佳.急性心肌梗死合并完全左束支阻滞的心电图诊断价值.影像技术,2020,32(03):7-9.

[21] Zhang K, Aleexenko V, Jeevaratnam K. Computational approaches for detection of cardiac rhythm abnormalities: Are we there yet. Journal of electrocardiology, 2020, 59:28-34.

[22] Siurana JM, Roses-Noguer F, Akel G, et al. Asystole in a syncope by hair grooming in children: Case report and literature review.Journal of electrocardiology, 2020, 59:7-9.

[23] Abbas R, Riley S, LaBadie RR, et al. A Thorough QT Study to Evaluate the Effects of a Supratherapeutic Dose of Sertraline on Cardiac Repolarization in Healthy Subjects. Clinical pharmacology in drug development, 2020, 9(3):307-320.

[24] Du X, Zhang YI. Dynamic changes in electrocardiograms of a premature infant with hyperkalemia and hypocalcemia. Journal of electrocardiology, 2020, 59:84-87.

[25] Wahbi K, Furling D . Cardiovascular manifestations of myotonic dystrophy. Trends in Cardiovascular Medicine, 2020, 30(4):232-238.

[26] Bellamoli M, Marin F, Maritan L, et al. New-onset extreme right axis deviation in acute myocardial infarction: clinical characteristics and outcomes. Journal of Electrocardiology, 2020, 60:60-66.

[27] Fredriksson T, Gudmundsdottir KK, Frykman V, et al. Brief episodes of rapid irregular atrial activity (micro-AF) are a risk marker for atrial fibrillation: a prospective cohort study. BMC cardiovascular disorders, 2020, 20(1):167.

[28] Liu N, Guo D, Koh ZX, et al. Heart rate n-variability (HRnV) and its application to risk stratification of chest pain patients in the emergency

department.BMC Cardiovasc Disord,2020,20(1):168.

[29] Ittalo Dos Santos Silva, José Raimundo Barbosa,Rafael Duarte de Sousa.Comparison of spatial temporal representations of the vectorcardiogram using digital image processing). Electronics Newsweekly, 2020,59:164–170.

[30] 杨晴，梁岩．心电学检查在心脏性猝死预测中的应用价值．实用心电学杂志，2020，29（01）：43–48.

[31] 鲁端．浙江省无创心电学的发展．心电与循环，2019，38（06）：455–457,462.

[32] Sajeev J K, Koshy AN, Dewey H, et al. Poor reliability of P-wave terminal force V1 in ischemic stroke. Journal of electrocardiology, 2019, 52:47–52.

[33] 杨虎．中国心电学标准化的发展历程．临床荟萃，2018，33（12）：1013–1015.

[34] 李延军，严洪，黄铃．一种基于二维图像的心电显示与处理的方法．航天医学与医学工程，2011，24（05）：350–356.

[35] 隋文泉，沈凤麟．二维正向心电转移系数计算的有限元法研究．中国科学技术大学学报，1988（02）：265–269.

[36] 唐孝．支持向量机（SVM）及其在心电图（ECG）分类识别中的应用．成都：四川师范大学，2007.

[37] 程弓．基于模糊聚类的多核支持向量机研究及其应用．武汉：武汉纺织大学，2019.

[38] 原永朋．基于通用 CNN 和心拍类模型的心电图识别研究．郑州：河南大学，2018.

[39] 张志坤，米杰，丁秀原，等．成人标准 12 导联心电图 QT 间期的多维空间标度分析．华北煤炭医学院学报，2004（01）：1–3.

[40] 汪天富．超声心脏图像多维多参数功能重建．中国科学技术协会、四川省人民政府．加入 WTO 和中国科技与可持续发展——挑战与机遇、责任和对策（下册）．中国科学技术协会、四川省人民政府：中国科学技术协会学会学术部，2002：586.

[41] 何爱军．超声心脏图象的多维多参数功能重建．成都：四川大学，2002.

[42] 高明海，祁爱琴，石德文，等．心电向量三维数学模型研究．中国医院统计，2009，16（01）：9–12.

[43] 吴立群．三维心电向量的初步研究．中华医学会心电生理和起搏分会．中华医学会心电生理和起搏分会第八次全国学术年会论文集．中华医学会心电生理和起搏分会：浙江省科学技术协会，2008：179.

[44] 王丽明，杨永侠．三维图形学在心电向量图中的应用．农业网络信息，2006（06）：40–43.

[45] 喻德旷．心室三维可视化及心电仿真建模．广州：南方医科大学，2005.

[46] 夏恒超，詹永麒．基于三维统计距离的异常心电节律检测方法．北京生物医学工程，2004（03）：181–184.

[47] 杨旭明，闫文泰，魏太星，等．兔心电 QRS 波的三维频谱分析．山东生物医学工程，1999（01）：64–66.

[48] 柯坚．斜等二轴三维心电向量图定量分析用的作图计算法．新疆医学院学报，1979（01）：5–9.

[49] 赵仁，张胜利．五维时空中宇宙视界对应的量子统计．中国科学（G辑：物理学 力学 天文学），2007（04）：434–439.

[50] 王圣强．一类五维 Artin-Schelter 正则代数—量子 P ~ 4 的分类．上海：复旦大学，2012.

[51] 王惠．四维空间中态无关量子互文性的理论研究．长春：吉林大学，2019.

[52] 王玉萍．OH+HBr 反应体系的六维量子反应动力学研究．中国计算物理学会计算原子与分子物理专业委员会．第六届全国计算原子与分子物理学术会议论文集．中国计算物理学会计算原子与分子物理专业委员会：计算原子与分子物理专业委员会，2016：41.

[53] 宋宏伟．五原子反应的全维量子动力学研究．中国化学会．第十三届全国量子化学会议报告集．中国化学会：中国化学会，2017：126.

[54] 黄细凤．全维知识图谱概述及知识表示框架研究．电脑知识与技术，2019，15（14）：145–146，152.

[55] 罗娇．基于多维度特征的心电身份识别研究．哈尔滨：哈尔滨工业大学，2014.

[56] 徐超．无药预防保健新技术——澳灵心电图监测技术．中国畜牧业，2011（18）：67–68.

[57] 楠楠．刍议动态心电图分析新技术．中外医疗，2013，32（18）：189–190.

[58] 蒋智善，范咏梅，肖春霞．心电向量临床应用及研究新进展．实用心电学杂志，2016，25（02）：132–137.

[59] Malcolm.S.Thaler．心电图速成宝典．王谨主译．天津：天津科技翻译出版公司，2004.

[60] 塞缪尔 J. 阿瑟瓦沙姆 [ 美 ] 梅奥心脏电生理学．陈良华，龙德勇主译．济南：山东科学技术出版社，2017.

[61] 陈清启主编 • 临床心电向量图学 • 内部资料：2013.3.

[62] 卢喜烈，陈清启，帅莉，等．心律失常图谱．济南：山东科学技术出版社，2006.

[63] 陈清启．复杂、疑难心电图分析方法与技巧．北京：中国新时代出版社，2011.

[64] 陈清启，辛辉，刘松．简明起搏心电图学及图谱．北京：人民军医出版社，2010.

[65] 方丕华，张澍．中国心电图经典与进展．北京：人民军医出版社，2010.

[66] Henry J L Marriott．心电图的经验与教训．王谨，李忠诚，译．天津：天津科技翻译出版公司，1999.

[67] 卢喜烈．临床心电图学．北京：科学技术文献出版社，2010.

[68] 潘大明．心电图学教程．杭州：浙江大学出版社，2008.

[69] 何方田．临床心电图学详解与诊断．杭州：浙江大学出版社，2010.3

[70] 黄大显．现代心电图学．北京：人民军医出版社，1998.

[71] Emanuel Stein．心律失常快速分析．王谨，姜铁民，译．天津：天津科技翻译出版公司，2004.

[72] Galen s.Wagner•arriott, s Practical Electrocardiography.2008.

[73] 方丕华，张澍．心电学新进展．北京：中国协和医科大学出版社，2008.

[74] 郭继鸿．心电图学应试指南．北京：人民军医出版社，2003.

[75] 何方田．临床心电图精典——从分析思路到诊断规范．杭州：浙江大学出版社，2018.

[76] 方丕华，张澍．中国心电图经典与进展．北京：人民军医出版社，2010.

[77] 牟延光．临床起搏心电图学．济南：山东科技出版社，2014.

[78] 李忠杰，屈百鸣．实用食管法心脏电生理学．南京：江苏科技出

版社，2011.

[79] 魏太星，魏经汉 . 临床心电图学及图谱 .3 版 . 郑州：河南科技出版社，1997.

[80] 张雪娟，陈清启 . 临床心电图快速入门 .9 版 . 济南：山东科技出版社，2020.

[81] 奥基夫 . 临床心电图全解（病例分析与学习精要）.2 版 . 刘正湘，吴杰，主译 . 北京：科学出版社，2004.

[82] 何方田 . 起搏心电图学 . 杭州：浙江大学出版社，2012.

[83] 张代富，李莹，主译 . 临床心电图学（学习与复习指导）.2 版 . 北京：人民卫生出版社，2007.

[84] Borys Surawicz，Timothy Knilans. 周氏实用心电图学 . 郭继鸿，洪江，主译 . 北京：北京大学医学出版社，2004.

[85] Lehnart SE, Ackerman MJ, Benson WD, et al. Inherited arrhythmias: A national heart, lung, and blood institute and office fo rare diseases workshop consensus report about the diagnosis, phenotyping, molecular mechanisms, and therapetutic approaches for primary cardiomyopathies of gene mutations affecting ion channel function. Circulation, 2007, 116: 2325–2345.

[86] Goldenberg I, Moss AJ. Long QT syndrome. J Am Coll Cardiol，2008，51(24): 2291–3000.

[87] Roden DM. Keep the QT interval: It is a reliable predictor of ventricular arrhythmias. Heart Rhythm, 2008，5(8): 1213–1215.

[88] Gupta P, Patel C, Patel H，et al. T(p-e)/QT ratio as an index of arrhythmogenesis. J Electrocardiol, 2008, 41(6): 567–574.

[89] 刘仁光，张英杰，陶贵周，等 . 以终末向量和波形改变为主要表现的预激综合征 . 中国心血管病研究杂志，2004，2.

[90] 刘仁光 . 预激综合征临床心电图诊断有关问题 . 临床心电学杂志，2003，12（1）：43–48.

[91] 陈新，孙瑞龙，王方正 . 临床心电生理学与心脏起搏 . 北京：人民卫生出版社，1997.

[92] Hofman N, Wilde AA, Kä.b S, et al. Diagnostic criteria for congenital long QT syndrome in the era of molecular genetics: do we need a scoring system? Eur Heart J, 2007,28(5): 575–580.

[93] Gussak I, Brugada P, Brugada J, et al. Idiopathic short QT interval: A new clinical syndrome? Cardiology, 2000,94(2): 99–102.

[94] Gaita F, Giustetto C, Bianchi F, et al. Short QT syndrome .A familial cause of sudden death. Circulation, 2003,108(8): 965–970.

[95] Brugada R, Hong K, Dumaine R, et al. Sudden death associated with short QT syndrome linked to mutations in HERG. Circulation, 2004,109(2): 151–156.

[96] Bellocq C, van Ginneken AC, Bezzina CR, et al. Mutation in the KCNQ1 gene leading to the short QT-interval syndrome. Circulation, 2004,109(20): 2394–2397.

[97] Priori GS, Pandit SV, Rivolta I, et al. A novel form of short QT syndrome(SQT3) is caused by amutation in the KCNJ2 gene. Circ Res, 2005,96(7): 800–807.

[98] Anttoneon O, Junttila MJ, Rissanen H, et al. Prevalence and prognostic significance of short QT interval in a middle-aged Finnish population. Circulation,2007,116(7): 714–720.

[99] Antzelevitch C, Pollevick GD, Cordeiro JM, et al. Loss-of-function mutations in the cardiac calcium channel underlie a new clinical entity characterized by ST-segment elevation, short QT intervals, and sudden cardiac death. Circlutation, 2007,115(4): 442–449.

[100] Antzelevitch C, Brugada P, Borggrefe M, et al. Brugada syndrome. Report of the second consensus conference: endorsed by the Heart Rhythm Society and the European Heart Rhythm Association. Circulation, 2005,111(5): 659–670.

[101] Fowler SJ, Priori SG.Clinical spectrum of patients with a Brugada ECG. Curr Opin Cardiol, 2009,24(1): 74–81.

[102] Hong K, Brugada J, Oliva A, et al. Value of electrocardiographic parameters and ajmaline test in the diagnosis of Brugada syndrome caused by SCN5A mutations. Circulation, 2004,110(19): 3023–3027.

[103] Antzelevitch C, Pollevick GD, Cordeiro JM, et al. Loss-of-function mutations in the cardiac calcium channel underlie a new clinical entity characterized by ST-segment elevation, short QT intervals, and sudden cardiac death. Circulation, 2007,115(4): 442–449.

[104] Watanabe H, Koopmann TT, Le Scouarnec S, et al. Sodium channel beta1 subunit mutations associated with Brugada syndrome and cardiac conduction disease in Humans. J Clin Invest, 2008,118(6): 2260–2268.

[105] Longdon B, Michalec M, Mehdi H, et al. Mutation in glycerol-3-phosphate dehydrogenase 1 like gene(GPD-1L) decreases cardiac $Na^+$ current and causes inherited arrhythmias. Circulation, 2007,116(20): 2260–2268.

[106] Delpon E, Cordeiro JM, Nunez L, et al . Functional Effects of KCNE3 Mutation and its Role in the Development of Brugada Syndrome. Circ Arrhythm Electrophysiol, 2008,1(3): 209–218.

[107] Morita H, Kusano KF, Miura D, et al. Fragmented QRS as a marker of conduction abnormality and a predictor of prognosis of Brugada syndrome. Circulation, 2008,118(17): 1697–1704.

[108] Babai Bigi MA, Aslani A, Shahrad S. aVR sign as a risk factor for life-threatening arrhythmic events in patients with Brugada syndrome. Heart Rhythm, 2007, 4(8): 1009–1012.

[109] Fish JM, Welchons DR, Kim YS, et al. Dimethyl lithospermate B, an extract of danshen, suppresses arrhythmogentsis associated with the Brugada syndrome. Circulation, 2006,113(11): 1393–1400.

[110] Maron BJ, Towbin JA, Thiene G, et al. Contermporary definitions and classification of the cardiomyopathies: an American Heart Association Scientific statement from the council on clinical cardiology, Heart failure and transplantation committee; Quality of care and outcomes research and functional genomics and translational biology interdisciplinary working groups: and council on epidemilogy and prevention. Circulation, 2006,113(14): 1807–1816.

[111] Nasir K, Bomma C, Tandri H, et al. Electrocqrdiographic features of arrhythmogenic right ventricular dysplasia/cardiomyopathy according to disease serity: A need to broaden diagnostic criteria. Circulation , 2004,110(12): 1527–1534.

[112] Peters S, Trummel M, Koehler B, et al. The value of different electrocardiographic depolarization criteria in the diagnosis of arrhythmogentic right ventricular dysplasa/cardiomyopathy. J Electrocardiol, 2007,40(1): 34–37.

[113] Asimaki A, Tandri H, Huang H, et al. A new diagnostic test for

arrhythmogenic right ventricular cardiomyopathy. N Eng J Med , 2009,360(11): 1075–1084.

[114] Francis J, Sankar V, Nair VK, et al. Catecholaminergic ventricular tachycardia. Heart Rhythm, 2005,2(5): 550–554.

[115] Sumitomo N, Harada K, Nagashima M, et al. Catecholaminergic polymorophic ventricaular tachycardia: electrocardiographic characteristics and optimal therapeutic strategies to prevent sudden death. Heart , 2003, 89: 66–70.

[116] Wilde AA, Bhuiyan ZA, Crotti L, et al. Left Cardiac Synpathetic Denervation for Catecholaminergic Polymorphc Ventricular Tachycardia. N Engl J Med, 2008,358(19): 2024–2029.

[117] Antzelevitch C, Brugada P, Borggrefe M, et al. Brugada syndrome. Report of the second consensus conference: endorsed by the Heart Rhythm Society and the European Heart Rhythm Association. Circulation, 2005,111(5): 659–670.

[118] Fowler SJ, Priori SG.. Clinical spectrum of patients with a Brugada ECG. Curr Opin Cardiol, 2009,24(1): 74–81.

[119] Hong K, Brugada J, Oliva A, et al. Value of electrocardiographic parameters and ajmaline test in the diagnosis of Brugada syndrome caused by SCN5A mutations. Circulation, 2004,110(19): 3023–3027.

[120] Antzelevitch C, Pollevick GD, Cordeiro JM, et al. Loss-of-function mutations in the cardiac calcium channel underlie a new clinical entity characterized by ST-segment elevation, short QT intervals, and sudden cardiac death. Circulation, 200,115(4): 442–449.

[121] Watanabe H, Koopmann TT, Le Scouarnec S, et al. Sodium channel beta1 subunit mutations associated with Brugada syndrome and cardiac conduction disease in Humans. J Clin Invest, 2008,118(6): 2260–2268.

[122] Longdon B, Michalec M, Mehdi H, et al. Mutation in glycerol-3-phosphate dehydrogenase 1 like gene(GPD-1L) decreases cardiac Na$^+$ current and causes inherited arrhythmias. Circulation, 2007,116(20): 2260–2268.

[123] Delpon E, Cordeiro JM, Nunez L, et al . Functional Effects of KCNE3 Mutation and its Role in the Development of Brugada Syndrome. Circ Arrhythm Electrophysiol, 2008,1(3): 209–218.

[124] Morita H, Kusano KF, Miura D, et al. Fragmented QRS as a marker of conduction abnormality and a predictor of prognosis of Brugada syndrome. Circulation, 2008,118(17): 1697–1704.

[125] Babai Bigi MA, Aslani A, Shahrad S. aVR sign as a risk factor for life-threatening arrhythmic events in patients with Brugada syndrome. Heart Rhythm, 2007, 4(8): 1009–1012.

[126] Fish JM, Welchons DR, Kim YS, et al. Dimethyl lithospermate B, an extract of danshen, suppresses arrhythmogentsis associated with the Brugada syndrome. Circulation, 2006, 113(11): 1393–1400.

[127] Keating L, Morris FP, Brady WJ. Electrocardiographic features of Wolff-Parkinson-White syndrome. Emerg Med J, 2003, 20(5): 491– 493.

[128] Liu W, Liu G, Hu D, et al. Familial Wolff-Parkinson-White syndrome is linked to the loci on chromosome Chin Med J (Engl), 2002, 115(11): 1733–1735.

[129] Gollob MH, Green MS, Tang AS, et al. Identification of a gene responsible for familial Wolff-Parkinson-White syndrome. N Engl J Med, 2001, 344(24): 1823–1831.

[130] Medeiros A, Iturralde P, Guevara M, et al. Sudden death in intermittent Wolff-Parkinson -White syndrome. Arch Cardiol Mex, 2001, 71(1): 59–65.

[131] Fitzsimmons PJ, Mcwhirter PD, Peterson DW et al. The natural history of Wolff-Parkinson-White syndrome in 338 military aviators: a long-term follow-up of 33 Years.Am Heart J, 2001, 142(3): 530–536.

[132] Khan IA, Shaw IS. Pseudo myocardial infarction and pseudo ventricular hypertrophy ECG patterns in Wolff-Parkinson-White syndrome. Am J Emerg Med, 2000, 18: 802–806.

[133] Lan EW, Ng GA, Griffith MJ. A new ECG sign of an accessory pathway in sinus rhythm: pseudo partial right bundle branch block. AM Heart, 1999, 82(2): 244–245.

[134] Kinoshita S, Katoh T. Apparent bradycardia-dependent block in the accessory pathway in intermittent Wolff-Parkinson-White Syndrome. J Electrocardiol, 1998, 31(2):151–153.

[135] Zipes DP, Dimarco JP, Gillette PC, et al. Guidelines for Clinical Intracardiac Electrophysiological and Catheter Ablation Procedures: A Report of the American College of Cardiology/American Heart Assosiation Task Force on Practice Guidelines (Committen on Clinical Intracadiaac Electrophysiologic and Catherter Ablation Procedures) Developed in collaboration with the North American Society of Pacing and Electrophysiology. J AM Coll Cardiol, 1995, 26(2): 555–573.

[136] Liu Renguang Liu Aichun Li Li, et al. Elimination of δ wave in WPW syndrome by esophageal pacing. CMJ, 1989, 102(6): 431–433.

[137] 刘仁光，闫涛，周红丽. 预激综合征并Ⅰ度房室阻滞的心电图表现和诊断. 中华现代医学杂志，2002，2（1）：90–91.

[138] 刘仁光. 复杂双束支主干阻滞心电图精读. 临床心电学杂志，2008, 17（5）：389–394.

[139] 张文博. 如何分析心律失常. 北京：人民卫生出版社，1981.

[140] 马坚，王方正，陈新，等. 预激综合征合并完全性房室阻滞的诊断及治疗. 中华心律失常学杂志，1998，2（1）：33–36.

[141] 刘仁光，徐兆龙.WPW 综合征电生理基础与临床诊断. 国际心血管病杂志，2001，3（2）：175–176.

[142] 刘仁光，张英杰. B 型预激综合征并右束支阻滞. 临床心血管病杂志，2001，17（增）：104.

[143] 刘仁光，王晓丽. 变异型预激综合征. 心电学杂志，2000，19（4）：244–247.

[144] 刘仁光，徐兆龙. 预激综合征引起 QRS 波群终末粗钝一例. 中国心脏起搏与心电生理杂志，2000，14（1）:72.

[145] 刘仁光，刘爱纯. Mahaim 纤维的现代观点. 心血管病学进展，1998，19（2）：111–113.

[146] 刘仁光，刘爱纯，李丽. 心率对 Kent 束不应期的影响. 中华心血管病杂志，1988，16（6）：336.

[147] 严衍玲，刘仁光. 预激综合征对 QRS 波群终末向量的影响. 中国心脏起搏与心电生理杂志，2004，18（6）：453–455.

[148] 孙凯，刘仁光. 预激综合征旁路传导对 PJ 间期的影响. 中华心血管病杂志，2006，34（4）：366.

[149] 孙凯，刘仁光.预激综合征合并心房颤动的发生机制.国际心血管病杂志，2006, 33（1）：38-41.

[150] 张树龙，林治湖，杨延宗.预激综合征对 QRS 终末向量的影响.中华心律失常学杂志，1998, 2（2）：108-110.

[151] 任在镐，王建安.预激综合征能改变心室除极全过程.临床心电学杂志，1998, 7（1）：8-12.

[152] 胡大一，马长生.心律失常射频消融图谱.2 版.北京：人民卫生出版社，2002.

[153] 刘仁光，徐兆龙，张英杰，等.预激综合征旁路前传可能缩短 PJ 间期.中华医学杂志,2008, 88（22）：1547-1549.

[154] 刘仁光.预激综合征心电图再认识 // 胡大一，郭继鸿.中国心律学.北京：人民卫生出版社,2008.

[155] 陈文林，潘祥林.诊断学.7 版.北京：人民卫生出版社，2008.

[156] 夏宏器，邓开伯.实用心律失常学.北京：中国协和医科大学出版社，2008.

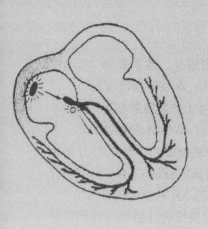

# 附录 1

# 心电图心率推算表

| RR（s） | 心率（次/分） | QT 时限最高值（s） | | RR（s） | 心率（次/分） | QT 时限最高值（s） | | RR（s） | 心率（次/分） | QT 时限最高值（s） | | RR（s） | 心率（次/分） | QT 时限最高值（s） | |
|---|---|---|---|---|---|---|---|---|---|---|---|---|---|---|---|
| | | 男 | 女 | | | 男 | 女 | | | 男 | 女 | | | 男 | 女 |
| 0.30 | 200 | 0.24 | 0.25 | 0.72 | 83 | 0.37 | 0.39 | 1.14 | 53 | 0.46 | 0.49 | 1.56 | 38 | 0.54 | 0.57 |
| 0.32 | 187 | 0.25 | 0.26 | 0.74 | 81 | 0.37 | 0.39 | 1.16 | 52 | 0.47 | 0.49 | 1.58 | 38 | 0.55 | 0.57 |
| 0.34 | 176 | 0.26 | 0.27 | 0.76 | 79 | 0.38 | 0.40 | 1.18 | 51 | 0.47 | 0.50 | 1.60 | 37 | 0.55 | 0.58 |
| 0.36 | 167 | 0.26 | 0.27 | 0.78 | 77 | 0.38 | 0.40 | 1.20 | 50 | 0.48 | 0.50 | 1.62 | 37 | 0.55 | 0.58 |
| 0.38 | 158 | 0.27 | 0.28 | 0.80 | 75 | 0.39 | 0.41 | 1.22 | 49 | 0.48 | 0.51 | 1.64 | 37 | 0.55 | 0.58 |
| 0.40 | 150 | 0.27 | 0.29 | 0.82 | 73 | 0.39 | 0.41 | 1.24 | 48 | 0.48 | 0.51 | 1.66 | 36 | 0.56 | 0.59 |
| 0.42 | 143 | 0.28 | 0.30 | 0.84 | 71 | 0.40 | 0.42 | 1.26 | 48 | 0.49 | 0.51 | 1.68 | 36 | 0.56 | 0.59 |
| 0.44 | 136 | 0.29 | 0.30 | 0.86 | 70 | 0.40 | 0.42 | 1.28 | 47 | 0.49 | 0.51 | 1.70 | 35 | 0.56 | 0.59 |
| 0.46 | 130 | 0.29 | 0.31 | 0.88 | 68 | 0.41 | 0.43 | 1.30 | 46 | 0.49 | 0.52 | 1.72 | 35 | 0.57 | 0.60 |
| 0.48 | 125 | 0.30 | 0.32 | 0.90 | 67 | 0.41 | 0.43 | 1.32 | 45 | 0.50 | 0.52 | 1.74 | 34 | 0.57 | 0.60 |
| 0.50 | 120 | 0.31 | 0.32 | 0.92 | 65 | 0.42 | 0.44 | 1.34 | 45 | 0.50 | 0.53 | 1.76 | 34 | 0.58 | 0.61 |
| 0.52 | 115 | 0.31 | 0.33 | 0.94 | 64 | 0.42 | 0.44 | 1.36 | 44 | 0.51 | 0.53 | 1.78 | 34 | 0.58 | 0.61 |
| 0.54 | 111 | 0.32 | 0.34 | 0.96 | 63 | 0.42 | 0.45 | 1.38 | 43 | 0.51 | 0.54 | 1.80 | 33 | 0.58 | 0.61 |
| 0.56 | 107 | 0.32 | 0.34 | 0.98 | 61 | 0.43 | 0.45 | 1.40 | 43 | 0.51 | 0.54 | 1.82 | 33 | 0.58 | 0.62 |
| 0.58 | 103 | 0.33 | 0.35 | 1.00 | 60 | 0.43 | 0.46 | 1.42 | 42 | 0.52 | 0.54 | 1.84 | 33 | 0.58 | 0.62 |
| 0.60 | 100 | 0.34 | 0.35 | 1.02 | 59 | 0.44 | 0.46 | 1.44 | 41 | 0.52 | 0.55 | 1.80 | 32 | 0.59 | 0.62 |
| 0.62 | 97 | 0.34 | 0.36 | 1.04 | 58 | 0.44 | 0.46 | 1.46 | 41 | 0.52 | 0.55 | 1.88 | 32 | 0.59 | 0.62 |
| 0.64 | 94 | 0.35 | 0.36 | 1.06 | 57 | 0.45 | 0.47 | 1.48 | 40 | 0.53 | 0.56 | 1.90 | 32 | 0.60 | 0.63 |
| 0.66 | 91 | 0.35 | 0.37 | 1.08 | 56 | 0.45 | 0.47 | 1.50 | 40 | 0.53 | 0.56 | 1.92 | 31 | 0.61 | 0.63 |
| 0.68 | 88 | 0.36 | 0.38 | 1.10 | 55 | 0.45 | 0.48 | 1.52 | 39 | 0.53 | 0.56 | 1.94 | 31 | 0.61 | 0.63 |
| 0.70 | 86 | 0.36 | 0.38 | 1.12 | 54 | 0.46 | 0.48 | 1.54 | 39 | 0.54 | 0.57 | 1.96 | 31 | 0.61 | 0.64 |

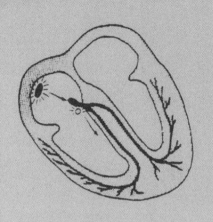

# 附录 2

# 心电轴换算指数

| 1\1 | −10 | −9 | −8 | −7 | −6 | −5 | −4 | −3 | −2 | −1 | 0 | +1 | +2 | +3 | +4 | +5 | +6 | +7 | +8 | +9 | +10 |
|---|---|---|---|---|---|---|---|---|---|---|---|---|---|---|---|---|---|---|---|---|---|
| −10 | 240 | 242 | 244 | 246 | 248 | 251 | 254 | 257 | 261 | 265 | −90 | −84 | −78 | −72 | −66 | −60 | −53 | −47 | −41 | −35 | −30 |
| −9 | 238 | 240 | 242 | 244 | 247 | 249 | 258 | 256 | 260 | 264 | −90 | −83 | −77 | −70 | −63 | −56 | −49 | −42 | −36 | −30 | −25 |
| −8 | 236 | 238 | 240 | 242 | 245 | 247 | 251 | 256 | 259 | 263 | −90 | −82 | −75 | −68 | −59 | −51 | −43 | −37 | −30 | −24 | −19 |
| −7 | 234 | 235 | 238 | 240 | 243 | 245 | 249 | 253 | 258 | 262 | −90 | −81 | −73 | −64 | −55 | −56 | −37 | −36 | −23 | −17 | −15 |
| −6 | 232 | 234 | 235 | 237 | 240 | 243 | 246 | 251 | 257 | 261 | −90 | −80 | −70 | −50 | −49 | −39 | −30 | −22 | −16 | −11 | −7 |
| −5 | 229 | 231 | 233 | 235 | 237 | 240 | 244 | 248 | 254 | 260 | −90 | −77 | −65 | −53 | −41 | −30 | −19 | −14 | −9 | −4 | 0 |
| −4 | 225 | 228 | 230 | 231 | 234 | 236 | 240 | 244 | 251 | 258 | −90 | −74 | −58 | −43 | −30 | −19 | −11 | −5 | −1 | +3 | +6 |
| −3 | 223 | 225 | 226 | 228 | 230 | 232 | 235 | 240 | 248 | 255 | −90 | −68 | −50 | −30 | −15 | −7 | −1 | +4 | +8 | 11 | 13 |
| −2 | 230 | 221 | 222 | 223 | 224 | 227 | 230 | 234 | 240 | 250 | −90 | −54 | −30 | −10 | −1 | +6 | +11 | 13 | 16 | 18 | 19 |
| −1 | 215 | 216 | 217 | 218 | 219 | 220 | 222 | 225 | 230 | 240 | −90 | −30 | −2 | +8 | +14 | 18 | 20 | 21 | 22 | 23 | 24 |
| 0 | 210 | 210 | 210 | 210 | 210 | 210 | 210 | 210 | 210 | 210 | 0 | 30 | 30 | 30 | 30 | 30 | 30 | 30 | 30 | 30 | 30 |
| +1 | 205 | 204 | 203 | 202 | 200 | 198 | 194 | 187 | 178 | 150 | +90 | 60 | 50 | 44 | 42 | 40 | 39 | 38 | 37 | 36 | 35 |
| +2 | 199 | 197 | 195 | 193 | 190 | 185 | 179 | 168 | 150 | 124 | +90 | 70 | 60 | 42 | 50 | 47 | 45 | 43 | 42 | 41 | 40 |
| +3 | 192 | 190 | 188 | 184 | 180 | 173 | 163 | 150 | 132 | 112 | +90 | 75 | 66 | 60 | 56 | 52 | 50 | 48 | 46 | 44 | 43 |
| +4 | 185 | 184 | 179 | 175 | 169 | 161 | 150 | 137 | 120 | 106 | +90 | 78 | 70 | 65 | 60 | 56 | 54 | 52 | 50 | 48 | 47 |
| +5 | 180 | 176 | 172 | 166 | 159 | 150 | 139 | 127 | 114 | 103 | +90 | 80 | 74 | 68 | 64 | 60 | 57 | 55 | 53 | 51 | 49 |
| +6 | 173 | 169 | 164 | 158 | 150 | 141 | 130 | 120 | 110 | 100 | +90 | 83 | 76 | 71 | 67 | 63 | 60 | 58 | 56 | 54 | 52 |
| +7 | 163 | 162 | 157 | 150 | 143 | 134 | 125 | 116 | 107 | 99 | +90 | 83 | 77 | 71 | 69 | 66 | 63 | 60 | 58 | 56 | 54 |
| +8 | 167 | 153 | 150 | 144 | 136 | 129 | 120 | 112 | 105 | 98 | +90 | 83 | 79 | 75 | 71 | 68 | 65 | 62 | 60 | 58 | 56 |
| +9 | 155 | 150 | 145 | 138 | 131 | 125 | 116 | 110 | 103 | 97 | +90 | 84 | 80 | 76 | 73 | 70 | 67 | 64 | 62 | 60 | 58 |
| +10 | 150 | 145 | 140 | 135 | 127 | 120 | 114 | 108 | 101 | 96 | +90 | 85 | 81 | 76 | 74 | 71 | 68 | 65 | 64 | 62 | 60 |

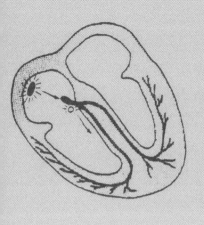

附录 3

目测心电轴示意图

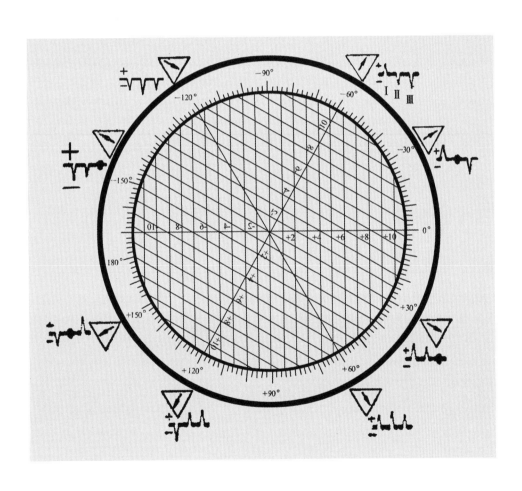

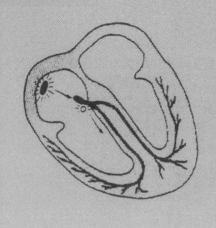

# 附录 4

# 各年龄组正常 PR 间期的最高限度

| | 心率（次 / 分） | | | | |
|---|---|---|---|---|---|
| | < 70 | 71 ～ 90 | 91 ～ 110 | 111 ～ 130 | > 130 |
| 成人 | 0.20 | 0.19 | 0.18 | 0.17 | 0.16 |
| 14 ～ 17 岁 | 0.19 | 0.18 | 0.17 | 0.16 | 0.15 |
| 7 ～ 13 岁 | 0.18 | 0.17 | 0.17 | 0.15 | 0.14 |
| 1.5 ～ 6 岁 | 0.17 | 0.165 | 0.155 | 0.145 | 0.135 |
| 0 ～ 1.5 岁 | 0.16 | 0.15 | 0.145 | 0.135 | 0.125 |

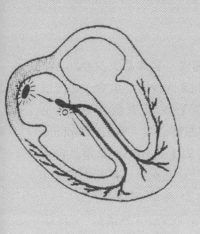

# 附录 5
# 小儿各年龄组的平均心率及最小与最大幅度

| 年龄 | 心率（次/分） | 年龄（岁） | 心率（次/分） |
|---|---|---|---|
| 出生～24h | 128（103～150） | 1～3 | 127（81～166） |
| 24h～1周 | 141（120～176） | 3～5 | 97（78～127） |
| 1周～3个月 | 169（136～200） | 5～8 | 96（66～125） |
| 3～6个月 | 144（115～176） | 8～12 | 87（60～111） |
| 6个月～1岁 | 134（111～167） | 12～16 | 84（52～111） |

年龄分组，各组均不包括上限

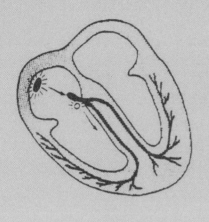

附录6

# 小儿PR间期随年龄和心率变化正常范围（S）

| | 心率（次/分） | | | | | |
|---|---|---|---|---|---|---|
| | ＜70 | 71～90 | 91～110 | 111～130 | 131～150 | ＞150 |
| 出生～1d | | | 0.09～0.13 | 0.09～0.13 | 0.09～0.12 | 0.08～0.10 |
| 1～7d | | | 0.09～0.13 | 0.09～0.14 | 0.09～0.12 | 0.10～0.12 |
| 7d～1个月 | | | 0.10 | 0.08～0.125 | 0.08～0.12 | 0.085～0.12 |
| 1～3个月 | | | | 0.08～0.12 | 0.08～0.14 | 0.08～0.11 |
| 3～6个月 | | | 0.10～0.14 | 0.09～0.13 | 0.08～0.13 | 0.09～0.11 |
| 6～12个月 | | | 0.10～0.14 | 0.09～0.14 | 0.10～0.12 | 0.10 |
| 1～3岁 | | 0.11～0.13 | 0.10～0.14 | 0.10～0.14 | | 0.11 |
| 3～5岁 | | 0.10～0.15 | 0.10～0.15 | 0.11～0.14 | | |
| 5～8岁 | 0.14 | 0.14～0.16 | 0.10～0.16 | 0.13～0.16 | | |
| 8～12岁 | 0.13～0.14 | 0.11～0.18 | 0.12～0.16 | 0.13～0.16 | | |
| 12～16岁 | 0.11～0.17 | 0.11～0.18 | 0.11～0.15 | 0.14 | | |

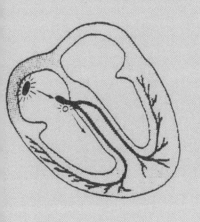

# 附录 7
# 心电图各波段正常值

| 名称 | | 成人 | | | 小儿 | | | |
|---|---|---|---|---|---|---|---|---|
| 时限（s） | P 波 | < 0.11 | | | < 0.09 | | | |
| | PR | 0.12 ～ 0.20 | | | 0.08 ～ 0.18 | | | |
| | Q 波 | < 0.04 | | | < 0.04 | | | |
| | QRS | < 0.10 | | | < 0.09 | | | |
| | VAT | $V_1 < 0.03$，$V_5 < 0.05$ | | | $V_1 < 0.03$，$V_5 < 0.04$ | | | |
| | QT | 0.40 ± 0.05 | | | 0.21 ～ 0.38 | | | |
| 电压（mV） | P 波 | < 0.25 | | | < 0.25 | | | |
| | Q 波 | < 1/4R，婴幼儿可 > 1/4R | | | | | | |
| | QRS 综合波 | $R_1 + S_{III} < 2.5$ | | | $R_1 + S_{III} < 2.5$ | | | |
| | | $R_{II} + R_{III} < 4.0$ | | | $R_{II} + R_{III} < 4.0$ | | | |
| | | $R_{aVR} < 0.5 < Q$ | | | $R_{aVR} < 0.5 < Q$ | | | |
| | | $R_{aVL} < 1.2$ | | | $R_{aVL} < 2.0$ | | | |
| | | $R_{aVF} < 2.0$ | | | $R_{aVF} < 2.5$ | | | |
| | | $R_{V_1} < 0.7$ | | | $R_{V_1} < 1.0 ～ 2.0$ | | | |
| | | $R_{V_5} < 2.5$ | | | $R_{V_5} < 3.5$ | | | |
| | | $R_{V_1} + S_{V_5} < 1.2$ | | | $R_{V_1} + S_{V_5} < 1.5 ～ 2.0$ | | | |
| | | $R_{V_5} + S_{V_1} < 4.0$（男），3.5（女） | | | $R_{V_5} + S_{V_1} < 4.5$ | | | |
| | | 各肢导联 > 0.5 各胸导联 > 1.0 | | | 各肢导联 > 0.8 | | | |
| | R/S 比值 | | 成人 | 12 ～ 5 | 5 ～ 3 | 3 ～ 1 | 1 岁～ 4 个月 | < 4 个月 |
| | | $V_1$ | < 1 | < 1.5 | < 2 | < 2.5 | < 5 | < 7 |
| | | $V_5$ | > 1 | 6 个月后 > 1 | | | | |
| | ST 段 | 下降 < 0.05 | | | | | | |
| | T 波 | 以 R 波为主导联 > 1/10R | | | | | | |

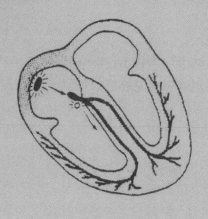

附录 8

# 小儿各年龄组 QT 及 QTc 的平均值及最大值

| 年龄 | QT（s） | QT（c） |
|---|---|---|
| 出生～24h | 0.281<br>0.24～0.32 | 0.414<br>0.362～0.495 |
| 24h～1周 | 0.263<br>0.21～0.29 | 0.396<br>0.324～0.443 |
| 1周～3个月 | 0.240<br>0.20～0.28 | 0.395<br>0.350～0.453 |
| 3～6个月 | 0.258<br>0.21～0.32 | 0.394<br>0.350～0.453 |
| 6个月～1岁 | 0.267<br>0.24～0.32 | 0.396<br>0.354～0.444 |
| 1～3岁 | 0.265<br>0.24～0.30 | 0.373<br>0.325～0.426 |
| 3～5岁 | 0.311<br>0.28～0.36 | 0.397<br>0.362～0.473 |
| 5～8岁 | 0.320<br>0.28～0.42 | 0.400<br>0.344～0.520 |
| 8～12岁 | 0.336<br>0.28～0.42 | 0.395<br>0.345～0.432 |
| 12～16岁 | 0.341<br>0.28～0.40 | 0.396<br>0.350～0.460 |

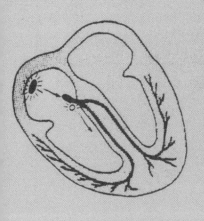

# 附录 9
# DCG 24h 成人心率正常范围

| 24h 平均心率（次 / 分） | 清醒时平均心率（次 / 分） | | 睡眠时平均心率（次 / 分） | |
| --- | --- | --- | --- | --- |
| | 最 高 | 最 低 | 最 高 | 最 低 |
| 60 ～ 85 | 100 ～ 175 | 42 ～ 73 | 66 ～ 120 | 32 ～ 65 |

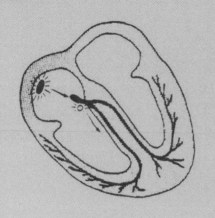

# 附录 10

# 食管调搏法心脏电生理检查诊断参考值

| 名　称 | 英文缩写 | 诊 断 参 考 值 |
| --- | --- | --- |
| 窦房结恢复时间 | SNRT | ＞ 1400（老年＞ 1500）ms 为异常，＞ 2000ms 有诊断价值 |
| 校正窦房结恢复时间 | CSNRT | ＞ 550（老年＞ 600）ms 为异常 |
| 窦房结恢复时间指数 | SNRTI | 正常 180% |
| 头 5 个心动周期的总和 | PPC1 ～ 5 | 正常值 5000ms，＞ 5800ms 为异常 |
| 校正头 5 个心动周期之和 | CPPC1 ～ 5 | ＞ 1200ms 为异常 |
| 窦房传导时间 | SACT | |
| 窦房结有效不应期 | SNERP | 330 ～ 430ms（正常范围） |
| 心房有效不应期 | AERP | 230 ～ 390ms（正常范围） |
| 房室结有效不应期 | AVNERP | 2230 ～ 430ms（正常范围） |
| 右束支有效不应期 | RPERP | 340 ～ 480ms（正常范围） |
| 左束支有效不应期 | LBERP | 200 ～ 450ms（正常范围） |

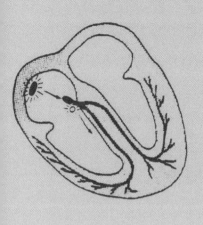

# 附录 11

# 运动试验年龄与最大心率相关表

| 年龄（岁） | 最大心率（次 / 分）<br>（极量运动试验用） | 85% 最大心率（次 / 分）<br>（次极量运动试验用） |
|---|---|---|
| 25 | 200 | 170 |
| 30 | 194 | 165 |
| 35 | 188 | 160 |
| 40 | 182 | 155 |
| 45 | 175 | 150 |
| 50 | 171 | 145 |
| 55 | 165 | 140 |
| 60 | 159 | 135 |
| 65 | 153 | 130 |

85% 最大心率相当于 195- 年龄（岁）

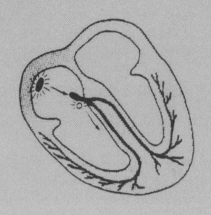

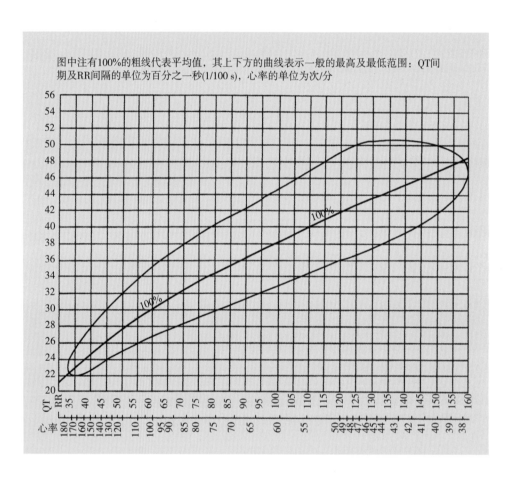

图中注有100%的粗线代表平均值，其上下方的曲线表示一般的最高及最低范围：QT间期及RR间隔的单位为百分之一秒(1/100 s)，心率的单位为次/分

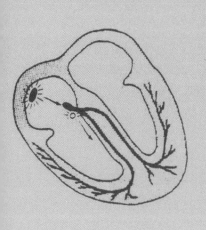

# 附录 13
# 心电图基本概念和名词简释

1. 心电学（electrocardiology） 是研究心脏生物电现象的一门科学。包括研究心电产生、采集、诊断、治疗的基础理论、实用仪器、检查治疗技术和诊断标准等。心电图学、心电向量图学、心脏电生理学、电药理学、心电仪器学、无创性心功能检测、心脏起搏、除颤复律等均属于心电学的范畴。

2. 心电图 心电图（ECG 或 EKG）是利用心电图机从体表记录心脏每一心动周期所产生的电活动变化图形的技术。

3. 向量（vector） 物理学上用来表明既有数量大小，又有方向性的量叫作向量，亦称矢量。

4. 心电向量 心脏在电激动过程中产生既具有强度，又具有方向性的电位幅度称为心电向量。通常用箭头表示其方向，而其长度表示其电位强度。

5. 心电向量图 在心脏搏动的每一个周期中，虽然所形成的立体向量环只有 1 个，但由于测量的方向不同，即在 3 个不同的平面（前额面、上横面、右侧面）进行测量，其投影可以形成 3 种不同的心电向量环，将其记录下来，就是心电向量图。心房除极、心室除极和复极分别形成了 P 环、QRS 环和 T 环。

6. 瞬间综合心电向量 心脏的电活动发生在机械运动之前。心脏的除极和复极有一定的顺序，每一瞬间中包含着不同部位的心肌电活动，可以用一个综合向量来代表，称为该时刻的瞬间综合心电向量。

7. 空间心电向量环 空间心电向量环可以看成是由无数个依次发生的瞬时综合心电向量组成的，既包括了每一瞬时综合心电向量，还反映了各瞬时综合向量的变化，所以它能反映出心脏除极或复极全程的许多变化。

8. P 波 P 波代表了心房的激动，前半部代表右心房激动，后半部代表左心房的激动。P 波时限为 0.12s，电压：肢导联＜ 0.25mV；胸导联＜ 0.2mV。当心房扩大、两房间传导出现异常时，P 波可表现为高尖或双峰的 P 波。

9. PR 间期 PR 间期代表由窦房结产生的兴奋经由心房、房室交界区和房室束到达心室并引起心室肌开始兴奋所需要的时间。正常 PR 间期为 0.12 ～ 0.20s。当心房到心室的传导出现阻滞时，则表现为 PR 间期的延长或 P 波之后心室波消失。

10. PR 段 指 P 波出现以后到心室激动以前的一段时间，这段时间在心电图上看不出电位变化。

11. QRS 波群 激动向下经希氏束，左、右束支同步激动左、右心室形成 QRS 波群。QRS 波群代表了心室的除极，激动时限＜ 0.11s。当出现心脏左、右束支传导阻滞、心室扩大或肥厚等情况时，QRS 波群出现增宽、变形和时限延长。

12. Q 波 P 波后的第 1 个负向波，时间＜ 0.04s，振幅＜ R 波的 1/4。超过正常范围的 Q 波称为异常 Q 波，见于心肌梗死、心肌病等。

13. R 波　P 波后的第 1 个正向波。

14. S 波　R 波后的第 1 个负向波。

15. J 点　心电图上从 QRS 波群急转为 ST 段的连接点称为 J 点。大多在等电位线上，通常随 ST 段的偏移而发生移位。

16. ST 段　自 QRS 波群的终点至 T 波起点的线段，代表心室缓慢复极过程，正常情况下 ST 段基本上处于等电位线上。有时可抬高和压低，但抬高＜ 0.1mV，压低＜ 0.05mV。当心肌出现缺血或坏死、心肌病变、电解质紊乱、药物影响等情况，可发生 ST 段发生偏移（抬高或压低）。

17. T 波　代表心室快速复极时的电位变化。正常情况下，T 波方向与 QRS 主波方向基本一致，立体 QRS-T 夹角＜ 60°。但 T 波的改变受多种因素的影响。心肌缺血时可表现为 T 波低平或倒置。T 波高耸可见于高血钾、急性心肌梗死的超急期等。

18. U 波　U 波是紧接 T 波后的一个低频、低振幅波，是心室复极的一部分。正常情况下，U 波与 T 波方向相同，心率缓慢时 U 波较高，心率较快时 U 波变小或消失。U 波升高见于低血钾，U 波倒置见于冠心病。

19. QT 间期　代表了心室从除极到复极的全部时间。正常 QT 间期为 0.32 ～ 0.44s。由于 QT 间期受心率的影响，因此引入了矫正的 QT 间期（QTc）的概念。其中一种计算方法为 $QTc=QT/\sqrt{RR}$。QT 间期的延长常与恶性心律失常的发生相关。

20. Ta 波　代表心房复极波。Ta 波很小，隐藏在 PR 段中，正常心电图中往往不易发现。

21. 窦性 P 波　P 波规律出现，P 波在 Ⅰ、Ⅱ、aVF、$V_4 \sim V_6$ 导联直立，aVR 导联倒置，窦性心律的频率为 60 ～ 100 次 / 分。

22. 肺性 P 波（pulmonale P wave）　P 波尖而高耸，其振幅在肢导联≥ 0.25mV、胸导联≥ 0.20mV，以 Ⅱ、Ⅲ、aVF 导联表现最为突出。常见于右心房增大。

23. 二尖瓣 P 波　P 波增宽，其时限≥ 0.12s，P 波呈双峰型，两峰间距≥ 0.04s，以 Ⅰ、Ⅱ、aVL 导联明显。常见于左心房肥大。

24. 先天性 P 波　指某些先天性心脏病所致的高耸 P 波。其特点为：P 波高耸较尖，时间正常，PR 段明显。P/PR 比值＜ 1。常见于 Ⅰ、Ⅱ、aVL、aVF 导联，$V_1$ 导联 P 波双向，正向波幅大。

25. 冠状 T 波　是指 T 波倒置、双肢对称、波谷尖。

26. 病理性 Q 波　Q 波的宽度≥ 0.04s，深度超过同导联 R 波的 1/4，称为病理性 Q 波，可见于心肌梗死、脑血管意外等。

27. 同源性心室分离波　室上性激动下传心室使部分心肌除极完毕后，另一部分心肌才除极的现象，为同源性心室分离。此时产生的 QRS 波群明显分裂成为两部分，且时限延长。

28. J 波（Osborn 波）　心电图上 J 点抬高≥ 0.2mV、时程≥ 20ms 的圆顶状或驼峰状波称为 J 波。

29. Epsilon 波　Epsilon 波是致心律失常右心室心肌病的特征性心电图表现，位于 QRS 波群之后，多表现为向上的小棘波，振幅较低，可持续几十毫秒，是右心室心肌细胞延迟除极的一部分。

30. Niagara 瀑布样 T 波　心电图上出现巨大的倒置 T 波，由于此 T 波类似美洲 Niagara 瀑布的轮廓并常出现在脑血管意外患者，2001 年美国哈佛医学院 Hurst J W 教授将这种 T 波命名为 Niagara 瀑布样 T 波。Niagara 瀑布样 T 波亦可出现在交感神经兴奋性过高的急腹症患者和 LQTS 患者。有文献也称为交感神经介导性 T 波。

31. Lambda 波　Lambda（λ）波是以 QRS 波群在下壁（Ⅱ、Ⅲ、aVF）导联 S 波消失并出现 ST 段下斜型抬高为特征的心电图表现，由于 R 波与下斜型抬高的 ST 段形似希腊字母 λ，故命名为 Lambda（λ）波。

32. Brugada 波　Brugada 波是类似 Osborn（J）波的一种除极波异常现象。1991 年西班医生 Brugada 兄弟两人首先描述和报道，其心电图表现是胸前 $V_1 \sim V_3$ 导联出现 ST 段抬高和类右束支传导阻滞图形，同时伴有猝死的临床表现，但临床没有异常体征。

33. Delta（δ）波　又称心室预激波，是预激综合征的特征性心电图表现。Delta 波的出现表明在房室间有附加传导通路（旁路）的存在，由于在心电图上心室预激波的形态类似希腊字母的 Δ

（δ）故命名为 Delta 波。

34. Wolff 波　其形态因与 δ 波相似而得名，是一种临床少见的室性心动过速，其宽 QRS 波群形态具有一定的特征性，即在 QRS 波群起始部有类似左侧旁道前向传导所形成的心室预激波（δ 波）。

35. QRS 碎裂波　指心电图上 QRS 波群呈三相波（RSR′ 型）或多相波，或在 R 波某部出现异常明显的切迹或顿挫，但要排除完全性或不完全性束支传导阻滞导致的 QRS 波群类似表现。

36. Pardee 波　狭义的概念是指正向巨大的 T 波与弓背向上型的 ST 段抬高形成的融合波，为经典的 Pardee 波；广义概念中还包括 Pardee T 波（Pardee T waves）和 Pardee Q 波（Pardee Q waves）。

37. 喜马拉雅 P 波　当"肺性 P 波"的振幅进一步升高，P 波振幅 > 5mm 时，则可用一新名词来描述——喜马拉雅 P 波。

38. 圆顶尖角型（dome and dart）T 波　指具有特征性的双峰 T 波，第 1 峰呈圆顶状，第 2 峰有一向上的尖角波。见于部分先天性心脏病患儿。

39. 圆顶尖峰型 P′ 波（Dome and darit P′wave）　圆顶尖峰型 P′ 波系指起源于左心房内的异位心律。房性 P′ 波呈圆顶尖峰型，即 P′ 波开始部分呈圆顶状（反映左心房除极），终末部分呈尖峰状（反映右心房除极），即圆顶尖峰型 P′ 波。

40. 巨 R 波　急性大面积心肌缺血的极早期（数秒至数分钟）出现以 QRS 波群时间增宽、振幅增高为主要表现的一组心电图改变，在 ST 段抬高幅度最大的导联尤为明显，又称为急性损伤性阻滞。

41. 窄高 QRS 波　指 QRS 波群时间短于正常，伴 R 波振幅异常升高。多见于下壁、左胸前导联，可伴有非特异性 ST-T 改变。患者常有反复发作的晕厥、运动导致的先兆晕厥或有家族性心源性猝死等临床表现。

42. 交感肺性 P 波　心电图上 P 波高尖，称为肺性 P 波。如果患者无慢性肺病、右心房增大及右心房传导阻滞等证据，常认为与自主神经兴奋性增高有关，称为交感肺性 P 波。

43. 巨大 T 波　指 T 波异常升高或倒置并显著增宽者。根据其形态，可分为巨大倒置 T 波和巨大直立 T 波两种。

44. 肯氏束（Kent's bundle）　它是直接连接心房和心室的肌肉传导束，可位于右心房和右心室、左心房和左心室之间，也可位于心房和心室间隔之间，沿此束兴奋可提前到达心室的某一部分而使之先期激动，结果心电图上出现典型的预激图形，即 PR 间期缩短，QRS 综合波增宽，有 δ 波，曾简称 WPW 综合征。

45. 詹姆斯束（James bundle）　它实际上是后结间束纤维的部分延续，再汇合部分前结间纤维、中结间纤维组成一条旁路，绕过房室结体后进入房室结下部，或直接与房室束相连接。

46. 马氏纤维（Mahaim's fiber）　它由房室结下部或房室束或左、右束支发出纤维，进入室间隔肌部，形成传导短路，故也称结室或束室旁路。心电图上表现为 PR 间期正常，QRS 综合波增宽，有 δ 波。

47. 静息电位（resting potential）　细胞安静时的膜电位称静息电位，也称膜电位。

48. 动作电位（action potential）　细胞兴奋时产生的膜电位称动作电位，是细胞兴奋的标志。

49. 内向离子电流（inward current）　正离子从细胞外扩散至细胞内或负离子外流，称为内向离子电流。

50. 外向离子电流（Outward current）　正离子外流或负离子内流，称外向离子电流。

51. 浓差电势　细胞膜的两侧产生了内负外正的电位差，称浓差电势。

52. 电－化平衡　当驱动 $K^+$ 外流的浓差电势能与阻止 $K^+$ 外流的电位差势达到平衡时，即电－化平衡。

53. 极化状态（polarization）　静息时细胞的膜内负外正的状态称为膜的极化状态；当膜两侧的极化现象加剧时称超极化（hyperpolarization）。

54. 除极化和复极化　当安静细胞受到一次外加刺激（人工给予或由邻接细胞的兴奋所引起）而兴奋时，受刺激部位的细胞膜两侧电位发生短暂的变化，细胞膜外突然由正变负，膜内由负变正，称为除极化或反极化。细胞膜两侧的电位又恢复到受刺激前的状态（即膜外为正，膜内为负），称为复极化。

55. 快钠内向电流（$I$Na） 细胞膜上的 Na$^+$ 通道大量激活而开放时，Na$^+$ 带着正电荷从快 Na$^+$ 通道迅速内流，形成的电流。

56. 短暂性钾电流 心肌细胞复极早期，一种瞬时性钾外向离子流。

57. 慢内向电流(slow inward current（$I$Ca） 心肌细胞复极 2 时相，Ca$^{2+}$ 带着正电荷从慢 Ca$^{2+}$ 通道缓慢内流，形成缓慢而持久的慢内向电流。

58. 离子通道 一般指生物膜离子通道（ion channels of biomembrane）。是各种无机离子跨膜被动运输的通路。生物膜对无机离子的跨膜运输有被动运输（顺离子浓度梯度）和主动运输（逆离子浓度梯度）两种方式。被动运输的通路称离子通道，主动运输的离子载体称为离子泵。生物膜对离子的通透性与多种生命活动过程密切相关。

59. 快反应细胞（纤维）与快反应电位 在电生理特性上，其动作电位 0 时相的上升速度较高，因而能以每秒 0.5～5m 的速度传递激动，这些肌细胞（纤维）称为心脏的快反应细胞（纤维），其动作电位呈快速除极化，称快反应电位。

60. 慢反应细胞（纤维）及慢反应电位 其动作电位 0 时相的上升速率较低，以每秒 0.01～0.1m 的缓慢速度传导激动，称为慢反应细胞（纤维），其动作电位称为慢反应电位。

61. 自律性（autorhythmicity） 指心肌自律细胞能依靠本身内在的变化而自发有节律地发生兴奋的性能，包括自动性和节律性两个方面。

62. 超速抑制 是指具有自律性的组织受高于其自律性的刺激频率所兴奋时，其自发的起搏活动受抑制的现象。

63. 兴奋 是指细胞受外来刺激或由内在变化而发生的膜除极化现象。

64. 兴奋性（excitability） 是指心肌细胞对适当刺激能发生兴奋，即产生动作电位的特性。

65. 阈刺激 凡能使膜达到阈电位而发生兴奋的最小刺激，称为"阈刺激"，可以作为衡量兴奋性的指标。

66. 绝对不应期(absolute refractory period) 心肌细胞从除极开始至复极达 –55mV 左右的间期。在此期内，由于快 Na$^+$ 通道、慢通道均处于全失

活状态，任何强大的刺激也不能引起心肌的反应。

67. 有效不应期（expiration date） 心肌细胞复极至 –60mV 左右时，心肌对强刺激可产生反应，但只是局部反应（使膜发生局部除极化），不能发生全面除极化或扩布性兴奋。因此，从除极化开始至 –60mV 这一段不能产生扩布性兴奋的期间，称为有效不应期。

68. 相对不应期（relative refractory period） 从有效不应期完毕（–60mV）至复极化大部分完成（约达 –80mV）的期间内，特别强大的刺激可以产生扩布性兴奋而引起动作电位，提示能再激活的快 Na$^+$ 通道数量逐渐增多，但由于此时复极尚未完全，膜反应性低，故其动作电位的幅度，0 时相除极速度，冲动在细胞内、细胞间的传导速度均小于正常，此期称为相对不应期。

69. 易颤期（quiver stage） 在相对不应期的前半部分，心肌复极程度、兴奋性和传导速度常有悬殊差别，处于电异步状态。在此期间如给予刺激，容易发生多处的折返激动而引起颤动，故称为易颤期或易损期。

70. 超常期（supernormal period） 从 –80mV 到复极完毕的这段期间内，兴奋性会高于该细胞动作电位 4 时相。在这期间，给予阈下刺激也可引起心肌细胞兴奋。

71. 心电场（cardiac field）和体表电位（body surface potential） 人体组织液中含有多种电解质，因此也是一个容积导体。心脏在人体内好像一个电池放在电解质溶液中，心脏相当于一个电偶，心电偶的两极相当于电池的正、负极，心脏周围以外的全身组织相当于容积导体，这样，在体内必然有电流自心电偶的正极流向负极，形成一个心电场，心电场在人体表面分布的电位称为体表电位。

72. P 环 P 环为心房除极图像，起于 E 点，止于 O 点。前半部代表右心房除极，后半部代表左心房除极，中间为左、右心房共同除极的向量。正常成人 P 环小而狭长，长径大于宽径。如 P 环不闭合，可出现 E–O 向量，称之为 Ta 向量。

73. QRS 环 代表左、右心室的除极，起于 O 点，止于 J 点。正常 QRS 环运行规则，转向缓慢而柔和，环体光滑，没有切迹或顿挫。初始 r

向量，代表室间隔及其附近组织的激动，方向向前，可偏上或偏下，可偏左或偏右。QRS 环的体部代表心室壁的除极，环体朝向左、下、后方，指向左心室解剖上的游离壁；终末向量代表心室及室间隔后基底部的晚期激动，多指向后，稍向左或稍向右、向上或向下。

74. T 环　T 环代表心室复极过程所引起的电位变化。开始于 QRS 环结束的 J 点，止于 E 点。多以泪点突然极端密集呈实体线状，借以与 QRS 环终末部相区分。

75. ST 向量　是由 QRS 环的起点 O 指向 QRS 环终点 J，称为 O-J 向量，即 ST 向量。ST 向量的出现主要表现为 QRS 环的不闭合。

76. QRS-T 夹角（QRS-T angle）　为 QRS 环与 T 环在额面、横面、右侧面的角度。正常成年人最大 QRS 向量及最大 T 向量的方位在 3 个面有一定的偏离度，形成夹角，称为 QRS-T 夹角。

77. J 环　J 环为 QRS 后的小环，正常情况下不易出现。当 J 波明显时，可以出现 J 环。

78. U 环　U 环为 T 环之后的小环，一般不易看到。如将 T 环起始及终末部分放大后，可在 T 环终末之后看到一个宽的弧形曲折，即 U 环。

79. 室壁激动时间（ventricular Wall excited time，VAT）　胸导联上 QRS 综合波的开始到 R 波顶点经过的时间。

80. 多维心电图　多维心电图即以常规 12 导联心电图为基础，增加了多个面和空间表达心脏电活动的心电信息，开辟了精准心电学的新理论、新方法、新技术。有非常大的应用和科研前景。根据这个理论体系，将心电图分为一维线性心电图、二维平面心电图、三维空间心电图和四维时域空间心电图。

81. 一维心电图（one dimensional electrocardiogram，1DECG）　指在一维空间用线性（直线）方式表达心脏电活动的图形，加上时间轴，即为一维时间 / 电压曲线图。

82. 二维心电图（two dimensional electrocardiogram，2DECG）　是在两条空间坐标轴所确定的二维平面上点的体现，用平面方式表达心脏电活动的图形。

83. 三维心电图（three dimensional electrocar-

diogram，3DECG）　是以 3 条空间坐标轴所确定的三维立体空间上点的体现，再结合时间轴即形成四维时域空间心电图。

84. 正交心电图（orthogonal electrocardiogram）　用 Frank 导联体系（或其他相关导联体系）描记的心电图称为正交心电图，又称 XYZ 轴心电图。

85. 电位差（Potential difference）　将两个电极置于人体表面任何两点，用导线与心电图机中的正负两极相连，两点之间的电压差，又称电势差。

86. 导联（Lead）　将两个电极置于人体表面任何两点，用导线与心电图机中的正负两极相连，就可将这两点间的电位差导入心电图机，从而描出一系列心电波，这种连接方法和装置称为心电图的导联。

87. 双极导联　指右手、左手、左足三者之间，任何 2 个连接所描记心电图的导联。

88. 单极导联　以右手、左手、左足三者之一作为正极，以三者总连线为负极所描记心电图的导联。

89. 加压导联　以右手、左手、左足三者之一作为正极，以剩余两者之连线为负极，所描记心电图的导联。也称为加压单极肢体导联。

90. 标准导联　以双极导联按一定标准连接，右手为负极、左手为正极连接作为标准 I 导联，左足为正极、右手为负极连接作为标准 II 导联，以左手为负极、左足为正极连接作为标准 III 导联，所描记心电图的导联。I、II、III 导联为标准导联。

91. 食管导联（Esophageal lead）　将电极置于食管内记录心脏电活动的导联。

92. 双极胸导联　正极放于胸部，负极连接于肢体，即成为双极胸导联。负极连接于右上肢、左上肢或左下肢，分别称为 CR、CL、CF 导联；正极分别放于单极胸导联相应的部位，分别称之为 $CR_1$-$CR_6$、$CL_1$-$CL_6$、$CF_1$-$CF_6$，其波形与单极胸导联相似，振幅偏小。

93. VE 导联　探查电极放于胸骨的剑突处，无干电极连接中心电站。对怀疑有后壁心肌梗死而又不能充分肯定时，可采用此导联。

94. $S_5$ 导联（Lewis 导联）　正极放于胸骨右缘第 5 肋间，负极放于胸骨柄处。该导联 P 波较为清晰，有心律失常，常规导联 P 波显示不清时，可选用此导联。

95. 心房导联　探查电极放于胸骨右缘第 3 肋间，无干电极连接中心电站，该导联 P 波显示亦较清晰。

96. 改良 CL₁ 导联（MCL₁ 导联）　正极放于胸骨右缘第 4 肋间，负极放于左侧锁骨外 1/3 下方，地线连接于右侧锁骨外 1/3 的下方。该导联描记出波形与 V₁ 导联相似，P 波显示清晰，是诊断左、右束支传导阻滞，左、右室性期前收缩和宽 QRS 波群鉴别诊断的最好导联。

97. 头胸导联　由尹炳生教授发明，又称尹氏导联。以右前额为参比点，接地点距之 2～5mm，测试点数目据诊断要求而定，取 1～24 个点均可。

98. 导联轴（lead shaft）　在某一导联中，正负电极之间的联线，称为该导联轴。

99. 贝莱氏六轴系统　将 Ⅰ、Ⅱ、Ⅲ、aVR、aVL、aVF 导联轴平行移至 0 点中心处，使得到一个辐射状的几何图形，称为贝莱氏六轴系统。

100. 心电轴（ECG axis）　心电活动的轴心线叫心电轴。

101. 平均心电轴（mean ECG axis）　心脏在除极、复极过程中的每一瞬间可产生许多小电轴，将这些小电轴综合起来可形成瞬间综合心电运行轨迹，即平均心电轴。

102. 心电轴左偏　指平均心电轴在 $-90°$～$-30°$。健康人的心电轴在 $-30°$～$+90°$。

103. 心电位（heart potentials）　指心脏在胸腔中的电学位置。

104. 心尖现象（apex phenomenon）　又称为孤立性 T 波倒置（isolated T wave inversion），多见于瘦长型的健康青年人。发生机制可能是由于心尖与胸壁之间的接触或压力，干扰了心肌复极顺序，而致使 T 波倒置。心电图多见于 V₄ 导联，偶见于 V₄、V₅ 导联。仰卧时，在体表心电图 V₄ 或 V₅ 导联出现孤立性 T 波倒置，令患者右侧卧位时，这些导联的 T 波又可转变为直立。

105. "两点半"症候群　QRS 电轴的最大向量相当于钟表的长针，通常指向 $+90°$，而 T 电轴的向量，相当于钟表的短针，通常指向 $-30°$，类似针表的两点半，故称此现象为"两点半"症候群。心电图表现为 Ⅱ、Ⅲ、aVF 导联的 QRS 波群的主波向上，但其 T 波倒置。运动或口服钾盐后，可使 T 波变为直立。

106. 心脏增大（cardiac enlargement）　指 1 个或 1 个以上的心腔增大，可以是因为心腔容量增大或心壁肥厚，或是两者同时存在，即心脏增大包括心肌肥厚或心肌肥大及心腔扩大。

107. 压力负荷（pressure load）　由高血压或主动脉瓣狭窄等引起心脏后负荷增加，其结果引起心腔壁的增厚。

108. 容量负荷（capacity load）　由瓣膜关闭不全或扩张型心肌病等容量负荷增加，其后果引起心腔扩张。

109. 交感性 P 波（sympathetic P wave）　无累及右心系统相关临床背景，心脏超声无右心室增大；空间 P 环振幅高，但 V₁ 导联 P 波电压的绝对值多不大。

110. 持续性幼年型 T 波（persistent juvenile T-wave）　是指在健康人中 V₁～V₄ 导联的 T 波出现倒置。据统计占健康成人的 0.5%～4.2%，常出现在胸壁塌陷患者中。

111. 急性冠脉综合征　是以冠状动脉粥样硬化斑块破溃，继发完全或不完全闭塞性血栓形成为病理基础的一组临床综合征，包括不稳定型心绞痛（UA）、急性非 ST 段抬高型心肌梗死（NSTEMI）和 ST 段抬高型心肌梗死（STEMI）。

112. 急性心肌梗死　是冠状动脉急性、持续性缺血缺氧所引起的心肌坏死。临床上多有剧烈而持久的胸骨后疼痛，休息及服用硝酸酯类药物不能完全缓解，伴有血清心肌酶活性升高及进行性心电图变化，可并发心律失常、休克或心力衰竭，常可危及生命。

113. 心肌梗死后综合征　又称 Dressler 综合征，是急性心肌梗死后的并发症之一，发生率 10%。于心肌梗死后数周至数月内出现，可反复发生，表现为心包炎、胸膜炎或肺炎，有发热、胸痛、白细胞增多和红细胞沉降率增快等症状，可能为机体对坏死物质的过敏反应。

114. 无症状性心肌缺血　是指有心肌缺血的证据，但无心肌缺血的临床症状。

115. 劳力型心绞痛（atable angina pectoris）　是

指劳累引起的急性心肌缺血，导致胸部及附近部位的疼痛不适。其特点为胸骨后阵发性、压榨性窒息样感觉，可放射至心前区和左上肢尺侧面，也可放射至右臂和两臂的外侧面或颈部、下颌部等部位，持续数分钟，经休息或舌下含服硝酸甘油后迅速缓解，又称劳力型心绞痛。

116. 不稳定型心绞痛（unatable angina pectoris）　为急性冠脉综合征的常见类型，是由于动脉粥样斑块不稳定、破裂并血栓形成使血管不全堵塞，造成急性严重的心肌供血不足引起的心绞痛。

117. 变异型心绞痛（variant angina pectoris）　属不稳定型心绞痛的特殊类型，表现为心绞痛程度较剧烈，持续时间较久，往往在夜晚、凌晨或一天的同一时间发作。发作时立即出现 ST 段损伤型抬高，对应导联 ST 段下降，疼痛缓解后 ST 段迅速回至基线。

118. Wellens 综合征（Wellens syndrome）　是以心电图 T 波改变为特征，伴严重的左前降支冠状动脉近端狭窄的临床综合征。由 Wellens 于 1982 年首先提出，并命名为 Wellens 综合征。临床上又称左前降支 T 波综合征（LADcoronary T wave syndrome），是急性心肌梗死的危症。

119. de Winter 综合征（De winter syndrome）　于 2008 年由 de Winter 在新英格兰医学杂志上首次提出，是一种新近被提出的左前降支急性闭塞的心电图表现。

120. 慢性冠状动脉供血不足（Chronic coronary insufficiency）　由于冠状动脉粥样硬化病变缓慢稳定的发展，心脏长期处于慢性缺血过程中，在静息状态下常不出现临床症状，心电图的改变也常缺乏特异性和敏感性，需要借助于临床资料和动态心电图、心电图运动试验等方法确定诊断。

121. 窗口学说　认为梗死区域的心肌丧失了生物电活动能力，坏死的心肌如同打开了一个"窗口"，使面对坏死部位的电极所记录的活动是透过坏死心肌窗口而记录到心腔内的负电位，表现在心电图上即为 Q 波。

122. 综合向量学说　认为坏死心肌丧失了生物电活动能力，以致某一方向心肌动作电位所产生的心电向量丧失，而对应的健康部位心肌心电向量相对增大，位于心肌坏死部位的电极于心室除极时记录到的初始向量指向坏死部位相反的方向，所以在常规心电图上表现为异常 Q 波。

123. 损伤电流（damage current）　当心肌严重缺血时，心肌细胞膜上的电荷平衡被打破，正常心肌细胞和缺血心肌细胞之间在动作电位平台期（或其他时期）产生电压差，这种电压差造成电流流动，即损伤电流。

124. 墓碑样 ST 段抬高　为急性心肌梗死早期可见一种特殊心电图表现，其 ST 段向上凸起并快速上升高达 8 ～ 16mm，凸起 ST 段顶峰高于其前的 R 波，R 波矮小。时限狭窄通常 < 0.04s，抬高 ST 段与其后 T 的升肢相融合，因此难以辨认单独 T 波，且 T 波常无倒置。1993 年，由 Wimalaratma 首次报道，并称此特殊 ST 段抬高形式为墓碑形（tombstoning）。

125. 非 Q 波 MI 综合征　心内膜下局部区域出现严重的心肌缺血，就可能发生 AMI。在这种情况下，心电图表现 ST 段不可逆性的持续性压低（而非一过性 ST 段压低），伴有相关的心肌酶异常升高，称为非 Q 波 MI 综合征。

126. 心肌损伤（myocardial damage）　由于缺血、缺氧、感染（病毒或细菌）、脓毒血症、肾疾病、心脏手术、剧烈运动、化学毒素、物理及生物毒素中毒等多种原因导致心肌细胞受损，继而出现心肌肌钙蛋白和心肌酶水平的升高，心电图出现 ST-T 改变，伴有胸痛、胸闷等临床表现的一类临床综合征。

127. 应激性心肌病（stress cardiomyopathy, takotsubo）　又称为心碎综合征（broken heart syndrome）。患者表现为胸痛和心电图 ST 段抬高或压低，T 波倒置，心肌酶谱升高，与经典的急性或急进性 MI 极为相似。影像学检查（超声心动图和血管造影）可发现左心室心尖部运动减弱或运动障碍（没有收缩或向外膨出）。应激性心脏病不存在冠状动脉疾病，目前认为可能与精神紧张或身体劳累时神经因子介导的冠状动脉痉挛或心肌损伤有关。

128. 室壁瘤　大面积 MI（尤其是前壁）后，局部由于纤维化形成瘢痕，当心肌收缩时，瘢痕部分无收缩功能，而向外膨出，如同瘤样改变，称为室壁瘤。

129.心率 指每分钟心搏次数。

130.靶心率（THR） 是指通过有氧运动提高心血管循环系统的机能时有效而安全的运动心率。靶心率范围在 60%～80%。它是判断有氧运动的重要依据。

131.最大心率 指进行运动负荷时，随着运动量的增加，耗氧量和心率也增加，在最大负荷强度时，耗氧量和心率不能继续增加时心率达到的最高水平。因此，在测定最大工作能力和最大耗氧量时，最大心率是一个重要的参考依据。

132.心律 指心脏搏动的节律。

133.急性心肌炎（acute myocarditis） 是由于感染（包括细菌、病毒）、全身性疾病、中毒、药物过敏等导致心肌内发生局灶性或弥漫性炎症。心肌炎的心电图改变包括各种类型的起搏传导障碍、ST-T 改变、QRS 波群电压改变或异常 Q 波、QT 间期延长，以及各种类型的心律失常等。

134.心包炎（pericarditis） 是指由各种原因引起心包脏层和壁层的炎症，常见的病因有病毒或细菌感染（如结核性、化脓性）、胶原血管性疾病（比如系统性红斑狼疮）、心脏外科手术，转移性肿瘤、尿毒症和心肌梗死、风湿性、非特异性等。

135.指节状征 急性心包炎的 PR 段偏移方向通常和 ST 段偏移的方向相反（"PR-ST 不一致现象"），aVR 导联的 PR 段抬高（通常仅抬高 1mm），伴随该导联的 ST 段轻微压低。由于 aVR 导联的 PR 段抬高就向一个弯曲的手指，被称为"指节状征"或"节标志"。

136.节标志 同指节状征。

137.慢性缩窄性心包炎（chronic constrictive pericarditis） 指心包炎症后心包脏层和壁层广泛性增生、粘连，心脏被坚厚、僵硬、纤维化的心包包围，而致心脏舒张受限，回心血量减少，静脉压升高，患者可因右心衰竭出现颈静脉怒张甚至腹水，往往被误诊为肝硬化。常需要手术治疗，剥离心包（或心包切除术），恢复心脏正常活动。

138.心包积液 指心包腔内异常的液体积聚。多为心包炎所致。黏液性水肿（甲状腺功能减退）或心脏破裂时，也可产生心包积液。

139.电交替（alternans） 是心包积液，尤其是伴随心脏压塞或严重的血流动力学变化时出现的一种非常独特的现象。表现为 QRS 波群周期性的节律变化（ABABAB 序列类型），这种变化与心脏在相对大量的心包积液中产生来回的机械摆动有关。

140.心肌病 是一组异质性心肌疾病，由各种不同原因（常为遗传原因）引起的，伴有心肌机械和（或）心电活动障碍，常表现不适当心肌肥厚或扩张，临床表现为心脏扩大、心力衰竭、心律失常、血栓、栓塞和猝死。心电图可有多种不同表现，以心室增大、束支传导阻滞、各种类型的心律失常及 ST-T 改变最常见。心肌病通常分为原发性心肌病和继发性心肌病，其中原发性心肌病包括扩张型心肌病、肥厚型心肌病、限制型心肌病、致心律失常性右心室心肌病和未定型心肌病。继发性心肌病指心肌病是全身性疾病的一部分，包括围生期心脏病、嗜酒性心肌病、代谢性心肌病、营养性心肌病、遗传性心肌病、化学/物理因素引起的心肌病、高原缺氧性心肌病、贫血性心肌病及浸润性心肌病变等。

141.扩张型心肌病（dilated cardiomyopathy，DCM） 是一种病因未明、病死率很高的心肌病，可能与病毒感染、家族遗传、免疫等因素有关。特点是心腔扩大，室壁多变薄，病理改变的特点是弥漫性心肌变性和坏死，常累及整个心脏。

142.肥厚型心肌病（hypertrophic cardiomyo-pathy，HCM） 以心室肌肥厚为主，主要累及左心室和室间隔。大多是非对称性的左心室肥厚。以室间隔肥厚最为显著而伴有左心室流出道狭窄，属梗阻型肥厚型心肌病。梗阻型以主动脉瓣下室间隔肥厚明显，称为特发性肥厚型主动脉瓣下狭窄（idiopathic hypertropic subaortic stenosis IHSS）。少数呈对称性左心室肥厚，为非梗阻性肥厚型心肌病，另有单纯为心尖肥厚（apical hypertrophy，APH）的类型。

143.限制型心肌病（restrictive cardiomyopa-thy，RCM） 以心脏间质纤维化增生为主要病理变化，心室内膜及心内膜下有数毫米的纤维性增厚，心室内膜硬化，导致心室壁顺应性降低，心腔狭窄，心脏充盈受阻的舒张功能障碍（diastolic dysfunction）。因此，亦称为心内膜心肌纤维化

（endomyocardial fibrosis）。

144. 致心律失常性右心室心肌病（arrhythmogenic right ventricle dysplasia，ARVD）　是一种主要累及右心室心肌组织的疾病，组织学特征是右心室游离壁心肌组织部分或全部被脂肪组织替代，伴进展性间质纤维化及炎症细胞浸润，左心室也可同样受累以致于晚期发展为不可逆转的全心衰竭，难以与扩张型心肌病相鉴别。

145. 发育不良三角（triangle of dysplasia）　ARVD 主要累及 RV 前壁漏斗部、心尖部及后下壁，三者构成了所谓的"发育不良三角"。

146. 右位心（dextrocardia）　广义的右位心一般分为真性右位心、假性右位心（右旋心）、心脏右移 3 型。真性右位心，即先天性右位心或狭义的右位心是指由于心脏发育障碍、错位于胸腔右侧，心尖指向侧。

147. 右旋心（dextroversion of heart）　又称假性右位心，指心脏位于右胸，但各心腔的关系并非正常的镜像改变，即左心房、左心室仍在左侧，右心房、右心室仍在右侧。

148. 法洛四联症　包括肺动脉口狭窄、室间隔缺损、主动脉骑跨和右心室增大的复合性先天性畸形。其血流动力学改变主要是由于肺动脉口狭窄和右心室压力增高而导致的右心收缩期负荷加重。

149. 埃勃斯坦畸形（Ebstein's deformity）　又称三尖瓣下移畸形。为三尖瓣附着位置异常的发绀型先天性心脏病。由于瓣膜下移和变形，使瓣膜附着部上方的右心室变成右心房的一部分。导致右心室变小，三尖瓣关闭不全，右心房容量增大，负荷过重，右心室容量缩小。多数病例合并卵圆孔未闭、房间隔缺损或室间隔缺损等，可因右至左分流而出现发绀。

150. 急性肺源性心脏病（Acute Pulmonary heart disase）　是指由于急性肺动脉高压引起的右心室结构性改变和（或）功能性损害的疾病。常见病因有急性肺栓塞、重度急性呼吸窘迫综合征（ARDS）等。表现为急性呼吸困难、晕厥、乏力、心绞痛等。

151. 慢性肺源性心脏病　是指由于胸廓、支气管、肺组织或肺血管的慢性病引起的肺循环阻力增加、肺动脉压升高，右心房扩大，继而出现右心室增大，可伴有或不伴有右心衰竭。

152. 肺栓塞（pulmonary embolism，PE）　是内源性或外源性栓子堵塞肺动脉或其分支引起肺循环和呼吸功能障碍的临床和病理生理综合征。是常见的心血管系统疾病之一，包括肺血栓栓塞症（PTE）、脂肪栓塞、羊水栓塞、空气栓塞等，其中肺血管栓塞症（pulmonary thromboembolism，PTE）是最常见的 PE 类型。

153. $S_IQ_{III}T_{III}$ 图形　I 导联可出现 S 波或 S 波加深，III 导联出现 Q 波和 T 波倒置，一般认为 $S_IQ_{III}T_{III}$ 图形系急性右心室扩张的反应。$S_IQ_{III}T_{III}$ 图形是急性 PE 常见而重要的图形，但不是确诊性图形。

154. 心室预激（ventricular pre-excitation）　是一种先天性心脏异常，指在经正常房室传导系统传导的冲动到达心室之前，部分心室肌预先被通过正常房室传导系统之外的旁道下传所激动。

155. 快－慢综合征　快速性心律失常终止时，出现极缓慢性心律失常，可以引起晕厥等症状（甚至猝死），称为快－慢综合征。

156. 预激性心动过速　指预激综合征伴经旁路前传心室的心动过速。包括经旁路（含房束和束室旁路）下传心室的各种室上性心动过速，如窦性、房性、房室折返、房室结折返性心动过速，心房颤动、心房扑动等。

157. 折返旁路　旁路是心动过速折返环路的组成部分。

158. 旁观旁路　旁路即不是折返环路的组成部分，亦不参与房室传导，纯属袖手旁观。

159. 无辜性旁路　旁路不是心动过速时折返环路的组成部分（有别于折返旁路），但却为心动过速下传心室的通路（不同于旁观旁路），使心动过速具有旁路前传的特征和影响。

160. 室内传导阻滞（intraventricular block）　指发生在希氏束以下传导系统的阻滞，简称室内阻滞。包括左束支传导阻滞（left bundle branch block，LBBB）、右束支传导阻滞（right bundle branch block，RBBB）、左前分支传导阻滞（left anterior branch block）、左后分支传导阻滞（left posterior branch block）及弥漫性室内传导阻滞

（diffuse intraventricular block）。

161. 室内传导延迟（indoor conduction delay，IVCD）　指 QRS 波群增宽（特别是 ≥ 0.12s），不具备典型右束支或左束支传导阻滞的典型图形。

162. 双束支传导阻滞　是指三分支中的任何两支发生传导阻滞。

163. 三支传导阻滞　是指右束支、左前分支和左后分支均发生传导阻滞，又称"三分支传导阻滞"或"室内三支阻滞"。

164. 时相性束支传导阻滞（Phase bundle branch block）　又称"心率依赖性支传导阻滞（heart rate dependent branch block）"，是指心率改变（增快或减慢）时出现的三时相或四时相传导阻滞。

165. 三时相束支传导阻滞（three phase bundle branch block）　又称"心动过速依赖性束支传导阻滞（tachycardia dependent bundle branch block）"，是指随心率加快而出现的束支传导阻滞，当心率减慢时，传导阻滞消失。发生此种改变的最低心率称为"临界心率（critical heart rate）"。

166. 四时相束支传导阻滞（four phase bundle branch block）　是指心率减慢时出现的传导阻滞，发生在动作电位的第 4 相，主要由于心脏传导组织的细胞极度化不足及舒张期自动除极化所引起，静息膜电位降低，有效不应期延长，此时激动到达"0"位相上升速度减慢，形成传导阻滞。

167. 生命体征　是用来判断患者的病情轻重和危急程度的指征。主要有心率、脉搏、血压、呼吸、瞳孔和角膜反射的改变等。

168. 心律失常（arrhythmia）　凡激动的起源或频率、传导的速度或传导径路任何一个环节发生异常而引起的心率过快、过慢或不规整统称为心律失常。

169. 窦性心律（sinus rhythm）　凡激动起源于窦房结所形成的心律，称为窦性心律。

170. 窦性心律失常　包括窦性心动过速、特发性窦性心动过速、窦性心动过缓、窦性心律不齐、窦性停搏、窦房结内游走节律、窦性并行心律和窦房传导阻滞等窦性心律失常。

171. 异位搏动（ectopic beats）　激动不是起源于窦房结，而是起源于心房、房室交界区、心室等，称为异位搏动。

172. 折返激动　是指由心脏发出的一个下传激动遇到单向传导阻滞后，又从另一途径逆向传回原处再次引起部分心肌的激动。

173. 传导异常　指心脏激动传导的顺序或到达的时间发生异常。包括传导延缓、传导中断、优先传导、旁路传导及一些复杂的传导障碍现象，如超常传导、伪超常传导、魏登斯基现象、文氏现象等。

174. 传入阻滞　亦称保护性传导阻滞，指包括来自窦房结等主导心律的激动，不能侵入某一异位起搏点而使其发生节律重整，因此该异位起搏点的激动可不受窦房结或基本心律的影响与控制，能够独立持续地形成激动。

175. 传出阻滞　亦称外出阻滞，是指起搏点与周围心肌交界部位之间的一种单向阻滞，即一个起搏点的激动，由于某种原因不能通过与周围心肌的交界部位以激动心房或心室，从而使规则的心律突然出现 1 次或多次漏搏现象。

176. 单向阻滞　是指在病理情况下，由于某种心肌组织的病变程度不同，而使该部组织只能允许一个方向传来的激动通过，相反方向传来的激动则不能通过。

177. 递减性传导　是指激动传导过程中所发生的动作电位"0"相上升速度与幅度逐渐减低，因而引起进行性的传导延缓以至传导中断。

178. 三时相传导阻滞　又称时相 3 阻滞或收缩期阻滞。是指传导障碍发生于心肌细胞动作电位的第 3 相。三时相传导阻滞是快心率依赖性传导阻滞，常在心率增快时出现，而在心率减慢后消失。

179. 四时相传导阻滞　又称时相 4 阻滞或舒张期阻滞。是指传导障碍发生于心肌细胞动作电位的第 4 相，是一种与心率有关的间歇性束支或分支传导阻滞，在心率减慢时发生。其发生机制主要是心肌传导组织细胞极化不足，此时若有激动到达，"0"位相上升速度减慢，从而导致传导阻滞。

180. 超常传导　又称超常期传导。是指在心脏传导功能受抑制的情况下，本应被阻滞的早期激动，却意外地发生了传导功能暂时改善的矛盾现象。

181. **魏登斯基现象**　是心脏在传导性和自律性受抑制的状态下得到临时改善的一种保护性反应。魏登斯基现象包括魏登斯基易化作用和魏登斯基效应两个方面。前者是指某一阻滞区的一侧受到一次强烈刺激作用后，该刺激虽未通过阻滞区却降低了阻滞区的应激阈值，使来自另一侧原先不起反应的阈下刺激得以通过；后者是指某阻滞区受到一端来的强刺激后，阻滞区的应激阈值暂时降低，使同一端接踵而来的原来不能引起反应的阈下刺激能够引起兴奋并通过阻滞区。常见的魏登斯基现象主要出现在高度或完全性房室传导阻滞的病例。

182. **分层传导阻滞**　指在传导障碍区存在着近端延迟区与远端阻滞区。近端延迟区距离激动部位较近，主要为传导延迟，与相对不应期有关；远端阻滞区距离激动部位较远，主要为传导阻滞，与绝对不应期有关。由于两者的功能特点不同，因此当近端传导延迟时，远端有充分的时间得以恢复，能使激动下传；但当近端出现传导加速时，由于激动过早地到达尚未恢复的远端部层面而会发生传导阻滞。

183. **文氏现象**　又称二度 I 型传导阻滞。指心脏不同部位的传导速度呈周期性逐渐减慢，最终发生一次完全性传导阻滞的现象，是二度传导阻滞的一种特殊表现形式，是心律失常的基本现象之一。

184. **双途或多途传导**　指激动在交界区内通过 2 个或 2 上以上通道传导的现象，又称双通道或多通道传导。

185. **房室结内双径路传导**　即激动在房室结内双径路传导。房室结内双径路是指房室结内传导纤维在某些生理和病理情况下分离成两条传导径路，分别称为快径路或慢径路。前者亦称 β 径道，传导速度快；后者亦称 α 径道，传导速度慢。

186. **隐匿性传导**　是一种在体表心电图上并无直接表现的传导异常现象。其产生机制是激动部分通过心脏传导组织，虽未到达心房或心室，但却可以产生新的不应期，从而对下一次激动的传导或激动的形成发生影响，而产生相应的心电图改变。隐匿性传导是心律失常的基本现象之一。

187. **心室内差异性传导**　亦称不完全性室内干扰、差异性心室内传导、生理性心室内传导阻滞等，指室上性激动在通过尚处于相对不应期的心室传导阻滞区时，由于受到相对干扰，而使 QRS 波群发生畸形的现象。分为时相性和非时相性心室内差异性传导两类。

188. **触发活动**　指在病理情况下，心肌于一次正常动作电位激发之后，再次由后除极（或后电位）触发，而产生的一次异位激动。根据后除极在动作电位时相中的早晚，可分为早期后除极和延迟后除极两种。

189. **颈动脉窦按压（CSP）**　按压颈动脉窦通过兴奋迷走神经，抑制房室传导组织的自律性、兴奋性、传导性而用于某些心律失常的鉴别诊断。

190. **心电散点图**　是对大量心电数据的非线性分析方法，是利用迭代方法描记的连续心电 RR 间期图，因图形由散点组成，又称散点图（scatterplot 或 scatter map）。连续 RR 间期所代表的心脏节律是人体时间序列动态变化的重要表现形式，因此心电散点图已成为运用非线性混沌理论研究生命科学的代表性方法之一。

191. **窦性心动过速（sinus tachycardia）**　是指频率超过正常范围的窦性心律。

192. **特发性窦性心动过速（idiopathic sinus tachycardia）**　又称不时宜性窦性心动过速、非阵发性窦性心动过速、非阵发性慢性窦性心动过速等，多发生于 20～30 岁的年轻女性。

193. **窦性心动过缓（sinus bradycardia）**　窦性心律的频率低于 60 次 / 分，称为窦性心动过缓。

194. **窦性心律不齐**　窦房结发出激动的频率时快时慢，在同一次描记的心电图上，长 PP 间期与短 PP 间期之差 > 0.12s，称为窦性心律不齐。分为呼吸性窦性心律不齐、非呼吸性心律不齐和室相性心律不齐 3 类。

195. **窦性停搏（sinus arrest）**　窦房结在某一时间内不能发出激动，使心脏暂时停止活动，称为窦性停搏，亦称窦性静止、窦性暂停，是一种常见而重要的心律失常。

196. **游走心律（wandering rhythm）**　心脏的游走性起搏点常见于窦房结内游走，窦房结向交界区间游走、心房内游走、交界区内游走、心室内游走。由于起搏点游走形成的心律，称为游走心律。

197. 冠状窦性心律（coronary sinus rhythm） 冠性窦即冠状静脉进入右心房入口处，如果冠状窦附近的组织自律性升高，连续 3 个以上的冠状窦性搏动即为冠状窦性心律。

198. 冠状结性心律（Coronary nodal rhythm） 目前认为是预激综合征的变异型，称 LGL 综合征。也有人把它划归交界性心律的范畴。

199. 左心房心律（left atrial rhythm） 当异位起搏点位于左心房时，称之为左心房心律。

200. 房室交界区（atrioventricular junction） 是心脏传导系统位于心房与心室相连接部位的特殊心肌结构，位于房室隔内。房室交界区可分为房区（A 区）、房结区（A-N 区）、结区（N 区）、结希区（N-H 区）和希区（H 区）5 个区。

201. 逸搏和逸搏心律（escape rhythm） 当窦房结受到抑制不能产生激动或激动频率减低，或窦房传导阻滞、房室传导阻滞造成基本心搏延迟发生时，其他自律性较低的潜在低位起搏点便发出激动，形成心搏或心律，仅发生 1 ~ 2 次心搏者称为逸搏，如发生 3 次或 3 次以上则称为逸搏心律。

202. 房性逸搏（atrial escape） 指窦性停搏或窦房传导阻滞时，房性异位起搏点因摆脱了窦房激动的频率抑制，而产生 1 ~ 2 次有效激动。当房性逸搏连续发生 3 次或 3 次以上，即称为房性逸搏心律（atrial escape rhythm）。

203. 左心房逸搏心律（left atrial escape rhythm） 异位起搏点位于左心房（左心房后壁或左心房前壁）所形成的心律，称为左房逸搏心律。

204. 房室交界性逸搏（AV junctional escape beats） 当窦性节律点发出的激动过于缓慢，或激动因故不能传入心室时，房室交界区的潜在起搏点发出 1 ~ 2 次激动并控制心室，称为房室交界性逸搏。当房室交界性逸搏连续发生 3 次或 3 次以上，称为房室交界性逸搏心律（atrioventricular junctional escape rhythm）。

205. 交界性逸搏 – 夺获心律 又称伪反复心律，是指在交界性逸搏之后，有一个窦性激动下传，当这个激动到达房室交界区时，适逢房室交界区已脱离绝对不应期，所以下传并激动心室。

206. 室性逸搏（ventricular escape） 是一种少见的被动性心律，是指窦房结与房室交界区的起搏功能均低下或抑制，或窦性激动不能通过交界区下传，而交界区又未发出逸搏时，由心室被动性发出 1 ~ 2 次激动，称为室性逸搏。室性逸搏连续出现 3 次或 3 次以上者称为室性逸搏心律（ventricular escape rhythm）。

207. 加速的逸搏与加速的逸搏心律 是指某些原因使心脏异位起搏点自律性增高（自律性达到 3 级），发出一冲动频率增快，超过了窦房结的频率时所产生的一种心律失常。过去称为非阵发性心动过速。

208. 节律重整（rhythm restructuring） 当心脏中有两个起搏点先后发生激动时，被整起搏点（即基本心律的起搏点，通常是频率较慢或发生激动较迟的起搏点）在没有保护机制的条件下，可受主整起搏点（通常是先发放激动或速率较快的起搏点）所形成的有效激动的影响而发生节律重新调整，心电图表现为主整起搏点的有效激动抑制被整起搏点的激动，使被整起搏点的基本心律被打断，或延后、或提前、或节律（或频率）发生改变，这种现象称为节律重整。

209. 期前收缩（contractions） 又称过早搏动（premature beat），常简称为早搏，是最常见的一种心律失常。指在正常心律或异位心律的基础上，由异位起搏点或正常起搏点提前发出的激动。按异位起搏点的起源不同，分为窦性、房性、交界性和室性期前收缩；其中以房性期前收缩最常见，室性期前收缩次之，交界性期前收缩居第三位，窦性期前收缩罕见。

210. 心肌的各向异性（anisotopic） 即在不同方向上的心肌传导特性相对心肌纤维的走向而不同，垂直于心肌纤维走向的激动传导速度较慢，因而容易形成折返。

211. 并行心律（parallel rhythm） 心脏内除窦房结起搏点外，还存在着一个经常发放激动的异位起搏点，该起搏点周围有传入保护阻滞圈的保护，免受主导节律的影响。这两个起搏点并行地发放激动，当异位起搏点无传出阻滞及周围心肌正好处于应激期时，便可形成异位搏动，出现并行性期前收缩。其心电图特点是联律间期不等，两异位搏动之间时距相等或呈倍数关系，常有融合波出现。

212. 窦性期前收缩（sinus premature contraction）　又称窦性早搏，简称窦早，指窦房结突然提早发生激动而控制心脏，是一种较为少见的心律失常。

213. 房性期前收缩（atrial premature contraction）　又称房性早搏，简称房早，指由房内异位起搏点提早产生的激动。

214. 交界性期前收缩（AV junctional premature contraction）　又称交界性早搏，是指在窦性激动尚未发生之前由交界区提前发生的一次激动。

215. 室性期前收缩（ventricular extrasystole）又称室性早搏，简称室早，是指在窦性激动尚未抵达心室前，心室内某一异位起搏点提前发生激动，引起心室除极，是一种最常见的室性心律失常。室性期前收缩可起源于心室的任何部位。根据起源部位的不同可分为高位室间隔型期前收缩、右束支型期前收缩、左束支型期前收缩、左前分支型期前收缩、左后分支型期前收缩、右（左）室上部期前收缩、右（左）室下部期前收缩、室内游走型期前收缩和旁道期前收缩。

216. R on T 室性期前收缩　发生较早，出现于前一个心搏 T 波波峰前后的室性期前收缩，称为 R on T 室性期前收缩。R on T 室性期前收缩可引起室性心动过速及心室颤动，提早指数（R-P′/Q-T）达 0.85 时，对恶性心律失常具有报警意义。

217. 多源性期前收缩　指在同一导联中出现 2 种或 2 种以上形态及联律间期互不相同的异位搏动。

218. 二联律法则　长间歇使心肌产生一个较长的恢复时间，容易形成折返，为下一个期前收缩的产生提供了条件，因此形成一系列频率依赖的室性二联律，这种规律称为二联律法则。

219. 室上性 / 室性二联律　正常心电波形与房性 / 室性期前收缩交替出现。

220. 室上性 / 室性三联律　每 2 个正常搏动后出现 1 个房性 / 室性期前收缩。

221. 代偿间歇　指期前出现的异位搏动代替了一个正常窦性搏动，其后出现一个较正常心动

周期长的间歇。代偿间歇 = 联律间期 + 代偿间期；当代偿间歇时间长短等于 2 个基本心动周期时称为完全性代偿间歇，当代偿间歇时间长短小于 2 个基本心动周期时称不完全性代偿间歇。

222. 偶联间期　又称联律间期、配对间期，指异位搏动的起点与其前一个基本心律的起点之间的时距。

223. 预激综合征　预激综合征（Wolff-Parkinson-white, wpw；preexcitation syndrome）　又称 WPW 综合征，是在正常的房室传导通道之外，激动通过旁路附加传导束提前到达，使部分（或全部）心室肌预先激动所致。心电图表现为 PR 间期缩短，QRS 波群增宽，且其起始部粗钝或切迹形成 δ 波，多数具有继发性 ST-T 改变。

224. 折返激动　由于环状通路处单向阻滞且传导减慢时造成的激动信号再次回到激动产生处的激动。

225. 干扰　正常的心肌细胞在一次兴奋后具有较长的不应期，因而对于两个相近的激动，前一激动产生的不应期必然影响后面激动的形成和传导，这种现象称为干扰。

226. 干扰与脱节　正常心肌细胞与传导组织在一次兴奋之后具有不应期，在不应期中如再有激动传入，则前一激动产生的不应期必然影响后面激动的形成和传导，这种现象称为干扰。干扰现象可发生在心脏各个部位，最常见的是房室交界区，当心脏中两个激动点各自产生激动，互相之间在连续一系列的搏动上都产生了干扰现象，即称脱节。

227. 病态窦房结综合征　起搏传导系统退行性病变及冠心病、心肌炎、心肌病等疾病，可累及窦房结及其周围组织而产生一系列缓慢窦性心律失常，常引起头晕、黑矇、晕厥等症状，称病态窦房结综合征。心电图表现为窦性心动过缓、窦性停搏或室上性快速性心律失常。

228. 趋同律　不同类群、亲缘关系较远的动物，由于生活在相类似的环境条件下，不对等的器官产生了类似的适应而形成次生相似度的这种现象，称为趋同律。例如蝶翅与鸟翎翼、虾鳃与鱼鳃及适应水中生活的鱼类和鲸；虽属于不同的纲，但都具有相似的游泳器官——流线型的身体和鳍形

的附肢。这些都属于趋同现象。

229.Adms-Strokes 综合征　各种形式的心律失常，如窦性心动过缓、房室传导阻滞等，使心脏泵血不足，导致脑部缺血缺氧，患者出现暂时性意识丧失，甚至抽搐，称为 Adams-Strokes 综合征。

230. 心动过速　是指快速心搏连续 3 次或更多出现，其频率超过 100 次 / 分（也有 100 次 / 分以内的）节律规则或不规则的心率。按起搏部位分为窦性心动过速和异位性心动过速。

231. 室上性心动过速（supraventricular tachy-cardia，SVT）　SVT 指发作性短阵或持续较长时间的房性或交界性心动过速。根据其解剖部位和发生机制不同分为下列 8 型：窦房折返性心动速、心房内折返性心动过速、房室交界区折返性心动过速、持续性交界区反复性心动过速、房室折返性心动过速（预激综合征环形运动）、自律性房性心动过速、多源性房性心动过速、其他非折返性室上性心动过速。

232. 窦房折返性心动过速（sinoatrialreentran-ttachy-cardia，SNRT）　过去又称为窦房结内折返性心动过速和阵发性窦性心动过速，指发生在窦房结与邻近心房组织间的折返激动。

233. 房性心动过速（atrial tachycardia）　是指起源于心房组织与房室结传导无关的一类室上性心动过速，在儿童及老年人群中发生率较高。发生率占全部室上性心动过速 7% ～ 10%。

234. 自律性房性心动过速　源于心房内自律细胞的自律性增高，达到自律性 4 级。其快速连续的发放冲动而致的心动过速。亦可能与触发活动有关。

235. 心房内折返性心动过速　当心房内传导系统出现功能上的纵行分离，或心房肌内不应期不一致而发生功能上的纵行分离时，即可形成折返环路，而发生的心动过速，其特点为突发突停。

236. 多源性房性心动过速　又称紊乱性心房律，是自律性房性心动过速的一种特殊类型。发生机制是心房内有多个节奏点或并行节奏点争相控制心房所致，常是心房颤动的先兆。

237. 触发活动性房性心动过速　由心房后除极而触发的房性心动过速。

238. 房室结折返性心动过速（atrioventricular

nodal reentrant tachycardia，AVNRT）　指在房室结内或房室交界区存在双径路，由其折返引起的心动过速。分为慢 - 快型、快 - 慢型、慢 - 慢型等。

239. 持续性交界区反复性心动过速（persistent junctional repetitive tachycardia，PJRT）　又称反复性无休止性交界区心动过速，是一种少见的窄QRS 波群室上性心动过速。实质是由房室旁路参与的心动过速，是具有递减传导特性的隐匿性慢旁路参与的心动过速。前传经房室结，逆传经隐匿性慢旁路，两者均具有传导速度相对较慢和递减传导的特点，心动过速的可激动间隙较宽，所以 PJRT 常表现为反复性无休止性发作，并可引起心动过速性心肌病。PJRT 的逆传旁道常位于后间隔区，也可位于右心房室环任何部位及左心房室环的后部及侧部，可多旁道并存。

240. 房室折返性心动过速（atrioventricular reen-trant tachycardia，AVRT）　是经心房、心室及正常房室结系统参与折返，经旁道前传或逆传的一种室上性心动过速。约占室上性心动过速的50%。分为顺向型和逆向型两种。

241. 房室结双径路同时下传所致心动过速　系指房室结的快、慢两个径路同时传导，但传导速度明显不同，使一次窦性激动造成两个心室兴奋。

242. 房室传导加速性心动过速　是由房室间的传导加速所致的心动过速。

243. 室性心动过速（ventricular tachycardia，VT）　起源于希氏束分叉处以下，连续 3 个或 3 个以上（程序刺激引起连续 6 个以上），频率 >100 次 / 分以上的心动过速，称为室性心动过速。

244. 短阵型室性心动过速（short formation ventricular tachycardia）　又称非持续型室性心动过速（non-sustained ventricular tachycardia），或重复性心室除极，常表现为重复 3 ～ 7 次的室性快速心律，多数分钟即恢复窦性心律。

245. 持续性室性心动过速（sustained ventri-cular tachycardia，SVT）　是指持续数分钟至数天的发作性室性心动过速，又称反复发作型连续的室性心动过速。

246. 特发性室性心动过速（idiopathic ventri-cular tachycardia，IVT）　是指发生在结构正常的心脏，没有电解质异常和已知离子通道异常的室性心动过速。占所有室性心动过速的 10% 左右。根据起源部位和心动过速时的 QRS 波群形态又分为右心室特发性室性心动过速、左心室特发性室性心动过速。

247. 束支折返性室性心动过速（bundle branch reentry ventricular tachycardia，BBR-VT）是指呈典型的左束支传导阻滞或右束支传导阻滞图形的室性心动过速。

248. 双向型室性心动过速（bidirectional ventricular tachycardia）　是指心动过速发作时，同一导联心电图上出现两种形态相反的 QRS 波群，按波动顺序交替出现，在心电图上显示 QRS 波群主峰一搏向上、一搏向下，或在某些导联上表现为一搏较高、一搏较低，或表现为一搏较宽、一搏较窄。双向型室性心动过速多见于洋地黄类药物中毒，亦见于儿茶酚胺敏感性多形性室性心动过速。

249. 多源性室性心动过速　又称心室紊乱心律，是指心室内由多个异位起搏点控制，形成多源的，甚至多类的室性自律性异常。QRS 波群呈现 3 种以上形态，且不规则，是一种严重的心律失常，常可迅速转为心室扑动和心室颤动。

250. 尖端扭转型室性心动过速（Torsade de pointe，Tdp）　是指发作性 QRS 波群主波围绕基线扭转，其波峰方向特殊的快速室性心律失常。其发生机制是由于心室肌弥漫性传导障碍引起的心肌复极延长和不一致，造成心室肌与浦肯野纤维之间形成多发性快速折返的结果。根据临床特点和心电图表现分为两型 ① QT 间期延长型扭转室性心动过速；② QT 间期正常型扭转室性心动速速。

251. 短联律间期多形性室性心动过速　系由短联律间期（< 300ms）的室性期前收缩触发尖端扭转性多形性室速。通常室性期前收缩的联律间期在 220 ～ 280ms。

252. 心房扑动（atrial flutter，AF）　又称心房震颤，简称房扑，是一种较阵发性房性心动过速的频率更快的快速而规则的主动性房性异位心律失常。心房率为 250 ～ 350 次 / 分，以发作性居多，且不稳定。常是窦性心律与心房颤动相互转变过程中的一种短暂现象。

253. 心房颤动（atrial fibrillation）　又称"心房纤颤"，简称房颤，是一种频率更快的不规则的主动性房性异位心律失常。房内肌纤维出现不协调的乱颤，频率为 350 ～ 600 次 / 分，仅一部分传入心室，心室搏动快慢不一，是常见的心律失常之一，可为阵发性或持久性（> 6 个月）。

254. 心室扑动（ventricular flutter，VF）　又称心室震颤，简称室扑，是指心室各部分发生快速微弱无效的收缩，是介于阵发性室性心动过速和心室颤动之间异位心率，常是心室颤动的前奏，系一种最严重的心律失常。

255. 心室颤动（ventricular fibrillation，Vf）　又称心室纤颤，简称室颤，是指心室各部分发生快速、微弱且无力、不协调的乱颤，常是临终前的表现。

256. 蝉联现象（reelected phenomenon）　传统指一侧束支传导情况依赖于另一侧束支传导情况的现象，Rosenbaum 称之为依赖现象。当快速的室上性激动经正常房室传导系统下传时，由于一侧束支不应期长或其他原因发生功能性传导阻滞不能下传，激动在沿另一侧束支下传的同时通过室间隔向对侧束支发生了隐匿性传导，使其不应期后延，当随后的室上性激动再次下传到束支时，依然沿前次能够下传的束支下传，而对侧束支此时仍处于前一次激动跨室间隔隐匿性传导后的不应期中，继续出现功能性传导阻滞。

257. 裂隙现象（gap phenomenon）　是心电图和心脏电生理中的一种伪超常传导现象，其本质是激动传导方向上不同水平面的不应期各不相同造成的。由于不同部位的不应期和传导速度离散度较大，使在心动周期的某一时段内到达远端的激动不能传导，而较早或较晚的激动能下传的现象，此种现象称为裂隙现象。这一时段称为裂隙带。

258. 钩拢（rope hook）和钩拢现象（phenomenon ropehook）　钩拢即趋同（convergence），与同步化系同一概念。钩拢现象是等频脱节中的特殊心电现象，指在互相形成干扰性或传导阻滞性脱节的双重心律中，一系列相对应的心搏同时出现，两种心搏钩拢在一起的现象。

259. 拖带现象（entrainment phenomenon）　指主导心律通过电紧张电流，对具有半保护的异位起搏点在频率上起调节作用。其简单的解释是：以略快于心动过速的频率进行超速起搏，能够造成对心动过速的夺获，停止起搏，原有的心动过速迅速恢复。

260. 电张调整 T 波改变（change of T wave in electric tension adjustment）　又称心脏记忆现象（cardiac memory phenomenon），是指在特发性室性心动过速或心脏起搏时，心电图与心动过速发作前对比，相同导联 T 波转为倒置。它不代表心肌缺血，是由于心肌复极程序不同于正常所致。

261. Ashman 现象（Ashman phenomenon）　是指心肌细胞不应期的长短与前一搏动的心动周期的长度有关，即在同一导联中，长 RR 间期时心肌细胞的不应期长，短 RR 间期时，心肌细胞的不应期短，若在长 RR 间期后有一适时并提早出现的室上性搏动，很容易发生时相性室内差异性传导（右束支发生 3 时相传导阻滞）而致 QRS 波群宽大畸形。

262. 反复搏动（reciprocal beat）、反复心律（Repetitive rhythm）和反复性心动过速（Recurrent tachycardia）　任何起搏点发出的激动引起心房或心室除极之后，沿房室交界区的另一条传导径路折返回来，再次激动心房或心室，称为反复搏动。如果连续折返，则引起一系列反复搏动，即反复心律，引起心动过速者称之为反复性心动过速。

263. 房性融合波（atrial fusion wave）　由两个节律点发出的激动从不同的方向同时到达心房，由于心房处于不应期，使一方节律点的激动不能传入另一方节律点激动过的心房肌，因此两个起搏点各自激动心房的一部分，所形成的 P 波称房性融合波。

264. 室性融合波　两个来源不同的激动在心室内相遇，各自控制心室肌的一部分，共同形成的 QRS 波群。

265. 室内差异性传导　是指室上性激动下传通过仍处于相对不应期的心室传导阻滞时，由于受到相对干扰，而使 QRS 波群宽大畸形，又称不完全性室内干扰。

266. 干扰性房室脱节　心房和心室分别由两个起搏点控制，并行发出激动，并互不相关地进行活动，称干扰性房室脱节，亦称房室分离（atrioventricular dissociation）。

267. 心脏传导阻滞（heart block）　简称"传导阻滞"，是指心脏冲动传导的延迟或阻滞。根据阻滞的部位可分为：窦房传导阻滞、房内传导阻滞、房室传导阻滞、室内传导阻滞 4 类。根据阻滞的程度可分为一度、二度和三度传导阻滞，其中一、二度传导阻滞称为不完全性传导阻滞，三度传导阻滞称为完全性传导阻滞。

268. 窦房传导阻滞（sinoatrial block）　简称"窦房阻滞"，是指窦房结冲动不能正常通过窦房交界区传出，使窦房传导时间延长或心房及心室发生 1 次或多次漏搏，甚至窦房结激动完全不能传出。根据阻滞程度，可分为一度、二度和三度窦房传导阻滞。

269. 房室传导阻滞（atrioventricular block）　是指冲动自心房传至心室的过程中，由于房室交界区不应期病理性延长，致使冲动在房室交界区发生传导延迟，部分被阻断或完全被阻断。根据阻滞程度，分为一、二、三度房室传导阻滞。根据房室传导阻滞持续的时间可分为暂时性和持久性房室传导阻滞。根据阻滞的类型可分为莫氏 I 型（文氏型）、莫氏 II 型及其他类型。根据阻滞的部位可分为高位阻滞和低位阻滞。

270. 动态心电图（dynamic electrocardiogram, DCG）　是通过动态心电图仪在患者日常生活状态下连续 24h 或更长时间记录其心电活动的全过程，并借助计算机进行分析处理，以发现在常规体表心电图检查时不易发现的心律失常和心肌缺血等，为临床诊断、治疗及判断疗效提供重要的客观依据。

271. 心电图平板运动试验（ECG treadmill exercise test）　属于分级运动试验，它是通过次极量或极量运动，诱发冠状动脉病变所致的心肌缺血，用于诊断冠心病。

272. 食管心电图（esophageal electrocardiogram）　是将电极放置于食管靠近左心房的部位记录心电图，食管心电图对房性心律失及其他心律失常有诊断及鉴别诊断的意义。

273. 起搏阈值　指在心脏应激期内能带动心脏产生有效收缩的最小刺激能量，通常用电压（多设置为 1.5V）和脉宽（多设置为 0.5ms）来表示。

274. 起搏周期　是指连续两次起搏脉冲的间距，与设定的起搏频率一致（具有频率应答、频率自动搜索功能者除外）。

275. 起搏逸搏周期　是指自身心电活动的 P 波或 QRS 波群与其后的起搏脉冲的间距。其值与起搏周期相等或略长（与开启频率滞后功能有关）。

276. AV 间期与 VA 间期　AV 间期为起搏的房室间期，是指心房起搏脉冲至心室起搏脉冲发放所需的时间。VA 间期指起搏器从感知或起搏的心室事件开始计算下一次心房脉冲应该发放的时间，也称心房逸搏间期（atrial escape interval, AEI）。

277. PV 间期　为感知的房室间期，是指心房电极感知自身 P 波后到心室脉冲发放所需的时间。

278. 上限频率　指当患者运动时起搏器应答后能发放最快的频率，包括运动时感知驱动频率和心房跟踪最高频率，一般设置在 120 ～ 130 次 / 分。

279. 下限频率　患者在休息状态下未感知任何信号时的起搏频率，即起搏器的基础频率，一般设置在 50 ～ 60 次 / 分。

280. 起搏器夺获　是指起搏器通过心内膜起搏电极发放足够的电能引起心脏除极产生有效收缩，又称为心脏夺获或夺获心脏，包括心房夺获和心室夺获。

281. 失夺获　若起搏脉冲后未跟随相应的 P 波或宽大畸形 QRS-T 波群，则为心脏失夺获。有时起搏脉冲落在自身心律的不应期内，则会出现功能性失夺获，属正常现象。

282. 有效起搏　落在心房、心室不应期以外的起搏脉冲均能带动心房、心室除极产生相应的 P′ 波或 QRS′ 波群，标志着起搏功能正常。

283. 起搏功能不良　是指落在应激期内的起搏脉冲部分或全部不能带动心房、心室除极产生相应的 P′ 波或 QRS′ 波群，标志着起搏功能不良或障碍。

284. 心室安全起搏　是指在心房脉冲发放后 100 ～ 120ms 处触发心室脉冲释放，防止心室电极交叉感知到非 QRS 波群等其他电信号后被抑制而引起心室停搏。其心电图特征是在时距 100 ～ 120ms 出现连续两次起搏脉冲，其中第 1 个为心房起搏脉冲，第 2 个为心室安全起搏脉冲。如感知的信号确实是交叉感知窗口内感知到肌电波、电磁信号等干扰信号，则第 2 个发生得早的起搏脉冲便能起搏心室，从而防止心室停搏；如感知的信号是自身 QRS 波群，则第 2 个发生得早的起搏脉冲落入自身 QRS 波群或紧随其后，但不会引起心室除极，也不会落入心室的易颤期内，故称为心室安全起搏。

285. 起搏 - 夺获心律　每隔一个起搏 QRS′ 波群后跟随一个窦性夺获 QRS 波群，两者呈交替性出现，类似于逸搏 - 夺获二联律。

286. 起搏 - 反复搏动二联律　包括房性起搏 - 反复搏动二联律和室性起搏 - 反复搏动二联律两种。前者是指 AAI 起搏时，心房起搏搏动在下传心室过程中又从另一条径路折回心房产生逆行 P 波，形成起搏 P′-QRS-P⁻ 或起搏 P′-QRS-P⁻-QRS 序列，并以二联律形式出现；后者是指 VVI 起搏时，心室起搏搏动在逆传心房过程中又从另一条径路折回心室产生正常 QRS 波群或伴心室内差异性传导，形成起搏 QRS′-P⁻-QRS 序列，并以二联律形式出现。

287. 感知功能　是指起搏器能够对自身心电活动进行识别和认知，并能停止发放起搏脉冲，直至在预设的逸搏周期后又能按原有的起搏频率发放起搏脉冲。这种感知功能使起搏器具有按需性，防止与自身节律发生竞争现象。

288. 感知灵敏度　是指感知器能够感知自身心电信号的最低振幅。

289. 感知功能过低　是指起搏器不能感知自身心电信号，仍按原有的起搏频率发放起搏脉冲，表现为持续性或间歇性固定性起搏，与自身节律发生竞争现象。

290. 感知功能过度　指感知灵敏度太高，可感知振幅较低的肌电波、电磁信号及 T 波等，出现起搏周期延长、暂停起搏、使起搏频率转为干扰频率或触发心室起搏。

291. 交叉感知　又称为远场感知，是指一个心腔的电极不适当地感知到另一个心腔的心电信号。

292. 交叉刺激（cross stimulation）现象　是指一个心腔发出的起搏脉冲交叉性刺激了另一个

心腔，并使其产生有效收缩。多见于双腔起搏器的心房、心室导线和脉冲发生器的错接，导致心房脉冲起搏心室，而心室脉冲却起搏心房的反常现象。

293. 不应期 指心肌组织兴奋后对任何刺激不发生兴奋反应的时间段，它包括有效不应期和相对不应期两种；在起搏心电图中指起搏器计时周期中感知器的不应期，它由感知器彻底关闭的绝对不应期和感知器仅能感知到心电信号但不能做出反应的相对不应期两部分组成。起搏器的绝对不应期又称为空白期，是不应期的起始部分，此时起搏器不感知任何外来信号。起搏器的相对不应期又称为噪声采样期，此时若遇有感知阈值以上的强电磁信号干扰、极快的心室率（＞150～180次/分）其R波可能落在心室不应期内不被感知而启动噪声反转功能，起搏器将以下限频率发放起搏脉冲或使相对不应期延长，起搏周期也随之延长，甚至出现起搏输出功能受到抑制。

294. 警觉期（感知期） 指起搏器的感知电极对自身心电信号既能感知又能触发反应的时间段。双腔起搏器的心房通道和心室通道均有警觉期。

295. 起搏器节律重整（rhythm reorganization） 指起搏器感知自身心电活动后能自动地抑制起搏器发放一次起搏脉冲，即以自身心电活动为起点，以原有的起搏周期发放下一次起搏脉冲，如自身节律点的频率连续超过设置的起搏频率时，起搏器可处于连续感知和节律重整状态，心电图上可暂时表现为起搏静止现象。起搏器节律重整是判断起搏器感知功能是否正常的依据。

296. 起搏器的频率滞后功能 通过程控人为地将起搏逸搏周期延长或缩短称为起搏器的频率滞后功能，分为频率负滞后功能和频率正滞后功能。前者指逸搏周期大于起搏周期者，后者指逸搏周期小于起搏周期者。

297. 类房室结样文氏型阻滞 心房自身频率快于起搏器上限频率时（上限频率间期大于心房总不应期），心房电极感知P波后并不即刻触发心室起搏，而是通过PV间期逐渐延长后再触发心室起搏，直至P波落在心室后心房不应期内而不再被心房电极所感知和触发心室起搏，将过快

的心房频率降至起搏器上限频率范围以内。

298. 频率应答 又称为感知器驱动频率，是指起搏器根据机体的需求能模仿窦房结功能自动增快或减慢起搏频率，分为上限频率（运动时发放的最快起搏频率）和下限频率（休息时最慢的起搏频率）。

299. 频率回退 指心房频率1∶1下传心室超过了所设定的上限频率时，起搏器便出现文氏型房室传导阻滞。

300. 休息频率与睡眠频率 是根据患者日常休息时间与睡眠时所设置的一种起搏频率自动下降的功能。

301. 频率滞后搜索功能（rate hysteresis search） 又称扫描频率滞后，是指在数次起搏之后，起搏间期自动延长，以滞后频率起搏数个心动周期（可程控），其间给予自身节律恢复搏动的机会，若无快于滞后频率的自身心搏，起搏器恢复下限频率起搏；若感知到快于滞后频率的自身心搏，起搏器抑制起搏脉冲发放。

302. 自动阈值夺获功能 是指起搏器自动地以较低的输出能量来检测每一个起搏脉冲是否均能夺获心室，若确认起搏脉冲未能夺获心室，则起搏器将以较高的输出能量发放心室备用脉冲，确保夺获心室，借以节约电能和避免心室失夺获。

303. 噪声反转功能 起搏器遇到连续而快速的干扰信号后，其不应期发生连续重整，直至启动噪声反转功能。此时，不论有无自身心搏出现，起搏器将以下限频率发放起搏脉冲，酷似起搏器感知功能低下。

304. 频率平滑功能 是指自身节律的频率突然增快或减慢时，DDD起搏的心室跟踪起搏周期就按之前起搏周期的某一百分率（3%、6%、9%或12%）逐渐缩短或延长，但仍保持1∶1跟踪，使心室起搏频率处于平稳的变化状态，以减少患者的不适感。

305. 起搏器传出阻滞 起搏器传出阻滞是指起搏电极与心内膜交接区发生传出阻滞，分为一度、二度和三度传出阻滞。

306. 心室起搏管理（MVP）功能 双腔起搏器平常以AAI（AAIR）模式起搏，当患者发生一过性二度房室传导阻滞时（1个P波下传受

阻），被阻滞的 P 波不触发心室起搏，而是触发保护性心室安全起搏，其发放间期为 AA 间期加上 80ms；当发生高度至三度房室传导阻滞时，起搏器将自动地转换为 DDD（DDDR）起搏模式，其 AV 间期与原设定的 AV 间期一致，确保房室同步收缩，之后分别于 1、2、4、8、16min……16h 重复检测房室传导，一旦检测到房室恢复正常传导，起搏器又将自动地转换为 AAI（AAIR）起搏模式，尽量减少心室起搏所占的比例，借以降低起搏器综合征的发生率，又确保患者的安全。

307. 干扰频率　是指起搏器受到强电磁干扰时自动转换为 VOO 工作模式，发放固定的起搏频率，借以避免心脏停搏，但会产生竞争性心律失常，干扰频率可较基础频率快 20% 或与基础频率一致。

308. 磁铁频率　是指将磁铁放置在起搏器置入处的皮肤表面，起搏器内的舌簧开关被磁铁吸开后，起搏器转换为 DOO 或 VOO 工作模式，发放固定的起搏频率。

309. 真性融合波　是指起搏器发放的冲动与自身节律发放的冲动各自控制一部分心肌而形成的心房或心室除极波。前者称为房性融合波，后者称为室性融合波。

310. 假性融合波　指起搏器发放的冲动适逢其周围心肌刚被自身节律的冲动所激动，处于不应期，此时的起搏脉冲重叠在自身的 P 波或 QRS 波群中，前者称为假性房性融合波，后者称为假性室性融合波。

311. 频率奔放现象　若起搏频率较原设置频率增快 > 15 次 / 分，则应考虑频率奔放现象。可表现为渐增性或突增性，当脉冲发生器的电子元件失灵或电池耗竭时可出现起搏器频率奔放。

312. 起搏器介导性心动过速（pacemakermediated tachycarlia，PMT）　广义上指多种由起搏器参与的心律失常，狭义上指 DDD 起搏器的介导性心动过速。通常是指心室起搏搏动或室性异位搏动通过房室结逆传心房时被心房电极感知，经起搏器下传触发心室起搏，心室起搏后再次逆传至心房，心房电极感知后又触发心室起搏，如此周而复始，形成一个人工折返性心动过速，其频率低于或等于起搏上限频率。

313. 短 – 长 – 短周期现象（short–long– short sequence cycle）　由 3 部分组成：第 1 个短周期是指第 1 个期前收缩的联律间期；第 2 个长周期（preparing cycle）是指第 1 个期前收缩后的代偿间期；第 3 个短周期（triggercycle）是第 2 个期前收缩的联律间期，也是触发心动过速的关键周期。长 – 短周期现象或短 – 长 – 短周期现象易诱发室性心律失常。

314. 起搏器综合征　指因置入非生理性起搏器（如 VVI 起搏）引起房室收缩、舒张顺序异常（房室分离），或置入 AAI 起搏因 AV 间期过度延长等，导致心室充盈量减少、心排血量下降、体循环淤血而出现头晕、气短、胸闷等心血管和神经系统症状及体征的一组综合征。

315. DDD 起搏器综合征　当心房间发生传导阻滞时，左心房除极时间延迟，甚至在左心室电活动之后，导致左心房收缩时二尖瓣已关闭，左心室收缩已经开始，此时左心房收缩使一部分血液反流至肺循环使肺静脉充血，另一部分血液残留在心房使心房扩张，两者均可引起迷走神经兴奋，出现反射性血管抑制性反应，导致血压降低而产生的一组综合征。

316. 心房频率应答起搏综合征　应用 AAIR 起搏时，运动后起搏频率加快，但 AV 间期不变或反而延长，导致 AV 间期与 RR 间期的比值增大。随着频率增快，起搏的 P′ 波有可能落在前一心室搏动的 ST 段或 T 波上，类似逆行 P 波的作用，而出现心排血量明显降低引起头晕、胸闷、乏力等症状的综合征。

317. 除颤保护　现代起搏器可防止高压脉冲对起搏器电路的破坏，称之为除颤保护。

318. P–S 现象　是指心房收缩时对心室起搏的影响或深呼吸和体位改变对心室起搏的影响。前者是指心房收缩时可"踢动"心室电极，即心房收缩可增加心室舒张末期的容积，使心室扩张，尤其是原有心室扩大者，导致心室电极与心内膜接触不良而产生移位出现起搏失夺获；后者指深吸气或体位改变时可使电极与心内膜接触不良而产生移位出现起搏失夺获。

319. 生理频率带　指患者实时的平均心房率 +15 次 / 分这样一个范围的心率带，即最高心率、最低心率与实时的平均心率相差 15 次 / 分,如实时的平均心房率为 70 次 / 分,此时的生理频率带范围为 55 ～ 85 次 / 分。凡是落在定义为生理频率带(具有 Beat to Beat 自动模式转换功能的起搏器)范围内的心房激动均被视为"窦性激动",都将触发心室起搏;而落在生理频率带范围之外的快速性心房激动被视为房性期前收缩,则不会触发心室起搏,起搏器自动地转换为 VVI 起搏。

320. 最小化心室起搏 指置入 DDD(DDDR)起搏器后采取各种技术和措施最大限度地降低心室起搏比例,减少不必要的心室起搏及发生持续性心房颤动的风险,降低起搏器综合征的发生率,同时又能节约电能,延长起搏器的使用寿命。

321. 起搏后电位 指起搏脉冲发放后在电极顶部周围体液和心肌组织中所形成的极化电位,其大小与电刺激的振幅、脉宽、电极表面积、构形及材料等有关。

322. 心房间传导阻滞 正常情况下,激动在右心房内的传导时间约为 50ms,而激动传至左心房并使其除极完毕约需 60ms。当右心房的电活动向左心房的传导时间明显延缓时,称为心房间传导阻滞。

323. 自动模式转换功能 起搏模式的自动转换是以患者的自主心律为基础,起搏器根据监测自身心脏活动或某些参数自动进行起搏模式的适应性转换(AMS)。起搏器模式转换的目的是使起搏活动更加符合生理情况,减少不适宜的心室起搏。自动模式转换功能可有效避免由于起搏器跟踪快速心房率而造成的心室率过快所引起的血流动力学改变,能明显减轻心悸、胸闷等临床症状,从而提高患者的舒适性和安全性。自动模式转换功能是起搏器一项重要的自动化功能。传统的双腔起搏器的自动模式转换指当心房率高到一定程度,起搏器即使以 2 : 1 下传的方式工作都会引起不适宜的快速心室起搏的时候,起搏器能够自动地将工作模式由心室跟踪心房的 DDD/DDDR 转换成为非跟踪模式 DDI/DDIR。

324. 竞争心律 指在心脏内有 2 个或 2 个以上频率相仿的节奏点竞相控制心室而言,这些节奏点可以源自心脏的任何部位,包括窦房结、心房内传导组织、房室交界区或室内传导系统,或起搏器,从而形成多种类型的等律性心室竞争现象。

心室竞争心律在 VOO 起搏中常可见到,因 VOO 起搏器无感知功能,当起搏器感知功能低下(或不良)甚至无感知功能时,起搏器不能感知心脏的自主除极波[P 波和(或)QRS 波群],按自身的基础起搏周期发放起搏脉冲,从而与存在的自身节律发生冲突,又称竞争性心律。

325. 竞争性心律失常 当起搏器不具有感知功能或感知功能低下时,如 VOO/AOO/DOO 方式,起搏心律与自身心律即可形成并行收缩,两者各按自己的节律周期按时发放冲动,相互之间形成多种形式的干扰,从而诱发一系列的心律失常,如房性心律失常、室性心律失常,甚至心室颤动等从而引起竞争性心律失常。若起搏脉冲落入前一个自主心室波激动的折返期,可引起折返性室速;若起搏脉冲落入心房 / 心室的易损期,则可能诱发房性或室性心律失常。

326. 并行心律 指心脏内同时存在 2 个独立的起搏点,均按照其固有的频率发放激动,相互竞争激动心房或心室。主要起搏点多为窦房结,当置入 VVI 起搏发生并行心律,其心电图特点为:①异位搏动与前一次心搏的配对间期不固定;②各异位搏动之间(即异位搏动间距之间)有一个最大公约数;③常见室性融合波。

327. 起搏心电图中的手风琴现象 手风琴现象(accordion phenomenon)又称手风琴样效应(concertina effect),是指 QRS 波群由窄变宽或由宽变窄,犹如手风琴音箱闭合与拉开样变化的一种现象。起搏心电图的手风琴现象窦性激动与心室起搏点竞相控制心室,室性起搏点控制心室的成分逐渐增减,导致出现一系列不同程度的室性融合波。

328. 心室不应期(ventricular refractory period,VRP) 指起搏脉冲发放或起搏器感知自身 QRS 波群后,起搏器心室通道关闭、不感知任何心电信号的时间段。其由心室空白期(心室绝对不应期)、噪声采样期(心室相对不应期)组成。

329. 心室空白期 心室空白期(VBP)是指心房脉冲发生后心室感知电路内设置的 10 ～ 60ms 的空白期。

330.交叉感知窗　为防止心房起搏后心室感知到非心室电信号而抑制起搏脉冲发放,起搏器在 PAVB 后设置交叉感知窗(crosstalk detection window,CDW)。心室通道在 CDW 内感知到心室自身激动(QRS 波)或心外干扰信号,可引起心室安全起搏。

331.频率骤降反应功能(ratedrop response,RDR)　是当发生心脏抑制反射导致心率骤降时,起搏器立即以远高于下限频率的频率持续一定时间的起搏,以维持心率和血压,防止患者晕厥,当患者恢复自身心律时,起搏器亦恢复到下限起搏频率。

332.起搏心电图中的"三明治"现象　置入心脏起搏器的患者,心电图上有时出现两个脉冲信号夹有一个 QRS 波群的现象,形象地称之为"三明治"现象(sandwich phenomenon)。见于心室安全起搏、房室导线反接、心室夺获管理功能,少数情况下见于心室起搏管理功能。

333.起搏器奔放　若起搏频率突然增加达 100 次/分以上,为"起搏器奔放"。此时起搏频率突然加快,往往伴以刺激强度(电流)减小。刺激强度常减小到不足以夺获心室,在心电图上表现为连续出现快速、无效的刺激信号,自身心律常重新出现。有时"奔放"可连续夺获心室,导致危险的起搏性心动过速。

334.窦房结电图(sinus node electrogram,SNE)　记录窦房结(Sinus,SAN)电活动的图形。

335.希氏束电图(His bundle electrogram,HBE)　记录希氏束电活动的图形。

336.X 综合征(X syndrome)　又称冠状动脉造影正常的心绞痛综合征。指具有心绞痛样症状,安静时有冠状动脉缺血心电图改变,但经冠状动脉造影并无明显冠状动脉异常。由于该综合征的病理基础尚不清楚,故名为 X 综合征。

337.$S_I S_{II} S_{III}$ 综合征($S_I S_{II} S_{III}$ syndrome)　又称 3S 综合征。系指在 I、II、III 导联均出现终末 S 波。3S 综合征的产生机制是由于 QRS 波群终末向量指向右上,位于额面 -90°～150°,投影在 I、II、III 导联轴的负侧,故产生向下为主的 S 波。

338.早期复极和早期复极综合征　心电图上出现肢体导联或胸前导联 ST 段凹面向上的明显抬高。肢体导联 ST 段抬高超过 0.1～0.15mV;胸前导联 $V_1$～$V_3$ 抬高超过 0.2～0.3mV,$V_4$～$V_6$ 导联超过 0.1～0.2mV;尤其是在 T 波电压较高的导联上 ST 段抬高更显著,称为提前复极。如伴有心律失常则为即早期复极综合征(Early repolarization syndrome,ERS)。

339.QT 延长综合征(to extend the QT syndrome,ward-Romano-Barlow 综合征)　指以心电图 QT 间期延长为特征,临床伴有晕厥、猝死及先天性耳聋或听力异常的综合征。

340.阻塞性睡眠呼吸暂停综合征(obstructive sleep apnea syndrome,OSAS)　是由于睡眠时上呼吸道狭窄、软组织松弛、舌根肥厚松弛,吸气时在胸腔负压作用下,软腭、舌坠入咽腔,并紧贴咽后壁,造成上呼吸道阻塞而引起缺氧,导致的心律失常。

341.短 QT 与短 QT 综合征(short QT syndrome)　短 QT 指 QT 间期短于正常范围。特发性短 QT 伴有心律失常者,称为短 QT 综合征(short QT syndrome)。

342.J 波综合征(J-wave syndrome)　J 点抬高 ≥ 0.1mV,时限 ≥ 20ms 的圆顶状或驼峰状电位变化,称为 J 波,又称为 Osborn 波。近 10 余年,有学者将心电图具有 J 波特征的临床症候群,包括 Brugada 综合征、特发性室颤、急性冠脉综合征的超急期和早期复极综合征,归纳总结后统称为 J 波综合征。

343.肌袖综合征(Cuff syndrome)　是近年来提出并认可的一种临床并非少见的心律失常。心肌袖指缠绕于肺静脉和上腔静脉的心肌组织,这些组织可自发地产生单个或连续、有序或无序的快速电冲动,通过触发或驱动心房肌导致各种房性心律失常。中老年多发,多有阵发性心悸、气短、胸闷和乏力等症状,病史多为数月至数年。多数患者无器质性心脏病史,有 2 种或者 2 种以上的房性心律失常并存,抗心律失常药物治疗效果不佳。

344.良性室性期前收缩　主要指无器质性心脏病的室性期前收缩。既无症状又无预后意义的良性室性期前收缩/非持续性室速(NSVT),不需要抗心律失常药物治疗。

345.有预后意义的室性期前收缩　指发生于器质性心脏病且对病情有一定预后意义的室性期前收缩。这类患者不可用Ⅰ类抗心律失常药物，而应针对基础心脏病进行治疗。

346.恶性室性期前收缩　此类室性期前收缩患者有明确的器质性心脏病变，有可能引发持续性室性心动过速和心室颤动，应积极寻找和确定预测恶性心律失常的临床指标（如24h动态心电图监测、心室晚电位、心率变异性、QT离散度和压力反射敏感性及左室射血分数等）。

347.QT离散度（QT dispersion，QTd）　是指各导联中最大的与最小QT之差别，无论是QT延长或QTd增大都有发生恶性室性心律失常的可能性。

348.Brugadal综合征　该综合征多发生在青年男性，患者平时无心绞痛、胸闷、呼吸困难等症状。主要症状为晕厥或猝死，多在夜间睡眠中发生，故有人称之为意外夜间猝死综合征。该患者多由体检或猝死家系调查中发现，其心电图表现为V₁导联呈右束支传导阻滞图形，V₁～V₃导联ST段呈马鞍形至马背形持续上抬，上述心电图表现可间歇存在。其猝死多由多形性室性心动过速或心室颤动引起。因此，它是猝死的高危指标。

349.窦性心律震荡现象　在室性期前收缩后，窦性心律先加速，随后发生窦性心律减速，这种典型的双相涨落式的变化称为窦性心律震荡现象，见于健康人及心肌梗死后猝死的低危患者。另一种是室性期前收缩后窦性心律震荡现象较弱或消失，见于心肌梗死后猝死的高危患者，表现为室性期前收缩前后窦性心律的RR间期无明显变化。

350.宽QRS心动过速　指QRS波群时间大于120ms，频率大于100次/分的心动过速。根据激动起源部位的不同，分为室性心动过速（VT）和室上性心动过速（SVT）；是临床上常见的心血管急症之一。其常见原因有冠心病、心肌病、心肌炎、电解质紊乱及药物（如奎尼丁、胺碘酮）中毒等，亦见于无器质性心脏病的健康人。

351.窄QRS波群心动过速（narrow QRS wave tachycardia）　泛指各种机制引起心率＞100次/分，QRS波群时限≤0.11s的心动过速。通常指阵发性室上性心动过速。但也包括少数的分支型室性心动过速。

352.正向逆行P波　起源于房室交界区或心室异位激动逆传心房时所产生的逆行P波，在Ⅱ、Ⅲ、aVF导联呈直立P波，称为正相逆行P波（RetrogradeP-wavephase）。

353.Ptf值　即心电图中心房终末电势。一般选V₁导联分析Ptf值，称Ptf$_{V_1}$。健康人V₁导联P波可以是直立的，也可以是双相、负性P往往出现于直立P波后面，代表左心房的终末电势，其计算方法如下：Ptf$_{V_1}$ ＝负性振幅（mm）×时间（s），所得Ptf值的单位是mm·s，一般V₁导联的P波倒置不明显，因此没有测量的必要，但是如果一旦V₁导联的P波明显倒置，这时便应测定Ptfvi数值，健康人此值不超过–0.02mm·s。

354.传感器　能感受规定的被测量件并按照一定的规律转换成可用信号的器件或装置，通常由敏感元件和转换元件组成。

355.猝死（sudden death）　发病后6h内死亡者为猝死。心源性猝死患者的心电图表现有3种类型：心室颤动、窦性停搏及心脏电机械分离。

356.阿斯综合征　出现下列症状和体征：①心音消失；②脉搏触不到，血压测不出；③意识突然丧失，若伴抽搐，称之为阿斯综合征。

357.心搏骤停（cardiac arrest，CA）　指患者的心脏在健康或无重大病变的情况下，受到严重打击引起的心脏有效收缩和泵血功能突然停止。

358.心肺复苏　对心搏骤停立即采取的抢救措施。一旦发现患者心搏骤停就应当机立断、分秒必争、就地进行复苏抢救。因为心搏停止超过4～6min常引起不可逆的脑损伤或死亡。在抢救的同时还需明确病因，以便得到正确的治疗。心肺复苏的基本步骤是气道通畅、人工呼吸、人工循环。

359.心脏压塞三联征　又称贝克三联征（Beck'third）。在心包积液、心包积血或缩窄性心包炎等限制心脏扩张疾病时，出现心室舒张的障碍，出现以下体征：①心音遥远、心脏搏动减弱；②静脉压升高，颈静容脉扩张；③动脉压降低，脉压减小。

360.心电图低电压　指3个标准导联和3个加压单极肢体导联的R波加S波的振幅算术和＜

0.5mV，或胸导联的度每个导联的 R+S 的振幅算术和 < 1.0mV。见于肺气肿、心包积液、全身水肿、心肌损害等。有时也见于健康人。

361. 心脏停搏　整个心脏停止活动，心电图表现为一段较长时间内无 P 波及 QRS 波群，其长间期与正常窦性的 PP 间期之间无倍数关系，长间期后可见交界区或室性逸搏性心律。

362. 肺动脉高压最低诊断标准　肺动脉收缩压（PASP） > 35mmHg，TR > 2.8m/s；肺动脉舒张压（PADP） > 15mmHg；肺动脉平均压（PAMP） > 25mmHg PR > 2.5m/s。严重程度判断：轻度：PASP 35 ～ 50mmHg；中度：PASP 50 ～ 70mmHg；重度：PASP > 70mmHg。

363. 药源性疾病　指在药物使用过程中，诱发人体的生理、生化过程紊乱、结构变化等异常反应或疾病，是药物不良反应的后果。可分为两大类，一类是由于药物副作用、剂量过大导致的药理作用或由于药物相互作用引发的疾病，这类疾病是可以预防的，其危险性较低；另一类为过敏反应或变态反应或特异反应，这类疾病较难预防，其发生率较低但危害性很大，甚至可导致患者死亡。

364. 交感神经　从胸部和腰部脊髓发出的神经，在脊柱两侧形成串状的交感神经节，又由交感神经节发出神经纤维分布到内脏、腺体和血管的壁上。交感神经是自主神经的一部分。刺激交感神经能引起腹腔内脏及皮肤末梢血管收缩、心搏加强和加速、瞳孔散大、消化腺分泌减少、疲乏的肌肉工作能力增加等。交感神经的活动主要保证人体紧张状态时的生理需要。人体在正常情况下，功能相反的交感和副交感神经处于相互平衡制约中。

365. 心脏指数（cardiac index，CI）　以每平方米体表面积计算的每分输出量，称为心指数，计算方法：心率 × 每搏输出量 / 体表面积。

366. 内环境　细胞所处的赖以生存的环境，即细胞外液称为内环境。

367. 每搏输出量　一侧心室在一次心搏中射出的血液量，称为每搏输出量。简称每搏量。

368. 心输出量　一侧心室每分钟射出的血液量，称为每分输出量。简称心输出量。

369. 微循环　指微动脉和微静脉之间的血液循环。

370. 去极化阻滞状态　指在急性高钾血症时，因细胞内 $K^+$ 与细胞外 $K^+$ 浓度的差值减小，导致 Em 负值减小，使得 Em 接近或等于 Et（-55 ～ -60mV）时，胞膜快钠通道失活，致使细胞形成兴奋的能力明显下降，细胞处于去极化状态，患者出现肢体刺痛、感觉异常及肌无力甚至麻痹等现象。

371. 超极化阻滞　是指在急性低钾血症时，血钾浓度 < 2.65mmol/L，造成 $K^+$ 浓度的差值减小，使得 Em 负值增大，Em 与 Et 之间的距离加大，从而导致骨骼肌兴奋性降低，患者出现肌肉松弛无力甚至肌麻痹的现象。

372. 心梗后综合征　又称 Dressler 综合征，是急性心肌梗死后的并发症之一，发生率 10%。于心肌梗死后数周至数月内出现，可反复发生，表现为心包炎、胸膜炎或肺炎，有发热、胸痛、白细胞增多和红细胞沉降率增快等症状，可能为机体对坏死物质的过敏反应。

373. 室性并行心律（ventricular parasystole）　心室的异位起搏点独立地规律发放冲动，并能防止窦房结冲动入侵。其心电图表现为：①配对间期不恒定，与室性期前收缩的配对间期恒定不同；②长的两个异位搏动之间期，是最短的两个异位搏动间期的整倍数；③当主导心室的心律的冲动下传与心室异位起搏点的冲动几乎同时抵达心室，可产生室性融合波，其形态介于以上两种 QRS 波群之间。

374. 阿 - 斯综合征（Adams-Stokes 综合征）　即心源性脑缺血综合征，是指突然发作的严重的、致命性的缓慢性和快速性心律失常，引起心排血量短时间内锐减，产生严重脑缺血、神智丧失和晕厥等症状，是一组由心率突然变化而引起急性脑缺血发作的临床综合征。

375. 心肌抑顿　缺血心肌经冠状动脉再灌注挽救尚存活的心肌，虽然无心肌坏死，但心功能障碍持续 1 周以上（包括心肌收缩、高能磷酸键的储备及超微结构不正常），在血流恢复之后收缩和舒张功能低下的时间拖长，以后逐渐好转，此现象称为心肌抑顿。

376. **心力衰竭（HF）**　是各种心脏结构或功能性疾病导致心室充盈和（或）射血功能受损，心排血量不能满足机体组织代谢需要，以肺循环和（或）体循环淤血，器官、组织血液灌注不足为临床表现的一组综合征，主要表现为呼吸困难、体力活动受限和体液潴留。

377. **心肌重塑**　由于一系列复杂的分子和细胞机制导致心肌结构、功能的变化。临床表现为心肌重量、心室容积的增加和心室形态的改变，是心力衰竭发生发展的基本病理机制。

378. **心肌损伤后综合征**　心脏手术、心肌梗死或心肌创伤后 2 周出现发热、心前区疼痛、干咳、肌肉关节痛、白细胞升高、红细胞沉降率加速等临床症候群。目前认为可能与高敏反应或自身免疫反应有关。糖皮质激素治疗有效。

379. **Bix 法则**　心房扑动时房室呈规律的 2：1 下传，常有一个 F 波与 QRS 波群（R）部分重叠，另一个 F 波位于两个 RR 中间形成长 RP′ 间期，实际上是长 RF 间期，所谓的 P′ 波实际为 F 波。在此情况下，通过迷走神经刺激、颈动脉窦按压、应用腺苷等，减慢房室传导，显露 F 波，可使心房扑动诊断一目了然。

380. **不完全性代偿间歇**　期前收缩的前一个心动周期和后一个心动周期的时间相加，短于两个正常心动周期的时间，称为不完全性代偿间歇。

381. **完全性代偿间歇**　期前收缩的前一个心动周期和后一个心动周期的时间相加，等于 2 个正常心动周期的时间，称完全性代偿间歇。

382. **心脏电复律**　是在短时间内向心脏施以高压强电流，使心肌瞬间同时除极，消除异位性快速心律失常，使之转复为窦性心律的方法。

383. **冠心病**　指冠状动脉粥样硬化使血管腔狭窄或阻塞和（或）因冠状动脉功能性改变（痉挛）导致心肌缺血缺氧或坏死引起的心脏病，统称为冠状动脉性心脏病，简称冠心病，又称缺血性心脏病。

384. **人工心脏起搏**　是通过人工心脏起搏器发放脉冲电流，通过电线和电极的传导刺激心肌，使之兴奋和收缩，从而替代正常心脏起搏点，控制心脏按脉冲电流的频率有效地搏动。

385. **PTCA**　是用以扩张冠状动脉内径，解除其狭窄，使相应心肌供血增加，缓解症状，改善心功能的一种非外科手术方法，是冠状动脉介入治疗的最基本手段。

386. **川崎病（Kawasakidisease，KD）**　曾称为皮肤黏膜淋巴结综合征（mucocutaneous lymph nodesyndrome，MCLS），为幼儿高发的血管炎性疾病，是目前常见的儿童出疹性疾病，以发热、皮损、淋巴结增大为特征，可导致婴儿突然死亡。

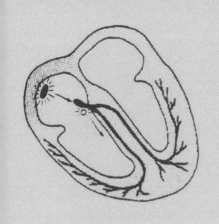

# 尼沙赫心电图简介

## 一、概述

美国菲士在 2014—2015 年在动物体表和人类体表扫描记录到了的新心电图，即在传统 P 波和 T 波时程范围内扫描记录到新的小波，称为尼沙赫心电图（SaahECG）（附图 14-1）。

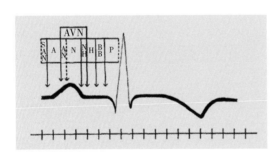

附图 14-1 为犬心脏 Ⅱ 导联心电图描记图，显现各种特殊心脏组织：窦房结，心房，房室结，希氏束，左右束支及浦肯野纤维起始端，房室结的分支代表房结区（AN），中间结（N）和从房室结到希氏束的过渡（NH），具体请参阅文本，时间刻度为 20ms 的间隔。

SAN. 窦房结；A. 心房；AVN. 房室结；AN. 房结区；N. 结区；NH. 结希区；H. 希氏束；BB. 束支；P. 浦肯野纤维

## （一）SaahECG 的命名

尼沙赫的英文字母组成。尼：英文 non-invasive（无创）；取两个词的词头缩写；NI：发音 ni（尼）。沙赫：英文 saah，4 个词的英文词头缩写。saah 发音沙赫，代表：s，Sinoatrial node（窦房结）；a，Atrium（心房）；a，Atrioventricular node（房室结）；h，His bundle（希氏束）。

## （二）SaahECG 特征

是通过将信号分拆，重新分配，将不同维度区域信号，重构相空间，在合并寻找不同间隙基点，这种间隙波就是 SaahECG 的新波形（微小的正弦波），能够体表记录到心脏电活动（心脏内兴奋点和传导系统）的一种无创方法。可以观察到心脏传导不同部位的电生理特点及不同部位波形，并可实现逐波记录。标测出 ST-T 段新参数数据，提供了数据化形态学改变。

## （三）SaahECG 技术原理（附表 14-1）

附表 14-1　SaahECG 技术原理

| saahECG 图像成分 | 生物物理学原理：SaahECG 是离子检测水平，ECG 是细胞检测水平 |
| --- | --- |
| 心房新小波 | 生物医学工程学原理：将正弦波传导方向，速度，三轴方向电势能转换成显示 |
| 心室新小波 | 细胞电生理学原理：心室肌从心内膜到心外膜电位是十分均匀的梯度，在心室 Ⅱ 相位收缩时段能扫描记录到心肌层各频率细胞均匀梯度的卷积规律。心肌层与层细胞传导和离子泵转运交换与 10 层结构激动可能有关 |
| 新心电图 | 数学原理：由于菲士揭示了传统 ECG 公式，从而实现了新的信号处理方法，$X$ 轴是二个函数相乘，$Y$ 轴是二个函数卷积，在时间轴和 Y 轴显示了不同信号分量 |

## 二、 SaahECG 操作方法及要求

### （一）环境及要求

1. 环境要求，有条件可以装备一间 $10 \sim 15m^2$ 的屏蔽房（抗各种干扰），或屏蔽窗帘。

2. 使用随弃式电极 10 片，安置位置与传统 12 导联心电图一样，见附图 14-2。

3. 记录方法都与常规 12 导联心电图相同（附图 14-3）。仪器内能直接显示结果，也可以输出到外接电脑显示。屏幕触摸式的操作，仪器采用常规 12 导联 ECG 与 SaahECG 同步采集。

4. 打印格式可选择常规 12 导联 ECG 与 Saah ECG 同步记录打印，亦可以根据 SaahECG 波形的大小与分析的需要任意选择打印模式，还可以手动调整任何导联波形的高低和宽度。打印客户自己选择黑白或彩色均可。

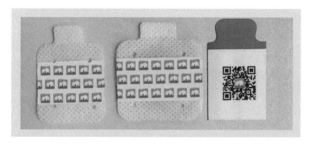

附图 14-2　PhysioSig 专用随弃式电极（专利电极）示意图

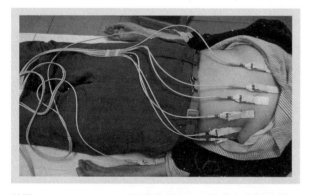

附图 14-3　SaahECG 导联安置与 12 导联心电图相同，并同步采集

### （二）设备

1. 尼沙赫心电图机，见附图 14-4。

2. 电生理屏蔽房：有条件者设立电生理屏蔽房。也可采用抗电子信号干扰的屏蔽帘，或使用抗静电仪。

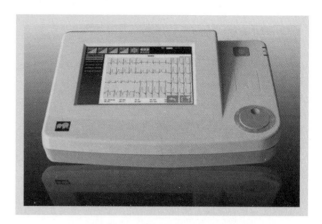

附图 14-4　尼沙赫心电图机示意图

### （三）操作及步骤

1. 场地要求　尼沙赫心电图机由于是扫描记录离子信号，因此检测信号容易被外界更强的电子信号干扰（如手机，电子设备），受周围的医疗仪器（如 CT、MRI、PET、超声等）干扰，因此在密闭的电生理屏蔽房内检测图像会更加清晰，尤其是细腻信号。如果没有屏蔽房可采用抗电子信号干扰的屏蔽帘，或使用抗静电仪来消除人体静电之后再检测。

2. 皮肤清洁　不建议使用乙醇清洁皮肤，如果酒精没有完全挥发会增加干扰信号；建议使用 0.9% 生理盐水涂擦，或使用专用皮肤清洁砂纸，效果更佳。

3. 操作方法及步骤　受检查者进入密闭的屏蔽房，安静休息 5min 后，双手抱握 RT-PSA 型人体电释放仪（消除人体静电的仪器），等待红灯转绿灯（消磁）完毕。检查者取平卧位，平静呼吸，暴露小腿下部、手臂及胸部，并采用 0.9% 生理盐水涂擦，防肌电干扰。按常规心电图检查操作，应用 PHS-A10 检测仪专用电极片，连接导联，开机同步描记常规 12 导联心电图与 12 导联 SaahECG，记录纸速为 25mm/s，标准幅度 10 mm/s（根据测量需要可调 20、40、80mm/s），获得两种心电图的同步扫描记录图，检测时间 12s，经过储存处理将图纸打印，进行分析（附图 14-3）。

## 三、尼沙赫心电图图形特征、意义与命名

SaahECG 可以记录到心脏各部位，包括窦房

结、心房、房室结、希氏束、束支及心室的兴奋和传导过程新波形及段，包括 P 前波（SAN 波）、PA 波、PA 间期、AVN 间期、AH 间期、AN（房结区）；N（结区）、NH（结希区）、HH 间期、HV 间期。SaahECG 在不改变 ECG 的 P-QRS-T 原形，在 PR 间期，最少可以测量 PA、AH、HV 间期，精度可以与有创等同一致。在 ST 段间期，可以测量 Ri（心室复极缓慢区起始）和 Rt（复极快速区终末间期）、ST 段的小波，ST 段/T 段比率。

### （一）PR 间期内小波的图形特征与命名

1. PR 间期内小波特征与命名：用不同的颜色表示 PR 间期内小波的命名（附图 14-5）。

2. PR 间期内小波的识别及解释：见附图 14-6）。

3. 正确识别 PR 间期内小波。

PR 间期内小波——自右向左认图识波（附图 14-7）。

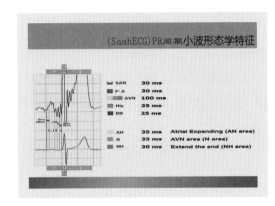

**附图 14-5　典型 SaahECG 特征**

SAN 代表窦房结，为心电生理学的 P 前波，相当于窦房结部位的波形；靠近 P 波起点的左边为 SAN 波；AVN 间期 . 代表房室结区。AN. 房结区；N. 结区；NH. 结希区；His. 代表希氏束区；BB. 左右束支区

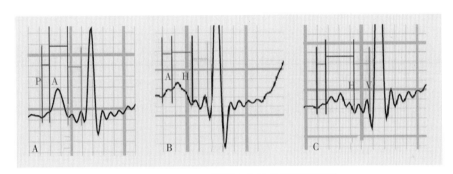

**附图 14-6　PR 间期内小波的识别及解释**

A. 红线：PA 为心房波，是 PR 间期内出现的第 1 个新小波，正常人有两种波形显示：切迹或 1 个或半个波。PA 间期：1 个小波，形态稳定。健康人的 PA 间期平均值为 20 ～ 35ms；B. 紫线：AH 为房室结波，系指房室结过信号区（房结区及结希区），称 AH 间期，健康人的 AH 间期平均数据为 60 ～ 110ms。小波形态变异性大，统计学：从左至右依次为单峰型（12.06%）；双峰型（51.75%）；三峰型（31.75%）；多峰型（4.44%）；称 A-H 间期：有 3 个类型 4 种形态［W 型、M 型、融合型（单峰形、双峰形、三峰形、多峰形）］。如果是 W 型，可以分别标测 AN、N、NH 数值；是 M 型，只能标测：AN、NH 数值。单峰型，也是融合型；C. 绿线：HV 为希氏束十束支波（经过希氏束和左右束支区），QRS 波群左侧 1.5 ～ 2 个小波，小波形态稳定，称 HV 间期。健康人的 HV 间期平均数据为 35 ～ 55ms

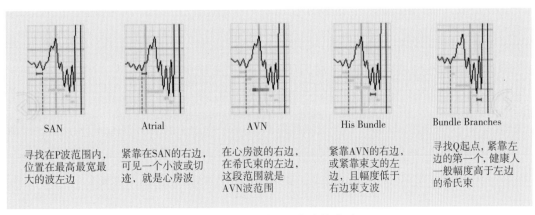

**附图 14-7　正常 PR 段内的波形**

## （二）心室部位尼沙赫心电图新小波

心室的除极、复极的电活动在常规心电图上表现为 QRS 波群、ST 段及 T 波。正常情况下，从 ST 段起始点至 T 波上升支中间是缓慢的斜上坡，从 J 点到 T 波结束称为 ST-T 间期，由 ST 段加 T 段组成，总的 ST-T 的时间国际标准值＜380ms。因为 ST 段的结束点坐落在向右向上的圆弧斜上坡，没有辨认点就很难测量其数据（附图 14-8，附图 14-9），也就是说，很难准确测量出 ST 段和 T 波段的时间。而准确测量 ST 段和 T 波段的时间及 ST 和 T 的时程和比率可以为急性冠脉综合征的诊断提供有力的依据支持。传统心电图在 ST-T 上没有小波，而正常 SaahECG 有新小波坐落在斜上坡段，既能可视化，又能确认测量，增加了定性分析诊断，同时还创造了定量化数据值，增添了判断的可靠性和检出率（附图 14-9）。

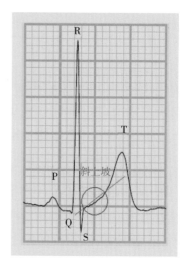

附图 14-8　ST 段的结束点坐落在向右向上的圆弧斜上坡，很难确定其结束点

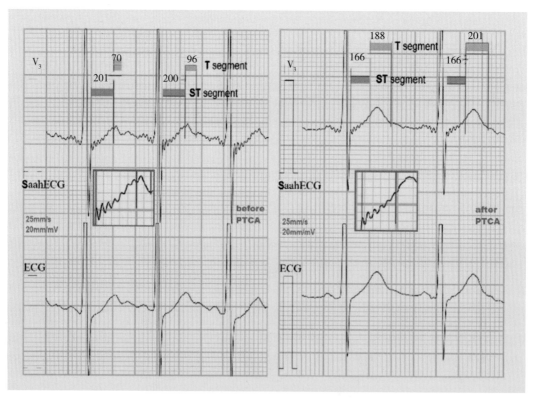

附图 14-9　位于 ST 段上的心室部位新小波

（三）尼沙赫心电图新小波的生理学意义简释（附图 14-10）

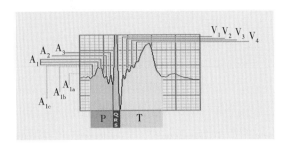

附图 14-10 SaahECG（P-QRS-T 对应关系的标识）

A. 心房；V. 心室，这里的 P 包括 PR 段，T 包括 ST 段。$A_1$ 为心电生理学的 P 前波，相当于窦房结部位的波形，代表窦房结电图（SAN）；$A_2$ 代表房室结电图（房结区，结区和结希区）；$A_3$ 代表希氏束电图和浦肯野早期电信号；$A_{1a}$ 窦房结区域发出信号；$A_{1b}$ 窦房结区域发出信号；$A_{1c}$ 窦房结区域发出信号；$V_1$ 代表浦肯野纤维的晚期电信号；$V_2$、$V_3$、$V_4$ 代表 ST 段及 T 波升支的心室肌收缩的电活动信号。这些信息经心导管电生理同步监测证明，是可靠和准确的

# 四、尼沙赫心电图测量、分析方法

## （一）正常人 PR 段新小波测量

在本研究中，有学者用 SaahECG 与 ECG 同步记录了 700 个健康人，在窦性心律下的心电活动，每个人 SaahECG 均清晰记录到了 PR 间期中新增小波，其中 PA 间期及 HV 间期新增小波形态稳定，而 AH 间期小波时程最长，幅度最高，且形态变异性较大，这可能跟房室结及结周区解剖电生理结构复杂有关。正常的房室交界区分为过渡细胞区、致密房室结和希氏束的贯穿部分，房室结和结周区至少有 3 种不同的电生理细胞区：房结区（AN）、结区（N）和结希区（NH），其中结区细胞有缓慢和延长的动作电位，在房室传导延迟中起主要作用，故 AH 间期小波时程长、变异性大。

1.PA-AH-HV 间期自动测量 通过特制计算机软件识别，自动测量分隔成 3 个时程，分别标测 PR 间期内的 PA-AH-HV 间期。如附图 14-11，附图 14-12。

（1）PA 间期：从 P 波起始点至向上坡度的犄角处（根据不同的波有不同的选择），代表心房传导时间。在此间期前（往左移有 3～5 个独

立的正弦波），或者称为 P 前波，最靠近 P 波起点的左边为 SAN 波。

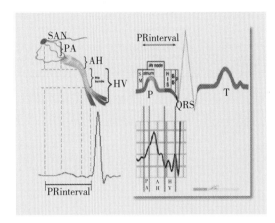

附图 14-11 PA-AH-HV 间期与传导系统的对应示意图

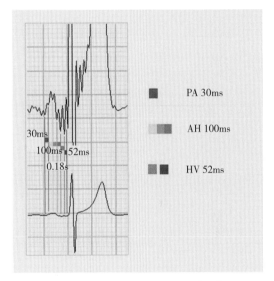

附图 14-12 PA、AH、HV 标测

（2）AH 间期：自犄角处（第二根红线）右移至（姜黄色）线结束处，自房间隔下部经房室结传导时间，代表房室结传导时间，是整个 P 波范围内最高最宽的部分。这一段的波形形态最复杂，因为 AVN 的形态有 3 种：单峰波、双峰波、三（多）峰波。

（3）HV 间期：在心电图 Q 的最低点作为标测点 B（蓝色）自希氏束起始点至体表心电图 QRS 波左移第 1 个波中线（姜黄色）线处，有两种形式测量，代表希 - 浦肯野系统传导时间。这个间期最容易辨别，因为健康人固定不变，出现正向的 2 个正弦波，位置紧靠在 QRS 波群的左边。

2. PA-AH-HV 间期手动测量 A～B 之间的

时程，测量的时间距离，为 PA 间期。在此间期前（往左常伴有 3～5 个独立耸立的正弦波），或者称为 P 前波，最靠近 P 波起点的左边为 SAN 波。B 到 C 之间的时程，测量的时间距离，为 AH 间期。是整个 P 波范围内最高最宽的部分。这一段的波形形态最为复杂，因为 AVN 的形态有 3 种，单峰波、双峰波、三（多）峰波。C～D 之间的时程，测量的时间距离，为 HV 间期。这个间期最容易辨别，因为正常人固定不变，出现正向的 2 个正弦波，位置紧靠在 QRS 的左边（附图 14-13，附图 14-14）。

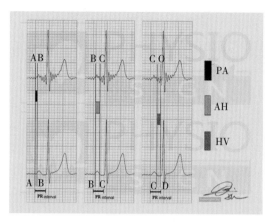

附图 14-13　PA、AH、HV 间期分段手动测量

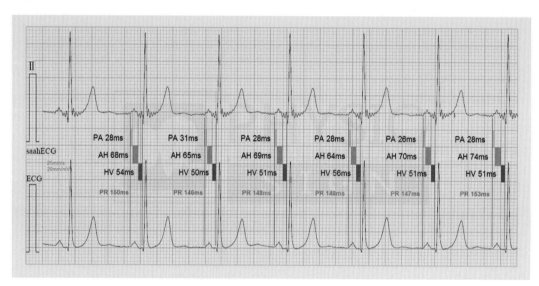

附图 14-14　PA、AH、HV 间期测量

#### （二）SaahECGST 段与 T 波的测量与换算

1. 第 1 种方法　将 T 波段的新小波分成两段（有新小波段 Ri 和无新小波段 Rt），并测量时程，我们目前采用在 PDF 格式图纸上进行人工测量，具体计算过程：测量每一大格的距离为 5mm，按照 25mm/s 的走纸速度计算，则每一大格为 200ms，即每 1mm 代表 40ms；如图中第 2 个心搏，测得 Ri = 3.54mm，换算成时程 = 3.54mm×40ms = 141.6ms，再换算成频率 = 1/（141.6×10$^{-3}$）s = 7Hz. 如图 Ri：Rt 是正常的，同时说明（心脏功能越强，数据之比差距越大；正常数据男性大于女性。T 波上升支小波数，男性以 4～5 个居多，女性 3～4 个居多）。Ri：心室复极起始段（ventricle repolarization initial，Ri）；Rt：心室复极终末段（ventricle repolarization terminal，Rt）（附图 14-15～附图 14-17）。

2. 第 2 种方法　由于有些小波的形态改变，不适宜测量 Ri：Rt 数据比值，新小波一般会出现增多型、平行型、下弧型、顶峰型、消失型、不规则型等 6 种表现，有几种方法可测量（此处不详细描述）。

### 五、尼沙赫心电图临床应用研究

刘仁光教授在大量的有创电生理病例研究对照中，发现房室传导阻滞有创记录不到的患者尼沙赫心电图能记录到希氏束电位。刘力、刘仁光、张丽娟等对大量正常人的自律传导系统的数据值研究中对有创间期做出了前所未有的发现。钟杭美在几万例研究中发现了冠状动脉疾病的 T 波倒置与非

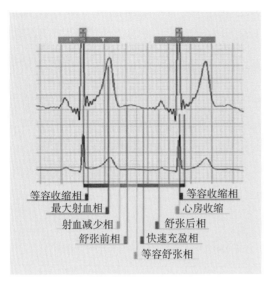

附图 14-15 ST-T 段小波

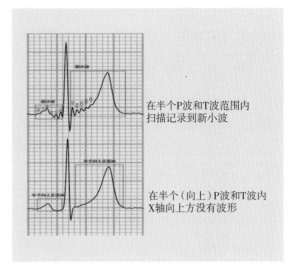

附图 14-16 ST-T 段分段

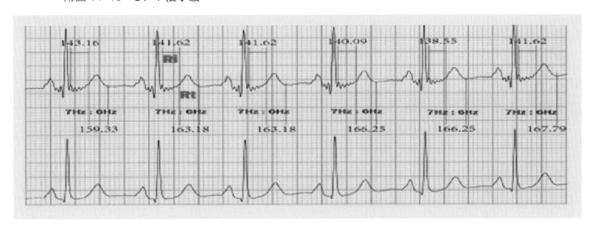

附图 14-17 健康人 SaahECG（T 波内的信号转换成 Hz）比值换算

CA 血管引起的 T 波倒置奥秘，当出现宽 QRS 波群时传统 ECG 的图像不显示，而 SaahECG 能可视到 P-Delta 波和陈旧的或当前的心肌梗死波。张丽娟在 685 例冠心病中两种 ECG 的对照研究中发现，凡是传统心电图不显示的任何异常图像而 SaahECG 却能显示可以判断的蛛丝马迹新图像征象。阜外医院在吴永健、张文佳、田军等对 396 例冠心病患者的研究中，首次发现尼沙赫 ECG 对 CA 血管性狭窄和堵塞性患者均呈水平相关性。赵瑞萍在 CA 狭窄或堵塞的患者中获得了可喜的研究成果。

总之，SaahECG 的新小波对心肌缺血导致的电活动具有很高的敏感性，对冠心病的诊断特别是对严重冠状动脉病变患者具有重要的临床应用价值。SaahECG 能扫描记录到心肌梗死图像，对鉴别束支传导阻滞是否源于心肌梗死有重要的参考作用。SaahECG 可在体表记录到 PA 间期、AH 间期、HV 间期，有助于房室传导阻滞的定性和定位诊断；根据 QRS 波群之前有无相关的心房波（除外室性融合波），可以判定异位搏动的起源部位，用于室上性和室性异位搏动的鉴别、宽 QRS 心动过速的鉴别。SaahECG 能可视化 Delta 波内卷及隐藏的小波，可用于不典型心室预激的诊断。SaahECG 能记录到 J 点和 ST 段水平延长距离并能测量，可以以 J 点定 ST 的抬高与降低等（此文参考陈清启主编《心电图学》第 3 版第 119 章尼沙赫心电图）。

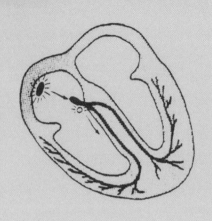

# 附录 15
# 矩阵心电图

矩阵心电图（Electrocardiomatrix，ECM）是 Department of Molecular and Integrative Physiology, University of Michigan Medical School, USA（美国密歇根大学医学院生理学和神经学系）Jimo Borjigin（吉莫·孛儿只斤）、jijunchen（陈纪君）团队发明的一种逐次可视化和检查心脏信号的新方法。被美国专家称为 21 世纪心电图方法学的一种创新。

ECM 心电图（附图 15-1）是一种全面对心电图数据进行综合分析，方便心血管疾病诊断的一种新技术，具有以下优点：

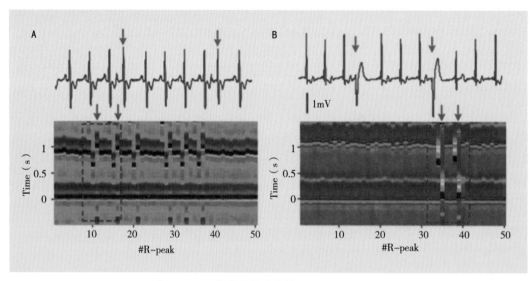

**附图 15-1 期前收缩（房性、室性）的 ECM**

A. 以常规 ECG（上图）和 ECM 格式（下图）显示房性期前收缩，红色箭头标记过早的心房搏动。ECM 内的方框区域显示了上面标准 ECG 带中描绘的区域。B. 以常规 ECG 格式（上）和 ECM 格式（下）显示室性期前收缩，红色箭头标记过早的心室搏动。峰值的幅度由图 1C 中所示的彩条（-0.5～1.5 mV）指示

1. 对长心电信号（含动态心电图）以彩色的图像进行紧凑而全面的视觉显示。

2. 可显示所有 ECG 间期，包括 RR 间隔、PR 间期、QRS 波群、ST 段和 QT 间期。

3. 用彩色编码跟踪 ECG 振幅变化，包括 ST 压低、抬高、左或右束支传导阻滞等。

4. 可视化的 ECG 形态变化，包括 P 波、QRS 波群、T 波。

5. 实时追踪心率变化（RR 间隔的反函数）。

最重要的是，所有这些功能都以一种紧凑的矩阵格式显示，可以直观地进行分析。

代表每个峰的颜色可轻松直观地识别 ECG 的幅度变化；心律失常性搏动可以在其内源性背景下进行研究；并且很容易地与患者记录的时间事件相关联。为了证明我们方法的实用性，我们对几个患者的心电图数据转换为 ECM 格式，并将结果与传统的心电图解释相比较。在每种情况下，我们都在 ECM 上捕获了所有报告的患者心电图异常。在某些情况下，我们能够识别标准方法未描述的与患者心脏异常相关的其他特征。这些数据证明了 ECM 分析在心脏研究和临床相关的心脏病理学诊断中的可用性。考虑到 ECG 的普遍重要性，我们希望这种新方法将在临床，研究和教育方面具有用途（详细参见陈清启主编《心电图学》第 3 版）。